LES
BACTÉRIES
ET LEUR RÔLE
DANS L'ANATOMIE ET L'HISTOLOGIE PATHOLOGIQUES
DES MALADIES INFECTIEUSES

4311-85. — Corbeil. Typ. et stér. Crété.

LES BACTÉRIES

ET LEUR ROLE

DANS L'ANATOMIE ET L'HISTOLOGIE PATHOLOGIQUES

DES MALADIES INFECTIEUSES

PAR

A.-V. CORNIL
Professeur d'anatomie
pathologique à la Faculté de médecine de Paris,
membre de l'Académie de médecine.

V. BABES
Professeur extraordinaire
d'histologie pathologique à l'Université
de Budapest.

DEUXIÈME ÉDITION REVUE ET AUGMENTÉE

CONTENANT LES MÉTHODES SPÉCIALES DE LA BACTÉRIOLOGIE

348 figures en noir et en couleurs

INTERCALÉES DANS LE TEXTE

Et 4 planches hors texte

PARIS

ANCIENNE LIBRAIRIE GERMER BAILLIÈRE ET Cie

FÉLIX ALCAN, ÉDITEUR

108, BOULEVARD SAINT-GERMAIN, 108

1886

PRÉFACE DE LA PREMIÈRE ÉDITION

Il est assurément périlleux de publier, comme nous le faisons aujourd'hui, un livre comprenant tout l'ensemble de nos connaissances en bactériologie médicale. La morphologie de ces infiniment petits est loin d'être arrêtée en botanique ; le terrain sur lequel ils poussent et végètent est encore bien mouvant, malgré les tentatives de Koch pour lui donner une consistance plus ferme ; les expériences sur les animaux sont délicates et sujettes à controverse ; les méthodes histologiques applicables à leur étude dans les tissus constituent une technique nouvelle dont les brillantes couleurs ne compensent pas toujours les difficultés et les longueurs. Enfin, les problèmes relatifs à la nature chimique et aux propriétés des substances produites par les bactéries sont à peine abordés.

La recherche des causes des maladies, l'application à la pathologie des résultats fournis par l'étude des bactéries, ont donné lieu à une infinité de travaux en langues diverses au milieu desquels il est parfois difficile de discerner la vérité. Les mauvaises herbes, les lianes et les ronces ont poussé, comme dans une forêt vierge, à côté des champignons savoureux.

Dans la grande quantité de mémoires publiés depuis une douzaine d'années sur ces micro-organismes, il est nombre de documents que nous n'hésiterons pas à négliger ou à déclarer mauvais. Nous en faisons par avance toutes nos excuses à leurs auteurs. En réalité, on doit mettre là de côté tout amour-propre, car, dans une science qui est d'origine si récente, il est naturel que beaucoup, et des meilleurs, se soient trompés. Il est permis aux explorateurs de pays inconnus de faire parfois fausse route. Ils n'en sont pas moins des initiateurs précieux dont les erreurs profitent quelquefois à la science autant que de véritables découvertes.

Nous nous sommes efforcés de choisir les travaux les plus sérieux pour nous servir de base, en critiquant librement ce qui nous paraissait douteux ou inexact, en mettant un peu d'ordre dans une littérature déjà encombrante, en apportant dans beaucoup de questions le résultat de nos recherches personnelles.

Malgré tous ses desiderata, malgré toutes ses lacunes, la bactériologie est en réalité une science à part, car elle possède ses méthodes, sa technique spéciales qui, sont d'une exactitude rigoureuse grâce aux découvertes de Pasteur et de Koch. A l'aide de ces méthodes, on a réussi déjà à élucider d'une façon complète l'étiologie et la pathologie de plusieurs maladies des animaux et de l'homme, et chaque année voit éclore de nouvelles découvertes.

La bactériologie est dès aujourd'hui une science naturelle assez importante et assez complète pour qu'on lui fasse la grande part qui lui est due dans l'hygiène, dans l'étiologie et dans l'anatomie pathologique, aussi bien dans l'enseignement théorique que dans les applications pratiques de ces branches de la médecine.

C'est là ce qui nous a décidés à publier un livre comprenant tout l'ensemble de cette science et de ses applications à la pathologie. Il sera utile à tous ceux qui veulent se tenir au courant de ce qu'on connaît aujourd'hui sur cette question, et il leur épargnera de bien longues recherches souvent infructueuses. C'est le premier essai d'une monographie suffisamment détaillée sur ce sujet, d'un manuel de bactériologie aussi complet, croyons-nous, qu'il peut l'être en ce mois de mai 1885.

Nous avons consacré la première partie aux généralités et aux méthodes, la seconde à l'étude particulière des maladies bactériennes ou réputées telles. Par la critique et l'exclusion de ce qui nous semble sujet au doute, nous croyons être utiles aux médecins qui pourraient égarer leur jugement.

Nous nous sommes attachés, dans les chapitres de notre première partie, dans la plupart de ceux de la seconde et dans l'appendice, à exposer la technique, les manipulations, tout ce qui est nécessaire, en un mot, pour que le lecteur puisse entreprendre seul et mener à bonne fin des recherches de bactériologie. Certaines omissions et imperfections des chapitres consacrés aux méthodes sont comblées et corrigées dans notre appendice. Les nombreux dessins intercalés dans le texte et les planches complètent nos descriptions.

Dans la rédaction de ce livre, nous nous sommes souvent guidés, en ce qui concerne la partie générale, la morphologie et la classification des bactéries, sur les livres de Zopf et de Flügge, et, dans tout le volume, nous nous sommes inspirés constamment des principes établis par les deux illustres maîtres en bactériologie, Pasteur et Koch.

Paris, le 10 mai 1885.

PRÉFACE DE LA SECONDE ÉDITION

La première édition de ce traité répondait au désir du public médical de trouver, condensé en un volume, ce que nous savons des bactéries dans leurs rapports avec la médecine. Aussi a-t-elle été très rapidement épuisée. Bien que cette seconde édition paraisse un an à peine après la première, nous avons dû ajouter un certain nombre de chapitres nouveaux résultant de découvertes toutes récentes. C'est ainsi que l'admirable méthode de M. Pasteur, pour préserver de la rage après morsure, nécessitait un chapitre nouveau sur cette maladie. C'est ainsi que nous avons dû rédiger de nouveaux chapitres sur les ptomaïnes, sur les expériences destinées à montrer l'action réciproque des bactéries, à expliquer le mode d'action des vaccins, sur des lésions dont la cause parasitaire a été élucidée récemment, comme la maladie des abeilles appelée *foul-brood*, sur une forme particulière de l'acné du cheval, etc.

Nous nous sommes efforcés de corriger les inexactitudes qui s'étaient glissées dans notre première édition et de compléter les chapitres relatifs à la technique (cultures, coloration) et à la classification des bactéries.

Nous sommes très reconnaissants à ceux de nos confrères qui ont bien voulu analyser notre livre, et nous donner des indications utiles, en particulier à M. le professeur R. Koch et à son assistant M. Franck. L'un de nous, M. Babes, a travaillé pendant plusieurs mois dans le Gesundheitsamte sous la direction de M. Koch, qui a bien voulu prendre connaissance des épreuves de cette édition et lui donner de précieux avis, surtout en ce qui touche ses recherches et ses méthodes spéciales.

Grâce à l'intelligent concours de notre éditeur M. F. Alcan, nous avons pu remplacer presque toutes les figures des planches hors texte de notre première édition par des gravures en couleur intercalées dans le texte; nous en avons ajouté beaucoup de nouvelles. En pareille matière le luxe est de première nécessité.

Paris, le 20 avril 1886.

ERRATA

Page 31, ligne 5, au lieu de : « *fig.* 2 », lire : *fig.* 3.
— 144, — 15, — « *Colonies jaunâtres qui la liquéfient rapidement* », lire : *colonies jaunâtres, saillantes et semi-transparentes, qui la liquéfient très lentement.*
Même page, ligne 17, après le mot : « *pneumonie* », ajouter : *mais beaucoup plus minces.*
Page 146, ligne 3, à la place de : « *pseudo-pneumonie* » lire : *pneumonie* et, ligne 4, à la place de : « *pneumonie vraie* », lire : *pseudo-pneumonie.*
Page 149, ligne 26, au lieu de : « *qui ne liquéfie pas la gélatine* », lire : *qui liquéfie la gélatine.*
Page 168, ligne 7, à la fin de l'alinéa, ajouter : (*Voyez figure* 128).
— 170. Dans la figure 135, la partie inférieure de la figure ne se rapporte pas aux vibrions de l'intestin du cobaye qui sont représentés dans la portion supérieure de la figure.
Page 436, ligne 12, au lieu de : « *dans ces derniers* », lire : *chez ce dernier.*
— 457, — 4, ajouter à la fin de l'alinéa : *Ces spores ne se produisent qu'exceptionnellement.*
Page 655, ligne 10, à la place de : « SB » lire : 6B.
— 784, — 1, après le mot « *histoire* », ajouter : *complète.*

PLANCHE I

DIVERSES ESPÈCES DE BACTÉRIES REPRÉSENTÉES AU MÊME GROSSISSEMENT DE MILLE DIAMÈTRES, AFIN QU'ON PUISSE LES COMPARER ENTRE ELLES.

La description de cette planche débute à gauche de la première rangée supérieure de bactéries et se continue jusqu'à la fin de la rangée inférieure (1).

PREMIÈRE RANGÉE.

Charbon. — *a*, bâtonnets du sang de l'homme mort du charbon ; *b*, filaments composés de bâtonnets provenant d'une ulcération de l'estomac dans la mycose gastro-intestinale ; *c*, bâtonnets et filaments plus minces observés dans le charbon du lapin ; *d*, agglomération de bâtonnets minces du charbon dans un ulcère de l'estomac chez l'homme.

Charbon symptomatique. — Bacilles de l'œdème du tissu fibro-musculaire. *a*, deux bâtonnets lisses unis l'un avec l'autre ; *b*, peti bâtonnet possédant une spore terminale un peu plus épaisse que le bâtonnet (bacille en battant de cloche) ; *c*, long bâtonnet possédant une spore terminale et, dans son milieu, une partie plus colorée ; *d*, bâtonnet offrant deux spores terminales ; *f*, long bâtonnet avec des spores ; *g*, bâtonnet très court muni d'une spore ; *h*, bâtonnet court sans spore.

Choléra des poules. — *a*, groupe de bâtonnets trouvés dans les vaisseaux du muscle pectoral altéré. Quelques-uns de ces bâtonnets sont munis de spores ; *b*, microcoques du choléra des poules observés dans le liquide de l'œdème et dans les cultures. On y trouve souvent des formes en 8 ou en biscuit ; *c*, microcoques plus petits provenant d'une culture ancienne ou atténuée.

Morve. — *a*, bâtonnets provenant de cultures, les uns foncés *1*, les autres peu colorés, *2* ; *b*, bâtonnets courts dessinés d'après les cultures de Bouchard, Capitan et Charrin ; *c*, bâtonnets provenant d'un cas de morve humaine observée par Babes en 1881. Les bâtonnets en battant de cloche, *1*, *3*, correspondent à des formes trouvées dans les cultures.

DEUXIÈME RANGÉE.

Fièvre typhoïde. — *a*, groupe de bâtonnets observés dans le tissu réticulé des plaques de Peyer : *b*, *1*, bâtonnet à spore provenant du sang ; *2*, globule blanc altéré, fortement coloré, existant aussi dans le sang.

Erysipèle. — Microcoques isolés, diplocoques et chaînettes tels qu'ils existent dans l'exsudat et dans les vaisseaux lymphatiques du derme (Streptococcus).

Fièvre puerpérale. — Microbes en chaînettes (Streptococcus) provenant de l'exsudat opaque d'une péritonite puerpérale foudroyante.

Fièvre jaune. — *a*, chaînettes ressemblant à des bâtonnets ; *b*, filaments accumulés remplissant les vaisseaux du rein.

Rougeole. — *a*, diplocoques souvent aplatis ; *b*, chaînettes de diplococci ; *c*, petit amas de bactéries situées dans le tissu interlobulaire du poumon.

Diphthérie. — *a*, *b*, zooglœes telles qu'on les rencontre très communément dans les pseudo-membranes ; *c*, infiltration du tissu conjonctif de la muqueuse altérée ; *d*, zooglœe située dans un vaisseau lymphatique à la surface d'une plaie diphthéritique.

(Nous n'avons pas dessiné ici les bacilles de la diphthérie, qui n'étaient pas connus au moment où cette planche a été gravée, en septembre 1883.)

TROISIÈME RANGÉE.

Péripneumonie bovine. — Grains ronds situés dans les vaisseaux lymphatiques du tissu conjonctif interlobulaire enflammé.

Rouget du porc. — Microbes isolés ou deux par deux, dans les vaisseaux, à côté de globules rouges.

Variole. — Microbes isolés, accouplés par deux ou par quatre, ou en petites zooglœes, dans les lacunes du corps muqueux de Malpighi, dans une pustule de variole.

Vaccine. — Microbes ressemblant beaucoup aux précédents.

Noma. — Micro-organismes habituellement disposés en chaînettes serrées provenant du liquide de l'œdème périphérique à la gangrène buccale (d'après une observation recueillie à Budapest).

(1) Nous conseillons l'emploi de la loupe pour bien voir les détails, les lettres et les chiffres des dessins de cette planche.

FRONTISPICE.

Gangrène. — *a*, microbes ronds isolés ou en zooglœe provenant d'une plaque de Peyer dans la fièvre typhoïde ; *1*, partie profonde en contact avec le tissu vivant ; *2*, zooglœe bien limitée ; *b*, zooglœe enfermée dans une capsule qui entoure un séquestre déterminé par un corps étranger.

QUATRIÈME RANGÉE.

Blennorrhagie. — Sécrétion puriforme d'un écoulement aigu examiné après dessiccation. *a*, cellules de pus renfermant de grands microbes, parfois des diplococci très serrés et aplatis, à centre brillant ; *b*, bactéries plus petites situées dans une vacuole.

Septicémie de la souris produite par l'injection du sang putréfié (Koch). — Les bacilles sont libres dans le sang ou renfermés dans des leucocytes *b*.

Néphrite septique. — Cette figure se rapporte à un cas d'infection septicémique complexe observée chez l'homme et dans laquelle la disposition des bactéries ressemble à celle de la septicémie des souris de Koch. *1*, diplococci allongés et en grand nombre dans un vaisseau dont on voit la paroi *3*, et les globules rouges *2*.

Pyémie. — Vaisseau du cœur rempli d'une zooglœe plus pâle à son centre qu'à ses bords.

Endocardite ulcéreuse. — La valvule ulcérée est infiltrée de microbes sous forme de nuage ou de zooglœes dont la périphérie présente des microcoques plus colorés que le centre.

CINQUIÈME RANGÉE.

Néphrite parenchymateuse observée à la suite d'un rhumatisme. — Une grande partie des vaisseaux du rein était remplie de bâtonnets pâles et homogènes.

Néphrite observée dans une méningite cérébro-spinale. — Les vaisseaux du rein étaient remplis par une masse presque homogène de bactéries *a*, si bien qu'il était presque impossible de distinguer les individus qui la composaient. Ces bactéries sont vues isolément en *b* ; ce sont des diplocoques très serrés disposés en bâtonnets.

Cellule granuleuse d'Erhlich. (Mastzellen.) — Les grains qui se trouvent dans le protoplasma de ces cellules ressemblent aux bactéries, mais ils sont moins réguliers comme disposition et comme grandeur.

Tuberculose. — *a*, bacilles situés dans une cellule endothéliale tuméfiée. *b*, bacilles placés dans une cellule géante, et spécialement entre les noyaux, à la périphérie de la cellule ; le centre de cette cellule montre des grains égaux entre eux, *3*, et une petite masse hyaline, *4*. *c*, bacilles situés dans une cellule migratrice, dans les interstices qui séparent les cellules épithéliales du revêtement épithélial de la muqueuse buccale ; *1*, cellule épithéliale ; *2*, interstice ; *3*, bacille.

SIXIÈME RANGÉE.

Tuberculose. — De *1* à *7* on voit les divers aspects que présentent les bacilles dans les sécrétions ; en *8* et *9*, groupes digités de bacilles comme on les observe quelquefois dans les cellules géantes ; *10*, touffe de bacilles dans l'urine ; *11*, bacilles renfermant des vacuoles dans un cas de tuberculose inoculée, et accompagnés de grains ronds *12* ; *13*, groupe de bacilles sporulés dans des crachats conservés pendant plusieurs mois ; *e*, touffe de bacilles dans les cultures.

Lèpre. — *a*, grande cellule lépreuse présentant plusieurs noyaux, *2*, des vacuoles, *3*, et des bacilles *1*.

b, bacilles de la lèpre libres dans la gaine interne d'un poil ; *3*, amas de bacilles serrés les uns contre les autres ; de *1* à *6* on a figuré les différentes forme de bacilles de la lèpre dans les tissus ; *7*, amas anciens de bacilles un peu atrophiés ; *d*, amas de bactéries de la lèpre dans un vaisseau.

SEPTIÈME ET DERNIÈRE RANGÉE.

Tourniole. — Les chainettes de streptococci sont placées autour de débris de noyaux. Ces chainettes existaient dans le liquide recueilli par piqûre au début de la lésion.

Sueur rouge. — Sur un poil, *2*, on voit une masse de bactéries un peu allongées, en zooglœes, qui sont surtout bien distinctes à leur périphérie *1*.

Verrue. — Dans le tissu conjonctif et les vaisseaux des papilles cutanées, on trouve des masses zooglœiques *1*, ou des chainettes serrées, réunies en paquets.

Jequirity. — Les microbes représentés de *a* à *d* sont pris dans le liquide de l'œdème artificiel produit par l'injection de l'infusion ; de *e* à *i*, on a représenté les bacilles et spores de l'infusion elle-même.

Fièvre récurrente. — Les spirilles, *1*, *2* sont placés entre les globules rouges. Au milieu de la longueur des spirilles, on trouve souvent des grains allongés, fortement colorés, qui sont séparés de la substance voisine par une partie plus claire.

Tous les dessins sont dessinés à l'échelle de 1mm pour 1μ.

Charbon. — Charbon symptom. — Cholera des poules. — Morve.

Fièvre typhoïde. — Erysipèle. — Fièvre puerp. — Fièvre jaune. — Rougeole. — Diphthérie.

Péripneumon. — Rouget du porc. — Variole. — Vaccine. — Noma. — Gangrène.

Blenorrhagie. — Septicémie de la souris. — Nephrite (Septicémie). — Pyaemie. — Endocard. ulc.

Nephrite parenchym. — Nephrite (Mening. cérébro-spin.) — Cellules granuleuses d'Ehrlich. — Tuberculose.

Tuberculose. — Sueur rouge. — Lèpre.

Tourniole. — Verrue. — Jequirity. — Fièvre recurrente.

Babes fec.

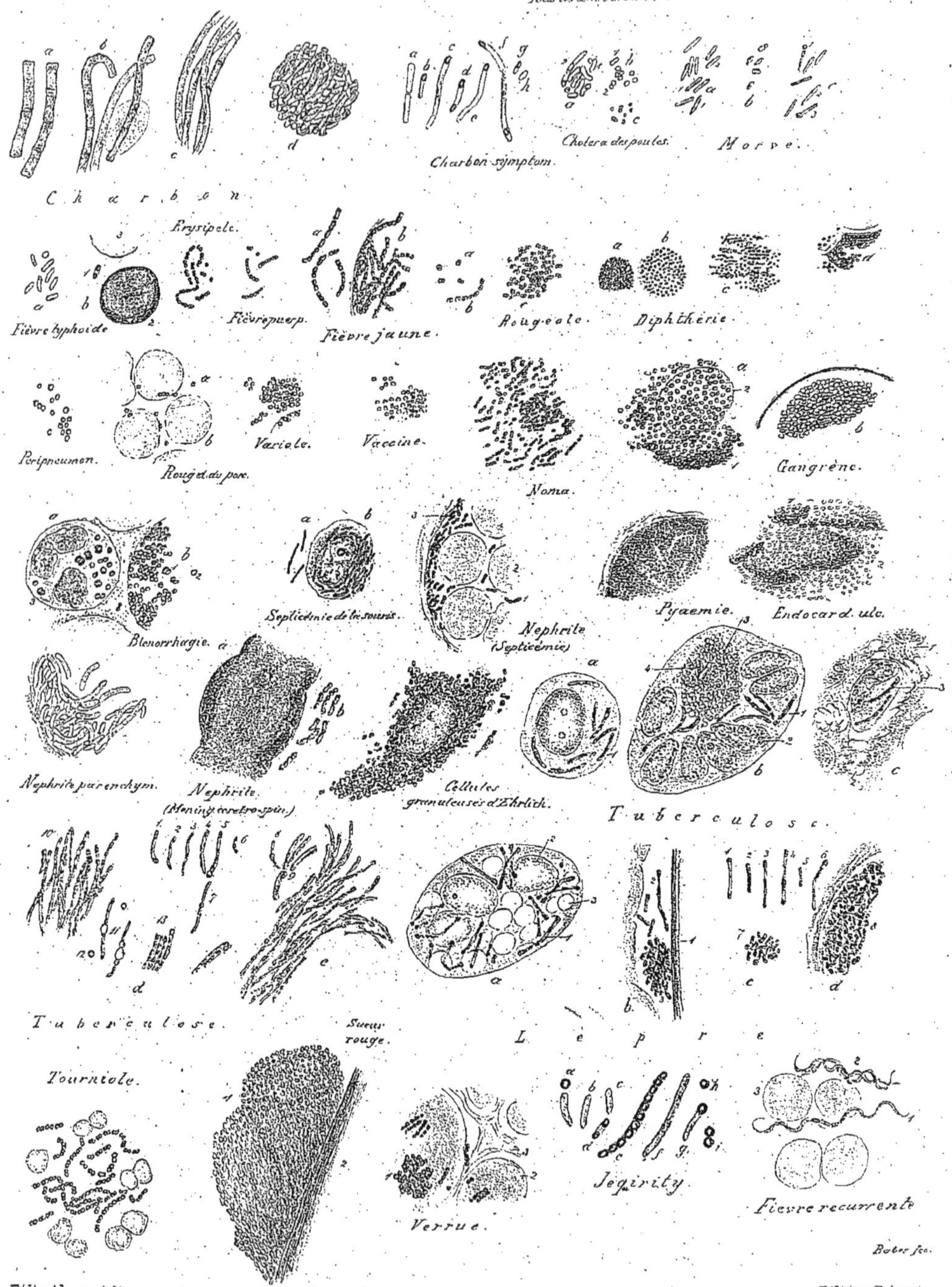

Félix Alcan, éditeur. — Héliogr. P. Arents.

BACTÉRIES PATHOGÈNES

Dessinées au même grossissement de mille diamètres.

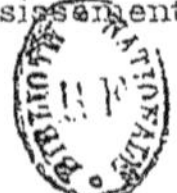

LES BACTÉRIES

ET LEUR ROLE DANS

L'ANATOMIE ET L'HISTOLOGIE PATHOLOGIQUES

DES MALADIES INFECTIEUSES

INTRODUCTION

A L'ÉTUDE DES BACTÉRIES PATHOGÈNES

La découverte, par Cagnard-Latour, d'un ferment organisé dans la fermentation du vin, les magnifiques travaux de Pasteur (1) sur le rôle des micro-organismes dans les fermentations, dans les maladies du vin, dans la fabrication et la conservation de la bière, dans les maladies des vers à soie, avaient ouvert des horizons nouveaux à la physiologie pathologique. Davaine et Rayer avaient, en 1850 (2), constaté la présence de bâtonnets dans le sang des animaux morts du charbon; Pollender (3) les avait décrits un peu plus tard et bien étudiés. Davaine, par de nombreuses et irréfutables expériences, établissait que le charbon est une maladie bactéridienne. La méthode de culture des micro-organismes inaugurée et perfectionnée par le génie de Pasteur apportait à la doctrine bactérienne de la fermentation et des maladies virulentes la cer-

(1) Pasteur, *Études sur le vin, ses maladies*, etc., 1re édit., 1866, 2e édit., 1875; *Études sur la bière, ses maladies*, etc., avec une théorie nouvelle de la fermentation, 1876; *Études sur la maladie des vers à soie, moyen pratique assuré de la combattre*, etc., 2 vol. in-8, 1870.

(2) *Comptes rendus de l'Académie des sciences.*

(3) *Casper's Vierteljahrsschrift für ger. Medicin*, 1855, t. VIII, p. 103.

titude la plus absolue. Pasteur obtenait en effet des cultures successives et absolument pures de micro-organismes dans lesquelles il ne pouvait subsister aucune trace du liquide virulent qui accompagnait primitivement les bactéries, et, avec ces bactéries isolées de toute substance étrangère, il reproduisait telle maladie virulente donnée. Par cette méthode rigoureuse, Koch (1) et Pasteur (2) ont complété les recherches de Davaine sur le charbon ; Pasteur a établi le rôle des micro-organismes dans la pyémie, la septicémie et la putréfaction ; il a donné dans l'étude du choléra des poules un modèle des recherches de ce genre ; il a de plus trouvé le moyen d'atténuer certains virus et de les transformer en vaccins préservatifs. L'atténuation des virus du charbon, du choléra des poules, de la rage, du rouget du porc, a acquis à notre illustre compatriote, ainsi que le disait naguère Bouchard au congrès international de Copenhague, « la reconnaissance des peuples et l'admiration des savants ».

En même temps, et sur tous les points de l'horizon scientifique, apparaissaient de nouveaux travaux confirmant l'importance du rôle des micro-organismes dans la pathogénie des maladies, non seulement des maladies aiguës infectieuses telles que la variole, la rougeole, la diphtérie, mais aussi de maladies aiguës et chroniques dans lesquelles la contagion était soupçonnée plutôt que démontrée.

C'est ainsi que les expériences de Davaine (3), de Coze et Feltz (4), de Billroth (5), d'Ogston (6) sur la septicémie, les travaux de Recklinghausen (7), Cohnheim (8), Orth (9), Klebs (10),

(1) Koch, *Beiträge z. Biologie d. Pflanzen*, t. II, 1876.

(2) *Note sur l'étiologie du charbon*, par Pasteur, Chamberland et Roux. Ac. des sc., 16 juillet 1877, 1er février 1881 et 12 juillet 1880.

(3) *Recherches sur la septicémie.* — *Bulletin de l'Académie de méd.*, 1872, p. 907 et 976, p. 1058 ; 1873, p. 464 et p. 124, p. 487 et p. 1272.

(4) Coze et Feltz, *Recherches expérimentales sur la présence des infusoires et l'état du sang dans les maladies infectieuses.* Strasbourg, 1866-68-69. Feltz, *Recherches sur la septicémie.* Ac. des sc., 1er mars et 31 mai 1875.

(5) Billroth, *Untersuchungen über die Vegetationsformen von Coccobacteria septica*, etc. Vienne, 1874.

(6) *The british med. Journ.*, mars 1881.

(7) *Würzburger Verhandlungen*, 1871, juin, neue Folge. — *Virchow's Archiv*, t. LXXIX, p. 157.

(8) *Allgemeine Pathologie*, 1877.

(9) *Beiträge zur pathol. Anatom. der Schusswunden.* Leipzig, 1872.

(10) *Virchow's Archiv*, 1873, t. LVIII, p. 437. — *Lehrbuch der speciellen path. Anat.*

Birch-Hirschfeld (1) sur la pyémie, de Letzerich, Klebs (2) et Eberth (3) sur la fièvre typhoïde, la découverte des spores des bacilles du charbon par R. Koch, la production expérimentale de plusieurs variétés de septicémie et de pyémie dans diverses espèces animales déterminées par le sang et les viandes en putréfaction par Koch (4), qui, par l'exactitude et l'excellence de sa méthode d'expérimentation, a obtenu des résultats incontestables, les publications de Hueter (5), Nepveu (6), Orth (7), Rechlinghausen et Lukomsky (8), Fehleisen (9) sur l'érysipèle, de Chauveau (10), de Weigert (11) sur la vaccine et la variole, de Nægeli (12), Brefeld (13), Cohn (14), Buchner (15), Zopf (16) et Flügge (17) sur l'histoire générale des micro-organismes, d'Obermeier (18) sur les spirochætes de la fièvre récurrente, sont venus apporter d'importants contingents à la bactériologie.

En même temps, les publications de Cohn et de ses collaborateurs donnaient, à la description botanique des espèces, une nouvelle précision.

Plus récemment, nous avons vu établir d'une façon définitive la nature bacillaire de la lèpre [Armauer Hansen (19), Neis-

(1) *Archiv der Heilkunde*, XIV, 1873.
(2) *Archiv f. exper. Pathologie*, 1880.
(3) Eberth, *Virchow's Archiv*, 1880.
(4) *Untersuchungen über die Ætiologie der Wundinfectionskrankheiten*, 1878.
(5) *Deutsche Zeitschrift. f. Chirurgie*, t. I, p. 1, 1868.
(6) Nepveu, Société de biologie, 1870.
(7) Orth, *Untersuchungen über Erysipel. — Archiv f. exp. Path.*, 1873, p. 81.
(8) Lukomsky, *Virchow's Archiv*, 1874.
(9) Fehleisen, *Ætiologie des Erysipels*, 1883.
(10) Chauveau, *Nature du virus vaccin*, Comptes rendus de l'Acad. des sc. des 10, 17 et 24 février 1868.
(11) *Anatomische Beiträge zur Lehre der Pocken*, 1874, Breslau.
(12) Nægeli, *Die niederen Pilze in ihren Beziehungen zu den Infectionskrankheiten*, 1876, Munich.
(13) Brefeld, *Method z. Untersuch. der Pilze. med. phys. Ges. zu Wurzburg*, I, *Schimmelpilze* (Heft. IV), II. *Untersuchungen über Spaltpilze*, 1874.
(14) *Beiträge zur Biologie der Pflanzen*.
(15) *Zur Ætiologie der Infectionskrankheiten*. Munich, 1881.
(16) *Die Spaltpilze*, 2e édit., 1884.
(17) *Fermente und Mikroparasiten*, 1883.
(18) Obermeier, *Centralblatt f. d. med. Wissenschaft*, 1873.
(19) Armauer Hansen, *Archives de physiologie belges*, 1876 ; *Virchow's Archiv*, t. LXXIX.

ser (1), Cornil et Suchard (2), Babes (3)]. Les recherches de Tommasi Crudeli (4) et Klebs, de Laveran (5), de Marchiafava et Celli (6), tendent à nous présenter les fièvres palustres comme parasitaires. Celles de Klebs ont établi la nature de l'endocardite (7); celles de Klein (8), Pasteur et Thuillier (9) ont révélé le parasitisme du rouget du porc ; celles de Neisser (10) affirment la constance de microcoques spéciaux dans la blennorrhagie. Babes a signalé la présence de bacilles dans les néoplasies de la morve (11). En 1882, Koch (12) a démontré que la pthisie était due à des bacilles. L'année 1883 a éclairé l'étiologie de la morve [Schütz et Löffler (13), Bouchard, Capitan, Charrhin (14)], la nature parasitaire de la pneumonie [Klebs (15), Friedlander (16), Talamon (17), Gram (18)] et du choléra (Koch) (19). Rosenbach (20), Passet (21), etc., ont mis en évidence le rôle des bactéries dans les maladies consécutives aux plaies. Lustgarten (22) a plus récemment découvert des bacilles bien définis dans les productions syphilitiques.

Assurément tout n'est pas dit, tout n'est pas certain; bien des choses sont à revoir dans les documents en nombre infini et de toute provenance qui ont surgi de toutes parts depuis

(1) Neisser, *Kultur des Leprapilzes. — Bresl. ärztliche Zeitsch.*, 1879. *Virchow's Arch.*, t. LXXXIV.

(2) Cornil et Suchard, *Société médicale des hôpitaux* et *Archives de dermatologie et de syph.*, 1881.

(3) Babes, *Archives de physiologie*, 1883.

(4) Klebs et Tommasi Crudeli, *Studien über die Ursachen der Wechselfiebers und über d. natur. d. Malaria* (*Archiv für exp. pathol.*, t. XI, 1879).

(5) Laveran, *Traité des fièvres palustres*, 1884.

(6) Marchiafava et Celli, *Fortschritte der Medicin*, 1884.

(7) Klebs, *Archiv f. exper. Pathologie*, t. IV et IX.

(8) Klein, *Report on infections pneumo-enterite of the pig* (Report of the med. offic. of the privy council, 1877-78).

(9) Académie des sciences, 1883, t. XCVII.

(10) Neisser, *Med. Centralblatt*, 1879, nº 28.

(11) Babes, *Orvosi hetil.*, janvier 1881.

(12) Koch, *Berlin. Klin. Wochenschr.*, 1882.

(13) Schutz et Löffler, *Med. Wochensch.*, déc. 1882.

(14) Bouchard, Capitan et Charrin. — Académie de médecine, décembre 1882.

(15) Klebs, *Archiv f. exp. Path.*, t. IV.

(16) Friedlander, *Fortschritte der Med.*, 1883.

(17) Talamon, Communication à la Société anat., 1883.

(18) Gram, *Fortschritte der Med.*, 1884, nº 6.

(19) *Gazette médicale de Paris*, nº 39, 1884.

(20) Rosenbach, *Mikroorg. bei d. Wundinf. Kr. d. Menschen*, Wiesbaden, 1884.

(21) Passet, *Fortschr. de Med.*, nºs 2 et 3, 1885.

(22) *Die Syphilisbacillen*, avec 4 pl. lith. Wien, 1885. W. Braumüller.

une dizaine d'années. Mais la majorité des faits est parfaitement démontrée, et elle suffit à établir dès aujourd'hui sur des bases certaines une pathogénie, une anatomie pathologique, une hygiène nouvelles. La science et l'enseignement s'en sont saisis d'ores et déjà, si bien que les traités classiques, même élémentaires, de pathologie générale, d'anatomie pathologique et d'hygiène, consacrent à l'histoire des micro-organismes, à leur description, à leur rôle dans les maladies, aux lésions qu'ils déterminent par leur présence dans le sang, aux moyens prophylactiques de les éviter ou de les détruire par les désinfectants, leurs premiers, leurs plus importants chapitres.

Nous pouvons citer par exemple les traités de pathologie générale, d'anatomie pathologique et d'hygiène de Rindfleisch (1), Birch-Hirschfeld (2), Orth (3), Ziegler (4), Hallopeau (5), Flügge (6), Tommasi Crudeli (7), etc.

Le public médical a été frappé de cette multiplicité de résultats concordants qui éclairent la médecine d'un jour nouveau et inattendu ; il est convaincu que l'explication de la cause des maladies n'est point inutile au thérapeute ni à l'hygiéniste ; que si l'on ne peut pas toujours ni même habituellement attaquer les germes vivants lorsqu'ils se sont emparés d'un malade et qu'ils se multiplient dans tous ses tissus et organes, on doit, connaissant le mode de propagation et d'invasion d'un microbe pathogène, lui barrer la porte de l'organisme par l'hygiène, si la thérapeutique est impuissante.

Les méthodes thérapeutiques instituées en vue de détruire les micro-organismes et de les empêcher d'entrer dans l'organisme règnent d'une façon souveraine en chirurgie; tous les chirurgiens ont adopté les précautions opératoires antiseptiques et les pansements de Lister. Nous constatons la diminution,

(1) Rindfleisch, *Die Elemente der Pathologie*, 1883.
(2) Birch-Hirschfeld, *Lehrbuch der path. Anatomie*, 1882.
(3) Orth, *Lehrbuch der spec. path. Anatomie*, 1883.
(4) Ziegler, *Lehrbuch der allg. u. spec. path. Anatomie*, 4e édit., 1885.
(5) Hallopeau, *Traité élémentaire de pathologie générale*, 1884.
(6) *Loc. cit.*
(7) Tommasi Crudeli, *Anatomia pathologica*, première livraison, 1885.

la presque disparition de l'ophthalmie purulente infantile et de la fièvre puerpérale.

Les médecins désirent trouver ces notions réunies, résumées, appréciées et critiquées dans un livre émanant de personnes qui ont pu répéter et vérifier les cultures, les examens histologiques et les expériences relatifs à la bactériologie en y ajoutant le résultat de leur expérience personnelle.

C'est pour répondre à ce désir maintes fois exprimé devant nous que nous avons entrepris la publication de ce livre, besogne ingrate, car nous savons à n'en pas douter que bientôt il sera en retard, tant les découvertes se succèdent sans interruption dans la voie ouverte par Pasteur, Koch et leurs émules et élèves, dans cette science qui n'est encore qu'à ses débuts. Combien de maladies en effet parmi les plus virulentes, les plus contagieuses ou les plus nettement infectieuses, restent encore incomplètement expliquées!

Nous n'avons pas de faits certains sur les micro-organismes de la fièvre jaune, de la peste, de la coqueluche; bien des assertions avancées sur les fièvres éruptives sont à vérifier de nouveau. M. Pasteur atténue le virus de la rage sans en connaître la nature d'une façon certaine (1).

Ce n'est pas assez d'avoir déterminé la forme, le genre, l'espèce de l'agent infectieux bactérien de telle ou telle maladie; il faut encore savoir s'il provient de l'air, de l'eau, des aliments, d'un contact, quelle est sa porte d'entrée dans l'économie; puis chercher par l'expérience quelles sont les substances chimiques ou les agents physiques les meilleurs pour arrêter sa pullulation et sa vie. La série des opérations nécessaires pour arriver à ce but, c'est-à-dire la culture pure du microbe à étudier, l'essai successif de tous les désinfectants sur ses cultures, l'action de la température, du froid, de l'électricité, de la pression, du mouvement, sur la vie de ce micro-organisme doivent être méthodiquement étudiés. Il faut savoir quel est le milieu de culture le plus favorable à sa pullulation, et celui dans lequel il ne vit pas. Les diverses variétés de micro-organismes présentent sous ce rapport de nombreuses diffé-

(1) Congrès médical international de Copenhague, août 1884.

rences. Il faut préciser le degré de température supérieur et inférieur qui arrêtent le développement des bactéries, celui qui les tue, celui qui tue leurs spores; car Pasteur a vu que les germes ou spores des bactéries possèdent d'une façon générale une résistance beaucoup plus grande que l'être complètement développé, aux causes de mort par le refroidissement ou l'élévation de la température et que ces germes conservent leur vie latente pendant un temps extrêmement long au milieu des causes de destruction les plus variées. Cependant les spores elles-mêmes sont tuées, les liquides ou bouillons sont absolument stérilisés lorsque la température arrive à 150° en vase clos. L'étude bien conduite, pour chacun des micro-organismes, des agents stérilisants ou désinfectants, et de son mode d'entrée dans l'organisme amènera, nous n'en doutons pas, les plus grands progrès dans l'hygiène et la thérapeutique préventive des maladies contagieuses et infectieuses. On peut prédire qu'à un moment donné ces maladies tendront à disparaître comme la peste a disparu des contrées civilisées, comme la lèpre a été chassée de France.

En nous plaçant au point de vue de la physiologie et de la chimie physiologique, il reste encore beaucoup à faire pour expliquer le mode d'action des micro-organismes. Il ne suffit pas de connaître leur forme, leur nature, leur propagation, leur invasion dans le sang et les liquides. Il ne suffit pas de savoir même quelles sont exactement les lésions qu'ils produisent, car le micro-organisme peut avoir été éliminé et avoir disparu au moment de la mort, et les lésions constatées à l'œil nu et au microscope n'expliquent pas toujours la cause de la terminaison fatale. Bien des chaînons manquent encore pour que les données fournies par la botanique, l'histologie, la chimie, la physiologie et l'anatomie pathologique, la symptomatologie et l'hygiène thérapeutique soient attachées solidement et définitivement les uns aux autres sans solution de continuité. Quelles sont les modifications, les dédoublements de la matière, les nouvelles substances qui prennent naissance lorsqu'un micro-organisme a été introduit dans le sang ou la lymphe d'un individu vivant? Quelle est la substance qui s'y produit par une sorte de fermentation, qui est charriée par le sang et dont les effets ressemblent à ceux d'une véritable intoxication? Voici par exemple une poule inoculée du choléra des poules : en même temps que les micro-organismes pullulent dans le tissu cellulaire, dans le muscle pectoral et dans le sang, d'où ils vont à tous les viscères, cette poule paraît intoxiquée; elle se met en boule, sa crête rougit, elle dort immobile, d'un sommeil profond, comme si elle était empoisonnée par un alcaloïde de l'opium. Presque toutes les maladies virulentes ou infectieuses présentent des phénomènes généraux dont beaucoup ressemblent à de véritables intoxications. C'est là un vaste champ d'études pour la chimie biologique. Nous étudierons bientôt dans un chapitre spécial les substances chimiques, les ptomaïnes qui naissent à la suite des dédoublements de la matière organique produits par les bactéries. Nous relaterons dans cet ordre d'idées les travaux de Panum, Bergmann et Schmideberg, Selmi, Gautier et Brieger. Nous verrons que, malgré les récentes découvertes de ce dernier, il reste encore bien des inconnues.

On le voit, malgré les progrès que nous enregistrons chaque jour dans la recherche des bactéries pathogènes et dans leurs applications à la médecine, nous sommes loin d'être arrivés à la perfection.

Il ne faut pas s'en étonner en songeant que l'histoire des bactéries pathogènes date de vingt-cinq ans à peine et que les premiers résultats définitifs sont tout récents.

Cependant, grâce aux progrès de la technique histologique qui permet de colorer les bactéries d'une façon indépendante des autres tissus, qui les montre par exemple teintées en bleu ou en violet tandis que les tissus paraissent sur les mêmes coupes colorés en rouge, on peut apprécier admirablement leur siège, leur disposition et les lésions des tissus qui les accompagnent. Les noms de Weigert, de Koch, d'Erlich, sont attachés à l'emploi des couleurs d'aniline dans le but de teindre les bactéries.

Les microscopes se sont aussi perfectionnés; l'éclairage plus puissant d'Abbé, les lentilles à immersion homogène sont devenus d'un emploi nécessaire en raison de l'extrême petitesse des bactéries.

La méthode des cultures, telle qu'elle a été inaugurée par Pasteur, modifiée par Koch et divers autres expérimentateurs, est aujourd'hui appliquée dans un grand nombre de laboratoires. Indépendamment du laboratoire de Pasteur et de celui de Koch, il existe dans beaucoup de villes universitaires comme Copenhague, Munich, Gand, etc., des laboratoires spéciaux uniquement consacrés à la bactériologie ; les instituts pathologiques et les laboratoires d'anatomie pathologique consacrent presque tous aussi une partie de leurs locaux à son étude.

Les résultats obtenus aujourd'hui constituent un corps de doctrine qui entre dans l'enseignement classique de la pathologie générale et spéciale. Ils ont été, par exemple, vulgarisés par Bouchard, G. Sée et l'un de nous à la Faculté de médecine de Paris.

Un des grands enseignements de la bactériologie consiste dans la ruine de la doctrine de la spontanéité des maladies infectieuses. C'était une idée ancienne et admise jusque dans ces derniers temps en pathologie générale que l'organisme humain portait en soi le germe d'un grand nombre de maladies infectieuses qui s'y développaient spontanément dans certaines conditions d'encombrement. C'est ainsi que la fièvre typhoïde était regardée comme produite par un poison humain. On attribuait la même origine au typhus exanthématique. La tuberculose était le résultat des fatigues, des privations, du surmenage, des mauvaises conditions hygiéniques, de la misère physiologique en un mot. Nul n'a soutenu ces idées de la spontanéité des maladies avec plus de talent que Chauffard, et Bouchardat croit encore à la spontanéité de la tuberculose. Cependant il est impossible de n'être pas convaincu aujourd'hui de l'origine parasitaire de cette maladie, lorsqu'on voit l'inoculation de bacilles obtenus à l'état de pureté par une série de cultures successives, la reproduire infailliblement sur des animaux très bien portants d'espèces différentes.

Il est bien certain qu'il faut tenir compte de la question du terrain, des conditions d'infériorité, d'inégale résistance où se trouvent certaines espèces animales, et, en pathologie humaine, de l'acclimatement, de l'encombrement, de tous les vices de l'hygiène qui prédisposent les individus à être imprégnés plus facilement des germes morbides avec lesquels ils se trouvent en contact. Mais il n'en est pas moins vrai que l'agent initial, déterminant, le germe fécondant, vient du dehors, et que la question du terrain est secondaire.

Pasteur a réfuté par des arguments sans réplique et par des faits rigoureusement scientifiques, la doctrine de la spontanéité en tout ce qui touche les maladies microbiennes. Pas plus que le charbon ne naît spontanément, les autres maladies virulentes, la variole, la vaccine, la rougeole, etc., ne se développent primitivement dans l'organisme. Elles viennent du dehors, elles pénètrent dans le sang et dans la lymphe par la porte d'entrée de la muqueuse buccale, de la muqueuse des voies aériennes, etc. Peut-être un jour ne reconnaîtra-t-on que des causes externes, extérieures à la plupart des maladies, à l'exception toutefois de certains néoplasmes et quelques maladies héréditaires.

On comprend la portée d'une pareille compréhension de la médecine au point de vue de la thérapeutique. Les moyens curatifs, si souvent impuissants ou incomplets, deviendraient inutiles, l'hygiène prenant leur place. On n'aurait plus à guérir, si l'on parvenait à connaître suffisamment les causes morbides pour prévenir les maladies.

Si les découvertes bactériologiques ont réduit à néant l'idée de la spontanéité morbide, elles ont au contraire remis en honneur d'autres opinions anciennes délaissées par toute une génération de médecins : celles qui concernent la spécificité des maladies. Les auteurs anciens, les pères de notre église médicale, nous avaient laissé des descriptions admirables des maladies basées sur l'observation de leurs symptômes, et ces descriptions impliquaient pour beaucoup d'entre elles une véritable spécificité. Les cadres de l'antique médecine parurent bouleversés de fond en comble lorsqu'on connut l'anatomie descriptive, lorsqu'on tenta de localiser les maladies dans des organes dont les fonctions n'étaient plus mystérieuses. La révolution fut encore plus profonde lorsque Bichat eut créé l'anatomie générale et tracé à grands traits la physiologie des tissus. On se crut autorisé à ne tenir aucun compte du classement traditionnel des maladies ni des distinctions admises jusque-là. On vit se produire la dychotomie si simple mais tout imaginaire de Brown qui inspirait plus tard le puissant génie de Broussais. Avec Broussais, qui fit aussi, lui, table rase du passé, l'irritation, l'inflammation dominèrent toute la pathologie ; il ne fut plus question de spécificité des maladies. L'école organicienne inspirée de Bichat et de Broussais, instruite en anatomie pathologique par Laënnec, Cruveilhier, Rokitansky, Andral, Rostan, etc., a localisé les maladies, et créé la nosologie sur les bases les plus exactes. Plus récemment l'histologie pathologique, la pathologie cellulaire illustrée par les travaux de J. Muller, et de nos contemporains, Robin, Virchow, etc., ont dévoilé toutes les lésions des tissus. Mais l'étiologie des maladies, leur véritable cause, leur nature intime, qui leur impriment une marche déterminée, une gravité, une bénignité propres, qui font qu'elles se conduisent toujours d'une façon qui les distingue des autres affections, qui les classent en un mot dans des espèces distinctes, l'étiologie morbide n'avait fait que des progrès insensibles pendant toute cette période. La notion de spécificité des maladies était presque perdue, oubliée tout au moins, par le grand nombre des médecins attachés à l'école organicienne. Bretonneau et Trousseau réagirent, il est vrai, mais ils ne pouvaient soutenir la doctrine de la spécificité que par l'observation pure des malades, tandis qu'aujourd'hui elle se base sur une cause tangible pour beaucoup de maladies, sur le micro-parasite qui leur donne naissance.

Ainsi prenons des exemples pour préciser cette évolution de nos conceptions médicales. Voici la diphthérie : au point de vue anatomique, c'est une inflammation des muqueuses caractérisée par leur rougeur, leur gonflement, et par l'exsudation d'une fausse membrane fibrineuse à leur surface. Pour Broussais, pour l'école organicienne pure, ce n'est rien autre chose. Les recherches histologiques faites plus tard assimilent aussi la diphthérie aux inflammations banales. Expérimentalement, en effet, on peut produire des fausses membranes fibrineuses sur la muqueuse d'un animal en la touchant avec de l'ammoniaque. L'inflammation profonde du chorion de la muqueuse, l'infiltration de fibrine dans le tissu conjonctif, tout ce qui constitue l'inflammation diphthéritique la plus prononcée et la mortification s'obtiennent artificiellement par des irritations ou des cautérisations superficielles ou profondes.

Et cependant la diphthérie n'est pas une inflammation banale; une brûlure, une inflammation avec production de fausses membranes dues à des agents irritants reste une maladie locale, tandis que la diphthérie s'étend, infecte les ganglions du voisinage, se généralise même à la peau, dans des régions éloignées, et donne lieu à une intoxication de tout l'organisme. De plus elle est manifestement contagieuse, et de la plus haute gravité.

L'anatomie pathologique ne nous rendait absolument aucun compte de cette marche envahissante, de cette généralisation de la maladie, de cette terminaison fatale. Et comme on est souvent porté à nier ce qu'on ne comprend pas, on arrivait à ne pas admettre même la contagion et le caractère infectieux de la diphthérie. Il faut dire aussi que l'explication qui se bornait à traduire par les mots de spécificité, de malignité, la nature intime de la diphthérie, nous apprenait bien peu de chose. Les recherches plus modernes de Recklinghausen, Œrtel (1), Klebs (2), Eppinger (3), Talamon (4), les nôtres, celles toutes récentes de Lœffler (5), ont montré l'infinité de bactéries qui se trouvent sur les fausses membranes de la diphthérie et dans les inflammations profondes qu'elle détermine. Lœffler a cultivé ces bactéries, isolé par la culture les microcoques et les bacilles dont les fausses membranes sont remplies, inoculé avec succès des cultures pures de ces derniers à des animaux, et nous avons aujourd'hui la preuve matérielle de la spécificité de la diphthérie.

(1) Œrtel, *Experimentelle Untersuchungen über Diphtherie.* — *Deutches Archiv f. Kl. Med.* 1871.

(2) Klebs, art. DIPHTERIE in *Real Encycl. der gesammt. Heilkunde; über Diphteritis, Correspondenzblatt der Schweizer Ærzte*, n° 15.

(3) Eppinger in *Handbuch der path. Anatomie d. Klebs.*

(4) Société anatomique, 1881.

(5) *Mittheilungen aus d. Kais. Gesundheitsamte*, 1884.

Un second exemple nous est donné par l'érysipèle. Au point de vue de son anatomie pathologique, l'érysipèle est une inflammation, une dermatite; il ressemble par ses lésions à une inflammation produite par une brûlure, par une vésication. Il a été longtemps considéré comme une lymphangite superficielle; il en diffère, cela est sûr, par sa marche, par ses symptômes, par sa durée, par son pronostic, par sa contagion. Et encore cette contagion était-elle niée énergiquement par les hommes les plus éminents. Mais aurait-on pu alors légitimer sa spécificité autrement que par un mot mal défini lui-même, avant de connaître ses microcoques particuliers, leur disposition en chaînettes, leur siège dans les voies lymphatiques du derme? Aujourd'hui l'érysipèle est bien défini, puisque les cultures à l'état de pureté de son micro-organisme ont été inoculées souvent à l'homme par Fehleisen et ont reproduit constamment la maladie avec ses symptômes caractéristiques.

Nous pourrions multiplier à l'infini les faits analogues, en passant en revue tous les organes. Nous n'en citerons qu'un. Ce fut assurément uue grande découverte en anatomie pathologique que celle de l'inflammation et des ulcérations de l'intestin dans la fièvre typhoïde. Rœderer et Wagler, Prost, Broussais, Petit et Serres y ont attaché leur nom. Le résultat en fut de faire considérer pendant longtemps la fièvre typhoïde comme une inflammation de l'intestin, une entérite localisée surtout aux plaques de Peyer, une pyrexie qu'on devait juguler par les émissions sanguines. Eberth, Klebs, Koch, Friedlander, Gaffky (1), ont montré les bactéries de la fièvre typhoïde, non seulement dans l'intestin, mais aussi dans les ganglions lymphatiques, dans la rate, dans le foie, dans le larynx, et nous nous expliquons aujourd'hui sa spécificité. N'y a-t-il pas un abîme entre une entérite simple et la fièvre typhoïde dont le micro-organisme nous est connu? N'existe-t-il pas la même distance entre l'entérite catarrhale de cause banale qui se manifeste par la diarrhée et le choléra épidémique?

Nous nous arrêtons ici dans ces citations, car nous ne voulons pas empiéter, dans cette introduction, sur la teneur des cha-

(1) *Mittheilungen aus d. K. Gesundheitsamte*, t. II, 1884.

pitres de ce livre. Nous avons voulu seulement faire ressortir ce fait : que l'étude des bactéries établit l'étiologie des maladies et leur spécificité causale sur des faits tangibles, indéniables. La cause d'une foule de maladies, qui nous échappait, se trouve matérialisée. La spécificité des anciens auteurs est établie par des faits scientifiques.

La distinction des maladies en contagieuses, infectieuses, virulentes, n'a plus aujourd'hui sa raison d'être depuis que nous connaissons mieux leur mode de propagation ; les termes qui signifient que certaines maladies se propagent par le simple contact, comme la syphilis et la gale, d'autres par les circumfusa et les ingesta, comme la fièvre typhoïde, ne rendent pas absolument compte de leur origine bactérienne. Le terme de maladies parasitaires est bon, mais il comprend aussi les affections causées par les parasites animaux. On pourrait leur donner le nom de maladies bactériennes si l'on connaissait d'ores et déjà les parasites de chaque maladie contagieuse ou infectieuse. Nous conservons en attendant le mot de maladies infectieuses que nous croyons pouvoir regarder comme synonyme de maladie bactérienne.

Si l'on étudie attentivement la façon dont se sont découvertes les grandes vérités dans les sciences naturelles, on voit qu'elles reposent, à leur origine, sur un petit nombre de faits bien observés, indéniables, qui se fortifient peu à peu et dont les conséquences sont mises en lumière par de nouveaux travaux. Telle est, au point de départ de la bactériologie, l'étude des fermentations. De ces premières recherches est née une théorie générale applicable à la pathologie comparée et à la pathologie humaine, théorie qui n'était pas sans présenter d'abord de nombreuses défectuosités et lacunes. Mais bientôt des recherches rigoureusement exactes ont établi le parasitisme de plusieurs maladies, comme le charbon, la maladie des vers à soie, le choléra des poules, etc. En se guidant sur les hypothèses inspirées par la théorie, on découvrit successivement un grand nombre de nouveaux faits similaires, qui vinrent se grouper autour d'elle, la fortifier et la compléter. Bien qu'un certain nombre de ces documents n'ait pas encore acquis toute la rigueur désirable, ils n'en constituent pas moins un faisceau, un corps de doctrine solidement établi sur des faits fondamentaux et certains. Un chêne n'en est pas moins un arbre fort et vigoureux s'il a quelques branches faibles ou de bois mort.

Mais la découverte d'une vérité scientifique provoque toujours des critiques et une sorte de résistance ou réaction. Les réactionnaires cherchent et mettent en évidence les défectuosités, la faiblesse des preuves apportées par les novateurs, et il est impossible qu'on n'en trouve pas quelques-unes.

Les critiques et les discussions élevées dans les sociétés savantes, dans la presse, dans le monde médical, n'ont pas manqué à la doctrine bactérienne. Bien que dans le charbon, par exemple, on ne pût nier le rôle des parasites, on n'en a pas moins élevé des objections de détail basées sur ce que des observateurs, évidemment peu experts, n'avaient point trouvé de bacilles dans certains cas foudroyants de la maladie, etc. Malgré ces objections, les plus sceptiques reconnaissent aujourd'hui que le sang est rempli de masses énormes de bacilles spéciaux qui tuent l'organisme par leur grand nombre, et que leurs cultures pures donnent le charbon aux animaux à qui on les injecte. Le virus charbonneux est simplement le *bacillus anthracis*. Pour d'autres maladies virulentes ou infectieuses, les preuves n'ont pas le même degré de certitude ; mais beaucoup de faits rendent leur nature bactérienne très probable, surtout si l'on raisonne par analogie. Si, par exemple, on trouve dans les tissus et les organes atteints par une maladie infectieuse une bactérie bien caractérisée ; s'il est manifeste que les lésions des tissus sont, vis-à-vis des bactéries, dans un rapport constant et qu'elles sont déterminées par elles, on aura déjà une forte présomption pour croire que la maladie est parasitaire. La preuve sera complète si l'on réussit à faire des cultures pures de ces bactéries, si ces cultures ont elles-mêmes des caractères spéciaux et si leur inoculation reproduit la maladie dont il s'agit. Cette dernière preuve n'est pas toujours possible parce que certaines maladies infectieuses de l'homme ne sont pas transmissibles aux animaux.

Dans ce traité, nous avons surtout en vue les lésions anatomiques des tissus et des organes, l'anatomie pathologique en un mot, étudiée dans ses relations avec les micro-organismes. C'est à l'histologie pathologique que nous donnerons le plus de développements, car elle offre, croyons-nous, les preuves les plus solides et les plus directes de l'intervention des bactéries dans la production des lésions observées. C'est aussi là que nous espérons pouvoir apporter le plus d'observations qui nous soient personnelles.

Qu'il nous soit enfin permis de signaler la voie qui nous paraît devoir être suivie dans les recherches bactériologiques. Nous pensons que la constatation morphologique des différentes espèces des bactéries dans les maladies et des lésions produites par elles, formera la base sur laquelle il faudrait édifier une chimie pathologique et une physiologie pathologique cellulaire nouvelles. C'est à l'aide de la physiologie pathologique qu'on étudiera la lutte des cellules et de l'organisme entier contre les influences hostiles extérieures. En déterminant en même temps les influences qui font varier le degré de résistance de l'organisme, on éclairera la genèse des maladies et on découvrira suivant toute vraisemblance le moyen de les éviter et de les combattre.

PREMIÈRE PARTIE

CHAPITRE PREMIER

GÉNÉRALITÉS SUR LES SCHIZOMYCÈTES

Leur place dans la série des êtres. — Leur répartition et leur diffusion dans l'air, l'eau, le sol. — Leur forme et leur structure. — Phénomènes qui accompagnent leur nutrition et leur développement ; fermentation, putréfaction, maladies infectieuses. — Désinfectants.

Il y a plus de deux cents ans que Leuwenhoek a figuré les leptothrix et les vibrions de la salive et des selles, qu'il considérait comme des animalcules (1). Ehrenberg (2), Dujardin (3) ont séparé et décrit les espèces de bactéries ; Robin (4) a classé les vibrions et bactéries dans les végétaux à côté des algues et des levures. Dans ces dernières années Hallier (5), F. Cohn (6), Billroth (7), Warming (8), Nægeli, et plus récemment Magnin (9),

(1) La lettre de Leuwenhoek, sur la salive, adressée à sir F. Arton, secrétaire de la Société royale de Londres (*Opera omnia sive arcana naturæ detecta*, p. 39, t. II), est datée de septembre 1683 et a été traduite en français dans la thèse de Rappin sur les bactéries de la bouche. Paris, 1881.

(2) *Die Infusionsthierchen*. Leipzig, 1838.

(3) *Histoire naturelle des infusoires*, 1841.

(4) Thèse de doctorat ès sciences, 1853.

(5) *Zeitschrift für Parasitenkunde*. Iena, 1868-1875.

(6) *Beiträge zur Biologie der Pflanzen*, 1870 à 1881.

(7) *Untersuchungen über die Vegetationsformen von Cocco-bacteria septica*. Berlin, 1874.

(8) Warming, in *Videnskabelige meddelecher*, 1875.

(9) Magnin, Thèse d'agrégation. Paris, 1878.

Marchand (1), van Tieghem (2), Koch (3), Zopf (4), Flügge (5), Rabenhorst, de Bary (6), etc., ont apporté de nombreux matériaux à l'histoire naturelle des bactéries.

Cependant les naturalistes ne sont pas encore d'accord sur les questions les plus essentielles touchant ces micro-organismes. La limite supérieure des bactéries n'est pas nettement fixée. On peut se demander si les monades et les beggiatoa doivent y rentrer. Bien que les bactéries appartiennent sans aucun doute au règne végétal, il est des infiniment petits, comme les monades, qu'on hésite à placer dans le règne végétal ou dans le règne animal. Leur développement est encore obscur pour certains d'entre eux, si bien que plusieurs botanistes regardent comme des espèces distinctes ce que d'autres rapportent aux formes variées que le même micro-organisme revêt dans son développement. Hallier pensait que toutes les bactéries pathogènes proviennent des champignons de moisissure; mais de Bary et Cohn ont démontré son erreur.

Un grand nombre de botanistes affirment néanmoins que les bactéries présentent des formes diverses suivant le degré de leur développement et le milieu nutritif où elles sont placées. Cette polymorphie est bien démontrée pour un grand nombre d'entre elles, ainsi que nous le verrons bientôt. On doit même se demander si toutes les bactéries ne présentent pas des formes variées et si l'on ne décrit pas aujourd'hui un même microbe sous plusieurs noms différents.

Malgré cette polymorphie, qui existe assurément, il n'en est pas moins vrai qu'une bactérie d'une espèce donnée ne peut pas se transformer en une bactérie d'une autre espèce. La nature d'une bactérie n'est pas donnée seulement par sa forme, mais aussi par l'aspect et le mode de ses cultures, et par ses propriétés physiologiques et pathologiques.

Une autre question très importante est celle de savoir si des

(1) Marchand, *Botanique cryptogamique*. Paris, Doin, 1880-83.

(2) Van Tieghem, *Traité de botanique*, fascicul. VII et VIII, 1884, p. 1109.

(3) Koch, *Untersuchungen über die Ætiologie der Wundinfectionskrankheiten*, 1878.

(4) Zopf, *Die Spaltpilze*, 2e édit., 1884.

(5) Flügge, *Fermente und Mikroparasiten* in *Handbuch der Hygiene de Pettenkofer et Ziemssen*, 1883.

(6) De Bary, *Die Pilze*, 1884, in-8°.

bactéries pathogènes, c'est-à-dire nocives, productrices de maladies déterminées, peuvent devenir inoffensives, et *vice versa*.

On s'est demandé si les bactéries proviennent de matières organisées plus simples, ou si elles constituent seulement une simplification de champignons plus élevés. Il est possible, comme le pense Brefeld, que des champignons plus élevés ayant perdu leur organe de fructification, leurs descendants se soient simplifiés et ne puissent plus se reproduire que par scission.

Toutes ces incertitudes n'ont pas empêché les botanistes de tenter des classifications systématiques des bactéries, que nous reproduirons bientôt après avoir étudié d'une façon générale leur place dans la nature et leur diffusion dans les milieux qui nous entourent, leur forme, leur développement et les phénomènes qui accompagnent leur nutrition et leur pullulation, c'est-à-dire les fermentations, putréfactions et maladies infectieuses.

§ 1. — Place des schizomycètes dans la série végétale.

Leur répartition et leur diffusion dans l'air, l'eau, etc. — Aux derniers échelons du règne végétal se trouvent les algues et les champignons, que J. Sachs a réunis dans un seul groupe, les thallophytes. Les algues et les schizomycètes offrent en effet deux séries exactement parallèles qui ne diffèrent entre elles que par la présence de la chlorophylle dans les algues et son absence dans les schizomycètes. Ceux-ci sont très voisins de la famille des oscillariées.

Les schizomycètes, qui doivent leur nom à leur mode de reproduction générale par scissiparité, sont des parasites qui ne peuvent vivre qu'au milieu de substances organiques déjà constituées. Ils les absorbent et les décomposent en déterminant leur putréfaction ou des fermentations spéciales, tandis que les algues ont la faculté de fabriquer elles-mêmes la substance nécessaire à leur nutrition. Ce sont les parasites végétaux des matières organiques du règne animal ou végétal. Leur nombre, la facilité extraordinaire de leur multiplication, rachètent leur extrême petitesse. Leur développement si rapide par segmentation et formation de spores n'est, en effet, arrêté que par l'insuffisance du milieu nutritif qui les entoure, par la présence de produits chimiques nés sous leur influence ou d'autres agents physiques ou chimiques propres à les détruire. Aussi les rencontre-t-on partout dans la nature, et l'on a pu dire qu'ils sont les maîtres du monde.

Ils vivent dans les flaques d'eau, dans les mares stagnantes, les étangs qui renferment des matières organiques, dans les fleuves qui traversent les villes, dans les ports et sur le littoral et même dans les profondeurs de la mer. Ils se trouvent aussi suspendus accidentellement dans l'air, de telle sorte qu'ils ensemencent les infusions de foin, de légumineuses, le jus du raisin, la bière, les bouillons de viande, la viande abandonnée à l'air, les cadavres, où ils se développent très rapidement après la mort. Ils se trouvent à l'état normal en grande quantité dans la bouche et dans les matières fécales des animaux et de l'homme. Ils existent en masses énormes dans le terreau, l'humus, la terre végétale, à la surface du sol, surtout s'il est humide et s'il a reçu des matières organiques.

Duclaux (Comptes rendus Ac. des sc., 5 janvier 1885) a montré que la germination des plantes était impossible dans un sol stérilisé, complètement privé de micro-organismes. Les plantes ne peuvent utiliser les substances organiques qu'après qu'elles ont été modifiées par les microbes.

Les bactéries entrent dans l'organisme humain par la respiration et par le tube digestif. Elles pénètrent dans les voies aériennes avec l'air qui en contient, et dans le canal intestinal, de la bouche à l'anus, avec les aliments qui en renferment un plus ou moins grand nombre. Le fromage et le lait fermenté, etc., sont des aliments farcis de schizomycètes. Plusieurs espèces vivent tout particulièrement dans différentes sections du tube digestif, ainsi que nous le verrons bientôt; l'acidité du suc gastrique arrête leur développement. Ils interviennent probablement dans les fonctions de la digestion (Duclaux). Pasteur doute que la digestion et par suite les fonctions de nutrition puissent s'effectuer sans leur intervention.

Les schizomycètes ont probablement apparu parmi les premiers végétaux; nous savons qu'il y en avait à l'époque géologique du charbon. Van Tieghem en a trouvé dans l'écorce des conifères carbonisés du charbon de terre. Ils ont toujours aussi vécu dans la bouche de l'homme, car Zopf et Miller ont découvert et coloré des bâtonnets de leptothrix sur les dents de momies égyptiennes.

Les limites de ce travail ne nous permettent pas de tracer l'histoire complète de la diffusion des schizomycètes dans la nature, mais nous devons donner l'analyse succincte de ce qui se rapporte au sol, à l'air et à l'eau où l'homme puise si souvent le germe de ses maux.

Les micro-organismes de l'air. Génération spontanée et homogénèse. — La question des germes des micro-organismes tenus en suspension dans l'air a été agitée dans les discussions retentissantes des partisans et des adversaires de la génération spontanée. Pasteur (1) a démontré alors par des expériences sans réplique que si l'on détruit ou si l'on empêche d'arriver les germes de l'air sur un bouillon nutritif, ce dernier reste stérile. Dans une première expérience, il place dans un ballon un liquide contenant de l'eau, du sucre et des matières minérales et albuminoïdes provenant de la levure de bière. Le col effilé du ballon communique avec un tube de platine chauffé au rouge. Il fait bouillir le liquide pendant quelques minutes, puis le laisse refroidir. L'air entre en passant à travers le tube de platine rougi. On ferme de suite à la lampe le col du ballon. Le ballon ainsi préparé est placé dans une étuve à la température constante de 40°. On peut le conserver indéfiniment sans que le liquide se trouble, sans qu'il s'y développe aucune végétation de micro-organismes. La seconde expérience, également bien connue, est celle qui consiste à faire arriver, dans un ballon contenant un bouillon stérilisé, de l'air qui a passé à travers le col du ballon rempli de ouate.

Les recherches de Pouchet, qui avait soulevé la question de l'hétérogénie, ont démontré, par l'étude microscopique des poussières tenues en suspension dans l'air, qu'il y avait beaucoup plus de fragments de suie, de débris végétaux ou animaux provenant des vêtements, de semences végétales, de grains d'amidon, etc., que de véritables corpuscules fécondants appartenant

(1) *Annales de chimie et de physique*, t. LXIV, 1862.

aux micro-organismes. Pasteur a reconnu, dans une série d'expériences, que l'air, s'il n'est pas agité, s'il n'arrive pas longtemps sur une large surface, est souvent inoffensif à l'égard des infusions. Ainsi une infusion stérilisée, conservée dans un ballon dont le col allongé et recourbé reste ouvert à son extrémité inférieure, demeure stérile ; les poussières montent en effet difficilement dans le col du ballon, à moins que l'air ne soit agité.

Dans une autre expérience, Pasteur renferme dans une série de ballons une petite quantité de bouillon, porte ce dernier à l'ébullition et ferme le col à la lampe, de telle sorte que le vide soit fait dans le ballon au-dessus du liquide. On apporte tous ces ballons dans le lieu dont on veut éprouver l'atmosphère ; on casse leur extrémité, l'air y entre en sifflant et on les scelle de nouveau à la lampe.

En multipliant ces recherches en divers lieux, Pasteur a toujours vu des ballons rester inféconds, tandis que d'autres se troublaient en proportion de la quantité des germes contenus dans l'air aspiré. C'est ainsi qu'il en a trouvé davantage dans les lieux bas et humides que sur les plateaux élevés; moins encore dans les glaciers de la Suisse, où l'air peut être considéré comme privé de micro-organismes ; un grand nombre au contraire dans les lieux habités et dans les salles d'hôpital.

Pour examiner les poussières de l'air, on recueille un filet d'air sur une lame de verre enduite de glycérine ou d'un autre liquide ; on peut ainsi compter directement les micro-organismes qui s'y déposent. Beaucoup d'entre eux sont morts. Duclaux, en les recueillant ainsi sur un verre, dans un liquide approprié à la culture des bactéries, n'a jamais vu s'en développer plus d'un sur dix. Aussi peut-on dire que les germes féconds sont assez rares dans l'air que nous respirons.

La discussion élevée de 1860 à 1862 à l'Académie des sciences entre les hétérogénistes et les homogénistes s'était terminée à l'avantage de ces derniers ; elle a été reprise depuis par suite de l'intervention de Charlton Bastian et de Tyndall. Les expériences qui paraissent en faveur de la génération spontanée proviennent surtout de ce fait que l'ébullition à 100° ne suffit pas à détruire les organismes des infusions et que certains d'entre eux résistent à la température de 100° et même de 115°, comme certains bacilles de l'infusion de foin. Aussi est-il nécessaire de chauffer les bouillons à ce degré, en vase clos, pour les stériliser complètement.

Le Dr Miflet (1) a fait au laboratoire de Cohn, à Breslau, une série d'expériences relatives aux bactéries contenues dans l'air en divers lieux de la ville, au jardin botanique, dans les salles de dissection et dans des salles de malades, et il a cultivé dans divers liquides nutritifs de nombreuses espèces de schizomycètes, micrococci ou bacilles.

Fodor (2) a trouvé 0,4 milligrammes de poussière par mètre cube d'air à Budapest; il y a presque toujours des bactéries et des champignons, dans chaque mètre cube, bactéries variables suivant la saison et l'état de l'atmosphère. Deux espèces de ces bactéries sont pathogènes; l'une le *microbacterium agile*, consistant en un coccus ou diplococcus très petit, tue les lapins avec des symptômes septiques et de la diarrhée en une semaine; un autre bacille, mal déterminé encore, possédant des spores, tue les lapins en un ou deux jours.

Dans ses recherches à l'observatoire de Montsouris, Miquel (3) a rencontré comme espèces de bactéries constantes dans l'air atmosphérique : 1° un gros bactérium de 2 μ d'épaisseur dont les spores donnent d'emblée un filament adulte; 2° un organisme formé de filaments plus étroits, longs et rigides, souvent remarquable par l'agilité de ses mouvements; 3° un bacille anaérobie présentant la plus grande analogie avec le bacillus amylobacter; 4° des bâtonnets courts, en grand nombre, qui ne sont autres que ceux qu'on trouve à la surface du sol; 5° un organisme aérobie et anaérobie constitué par des bâtonnets plus minces; 6° des cladothrix. Les chiffres obtenus par Miquel par le comptage des microbes de l'air sont très variables suivant les localités. L'air en contient de 30 à 770 par mètre cube au parc de Montsouris, 5500 dans la rue de Rivoli, 6 300 dans la salle Saint-Christophe à l'Hôtel-Dieu, 11 000 dans les salles de chirurgie de la Pitié. Il n'y en a pas à une altitude de 2 000 mètres. Après la pluie, l'air est pour ainsi dire lavé, et le chiffre des bactéries diminue. Il est peu élevé en hiver, s'accroît au printemps, se maintient pendant l'été et diminue en automne. Fodor a aussi publié des méthodes exactes de recherche des bactéries de l'air, du sol et de l'eau.

Koch (4) a appliqué ses excellentes méthodes de culture sur des milieux nutritifs solides à l'étude des micro-organismes de l'air. En laissant à l'air pendant un certain temps une tranche de pomme de terre préparée, puis en la plaçant sous une cloche de verre, il vit se développer des gouttes de différentes cou-

(1) *Cohn's Beiträge z. Biologie der Pflanzen*, 3e vol. 1re livraison, 1879.
(2) Egészségt. Kut. Budapest, 1879.
(3) Thèse de doctorat sur les organismes vivants de l'atmosphère, 1883.
(4) Sur les nouvelles méthodes d'examen des organismes de l'air, de l'eau et du sol. *Fortschritte der Medicin*, 1883, n° 13.

leurs dues à la pullulation des bactéries, et en même temps des gazons dus à la fructification des champignons. Chacun de ces petits îlots circulaires est formé de colonies à l'état de pureté, développées aux dépens des germes contenus dans l'air. On peut compter le nombre des germes tombés de l'air et qui ont fructifié, en même temps que l'on constate leurs caractères physiques à l'œil nu. Cette méthode est plus avantageuse que leur culture dans un liquide, car, dans ce dernier, les diverses espèces se trouvent mélangées.

Koch a fait la même expérience avec de la gélatine peptone dans un verre de montre placé d'abord à l'air libre, puis dans un verre fermé à la ouate et mis ensuite à l'étuve. Deux ou trois jours après, les germes se développent.

Le Dr Hesse (*Mitth. d. k. Gesundheitsamte*, t. II, 1884) s'est servi, pour compter le nombre de germes fécondants qui se trouvent dans une quantité déterminée d'air, d'un appareil fondé sur l'observation de Koch. Il a pris un tube de verre de 50 c. à 1 mètre de long, de 4 à 5 c. de diamètre, fermé à l'une de ses extrémités par deux membranes de caoutchouc, l'une pleine et l'autre perforée. Ce tube communique par l'autre extrémité avec un tube en verre, par où se fait l'aspiration de l'air. Le grand tube, disposé horizontalement sur un trépied, contient une certaine quantité de gélatine peptone dont la surface de niveau est au-dessous du trou pratiqué dans la plaque de caoutchouc par où se fait l'appel d'air. Tout l'appareil ayant été stérilisé par la vapeur d'eau à 100°, on le dispose dans l'atmosphère à étudier; on enlève la plaque de caoutchouc qui le ferme et l'on fait passer sur

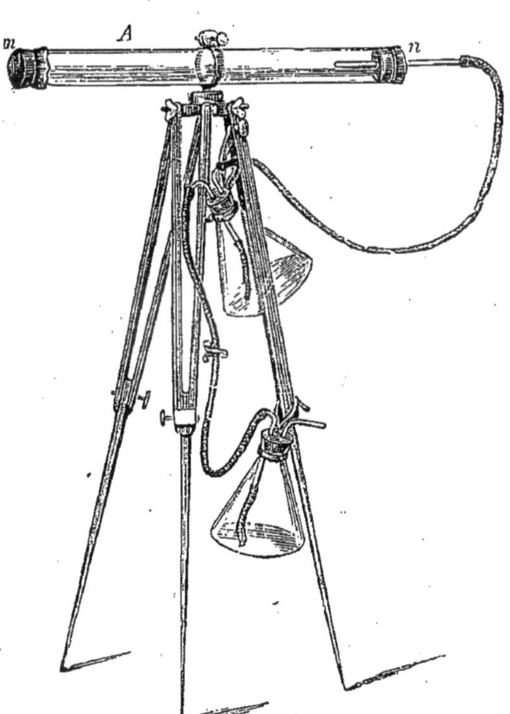

Fig. 1. — Appareil de Hesse pour compter et cultiver les germes de l'air.

la gélatine une quantité d'air déterminée. Les germes tombent sur la gélatine. L'entrée de l'air se faisant lentement, la première moitié du tube est seule fécondée, ce qui prouve que tous les germes sont bien tombés sur la gélatine. On a étudié de cette façon la richesse en microbes de l'air d'un certain nombre de milieux. Par exemple, en faisant passer sur la gélatine 25 litres d'air pris sur une place publique de Berlin, l'opération ayant duré six heures, il se développa seulement trois colonies de bactéries et 16 de champignons. Par contre, deux litres de l'air d'une école au moment de la sortie des écoliers ont donné lieu à la germination sur la gélatine de 37 colonies de bactéries et de 33 colonies de champignons.

Tous les objets placés près du sol, la surface des plantes, les poils ou les plumes des animaux, la peau de l'homme, ses ongles, ses vêtements, présentent naturellement des bactéries qui viennent de l'air et s'y déposent par leur propre poids. Aussi tout fragment de ces divers corps solides pourra-t-il ensemencer à coup sûr un bouillon de culture. Ces expériences, faites par Pasteur, ont été reprises par Koch avec sa méthode d'ensemencement sur la gélatine peptone. Si l'on sème de très fines particules du sol sur la gélatine, on voit se développer des colonies de bactéries au niveau de chacune d'elles. Tandis que les couches superficielles de l'humus sont remplies de germes innombrables, on en trouve à peine à une profondeur de 60 centimètres, et il n'y en a plus aucun à la profondeur d'un mètre. Cependant cette expérience de Koch a été pratiquée sur le bord de la Panke, dont l'eau est pleine de bactéries.

Les bactéries de l'eau. — Pasteur et Joubert ont constaté que l'eau de source, prise au point où elle émerge du sol, est pure de bactéries et infertile. Mais les eaux croupissantes sont, comme nous l'avons déjà dit, le milieu de culture naturel des schizomycètes. Pour peu que l'eau renferme des matières organiques, on peut être sûr qu'elle contient aussi des bactéries. On constate leur présence en faisant entrer dans un ballon à deux effilures, contenant déjà un bouillon stérilisé, une goutte de l'eau à examiner. Si la première opération donne un résultat négatif, on en fait entrer une nouvelle goutte, et ainsi de suite jusqu'à ce que le bouillon se trouble.

Une goutte d'eau de Seine est toujours féconde. Suivant Miquel, un litre d'eau de Seine puisée à Bercy contient 4 800 000 microbes et la même quantité prise à Asnières 12 800 000. Un litre d'eau d'égout en renferme 80 000 000. Il y en a 248000 dans un litre d'eau de pluie et 54 000 dans un litre d'eau de la Vanne. L'eau distillée de nos laboratoires en contient toujours aussi, à moins qu'elle ne soit enfermée dans des flacons stérilisés, bouchés, et recueillie dans des verres également stérilisés.

Pour examiner l'eau, Koch en met une goutte qu'il mêle à la gélatine contenue dans un petit ballon, et ferme ce dernier à l'ouate. Des colonies de bactéries s'y développent, et souvent elles sont surmontées d'une petite bulle de gaz déterminé par la fermentation. Cette recherche est avantageusement modifiée si l'on opère sur une plaque de verre couverte de gélatine, car on peut alors compter plus facilement le nombre des colonies, les examiner et les cultiver à l'état de pureté. Par ce procédé il a vu qu'un centimètre cube d'eau du conduit de Tegel ou d'une autre bonne fontaine donne de 50 à 100 colonies de bactéries, tandis qu'une goutte de l'eau de Sprée ou un centième de goutte de la Panke détermine la formation d'un nombre incalculable de colonies. Par ce procédé, on ne compte pas seulement les bactéries, mais on apprécie les caractères à l'œil nu de leurs colonies, on les cultive à l'état de pureté et on peut reconnaître leur nature et leur provenance.

On peut dès à présent prévoir l'importance de la culture sur gélatine d'après le procédé de Koch, dans l'étude des bactéries de l'eau de boisson. Il est probable qu'on y démontrera la présence de micro-organismes pathogènes comme ceux de la fièvre typhoïde, d'autant mieux que la gélatine employée à ces recherches est en même temps le meilleur moyen de culture des bactéries de la fièvre typhoïde, du charbon, de l'érysipèle, etc. C'est ainsi que Koch a découvert dans l'Inde la présence des bacilles du choléra dans les eaux stagnantes.

Il est évident que les bactéries du sol viennent pour une part de celles qui se trouvent dans l'air, et réciproquement celles qui vivent dans les eaux pourront revenir dans l'air lorsque ces eaux auront été taries. Cependant, le plus grand nombre des bactéries de l'eau diffère des bactéries de l'air; ainsi beaucoup des premières liquéfient la gélatine tandis que les secondes ne la liquéfient ordinairement pas.

L'homme et les animaux vivent donc au milieu d'une atmosphère plus ou moins riche en bactéries ; l'eau de boisson, les aliments, en font entrer une quantité dans le tube digestif ; la muqueuse buccale, l'intestin, en renferment un grand nombre qui y vivent et qui sont probablement nécessaires à la digestion. Cependant les milieux intérieurs et les tissus, le sang, la lymphe et par suite l'urine, n'en contiennent point à l'état normal.

Pasteur, en recueillant le sang et l'urine d'individus bien portants par l'introduction directe dans une veine et dans l'urèthre de l'effilure d'un tube stérilisé, a constaté que ni le sang ni l'urine ne donnaient lieu à une multiplication de bactéries (Comptes rendus à l'Académie des sciences, 1863). Il en est de même du lait de la vache recueilli dans un canal galactophore. Ces expériences ont été maintes fois répétées. Les uns, Cazenave et Livon, Zahn, Leube, etc., qui ont expérimenté avec une grande exactitude, n'ont pas trouvé de micro-organismes; l'un de nous n'a pas réussi davantage en cultivant le sang pris sur des cadavres quelques heures après la mort en hiver (1). Zahn (2), en introduisant l'extrémité d'une pipette stérilisée dans un vaisseau et la remplissant de sang, n'a vu s'y développer aucune bactérie. Hauser (3) a pris des organes entiers d'animaux sains, les a mis dans des vases stérilisés bouchés par de l'ouate sans qu'il se développât d'organismes. Fodor (4) a montré que non seulement le sang des animaux bien portants ne contient point de bactéries, mais que les bactéries inoffensives introduites dans le sang s'éliminent très rapidement. Cependant d'autres auteurs admettent la possibilité de l'existence, dans le sang, à l'état normal, de microbes qui peuvent s'éliminer par l'urine.

§ 2. — Forme des schizomycètes.

Les schizomycètes sont constitués par des individus formés d'une seule cellule extrêmement petite, dont les diamètres sont compris entre un dix-millième de millimètre et quelques millièmes de millimètre. D'après leur forme, Cohn les a divisés en quatre groupes :

1° Sphéro-bactéries, ou bactéries globulaires, *cocci*;

2° Microbactéries, bactéries en bâtonnets, *bâtonnets courts*;

(1) Babes, *Term. t. t. k. Budapest*, 1881.
(2) Zahn, *Virchow's Archiv*, t. XCV.
(3) *Archiv für gesammt. Phys.*, XXXIII.
(4) Académie des sciences de Budapest, 1885.

3° Desmobactéries, ou bacilles, *bâtonnets longs;*

4° Spiro-bactéries ou bactéries spiralées, *spirales*.

Les cocci (fig. 2, *a-d*) sont ronds ou ellipsoïdes, de 0 μ,5 à 1,2 μ (1); ils sont isolés ou associés deux par deux, ou en chaînettes. Les plus petits sont appelés *micrococci* ou *cocci;* les plus gros sont les *megacocci* et les *macrococci* auxquels nous pouvons ajouter les *cocci lancéolés* (*c*).

Les bâtonnets, formés de cellules cylindriques, allongées,

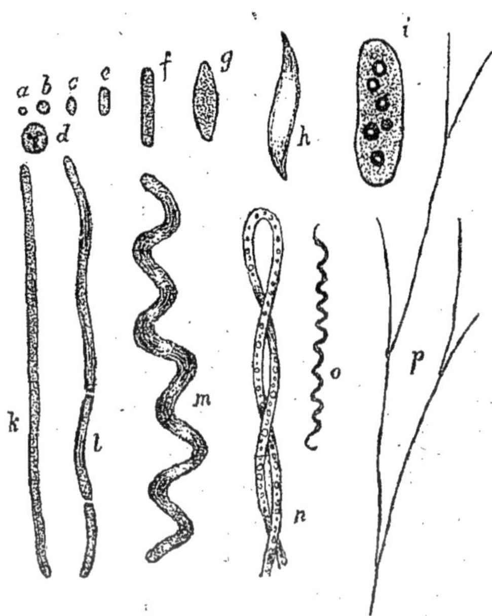

Fig. 2. — Forme des bactéries en général.

a, micrococcus ; *b*, mégacoccus ; *c*, coccus lancéolé (en fer de lance) ; *d*, macrococcus ; *e*, bactérie ou bâtonnet court ; *f*, bacille ou bâtonnet long ; *g*, clostridium ; *h*, rhabdomonas ; *i*, monas ; *k*, filament de leptothrix ; *l*, vibrion ; *m*, spirilles ; *n*, spiruline ; *o*, spirochète ; *p*, cladothrix. (En grande partie d'après Zopf.)

présentent des dimensions très variables. Leur longueur oscille par exemple entre 1 μ et 7 ou 10 μ; leur épaisseur entre 0,1 μ, 1 et 2 μ. Les plus courts sont appelés *bacterium* (*e*, fig. 2) ; les plus longs sont des *bacilles* (*f*). Lorsqu'ils revêtent la forme de citrons on les nomme tantôt *clostridium* (*g*), tantôt *rhabdomonas* (*h*).

Les filaments sont beaucoup plus longs que les bâtonnets. Lorsque les filaments sont courts ou simples, on les range dans

(1) Le signe μ représente un millième de millimètre.

les *leptothrix* (*k*); s'ils offrent des pseudo-ramifications, on les appelle *cladothrix* (*p*).

Les spiro-bactéries comprennent des organismes enroulés en tire-bouchon ou en spirale. Ce sont les *spirilles*, dont les diamètres sont variables; lorsqu'elles renferment du soufre, on les dit ophidomonades. Les organismes en spirales dont les courbures sont peu prononcées sont des *vibrions* (*l*). S'ils sont très fins, la courbure étant peu prononcée, on les nomme *spirochètes* (*o*). Lorsque les filaments ondulés ont la forme de bandes aplaties et minces, on les dit *spiromonades*. Si les flexuosités se disposent de façon à représenter la forme de fuseaux, on a des *spirulines* (*n*).

Les schizomycètes ne se ramifient jamais; on observe seulement de fausses ramifications dans le cladothrix.

Ils ne montrent pas de différence entre les formes stériles et végétatives, comme cela a lieu pour les algues.

Variations de forme d'un même schizomycète. — Il ne faudrait pas croire que ces formes de bactéries soient toujours constantes, immuables, de façon à caractériser des genres distincts. Tout au contraire, on sait que certains micro-organismes revêtent des formes diverses pendant leur développement, de telle sorte qu'ils se présentent comme un coccus, un bâtonnet, un filament ou une spirale dans les états successifs de leur accroissement.

Les publications relatives à ces variations sont nombreuses. Robin a depuis longtemps décrit des formes différentes dans le leptothrix buccalis (1); Cienkowsky et Neelsen ont étudié les différentes formes de développement du *bacterium cyanogenum* dans le lait bleu; van Tieghem a observé que le *bacillus amylobacter* se présente sous l'apparence de filaments longs et immobiles, de bâtonnets droits ou hélicoïdes, mobiles ou non, de bâtonnets courts et de cellules ovoïdes ou sphériques. Zopf a démontré que le *cladothrix* et le *beggiatoa* ont la forme de filaments, de spirochètes et de vibrions. Le *cladothrix dichotoma* offre, d'après van Tieghem, en même temps que ses filaments

(1) *Histoire naturelle des végétaux parasites de l'homme*, 1853

simples ou de fausses ramifications, droits ou en hélice, des bâtonnets droits ou spiralés avec des cils et des cellules rondes.

Le *bacterium aceti* présente d'abord dans son développement des cocci qui s'allongent, deviennent des bâtonnets, puis des filaments. Ces derniers se divisent en bâtonnets et en cocci, et ainsi de suite.

Ces observations sont, nous devons l'avouer, basées sur des méthodes en partie insnffisantes, et d'un autre côté on ne peut pas appliquer aux bactéries proprement dites les expériences faites sur le cladothrix. Cependant les faits suivants, observés par de Bary, sont bien démontrés.

D'après de Bary (1), une bactérie connue dans son laboratoire sous le nom de *bacillus megaterium*, qui se développe sur les infusions, dans les liquides

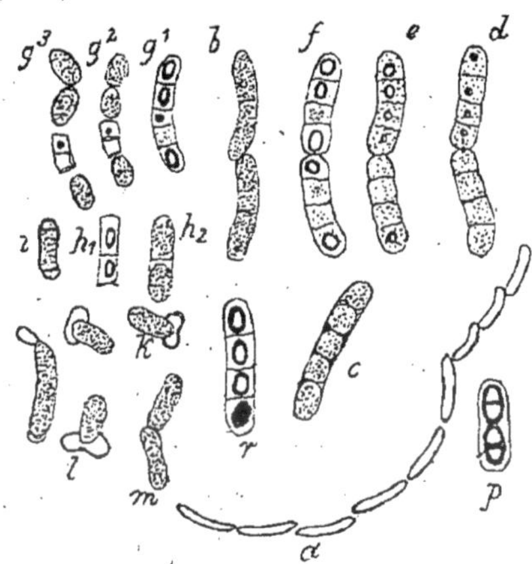

Fig. 3. — *Bacillus megaterium* (d'après de Bary).

a, chaînette de bâtonnets (vibrions) animés de mouvements, grossissement de 250. Les autres figures sont dessinées à un grossissement de 600 ; *b*, une paire de bâtonnets mobiles ; *p*, un bâtonnet à quatre membres après l'action de l'alcool iodé ; *c*, bâtonnet à cinq membres en voie de formation de spores ; *d*, etc., les états successifs de la formation des spores ; les cellules dans lesquelles il ne se développe pas de spores meurent. Certaines cellules figurées en *e* ont perdu leurs spores ; en *f* on ne les voit plus, tandis que les autres se sont développées. Le développement des spores durait de cinq à six heures ; g^1, bâtonnet à cinq membres avec des spores ; ces bâtonnets desséchés placés dans un liquide nutritif ont montré après une heure la forme g^2 ; en deux heures celle qui est représentée en g^3. Un semblable développement est représenté en h^1, h^2, *i*; *k*, *l*, *m*, bâtonnet en division développé aux dépens d'une spore dans l'espace de huit heures.

sucrés, la gélatine, etc., se présente sous forme de bâtonnets cylindriques de 2 μ, 15 d'épaisseur sur 4 à 6 μ de longueur. Elle est tantôt courbée comme le sont les vibrions, tantôt sous forme de filaments mobiles. Quand

(1) *Loc. cit.*, p. 18.

les bâtonnets montrent des spores, ils commencent par devenir granuleux et une spore se forme à leur extrémité. Le bâtonnet perd ses mouvements. Le corps du bâtonnet s'efface et la spore devient libre. Les spores perdent leur réfringence, augmentent de volume, la membrane de la spore se rompt et la spore grandit en forme de bâtonnet (*k*, *l*, *m*, fig. 2).

Ces variations de forme sont obtenues en soumettant les micro-organismes à des conditions déterminées de nutrition.

Lorsqu'un leptothrix, par exemple, est en bon état de nutrition, on n'observe pas d'abord au microscope de segmentation le long du filament qui le constitue. Cependant, en le traitant par les acides ou par les substances colorantes tirées de l'aniline, on peut y mettre en évidence des divisions et des cocci. Si on les cultive dans l'eau, milieu nutritif très pauvre, les divisions apparaissent.

On constate très bien, dans les cultures, la tendance de certains schizomycètes à se courber en spirales, et on suit la marche de cette courbure dans le leptothrix. Les filaments spiralés ne montrent pas toujours de division, mais si on les traite par les réactifs acides ou colorants, on voit souvent qu'ils sont formés de bâtonnets et de cocci.

Les bactéries d'une même espèce peuvent présenter des dimensions très différentes, variant par exemple du simple au double, de telle sorte qu'on a pu décrire des espèces différentes en se basant sur ces variations de leurs diamètres qui n'ont en réalité aucune valeur. Certaines bactéries offrent constamment ces variations de grosseur, tandis que d'autres ne les présentent que dans certaines conditions données de nutrition, comme cela a lieu pour les bactéries du foin.

C'est ainsi qu'on trouve dans les chaînettes du streptococcus du phlegmon, des cocci plus ou moins gros; dans les microbes de la pneumonie ou dans le choléra des poules, des cocci et des bâtonnets; dans le choléra, des grains presque ronds, des bacilles en virgule, des spirilles et des filaments de diverses épaisseurs (Babes). En un mot, la forme des bactéries n'est pas toujours la même et une espèce donnée présente une certaine polymorphie, dans des limites restreintes, il est vrai.

Pour étudier ces variations de forme, l'un de nous (Babes) a cultivé les bactéries pendant plusieurs jours ou même pendant quelques semaines dans une chambre humide, dans une goutte de sérum, de gélatine ou de bouillon, avec addition de diverses substances telles que l'alcool, des acides ou des bases. Il résulte de ces recherches qu'à l'exception de certaines bactéries rondes comme le streptococcus et le staphylococcus, presque toutes les bactéries pathogènes peuvent s'allonger et se présenter, dans certaines conditions déterminées, comme des bacilles ou des filaments et parfois se montrer à l'état de spores. Lorsqu'on trouve, soit dans les tissus, soit dans les cultures, des grains plus gros ou plus petits, ceux-ci se rapportent souvent à des bactéries mortifiées ou dégénérées.

On peut constater, à un moment donné, dans la chambre humide, que des bactéries de diverses espèces se transforment en granulations qui ressemblent à des microbes ronds. Mais ces granulations ne sont plus vivantes ni inoculables. Ainsi, les vibrions du choléra forment, quelques jours après l'ensemencement, des boules plus grosses que le diamètre des bâtonnets, et plus tard ils se décomposent en petits grains ronds qui sont stériles.

Dans la même série de faits, une chaînette formée de plusieurs micrococci montrera un ou plusieurs cocci plus volumineux; de même, dans un filament, certaines cellules deviennent luisantes, hyalines et sont incapables de se diviser. Ce sont des cellules en voie d'involution ou de mortification. Ces formes s'observent dans le *bacterium aceti*, dans les bacilles du foin et du charbon, et probablement dans la plupart des bactéries.

Division et fragmentation des cellules. — Indépendamment de la multiplication par spores, qui n'est pas connue pour toutes les bactéries, le mode commun de multiplication des cellules consiste dans leur division. On peut diviser les schizomycètes d'après la direction du cloisonnement des cellules. On distingue, suivant ce caractère, trois catégories, qui sont :

1° Les schizomycètes dans lesquels la cellule, ou thalle, se cloisonne dans une seule direction. — La cellule s'allonge, une cloison de séparation la divise en deux parties ; les extrémités au contact des deux cellules s'arrondissent, puis les cellules se séparent. Pendant qu'elles sont encore unies, on les nomme *diplococcus* (doubles points, microbes en 8). Si cette multiplication par division se poursuit sur place, il en résulte de petits chapelets ou chaînettes, *torula*, *streptococcus*, qui sont parallèles aux algues de la famille des nostocacées. Par ce même procédé une longue spirale se fragmentera en petits bâtonnets. Ces bâtonnets seront pourvus ou non de mouvements. Ils pourront conserver la forme légèrement incurvée qu'ils avaient d'abord dans la spirale d'où ils émanent.

Les schizomycètes dans lesquels le thalle se cloisonne ainsi dans une seule direction comprennent les micrococci, les bactériums, les bacilles, les leptothrix, les crenothrix, les cladothrix. Il est rare que le leptothrix se divise suivant deux directions, mais ce mode se montre plus souvent dans les crenothrix et les cladothrix.

2° Les schizomycètes dont les cellules se divisent suivant deux directions. — Dans les crenothrix, par exemple, à la partie terminale des filaments, on voit une cellule présenter d'abord une division transversale, puis une division verticale, de telle sorte que la cellule se divise en quatre parties.

Les angles de division, qui sont d'abord carrés, s'émoussent, et chaque petite cellule de nouvelle formation s'arrondit.

3° Le thalle se divise suivant trois directions de cloisonnement, de telle sorte que les agrégations de cellules nouvelles ont une forme cubique. Telles sont les *sarcines*.

Structure des cellules. — *Membranes*. — Les cellules des schizomycètes possèdent toutes une membrane et un protoplasma. La membrane est formée, comme le protoplasma, par une substance albuminoïde particulière appelée mycoprotéine par Nencki (1). Il est vraisemblable qu'il en est ainsi, mais il est possible que certaines parties de la cellule n'en soient pas formées. Nencki a montré que certaines bactéries ne possèdent pas de mycoprotéine. Ainsi la substance protéique des bacilles du charbon ressemble à la caséine des plantes et à la substance muqueuse des animaux. Elle est soluble dans les alcalis dilués, insoluble dans l'eau et l'acide acétique et ne contient pas de soufre.

(1) Nencki, *Journal f. prackt. Chemie*, 1879.

Il nomme cette substance *anthraxprotéine* (1). Dans quelques bactéries la membrane contient de la cellulose. Elle est tantôt flexible, tantôt rigide : elle peut s'épaissir et se diviser en lamelles. Lorsque la cellule s'allonge, l'élongation a lieu seulement aux dépens de la couche interne de la membrane, tandis que la couche externe disparaîtra plus tard. A un moment donné, la cellule sortira de la membrane qui ne sera plus visible. S'il s'agit d'un filament cloisonné, la cellule terminale en voie de développement rompra la membrane du filament et deviendra libre.

La membrane a une grande tendance à devenir gélatineuse. Lorsque plusieurs cocci siègent les uns près des autres et que leurs membranes subissent cette transformation gélatineuse, les cellules se trouvent au milieu d'une gangue et constituent des zooglœes.

Si la membrane de cellules isolées subit une transformation gélatineuse analogue, il en résultera des capsules. Telles sont celles des diplococci de la pneumonie, du tetragenus, des bactéries du rhinosclérome.

Cette transformation ne s'observe que dans certaines conditions déterminées; par exemple les microbes de la pneumonie ne présentent pas de capsules dans les cultures sur la gélatine, tandis qu'ils en prennent lorsqu'ils se développent dans l'économie animale.

La membrane des cellules est quelquefois colorée en jaune, en rouge, en bleu. La couleur rouge-brun de la membrane des crenothrix est due à un oxyde de fer.

Contenu des cellules. — Le protoplasma des cellules est homogène et plus réfringent que l'eau. Il est vraisemblablement formé de myco-protéine. De même que la membrane, le protoplasma est caractérisé surtout par sa résistance aux bases et aux acides qui attaquent et dissolvent les cellules animales (Robin).

C'est sur cette résistance du protoplasma aux réactifs et sur la propriété qu'il possède de se teindre par les couleurs d'aniline, qu'est fondée la technique des colorations, ainsi que nous le verrons bientôt. Le protoplasma se colore en jaune par l'iode.

(1) *Centralblatt f. d. med. Wissenschaften*, 25 avril 1885.

On y trouve quelquefois de petits grains qui sont probablement de la graisse; très rarement il existe des vacuoles. Il ne possède pas de noyaux. Les *beggiatoa* contiennent des grains réfringents de soufre cristallisé.

Dans le protoplasma de certaines espèces, dans le *clostridium butyricum* (Trécul), dans les sarcines, dans le *bacterium pastorianum*, dans le *leptothrix buccalis*, on a mis en évidence une matière amylacée qui se colore en bleu par l'iode. Cette coloration n'est pas générale; certains filaments en voie de développement sont colorés et non les autres.

Le protoplasma d'un certain nombre de bactéries est coloré en rouge ou en violet dans quelques *beggiatoa*, en rose dans le *beggiatoa persicina*. Il est souvent difficile de savoir si la coloration appartient à la cellule ou à sa membrane.

Mouvements des cellules. — Les mouvements propres des cellules paraissent être toujours dus à des cils vibratils qui sont placés aux extrémités des vibrions, bacilles et spirilles. Il peut y avoir 2, 3, 4, jusqu'à 6 cils vibratils. D'après Zopf les cocci n'en possèdent qu'un. Il faut d'ailleurs remarquer que ni Kock ni nous-mêmes n'avons vu de cils sur des bactéries rondes proprement dites. Ehrenberg et Cohn, qui ont fait ces observations délicates, les ont vus dans beaucoup d'espèces; mais ils sont très difficiles à apercevoir, en raison de leur mouvement et de leur réfringence qui diffère peu de celle de l'eau. La photographie est plus sensible que l'œil humain sous ce rapport. Les bactéries du charbon et toutes les espèces dénuées de mouvements sont privées de cils.

Il est des schizomycètes qui ne prennent de cils vibratils qu'au moment où il est nécessaire à leur existence de venir à la surface d'un liquide. Ils les perdent une fois qu'ils y sont arrivés.

Les mouvements déterminés par les cils sont extrêmement rapides et incessants dans tous les sens. Les spirilles possèdent un mouvement de reptation et d'oscillation.

On considère les cils comme constitués par un protoplasma contractile ou comme émanant de la membrane. Ils se colorent de la même façon que cette dernière.

Nous devons faire remarquer que la plupart des bactéries rondes, bien qu'on les voie toujours s'agiter de mouvements rapides de giration et de tremblement, lorsqu'elles sont placées dans un liquide, n'ont cependant pas de mouvements propres. Il s'agit probablement là de mouvements moléculaires analogues au mouvement brownien qui nous paraissent dus à leur forme arrondie et à leur composition.

Reproduction des schizomycètes par formation de spores. — On a trouvé des spores dans quelques variétés de vibrions, de bacilles et de spirilles (1), mais ce procédé de reproduction est loin d'être la règle pour la généralité des schizomycètes; elles sont plus communes dans les bacilles et dans les filaments que dans les autres formes de bactéries. De Bary divise les schizomycètes en deux groupes suivant leur développement : 1° les endospores dans lesquelles une spore se forme dans les cellules; et 2° les arthrospores dans lesquelles une partie tout entière se détache et devient le point de départ d'une nouvelle colonie.

Les spores présentent une membrane lisse et épaisse; elles constituent des organismes durables, plus résistants en général que le thalle et qui sont susceptibles de germer longtemps après leur formation, lorsqu'elles se trouvent dans des conditions convenables. Les spores se forment dans la cellule même et y occupent le plus souvent un espace restreint; d'autres fois elles sont plus volumineuses que les cellules à côté desquelles elles se trouvent. Il est des bactéries dont le protoplasma grossit au point où se formera une spore, à l'un des pôles de la cellule, par exemple, ce qui leur donne la forme d'un battant de cloche. Quelquefois les bactéries munies de spores possèdent en même temps des cils. Il est rare qu'une cellule renferme plusieurs spores. Lorsque la cellule qui a formé une spore meurt, son protoplasma devient gélatineux et entoure la spore. Les spores sont généralement très petites, de 0μ,1 à 0μ,6 ou 1 μ. Pendant leur germination, qui a été mise en évidence par Brefeld et Prazmowski, elles se gonflent et perdent leur réfringence; leur membrane se rompt en un point qui laisse passer le bout d'un petit bâtonnet. Ce dernier devient ensuite tout à fait libre.

Pasteur a signalé l'existence des spores dans ses études sur la

(1) Zopf en décrit aussi dans le développement des cocci.

maladie des vers à soie; Koch a découvert les spores des bacilles du charbon et montré que, dans les bacilles de la tuberculose, les spores restent généralement incolores, tandis que le bâtonnet est coloré.

Buchner a tenté de détruire la membrane d'enveloppe des spores soit par la chaleur de l'étuve, pendant une demi-heure ou une heure à la température de 210°, soit à 120° dans la marmite de Papin, soit en les touchant pendant 15 secondes par l'acide sulfurique concentré, soit en laissant agir plus longtemps la potasse caustique concentrée. Après ces manipulations, les spores, qui sont très résistantes, se colorent mieux. Hueppe arrive à un résultat analogue en passant plusieurs fois de suite les lamelles dans la flamme de la lampe à alcool. Mais, par cet échauffement des préparations, on détruit les bacilles, et si l'on colore bien les spores, on ne voit plus leur relation avec les cellules. En passant seulement trois fois les lamelles dans la flamme, on peut voir à la fois les cellules et les spores des bactéries. La meilleure méthode pour colorer d'une manière distincte les spores et les bacilles est celle de Koch et Neisser sur laquelle nous reviendrons.

Zooglœes. — On donne le nom de zooglœes à des accumulations de bactéries agrégées les unes aux autres, le plus souvent entourées alors d'une gangue de gélatine. Il est facile de les voir à l'œil nu lorsqu'elles sont en grande quantité, comme dans les infusions de viandes ou d'excréments, où elles forment des membranes gélatiniformes à la surface du liquide. Dans les fabriques de sucre, il se forme de grandes masses zooglœiques du *Leuconostoc mesenteroides*.

Lorsque les zooglœes sont constituées par une agrégation de cocci, on leur donne le nom d'*ascococcus*. Si ce sont des bâtonnets qui les forment, on les appelle *ascobacteria;* les bactéries agrégées sont appelées *myconostoc*.

§ 3. — Phénomènes qui accompagnent la nutrition et l'accroissement des bactéries.

La nutrition et l'accroissement des schizomycètes, ce qu'on ne peut séparer, sont liés à une série de conditions tenant au milieu nutritif, à la température, à la présence ou à l'absence de l'oxygène. Les milieux nutritifs les plus convenables à la vie et à la pullulation de ces organismes sont les infusions végétales ou les bouillons; mais cependant ils peuvent se développer et opérer des fermentations, comme l'a montré Pasteur, dans des milieux artificiels ne contenant, en dehors de la matière fermentescible, que des sels minéraux purs, de composition connue.

Raulin a montré par un exemple très frappant l'influence des diverses substances nutritives sur le développement des plantes inférieures. L'*aspergillus niger* sur lequel ont porté ses expériences est, il est vrai, une mucédinée et non un schizomycète, mais par comparaison il fait bien comprendre l'importance de quantités de sels minéraux parfois très minimes pour favoriser ou arrêter le développement des organismes inférieurs. Pour obtenir le maximum de croissance de cet *aspergillus*, Raulin a déterminé, par une série de tâtonnements, qu'il ne faut pas moins de douze substances, eau, sucre candi, acide tartrique, nitrate et phosphate d'ammoniaque, carbonate de potasse et de magnésie, sulfate d'ammoniaque, de zinc, de fer, silicate de potasse et oxygène, toutes dans des proportions constantes. Il faut en outre une température de 35°, et un air humide convenablement renouvelé. En retranchant l'un de ces éléments chimiques du liquide, le sulfate de zinc par exemple, qui n'y entre cependant que pour une quantité infinitésimale, la plante s'appauvrit et meurt. De même en ajoutant des doses extrêmement faibles de liquides toxiques, on la tue.

Ainsi il suffit de mettre $\frac{1}{1600000}$ de nitrate d'argent dans le liquide pour que la végétation s'arrête brusquement. La végétation ne peut pas même commencer dans un vase d'argent; $\frac{1}{590000}$ de sublimé ou $\frac{1}{8000}$ de bichlorure de platine, ou $\frac{1}{240}$ de sulfate de cuivre produisent le même résultat.

Il en est de même pour les bactéries; une série de substances telles que le sublimé, l'iode, le brome, la térébenthine empêchent leur développement. Appliquées à l'hygiène, à la pratique de l'antisepsie chirurgicale, ces substances sont des désinfectants; on peut calculer leur pouvoir désinfectant vis-à-vis de tel ou tel genre de bactéries.

L'eau est nécessaire dans les liquides de culture des bactéries; la salure conserve les viandes par la déshydratation qu'elles subissent alors et qui empêche la germination des bactéries. D'une façon générale les acides ajoutés aux bouillons nuisent aux bactéries; cependant les acides organiques, l'acide tartrique, lactique, citrique, acétique, sont moins nuisibles à leur reproduction que les acides minéraux. Les bases ne les empêchent en général nullement de végéter. Cette action des acides et des bases est du reste variable suivant les espèces des schizomycètes. Les champignons, dont la structure est plus complexe, sont au contraire favorisés dans leur accroissement par la présence des acides, ainsi que cela s'observe dans les fermentations.

Les mouvements saccadés sont défavorables aux schizomycètes (Horvath, P. Bert). La température dans laquelle la majorité d'entre eux se développe le mieux est comprise entre 20° et 35°. Mais ils présentent sous ce rapport beaucoup de variations suivant les espèces. Leur développement est arrêté à une température voisine de 0°, mais ils ne sont pas tués pour cela. Il faut arriver à de très basses températures au-dessous de 0° pour obtenir ce résultat. Certains d'entre eux, comme ceux du charbon et de la tuberculose, ont besoin, pour se multiplier, d'une température voisine de celle du corps des mammifères. La température où leurs germes se développent est comprise entre quelques degrés. D'autres, au contraire, vivent à la température de la chambre, comme ceux de la pneumonie, ou à une température bien inférieure, comme les spirochètes de la fièvre récurrente et les espèces qu'on trouve dans les flaques d'eau et sur le sol.

Fermentation. — Le rôle initial des levures et des schizomycètes dans les fermentations est aujourd'hui si bien démontré par les recherches de Pasteur qu'il entre dans la définition même des fermentations. « Ce sont des transformations chimiques que subissent des substances dissoutes sous l'influence d'êtres organisés, toujours privés de chlorophylle, qui se développent et vivent dans l'intérieur du liquide qui fermente (Duclaux) (1). » C'est dans l'étude des fermentations que Pasteur a découvert que certains de ces organismes pouvaient vivre sans air. Il les a appelés *anaérobies*, par opposition aux *aérobies* pour qui l'air est nécessaire.

Mais cette division des schizomycètes en aérobies et anaéro-

(1) Article Fermentation du *Dict. encycl. des sc. méd.*

bies n'est pas absolue, car il y en a plusieurs espèces qui peuvent alternativement vivre dans l'air et sans l'air. C'est surtout à propos des fermentations que Pasteur a donné un grand développement aux fonctions des microbes anaérobies. Leur propriété d'être ferments est liée à certaines conditions d'existence et de milieu, et surtout à l'absence de l'oxygène. Comme la levure, dans la fabrication de la bière, par exemple, se trouve dans la profondeur de l'infusion sucrée, loin de l'air, et qu'elle a besoin d'oxygène pour se développer, elle en emprunte au sucre et le décompose. Elle a la propriété d'absorber l'oxygène combiné dans le sucre qui se trouve auprès d'elle, de mettre en liberté de l'acide carbonique et de l'acool et de devenir ainsi un ferment. La fermentation est donc une sorte de respiration intra-moléculaire des schizomycètes. La réaction chimique qui se produit alors dégage la chaleur qui est aussi nécessaire à leur développement et à leur pullulation au sein du liquide fermentescible. Comme le dit très bien Robin, « les fermentations cryptogamiques sont des actes chimiques nutritifs, des cas particuliers de la nutrition, et avec production de chaleur, comme dans la plupart de ces actes (1). »

Dans les phénomènes si complexes des fermentations, que nous n'avons pas à étudier ici en détail et qui sont loin d'être complètement connus, il se dégage une quantité considérable de chaleur, si bien que des meules de foin peuvent être embrasées spontanément.

Dans la fermentation alcoolique, la production de l'alcool, lorsqu'elle arrive à 17 p. 100 du liquide, modère et arrête complètement la fermentation en s'opposant au développement des schizomycètes. Ces derniers ont fabriqué eux-mêmes leur poison. Si l'on soustrayait l'alcool au fur et à mesure de la production, la fermentation du sucre serait beaucoup plus rapide (Boussingault). Si le vin ainsi fabriqué est enfermé dans des vases clos, la fermentation est arrêtée ; mais s'il reste exposé à l'air, il se recouvre à sa surface d'une couche de *mycoderma vini*, microbe aérobie qui transforme l'alcool en eau et acide carbonique et qui rend le vin plat.

(1) Robin, Sur la nature des fermentations, *Journal de l'anatomie*, 1875, p. 400.

Un autre schizomycète, le *mycoderma aceti*, qui se développe dans les mêmes conditions, qui est aussi aérobie, brûle l'alcool et le transforme en acide acétique, mais il fixe ensuite de l'oxygène sur l'acide acétique et le transforme définitivement en eau et acide carbonique.

La pathologie nous montre aussi des exemples parfaitement nets de microbes aérobies et anaérobies. Le *bacillus anthracis*, par exemple, est aérobie, tandis que celui du charbon symptomatique est anaérobie. Le premier vit dans le sang, le second dans l'épaisseur des muscles et du tissu conjonctif.

Nombreux sont les modes de fermentation en rapport avec les phénomènes de nutrition et de développement des bactéries. En outre de la fermentation du vin et de la bière, nous citerons la fermentation butyrique, qui naît aussi dans le rouissage du chanvre et qui est due au *bacillus amylobacter;* la fermentation acétique, qui se produit par oxydation de l'alcool sous l'influence du *mycoderma aceti;* la fermentation ammoniacale causée par la décomposition de l'urine sous l'influence du *micrococcus ureæ* (Pasteur) ; la fermentation lactique due au *micrococcus lacticus;* la nitrification ou oxydation des matières organiques du sol par le *micrococcus nitrificans*, etc.

Dans le grand nombre de ces fermentations et dans les expériences qui ont établi le rôle des micro-organismes, tout n'est certainement pas éclairci, que l'on se place soit au point de vue de la chimie, soit à celui de la botanique. On s'est peut-être trop hâté de donner aux organismes des noms tirés de l'opération qui est le résultat de leur action ; peut-être, ainsi que le fait ressortir Robin, s'agit-il parfois d'une même espèce végétale modifiée par le milieu où elle se trouve et qui lui crée des conditions spéciales d'existence ; mais on n'en est pas moins en présence d'un faisceau considérable de faits aussi importants que bien démontrés et qui constituent un corps de doctrine immédiatement applicable à la pathologie.

L'étude du développement des schizomycètes en rapport avec les variations de composition des liquides de culture nous donne des exemples frappants de ce qu'on a appelé la concurrence vitale. Telle espèce, trouvant un milieu de culture convenable, s'y développe en masse et avec une énergie telle, qu'elle exclut toute autre végétation concurrente. Les liqueurs acides sont, par exemple, plus favorables aux champignons, aux mucédinées qu'aux vibrions et aux bactéries mobiles. Ces derniers s'accommodent de préférence des liquides neutres et alcalins. C'est pourquoi, dans l'expérience de Raulin rapportée plus haut, pour obtenir le maximum de rendement de l'*aspergillus niger*, on ajoutait au liquide nourricier de l'acide tartrique. Cet acide n'agissait pas comme aliment; on le retrouvait à peu près inaltéré à la fin de l'opération. Mais il protégeait efficacement la plante contre un grand nombre d'espèces qui lui eussent disputé le terrain.

Duclaux (1) rapporte à ce sujet l'expérience suivante :

Sur deux liquides nourriciers, l'un avec et l'autre sans acide tartrique, on sème l'*aspergillus*. Sur l'un, très belle récolte au bout de trois jours; sur l'autre, développement nul ou insignifiant. En revanche, le premier liquide reste limpide, le second se trouble et se peuple d'espèces vivantes et agiles, appartenant au monde des bactéries.

A ce second liquide on ajoute maintenant l'acide tartrique. Presque aussitôt la scène change, les spores des mucédinées étouffées jusque-là prennent le dessus, se développent activement et donnent une récolte presque aussi belle que dans l'autre liquide. On ne leur a pourtant fourni aucun aliment nouveau. Elles ont eu dès l'origine tout ce qu'il leur fallait pour se développer; mais les conditions du milieu n'étaient pas favorables, et leur vie est restée latente jusqu'au moment où ces conditions ont été changées.

On rencontre à chaque pas des exemples de ce fait quand on étudie les infiniment petits. Le jus de raisin, acide, est très facilement envahi par les mucédinées lorsqu'il est à l'air. Lorsqu'il est en masses profondes, ce sont les levûres qui se développent de préférence, parce qu'elles s'accommodent mieux de la privation d'oxygène. Affaire de milieu. Si le raisin est couvert de terre, comme cela arrive quelquefois dans le Midi après les pluies, le jus acide décompose le calcaire et peut devenir alcalin. Mucédinées et levures cèdent alors le pas à des micrococci, tels que le ferment lactique, à des bactéries et à des vibrions. En résumé, nul monde ne montre mieux que celui des infiniment petits l'exemple de la lutte pour l'existence, mais nul ne fait mieux voir aussi de quelles circonstances, insignifiantes quelquefois en apparence, dépend le triomphe ou la défaite.

(1) Duclaux, *Ferments et maladies*, 1882. Paris, Masson.

Putréfaction. — La putréfaction doit être considérée comme l'ensemble et le résultat des diverses fermentations dont les corps végétaux et animaux sont le siège après leur mort. Les fermentations des matières azotées sont naturellement les plus importantes à connaître dans les phénomènes de putréfaction. Un exemple de ces fermentations nous est donné par celle du lait qui a été étudiée par Duclaux. Une infinité d'organismes divers interviennent dans la putréfaction des animaux; on n'y trouve pas seulement le *bacterium termo*, mais aussi plusieurs variétés de bacilles et de cocci. Dans ces phénomènes d'une grande complexité, le sucre se transforme en acide lactique, mannite, dextrine, glycérine, amidon et acide lactique, en acide butyrique, en mucilage. L'alcool est transformé en acide acétique, l'urée en carbonate d'ammoniaque; l'albumine en peptone et autres corps semblables. Là aussi prennent naissance le poison putride déterminé par Panum, la sepsine de Bergmann et de Schmiedeberg, les alcaloïdes septiques de Zulzer et Sonnenschein, les ptomaïnes trouvées par Selmi, Gautier, Brieger, des narcotiques, la leucine, la tyrosine, des acides gras, l'acide butyrique, palmitique, margarique, des produits volatils, l'indol, le phénol, le scatol, l'hydrogène sulfuré, l'ammoniaque, de l'acide carbonique et de l'eau, etc., etc. Nous étudierons les alcaloïdes de la putréfaction dans le chapitre suivant.

La surface du sol est aussi le siège d'importantes actions chimiques dues à des micro-organismes qui produisent la décomposition de l'ammoniaque et mettent en liberté de l'acide nitrique. Ce dernier peut être lui-même décomposé en ses éléments ou revenir à l'état d'ammoniaque. C'est le phénomène de la nitrification, mis en lumière par les travaux de Schlœsing et Muntz. Les micro-organismes qui interviennent, probablement multiples, sont pour la plupart des bâtonnets grêles. L'action des bactéries est essentielle à la germination, d'après Duclaux.

Bactéries saprogènes. — Certaines putréfactions ou sécrétions qui présentent des odeurs spéciales et très nauséeuses, comme la sécrétion sudorale des pieds, la sécrétion de l'ozène

(Lœwenberg), sont liées à la présence de bactéries : tels sont les bacilles saprogènes que Rosenbach a isolés et cultivés et dont nous donnons plus loin la description.

Bactéries chromogènes. — Une autre série de propriétés de certains microbes consiste dans la production de matières colorantes. Nous ne faisons que la signaler ici, car nous donnons l'énumération des espèces colorées ou productrices de couleur (chromogènes) dans la description des espèces. Il en est aussi qui produisent le phénomène de la phosphorescence.

§ 4. — Bactéries parasitaires et pathogènes.

Les bactéries parasitaires sont très nombreuses. Il en est qui ne sont pas liées à la vie d'un organisme animal, donné et qui peuvent vivre en dehors de lui, ce sont les parasites facultatifs de van Tieghem.

Il en est qui ne peuvent trouver toutes les conditions de leur vie que dans l'organisme animal mais qui cependant le quittent par exception à un certain moment de leur développement (parasites facultatifs de de Bary). Une troisième espèce ne peut jamais vivre en dehors de l'organisme. Ce sont les parasites obligatoires de de Bary.

On peut distinguer les parasites en endophytiques (vivant dans l'intérieur du corps) et épiphytiques (siégeant à la surface du corps).

Il existe enfin un groupe important de bactéries variées et nombreuses qui sont en relation de cause à effet avec les maladies infectieuses de l'homme et des animaux. Par l'injection de certaines bactéries dans le tissu cellulaire ou dans le sang, on reproduit chez les animaux des maladies purement expérimentales ou identiques à celles qui surviennent chez eux spontanément. On donne le nom de pathogènes à ces bactéries productrices des maladies infectieuses expérimentales des animaux et des maladies spontanées de l'homme et des animaux. Expérimentalement, les bactéries pathogènes se distinguent des autres en ce que, inoculées à l'homme ou aux animaux, elles déterminent une maladie, tandis que les bactéries non pathogènes restent sans effet.

Pour qu'une espèce de bactéries soit pathogène, il faut qu'elle trouve, dans l'organisme où elle doit vivre en parasite, les conditions spéciales de nutrition, de température, etc., favorables à son existence et à sa pullulation, et qu'il ne s'y rencontre point de substance capable de nuire à son développement. Ces conditions favorables à la pullulation des bactéries constituent la prédisposition individuelle aux maladies infectieuses; elles ne sont pour ainsi dire pas connues; on ne sait pas pourquoi, par exemple, certaines personnes sont réfractaires à une maladie infectieuse donnée, et pourquoi, de deux individus exposés aux mêmes conditions d'existence et de contagion, l'un contracte une fièvre éruptive ou la tuberculose, tandis que l'autre reste indemne.

Les expériences pratiquées sur les animaux nous donnent aussi de curieux exemples d'immunité. Ainsi, en injectant un mélange de bactéries dans le tissu cellulaire de tel animal, l'une d'elles se développe seule et les autres restent infertiles. Le même mélange injecté chez un animal d'une autre espèce détermine la multiplication d'une autre bactérie et une maladie différente de la première. La septicémie de la souris produite artificiellement par Koch chez les souris des maisons ne se reproduit pas chez les souris des champs ni chez les rats. Les souris prennent le charbon et non les rats; les jeunes chiens sont sensibles au charbon, tandis que les vieux chiens lui échappent. La même bactérie cause une affection locale chez un animal et une généralisation mortelle chez un animal d'une autre espèce.

Indépendamment de ces conditions qui tiennent à l'individu, il en est d'accidentelles. Ainsi une plaie est une cause accidentelle.

Les bactéries pathogènes causent des maladies aiguës ou chroniques. Dans les premières, l'évolution, la pullulation et l'élimination ou la mort des bactéries s'effectuent rapidement; dans les secondes elles restent longtemps et même s'éternisent dans les tissus comme cela a lieu pour la lèpre.

§ 5. — Agents chimiques de destruction des microbes. Désinfectants.

Les nombreux agents chimiques qui ont une influence très marquée pour ralentir ou arrêter complètement la pullulation et la vie des micro-organismes sont appelés antiseptiques ou désinfectants. D'après ce qu'on en sait, il est certain que leur action varie suivant chaque espèce de bactéries.

Jusqu'ici les antiseptiques ont surtout été étudiés dans leur action générale plutôt que sur chaque micro-organisme en particulier. Nous donnerons dans les monographies de chaque maladie infectieuse les expériences encore bien incomplètes relatives à chacun d'eux. Jalan de la Croix a expérimenté en introduisant dans deux liquides de culture pareils, faits avec du jus de viande cuit, quelques gouttes d'un bouillon identique renfermant des bactéries en plein développement. Dans le premier liquide, il constatait la dose de la substance antiseptique capable d'arrêter la pullulation des bactéries ; dans le second, la dose suffisante pour les tuer.

Dans le tableau suivant que nous empruntons à l'analyse que Duclaux a donnée de ce travail, les chiffres des substances désinfectantes représentent $\frac{1}{100000}$ du volume du liquide, c'est-à-dire le nombre de milligrammes employé pour empêcher le développement des bactéries, pour l'arrêter, en un mot, pour stériliser un litre de jus de viande rempli de bactéries.

ANTISEPTIQUES. (CORPS PURS)	DOSES QUI		DOSES QUI		DOSES QUI	
	empêchent,	n'empêchent pas.	arrêtent,	n'arrêtent pas.	stérilisent,	ne stérilisent pas.
Sublimé corrosif.......	40	20	170	154	80	66
Chlore................	33	24	44	33	2,320	2,170
Chlorure de chaux à 98°	90	76	268	224	5,880	3,875
Acide sulfureux.........	155	117	500	200	5,265	3,660
Acide sulfurique.......	170	120	500	300	8,620	4,900
Bromures...............	155	126	392	250	2,975	1,820
Iode...................	200	150	646	500	2,440	1,916
Acétate d'alumine......	235	184	2,350	1,200	15,620	10,870
Essence de moutarde...	300	175	1,690	1,220	35,700	25,000
Acide benzoïque........	350	250	2,440	1,960	8,265	4,760
Borosalicylate de soude.	350	264	13,890	9,090	33,330	20,000
Acide picrique.........	500	330	1,000	700	6,660	5,000
Thymol.................	145	450	9,175	4,715	50,000	27,780

Acide salicylique.......	1,000	893	18,660	12,820		28,570
Hypermanganate de potasse..............	1,000	700	6,660	5,000	6,660	5,000
Acide phénique........	1,500	1,000	45,450	23,810	376,000	250,000
Chloroforme............	11,110	8,930	8,930	7,460		1,250,000
Borax..................	15,140	12,990	20,830	14,500		83,350
Alcool.................	47,620	28,570	227,300	166,600		847,000
Essence d'eucalyptus...	71,400	50,000	8,900	4,800		171,500

Ces expériences ne résolvent assurément qu'une portion très limitée du problème de la stérilisation des bacilles, car le mode d'action des désinfectants varie suivant la disposition et le siège des parties à stériliser. Tel agent excellent, le meilleur de tous, comme le sublimé, agira très bien en lotion et ne peut être donné à l'intérieur qu'à de très faibles doses. Tel autre agent, comme l'oxygène, tue les bactéries lorsqu'il est mis en contact avec elles sous pression (P. Bert et Regnard) ; mais il est difficile d'en faire l'application à l'homme autrement que sous la forme d'eau oxygénée, qui n'a pas toujours donné les heureux résultats qu'on en attendait.

L'acide sulfureux tue les bactéries qui sont à la surface des objets. Employé en fumigations, il n'a pas d'effet si les parasites sont en couche épaisse ou situés profondément, parce qu'il ne pénètre pas les tissus. Cependant si l'on met $\frac{1}{100}$ de cet acide dans l'air d'une chambre, il suffit pour désinfecter les murs et la surface des objets. Mais les spores ne sont pas détruits par ce procédé.

L'iode, le brome et le chlore ont plus d'action pour empêcher le développement des spores des bactéries. Leurs vapeurs tuent les spores pourvu qu'elles restent environ un jour en contact avec elles. Davaine, qui a fait les premières expériences exactes sur les désinfectants, avait constaté qu'il suffit de 7 milligrammes d'iode pour neutraliser l'action des bactéries du charbon dans un litre de liquide où l'on a mis un centimètre cube de sang charbonneux. Avec le virus septicémique très dilué, Davaine a trouvé que $\frac{1}{10000}$ d'iode suffit à la neutralisation complète.

On remarque, dans le tableau précédent, que l'acide phénique et l'alcool se trouvent parmi les désinfectants les moins efficaces. Un mélange d'une solution concentrée d'acide phénique avec un volume d'alcool, ou l'acide dissous directement dans ce liquide comptent assurément parmi les antiseptiques les plus sûrs. Mais à mesure qu'on augmente la dilution de cet acide, ses propriétés actives diminuent. Il peut immobiliser les germes, mais il ne les tue plus. A la dose de 1 à 5 par 100, son effet n'est ni sûr ni durable. Son efficacité en vapeur est presque nulle.

Les recherches les plus exactes sur l'action des désinfectants sont celles de Koch (*Mitth. d. k. Gesundheitsamte*, tome I, 1881).

Nous donnons ici quelques-uns des résultats qu'il a obtenus :

Une solution de $\frac{1}{20000}$ de sublimé tue les spores des bacilles du charbon en 10 minutes ; une solution de $\frac{1}{300000}$ arrête déjà l'accroissement des spores. Une solution de $\frac{5}{100}$ d'acide phénique tue les spores du charbon en 24 heures. Les bacilles eux-mêmes sont tués dans une solution de $\frac{1}{100}$. Les spores des bacilles ne se développent pas dans une solution de $\frac{1}{400}$ de cet acide.

Le chlorate de zinc, l'acide sulfureux, le sulfate de fer sont de mauvais désinfectants. Une solution de $\frac{1}{5000}$ d'iode et de $\frac{1}{1500}$ de brome empêchent le développement des bacilles. Aussi les vapeurs de brome et de chlore tuent les spores en 48 heures.

Une très petite quantité d'alcool éthylique, l'huile de menthe, l'essence de moutarde tuent les bacilles. Leur développement est empêché par une solution de $\frac{1}{300000}$ d'huile de menthe ; leurs vapeurs tuent très vite les bacilles et leurs spores ; ainsi si l'on met une goutte d'essence de moutarde dans le fond d'une cloche qui couvre une culture de choléra, les bacilles ne se développent plus et sont tués après 48 heures (Babes). Les désinfectants agissent surtout en solution aqueuse.

D'après Warrikoff (1), l'iode tue les bacilles du charbon dans une dilution de $\frac{1}{56000}$, tandis que d'après Koch il en faut 1 partie pour 500.

Pour obtenir l'immunité, Warrikoff a donné l'arsenic au lapin sans résultat.

L'alcool immobilise les bactéries et leurs spores, mais il ne tue pas ces dernières même au bout d'un mois (Cl. Bernard). Le chlorure de chaux en solution à 5 p. 100 ne tue les bactéries qu'en dix jours.

Au Congrès des chirurgiens allemands de 1885, Gärtner et Kümmel ont

(1) *Warrikoff, Wirkungen einiger antiseptica auf das Milzbrandcontagium*, Dorpat, 1883.

Le sublimé, d'après Warrikoff, tue les bacilles à la dose de $\frac{1}{2,000}$

— d'après Koch, — — $\frac{1}{300,000}$

L'acide hydrochlorique, d'après Warrikoff, tue les bacilles à la dose de $\frac{1}{600}$

— d'après Koch, — — $\frac{1}{1,700}$

L'acide acétique, d'après Warrikoff, tue les bacilles à la dose de $\frac{1}{400}$

— d'après Kock, on observe l'arrêt de développement des bacilles à $\frac{1}{250}$

L'acide phénique, mêmes doses.

L'acide arsénieux }
Le pétrole } ne tuent pas les bacilles.

communiqué des expériences relatives aux désinfectants appliqués à la pratique chirurgicale. Gärtner a constaté que la peau et les poils sont les parties qui présentent à leur surface le plus de microbes et qui sont les plus difficiles à désinfecter.

Pour ce qui est des instruments et des pièces de pansement, on réussit à obtenir une désinfection radicale avec le savon de potasse et l'acide phénique à 3 p. 100 pourvu que l'agent désinfectant soit en contact immédiat avec les instruments et les pièces de pansement. D'après les recherches plus détaillées de Kümmel, l'air des appartements est toujours chargé de bactéries, tandis qu'on peut généralement considérer l'air expiré par l'homme comme stérile. Une salle destinée aux opérations chirurgicales contiendra un air presque stérile et pur de bactéries, si les parois en sont tapissées de toile cirée qu'on lave d'avance successivement avec le savon de potasse et le sublimé. Pour stériliser les mains, il faut que l'opérateur prenne un bain à l'eau chaude, lave ses mains au savon de potasse et les laisse ensuite pendant quelques minutes dans une solution de sublimé. Si les instruments dont on se sert sont bien polis, il suffit de les laver au savon de potasse et ensuite avec de l'eau stérilisée.

CHAPITRE II

PTOMAÏNES.

La putréfaction, la putridité détruisent ou modifient beaucoup les caractères de la virulence (Robin); la putridité, arrivée à un certain degré, annihile les propriétés spécifiques de plusieurs virus. D'après Robin, la putridité commence quand, aux dépens des substances organiques en dissolution, il se forme des carbonates et sulfhydrates d'ammoniaque, des traces d'hydrogène phosphoré et carboné, associés à des acides gras volatils, tous composés chimiques définis. Après les sels ammoniacaux et les corps sulfurés, d'autres corps prennent naissance ; ce sont les acides cyanhydrique et butyrique, la leucine, la tyrosine. Mais ces substances, expérimentées isolément, ne sont pas ordinairement responsables des accidents causés chez les animaux par les produits toxiques provenant de la putréfaction.

En 1873, Selmi en Italie et A. Gautier en France démontrèrent chacun isolément, par une série de recherches, que parmi les produits de la putréfaction il existe un certain nombre d'alcaloïdes vénéneux. Ces alcaloïdes, entrevus par Selmi dans les cadavres, par Gautier dans les produits de la fermentation bactérienne des albuminoïdes, portent aujourd'hui le nom de ptomaïnes. Ces bases de la putréfaction sont solubles dans l'éther et se comportent, avec les réactifs chimiques, d'une façon analogue à l'atropine et à l'hyosciamine. Elles donnent avec :

L'acide molybdophosphorique, un précipité jaune floconneux ;

Le chlorure de platine, un précipité jaune ou rosé facilement décomposable ;

Le chlorure d'or, un précipité cristallin jaunâtre qui se réduit facilement ;

L'iodure de potassium ioduré, un précipité brun-kermès ;

Le tannin, un précipité blanc floconneux ;

Le chlorure de mercure, un précipité épais, caséeux, de couleur blanche; toutefois quelques-uns ne précipitent pas ce réactif.

Les bases qui se développent pendant la putréfaction avaient été entrevues avant les recherches de F. Selmi et de Gautier. On avait été frappé de la nature vénéneuse de certains extraits cadavériques ou putrides.

En 1851, Panum avait retiré des chairs putréfiées un extrait dont il comparait l'activité à celle des venins, mais qu'il déclara *ne pas être alcaloïdique*. Bergmann et Smiedeberg retiraient du pus putréfié une substance toxique, la *sepsine*, qu'ils reconnurent comme un corps azoté; Zuelzer et Sonnenschein annonçaient en 1869, avoir extrait des macérations anatomiques un alcaloïde dilatant la pupille. Mais toutes ces observations étaient restées isolées, incomplètes, douteuses, sans généralisation. On peut enfin ajouter qu'en 1866, Dupré et Bence Jones avaient extrait des organes de l'homme une substance de rôle alcaloïdique, pensèrent-ils, qu'ils nommèrent *kinoïdine animale*.

Il faut arriver jusqu'aux travaux de Selmi et de Gautier, non seulement pour voir nettement affirmer la production des alcaloïdes vénéneux dans toute putréfaction, mais encore pour reconnaître leur origine albuminoïde (Gautier, 1873), et avoir quelques renseignements sur leurs propriétés générales d'abord (Selmi), sur leur composition et les familles chimiques auxquelles ils appartiennent (Gautier et Etard).

Selmi a découvert, par la méthode de Stas, différentes espèces d'alcaloïdes cadavériques.

Il distingue : 1° des ptomaïnes, qui sont solubles en solution acide ; 2° des ptomaïnes, solubles dans l'éther en solution alcaline ; 3° des ptomaïnes, qu'on peut extraire par le chloroforme d'une solution alcaline ; 4° des ptomaïnes, qui passent dans l'alcool amylique ; 5° des ptomaïnes, qu'on ne peut extraire par les procédés précédents.

Les substances qu'il a obtenues étaient cristallines ; leurs sels, chloroplatinates, chlororates, chloromercurates, étaient cristallisés ; il a donné les moyens de les reconnaître et de les distinguer des autres alcaloïdes naturels. Le mérite principal de Selmi est donc d'avoir reconnu l'existence constante de ces corps, et de les avoir isolés les uns des autres ; d'en avoir donné les caractères qualitatifs ; mais Selmi a toujours obtenu ces substances en si petite quantité qu'il n'a pu donner aucune analyse, ni reconnaître leurs analogies avec les autres alcaloïdes connus.

A M. A. Gautier, qui soulevait la même question en France, l'on doit : 1° d'avoir en même temps que Selmi reconnu l'existence des alcaloïdes vénéneux durant les putréfactions ; 2° d'avoir démontré le premier, comme Selmi l'a publié lui-même, que leur origine était la destruction bactérienne des albuminoïdes, et surtout d'avoir généralisé ces découvertes en montrant que chez l'animal bien portant, chez l'homme durant la vie physiologique, ces alcaloïdes ou des alcaloïdes analogues vénéneux se produisent sans cesse, sont sans cesse détruits par oxydation et éliminés par les reins.

MM. Gautier et Etard ont donné les premières analyses des ptomaïnes dans un travail où ils ont étudié la putréfaction sur plusieurs centaines de kilos de viande de bœuf, de cheval, de poissons, de crustacés. Ils ont montré que dans toutes ces putréfactions se produisaient nécessairement et constamment deux alcaloïdes, l'un répondant à la formule et à la composition $C^8 H^{13} Az$, l'autre à la composition $C^9 H^{13} Az$; celui-ci est la *parvoline ;* le premier appartient à une série qui n'était pas découverte encore au moment où paraissaient ces travaux, et qui depuis a de nombreux représentants. La base $C^8 H^{13} Az$ est de l'*hydrocollidine*. Elle donne des chloroplatinates peu solubles et cristallisés, et un chlororate cristallisé extrêmement altérable.

Nencki avait trouvé, dans les produits de la digestion bactérienne du pancréas, une base $C^8 H^{11} Az$, qu'il a identifiée avec la *collidine*, mais qui ne se confond nullement avec l'*hydrocollidine* de Gautier, laquelle jouit d'un pouvoir réducteur extrême, et dont les analyses répondent à $C^8 H^{13} Az$.

Depuis ces recherches, G. Pouchet a retiré des matières putrides, en précipitant leurs produits solubles par le tannin et décomposant les tannates par l'hydrate de plomb en présence de l'alcool, deux bases oxygénées à chloroplatinates bien cristallisés. L'une répond à la formule $C^7 H^{18} Az^2 O^6$, l'autre à la formule $C^5 H^{12} Az^2 O^4$. La première forme des prismes microscopiques gros et courts brunissant à la lumière ; l'autre moins altérable est en aiguilles déliées groupées en pinceaux. Elles doivent être rapprochées l'une et l'autre de l'*oxybétaïne* ou *muscarine*.

Depuis 1881, M. A. Gautier a démontré que les urines normales, la salive, les venins de serpents, le suc musculaire, etc., contiennent toujours des alcaloïdes cristallisés plus ou moins analogues à la carnine et à la créatinine. Ces bases répondent à diverses formules parmi lesquelles il faut signaler $C^5 H^8 Az^4 O^2$, qui en fait une hydrosanthème. M. G. Pouchet a aussi extrait des urines normales deux bases homologues et isologues de la précédente, et répondant aux formules $C^7 H^{12} Az^4 O^2$ et $C^7 H^{14} Az^4 O^2$.

Si nous ajoutons à ces importants travaux les recherches de Brouardel et Boutmy sur la caractérisation médico-légale de ces alcaloïdes, et celles des élèves de Selmi en Italie, entre autres de Guareschi et Mosso, qui ont retiré des produits putréfiés une huile de propriétés analogues à celles du curare, on aura à peu près l'ensemble des recherches fort étendues qui ont précédé celles de Brieger, que nous allons maintenant analyser.

Ces recherches sont très délicates, car il est nécessaire de ne rien changer à ce qui se passe dans la putréfaction, de ne produire artificiellement aucun corps nouveau et d'obtenir à l'état de pureté une substance cristalline dont le développement et l'analyse chimique soient bien connus. Cela est d'autant plus difficile que la production de pareils corps dépend en partie du hasard. Si la température varie, ou si la putréfaction se développe plus ou moins lentement, les corps obtenus changent de nature. Il faut aussi savoir si les différents microbes donnent des corps différents et s'assurer que ce sont bien les microbes qui les produisent.

Ces alcaloïdes sont peu stables dans la série des opérations pratiquées en vue de leur fabrication. Il en est qui naissent à une période donnée de la putréfaction et qui se détruisent ensuite, si bien qu'elles ont disparu huit ou dix jours après le début de la putréfaction. Enfin il se dégage, dans la putréfaction, des agents toxiques comme l'ammoniaque qui troublent les expériences si l'opération a lieu à une haute température.

Si la putréfaction se développe à une basse température, les produits toxiques se développent lentement.

Travaux de Brieger. — La méthode de Brieger consiste à employer comme réactifs l'eau, l'acide chlorhydrique et l'alcool qu'on a purifié soi-même dans le laboratoire. On retire d'abord par l'eau, l'alcool et l'acide chlorhydrique tout ce qu'on peut. On mélange à de l'eau une grande quantité de substances, de la viande hachée, de la gélatine, les organes qu'on a laissés se putréfier pendant un certain nombre de jours; on ajoute ensuite de l'acide chlorhydrique. Cet acide forme des sels avec les bases de la putréfaction, qu'il conserve dans le mélange en les y fixant. Le mélange toutefois ne doit pas être trop acide. On filtre, on évapore jusqu'à la consistance sirupeuse; après quoi on extrait les ptomaïnes par l'alcool absolu en utilisant la propriété que possède l'alcool de dissoudre ces bases, si elles ne sont pas pures. On évapore l'alcool et en répétant cette solution par l'alcool et l'évaporation de ce liquide, on peut isoler certaines bases qui passent difficilement dans l'alcool. C'est ainsi qu'on a réussi à isoler le chlorhydrate de neuridine.

L'acétate de plomb et le chlorure de mercure sont excellents pour isoler les ptomaïnes, surtout le chlorure de mercure dissous dans l'alcool. On procède de la façon suivante :

On ajoute à la solution alcoolique contenant les chlorhydrates de ptomaïne un excès de chlorure de mercure et on laisse reposer vingt-quatre heures. Il se forme un précipité, on chauffe à l'ébullition le précipité de mercure et on filtre. Dans cette manipulation, tous les albuminates et peptones restent sur le filtre, tandis que les sels doubles de mercure et des alcalis organiques sont solubles dans l'eau bouillante. Il est vrai qu'il existe un sel double de mercure avec la *choline*, mais c'est justement par cette propriété qu'on peut isoler cette base des autres. En laissant se refroidir le liquide filtré, on voit apparaître des cristaux de sels doubles de choline et de mercure, tandis que les autres bases restent dans la solution; on fait cristalliser plusieurs fois jusqu'à ce que les cristaux soient purs. Alors on dédouble les sels de mercure avec de l'hydrogène sulfuré et on a ainsi l'hydrochlorate de choline.

Nous venons de donner un exemple de la méthode.

L'acide picrique donne avec la *neuridine* des combinaisons qui sont insolubles dans l'eau froide et solubles dans l'eau chaude. On précipite la neuridine par l'acide picrique. Il reste dans la solution d'autres bases. Supposons qu'il y ait de la choline dans la solution. Celle-ci étant plus soluble, on chauffe et cette substance se cristallise par le refroidissement.

Ces procédés sont, comme on le voit, assez simples. Mais il est très difficile de séparer les autres bases, par exemple la *cadavérine* et la *putrescine*.

Ces bases se trouvent dans les sels de mercure obtenus par les procédés précédents. Elles sont solubles dans l'eau. On en obtient des platinates et des picrates. Les points d'ébullition des solutions sont aussi très rapprochés. Pour les isoler, Brieger a utilisé la façon dont se comportent les solutions de ces sels. Le sel d'or et de putrescine est très difficile à dissoudre, tandis que le sel d'or et de cadavérine est très soluble.

Un autre moyen consiste dans leur cristallisation ; on les dissout dans l'alcool à 96 p. 100 et on les fait cristalliser.

Si l'on a des chlorhydrates de ces deux bases, on les dédouble en les laissant cristalliser plusieurs fois dans des solutions avec l'alcool à 96°. La putrescine cristallise en aiguilles par ce procédé tandis que la cadavérine reste dans la solution mère. On traite avec le platine pour avoir un sel double de platine et de cadavérine qui cristallise.

Lorsqu'on a obtenu les sels de putrescine en solution dans l'eau, il reste aussi dans ce liquide un sel d'or et de cadavérine. Pour isoler celle-ci il faut en faire un sel double de platine. Mais cela est difficile. Il vaut mieux obtenir une combinaison avec le mercure, et la dédoubler ensuite par l'hydrogène sulfuré en produisant du sulfure de mercure. On chauffe pour épaissir la solution et on traite par l'alcool. On filtre, la putrescine reste sur le filtre tandis que la cadavérine passe dans la solution alcoolique. Mais d'autres sels passent aussi avec l'alcool.

Pour isoler la cadavérine, on profite de ce qu'elle se dissout difficilement de telle sorte qu'elle cristallise la première. Mais on ne peut pas la bien isoler parce que d'autres substances commencent aussi à se cristalliser. Telle est la *saprine*. On les recueille ensemble, on dissout et on fait de nouveau cristalliser.

Comme ces deux cristaux sont mélangés, on les distingue à la loupe. Ceux de là cadavérine sont plus brillants et leur cristallisation est différente.

Après l'isolement de la cadavérine et de la saprine, il reste une autre base qui est très soluble dans l'eau et qu'on reprend par ce liquide, c'est la *mydaléine*. Il faut évaporer la solution en la condensant et dessécher par l'acide sulfurique sous une cloche. On obtient ainsi des aiguilles très fines. Pour l'avoir à l'état de pureté, il faut la dissoudre à nouveau, puis la dessécher.

Les eaux mères contiennent encore d'autres sels. On y ajoute de l'eau et on les chauffe. L'alcool est ainsi évaporé ; le mercure est repris par de l'hydrogène sulfuré ; l'acide chlorhydrique en excès est neutralisé par du carbonate de soude ; ce qui reste est lavé à l'alcool absolu. Dans les putréfactions datant de sept jours, on trouvait dans les eaux mères de la triléthylamine qui était isolée de l'ammoniaque par la distillation de la solution et par addition d'un sel d'or.

Telles sont, en résumé, les méthodes d'après lesquelles Brieger a isolé, dans certaines solutions, les alcaloïdes cadavériques ; mais dans d'autres cas il est nécessaire d'employer d'autres méthodes.

Brieger a observé dans les différentes phases de la putréfaction des cadavres humains des produits variés, des ptomaïnes par exemple qui disparaissent ensuite pour être remplacées par d'autres. Si la force vitale de l'homme est éteinte, la *lécithine* qui existe pendant la vie se décompose la première; la *choline* apparaît peut-être à la suite de l'action réductive des tissus sur toutes les substances qui les entourent. Après l'apparition de la lécithine et de la choline, de nouveaux alcaloïdes se développent. Déjà le second jour on trouve de la *neuridine*. La neuridine est accompagnée de choline. Mais bientôt la choline commence à disparaître en donnant de la *triméthylamine*. La neuridine augmente, les masses les plus grandes de cette dernière sont fournies par l'intestin. Les grands parenchymes en contiennent peu. Le septième jour de la putréfaction la choline avait disparu tandis que la neuridine ne disparaît que le quatorzième jour. Pendant les deux premiers jours de la putréfaction il n'y a donc pas de poison, car ces deux premières substances ne sont pas vénéneuses. La *cadavérine* augmente pendant tout le temps de la putréfaction. Avec la cadavérine on trouve ordinairement la *putrescine* et la *saprine*. La choléine et la triméthylamine ne sont toxiques qu'en grande quantité. Les poisons réellement forts ne se développent que quinze jours après le début de la putréfaction.

La *mydaléine* ne se développe qu'après trois semaines. La mydaléine injectée en petite quantité aux cobayes et aux lapins donne un catarrhe des muqueuses, une dilatation des pupilles et une augmentation de la température. Avec une injection d'un demi-centigramme, le cobaye meurt très rapidement; le chat meurt avec la même dose. Elle produit une diarrhée profuse et des vomissements. On constate à l'autopsie que le cœur est en diastole et que les intestins sont très enflammés.

Ainsi, dans les cadavres humains on trouve, suivant l'époque de leur apparition, les alcaloïdes suivants :

Choline............	$C_5 H_{15} AzO$.
Neuridine..........	$C_5 H_{14} Az_2$.
Cadavérine........	$C_5 H_{16} Az_2$.
Putrescine.........	$C_4 H_{12} Az_2$.
Saprine............	$C_5 H_{16} Az_2$.
Triméthylamine....	$(CH_3)_3 Az$.
Mydaléine..........	

Parmi les ptomaïnes qui existent dans la putréfaction de la fibrine il en est qui sont de très grands poisons (Schmitt, Mulheim, etc.).

Pour les produire, Brieger a soumis 200 grammes de fibrine à l'action du suc gastrique pendant vingt-cinq heures, à la température du sang. Les peptones n'étaient pas putréfiés; la solution a été évaporée à consistance sirupeuse, prise par l'alcool, le reste traité de nouveau par l'alcool, puis par l'acétate de plomb; le plomb a été chassé par l'hydrogène sulfuré; on a agité avec l'éther, évaporé, extrait de nouveau par l'alcool; l'alcool a été chassé, le reste dissous dans l'eau et filtré. La substance toxique était contenue dans la solution aqueuse. On a fait cristalliser dans le vide. Les cristaux obtenus ainsi sont solubles dans l'alcool, insolubles dans l'éther, le benzol et le chloroforme. Ces cristaux sont très résistants aux agents chimiques. Quelques gouttes de la solution aqueuse diluée suffisent pour tuer une grenouille en quinze minutes. 0gr.5 de la solution sirupeuse tuent un kil. de lapin. Cette substance toxique existe aussi dans les albuminates putréfiés, mais seulement pendant les huit premiers jours de la putréfaction. Brieger a nommé cette substance *peptotoxine*.

Nous avons vu que les viandes putréfiées contiennent de la neuridine; mais ce n'est pas le seul alcaloïde qu'elles renferment. Les eaux mères qui restent après la cristallisation de la neuridine sont toxiques. Pour en retirer un nouvel alcaloïde, on fait bouillir les eaux mères avec du charbon animal, on évapore et on traite à l'alcool absolu jusqu'à ce qu'on ait une solution incolore. Après quoi on détermine la formation d'un sel de platine. On sépare ce sel avec l'hydrogène sulfuré, on évapore et il se cristallise des aiguilles très fines et très toxiques : 2 à 5 milligrammes tuent une grenouille avec des symptômes de paralysie. Le chlorhydrate est aussi très toxique pour les mammifères. Quelques milligrammes tuent un chat. C'est la *neurine*. Elle détermine des sécrétions abondantes, une accélération de la respiration, de la diarrhée, et si l'on donne une plus forte dose les animaux meurent avec des convulsions. L'atropine en est le contre-poison. Cette intoxication ressemble à celle que produit la muscarine. La neurine est identique à la base de vinyl composée par Wurtz par une opération de synthèse et qui était inconnue dans la nature.

Dans la putréfaction des poissons, des maquereaux, Brieger a trouvé aussi une base toxique ayant la même composition chimique et la même action que la muscarine.

Dans la putréfaction du fromage il a rencontré la neuridine.

Dans la colle à pâte putréfiée il a vu aussi la neuridine et un autre poison semblable à la muscarine.

La putréfaction de la levure lui a donné la diméthylamine.

D'après ces recherches de Brieger, qui remplacent par des corps bien définis, cristallisés, analysés chimiquement, des corps mal déterminés jusqu'ici, on voit que nous connaissons un assez grand nombre de substances nouvelles qui se développent dans les putréfactions. Plusieurs de ces corps sont très toxiques et l'un d'eux est identique, par exemple, à la muscarine, poison des champignons vénéneux. On comprend que la pepsine et les bactéries de la putréfaction décomposent les substances de l'organisme, d'une composition moléculaire très compliquée, de telle sorte qu'il se forme des corps assez simples qui sont souvent des alcaloïdes. Ces derniers sont souvent toxiques comme beaucoup d'alcaloïdes organiques.

La nature du terrain, du substratum sur lequel germent les bactéries est de la plus haute importance ; les mêmes bactéries donnent avec un terrain différent des produits variés.

Ainsi les bactéries de la putréfaction ensemencées sur les viandes produisent la neurine qui est très toxique ; elles donnent sur la chair des poissons la muscarine, identique au poison produit par l'agaric pernicieux.

Brieger s'est demandé ensuite si des bactéries obtenues en culture pure pourraient produire des ptomaïnes définies, et il a recherché quelles étaient les ptomaïnes déterminées par les bacilles d'une maladie donnée.

Avec les bacilles de la fièvre typhoïde (bacille d'Eberth) cultivés sur la peptone de viande dans de grands ballons, il ne se développe aucune putréfaction ; mais avec les méthodes d'analyse chimique des ptomaïnes, en précipitant par le mercure les extraits alcooliques, il est resté dans la solution un chlorhydrate dont les sels de platine sont faciles à dissoudre, tandis que la combinaison avec l'or est peu soluble. Il a pu isoler cette base à l'état de pureté. En laissant, même pendant un mois, les cultures dans l'étuve, il y avait très peu de cette substance. Elle est toxique, mais elle agit lentement. Chez le cobaye elle augmente les sécrétions, donne une plus grande fréquence à la respiration ; les extrémités s'affaiblissent, les animaux tombent sur le côté. Les pupilles se dilatent, la respiration devient très faible, il se développe de la diarrhée et les animaux meurent après vingt-quatre heures.

Cette base est une *triamine*, mais il n'en avait pas suffisamment pour faire une analyse complète.

Brieger a examiné les résultats des cultures du streptococcus. Il a supposé que les animaux et l'homme meurent avant qu'il se soit accumulé une masse assez notable de poison, et comme la réduction des tissus après la mort modifie rapidement leur composition chimique, il n'est pas probable qu'on puisse y trouver des ptomaïnes. Aussi a-t-il fait une culture pure très abondante de streptococcus sur du jus de viande. Neuf ballons contenant chacun 125 grammes de viande ont été examinés après quatre semaines. Toutes les ptomaïnes toxiques étaient restées dans la solution alcoolique précipitée par le mercure. L'eau mère ne contenait que de l'ammoniaque.

La solution alcoolique renfermait des cristaux qui se fondaient à l'air et qui appartenaient à une ptomaïne spéciale.

Nencki a cherché en vain des ptomaïnes dans les produits du bacille du charbon; l'un de nous (Babes) n'a pu constater non plus aucune substance nocive dans les cultures du charbon. En inoculant des lapins et des moutons avec le bacille du charbon, en faisant un extrait alcoolique d'après les principes indiqués plus haut et en injectant une grande quantité de cet extrait à des souris, les souris restaient saines. En faisant sur l'indication de M. Brieger des cultures des bacilles du charbon sur une grande quantité de viande hachée, à la température du corps, il se développait toujours une forte odeur qui se distinguait de celle de la putréfaction, en même temps que les bactéries se multipliaient énormément. Des extraits alcooliques et aqueux obtenus avec trois litres de ces cultures et évaporés, plusieurs n'ont pas donné non plus de ptomaïnes vénéneuses pour les animaux.

NENCKI. *Ueber die Zersetzung der Gelatine und des Eiweisses bieder Faülniss mit Pankreas.* Bern, 1876.

— *Zur Geschichte der basischen Faulnissproducte* (*Journal für prakt. Chemie*, Bd XXVI, p. 47, 1882).

GUARESCHI et MOSSO, *Archiv. ital. di biologie*, 1883.

GAUTIER et ETARD, *Comptes rendus*, t. XCIV, p. 1601.

DUPRÉ et BENCE JONES, *Zeitschr. f. Chemie und Pharmacie*, 1866; *Pharmaceutische Centralblat*, XVI, n° 10 (*Ber. d. deutsch. chem. Gesellsch.*, 1874, p. 1491).

SONNENSCHEIN et ZÜLZER, *Berlin. klin. Wochenschr.*, 1869, p. 123.

OTTO, *Anleitung zur Ermittelung von Giften*, 5 Aufl. Braunschweig, 1875. Bearbeitet von Dr R. Otto.

BROUARDEL et BOUTMY, *Annales d'hygiène publ. et de méd. légale*, IIIe série, t. IV, p. 335.

SELMI, *Sulle ptomaine ad alkaloidi cadaverici*, etc. Bologne, 1878.

— *Alcaloidi venefici esostanze amiloidi dall' albumina in putrefazione.* Roma, 1879.

NETTER, *Des poisons chimiques* (*Archives génér. de méd.*, 1884).

BRIEGER, *Ueber Ptomaine.* Berlin, Hirschwald, 1885. — *Weitere Untersuchungen über Ptomaine.* Hirschwald, 1885.

CHAPITRE III

TECHNIQUE HISTOLOGIQUE.

Microscopes. — Instruments. — Verrerie. — Microtomes. — Réactifs. — Récolte des liquides à examiner. — Procédés de coloration des bactéries. — Photographie.

Dans les détails de technique que nous exposons ici, nous supposons connue toute la technique histologique ordinaire. Il serait en effet absolument irrationnel et dangereux de commencer à faire usage du microscope en vue d'étudier les bactéries, car il est nécessaire d'avoir des notions générales et pratiques de botanique, d'histologie normale et pathologique qu'on ne peut acquérir sans être très expert dans le maniement du microscope, dans la pratique des coupes, dans la coloration et le montage des préparations. Aussi nous bornons-nous à indiquer les traités généraux sur la matière et en particulier l'excellent traité technique d'histologie de Ranvier (1), le traité du microscope de Ch. Robin (2), et les histologies de Kölliker (3), Stricker (4), etc., où l'on expose les méthodes de l'histologie normale. La technique spéciale à l'étude histologique des bactéries est relatée dans les mémoires et publications de Weigert (5), de Cohn (6), d'Ehrlich (7), de Koch (8), de Friedländer (9), de Firket (10). Nous nous contenterons d'indiquer ici les instruments, les réactifs et les modes de préparation qui sont nécessaires lorsqu'on étudie les micro-organismes.

Microscopes. — Il est nécessaire d'avoir un microscope solide, dont la vis micrométrique soit très bonne, qui soit pourvu d'un condensateur Abbé

(1) Ranvier, *Traité technique d'histologie*. Paris, Savy, 1875.
(2) Robin, *Traité du microscope*, 1re édit., 1849 ; 2e édit., 1881.
(3) Kölliker, *Elem. d. menschl. Geweben*, traduct. franç., 2e édit., 1868.
(4) Stricker, *Lehre von den Geweben*.
(5) Weigert, *Virchow's Archiv*, t. LXXXIV.
(6) Cohn, *Beitr. z. Biol. d. Pflanzen II*, 1881.
(7) Ehrlich, *Zeitschr. f. kl. Med.*, 1881.
(8) Koch, *Beitr. z. Biol. d. Pflanzen*, t. II.
(9) Friedländer, *Microscopische Technik*, Berlin, 1883, et 2e édition, 1884.
(10) Firket a ajouté à sa traduction française du *Traité de microscopie clinique* de Bizzozéro un chapitre relatif à la technique et au diagnostic des microbes parasitaires. Bruxelles, 1883 et seconde édition française, 1885.

à grand angle d'ouverture et de lentilles à immersion dans l'eau et dans l'huile (lentilles à immersion homogène).

Nous nous sommes servis des microscopes et des lentilles à immersion dans l'eau et dans l'huile fabriqués par Zeiss à Iéna, Vérick et Prazmowsky à Paris, Leitz à Wetzlar, Hartnack à Postdam, Reichert à Vienne. Ross, Powel et Lealand, à Londres, fabriquent aussi des lentilles à immersion homogène.

Il est toujours nécessaire de commencer par examiner les préparations colorées avec un grossissement faible, de 50 à 100 diamètres, avec le condensateur Abbé et un diaphragme à faible diamètre pour étudier la topographie des lésions; lorsque les coupes sont colorées doublement, les bactéries en violet par exemple, tandis que le tissu est teint en rouge, on peut déjà apprécier le siège des premières avec un grossissement de 150 à 200 diamètres par les taches et agglomérations violettes qu'elles présentent, ou même les reconnaître à leur forme lorsqu'il s'agit de grosses bactéries comme celles du charbon. Il est même possible de très bien étudier avec un grossissement de 20 diamètres la répartition des bactéries de la tuberculose lorsqu'elles sont en masses considérables, comme cela a lieu dans la tuberculose des poules et des faisans. Pour les grossissements de 50 à 300 diamètres, on peut se servir aussi des lentilles ordinaires et de la lumière directe donnée par un miroir concave.

Mais lorsqu'il s'agit de déterminer la forme et l'espèce des bactéries soit dans un liquide, soit sur des coupes, il est nécessaire d'employer des lentilles qui possèdent une grande clarté en même temps qu'elles grossissent de 300 à 1200 ou 1500 diamètres. Les lentilles à immersion dans l'eau, avec la lumière simple ou le condensateur Abbé, donnent de très bons renseignements pour les bactéries non colorées et étudiées dans les liquides. On peut aussi étudier les bactéries non colorées avec un condensateur Abbé muni d'un diaphragme. Mais lorsqu'on examine les bactéries colorées, surtout sur des coupes, il est nécessaire de se servir de la lumière Abbé, et des objectifs à immersion homogène. Ceux dont nous usons le plus habituellement sont les lentilles $\frac{1}{12}$ de Zeiss, le n° 10 de Vérick et le $\frac{1}{12}$ de Leitz. Ces lentilles ont l'avantage de donner, en baissant ou élevant le tube, en changeant l'oculaire depuis l'oculaire n° 1 jusqu'au n° 4, des grossissements qui varient de 300 diamètres à 1000 diamètres. Pour les grossissements supérieurs nous avons employé le $\frac{1}{16}$ de Leitz, le n° 12 de Vérick, le $\frac{1}{18}$ de Zeiss, le $\frac{1}{20}$ de Reichert ou le système 25 de Powel et Lealand. Ces grossissements sont très clairs, même avec l'oculaire n° 4, le tube étant élevé. Les objectifs de Zeiss fournissent des images extrêmement claires et très précises; les plus forts grossissements sont donnés par Powel et Lealand. Le microscope de Powel et Lealand est muni d'un excellent porte-objet où la préparation est fixée et qui se meut de telle façon, à l'aide d'une vis, que tous les points de la préparation sont examinés successivement, sans qu'il soit nécessaire de la toucher. Vérick fait aussi d'excellentes lentilles homogènes qui ont l'avantage d'une distance focale assez grande; les lentilles de Leitz sont également très bonnes et coûtent beaucoup meilleur marché que les précédentes.

Le grand mérite du concentrateur de Abbé est non seulement de fournir une lumière d'une très grande intensité, mais aussi d'effacer le contour des cellules et des éléments non colorés en donnant une plus grande valeur aux parties colorées, aux bactéries, par exemple. Dans le concentrateur Abbé, les faisceaux lumineux sont rassemblés au sommet du cône qu'ils forment précisément sur l'objet à examiner, c'est-à-dire au foyer de la lentille. Ces rayons provenant de l'objet à examiner pénètrent dans la lentille sous un très grand angle d'ouverture. Il en résulte que les contours des cellules masqués par la réfringence de la lumière s'effacent et qu'on peut apprécier les plus fines bactéries colorées au milieu d'éléments à contours réfringents qui les masqueraient si l'on employait un autre éclairage. L'angle d'ouverture du cône des rayons mesure 120°. On peut régler l'appareil par des diaphragmes. Remarquons toutefois qu'un trop grand angle d'ouverture n'est pas toujours favorable parce que les contours des objets peuvent devenir trop diffus. Nous conseillons les concentrateurs possédant un angle d'ouverture moindre qui sont appliqués aux microscopes de Zeiss et de Leitz. Ceux qui sont fabriqués par Vérick et Hartnack sont également utiles et permettent d'apprécier les éléments du tissu tout en observant très facilement les bactéries. Le même effet est obtenu dans les microscopes de Zeiss et Leitz par l'interposition d'un diaphragme.

Les huiles dont on se sert pour les lentilles à immersion sont l'essence de cèdre, l'essence de fenouil, le mélange d'huile de ricin et de fenouil. On emploie dans le même but l'hydrate de chloral mélangé à la glycérine.

Instruments de métal. — Verreries. — Les instruments dont on a besoin pour les préparations sont :

Des *aiguilles* en acier, en platine et en verre. Nos aiguilles en platine sont montées sur un manche de bois, affilées de telle sorte qu'on peut s'en servir pour toutes les préparations histologiques; mais il est plus commode de n'employer parfois qu'un simple fil de platine monté sur une baguette de verre. On donne au fil la forme que l'on veut pour recueillir des liquides, pour faire des ensemencements sur la gélatine ou pour transporter les coupes minces d'un liquide dans un autre.

Des *spatules* montées sur un manche de bois, très minces, ayant la forme d'un couteau de peintre courbé sur le plat à son extrémité. Elles doivent être en nickel pour ne pas s'oxyder. On s'en sert pour porter les coupes minces d'un liquide dans un autre et pour les transporter sur la plaque de verre porte-objet. On peut se servir aussi de spatules de platine.

Des *ciseaux* fins.

Des *pinces* à extrémités fines, qu'on emploie soit pour saisir les pièces dans les bocaux, soit pour tenir les lamelles lorsqu'on les chauffe sur la lampe à alcool ou qu'on les change de liquide.

Des *godets de cristal* ou de *porcelaine* qui servent à faire baigner successivement les préparations dans les diverses solutions colorées, dans l'eau, dans l'alcool, dans l'essence de girofle, de térébenthine ou l'huile d'origanum. Ces godets de cristal ou de porcelaine doivent se recouvrir les uns les autres et s'empiler facilement, de telle sorte que les liquides qu'ils contiennent soient soustraits à l'évaporation ;

Des *verres de montre ;*

Des *lamelles* de 12 à 15 μ d'épaisseur ;

Des *lames porte-objets* lisses et excavées.

Suivant qu'il s'agit de préparations non colorées ou colorées, les verres de montre, godets de cristal ou lames porte-objet doivent être mis sur une surface noire ou sur une surface blanche. Pour être bien éclairé, ce qui est nécessaire lorsqu'il s'agit de déplisser une coupe mince ou de faire des dissections fines, l'observateur doit se placer devant une fenêtre, et si cela est nécessaire, examiner les objets sur le photophore de Ranvier.

MICROTOMES. — Il est pour ainsi dire impossible de faire, avec le rasoir et à main levée, ou même avec les microtomes ordinaires, les coupes minces et larges dont on a besoin pour l'examen des bactéries. Celles-ci peuvent en effet ne siéger que sur un point d'une large préparation ; on est obligé pour les voir, lorsqu'elles sont peu nombreuses, d'examiner toute la surface d'une large coupe avec un grossissement de 500 diamètres ou même plus, ce qui nécessite une grande minceur de la préparation, 10μ, par exemple. L'éclairage Abbé et les objectifs homogènes permettent de bien les voir même sur une coupe un peu épaisse. Aussi doit-on se servir d'un microtome. Ceux dont nous faisons usage sont les microtomes grand modèle de Thoma, fabriqué par Jung à Heidelberg et ceux que construit Vérick à Paris.

Vérick avait fait autrefois, sur les indications de Rivet, un microtome en bois consistant en un plan oblique sur lequel on faisait monter la pièce à couper à la rencontre d'un couteau qui se mouvait horizontalement ; Jung a établi plus tard, d'après les indications de Thoma, sur le même modèle, des microtomes de diverses grandeurs, en acier, très solides et d'un usage très simple.

Pour monter les pièces à couper sur le chariot qui les porte, on commence par faire durcir dans l'alcool la portion à examiner. L'alcool est le liquide durcissant qui conserve le mieux les bactéries, bien qu'il les contracte et diminue leur volume. Les fragments de tissu doivent être coupés régulièrement suivant des faces planes et parallèles et être durcis dans une quantité d'alcool d'environ 50 fois leur volume. Il importe, pour que le durcissement se fasse bien, de prendre des tissus aussi frais que possible, recueillis avec des instruments stérilisés. Le fragment durci est collé à l'aide d'une légère couche de gomme ou de gélatine (1) sur un bouchon de liège taillé en hexaèdre ou sur un morceau de bois. La pièce, unie ainsi au bouchon ou au bois, est mise dans un flacon d'alcool à large goulot bouché à l'émeri. Quelques heures après, l'alcool a solidifié la gomme, et la pièce fait corps avec son support. Ce dernier est placé dans la pince qui surmonte le chariot du microtome et solidement fixé avec une vis. On monte la lame du microtome, on la mouille avec de l'alcool ainsi que la surface de la pièce à couper, et on la fait glisser de manière à égaliser la surface de la pièce. Une vis micrométrique permet de faire avancer régulièrement le chariot de façon à obtenir, si la lame coupe bien, des coupes de 10 μ d'épaisseur. Ces dernières sont recueillies dans l'alcool.

Pour examiner à l'état frais certains organes, le foie, les reins, le cœur, les poumons, on peut y faire immédiatement des coupes minces à l'aide d'un couteau à double lame.

Le microtome à glace de Jung se compose d'un plateau métallique qu'on refroidit en pulvérisant de l'éther à sa partie inférieure. La pièce à examiner est placée sur la plaque métallique et se congèle en s'y fixant. On peut alors y pratiquer des coupes minces avec le rasoir.

Verick fabrique maintenant des microtomes Rivet en acier, qui possèdent les mêmes avantages que ceux de Thoma.

Le microtome de Roy présente une vis micrométrique qui monte à l'aide d'une roue dentée mise en mouvement par une manette. Il a été très avantageusement modifié par Malassez et Vérick, de telle sorte qu'en renversant l'appareil, on peut faire les coupes dans une cuve contenant de l'eau alcoolisée. Les préparations se font par un mouvement automatique de l'opérateur, sans qu il soit nécessaire de mouiller la pièce ou la lame du rasoir. On transforme facilement cet appareil en microtome à glace (2).

Réactifs liquides. — Les principaux réactifs dont on se sert constamment dans la préparation des bactéries sont :

(1) On fait cette gélatine en dissolvant de la gélatine à chaud dans deux parties d'eau, puis on ajoute deux parties de glycérine.

(2) Malassez, Microtome perfectionné de Roy (*Archives de physiologie*, 15 novembre 1884).

1° *L'eau distillée*, qu'il est très difficile de conserver pure de toute souillure bactérienne. Nous filtrons d'abord et faisons bouillir l'eau distillée, puis nous la mettons dans un flacon de 2 litres, bouché à son col par un bouchon de caoutchouc. Ce bouchon est percé d'un trou à travers lequel passe un tube de verre recourbé en bas et rempli de ouate. La partie inférieure du flacon s'ouvre par un robinet en verre. Bien que le flacon ne soit jamais ouvert par le haut que pour le remplir, il contient souvent des bactéries fertiles ou non. Mais on peut les négliger, car, dans les opérations successives qu'on fait subir aux préparations, on ne les met dans l'eau distillée qu'après qu'elles ont subi l'action des couleurs d'aniline. Dans les coupes qu'on sort du bain colorant pour les laver dans l'eau distillée, les bactéries sont déjà colorées. L'opération du lavage est rapide, et si des bactéries de l'eau restaient par hasard sur la préparation, elles seraient incolores et par conséquent invisibles au microscope dans les préparations conservées dans le baume;

2° Des acides, l'acide nitrique, l'acide acétique, l'acide chlorhydrique, l'acide sulfureux, etc.;

3° Des bases, la potasse caustique, l'ammoniaque, le carbonate de soude et de potasse, l'acétate de potasse ;

4° L'huile d'aniline employée à faire l'eau d'aniline d'Ehrlich. La toluidine utilisée dans le même but (Babes);

5° L'alcool et en particulier l'alcool absolu, qui sert à décolorer et à déshydrater les préparations colorées par l'aniline;

6° L'essence de girofle, les essences de bergamote, d'origanum, de térébenthine employées à déshydrater les préparations ;

7° Le xylol, l'essence de cèdre;

8° Le baume du Canada qui sert à enfermer les préparations (1).

L'alcool absolu et l'essence de girofle sont d'un emploi constant ; nous les conservons dans des flacons compte-gouttes qu'on doit toujours avoir sous la main quand on monte les pièces.

Enfin toute la série des matières colorantes (Voy. plus bas).

Récolte des liquides a examiner. — Il faut toujours être muni, surtout lorsqu'on va chercher des liquides dans une salle d'hôpital pour les transporter ensuite au laboratoire, de pipettes propres à les recueillir. Pour préparer ces pipettes, on prend un tube de verre de 5 à 10 millimètres de diamètre; on le divise en morceaux de 20 centimètres de longueur; on chauffe au chalumeau la partie moyenne d'un de ces segments; on l'étire en l'effilant et on a ainsi deux pipettes terminées par une extrémité capil-

(1) Il est avantageux de se servir de baume de Canada pur renfermé et conservé dans des tubes métalliques analogues à ceux où l'on garde les couleurs à l'huile.

laire qu'on ferme à la lampe, et ouvertes à l'autre extrémité. On bouche cette dernière avec de l'ouate fine et stérilisée; on chauffe la pipette de nouveau au chalumeau pour la flamber et détruire les germes qui pourraient y être restés. Pour plus de sûreté, on pourra mettre ces pipettes dans le poêle à flamber à 160°. Pour s'en servir, on commence par flamber, à la lampe à alcool, toute la partie de la pipette comprise entre son extrémité effilée et l'ouate; on casse l'extrémité fermée et on la plonge immédiatement dans le liquide à recueillir, par exemple un abcès, au moment de son ouverture, dans une bulle d'érysipèle, etc.

Il vaut encore mieux, pour recueillir le liquide de ces collections, cautériser l'épiderme avec une baguette de verre chauffée à la lampe, casser l'extrémité très effilée du tube, la chauffer à la lampe, et l'introduire directement dans la collection liquide à travers l'épiderme ou même le derme, avant l'ouverture pratiquée par le chirurgien. Le liquide monte immédiatement dans le tube par capillarité ou par suite de la raréfaction de l'air dans son intérieur. Si l'ascension n'est pas assez rapide et si l'on a besoin de recueillir une certaine quantité du liquide, on aspire avec la bouche.

L'opération faite, on ferme l'extrémité du tube à la lampe. Il est bon que cette partie soit très mince, car alors on n'a pas besoin de chauffer beaucoup, tandis que si l'extrémité du tube est épaisse, il faut, pour la fondre, une certaine température, et on est obligé de la chauffer à un degré qui peut être nuisible aux bactéries contenues dans le liquide.

La forme de ces pipettes sera modifiée suivant les besoins. Ainsi on prendra des pipettes à col tordu (fig. 3) pour empêcher le liquide recueilli d'aller dans la partie du col bouchée à l'ouate. Si l'on doit recueillir une grande quantité de liquide, de 20 à 100 grammes par exemple, on emploiera une pipette à ventre renflé (voy. fig. 4); si au contraire on ne doit prendre qu'une ou deux gouttes, on se munira de pipettes semblables à celles usitées pour transporter le vaccin. Ces dernières sont très minces, ouvertes et terminées à leurs deux bouts par des extrémités effilées. On casse leurs deux pointes, on les passe à la lampe avant de s'en servir, on les remplit, après quoi on ferme à la lampe les deux extrémités.

On peut prendre le sang de la même façon, après avoir bien lavé la peau du malade et fait sourdre une goutte de sang par une piqûre aidée d'une compression.

Les liquides ainsi recueillis seront conservés jusqu'à ce qu'on soit prêt à en faire des lamelles à colorer ou des cultures; mais il vaut mieux préparer les lamelles de suite et faire les cultures le plus tôt possible.

Pour recueillir de l'urine en vue de savoir si elle contient des microorganismes, il convient de faire un premier examen au microscope. Il est difficile d'éviter, chez les femmes, que les urines ne soient souillées au passage par le contact du mucus vulvo-vaginal et par les bactéries qui s'y trouvent. Chez l'homme, on doit laver au préalable l'extrémité de l'urèthre avec de l'eau et avec de l'alcool. On recueille sur une lamelle une gouttelette d'urine à la fin de l'émission. Cette petite gouttelette est étalée sur la lame mince avec un fil de platine stérilisé, puis séchée à l'air ou à l'étuve. On la colore ensuite comme il sera dit bientôt. Si l'on est dans la nécessité de sonder les malades, il faut que la sonde métallique, très propre, ait été stérilisée dans l'eau bouillante. On pourra alors recueillir l'urine dans un vase stérilisé mis en communication directe avec la sonde.

Les précautions précédentes sont nécessaires si l'on doit transporter les liquides ; mais il est préférable de les prendre avec une aiguille de platine, de faire immédiatement les préparations et d'ensemencer de suite

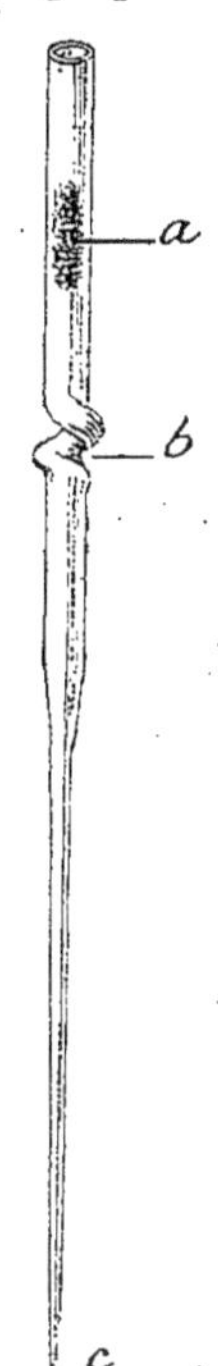

Fig. 4. — Pipette à col tordu.

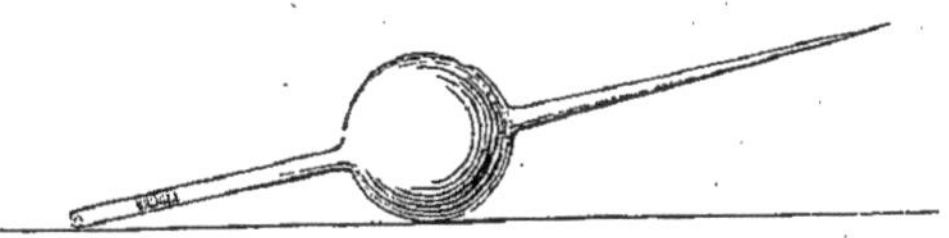

Fig. 5. — Pipette à ventre renflé (figure empruntée au traité de Duclaux, *Ferments et maladies*).

a, ouate ; *b*, col tordu et *c*, extrémité de la pipette.

les substances nutritives sur lesquelles on veut faire germer les bactéries.

Chez les animaux, le sang devra être recueilli d'après le procédé de Pasteur que nous avons indiqué déjà (Voy. page 27).

Pour les liquides provenant de ponctions de la plèvre, des articulations, du péritoine, il suffit d'employer les trocarts, tubes et vases bien stérilisés, des appareils ordinaires de Potain, Dieulafoy, etc.

Méthodes de préparation et de coloration des bactéries dans les liquides et dans les tissus. — Il est difficile de bien voir les microbes dans les liquides et surtout dans les tissus et dans les organes ; aussi est-il nécessaire de connaître exactement tous les récents progrès de la technique histologique. La relation des microbes avec les éléments des tissus et les altérations de ces derniers nous donnent, en effet, parfois la clef de leur mode d'action pathogénique.

La première règle à poser, dans ces recherches, c'est l'observation de la propreté la plus minutieuse, car l'air, l'eau, la poussière, avec lesquels les objets à examiner sont en contact, contiennent des micro-organismes qu'il est essentiel de ne pas confondre avec ceux des maladies. Il faudra, dans ce but, laver les instruments dont on se sert dans de l'alcool pur ou mieux les chauffer jusqu'à 150 ou 200°.

Examen des liquides. — Pour l'examen des sécrétions, pour le pus, le mucus, etc., il est bon de ne pas prendre la couche superficielle, mais bien celle qui est en rapport avec les tissus altérés. On étale ces sécrétions sur une lamelle mince à l'aide d'un fil de platine qu'on a porté préalablement au rouge et laissé refroidir.

On peut mettre tout d'abord la gouttelette du liquide à examiner sur une mince lamelle qu'on renverse ensuite pour la placer sur une lame porte-objet excavée ou sur la chambre humide de Ranvier (1); on entoure le bord de l'excavation de la lame porte-objet avec de la vaseline ou de la paraffine. On étudiera de cette façon les mouvements et certains stades du développement des bactéries : il sera souvent nécessaire, dans ce but, de placer le porte-objet ainsi disposé sur la platine chauffante de Ranvier (2). Il suffit, dans bien des cas, d'examiner simplement le liquide placé entre la lame et la lamelle.

Il est très important d'examiner les éléments des tissus à l'état frais en se servant d'instruments stérilisés. On stérilise les instruments dont on doit faire usage en les plaçant dans une boîte de fer bien fermée qu'on laisse une demi-heure dans l'étuve à la température de 140°. Si l'on veut examiner un organe, comme le foie ou le poumon, on en fait une première coupe avec un couteau chauffé au rouge. On avive cette première section avec un couteau stérilisé, puis on racle la surface de cette seconde section. L'examen du raclage sera fait en partie par le microscope, en partie par les cultures.

Pour prendre du sang d'un individu vivant, on doit au préalable bien laver la peau. Il est bon, alors, pour prendre le sang ou le liquide contenu dans un tissu, de ponctionner avec une seringue de Pravaz, construite de façon à ce qu'elle puisse être, après l'opération, démontée et placée dans l'eau bouillante, ou chauffée dans l'étuve à 150°.

Suivant une méthode indiquée déjà depuis longtemps par Ehrenberg (3) et Obermeier, et généralisée par Koch, une couche très mince de ces liquides est étalée sur des lamelles minces et desséchée rapidement. Pour mieux fixer la substance ainsi étalée, on la passe trois fois dans la flamme d'une

(1) *Traité technique d'histologie*, p. 44.
(2) *Traité technique*, p. 41.
(3) Ehrenberg, *Die Infusionsthierchen*, Leipsig, 1838.

lampe à alcool. Les lamelles ainsi préparées sont traitées par les substances colorantes comme les coupes minces des tissus.

Ces lamelles se conservent pendant des mois ou même des années.

Souvent il suffit de mettre pendant quelques minutes une goutte de la matière colorante d'aniline sur la face de la lamelle recouverte du liquide desséché, de la laver ensuite avec de l'eau distillée stérilisée et de l'examiner immédiatement en la déposant sur la lame de verre porte-objet.

Pour l'examen de beaucoup de micro-organismes, il sera nécessaire de laisser les lamelles pendant une heure ou davantage dans des solutions colorantes. Dans ce but, on remplit aux trois quarts un verre de montre avec le bain colorant et on place les lamelles à la surface du liquide, de manière à ce que la face de la lamelle qui porte le liquide desséché trempe dans le liquide. Après qu'elles auront été ainsi colorées, on lave les lamelles dans l'eau et on les examine dans ce liquide, ou bien on les dessèche et on les examine dans le baume, ou bien on les traite par la série des mêmes réactifs que nous indiquerons à propos des coupes.

Examen des tissus sur les coupes. — Pour examiner les tissus, on en détache un segment avec un couteau chauffé au rouge, on met ce segment dans le microtome à congélation de Jung (de Heidelberg) et on en fait des coupes ; ou bien on durcit un pareil fragment dans l'alcool, ou dans le bichromate de potasse et l'alcool.

Pour les dents et les os, on met des lames assez minces de ces tissus dans le liquide de Kleienberg.

Solution saturée d'acide picrique	100	grammes.
Acide sulfurique	3	—

Filtrez et ajoutez :

Eau	300	—

Cette solution durcit les tissus en les décalcifiant.

Si la pièce à décalcifier a d'abord séjourné dans l'alcool, on en suspend un fragment dans un vase contenant une solution concentrée d'acide picrique, en laissant un excès de cristaux d'acide picrique au fond du vase.

L'action à la fois fixative et durcissante de l'acide osmique est parfois utile pour mettre en évidence certaines bactéries. La méthode de fixation de Flemming est avantageuse pour les cellules et pour certaines bactéries. Elle consiste à mêler l'acide osmique avec l'acide chromique, par exemple, 0.02 d'acide osmique, 0.25 d'acide chromique, 0.04 d'acide acétique et 68 parties d'eau distillée ; on y laisse de petits fragments pendant un ou plusieurs jours, après quoi on les place dans l'alcool.

Pour obtenir un durcissement avec l'alcool seul, il faut placer un petit fragment de pièce dans une grande quantité d'alcool (1). Si la pièce n'est pas assez durcie, on la met pendant 12 heures dans un mélange à parties égales de solution de gomme sirupeuse et de glycérine, puis dans l'alcool.

Si les tissus contiennent des parties fragiles ou privées d'adhérences solides avec la masse du tissu, comme des couches d'exsudation superficielle, des liquides enfermés dans des abcès ou des kystes, etc., il faut se servir, pour monter les pièces, de substances liquides susceptibles de se coaguler dans les tissus. La substance de Kalberlé, qui consiste dans l'albumine de l'œuf coagulée, n'est pas propre à ces examens, parce que les parties de cette substance qui ont pénétré la préparation se colorent fortement et sont difficiles à distinguer des exsudations des tissus malades.

La celloïdine dissoute dans un mélange d'une partie d'alcool et d'une partie d'éther offre de meilleurs résultats, mais elle a l'inconvénient de simuler par places l'existence de la matière hyaline et de gêner par sa présence la coloration des bactéries. On verse ce liquide dans une petite boîte en papier fort de 2 centimètres cubes environ, où l'on dépose le fragment de tissu à examiner, et on place la petite boîte en papier dans de l'alcool faible qui solidifie la celloïdine. La pièce est coupée ensuite dans le microtome.

Nous recommandons, pour monter les préparations, la paraffine chloroformée qui nous a donné les résultats les plus satisfaisants. Les pièces durcies dans l'alcool absolu sont placées dans la paraffine dissoute par le chloroforme. L'excès de chloroforme s'évapore, et il reste une masse à demi solide qui se conserve pendant plusieurs semaines. Après un séjour d'un jour dans cette masse, la pièce est placée dans de petites boîtes en carton mince qu'on remplit de paraffine. Cette dernière, devenue solide, est montée dans le microtome; si la pièce était colorée avant d'être montée, on place immédiatement la coupe sur la lame porte-objet et on l'enferme dans le baume mêlé au xylol. Si la coupe n'est pas colorée, il faut la mettre dans l'essence de térébenthine, puis dans l'alcool absolu et ensuite dans la matière colorante. On obtient ainsi de très belles préparations.

Il est bon de faire des coupes aussi grandes que possible. Parfois la mollesse ou la fragilité des tissus, même après qu'ils ont été durcis par l'alcool, oblige à faire des coupes un peu épaisses; mais en général il vaut mieux avoir des coupes très minces sur lesquelles on verra plus nettement toutes les bactéries et les éléments des tissus.

A mesure qu'on fait marcher le microtome, on transporte les coupes de

(1) Cornil, *Instruction sur le mode de conservation des pièces anatomiques destinées à être examinées au microscope.* Société anat. 1884.

la lame tranchante dans une cupule remplie d'alcool. Il est bon de laisser les coupes dans ce liquide, parce que plus tard, lorsqu'on les portera dans un bain coloré aqueux, elles se déplisseront d'elles-mêmes et s'étaleront dans le liquide où elles doivent se colorer. Il faut toutefois ne pas laisser séjourner longtemps les coupes dans l'alcool, car certains microbes ne pourraient plus se colorer.

Les instruments dont on doit se servir pour transporter les coupes d'un liquide dans un autre, pour les étaler sur les lamelles, seront d'une propreté minutieuse. Il faut faire usage d'aiguilles de verre ou de platine lorsqu'on met les coupes dans l'acide nitrique au tiers, et d'une façon générale l'aiguille de verre ou de platine a l'avantage de ne pas s'accrocher aux coupes, parce qu'elle reste toujours très lisse, n'étant pas oxydée. Les spatules dont on use pour transporter les pièces et pour les étaler sur les lames seront en nickel ou en platine.

Les coupes faites à l'aide du microtome à congélation sont moins commodes à traiter ensuite par les réactifs que celles qu'on obtient après durcissement par l'alcool. Elles sont en effet souvent couvertes de bulles d'air, plus altérables par les acides qui les gonflent ou par l'alcool qui les fait se contracter.

Coloration des bactéries. — L'examen des préparations d'un liquide contenant des bactéries nous fournit déjà, ainsi que nous l'avons dit précédemment, des renseignements très importants sur la forme, le nombre, la disposition et les mouvements des bactéries qui y sont contenues. L'étude des coupes dans l'eau additionnée de sel marin ou dans le sérum iodé montre aussi quelquefois des bactéries quand elles sont volumineuses; mais il faut toujours avoir recours aux colorations pour compléter l'analyse, qu'il s'agisse de bactéries isolées dans un liquide ou de coupes de tissus.

Lorsqu'on étudie des bactéries prises dans un bouillon de culture ou dans un liquide pathologique, après avoir enfermé le liquide à examiner entre la lame et la lamelle, on peut essayer de le colorer d'abord simplement en mettant une goutte de solution aqueuse faible de violet de méthyl B entre les deux lames de verre ou sur une lamelle couverte du liquide à moitié desséché et qu'on renverse ensuite sur la lame porte-objet en ayant soin d'enlever le surplus liquide colorant qui déborde la lamelle (Babes). Les bactéries se teignent d'une façon beaucoup plus intense que le liquide qui les entoure. Cette méthode de coloration des bactéries vivantes est assurément la meilleure pour les étudier à l'état frais et pour mesurer leurs diamètres. Là, en effet, elles ne sont contractées par aucun réactif, et elles paraissent plus volumineuses que dans les préparations durcies par l'alcool ou traitées par la dessiccation. Leurs mouvements continuent un certain temps, vingt-quatre heures, par exemple, pour les bacilles en virgule du choléra; leur protoplasma est vivant, élastique, et malgré la coloration, certaines vivent et se développent. On peut étudier ce développement en chauffant la platine du microscope à 35°. On apprécie très bien la différence de couleur entre le protoplasma et les grains plus colorés. En un mot cette étude des bactéries colorées entre les deux lamelles à l'état frais donne des renseignements très exacts sur leur physiologie et sur leur manière d'être dans les cultures et les tissus. Le mouvement de certaines bactéries s'arrête quelques secondes ou quelques minutes après qu'elles ont été teintes par les couleurs d'aniline.

Les procédés de teinture des coupes de pièces durcies et de liquides desséchés en minces couches sur les lamelles sont très avantageux pour l'étude des bactéries; mais on ne peut voir de cette façon leurs mouvements. De plus les bactéries sont rétractées par leur séjour dans l'alcool.

Les différentes couleurs employées sont :

(*a*) Le CARMIN, qui colore en rouge pâle certains microbes ronds. Le carmin aluné ou boraté colore mieux que le picrocarminate les microbes arrondis, par exemple ceux de la pyémie. On prépare le carmin boraté de la façon suivante d'après Grenacher. A une solution de borax à 4 pour 100 d'eau distillée, on ajoute 4 pour 100 de bon carmin et on chauffe deux fois jusqu'à l'ébullition. On ajoute au liquide chaud une quantité égale d'alcool à 70°. On laisse reposer pendant cinq jours et on filtre.

Pour se servir de ce liquide on y laisse les coupes pendant une minute, on les lave dans l'alcool faible additionné d'une solution à 2 pour 1000 d'acide chlorhydrique, puis on les monte dans le baume après les avoir fait passer par l'alcool et par l'essence de girofle. Nous verrons bientôt que le picrocarminate d'ammoniaque, tel que le prépare Ranvier, est un des meilleurs agents pour obtenir une double coloration des coupes.

(*b*) L'HÉMATOXYLINE. Cet agent, tel qu'il est préparé suivant le procédé de Ranvier, colore mieux que le carmin tous les microbes ronds, mais n'a généralement pas d'action sur les bacilles et sur les autres bactéries. L'hématoxyline pure (sans alun) a été employée en solution concentrée, par Koch, pour colorer le flagellum des bactéries. Celui-ci ne se colore pas par les couleurs d'aniline, qui, au contraire, colorent le protoplasma des micro-organismes.

(*c*) L'IODE dissous dans une solution d'iodure de potassium sert à teindre le protoplasma du *bacillus amylobacter* et des autres bactéries qui possèdent la réaction de l'amidon. Il est utile pour l'étude des champignons des moisissures.

La solution d'iodure de potassium iodé (1 gramme d'iodure de potassium pour 20 grammes d'eau avec addition d'iode métallique à saturation) sert à fixer les couleurs d'aniline sur les micro-organismes, de telle sorte que l'alcool employé ensuite décolore les tissus colorés par l'aniline, tandis que les bactéries restent colorées (procédé de Gram).

(*d*) Couleurs d'aniline. — On peut distinguer deux espèces de couleurs d'aniline, les unes dont le principe colorant est *alcalin* comme les dérivés de rosaniline (fuchsine, violet de méthyl, de gentiane, etc.), de triphényl de rosaniline (safranine, magdala, brun de Bismark, etc.), et les couleurs *acides*, comme l'éosine, la purpurine, la coccinine, le noir d'aniline, etc. Ces couleurs sont employées en solution aqueuse ou en solution alcoolique faible.

Pour s'assurer qu'on a affaire à des couleurs pures, on étale des poussières de ces couleurs sur du papier à filtre. On mouille la surface opposée du papier et on voit souvent apparaître alors des points de couleur différente (Ehrlich). En examinant à la loupe par exemple, on reconnaît que les violets sont souvent mêlés avec du bleu, du rouge, du vert, etc.

Violet de méthyl et de gentiane dans une solution d'huile d'aniline. — Les couleurs que nous avons le plus employées sont le violet de méthyl B (de Bâle), le violet 6 B et le violet de gentiane en solution aqueuse. Il est préférable de se servir, au lieu d'eau pure, pour dissoudre la couleur, d'une solution aqueuse d'huile d'aniline (5 grammes d'huile d'aniline pour 100 grammes d'eau distillée), qu'on agite et qu'on filtre. On ajoute alors 11 p. 100 d'une solution alcoolique concentrée du violet et 10 p. 100 d'alcool absolu. On laisse dans cette solution les lamelles et les coupes pendant un temps variable suivant les bactéries qu'on veut étudier.

On emploie ensuite l'un des trois procédés suivants :

(1) Les objets colorés sont lavés rapidement à l'eau distillée, puis décolorés dans l'alcool pur jusqu'à ce qu'ils deviennent presque incolores. On les traite ensuite par l'essence de girofle, et on les monte dans le baume. Par ce procédé les noyaux restent colorés, ainsi que beaucoup de bactéries; les capsules des bactéries de la pneumonie sont aussi colorées.

(2) Lorsque les objets ont été colorés par un séjour d'un quart d'heure dans le bain colorant, on les place pendant quelques minutes dans la solution d'iodure de potassium iodé (Gram), composée ainsi qu'il suit :

Iode..	1	gramme.
Iodure de potassium..............................	2	—
Eau distillée..	300	—

Ils y deviennent brun foncé. On les décolore ensuite par l'alcool pur, puis on achève leur déshydratation à l'essence de girofle et on monte dans le baume.

(3) On place les coupes dans un bain de violet de méthyl ou de gentiane pendant quelques heures. On les lave à l'eau distillée et on les place pendant une minute dans une solution de bichlorure de mercure à 1 p. 100 d'eau distillée, avec addition d'une quantité d'alcool suffisante pour dissoudre le bichlorure. On lave à l'eau distillée, puis à l'alcool absolu. Les bactéries restent alors seules colorées, de même qu'après l'action de la solution iodée. On achève la déshydratation dans l'essence de girofle et on monte dans le baume. Gram a montré au congrès de Copenhague (1884 de très belles préparations des bactéries de la fièvre typhoïde obtenues par ce procédé, que nous avons employé depuis avec avantage.

Les préparations décolorés par l'alcool sont éclaircies par l'huile de bergamote ou par l'essence de girofle.

Les préparations traitées par le procédé de Gram avec la solution iodée sont très instructives. Tout est devenu incolore à l'exception des bactéries. On peut voir ainsi presque toutes les bactéries, celles de la tuberculose, de la lèpre, du choléra, etc. Mais la méthode de Gram est surtout excellente pour colorer les bacilles de la septicémie des souris, de l'œdème malin et du charbon, les bactéries du rhinosclérome, de la diphtérie, les streptococci de l'érysipèle et du phlegmon, les staphylococci de la suppuration. Dans la plupart de ces maladies il suffit de laisser les coupes un quart d'heure dans le bain colorant, mais pour d'autres, comme le rhinosclérome, il est nécessaire de les faire séjourner pendant 24 ou 48 heures.

Il est facile d'obtenir une double coloration des coupes en donnant aux cellules et aux fibres une couleur rouge, tandis que les bactéries restent violettes, ou inversement. On emploie à cet effet plusieurs procédés :

Après la coloration dans le bain violet et le séjour pendant une minute dans la solution iodée, on lave dans l'eau ou l'alcool faible, on place les préparations pendant quelques minutes dans la safranine, le picrocarminate, l'éosine ou la coccinine, puis on les éclaircit dans l'alcool pur et l'essence de girofle, et on monte dans le baume. Nous avons constaté les bons effets de la safranine qui colore à peine les bacilles et qui donne au tissu une couleur très brillante.

La coloration au picro-carminate d'ammoniaque est aussi excellente en ce sens, qu'on peut obtenir une élection très nette du carmin sur les noyaux des cellules, tandis que les fibres sont plus pâles ainsi que le protoplasma, et que les globules du sang restent jaune-verdâtre.

Violet de méthyl et de gentiane en solution aqueuse. — Le moyen le plus simple d'étudier les bactéries consiste à mettre une goutte du liquide qui les contient sur une lamelle, à le laisser dessécher à moitié, puis à colorer la lamelle avec une goutte d'une solution faible de violet de méthyl (solution concentrée 1, eau distillée ; voyez page 72). On renverse ensuite la lamelle sur le porte-objet et on examine avec une lentille à immersion homogène. Un autre procédé consiste à placer pendant vingt-quatre heures les coupes dans une solution concentrée de violet; on lave ensuite dans l'eau, dans l'alcool et l'essence de girofle. Si la coloration est très intense, on peut laisser les préparations pendant deux ou trois jours dans l'alcool et l'essence de girofle. Par ce procédé, les noyaux sont colorés en même temps que les bactéries, surtout ceux qui sont en voie de multiplication, aussi bien que les débris de noyaux, les boules hyalines, l'éléïdine, la fibrine, les granulations élémentaires du sang, les globules blancs et même certains globules rouges.

Le violet de méthyl en solution aqueuse réussit également bien dans la recherche des bacilles de la tuberculose et de la lèpre. On laisse alors les lamelles pendant plusieurs heures dans la solution concentrée de violet B, on décolore ensuite rapidement par l'acide nitrique ou chlorhydrique au quart et on lave dans l'eau distillée. On laisse sécher les lamelles et on les monte dans le baume. Les coupes sont traitées successivement par l'alcool, l'essence de girofle et le baume.

On peut obtenir assez rapidement des préparations de bacilles colorés. Ainsi, une lamelle sur laquelle on a fait dessécher un liquide, mise pendant quelques minutes dans une solution concentrée de violet de méthyl à 60°, puis lavée rapidement dans l'eau distillée, est placée pendant une minute dans la solution iodée. On la lave, puis on déshydrate à l'alcool, à l'essence et on monte dans le baume. En sortant la lamelle de la solution d'iode, on peut la colorer par le séjour dans l'éosine pendant une minute et on obtient ainsi une double coloration. Les coupes doivent rester au moins une demi-heure dans la solution concentrée et chaude du même violet de méthyl.

Méthode d'Ehrlich. — Cette méthode bien connue consiste à mettre les coupes ou lamelles dans une solution d'huile d'aniline et de violet de méthyl ou de fuchsine préparée, comme cela a été indiqué ci-dessus, puis à décolorer rapidement dans de l'acide nitrique au tiers.

On peut, pour préparer la solution d'huile d'aniline, faire chauffer de l'eau distillée, dans laquelle on a ajouté 1 pour 10 d'huile d'aniline ou de toluidine, paratoluidine, ou orthotoluidine, ce qu'un de nous a indiqué le premier (1). On filtre, on ajoute 10 p. 100 d'alcool absolu et 11 p. 100 d'une

(1) Babes, *Etude sur les bactéries de la lèpre et de la tuberculose*. Comptes rendus de l'Acad. des sc., avril 1883.

solution très concentrée de méthyl violet B ou de fuchsine (chlorhydrate de rosaniline de Poirier).

On laisse les lamelles pendant une heure et les coupes pendant vingt-quatre heures dans ce bain colorant. Après quoi on lave rapidement dans l'acide azotique dilué par l'eau dans la proportion de 1 à 3 ou 4 ou dans une solution d'alcool au dixième. On emploie dans le même but l'acide acétique cristallisable ou l'acide chlorhydrique (1 partie d'acide chlorhydrique pour 10 d'alcool). Avant d'immerger la coupe dans un acide, on peut la colorer par le picrocarmin, la safranine, l'éosine, la coccinine, etc., qui colorent en rouge les tissus, les bactéries étant colorées en violet.

On décolore ensuite avec les acides, on traite par l'alcool absolu, l'essence de bergamote ou l'huile de cèdre, et on monte dans le baume. On peut aussi colorer les coupes par les couleurs rouges indiquées, lorsqu'elles ont été décolorées par l'acide. En les sortant du bain d'acide nitrique, on les lave à l'eau distillée, puis on les met pendant une ou deux minutes dans une solution aqueuse d'une de ces couleurs, et on les monte comme précédemment.

Si les coupes ont été d'abord teintées en rouge par la fuchsine d'Ehrlich, on les décolore à l'acide, puis on les passe à l'eau, et on leur donne une seconde coloration par le bleu de méthylène, le bleu de quinoléine, ou l'hématoxyline. Les bacilles restent alors colorés en rouge et les cellules en bleu ou en violet. Les bacilles de la lèpre se colorent encore mieux par cette méthode que les bacilles de la tuberculose.

Certaines spores de bacilles se colorent ainsi d'une façon très intense, par exemple celles qu'on observe dans les selles.

On colore de même la chitine, l'épiderme corné, les poils, certains tissus mortifiés, et les coccidies (Babes, *l. c.*).

Coloration des spores. — Si l'on suppose que certaines bactéries contiennent des spores, on emploie la solution d'Ehrlich à la fuchsine, en y laissant les pièces pendant plusieurs jours, ou en échauffant le bain. On peut porter la solution jusqu'à l'ébullition pour colorer les lamelles, mais les coupes ne pourraient supporter cette température. On décolore ensuite par l'acide nitrique au quart, puis on colore le fond et les bâtonnets en les laissant quelques minutes dans le bleu de méthylène.

Certaines spores se colorent très facilement par ce procédé, tandis que d'autres, comme celles de la fièvre typhoïde, de la morve, de la tuberculose, se colorent difficilement. Pour avoir de belles préparations de ces dernières, il faut tâtonner et sacrifier plusieurs lamelles pour arriver au degré voulu de coloration et de décoloration.

Si les spores ne supportent pas la décoloration par les acides, on lave à l'alcool les lamelles colorées, on les passe pendant une seconde dans le bleu de méthylène et on les examine.

Procédé rapide de double coloration des bactéries en général (Berlioz). — On prépare deux solutions :

1° Une solution de 6 centimètres cubes d'huile d'aniline dans 84 cent. cub. d'eau distillée. On fait dissoudre à chaud et on filtre après refroidissement ; on ajoute 2 gr. 50 de violet 6 B surfin en solution dans 10 cent. cubes d'alcool à 90° et on filtre ;

2° Une solution composée de coccinine 2 gr. 50, eau distillée 95 cent. cub., alcool à 90°, 5 cent. cub. On fait dissoudre et on filtre.

On fait un mélange à parties égales de ces deux solutions et on a ainsi une liqueur qui permet d'obtenir rapidement une double coloration. A cet effet, on met les coupes pendant un quart d'heure au plus dans ce liquide; on les traite ensuite par une solution, soit de carbonate de soude à 5 p. 100, soit d'iodure de potassium iodé à 5 p. 100; on lave à l'eau et à l'alcool et on les monte dans le baume après avoir déshydraté par l'alcool absolu et éclairci avec l'essence de girofle. Ce procédé réussit très bien pour les bacilles du charbon, de la diphthérie, etc., et pour les microcoques.

Fuchsine. — La fuchsine, et surtout le chlorhydrate de rosaniline, employés en solution alcoolique concentrée, colorent en une demi-heure la plupart des bactéries, surtout lorsqu'on a fait sécher le liquide qui les contient sur des lamelles. Nous recommandons pour la coloration des liquides desséchés contenant des bactéries de la gonorrhée, de la pneumonie, etc., le procédé suivant : séjour des lamelles pendant cinq minutes dans une solution alcoolique concentrée de fuchsine mêlée avec trois parties d'eau. On lave ensuite dans l'alcool faible ; on dessèche et on monte dans l'huile de cèdre ou dans le baume liquéfié par le xylol. On peut, par ce procédé, distinguer les capsules incolores de certaines bactéries. Pour colorer les bacilles en virgule, nous recommandons l'emploi pendant plusieurs heures d'une solution aqueuse concentrée de fuchsine. Avec une solution aqueuse faible de fuchsine et le traitement par l'acide acétique ou nitrique à 1 pour 3, on arrive à colorer rapidement les bacilles de la tuberculose et de la lèpre (1). Après la coloration, on peut colorer le fond de la préparation en vert (vert de malachite), ou en bleu.

Procédé rapide de coloration des bacilles de la tuberculose (Fränkel). — Il consiste à chauffer la liqueur colorante rouge d'Ehrlich, et à décolorer

(1) Il faut bien remarquer que les propriétés colorantes des divers échantillons de fuchsine fournis par une même fabrique sont très différentes. Il en est qui ne colorent pas les bacilles de la tuberculose, même dans une solution d'Ehrlich.

ensuite dans un liquide contenant à la fois de l'acide nitrique et du bleu de méthylène. On fait d'abord bouillir, dans un tube de verre, 2 à 3 centimètres cubes de la solution suivante :

Eau distillée	100	grammes.
Huile d'aniline	3	—
Alcool pur	5	—

On verse dans une petite capsule, en ajoutant 4 ou 5 gouttes d'une solution très foncée de fuchsine ou de rouge de Magenta. On laisse la lamelle quatre ou cinq minutes; on la retire et on la plonge pendant deux minutes dans le liquide suivant, qui est préparé d'avance et filtré

Eau d'aniline	30	grammes.
Acide nitrique	20	—
Alcool pur	50	—
Bleu de méthylène à saturation.		

La lamelle est lavée à l'eau distillée, puis déshydratée à l'alcool absolu, séchée et montée dans le baume.

Cette préparation rapide nous paraît moins sûre que la précédente; elle n'offre du reste rien de nouveau.

Coloration des microcoques de la pneumonie. — S'il est facile de voir ces bactéries par le violet B et la solution iodée sur les lamelles où l'on a desséché une mince couche de l'exsudat pulmonaire ou des crachats, il n'en est plus de même sur les coupes du poumon hépatisé. Il est très difficile en effet de constater les microcoques avec des capsules sur les coupes.

D'après Friedlander, on y arrive en mettant les coupes pendant vingt-quatre heures dans le mélange qui suit :

Fuchsine	1	gramme.
Eau distillée	100	—
Alcool	5	—
Acide acétique glacial	2	—

Les préparations sont placées dans l'alcool, puis, pendant deux minutes, dans une solution d'acide acétique à 2 p. 100 et ensuite dans l'eau, déshydratées enfin par l'alcool et l'essence de girofle, et montées dans le baume.

On arrive au même résultat en mettant les coupes pendant vingt-quatre heures dans un composé d'eau distillée 100 grammes, de solution alcoolique de violet de gentiane 50 grammes, et d'acide acétique 10 grammes. On les décolore ensuite par un séjour de quelques minutes dans une solution d'acide acétique à 1 p. 100, on les déshydrate par l'alcool et l'essence de girofle et on monte dans le baume.

Bleu de méthylène. — Le bleu de méthylène a été recommandé par Weigert, Ehrlich et par Koch pour la coloration des bactéries. D'après notre expérience personnelle, cette couleur ne donne pas des préparations très précises ni durables. Il est vrai que les bactéries traitées par une solution aqueuse ou alcoolique concentrée de cette substance se colorent vite et que la couleur résiste bien à l'alcool et l'essence de girofle, mais elle est pâle et s'efface bientôt. Koch a employé cette couleur lorsqu'il a découvert les bacilles de la tuberculose. Il a placé les lamelles pendant plusieurs heures dans une solution faible de ce bleu, dans de la potasse à 1 pour 10,000. Les lamelles ont été portées ensuite dans une solution aqueuse concentrée de vésuvine pendant quelques secondes, puis lavées, desséchées et montées dans le baume.

Pour colorer les bacilles de la fièvre typhoïde, de la morve et de la diphthérie, on a recours avec avantage au procédé suivant : on mélange 2 grammes d'une solution aqueuse de bleu de méthylène avec 100 grammes d'une solution de potasse très faible à $\frac{1}{10000}$. Les coupes se colorent vite dans cette solution. On traite ensuite par l'acide acétique faible, l'alcool, l'huile de cèdre et le baume. Cette méthode donne des préparations qui sont bonnes, mais peu persistantes. Les microbes apparaissent nettement quand on les regarde dans l'eau ou l'acétate de potasse après cette coloration (Löffler).

Coloration des zooglœes de la tuberculose de Malassez et Vignal. — C'est aussi par le bleu de méthylène que Malassez et Vignal ont réussi à colorer leurs zooglœes. Ils y arrivent par l'un des deux procédés suivants :

A. On laisse pendant un jour les coupes dans un bain ainsi préparé :

Eau distillée saturée d'huile d'aniline et filtrée.........	9 cent. cub.
Solution concentrée de bleu de méthylène dans l'alcool à 90°..	1 —

On colore ensuite dans le mélange suivant :

Solution aqueuse de carbonate de soude à 2 pour 100..	2 volumes.
Alcool absolu....................................	1 —

Cette opération délicate doit être surveillée en portant les préparations sous le microscope afin de l'arrêter à propos. On laisse ensuite les pièces un certain temps dans l'eau distillée, après quoi on les déshydrate rapidement par l'alcool absolu et l'essence de girofle et on les monte dans le baume.

B. On place les coupes dans le bain suivant :

Solution de carbonate de soude à 2 pour 100.........	10 volumes.
Eau distillée saturée d'huile d'aniline..................	5 —
Alcool absolu........	3 —
Solution de bleu de méthylène faite avec 9 volumes d'eau distillée et 1 volume de solution concentrée de bleu de méthylène dans l'alcool à 90°..................	3 —

Ce mélange bleu clair devient verdâtre et donne un précipité au bout de quelque temps; mais il n'en est pas moins bon, il suffit de le filtrer. Les coupes restent dans ce bain deux ou trois jours. Elles sont ensuite mises dans l'eau distillée, puis dans l'alcool absolu légèrement teinté avec du bleu de méthylène; on les éclaircit avec de l'essence de bergamote ou de térébenthine, et on monte dans le baume ou dans la résine Dammar dissoute dans le chloroforme.

Brun de Bismarck et vésuvine. — Ces couleurs sont bonnes pour teindre le fond de certaines préparations dont les bacilles sont colorés en rouge ou en violet. On arrive facilement aussi à colorer les bacilles du charbon par une solution de brun de Bismarck dans la glycérine. On met dans ce but une goutte de la solution glycérinée sur une lamelle où l'on a fait dessécher du sang charbonneux et on examine immédiatement. Le même procédé suffit pour colorer les bactéries de la fièvre récurrente, qu'il s'agisse de lamelles ou de coupes. Ces préparations peuvent être conservées en remplaçant la glycérine colorée par de la glycérine pure. Elles donnent de moins bons résultats lorsqu'elles sont déshydratées après avoir été colorées.

La coloration des bactéries en brun est surtout utile pour les reproductions photographiques; car ces dernières réussissent mal à représenter les bactéries imprégnées de rouge, de bleu ou de violet. Aussi est-il à regretter que certains bacilles, ceux de la tuberculose, de la morve, etc., se colorent très mal par le brun.

La *purpurine*, le *magdala*, le *vert d'aniline* sont peu employés dans la recherche des bactéries, parce qu'ils donnent une coloration peu intense et peu résistante.

Safranine (Babes, *Arch. f. micr. Anat.* 1883, I). — La safranine se range entre les couleurs d'aniline et l'amidoazobenzol. Pour la recherche des bactéries, la meilleure substance est celle de la fabrique de Bâle.

Pour colorer les bactéries, on emploie une solution aqueuse de safranine, préparée à chaud, mêlée à 5 p. 100 d'huile d'aniline, agitée et filtrée sur un filtre humide.

On laisse pendant une ou plusieurs heures les coupes dans cette solution à froid ou pendant quelques minutes dans la solution à 60°. Après quoi on traite par l'alcool ou par la solution d'iodure de potassium iodé et l'on décolore ainsi tout le tissu à l'exception des bactéries, des figures de multiplication indirecte, de la substance hyaline ou calcaire et de certaines parties des nerfs. On lave alors à l'eau distillée, on passe rapidement les coupes dans l'alcool pur, à l'essence de girofle et on monte dans le baume. Si on laisse le tissu coloré, les bactéries ne s'en distinguent pas moins à une couleur plus brunâtre, tandis que les noyaux sont d'un rouge clair. La safranine permet surtout d'étudier les bactéries rondes, les zooglœes et certains bacilles. Elle est aussi très avantageuse pour la coloration du fond des préparations. Ce procédé permet d'étudier les inflammations et dégénérescences produites par les bactéries. Les parties en dégénérescence hyaline sont en effet de couleur rouge jaunâtre, celles en dégénérescence calcaire de couleur rouge foncé; les figures de multiplication indirecte des noyaux que nous avons décrits les premiers dans les inflammations bactériennes (tuberculose, lèpre, variole) sont aussi très manifestes.

Dahlia. — Cette matière colorante, recommandée par Ehrlich, a été employée surtout par Ribbert pour colorer les micrococci de la pneumonie et leurs capsules. Elle réussit à montrer des bacilles là où avec d'autres couleurs on ne voyait que des microcoques. On emploie une partie de dahlia pour 100 d'eau distillée, 50 parties d'alcool et 12 1/2 d'acide acétique glacial.

Éosine. — L'éosine, couleur acide d'un beau rouge, employée en solution aqueuse ou alcoolique, colore tous les tissus, mais n'a pas d'élection sur les micro-organismes. On l'emploie pour colorer le fond des préparations dont les bactéries sont teintées en bleu ou en violet.

Elle colore bien les masses granuleuses qu'on trouve au milieu des cellules géantes de la tuberculose. Les capsules des bactéries de la pneumonie sont aussi mises en évidence par elle. Mais ce sont surtout les champignons parasitaires de la peau (achorion, favus, microsporon, etc.) qu'on colore bien avec la solution alcoolique d'éosine. La solution alcoolique possède aussi une élection sur les fibres élastiques (Balzer). Les coupes colorées en vue d'étudier les champignons sont examinées dans la potasse à 40 p. 100.

Coccinine. — Cette substance, d'un très beau rouge, a tous les avantages de l'éosine pour teindre le fond des préparations dans lesquelles les bacilles ou microcoques sont colorés en bleu ou en violet. Elle montre mieux les noyaux.

Résumé. — Si nous résumons maintenant les procédés à suivre pour l'examen des bactéries au microscope, nous voyons qu'il faut d'abord les examiner dans l'eau et dans la chambre humide. On les colore ensuite, après demi-dessiccation, par une solution aqueuse faible de violet de méthyl B pendant quelques minutes. Les bactéries ainsi colorées sont examinées immédiatement dans l'eau. Presque toutes se colorent bien par ce procédé.

En même temps que ces examens à l'état frais, on étale une couche très mince du liquide sur des lamelles et on fait sécher à l'air libre ou à la lampe des parcelles de la substance à examiner ; on les colore ensuite. Pour être sûr de colorer toutes les bactéries, on emploie plusieurs méthodes : 1° le procédé de Gram (page 74) ; 2° le procédé de Lœffler (page 80) à l'aide du bleu de méthylène ; 3° la méthode d'Ehrlich (page 76) ; enfin, on laisse pendant 24 heures les coupes dans une solution d'aniline additionnée de fuchsine, on lave à l'eau distillée, on décolore par l'alcool, on laisse sécher et on monte dans le baume (Babes). Les capsules ou godets contenant ces différents bains colorés doivent être placés dans une chambre humide de Koch.

Les mêmes solutions servent pour la coloration des coupes. Nous recommandons aussi pour les coupes le procédé suivant, qui donne d'excellents résultats pour la plupart des bactéries et en particulier celles de la morve, de la fièvre typhoïde, du choléra, etc. On laisse séjourner les coupes pendant 24 heures dans une solution aqueuse faible de fuchsine ; on lave rapidement à l'eau très légèrement acidulée par l'acide acétique ; on les passe dans l'alcool et l'essence de girofle, on les étale sur la lame porte-objet et on les dessèche en les recouvrant de plusieurs couches de papier à filtrer ; enfin on les monte dans le baume (Babes).

La méthode de Gram (voyez page 74), suivie de la coloration à la safranine, est celle qui convient le mieux pour colorer les bactéries de la *septicémie des souris*, les bacilles de l'*œdème malin* et du *charbon*, les bacilles du *rhinosclérome*, les micro-organismes de la diphthérie, les *streptococci* du *phlegmon* et de l'*érysipèle*, les *straphylococci* de la *suppuration*. Pour certains microbes comme ceux du charbon, de l'érysipèle, du phlegmon, etc., il suffit de laisser les coupes pendant une demi-heure ou une heure dans le bain colorant, puis de les passer dans la solution iodée. Pour d'autres, comme le rhinosclérome, il faut au contraire les y placer pendant 24 ou 48 heures. Il est bon de colorer ensuite le fond des lamelles et des coupes avec la safranine ou le picro-carmin.

Le *micrococcus tetragenus* et les diplocoques de la pneumonie seront préparés suivant la méthode de Friedländer pour voir les capsules. La méthode de Ribbert (coloration rapide par une solution concentrée de dahlia et décoloration par l'alcool acidulé) nous a donné de moins bons résultats. Pour la plupart des microbes ronds, on se sert avantageusement de la safranine de Bâle additionnée d'huile d'aniline ou d'une solution aqueuse concentrée de violet de méthyle B dans laquelle les coupes séjournent pendant une heure.

Les bacilles de la tuberculose et de la lèpre seront colorés par la méthode d'Ehrlich et le fond teinté d'une couleur différente de celle qu'on aura fixée sur les bactéries. Dans les productions syphilitiques, les bacilles se colorent par le procédé de Lustgarten (voyez l'article consacré à la syphilis).

Le bleu de méthylène en solution alcaline d'après le procédé de Lœffler s'applique aux préparations de la *septicémie des lapins*, du *choléra des poules*, de la *fièvre à rechutes*, etc. Les préparations doivent rester pendant 24 heures dans le liquide colorant, après quoi on les lave rapidement dans l'eau à peine acidulée et dans l'alcool.

Pour colorer l'actinomycose sur des lamelles où on a fait dessécher le pus ou les grumeaux, on emploie, pour les filaments, la méthode de Gram, et pour les crosses, la safranine dissoute dans l'eau d'aniline, pendant vingt-quatre heures, suivie de l'action de l'iodure de potassium iodé (Babes).

Essences et huiles destinées à éclaircir les préparations. — Si les préparations sont trop colorées, on les laisse plus ou moins longtemps dans l'alcool, puis dans l'essence de girofle. On les reporte encore de l'essence dans l'alcool, puis dans l'essence.

On peut se servir de diverses espèces d'huiles dans le même but.

L'huile d'origanum est avantageuse si les pièces ont été enfermées dans la celloïdine.

Cette huile en effet ne dissout pas la celloïdine, de telle sorte que la coupe reste dans le même état et qu'on peut y voir les parties les plus délicates soutenues par la celloïdine. L'huile d'origanum dissout le superflu de la couleur employée, plus rapidement et plus complètement que l'essence de girofle.

L'essence de girofle est universellement employée pour éclaircir toutes les préparations ; seulement les préparations faiblement colorées ne supportent pas son action dissolvante. On se sert alors avec avantage de l'essence de térébenthine ou de bergamote. Ces deux liquides sont indiqués pour les préparations faiblement colorées à l'aide de la safranine, pour les tissus tuberculeux ou lépreux traités selon le procédé d'Ehrlich et pour les zooglœes de la tuberculose. Pour les objets faiblement colorés, comme par exemple pour les bacilles de la morve, on emploie l'huile de cèdre.

Baume du Canada. — Le baume du Canada, lorsqu'il est dissous dans le chloroforme, pâlit et décolore souvent les préparations dans lesquelles les bactéries ont été teintées par l'aniline. Il convient, dès lors, de se servir du baume pur. On peut encore mêler le baume avec un peu de xylol, qui ne décolore pas l'aniline, et on a ainsi un baume liquide. Nous conseillons l'emploi du baume pur conservé dans des tubes de peintre.

Pour examiner et conserver pendant un certain temps les préparations non déshydratées contenant des bactéries colorées, on fait passer entre la lame et la lamelle de verre une goutte d'acétate de potasse concentrée. Si l'on tentait de les conserver dans la glycérine, cette substance dissoudrait très rapidement et complètement toutes les couleurs d'aniline fixées sur les microbes, qui deviendraient alors invisibles.

Mensuration, dessin et photographie des bactéries. — Pour mesurer les bactéries, on dessine d'abord avec la chambre claire un micro-millimètre objectif mis sur la platine du microscope. On mesure la grandeur de chaque division ; on règle le microscope en montant ou en descendant le tube jusqu'à l'échelle qu'on veut avoir et qui représente un grossissement déterminé. On sait alors à quel grossissement on dessine les objets. Si on veut les mesurer, il suffit de mesurer les objets dessinés à la chambre claire et de reporter leurs diamètres à l'échelle connue.

Pour reproduire des dessins de bactéries, il faut se servir d'une chambre claire. La chambre claire de Nachet donne avec les objectifs à immersion homogène de très bonnes images, moins claires assurément qu'avec de faibles grossissements, mais très suffisantes pour suivre les contours des objets à dessiner. Avec l'habitude du microscope et du dessin, on arrive à faire de très bons dessins de bactéries. Mais quand elles sont petites, il est difficile d'en donner les détails d'une façon tout à fait correcte et précise.

Le dessin peut être aussi bon que la photographie pourvu qu'il soit fait par un habile dessinateur qui soit en même temps micrographe. Il serait exagéré de nier la possibilité de reproduire les micro-organismes autrement que par la photographie. On peut ainsi colorer les objets, reproduire les tissus qui entourent les bactéries avec les couleurs qu'ils présentent. La photographie est assurément le mode le meilleur et le plus fidèle de reproduction des bactéries, et de leurs dimensions. En reproduisant par exemple par la photographie les divisions du micro-millimètre objectif, il suffit de comparer ces dernières avec les bactéries obtenues avec le même appareil et le même grossissement, pour connaître exactement leur diamètre.

Par la photographie, on peut obtenir des images qu'on ne voit pas à l'œil nu parce que la plaque photographique est plus sensible que l'œil humain, ce qui permet de donner aux lecteurs la certitude de la réalité des objets.

Cependant, sans vouloir en diminuer les grands avantages dans l'étude des bactéries, on doit néanmoins en signaler les difficultés et les imperfections. En effet on ne peut pas bien photographier les préparations montées dans le baume du Canada ; on est obligé de les conserver dans l'eau, la glycérine ou l'acétate de potasse si elles ont été colorées par le brun de Bismark, le violet de méthyl et la fuchsine. La photographie est difficile, exige un très bon appareil, de l'habileté, beaucoup de temps. Avec les forts grossissements, la lumière n'est pas toujours suffisante pour fournir de bonnes images. La limite des objets devient parfois peu précise. On a toujours un très petit champ visuel; on ne réussit pas ou l'on réussit très difficilement à reproduire à la fois les bactéries et les tissus, de telle sorte que les uns ou les autres y perdent. On ne peut pas non plus reproduire toutes les bactéries qui se trouvent dans le champ visuel. Bien que quelques espèces très ténues et difficiles à colorer échappent à ce moyen de reproduction, Koch a donné (1) d'excellentes images photographiques de la plupart des bactéries pathogènes; cependant Koch, qui a publié tant de photographies dans le premier volume des *Mélanges de l'Office impérial de santé*, n'en a donné aucune dans le second.

Pour photographier les bactéries, Koch emploie un appareil de Fritsch qui diffère des autres en ce que la chambre obscure, le microscope et l'appareil d'éclairage sont horizontaux et mobiles isolément. Comme le tout doit être très exactement centré, on peut en mouvoir les différentes parties. Pour obtenir ce résultat, Koch a modifié l'appareil en faisant arriver la lumière du soleil par un héliostat qui fait pénétrer les rayons dans une chambre noire.

Les manipulations sont les mêmes que pour les autres photographies. Aussi l'opérateur doit-il bien connaître la photographie en général et tout particulièrement les procédés spéciaux de la photographie microscopique qui sont exposés dans le traité de Gerlach (2).

Nous ne pouvons entrer ici dans les détails techniques de la photographie qui ne rentrent qu'accessoirement dans notre sujet. La pratique est du reste, là plus qu'ailleurs, la meilleure école. Les glaces sensibles sèches ne sont pas suffisantes. Il est nécessaire de se servir de glaces très sensibles au collodion humide. Tous les objectifs à immersion peuvent être employés. Koch s'est servi de l'objectif de Seibert et Krafft à immersion dans l'eau qui donne un grossissement de 500 à 700. Pour les copies il se sert d'un papier sensible à la lumière qui est très facile à manipuler. Mais le positif sur le papier ne vaut jamais l'impression sur le charbon.

(1) *Beitrage zur Biologie der Pflanzen*, 2e vol., 3e livraison, p. 399, 1877, et *Mittheilungen aus der kais. Gesundheitsamte*, t. I.

(1) Donné (*Cours de microscopie*, avec atlas dessiné par Foucault, 1846, in-fo) a employé la photographie pour le dessin de ses figures. De très belles photographies ont été obtenues par Woodwart aux États-Unis et reproduites dans l'*Histoire médicale de la guerre de sécession*. Luys a employé la photographie pour son atlas du système nerveux. Gerlach (*De la photographie comme auxiliaire des recherches microscopiques*, Leipzig, 1863) a consacré un livre à son étude. Voir aussi Robin, *Du microscope*, 2e édition, 1877, p. 432 ; Reichardt et Stürenberg, *Traité de photographie microscopique*, Leipzig, 1868, Bencke, Brunswig, 1868 ; et Vogel, *Manuel de photographie*, Berlin, 1874.

CHAPITRE IV

MÉTHODES DE CULTURE DES BACTÉRIES.

Si l'on veut étudier *de visu* les phénomènes de la vie et du développement de certains microbes, il suffit parfois de mettre une petite goutte d'un liquide de culture ou d'un liquide pathologique, recueillie avec toutes les précautions désirables, entre la lamelle et la lame porte-objet, et de l'examiner au microscope. Il est nécessaire d'observer durant un certain temps sur un porte-objet chauffé ou sur la platine chauffante. L'un de nous a construit un appareil très simple pour obtenir une température constante sous le microscope. Il consiste en un porte-objet en cuivre assez volumineux, à double paroi, portant un trou central suffisant pour y mettre une lame de verre recouvert d'une lamelle. Il communique par deux tubes en caoutchouc avec le thermostat employé pour les cultures. On apprécie très bien ainsi les mouvements des micro-organismes. Si l'on a affaire à une bactérie qui se développe rapidement, on pourra constater sa reproduction par scission et les divers stades de son développement. S'il s'agit des bactéries du charbon par exemple, on verra, en examinant le bord de la préparation, c'est-à-dire la portion la mieux oxygénée, comment les bactéries s'allongent pour former des filaments.

Il est préférable de placer une gouttelette du liquide à analyser, avec un peu de substance nutritive stérilisée, sur une lamelle mince et de la déposer à la surface d'une lame porte-objet excavée, creusée en cupule à sa partie centrale.

On borde alors la lamelle avec de l'huile d'amande fraîche ou de la vaseline, ce qui constitue une chambre humide.

Pour l'examen dans la chambre humide, on place une parcelle de la substance à examiner sur une lamelle mince, bien lavée et stérilisée sur la flamme, dans une goutte de bouillon de viande stérilisé et neutralisé. On renverse ensuite la lamelle sur une lame de verre porte-objet assez profondément excavée et dont l'excavation est entourée d'avance d'une couche épaisse de vaseline. La chambre humide ainsi constituée est la plus simple et la meilleure. On examine au microscope avec un objectif $\frac{1}{12}$ de Zeiss à immersion dans l'huile et avec le condensateur Abbé muni d'un diaphragme à petite ouverture.

On peut employer aussi la chambre humide de Ranvier, danslaqulle le verre porte-objet offre à son centre un plateau circulaire entouré d'une rainure profonde. La gouttelette à examiner étant placée au milieu et recouverte de la lamelle, on borde le pourtour de la lamelle avec de la paraffine ou de la vaseline. La rainure renferme de l'air et un peu de liquide.

Ces chambres humides simples sont portées sur la platine chauffante. Nous avons construit une chambre humide analogue qu'on peut stériliser, qui communique à la fois avec l'air ambiant par un conduit et avec un réservoir d'eau distillée pour empêcher l'évaporation du liquide. Avec cette chambre humide, on peut suivre pendant plusieurs jours le développement des microbes, ou la placer dans une étuve pendant plus longtemps.

On peut aussi employer la chambre claire de Kühne, qui consiste en un tube de verre dilaté en ballon à paroi très mince à son milieu. Ce ballon est lui-même aplati de telle sorte que les parois opposées arrivent presque à se toucher et qu'on peut le placer sur la platine du microscope, sous la lentille objective. La paroi aplatie du ballon n'est pas plus épaisse qu'une lamelle de verre mince à recouvrir. L'appareil étant stérilisé, on aspire le liquide à examiner par une des extrémités du tube. Ce petit ballon aplati pourra être placé sur un porte-objet chauffé.

L'examen microscopique direct des microbes en voie de développement se fait aussi très facilement sur des lames de verre ou sur des cristallisoirs couverts d'une substance nutritive gélatinisée telle que le sérum gélatinisé, la gélatine peptone, l'agar agar, qu'on inocule avec les cultures ou virus contenant des bactéries. L'examen au microscope est utile pour étudier avec de faibles grossissements la forme et l'apparence que présentent les colonies de microbes dans leur groupement et leur accroissement.

Les procédés qui précèdent s'appliquent surtout à l'étude de très petites parcelles de liquides contenant des micro-organismes dont on veut étudier le développement. Mais pour faire des cultures de ces microbes en plus grandes masses, on doit employer d'autres appareils et des substances nutritives stérilisées.

La façon la plus simple de faire ces cultures consiste à mettre un peu de la substance à examiner dans des vases stérilisés contenant des milieux nutritifs stériles.

Pour introduire le liquide qu'on suppose renfermer des microbes, on se sert d'un fil de platine chauffé au rouge, puis refroidi ; on y trempe son extrémité et on l'introduit dans le bouillon liquide ou la substance gélatinisée appropriés à la culture, en se tenant dans l'atmosphère de la flamme d'une lampe à alcool. Puis on ferme le vase contenant la substance nutrive avec un tampon de ouate.

Méthodes de culture de Pasteur (1). — Pasteur a fait le premier des cultures en employant des procédés à l'abri de toute cause d'erreur. Nous donnons d'abord ses procédés qu'on peut trouver dans ses diverses publications et dans celles de Duclaux, où nous avons emprunté la plupart de ces renseignements. Pasteur employa d'abord comme bouillons de culture des liquides variés, soit des liquides nutritifs artificiels, soit des infusions de viandes. En voici quelques exemples.

L'eau de levure est préparée avec de la levure fraîche de brasserie qu'on laisse en suspension dans l'eau, puis qu'on passe à travers un tamis de soie. On décante ensuite, on abandonne le liquide à lui-même pendant 24 heures, pendant lesquelles la levure se dépose. On décante le liquide trouble qui surnage. On délaye le reste dans un volume d'eau suffisant pour qu'il y ait 50 à 100 grammes de levure par litre. Le liquide ainsi obtenu est filtré; il sort limpide du filtre, et s'il est louche, on ajoute un peu d'acide phosphorique qu'on sature ensuite avec de l'eau de chaux.

L'infusion de foin se fait en coupant le foin en paillettes et en le mettant dans l'eau bouillante pendant quelques minutes. On filtre ensuite. La liqueur est limpide et acide.

L'urine employée pour les cultures sera bouillie, puis neutralisée si elle est devenue alcaline, puis filtrée à chaud.

Les bouillons de viande se préparent avec de la viande de bœuf, de veau, de poule, etc., hachée, mise dans l'eau et portée lentement à l'ébullition. On verse sur un filtre mouillé. Si la matière grasse passe dans le filtre, on siphonne le bouillon après l'avoir laissé se refroidir. Le bouillon est un peu acide et doit être très limpide.

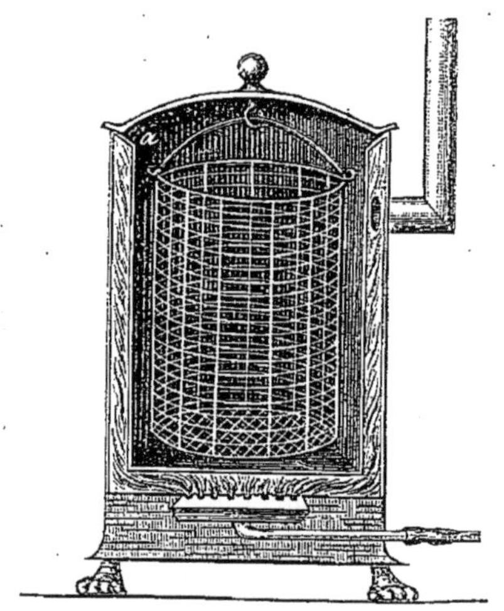

Fig. 6. — Coupe du chauffoir employé pour flamber et stériliser les instruments et la verrerie.

Les vases dans lesquels on recueille ces divers liquides sont tous flambés dans un fourneau à gaz en tôle du modèle ci-contre (fig. 5), dont la double boîte est chauffée directement par la flamme du gaz et qui contient un panier en fil de fer où l'on met les tubes, les flacons, ballons, matras et d'une façon générale tous les instruments à stériliser. La température de la caisse sera élevée

(1) Les méthodes de culture de Pasteur sont exposées dans les livres que nous avons déjà cités sur le vin, la bière, etc. — Voyez encore Duclaux, *Ferments et maladies*, Paris, 1882, et *Encyclopédie chimique* de Frémy, t. IX, 1883.

à 150° ou 250°, ce qu'un thermomètre permettra d'apprécier, et tous les germes provenant de l'air seront certainement détruits dans les vases et sur les instruments placés dans l'appareil.

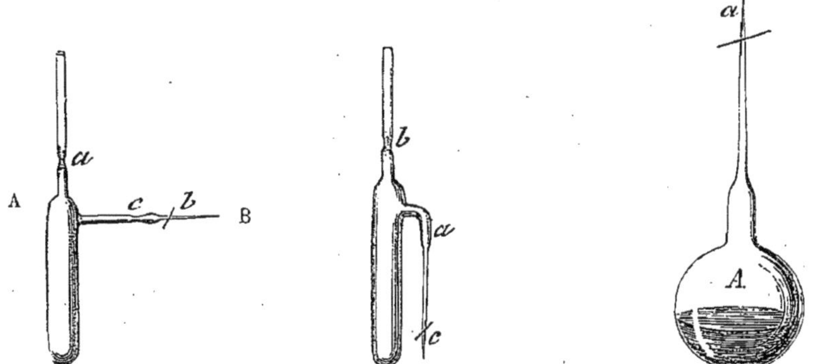

Fig. 7. — A, tube à effilure horizontale. B, tube à effilure recourbée. *a*, *b*, col ; *c*, effilure (figure empruntée à Duclaux).

Fig. 8. — Ballon à effilure supérieure.

Pour enfermer les bouillons dans des vases stérilisés, on aura d'abord flambé dans le fourneau à gaz les tubes et les ballons.

Les tubes présentent sur un de leurs côtés une effilure horizontale ou

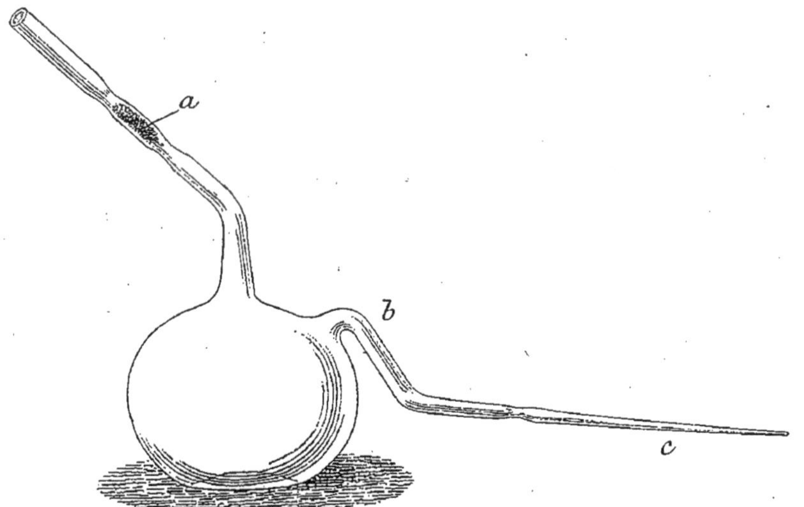

Fig. 9. — Ballon à effilure latérale et à col bouché à la ouate.

a, col du ballon bouché par de la ouate ; *b*, effilure latérale.

courbée en bas (B, *a*, fig. 7) dont l'extrémité est terminée en pointe et fermée à la lampe. Leur col ouvert est bouché par de la ouate.

Les ballons présentent tantôt un col allongé et un corps sphérique ou à base un peu aplatie ; tantôt ils portent à la partie supérieure une effilure plus ou moins longue (fig. 8), ou une effilure latérale, sinueuse à concavité inférieure (fig. 9). Le col des ballons est dans ce dernier cas bouché à la ouate (*a*, fig. 9). Pendant le flambage, les micro-organismes qui peuvent exister à la face interne des tubes et ballons sont détruits; l'air qu'ils contiennent est raréfié; la ouate se roussit et lorsqu'ils se refroidissent dans le fourneau même, l'air chauffé, calciné pour ainsi dire, rentre dans les flacons en passant sur la ouate. Il est tout à fait pur de germes.

Pour remplir un tube à effilure avec du bouillon pendant que la solution nutritive bout à l'air libre dans une capsule de porcelaine, on passe rapidement l'effilure dans la flamme d'une lampe à alcool, on casse son extrémité sans choc, après y avoir tracé un trait à la lime, on repasse de nouveau la section dans la flamme, et on introduit l'effilure ainsi ouverte dans l'infusion en ébullition. On aspire doucement par le col du tube; le liquide monte dans l'effilure, puis redescend lentement dans le tube. Lorsqu'il est suffisamment rempli, on chasse la goutte du liquide qui reste à l'extrémité de l'effilure et on la ferme à la lampe.

On agit exactement de la même façon pour remplir un ballon portant une effilure à son corps.

Pour conserver une assez grande quantité de bouillon préparé, on peut employer des ballons stérilisés sans effilure qu'on remplit du bouillon filtré. Ces ballons, dont on ferme le col à la lampe d'émailleur, sont chauffés dans un bain de chlorure de calcium à la température de 115°. Le meilleur appareil pour chauffer ces ballons consiste dans l'autoclave fabriqué par Wisnegg et qui représente une grande marmite de Papin fermée hermétiquement et bien boulonnée, qui se chauffe au gaz par sa partie inférieure et qui est munie d'un manomètre. Il est facile de porter ainsi la température à 130° en vase clos.

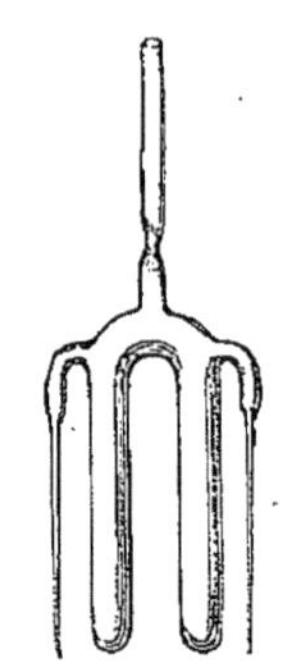
Fig. 10. — Tube à double réservoir et à double effilure. Le col du tube est fermé à l'ouate.

Si l'on veut avoir une série de tubes Pasteur remplis de bouillon, on se sert des tubes stérilisés à double réservoir de la figure 9, qui présentent deux effilures latérales dont l'extrémité inférieure est fermée à la lampe, et dont le goulot est rempli d'ouate. Ces tubes sont à cheval sur le montant d'une planchette.

On casse le col d'un ballon fermé rempli de l'infusion en ayant soin de tracer d'abord un trait à la lime, on suit ce trait avec un morceau de charbon enflammé de façon à obtenir une cassure circulaire. On prend successivement chacun des tubes, on casse leur extrémité, on la flambe, on l'introduit dans le ballon et on aspire la liqueur; on replace chacun de ces tubes à cheval sur la planchette (fig. 11). Quand ils sont tous remplis, on les ferme à la lampe.

Au lieu de tubes, on emploie communément les matras de Pasteur qui ont représentés dans la figure 12. Ils consistent en un petit ballon à fond plat fermé par un bouchon à recouvrement à l'émeri, qui se termine par un tube en verre obstrué par de la ouate. Ces matras ont été flambés au

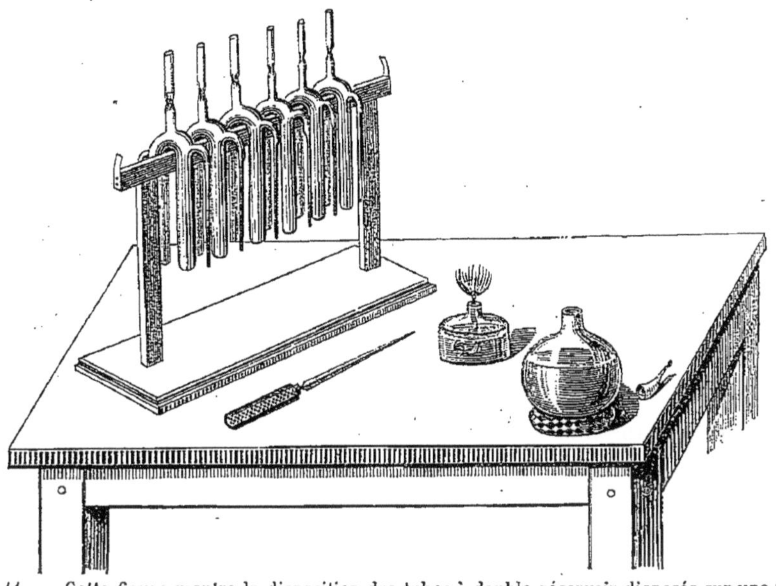

Fig. 11. — Cette figure montre la disposition des tubes à double réservoir disposés sur une planchette pour l'opération qui consiste à les remplir d'un bouillon conservé dans le ballon placé à droite de la table (d'après Duclaux).

préalable. Quand on veut remplir une série de ces vases, on prend un des grands ballons scellés à la lampe dont on coupe le col ; on remplit une pipette à gros ventre (fig. 5) avec le liquide qu'il contient. Cette pipette a été au préalable stérilisée pendant qu'elle était fermée à son extrémité et remplie d'ouate à son col. Puis on porte son contenu successivement dans plusieurs matras en soufflant par le col pour faire couler le liquide par l'extrémité inférieure. Les grands ballons à effilure latérale représentés dans la figure 8 sont plus commodes. En effet on les remplit directement avec le liquide du bouillon pendant son ébullition, puis on ferme à la lampe l'effilure et on les chauffe dans la marmite de Papin à 115 ou à 130°. Après cela on les conserve jusqu'au moment où l'on veut remplir les matras Pasteur. Il suffit de casser l'extrémité de l'effilure et de souffler par le col du ballon pour faire passer le liquide qu'il contient dans les matras. L'opération finie, si le ballon renferme encore du liquide, on ferme l'effilure à la lampe et on conserve le ballon et son contenu jusqu'à ce qu'on en ait besoin de nouveau.

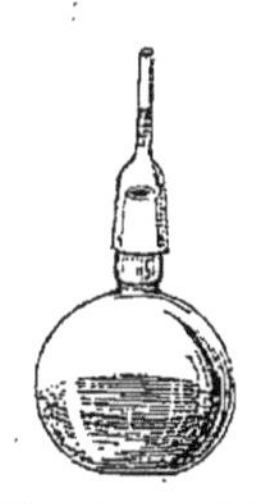

Fig. 12. — Matras Pasteur.

Les tubes et les petits matras étant remplis, il faut encore s'assurer que le liquide qu'ils contiennent est bien stérilisé. Il convient alors de les laisser pendant plusieurs jours à 35° dans la grande étuve en bois à double paroi fabriquée par Wisnegg sur les indications de Pasteur ou dans une étuve d'Arsonval. Nous donnons plus loin la description de ces appareils.

Méthodes plus récentes. — Depuis les premiers travaux de Pasteur, un grand nombre de botanistes, de physiologistes et de pathologistes ont apporté leur contingent à la technique des cultures, de telle sorte que les procédés ont été modifiés, simplifiés et perfectionnés.

Tels sont les procédés de culture sur des substances gélatinisées, sur les pommes de terre, etc., imaginés par Brefeld, Grawitz, Koch; tel est l'emploi des lames de verre, sur lesquelles on étend les substances gélatinisées qu'on ensemence de bactéries; des cristallisoirs et des cloches de verre où l'on enferme ces lames pour obtenir des cultures.

Dans ces méthodes, il faut toujours commencer par bien laver d'abord, puis stériliser tous les instruments, verres, cristallisoirs, cloches, lames de verre, couteaux, etc., en les portant pendant une demi-heure à la température de 150° dans l'air sec. Les instruments, les couteaux, aiguilles, pinces, etc., sont enfermés dans une boîte de fer à claire voie, dont le fond est couvert d'une feuille d'amiante, dont le couvercle est surmonté d'une poignée. Cette boîte est placée dans la corbeille du fourneau à gaz de la figure 6 (p. 89), avec la verrerie.

Pour stériliser avec la vapeur d'eau, on emploie un poêle cylindrique (fig. 16) entouré de feutre, dont le quart inférieur est rempli d'eau. Au-dessus du niveau du liquide se trouve une grille sur laquelle on place un panier grillagé contenant les tubes et flacons remplis de la substance gélatinisée ou des pommes de terre qu'on veut stériliser. L'eau est chauffée par un bec à gaz. Le poêle est fermé à sa partie supérieure par un couvercle qui laisse passer un thermomètre. Le thermomètre doit marquer 100° au moment où on introduit les substances.

Bouillons et substances gélatinisés employés pour les cultures. — Nous avons étudié déjà les conditions variées de l'existence des bactéries; les unes, aérobies ou aérophiles, vivent uniquement dans les milieux aérés pourvus d'une quantité plus ou moins grande d'oxygène; les autres, anaérobies, comme certains ferments, se développent de préférence dans les milieux dépourvus d'oxygène. Certaines n'ont besoin que d'aliments hydro-carbonés, tandis que la nutrition de la plupart nécessite des aliments azotés. Un petit nombre d'entre elles fructifient dans un liquide acidifié, tandis que presque toutes ont besoin d'un milieu neutre ou alcalin. Ces diverses conditions de vie doivent être satisfaites dans les cultures artificielles.

Nous avons déjà indiqué le mode de préparation des infusions et bouillons employés par Pasteur et qu'on rend neutres ou alcalins en ajoutant des sels basiques.

Cohn s'est servi d'un liquide dans lequel, pour 20 grammes d'eau distillée, il mettait $0^{gr},1$ de phosphate de potasse, $0^{gr},1$ de sulfate de magnésie, $0^{gr},1$ de phosphate de chaux tribasique et $0^{gr},2$ d'acide tartrique.

Nægeli recommande divers liquides, et en particulier celui-ci : eau 100 grammes, albumine soluble 1 gramme, phosphate de potasse $0^{gr},2$, sulfate de magnésium $0^{gr},04$, et chlorate de chaux $0^{gr},02$. Souvent on emploie des solutions albumineuses contenant une quantité déterminée de sucre, d'amidon, d'acides gras, etc.

Lorsque ces différents liquides ont reçu des particules contenant des bactéries, celles-ci se développent sous forme de nuages, de flocons, de sédiments au fond du liquide et de pellicules à sa surface. Mais les différentes espèces de bactéries qui y pullulent se mêlent les unes aux autres, et il est difficile de les séparer pour obtenir isolément des cultures pures d'une espèce déterminée. On y arrive mieux en employant des substances nutritives semi-solides ou solides, car le fragment contenant des bactéries, inoculé sur ces substances, donne lieu à des fructifications qui restent à leur surface au point touché, ou qui pénètrent dans la profondeur en présentant une forme souvent caractéristique.

Aussi ce fut un véritable progrès que la culture sur les substances nutritives solides. Depuis longtemps on s'était servi des œufs, des tranches de pommes de terre et de carottes; mais ce sont surtout la gélatine employée par Brefeld et Klebs, l'agar agar mêlés avec des peptones, le sérum de sang de bœuf gélatinisé préparé par Tyndall et Koch (1), qui sont le plus utiles, car leur transparence permet d'apprécier la couleur et la forme des cultures dans leur profondeur comme à leur surface. Ces différentes préparations ont été employées avec le plus grand succès par Koch, qui a perfectionné et généralisé la méthode de culture sur les milieux solides. Il a employé le premier les cultures transparentes et solidifiées pour isoler les différents germes.

Pour préparer les pommes de terre en vue des cultures, on les choisit assez grosses et à surface bien lisse. On les nettoie d'abord avec une brosse, on enlève avec un couteau les bourgeons et les parties altérées; on les place ensuite pendant une heure dans une solution de sublimé

(1) *Mittheilungen d. k. Gesundheistamte*, t. I et t. II. — *Deut. Med. Wochenschrift*, 1884, nº 32. — *Allgemeine Zeitung v. München Beilage*, 8 novembre 1884.

à 5 p. 1000, et enfin on les fait cuire pendant une demi-heure dans une étuve à vapeur. Pour s'en servir, on prend une pomme de terre entre le pouce et l'index de la main gauche qu'on a préalablement lavée au sublimé. On la coupe en deux avec un couteau chauffé au rouge, puis refroidi. On laisse tomber les deux morceaux dans une chambre humide composée d'un grand cristallisoir recouvert d'une cloche. Cette chambre humide a été stérilisée antérieurement. On coupe de même une seconde pomme de terre, de telle sorte qu'on a, au fond du cristallisoir, quatre morceaux que nous désignerons par les chiffres I, II, III, IV. Cela fait, on prend avec un couteau stérilisé un peu de la substance qu'on suppose renfermer des bactéries; on l'étale avec un couteau à la surface de section du tronçon I; on prend avec un autre couteau stérilisé une petite particule de la substance déjà étalée sur la pomme de terre I, et on l'étend sur toute la surface de section de la pomme de terre II. On répète la même opération pour les deux derniers tronçons, si bien que la pomme de terre IV contient très peu de germes.

Beaucoup de bactéries croissent très bien sur les pommes de terre et sur les carottes qu'on prépare de la même façon.

Pour se servir des œufs, on les fait durcir, on enlève la coquille, on les lave au sublimé, on les met de nouveau à l'étuve et on les coupe en deux comme les pommes de terre.

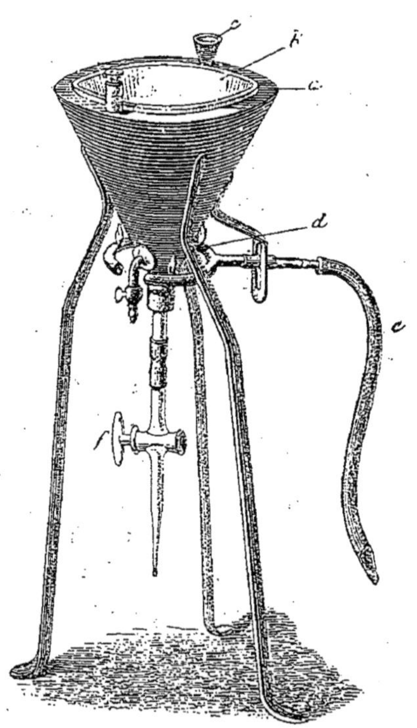

Fig. 13. — Filtre pour la gélatine peptone fabriqué par Wisnegg.

Pour préparer la gélatine peptonifiée, on mêle 500 grammes de viande dépouillée de graisse et hachée à 1 litre d'eau distillée. On laisse reposer ce mélange pendant 24 heures en entourant de glace le vase qui le contient. On le passe ensuite dans un linge propre. On obtient de la sorte environ un litre de liquide. Si l'on obtient moins d'un litre, on ajoute de l'eau distillée de façon à compléter un litre. On additionne le liquide de 10 grammes de peptone sèche et de 5 grammes de sel de cuisine; on chauffe jusqu'à l'ébullition, on filtre et on ajoute 100 grammes de gélatine pure et tout à fait incolore. On chauffe ensuite jusqu'à la dissolution de la gélatine; on neutralise le mélange avec le carbonate de soude jusqu'à ce que le papier de tournesol rouge devienne un peu blêuâtre et que le papier de tournesol bleu ne change pas de couleur; on chauffe encore au bain-marie, dans l'eau bouillante, pendant une demi-heure; on s'assure de nouveau de la réaction légèrement alcaline du liquide, et on filtre enfin dans du papier joseph et un filtre en verre placé dans le chauffoir métallique à double paroi rempli d'eau chaude (fig. 13). La gélatine est versée directement dans les tubes stérilisés.

La stérilisation des tubes se fait de la manière suivante : on lave les tubes à la solution de sublimé et ensuite à l'eau stérilisée, on les bouche avec de la ouate, puis on les prend par l'extrémité supérieure et on chauffe fortement le fond sur une flamme d'alcool. On les laisse refroidir, puis on enfonce un peu la ouate et on chauffe leur extrémité supérieure en les tenant par leur fond, jusqu'à ce que la ouate devienne un peu rousse.

Si l'on possède les appareils perfectionnés de nos laboratoires, on lave les tubes à l'eau bouillante, on les bouche à la ouate et on les met pendant une demi-heure dans l'un des appareils représentés figure 6 ou 15, à 150°.

On verse dans chaque tube 10 grammes de gélatine. Avec la quantité de gélatine fabriquée d'après la formule précédente, on doit avoir environ quatre-vingt-dix à quatre-vingt-quinze tubes. Après avoir rempli les tubes, on les bouche de nouveau à la ouate et on les stérilise en les plaçant pendant dix minutes dans une étuve à vapeur chauffée d'abord à 100° et maintenue à cette même température. On les y met de nouveau, pendant le même laps de temps, les deux ou trois jours suivants. Cette gélatine peptonifiée contient 10 p. 100 de gélatine, 1 p. 100 de peptone sèche et 5 p. 1000 de sel de cuisine.

Nous avons employé aussi pour les cultures sur la gélatine les matras de Pasteur; mais ces derniers sont avantageusement modifiés en leur donnant la forme des ballons d'Erlenmeyer, de façon à ce que l'on puisse atteindre toutes les parties du fond du matras avec le fil de platine, soit pour faire les ensemencements, soit pour prendre les cultures qui s'y développent.

Lorsque la gélatine est employée à des cultures, on ne doit pas dépasser la température de 20 à 22°, car elle se liquéfie à une température plus élevée, et on perdrait le bénéfice d'une culture sur une substance solide.

Au lieu de gélatine, on peut employer l'agar agar, dont le grand avantage consiste en ce qu'on peut chauffer la substance gélatinisée par l'agar agar jusqu'à la température de 40° sans qu'elle se liquéfie. L'agar agar peptonisée donne un milieu moins transparent que la gélatine, mais en en mettant une petite quantité, elle est suffisamment transparente. On peut aussi mêler avantageusement l'agar agar avec la gélatine.

La préparation de l'agar-agar s'effectue de la même façon que la gélatine; seulement on ajoute au suc de viande 0,5 à 1 p. 100 d'agar-agar pulvérisé et 2 p. 100 de gélatine. Pour filtrer, on emploie avantageusement un linge de flanelle sur lequel on fait passer plusieurs fois le liquide. La filtration se fait surtout rapidement dans le vide, et donne un liquide bien clair. Il est bon de laisser gélatiniser obliquement l'agar-agar afin de pouvoir faire l'ensemencement à la fois par une piqûre et par une strie. Les cultures sont ainsi très démonstratives.

Le meilleur milieu de culture pour les bactéries pathogènes est le sérum du sang du bœuf, du mouton et du cheval. Voici le moyen d'obtenir le sérum gélatinisé. On saigne un animal en introduisant dans la veine jugulaire un trocart stérilisé qui communique avec l'effilure latérale d'un ballon dont le col est bouché à la ouate, et qui est également stérilisé (voyez fig. 9). On ferme ensuite l'effilure à la lampe. Il est bon de se servir, pour recueillir le sang, de petits ballons de la contenance de

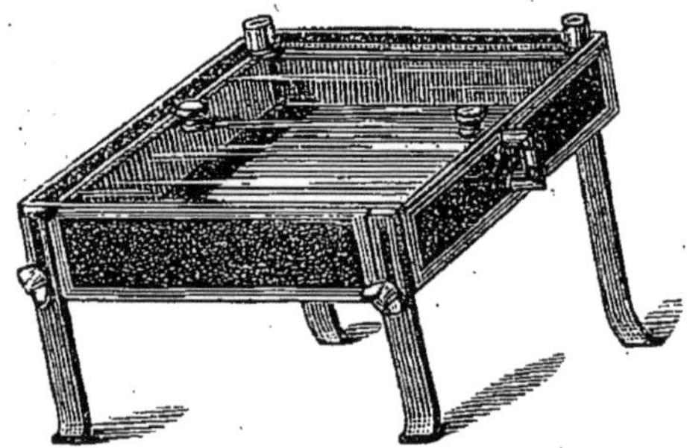

Fig. 14. — Appareil imaginé par Koch pour maintenir inclinées les éprouvettes contenant du sérum pendant la gélatinisation. Cette figure et les figures suivantes sont empruntées au catalogue du Dr R. Muencke, fabricant des ustensiles spéciaux nécessaires à la culture des bactéries, à Berlin.

300 centimètres cubes. Ce procédé pour recueillir le sang est celui que Pasteur a mis en usage pour démontrer la pureté de ce liquide. Nocart s'en est servi pour fabriquer le sérum gélatinisé. On laisse les ballons au repos pendant un ou deux jours; le caillot se rétracte ; au-dessus de lui il existe une couche de sérum limpide, représentant jusqu'à 200 grammes de liquide, qu'on verse dans des éprouvettes par l'effilure latérale en soufflant par le col du ballon. Les éprouvettes bouchées à la ouate sont portées deux ou trois jours successivement à la température de 65° à 68° pendant une heure. Puis on gélatinise leur contenu en les mettant dans un petit appareil inventé par Koch et qui consiste dans une boite carrée de fer-blanc à double fond rempli d'eau chauffée, couverte d'une lame de verre (fig. 14). Les éprouvettes y sont très inclinées, de telle sorte que la surface du sérum soit aussi grande que possible. On chauffe à 70° jusqu'à ce qu'il soit gélatinisé sans être troublé.

Ce procédé de gélatinisation doit durer de une à deux heures. Le liquide est plus transparent si l'opération se fait lentement.

Nous nous sommes convaincus que si l'on prend le sang d'un animal sain avec toutes les précautions voulues, il ne se développe jamais de germes dans les ballons et les éprouvettes. Il faut néanmoins laisser séjourner pendant plusieurs jours ces dernières, après qu'elles ont été remplies, dans une étuve à 36°, afin de s'assurer de la pureté de la substance.

Voici le procédé de Koch, qui est plus compliqué :

Pour *recueillir le sang*, il se sert de vases cylindriques de 20 centimètres de

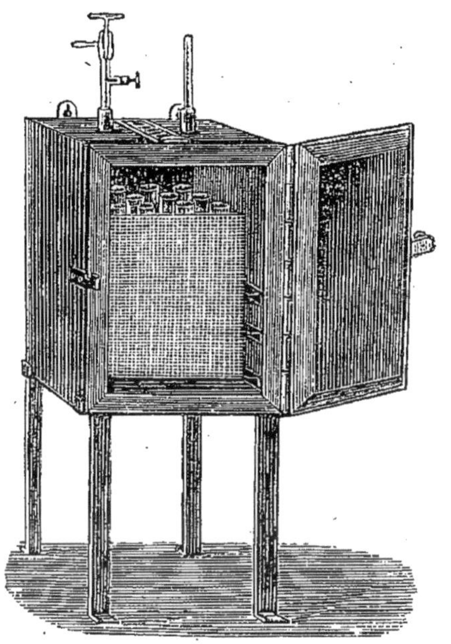

Fig. 15. — Appareil de Koch pour stériliser les éprouvettes.

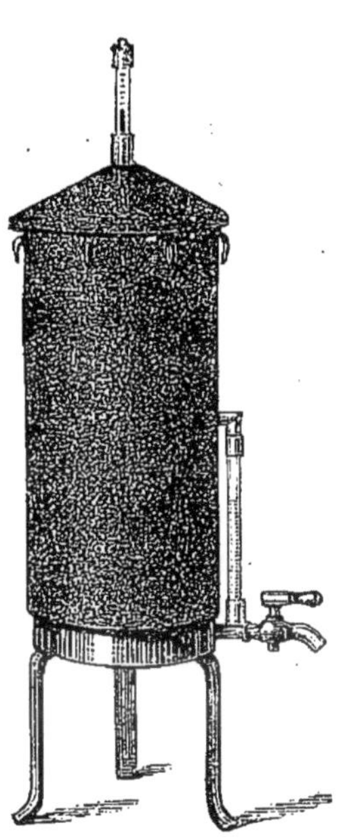

Fig. 16. — Appareil à vapeur de Koch.

hauteur sur 8 à 10 cent. de diamètre et fermés par des bouchons de verre. Ce vases, après le lavage, sont rincés avec une solution de sublimé à 1 p. 100 puis à l'alcool et enfin à l'éther; ce dernier liquide est évaporé à l'étuve. On y recueille le sang au moment où il jaillit de la veine d'un animal. La saignée est faite avec un couteau stérilisé ; la peau de l'animal a été lavée avec une solution au sublimé et on ne recueille pas le premier jet, qui peut contenir des poils et des impuretés. On remplit le vase jusque auprès du bord, on le bouche et on le place aussi vite que possible sur la glace, où il restera 24 à 30 heures pour permettre la formation d'un caillot solide.

Pour que la *séparation du sérum et du caillot* se fasse bien, il est nécessaire de laisser pendant tout ce temps le vase immobile près du lieu où on a recueilli le sang. Si on le transportait un peu plus loin, le sérum perdrait sa transparence. Le sérum sera pris avec une pipette et versé dans des éprouvettes préalablement stérilisées qu'on remplira au tiers, et qui seront bouchées avec de la ouate.

La *stérilisation du sérum* repose sur ce fait (Tyndall), que les bactéries sont tuées à une température relativement basse, au-dessous de la température de coagulation de l'albumine, tandis que leurs spores résistent. Un premier chauffage tue les bactéries vivantes, mais leurs spores germent le second jour, le troisième, ou les jours suivants; le chauffage répété une fois tous les jours tuera les bactéries à mesure qu'elles se développent. C'est là le chauffage discontinu. Pour cette opération, on place les éprouvettes dans une étuve cylindrique à double paroi renfermant de l'eau chaude (fig. 15). La température intérieure de l'étuve sera maintenue à 58°, et l'opération sera répétée tous les jours pendant une heure pendant cinq à six jours consécutifs. Cette opération peut s'effectuer au bain-marie. On voit souvent se former sur le sérum stérilisé une pellicule de cholestérine qu'il ne faut pas prendre pour un développement de microbes.

On peut employer le sérum ainsi liquide et stérilisé. Mais le plus souvent il est préférable de le solidifier.

En agissant exactement d'après cette méthode et surtout en recueillant le sérum assez vite et avec soin, il ne se développe presque jamais de bactéries et l'on peut procéder à la gélinatisation sans attendre la stérilisation pendant huit jours.

Il est probable que le caillot qui se sépare du sérum retient les bactéries qui auraient pu entrer dans le sang pendant la saignée.

Pour obtenir la gélatinisation sur une surface aussi étendue que possible, on place les éprouvettes inclinées dans l'étuve aplatie et penchée (fig. 14). Le fond de l'étuve est garni de ouate et un thermomètre placé dans l'étuve sert à apprécier la température. Le point de gélinatisation étant de 65°, on maintiendra la température au-dessus de 65°, et au-dessous de 68°, le point de coagulation du sérum étant de 75°. La gélatinisation est plus ou moins rapide suivant la provenance du sang. Le sérum de mouton est celui qui se gélatinise le plus vite, le sérum de veau le plus lentement; en moyenne une demi-heure à une heure suffira. Un sérum bien gélatinisé est solide et dur comme du blanc d'œuf durci, de couleur d'ambre, transparent et un peu laiteux seulement dans sa partie inférieure. L'eau de condensation qui se forme sur les parois de l'éprouvette pendant le chauffage se réunit au fond du tube, et forme un liquide de culture contenant en dissolution des substances nutritives. Si l'inoculation a été pratiquée jusqu'à la partie liquide, on aura l'avantage de pouvoir observer en même temps le développement des bactéries sur un milieu solide et liquide.

Les parties supérieures de la couche du sérum se dessèchent, mais les parties moyennes et inférieures restent bonnes pendant des mois.

Isolement des bactéries à l'état de pureté. — Pour obtenir des cultures pures, Klebs a employé la culture fractionnée, qui consiste à laisser croître d'abord toute espèce de germes, puis à transporter une petite parcelle du premier liquide dans un autre liquide stérilisé. Dans celui-ci il naît un moins grand nombre de bactéries, et en répétant plusieurs fois cette même transplantation, on arrive quelquefois, mais non toujours, à voir prédominer l'espèce qui se reproduit le plus abondamment.

Brefeld et Pasteur se sont efforcés de diluer tellement la culture que dans une goutte de liquide il n'y ait plus qu'un ou deux champignons. Brefeld a appliqué cette méthode à l'étude du *bacillus subtilis*. Il examine au microscope sur une lamelle une parcelle de liquide dilué et s'assure qu'il n'y a qu'un grand bacille; puis il ajoute une goutte de gélatine et place la lamelle dans une chambre humide.

Pour isoler les germes, Brefeld fait entrer dans une chambre humide de Kuhne de la gélatine contenant des germes ; il vide la chambre humide; mais il reste une mince couche de gélatine adhérente au verre à l'intérieur de la chambre humide. Cette couche contient quelques germes qu'on peut observer isolément au microscope et voir se multiplier.

Un autre procédé employé par Nægeli consiste à diluer le liquide qu'on veut examiner jusqu'à ce qu'on suppose qu'il y ait peu de germes dans la partie qu'on doit ensemencer, ou bien on cultive d'abord et on dilue ensuite la culture qu'on ensemence de nouveau. Mais ces méthodes, livrées au hasard, ne donnent, on le comprend, aucune assurance sur la pureté et sur la nature des cultures obtenues.

Ces méthodes n'ont plus en réalité qu'une valeur historique.

Cohn, en chauffant des bactéries pourvues de spores, a vu que les spores résistaient à des degrés de température variables, mais plus élevés que les bactéries.

Miquel (1) a isolé ainsi un bacille en chauffant le liquide à 108°.

Salomonsen a employé, pour étudier les bactéries de la putréfaction du sang, des tubes capillaires. Il a vu qu'il se développait dans ces tubes des taches noires qui répondent chacune à une colonie. Pour cultiver à l'état de pureté une de ces taches noires, on casse le verre et on l'inocule sur un milieu nutritif.

La seule méthode excellente pour isoler les cultures est celle de Koch, qui se base sur l'emploi des substances nutritives gélatinisées. Dans ce

(1) *Bulletin de la Société chimique de Paris*, 1879, t. XXXII.

but, on prend une parcelle de la substance à examiner au bout d'une aiguille de platine et on la met dans un tube contenant 10 centimètres cubes de gélatine stérilisée chauffée à 30°. On agite le liquide pour que la substance soit bien mêlée à la gélatine, et on l'étale régulièrement sur une lame de verre stérilisée de 10 à 15 centimètres de largeur. Ces lames de verre ont été stérilisées au préalable et conservées dans une boîte en fer.

Si l'on n'a pas de lame de verre stérilisée, on en passe une sur une flamme d'alcool de façon à ce que ses deux faces soient bien chauffées.

La lamelle sera placée dans l'appareil suivant : à sa base cet appareil est

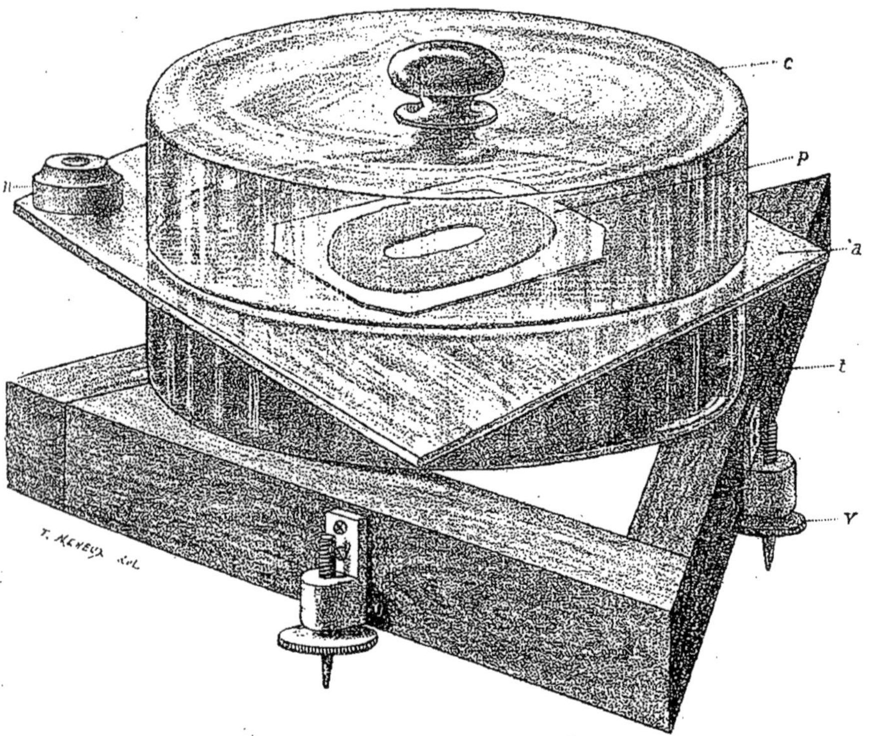

Fig. 17. — Appareil destiné à solidifier la gélatine sur les plaques de verre; *t*, trépied dont les pieds sont pourvus de vis; *a*, plaque de verre avec un niveau d'eau, *n*, *c*, cloche; *p*, plaque de verre sur laquelle on a versé la gélatine.

formé d'une table à trépied (fig. 17) sous laquelle on met une cuve remplie de glace recouverte elle-même d'une grande lame de verre. On rend cette lame tout à fait horizontale à l'aide des vis des pieds de la table inférieure, et on apprécie l'horizontalité de la lame de verre à l'aide d'un niveau d'eau.

Lorsqu'on s'est assuré que la grande plaque de verre est bien horizontale, on y place la lamelle qu'on couvre ensuite de gélatine liquide. On prend soin que cette couche de gélatine n'atteigne pas le bord de la lame. La couche de gélatine aura une épaisseur de 2 à 3 millimètres. On couvre cette lame avec une cloche et on attend la gélatinisation.

Après cette première opération, on met la plaque dans une chambre humide.

Cette chambre humide est composée : 1° d'un cristallisoir de 20 centimètres de diamètre sur une hauteur de 5 centimètres, au fond duquel

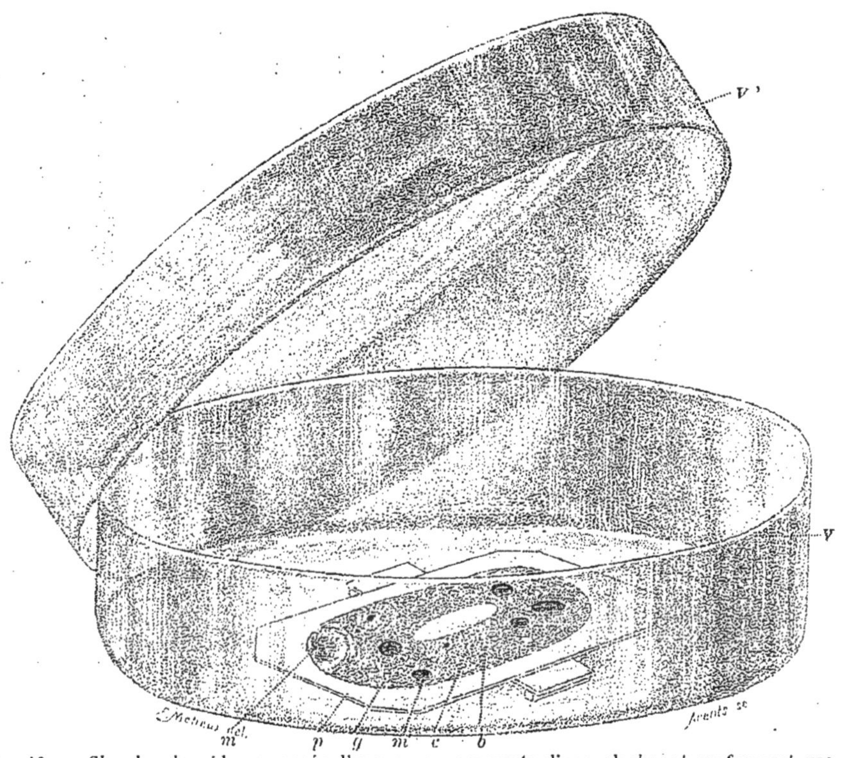

Fig. 18. — Chambre humide composée d'une cuve recouverte d'une cloche et renfermant une lame de gélatine semée de diverses cultures; *p*, plaque de verre; *g*, gélatine sur laquelle il s'est développé des bactéries de l'air, qui liquéfient la gélatine comme en *m* ou qui ne la liquéfient pas, *m'*, *c*.

on dépose une feuille de papier à filtrer imbibé d'eau distillée stérilisée; 2° d'une cloche qui entoure et recouvre le cristallisoir. Dans le cristallisoir on place de petits bancs de verre ou mieux une petite échelle double sur lesquels on dispose des lames recouvertes de gélatine.

Dans le même appareil on peut mettre aussi des pommes de terre, de petits cristallisoirs contenant de la gélatine ou du sérum solidifié, le tout bien stérilisé.

Nous avons déjà parlé des appareils et des expériences de Koch et Hesse pour étudier les bactéries de l'air et du sol. On peut s'en servir aussi pour la recherche des bactéries pathogènes.

Cette méthode de culture sur des plaques est avantageuse dans certains cas. Mais le plus souvent il est nécessaire de diluer le liquide qu'on ensemence, parce que la gélatine contient tant de germes qu'ils se touchent et se confondent sur la plaque, de telle sorte qu'on ne peut pas les séparer les uns des autres.

Aussi avons-nous employé, dans nos recherches sur le choléra, la méthode suivante : nous avons mis d'abord la petite particule à examiner dans 10 grammes d'eau stérilisée. Après avoir agité cette eau, nous en avons pris une particule au bout d'une aiguille de platine et nous l'avons ensemencée dans un tube plein de gélatine liquide, qui a été ensuite versée sur une lame de la façon décrite ci-dessus.

Koch, pour bien isoler les bactéries, emploie une méthode encore plus avantageuse. Il prend ordinairement trois tubes de gélatine liquéfiée. Il les distingue avec des étiquettes portant les chiffres 0, 2 et 3. Il ensemence le tube 0 avec une particule de la substance à examiner. Il agite le tube, après quoi il ensemence le tube 2 avec un fil de platine courbé en anse qu'il a plongé dans le tube 0. Il ensemence le tube 3 avec cinq piqûres du tube 2.

Le nombre des ensemencements dépendra de la richesse en germes de la substance à étudier. Cette méthode est excellente en ce que sur les trois tubes il y en aura certainement un qui donnera de bons résultats.

On verse ces trois tubes, dont la gélatine est restée liquide, sur trois plaques de verre qui sont marquées des numéros 1, 2 et 3 et qui sont placées l'une sur l'autre sous la même cloche, sur un petit échafaudage métallique.

La lame 0 est placée en bas, parce que s'il y a des cultures qui liquéfient la gélatine, celle-ci tombera dans le fond de la cloche et non sur les autres plaques.

Lorsque la gélatine a été inoculée, il faut l'exposer à une température propre à la germination des bactéries qu'on veut examiner. Souvent la température de la chambre suffit, comme cela a lieu pour les diplocoques de la pneumonie, etc. Mais si les bactéries qu'on veut étudier ne se développent qu'à une température comprise entre 20 et 36°, on est obligé d'employer l'agar-agar.

Pour faire des plaques avec l'agar-agar, on place d'avance trois tubes contenant cette substance dans un bain-marie qu'on chauffe jusqu'à liquéfaction. On laisse refroidir ces tubes au bain-marie jusqu'à 40°. A ce moment, on les ensemence de la même façon que nous venons de décrire pour la gélatine. On verse ces trois tubes sur des plaques ; mais comme l'agar-agar glisse souvent sur les plaques, il est préférable de verser le liquide dans des cristallisoirs en verre très plats, recouverts d'un couvercle en verre, qui ont été stérilisés de la même façon que les plaques. Il faut les choisir d'une grandeur telle que quatre d'entre eux puissent tenir dans une chambre humide (Babes). La chambre humide est placée dans une étuve à 36°.

Si l'on veut étudier des bactéries qui ne poussent pas sur l'agar-agar, on les inocule sur du sérum gélatinisé et stérilisé. On met cette substance dans des godets stérilisés couverts d'une plaque de verre ; on place quatre de ces godets dans une chambre humide, et on les inocule avec des couteaux stérilisés imprégnés de la substance à inoculer, de la même façon que nous l'avons décrit à propos des pommes de terre. Avec un premier couteau, on inocule la surface du sérum du godet 1. Avec un second couteau, on prend une parcelle de la surface du godet 1 qu'on inocule sur le godet 2. Avec un troisième couteau stérilisé on prend de la substance

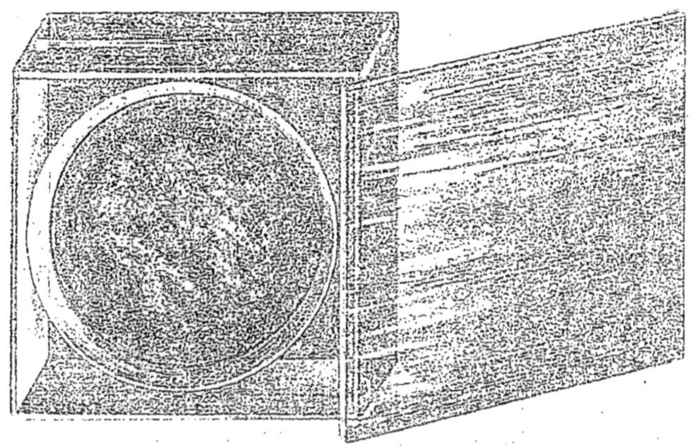

Fig. 19. — Godet de verre ensemencé avec de la substance tuberculeuse ; *c*, culture pure des bacilles de la tuberculose.

étalée à la surface du godet 2, et on inocule le godet 3, et ainsi de suite pour le 4e godet.

Si, quelques jours après l'ensemencement des quatre godets, il s'est développé des colonies sur le godet n° 4, on les examine au microscope. Si les bactéries développées ne répondent pas par leurs caractères à celles dont on attend l'éclosion, on ensemence quatre nouveaux godets avec les parties de la surface du godet n° 4 où rien n'avait germé. Ces quatre nouveaux godets enfermés dans une chambre humide sont placés dans une étuve d'Arsonval. Par cette méthode on peut réussir à isoler ceux qui se développent lentement et difficilement et qui jusque-là étaient mêlés à d'autres espèces (Babes).

Si les procédés précédents ne permettent pas le développement isolé de l'espèce de bactéries qu'on veut étudier, il faut chercher d'autres substance nutritives.

C'est ainsi qu'on obtiendra la culture de certaines bactéries sur la purée de pommes de terre, ou sur le sérum de bœuf modifié par l'addition d'un tiers de suc de viande (Lœffler) (1).

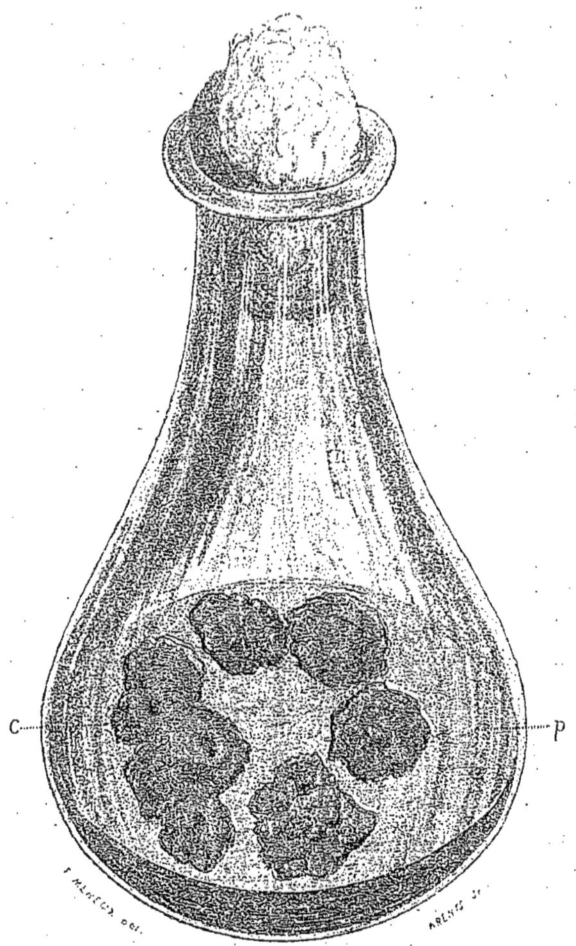

Fig. 20. — Flacon d'Erlenmeyer contenant de la purée de pommes de terre, ensemencée avec la morve ; *c*, cultures des bacilles de la morve.

On peut améliorer la gélatine peptonifiée en ajoutant $0^{gr},5$ p. 100 de sucre (Hueppe).

(1) On prend pour cela un demi-kilog. de viande hachée à laquelle on ajoute un litre d'eau distillée. On remue et on laisse reposer pendant vingt-quatre heures sur la glace ; on exprime et on ajoute de l'eau distillée jusqu'à ce qu'on ait un litre de liquide. On ajoute alors à cette infusion de viande 10 gr. de peptone, 10 gr. de sucre de raisin, 5 gr. de chlorure de sodium ; on fait bouillir ; on neutralise avec du carbonate de soude ; on cuit de nouveau jusqu'à précipitation complète de l'albumine, puis on filtre. Ce bouillon est stérilisé à la marmite de Papin et ajouté, après refroidissement, au sérum. On procède ensuite à la stérilisation discontinue de ce dernier et à la gélatinisation.

Dans ces divers appareils, surtout lorsqu'on a agi sur des substances très diluées, il se développe des colonies isolés d'un aspect caractéristique. On étudie d'abord ces colonies en plaçant la plaque sur laquelle elles se sont développées sur la platine d'un microscope qui doit être assez grande pour les recevoir. On examine au microscope à un grossissement de 100 diamètres en plaçant sous le système Abbé un diaphragme très étroit. On peut examiner aussi ces colonies à un plus fort grossissement, surtout si elles sont à la surface de la gélatine. On les recouvre alors d'une lamelle, et on étudie ainsi la forme et le groupement des microbes. Mais pour mieux les examiner, on les fixe sous le microscope, on touche avec un fil de platine stérilisé la colonie qu'on veut examiner, en contrôlant l'opération sous le microscope. Ce fil de platine sera agité dans une gouttelette d'eau sur une lamelle. On laisse sécher et on colore, puis on examine avec un fort grossissement la préparation ainsi obtenue.

Par le même procédé, on fait avec l'aiguille trempée dans une colonie une culture sur une chambre humide.

Enfin, on ensemence, avec un fil de platine trempé dans une colonie, des tubes contenant de la gélatine, de l'agar-agar ou du sérum de bœuf. Pour ensemencer le contenu d'un tube, on tient l'éprouvette de façon à ce que son fond soit tourné en haut pour éviter l'entrée des microbes de l'air ambiant. Sur les tubes où l'agar-agar a été gélatinisée obliquement pour avoir une plus grande surface de culture, on opère non seulement par piqûre, mais aussi par une strie faite avec la pointe de l'aiguille. Avec le sérum de bœuf, il est bon de frotter, sur la surface du sérum, l'aiguille imprégnée de la substance à examiner.

Il est nécessaire de pratiquer ces inoculations à la fois sur plusieurs tubes, dans la prévision que l'un d'eux ou plusieurs seront gâtés par la végétation de moisissures étrangères.

Comme ces cultures ont une vie limitée et variable il faut toujours avoir un matériel de tubes contenant les substances gélatinisées pour les inoculer successivement, si l'on veut en conserver de bons échantillons.

Thermostats. — Pour obtenir une température uniforme, on emploie plusieurs espèces d'étuves qui sont les mêmes que celles dont on se sert pour couver les œufs. On peut utiliser les couveuses des embryologistes. Les plus simples consistent en une caisse de fer-blanc à double paroi couverte de feutre de 30 centimètres de hauteur sur 60 centimètres de largeur. L'espace compris dans la double paroi est à moitié rempli de glycérine ou d'eau. En avant, la caisse est fermée par deux portes de verre.

La paroi supérieure porte trois ouvertures, l'une pour le thermomètre, l'autre pour un tube montrant la hauteur du liquide, la troisième pour un régulateur, celui de Reichert par exemple, ou celui de Bunsen avec le mercure et l'éther, qui est en rapport avec le gaz, et une ou plusieurs lampes à gaz. Il est utile d'interposer sur le trajet du tube un régulateur de la pression du gaz. On peut obtenir ainsi une température égale, avec une lampe à pétrole dont la partie supérieure de la mèche est remplacée par de l'amiante.

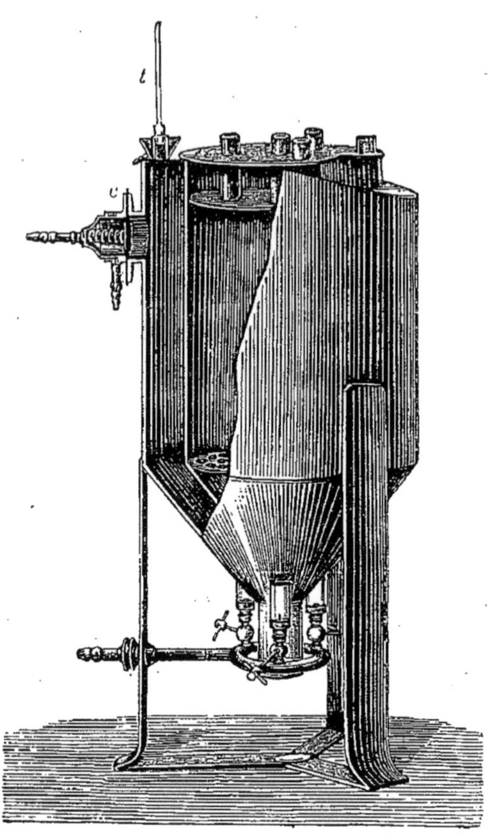

Fig. 21. — Étuve de d'Arsonval.

On se sert le plus ordinairement des étuves cylindriques en cuivre de d'Arsonval (fig. 21), qui sont constituées par un réservoir d'eau périphérique au milieu duquel se trouve la cavité où l'on place les objets à échauffer. Les becs de gaz, chauffant l'extrémité inférieure conique de l'appareil, déterminent une excellente circulation du liquide chauffé. Dans ces étuves bien connues, l'entrée du gaz est réglée par des lames de caoutchouc, *c*, qui se rapprochent, si l'eau se dilate, de l'orifice par où arrive le gaz, et qui modèrent l'écoulement de celui-ci. Les becs de gaz échauffent la partie conique inférieure de l'étuve. La température de l'appareil est réglée par l'élévation de l'eau dans la double paroi et surtout dans le tube de verre, *t*, qui communique avec l'eau. On doit recommander de leur adapter l'appareil ingénieux de Koch, qui ferme automatiquement et complètement le robinet quand le gaz s'éteint.

Pasteur a fait contruire à Wisnegg une étuve plus considérable, consistant en une grande caisse en bois à double paroi de 2 mètres de hauteur environ sur 1 mètre de largeur, fermée avec une double porte en verre. Un poêle chauffé au gaz et rempli d'eau communique avec de l'eau placée entre les parois de la caisse. La caisse est partagée en trois étages dont la température est réglée à des degrés différents.

L'un de nous a fait construire un appareil qui consiste en une caisse allongée à base conique, en fer, couverte de feutre, réglée par un régulateur de Bunsen, à l'aide duquel on peut obtenir une température qui ne varie pas de plus de deux dixièmes de degré. La caisse est à double paroi épaisse, remplie d'eau chauffée par une lampe à gaz placée au milieu de sa base conique. Le bec de gaz est entouré d'une cheminée de verre de

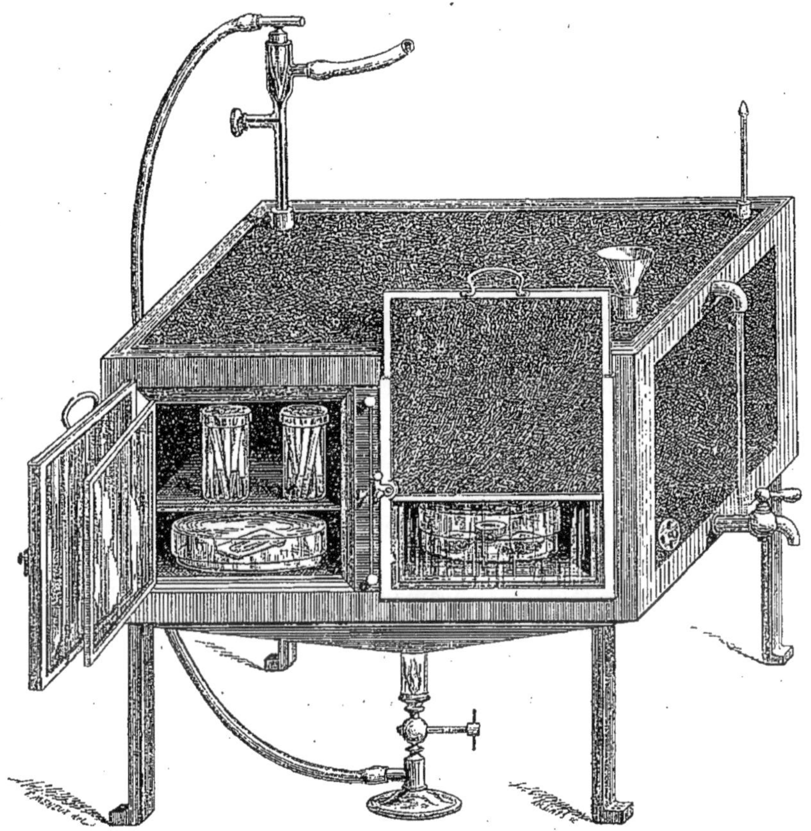

Fig. 22. — Étuve de Babes. (L'étuve qu'emploie M. Koch diffère de celle-ci en ce qu'elle est fermée seulement par une porte en fer et que la cloison intérieure est immobile.)

Moscovie. L'intérieur de la caisse est partagé en quatre compartiments, chacun d'eux pouvant contenir deux chambres humides recouvertes de leur cloche. Elle est fermée par deux doubles portes en verre. La porte extérieure est recouverte d'un feutre qu'on peut soulever. On peut ouvrir les deux portes d'un côté sans ouvrir l'autre côté. Les compartiments sont séparés par une cloison médiane qu'on peut enlever.

Souvent, surtout en hiver, il est bon de mettre ces étuves dans une pièce séparée, fermée. Il est utile aussi d'avoir, lorsque la température extérieure est très élevée comme en été, une chambre ou une vitrine dans laquelle on place de la glace de façon à entretenir une chaleur égale de 15 à 16°.

Pour produire le développement des microbes anaérobies, il suffit d'inoculer la partie profonde des tubes ou bien de placer une mince lame de verre de Moscovie sur la plaque de gélatine ou d'agar-agar inoculée au préalable. Les microbes anaérobies germent sous la lamelle de verre, tandis que les aérobies se développent mal ou ne vivent point.

Pour étudier la vie des bactéries dans des liquides privés d'oxygène, l'appareil le plus simple consiste dans un petit ballon contenant une solution nutritive ensemencée avec les bactéries qu'on veut étudier. On adapte le col du ballon à un aspirateur (pompe à mercure ou aspirateur par un courant d'eau). On place le ballon dans un bain d'eau à 40°. Le liquide entre en ébullition. Au bout d'une demi-heure, pendant cette aspiration, on ferme le col du ballon à la lampe à émailleur.

Pour étudier le mode d'accroissement des bactéries, on emploie surtout les petites chambres humides (voyez plus haut) et une goutte de bouillon neutralisé; mais il est souvent avantageux de remplacer celui-ci par du sérum de bœuf non gélatinisé. Ces cultures, suivies pendant un assez long temps, permettent parfois d'observer des modifications dans leur croissance au bout d'un mois ou même plus.

Dans certaines maladies aiguës infectieuses, les bactéries se développent très vite, et ce sont alors souvent celles-là qui forment les premières colonies observées sur la gélatine.

Dans quelques maladies chroniques au contraire dont les bactéries se développent lentement, les colonies qui apparaîtront rapidement sur la gélatine n'appartiennent pas en propre à la maladie qu'on veut étudier; on peut habituellement distinguer les germes venus de l'air parce qu'ils siègent à la surface de la gélatine. Aussi faut-il, pour l'étude des bacilles des maladies chroniques comme la tuberculose, pratiquer la première culture dans un appareil tout à fait stérilisé, comme dans une éprouvette, ou dans un matras Pasteur ou dans une petite cuve bien fermée.

Nous verrons, à propos de chacune de nos monographies sur les maladies considérées en particulier, que les colonies des différentes espèces de microbes, pathogènes ou non, se développent d'une façon différente dans les substances nutritives solides. Si la substance inoculée n'était pas pure, la gélatine sera couverte de petites gouttes isolées, de formes et de couleurs diverses. Auprès d'elles on rencontre aussi des champignons de moisissure dont les îlots étoilés gris ou verdâtres sont plus grands que les colonies de bactéries. Celles-ci sont tantôt élevées, tantôt plates ; elles liquéfient ou non la gélatine. Au lieu de gouttes, on voit quelquefois des pellicules ou des réseaux.

Pour cultiver les micro-organismes, il est nécessaire d'avoir à sa disposition les appareils dessinés dans les figures précédentes. Il faut de plus avoir à sa disposition une cinquantaine de tubes contenant les substances gélatinisées dont il vient d'être question, et qu'on conserve dans une cloche contenant de l'air humide, plusieurs aiguilles de platine, une cinquantaine de lamelles minces de 10 sur 12 centimètres, et une dizaine de chambres humides et de lames excavées.

FILTRES. — Les filtres dont on se sert doivent être construits de telle sorte que les particules les plus ténues, telles que les bactéries, ne puissent pas passer au travers de la substance filtrante. C'est ainsi que Pasteur, Chauveau, etc., se sont servis de filtres en terre de pipe ou en plâtre. Le plus souvent il est nécessaire d'opérer dans le vide, afin d'utiliser la pression atmosphérique pour aider à la filtration du liquide. Nous avons employé plusieurs fois et nous recommandons le procédé suivant du professeur Gautier. Gautier stérilise tous ses liquides de culture à froid par filtration sur la porcelaine de Sèvres dégourdie à 1200°, ou mieux sur la faïence non vernissée.

Ses appareils pour séparer les bactéries du liquide qui les renferme ont ceci de particulier qu'ils présentent à la filtration une grande surface filtrante de dehors en dedans et ne comportent aucun ajustage de nature organique.

Ces filtres ont la forme de bouteilles à goulot allongé, à travers lequel pénètre jusqu'au fond un tube demi-capillaire soudé au haut du goulot par un fondant vitrifiable avant le rouge. Ils sont reliés, sans caoutchouc, par un ajutage conique à l'émeri, à un ballon à deux tubulures soudées dans le verre. Par l'une on fait le vide dans l'appareil à travers un tube à amiante, par l'autre on met le ballon en rapport avec le filtre de faïence.

La stérilisation de tout cet appareil où il n'entre que du verre, de la faïence et de l'amiante, est, on le comprend, extrêmement facile.

Gautier a observé que la porcelaine, qui convient particulièrement pour les liquides acides, permet, quand il s'agit de liqueurs neutres ou alcalines, le passage de quelques corpuscules-germes, d'où il résulte une altération ultérieure des liqueurs. Mais avec les liqueurs les plus putrescibles, telles que le sérum, l'infusion de pois, le lait, jamais les liquides filtrés sur la porcelaine ne contractent de fermentation putride.

Toutefois il importe, pour arrêter toute fermentation quelle qu'elle soit, de recourir à des filtres en faïence de Creil, assez épais et bien cuits. Gautier a pu filtrer avec eux plusieurs litres de sérum et de lait qu'il a conservés depuis trois ans absolument clairs et inodores. Les liqueurs filtrées, conservées dans des flacons bitubulés, peuvent être très facilement transvasées sans crainte de contamination par l'air, dans les vases habituels de culture.

Pour conserver les cultures obtenues, il suffit souvent de fermer les éprouvettes avec du parchemin ou des bouchons de caoutchouc.

Si, par ces procédés, on a réussi à trouver une bactérie bien caractérisée pour une maladie ou pour une fermentation quelconque, on doit se convaincre que cette bactérie est bien réellement la cause de la maladie ou de la fermentation. Dans ce but on filtre le liquide contenant des bactéries et on voit si le liquide filtré qui ne contient plus de bactéries est capable de produire la maladie ou la fermentation ; ou bien on chauffe à l'ébullition le liquide contenant des bactéries. Enfin on examine les produits d'extraction du liquide contenant des bactéries.

Pour étudier les propriétés chimiques des bactéries, on les mêle avec différentes substances gazeuses ou fermentescibles, avec des substances chimiques désinfectantes capables de les tuer toutes, etc.

Pour voir leurs relations avec l'oxygène, on les cultive dans des ballons Pasteur dont on a d'abord chassé l'oxygène en les chauffant et qu'on a fermés ensuite rapidement à la lampe d'émailleur; on fait ensuite pénétrer le liquide contenant les bactéries en y plongeant l'effilure latérale du tube, ou bien on les cultive dans le vide.

Il existe des appareils, des chambres humides très simples avec des porte-objets en communication avec différentes substances gazeuses qu'on peut laisser agir immédiatement sur les bactéries, de telle sorte qu'on peut étudier sous le microscope l'action de ces substances gazeuses.

Il est nécessaire de se rendre compte des propriétés chimiques des bactéries, des décompositions qu'elles déterminent et des produits chimiques qui en résultent; c'est la partie de la bactériologie la plus récemment étudiée et qui nous semble appelée à un grand avenir (voyez le chapitre II).

Il n'est pas douteux que certaines espèces engendrent des poisons chimiques spéciaux : tels sont les poisons narcotiques du choléra des poules; telle est l'action escharotique du bacille du charbon; les bactéries de l'ozène et d'autres bactéries saprogènes produisent à la fois une fermentation putride et une maladie; elles sont à la fois saprogènes et pathogènes. D'après Brieger, certains bacilles donnent une fermentation qui dégage de l'acide propionique, et ils sont en même temps pathogènes pour le cobaye. Il faut aussi savoir si des bactéries données assimilent, dans leur nutrition, l'azote et le carbone par la décomposition des corps simples, ou s'ils décomposent des albuminates et des hydrates de carbone.

Pour constater que certaines bactéries dissolvent l'albumine, on commence par coaguler de la caséine, de la fibrine, de l'albumine de l'œuf. On en place de petits morceaux dans l'eau distillée, dans l'eau mêlée avec 0gr,1 p. 100 d'extrait de viande, et dans l'eau additionné de 0gr,1 p. 100 de sucre de raisin (Hueppe). On stérilise et on ensemence ensuite les bactéries à examiner.

Par une méthode analogue, il est facile de savoir si les bactéries dissolvent les dissacharates, et si elles produisent du sucre lorsqu'on les ensemence dans une solution d'amidon.

Pour étudier certaines propriétés des produits résultant du développement des bactéries, on les cultive sur de grands cristallisoirs contenant de l'agar-agar, puis, au bout d'un certain temps, cette substance nutritive est employée pour de nouveaux ensemencements de bactéries de diverses espèces. On peut de cette façon constater l'action des corps chimiques produits par les premières bactéries ensemencées sur le développement de bactéries de la même espèce ou d'espèces différentes (Babes). On peut aussi faire une culture dans un milieu liquide et filtrer ensuite le liquide sur un filtre qui ne laisse pas passer les bactéries (voyez page 11). On peut enfin tuer les bactéries par la chaleur. Le liquide modifié par les bactéries servira aux expériences et recherches chimiques (chapitre II).

Culture des bactéries par l'expérimentation chez les animaux. — En ce qui concerne les bactéries pathogènes, la meilleure preuve de leur action nous est donnée par les expériences sur les animaux.

On peut même employer avantageusement le sang, la lymphe ou une partie limitée du corps de l'animal, sa cornée, par exemple, pour isoler tel microbe pathogène des autres microbes accidentels. Mais il faut toujours se rappeler que les bactéries de l'air, de l'eau, des sécrétions et excrétions physiologiques et, d'une façon générale, des bactéries accidentelles, peuvent produire des maladies qu'on peut confondre avec celle qu'on a l'intention de déterminer. De plus si le liquide qu'on inocule renferme des substances irritantes, celles-ci peuvent être la cause de lésions qui parfois seront accompagnées d'une invasion de bactéries. Ainsi certaines substances injectées dans le sang favorisent l'entrée et le développement de diverses bactéries non pathogènes.

Si les instruments avec lesquels on opère ne sont pas propres, s'il se produit chez l'animal une inflammation locale consécutive à l'inoculation, cette dernière deviendra souvent la porte d'entrée de différentes bactéries qui se confondent avec celle qui a été inoculée. Si l'on injecte une grande quantité d'un liquide putréfié, ce sont souvent les produits de la putréfaction et non les bactéries qui tuent l'animal.

Il faut en conséquence tâcher d'éviter toutes ces causes d'erreur; il faut injecter tantôt superficiellement, tantôt profondément, tantôt dans le sang, parfois dans les séreuses ou dans les organes.

Il existe des bactéries qui ne se développent que dans un organisme déjà affaibli ou malade ; il faut commencer alors par mettre l'animal dans des conditions spéciales de réceptivité. Certaines bactéries n'agissent que lorsqu'elles sont injectées en grande quantité ; pour d'autres, il suffit d'en introduire une quantité infinitésimale.

En général, la dose des bactéries et le temps nécessaire pour produire la maladie ou la mort sont proportionnés à la grandeur de l'animal. Le résultat obtenu est parfois en rapport direct avec la quantité du liquide infectieux qui a été injecté.

Si l'on est arrivé à produire chez un animal une maladie qui ressemble plus ou moins à celle d'où provient le virus inoculé, on cherchera à obtenir une culture pure avec le sang ou tel autre liquide ou tissu de cet animal. Une autre partie du liquide ou du tissu sera inoculée en même temps à un second animal qui présentera bientôt la même maladie produite par les mêmes microbes; on en conclura que la maladie est infectieuse et causée par des bactéries.

Si l'on a obtenu une culture pure de bacilles provenant d'un animal malade, il faut faire une série de cultures successives, qui toutes doivent produire la même maladie. Nous verrons que les expériences sur les animaux établissent la possibilité de l'atténuation de l'action de certaines bactéries pathogènes. Dans l'étude spéciale à chaque maladie, nous apprécierons combien sont variées et compliquées les méthodes qui ont permis d'arriver à transformer les virus en vaccin.

CHAPITRE V

DESCRIPTION ET CLASSIFICATION DES SCHIZOMYCÈTES

Description des diverses espèces de bactéries. — Nous avons surtout en vue la description des bactéries pathogènes ; cependant nous la faisons précéder, pour chaque genre en particulier, par celle de quelques-unes des principales espèces non pathogènes les plus connues et les mieux déterminées.

Nous décrirons succinctement toutes les espèces pathogènes qui ont été signalées par les auteurs dignes de foi et accoutumés aux méthodes exactes de la microbiologie. Nous avons laissé de côté plusieurs espèces prétendues pathogènes, sans en faire mention, car dans l'énorme masse de travaux publiés sur cette question depuis quelques années, il en est qui ne méritent aucune confiance. Cependant, parmi les nombreuses espèces qui sont relatées par nous dans ce chapitre, nous ne voudrions pas affirmer qu'il n'y en ait pas dont le temps ne fasse justice. Souvent, en effet, un micro-organisme parfaitement observé par un excellent observateur dans une maladie donnée, et qui est même d'une façon certaine la cause de cette maladie, sera désigné du nom de cette maladie, et nous le donnons comme tel d'après le savant qui l'a découvert. Mais ce même micro-organisme pourra se trouver dans une autre maladie; il avait par conséquent été mal nommé d'abord. Par exemple, les microcoques découverts dans l'ostéomyélite par Pasteur et appelés micrococci de l'ostéomyélite, peuvent se trouver dans des abcès qui n'ont aucun rapport avec les os, d'après les récents travaux de Rosenbach. Ce dernier lui donne le nom de *staphylococcus aureus*. Si l'opinion de Rosenbach se confirme, on n'emploiera plus le nom primitif par lequel on désignait ce microbe et qui était tiré de la première maladie où on l'avait rencontré. Les formes et les dimensions des micro-organismes décrits par les premiers observateurs sont tellement rapprochées dans un même genre, qu'on les a surtout caractérisés par la maladie avec laquelle ils sont en relation de cause à effet.

Nous ne nous dissimulons pas les critiques que mérite la classification que nous avons adoptée et nous sommes loin de la regarder comme définitive. Nous ajoutons autant que possible les caractères tirés des cultures

Nous sommes persuadés que de nouveaux travaux réduiront à une seule plusieurs espèces considérées aujourd'hui comme distinctes, en même temps qu'on en ajoutera de nouvelles.

CLASSIFICATION DES BACTÉRIES. — Nous donnons ici les classifications de de Cohn, de Van Tieghem et de Rabenhorst qui sont le plus récemment proposées :

CLASSIFICATION DE COHN (1). — *Schizophytes.* — Thallophytes se développant par division ou par cellules germinatives endogènes.

1re TRIBU. — *A*. Cellules libres réunies par deux ou par quatre.

Cellules sphériques... .... *chroococcus* (Nægeli).
Cellules cylindriques............. *synechococcus* (Nægeli).

B. Cellules réunies en zooglœes par une substance amorphe.

a. Membrane cellulaire confondue avec la substance intercellulaire :

Cellules sphériques.......... .... *micrococcus* (Hallier).
Cellules cylindriques............. *bacterium* (Dujardin).

b. Substance intercellulaire disposée en couches concentriques.

Cellules rondes.................... *glæocapsa.*
Cellules cylindriques............. *glæothece.*

C. *a*. Cellules formant des zooglœes circonscrites, à forme définie, familles disposées en plaques dans une seule couche.................... *merismopedia.*
Cellules rondes disposées dans une zooglœe en réseau... *clathrocystis.*
Cellules cylindriques, cunéiformes, familles divisées par étranglement .... *cœlosphærium.*

Cellules formant des familles à plusieurs couches réunies en corpuscules cubiques, incolores, à arrangement quaternaire......... *sarcine.*
Nombre indéterminé et très grand de cellules incolores... *ascococcus.*

2e TRIBU, NÉMATOGÈNES. — Cellules en filaments.

A. *Sans ramifications :*

1° Cylindriques, incolores, à division peu prononcée, très fines, courtes, *bacillus;* — longues, *leptothrix.*

2° Filaments cylindriques, plus épais, longs, *beggiatoa.*

3° Fragmentés, à conidies incolores, *crenothrix.*

4° Filaments spiralés, courts, ondulés, *vibrion;* — courts, à spirales rigides, *spirillum;* — longs, à spirales flexibles, contenant du phycochrome, *spirochète;* — filaments longs et spirales flexibles, *spirulina.*

5° Filaments en chapelet sans phycochrome, *streptococcus.*

6° Zooglœes cylindriques, incolores, *myconostoc;* — en chapelet, *nostoc;* — filaments amincis à une extrémité, *rivolaria.*

B. Filaments avec fausses ramifications, *cladothrix;* — filaments cylindriques incolores, *streptothrix.*

(1) *Beiträge zur Biologie der Pflanzen*, t. II.

Classification de Van Tieghem. — Van Tieghem (1) range tous les schizomycètes dans la famille des bactériacées, famille voisine des nostocacées et des oscillariées.

Les individus composés de petites cellules rondes appartiennent au genre *micrococcus.*

Ceux dont les cellules sont cylindriques appartiennent au genre *bacterium.*

Ceux dont les cellules sont unies en baguettes appartiennent au genre *bacillus.*

Les filaments indéfiniment longs, sans gaine, constituent le *leptothrix;* les filaments engainés, le *crenothrix;* les filaments engainés avec des ramifications, le *cladothrix.*

Le genre *vibrio* est formé de filaments enroulés qui se dissocient ; le genre *spirillum,* de filaments plus longs disposés en hélices ; les *spirochætes* sont plus longs et forment de nombreux tours de spire.

Les bactéries agrégées en zooglœes, constituées par des cellules rondes, unies par une couche épaisse de gélatine, ont reçu le nom d'*ascococcus;* agglutinées entre elles sans gélatine, elles prennent le nom de *punctula;* lorsque des cellules cylindriques sont unies par de la gélatine, on les appelle *ascobacteria;* sans gélatine *polybacteria;* les bactéries ayant la forme de baguettes spirales et agrégées s'appellent *myconostoc.*

Au point de vue de leurs propriétés, Van Tieghem les divise en chromogènes, ferments et pathogènes.

Au point de vue de la direction du cloisonnement de la cellule ou thalle, il distingue trois tribus qui sont :

1° Les bactériées, dans lesquelles le thalle se cloisonne dans une seule direction, comprennent les micrococcus, bacterium, bacillus, leptothrix, crenothrix, cladothrix, vibrio, spirillum, spirochæte, ascococcus, punctula, ascobacteria, polybacteria, myconostoc.

2° Les mérystées, dans lesquelles le thalle membraneux se cloisonne suivant deux directions. Elles forment des tétraèdres carrés.

3° Les sarcinées, qui présentent trois directions de cloisonnement et qui sont cubiques.

Classification de Zopf. — Zopf divise les schizomycètes en coccacées, bactériacées, leptothricées et cladrotrycées.

1° Les coccacées présentent des cellules rondes et des filaments composés de ces éléments. Genre leuconostoc.

2° Les bactériacées offrent quatre formes dans leur évolution : des cocci, des bacilles courts, des bacilles longs et des filaments. Dans ces dernières,

(1) *Traité de botanique*, fasc. VII et VIII, p. 1109, 1884.

on ne peut distinguer ni sommet ni base. Elles ne sont pas disposées en spires. Genres bacterium et clostridium.

3° Les lepthothricées possèdent les formes de cocci, de bâtonnets et de filaments. Ces derniers ont une base distincte de leur sommet et offrent des spirales. Les genres sont : leptothrix, beggiatoa, crenothrix et phragmidiothrix.

4° Les cladothricées se présentent sous forme de cocci, de bâtonnets, de filaments et de spirales. Les filaments ont de fausses ramifications. Genre : cladothrix.

Classification de Rabenhorst. — Rabenhorst a donné une classification suivie par Flügge et que nous reproduisons ici, car elle sert de cadre commode aux bactéries pathogènes qui nous intéressent tout spécialement. Nous devons toutefois faire remarquer que dans ce système, basé sur la forme des cellules, on ne tient pas compte des modifications morphologiques que subit une bactérie déterminée dans son développement, si bien que telle bactérie donnée devrait appartenir à plusieurs groupes suivant qu'elle présente dans son évolution des spores, des bâtonnets courts, des bacilles ou des filaments. Mais on classe alors les bactéries dans le groupe qui correspond à la forme qu'elles offrent le plus ordinairement.

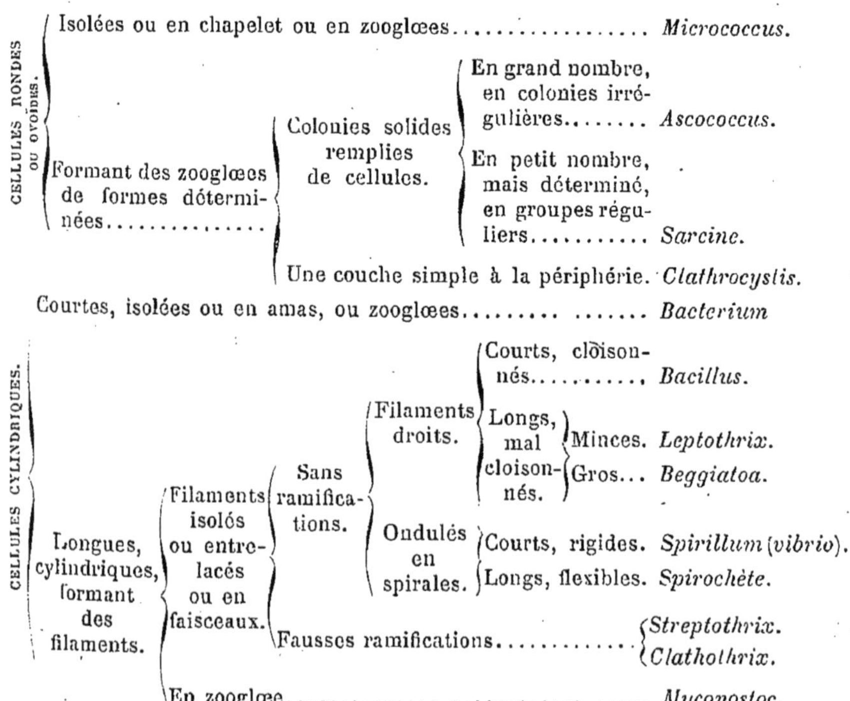

- CELLULES RONDES OU OVOÏDES.
  - Isolées ou en chapelet ou en zooglœes .... *Micrococcus.*
  - Formant des zooglœes de formes déterminées ....
    - Colonies solides remplies de cellules.
      - En grand nombre, en colonies irrégulières .... *Ascococcus.*
      - En petit nombre, mais déterminé, en groupes réguliers .... *Sarcine.*
    - Une couche simple à la périphérie. *Clathrocystis.*
- CELLULES CYLINDRIQUES.
  - Courtes, isolées ou en amas, ou zooglœes .... *Bacterium*
  - Longues, cylindriques, formant des filaments.
    - Filaments isolés ou entrelacés ou en faisceaux.
      - Sans ramifications.
        - Filaments droits.
          - Courts, cloisonnés .... *Bacillus.*
          - Longs, mal cloisonnés.
            - Minces. *Leptothrix.*
            - Gros... *Beggiatoa.*
        - Ondulés en spirales.
          - Courts, rigides. *Spirillum* (*vibrio*).
          - Longs, flexibles. *Spirochète.*
      - Fausses ramifications .... *Streptothrix.* *Clathothrix.*
    - En zooglœe .... *Myconostoc.*

Il nous paraît impossible de donner aujourd'hui une classification naturelle et définitive des schizomycètes. Nous suivons d'une façon générale la classification de Rabenhorst, surtout dans les espèces que nous ne faisons que mentionner succinctement dans ce chapitre. Mais pour les espèces pathogènes que nous avons étudiées complètement et qui constituent le fond même de ce livre, elles se réduisent à quatre groupes, qui sont les suivants :

1° Les MICROCOCCI, qui comprennent les *streptococci* (Billroth) dont les cellules sont disposées en chaînettes le plus souvent sinueuses; les staphylococci (Ogston), dont les cellules sont agglomérées en grappes; les *ascococci*, qui constituent des zooglœes gélatineuses, les *tetrageni* et les *sarcines*, qui forment des groupes carrés ou cubiques.

2° Les BACTÉRIACÉES, qui se présentent ordinairement sous la forme typique de bâtonnets très courts, mais qui, dans le cycle de leur développement, peuvent être ovoïdes ou disposés en bâtonnets plus ou moins longs et en filaments. Ces bactéries sont droites ou courbées.

3° Les BACILLES constitués par de longs bâtonnets possédant ordinairement des spores. Dans ce groupe, certaines espèces comme les bacilles de tuberculose, de la lèpre et de la syphilis, sont très voisins les uns des autres. Les bacilles sont droits ou courbés (vibrions).

4° Les SPIROBACTÉRIES sont caractérisés par des filaments en spirale.

Dans la description que nous donnons des schizomycètes, nous nous sommes efforcés de bien distinguer les bactéries qui précèdent des espèces plus élevées, comme les cladothricées, les beggiatoa, etc.

Ces quatre groupes constituent essentiellement, sinon absolument, toutes les bactéries proprement dites.

PREMIER GROUPE. — MICROCOCCI.

Cellules petites, globulaires, qui se divisent transversalement pour donner des chapelets, des amas sans ordre ou des zooglœes.

Ier GENRE. — STREPTOCOCCUS (Billroth). — Micrococci en chapelet.

Streptococcus des selles. — A l'état normal, les matières fécales de l'homme

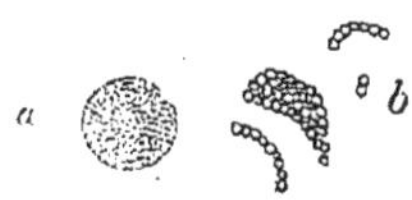

Fig. 23. — Streptococcus des selles à l'état normal.
a, culture sur la gélatine ; *b*, chapelets.

et des animaux renferment assez souvent et en quantité un streptococcus dont la culture ne liquéfie pas la gélatine, et forme sur elle des colonies brun foncé, grenues. Ce streptococcus ressemble à celui du pus (fig. 23).

Streptococci zymogènes. — *Micrococques du vin filant* (maladie de la graisse, vins filants, vins huileux). — Le vin blanc devient trouble, filant comme de l'huile. On y trouve de petits micrococci de 2 μ., formant de longues chaînettes (Pasteur).

La bière malade, caractérisée par une acidité particulière et une odeur spéciale, renferme des micrococques très petits, ronds, un peu plus petits que les précédents, isolés, groupée ou en chaînettes (Pasteur).

Le *micrococcus ureæ* (ferment urique) (Pasteur) est formé de microcoques ronds, de 0μ.,8, en chaînettes ou en groupes à la surface de différents

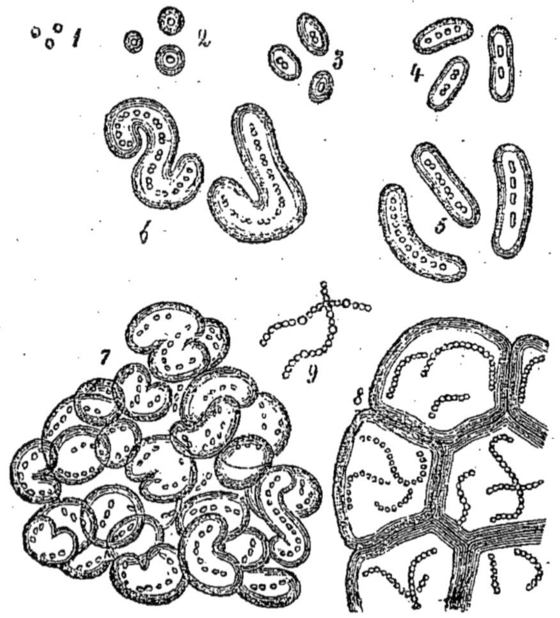

Fig. 24. — Leuconostoc mesenteroides ou champignons en œuf de grenouille (d'après Van Tieghem et Cienkowski).

1, spores. 2, spores entourées d'une membrane gélatineuse épaisse ; 3, 4, 5, différents états du développement de l'enveloppe et des spores ; 7, amas de petites zooglœes ; 8, coupe à travers une zooglœe plus ancienne dont les œufs contiennent des chaînettes. 9, chaînette isolée.

liquides, surtout de l'urine. Il est la cause de la fermentation ammoniacale. Il est aérobie et il aime la lumière. Il se développe jusqu'à ce qu'il y ait 13 p. 100 de carbonate d'ammoniaque dans l'urine. On peut séparer le ferment des microcoques.

Leube (1) l'a cultivé sur la gélatine sous la forme d'une tache blanche, brillante, un peu saillante comme une goutte de stéarine. Il ne liquéfie pas la gélatine, et sa culture a l'odeur de l'empois.

(1) Les indications bibliographiques relatives à la découverte et aux notions les plus importantes des espèces des bactéries se trouvent dans notre index bibliographique, à la fin du volume.

La *sarcine du poumon* décompose aussi l'urine, d'après Hauser et Fischer. Elle a de 2μ,7 à 3 μ de diamètre. Sa culture forme des colonies très saillantes, sans odeur, ne pénétrant pas dans la profondeur de la gélatine, qui reste solide.

D'après Jacksch, ces mêmes microcoques se montrent dans les premières vingt-quatre heures dans l'urine sous forme de bâtonnets, observation que nous acceptons sous toutes réserves. Nous verrons que Leube a décrit des bactéries qui jouissent de la même propriété.

On trouve constamment diverses espèces de micrococci *dans l'air*, ainsi que l'a démontré Pasteur dans les expériences que nous avons relatées plus haut. Ces espèces ne sont pas encore bien spécifiées. L'une d'elles donne sur la gélatine des cultures jaunes, rondes, développées lentement sans produire de liquéfaction ni de putréfaction, où l'on voit des chaînettes de cellules de 0μ,2 et qui présentent ce caractère spécial de ne se colorer qu'à peine ou pas du tout par les couleurs d'aniline.

Le *leuconostoc mesenteroides* (Cienkowski), microbe rond isolé ou en chaînettes, ou en zooglœes, dont la masse gélatineuse est très épaisse (fig. 24). La masse zooglœique se dissout et les chaînettes restent libres. Elles contiennent des spores de 0μ,6 à 0μ,2. Ces bactéries se développent très rapidement dans les liquides contenant du sucre, de telle sorte que 50 hectolitres de solution de sucre à 5 p. 100 deviennent gélatineux en 12 heures, si l'on y sème ce parasite.

Micrococques pathogènes. — Le *micrococcus bombycis* (fig. 25) est la cause de la flacherie des vers à soie. Il présente des cellules ovales de 1μ,5 isolées ou

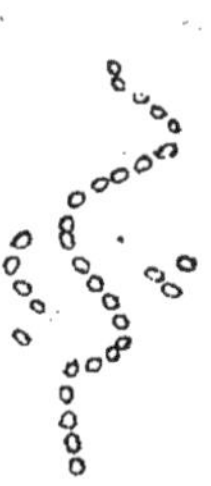

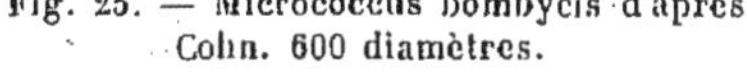

Fig. 25. — Micrococcus bombycis d'après Cohn. 600 diamètres.

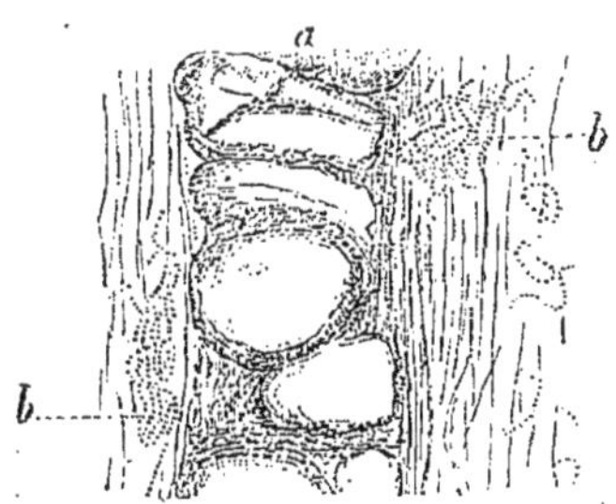

Fig. 26. — Nécrose progressive de la souris (d'après Koch) : *a*, capsules cartilagineuses ; *b*, *b*, micrococci en chapelets.

deux à deux ou en chaînettes flexueuses. Cette maladie s'est montrée pour la première fois il y a une quinzaine d'années, et parfois sous forme d'épidémie. Ces bactéries (fig. 25) se trouvent dans le canal intestinal avec des bâtonnets.

Maladies infectieuses par plaies. — Le micrococcus de la nécrose progressive des tissus de la souris (Koch) montre des cellules rondes de 0μ, 5, en chaînettes très régulières, courbées, quelquefois en amas plus denses (fig. 26, *b*). Il détermine une nécrose progressive de tous les tissus et la mort de l'animal. Les organes internes ne montrent pas de microbes. On doit supposer que la végétation de ces bactéries fait naître un poison délétère.

Microcoques de la septicémie consécutive au charbon (Charrin). — Sur les cadavres de lapins morts du charbon, il se développe, quelques heures après la mort, un microbe particulier, qui, inoculé aux lapins, les tue en

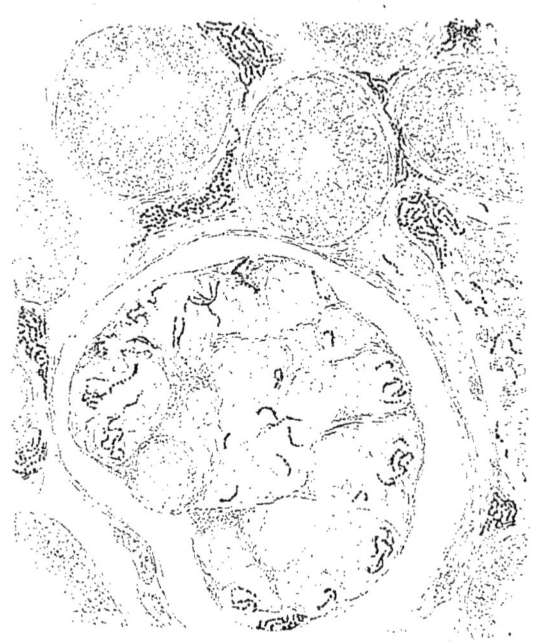

Fig. 27. — Microcoque de la septicémie consécutive au charbon. On voit ces bactéries dans les vaisseaux d'un glomérule du rein et dans les vaisseaux capillaires situés entre les tubes urinifères.

un ou deux jours avec les symptômes d'une septicémie sans suppuration. On trouve, dans le sang de tous les organes, un microcoque en chapelet formés de 15 à 20 cellules rondes ayant chacune 1 μ.

Microbe pyogène. — Pasteur a trouvé, dans l'eau de Seine, et cultivé un diplococcus qui, injecté dans le tissu cellulaire des animaux, produit des suppurations, et dans le sang, la pyémie. Cet organisme a été rencontré aussi par Ogston et Rosenbach, mais il n'est pas l'agent ordinaire ou essentiel de la suppuration. Le plus ordinairement on trouve, dans le pus, les micrococques suivants qui ont été isolés et cultivés en 1884 par Rosenbach.

Le *Streptococcus pyogenes* (Ogston, Rosenbach), caractérisé au microscope par sa forme en chapelet. Il est formé de cellules dont le volume varie, même dans une seule chaînette, de 0μ,1 à 0μ,5 ou 0μ,7. Sur la gélatine, ce microbe donne une pellicule ronde, un peu blanchâtre, qui ne liquéfie pas la gélatine. Sur l'agar-agar, il se développe plus facilement en s'étalant en une couche épaisse, saillante, dont le bord forme un talus autour d'un plateau. L'épaisseur de la culture atteint 2 ou 3 millimètres en trois semaines. C'est l'organisme qu'on trouve le plus souvent dans le pus blanc des abcès et du phlegmon.

Streptococus erysipelatis. Le microbe de l'érysipèle (Nepveu, Œrtel, Fehleisen) est formé de chaînettes analogues aux précédentes, mais dont les cellules sont plus régulières et égales. Ses cultures ressemblent à celles du précédent. Fehleisen les a inoculées à l'homme et il a reproduit ainsi des érysipèles. Ces micrococques peuvent passer dans le sang et s'arrêter en masse dans les vaisseaux du rein, du foie, etc.

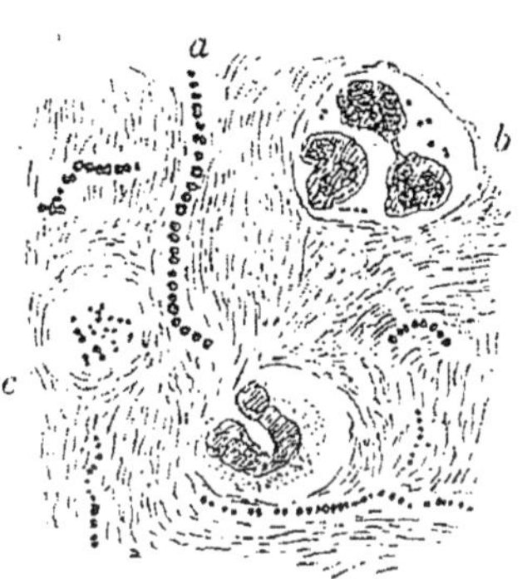

Fig. 28. — Pus de phlegmon étalé et desséché sur une lame de verre.

a, chaînette de gros micrococci; *b*, micrococci plus petits dans une cellule lymphatique; *c*, groupe de micrococci (grossissement de 1000 diamètres).

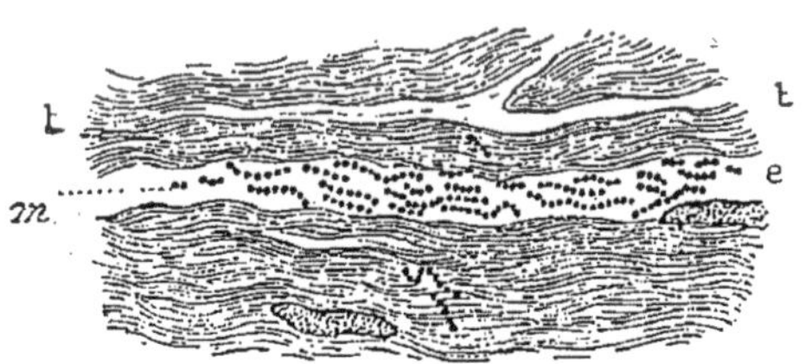

Fig. 29. — Coupe du tissu conjonctif de la peau montrant, entre les faisceaux fibreux, des micrococci en chaînettes ; *e*, *m* *t*, *t*, tissu conjonctif; *e*, *m*, bactéries.

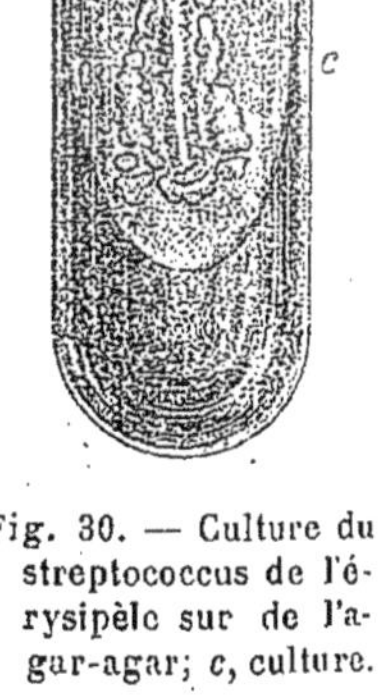

Fig. 30. — Culture du streptococcus de l'érysipèle sur de l'agar-agar; *c*, culture.

Micrococci de la fièvre puerpérale (Pasteur, Doléris). De volume variable, ils sont tantôt isolés ou en chaînettes. Ils se trouvent soit dans les cellules, soit libres dans les exsudats inflammatoires. Ils appartiennent le plus souvent au streptococcus pyogenus (fig. 31).

Dans certains cas de *septicémie* chez l'homme, on voit des micrococci ou des diplococci dans le sang en circulation de certains organes, surtout dans les reins et dans le foie.

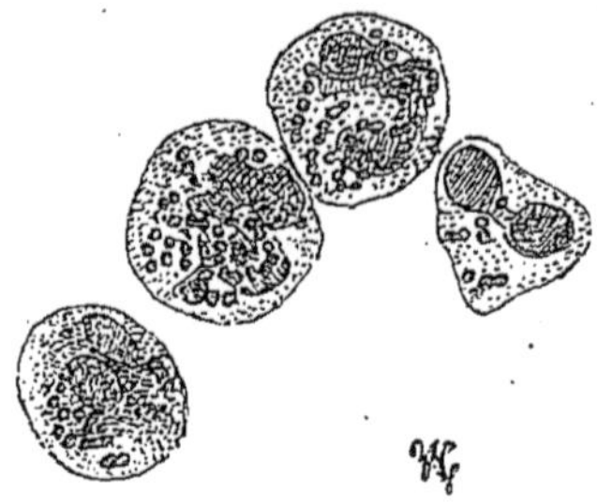

Fig. 31. — Globules de pus provenant de fausses membranes fibrineuses dans un fait de péritonite puerpérale et remplis de micrococci en chaînettes (objectif 12 à immersion homogène de Verick, oc. 2800 diamètres environ).

Dans *le noma*, il existe de petites chaînettes courtes et très serrées, de microcoques qui se colorent bien avec les couleurs d'aniline et qui ont 0μ,3 à 0μ,4 de diamètre.

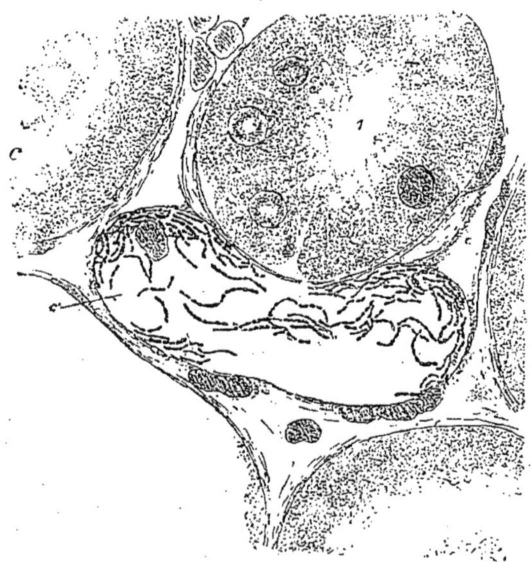

Fig. 32. — Chaînettes trouvées dans les vaisseaux, dans un cas de fièvre jaune (Babes), sur le coupes du rein.

c, vaisseau capillaire rempli de chaînettes ; 1, 1, coupe de canalicules urinifères dont l'épithélium est granuleux.

Dans deux cas de *fièvre jaune*, l'un de nous a trouvé de longues chaînettes de microbes qui remplissaient certains vaisseaux distendus du rein et du foie (fig. 32). Ces vaisseaux étaient le centre d'îlots inflammatoires. Le diamètre des microcoques de ces chaînettes est de 0μ,6 à 0μ,7.

Dans un cas de fièvre typhoïde bilieuse, l'un de nous a trouvé dans le foie, le rein, la rate, des masses serrées d'un strepotcoccus (fig. 33) qui remplissait les vaisseaux de ces organes (Babes).

Le micrococcus de l'ozène (Lœwenberg) est formé de grandes cellules souvent associées de 0μ,5 à 0μ,8. Sa culture sur la gélatine liquéfie rapidement cette substance et donne l'odeur de l'ozène. Il est pathogène pour

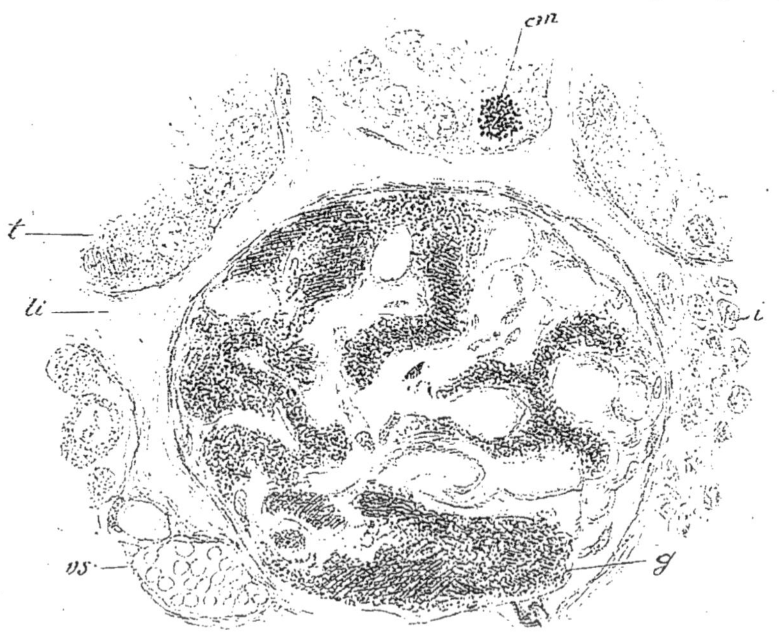

Fig. 33. — Coupe de la substance corticale du rein dans la fièvre typhoïde bilieuse.
t, tube urinifère dont les cellules sont granuleuses; *c*, chainettes contenues dans un vaisseau sanguin; *cm*, cellule glandulaire en multiplication indirecte.

les souris et les rats, qui succombent de un à deux jours après l'opération avec les symptômes de la saprémie. On trouve très peu de microbes dans les organes. Les cobayes semblent être réfractaires à cette intoxication (Babes et Löwenberg).

Le *micrococcus de la phosphorescence* forme de grandes zooglœes arrondies. On le trouve sur les poissons ou sur les viandes en voie de putréfaction.

On trouve dans les viandes et dans le sang en putréfaction des microcoques et des chaînettes. On peut les cultiver; l'un d'eux donne des cultures sur gélatine qui ne liquifient pas cette substance, exhalent une odeur de putréfaction et se présentent sous forme de chaînettes.

Les *microcoques de la putréfaction* se trouvent, en général, dans toutes les putréfactions peu avancées, si la température est basse; ils se développent toujours dans le sang putréfié.

Des bactéries de l'air, qui se développent sur la gélatine en forme de petites colonies brunes, ne liquéfient pas la gélatine et sont formées de gros microbes ronds souvent disposés deux par deux de 0μ,8 à 1 μ. D'autres bactéries de l'air sont caractérisées par des plaques blanches ou rosées, qui liquéfient ou non la gélatine. Elles sont constituées tantôt par des staphylococci, plus rarement par des streptococci, tantôt par des tetrageni ou des sarcines.

Il existe aussi plusieurs espèces de microcoques et de grandes zooglœes dans la bouche, dans le nez, dans la sécrétion nasale, à la surface de la peau et des poils; dans la sueur et en général à la surface de tous les corps exposés à l'air, ils forment des masses assez volumineuses pour être visibles à l'œil nu. Dans le nez il existe aussi des diplococci. Au rebord des ongles et quelquefois dans la gaine des poils il y en a aussi un très grand nombre. Sur les préparations colorées, il est essentiel de ne pas confondre avec eux les grains d'éléidine de l'épiderme qui se colorent par l'alinine. Cette erreur est journellement commise par ceux qui débutent dans l'histologie pathologique.

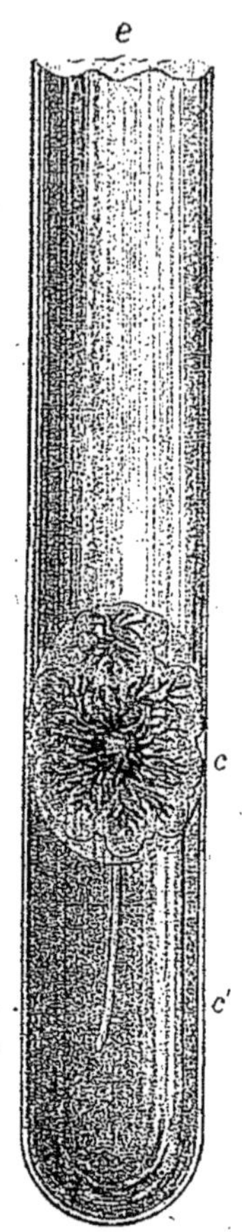

Fig. 34. — Micrococcus indicus (Koch) cultivé sur de l'agar-agar ; c, partie superficielle ; c' culture le long de la figure.

Microcoques colorés et chromogènes. — Presque toutes les substances alimentaires, albuminoïdes, amylacées, comme l'albumine, les pommes de terre, le pain, se recouvrent de bactéries colorées. Le pigment est tantôt soluble, tantôt insoluble.

Le micrococcus indicus a été trouvé par Koch, dans les Indes, dans l'estomac d'un singe ; il pousse sur la pomme de terre, sur la gélatine, l'agar-agar (fig. 34), etc. En liquéfiant vite cette dernière, il forme des groupes composés de grains ronds de 0μ,3 à 0μ,7 de diamètre; les grains mêmes sont incolores et la substance colorante, qui est la même que celle du micrococcus prodigiosus, se trouve entre les cellules; la couleur produite par ce microbe est plus claire que celle du micrococcus prodigiosus; mais par l'action des alcalis il gagne la couleur foncée de ce dernier. En le cultivant à une basse température il perd avec le temps sa couleur.

Le micrococcus *orangé* forme de petits grains ovoïdes de 1μ,5, isolés ou accolés par deux, par quatre ou en zooglœes ; il donne des taches orangées sur l'albumine cuite. Le pigment en est soluble dans l'eau.

Le *micrococcus chlorinus* forme des zooglœes jaunes, vertes, sur des solutions nutritives ou sur l'albumine. Il est soluble dans l'eau. Il se décolore par les acides.

Le pigment produit par ces bactéries est soluble dans l'eau, et il a les mêmes réactions que le tournesol vis-à-vis des bases.

Le micrococcus *pyocyaneus* (microbe du pus bleu, Gessard) est formé de cellules un peu ovales ou arrondies qui donnent au pus la couleur bleue qu'il prend quelquefois. Il liquéfie la gélatine, se cultive sur les pommes de terre en couche verdâtre, et donne sur l'agar-agar une couche blanchâtre sous laquelle la substance nutritive restée transparente présente une belle teinte verte.

Le *micrococcus violaceus* (Cohn), constitué par des cellules elliptiques, souvent en chaînettes, forme un pigment violet. Il vient aussi sur les pommes de terre, où il a été observé par Schneider et par Schrœtter.

Le *micrococcus fulvus* est formé de cellules rondes de 1μ,5, associées

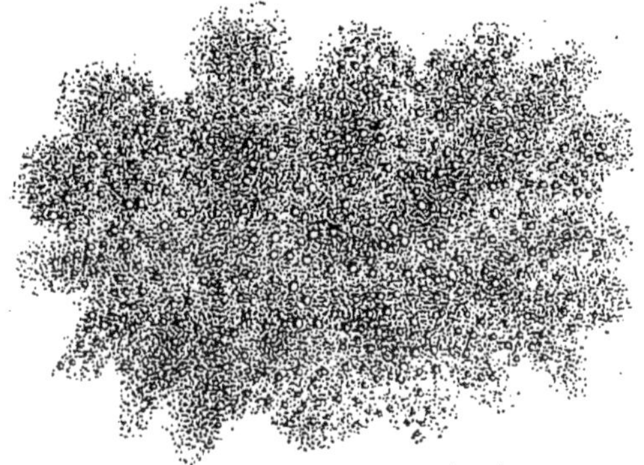

Fig. 35. — Zooglœes du micrococcus fulvus passant à l'état d'essaim.

deux par deux; il donne des gouttes de couleur de rouille observées par Eidam, puis par Kirchner, sur le crottin de cheval (fig. 35).

IIe Genre. — Staphylococcus.

Staphylococci pathogènes. — Le *micrococcus de la formation progressive des abcès chez le lapin* (Koch) est composé de très petites cellules du diamètre de 0μ,5 en zooglœes très denses, sous la forme de nuages. Dans les abcès qui se forment près du point d'inoculation, il y a une masse très fine, formée de bactéries mortifiées, tandis qu'à la périphérie, les bactéries sont vivantes (fig. 36). Les abcès s'étendent progressivement et déterminent la mort de l'animal.

Le *micrococcus de la pyémie du lapin* (Koch) offre des cellules rondes de 0μ,25, isolées ou deux par deux; elles entourent les globules rouges et forment de petites masses qui obstruent les vaisseaux. Ces thrombus sont le point de départ d'abcès métastatiques dans les poumons et dans le foie.

Le *micrococcus de la septicémie du lapin* (Koch), ovalaire, a de 0μ,8 jusqu'à 1 μ. Il ne détermine pas la coagulation du sang, n'adhère pas aux globules rouges, mais il prend leur place. Cette maladie expérimentale est produite par une injection de macération de viande putréfiée. Les bactéries sont surtout accumulées dans les glomérules du rein (fig. 37).

Microbe de la salive (Pasteur). — Pasteur a décrit un microbe provenant de la salive d'un enfant mort de la rage. Ce microcoque est mortel pour les lapins, mais non pour les poules et les cobayes. Il est probable que ce microbe est le même que

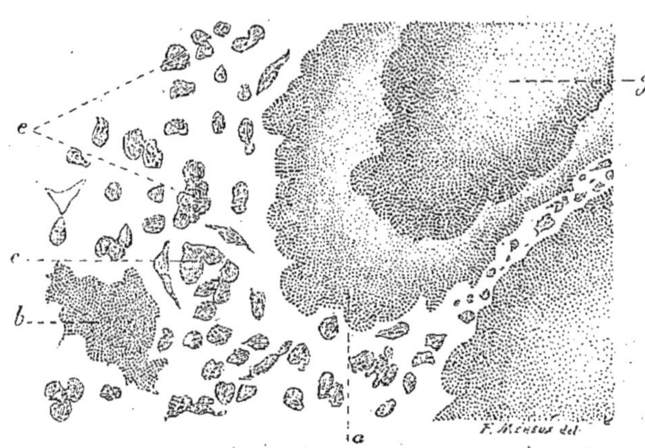

Fig. 36. — Abcès progressif caséeux du lapin à sa partie périphérique.

a, zooglœe en forme de nuage ; *b*, *c*, colonies plus petites ; *e*, noyaux autour des masses zoogléiques ; *g*, partie centrale des zooglœes qui ne se colorent plus (d'après Koch).

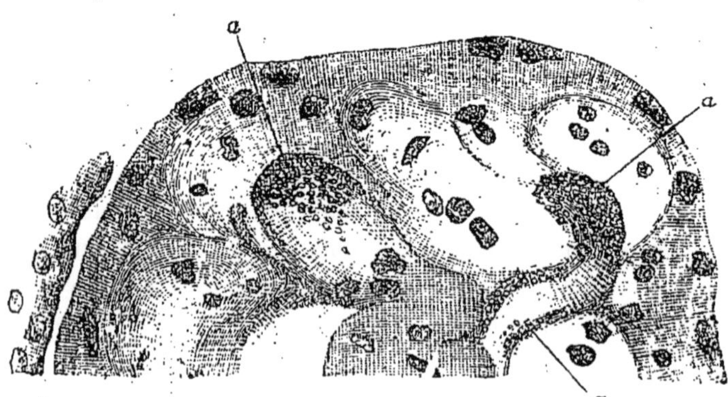

Fig. 37. — Partie du glomérule du rein d'un lapin septicémique ; *a*, anses capillaires contenant des microbes ovoïdes, d'après Koch).

Fig. 38. — Culture pure du microbe de la septicémie du lapin sur la gélatine; *c*, partie superficielle de la culture présentant la forme des stries de l'inoculation ; *c'*, partie profonde de la culture.

celui que Fraenkel a décrit dans la salive et qui ressemble à celui de la pneumonie.

Micrococcus d'une maladie du perroquet. — Chez le perroquet (psittachus erythacus), Wolf a trouvé un grand nombre de microcoques dans toutes les veines et surtout dans les capillaires du foie, avec une nécrose des cellules, mais sans suppuration (fig. 39).

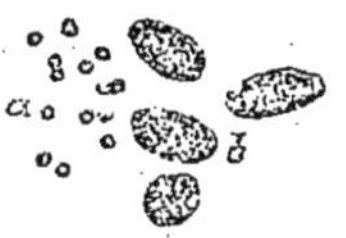

ig. 39. — Maladie du perroquet (Eberth).

a, microbes ronds et diplocoques du sang ; *b*, noyaux des globules rouges.

Rouget du porc. — Dans la maladie décrite par Pasteur et Thuillier, il existe des microbes ronds et petits dans le sang en circulation. Nous avons vérifié la justesse de cette observation. Ainsi que nous le verrons à propos de la description du rouget, cette maladie est caractérisée par des bacilles grêles, semblables à ceux de la septicémie des souris.

Le *staphylococcus pyogenes aureus*, découvert par Pasteur dans le furoncle et dans l'ostéomyélite est formé par des cellules rondes ou un peu ovoïdes, disposées en grappes de raisin (fig. 40). Il donne sur la gélatine et mieux, sur l'agar-agar, des cultures d'une belle couleur jaune orange (Krause). Nous avons représenté l'aspect de ses cultures dans les figures 41 et 42. Il existe aussi bien dans certains abcès dus à la pyémie, à la fièvre puerpérale, que dans le furoncle et l'ostéomyélite (Rosenbach).

Le *staphylococcus pyogenes citreus* de Passet ressemble, comme forme, disposition et comme action pathogène, au staphylococcus aureus, à l'exception de sa couleur citron ; celle-ci devient plus prononcée lorsque la culture est ancienne.

Passet a décrit aussi un staphylococcus cereus albus, dont les cultures sur gélatine offrent l'aspect d'une tache blanc mat, ressemblant à une goutte de cire, et un staphylococcus cereus flavus, qu'il a retiré du pus des abcès. Leur inoculation aux animaux est restée sans résultat.

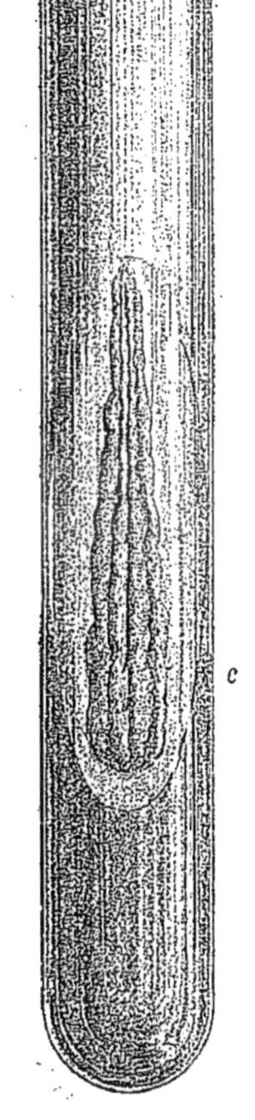

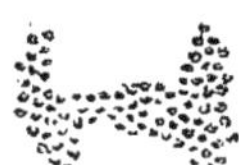

Fig. 40. — Staphylococcus *pyogenes aureus* (Rosenbach).

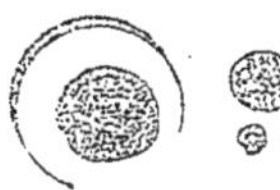

Fig. 41. — Culture, sur la gélatine, du staphylococcus aureus.

Fig. 42. — Culture pure du staphylococcus aureus sur l'agar-agar ; *c*, culture.

Le *staphylococcus pyogenes albus* (Rosenbach) ne diffère du précédent que par la couleur de ses cultures. Son siège et son action pathogénique sont les mêmes.

Le *Micrococcus pyogenes tenuis* (Rosenbach) se trouve plus rarement que les précédents dans le pus. Il est formé de cocci réguliers, un peu plus grands, plus allongés que les précédents, présentant à leurs deux pôles

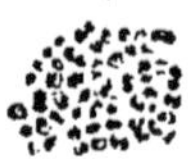

Fig. 43. — Micrococcus pyogenes tenuis provenant d'un empyème.

des points plus foncés (fig. 43). Sa culture sur l'agar agar-donne une mince couche vitreuse, unie comme un vernis. Les abcès où on le trouve ne sont accompagnés ni de rougeur, ni de gonflement, ni de fièvre, et guérissent rapidement.

Microsporon septicum (Klebs). — C'est un microcoque de 0μ,5 formant des amas, des filaments et des zooglœes. On a, depuis le travail de Klebs, donné la déscription exacte accompagnée de cultures pures de plusieurs micro-organismes qui se trouvent dans le pus, et les premières recherches de Klebs ont par suite perdu de leur valeur.

Microcoques de la gangrène. — Dans la gangrène, on trouve diverses espèces de bactéries, les unes rondes, les autres en forme de bâtonnets. Nous avons décrit plus haut les Streptococci du noma (page 123).

Dans la profondeur des tissus gangrenés, les microcoques forment de grandes zooglœes dont les cellules sont vivaces et se colorent bien, tandis qu'elles sont difficiles à colorer en d'autres points, parce qu'elles sont moins vivantes ou mortifiées.

A la suite des infections consécutives aux plaies, on trouve des abcès métastatiques, des myocardites, des néphrites, des ostéo-myélites, des endocardites, des inflammations des séreuses, etc. qui sont en relation avec diverses espèces de microcoques. Il est rare qu'il existe à la fois deux espèces de microcoques chez un même malade.

Micrococci de l'endocardite (Klebs). — Dans l'endocardite ulcéreuse, les valvules altérées et les bourgeons des bords des valvules présentent, au milieu de la fibrine, une grande masse de bactéries qui constituent quelquefois la majeure partie des bourgeons (fig. 44 et 45). Ces bactéries, de grandeur très variable, forment souvent des chaînettes; certaines de ces chaînettes présentent des microcoques de 1μ, d'autres des microcoques de 0μ,5; on voit aussi des grains ronds, isolés, petits ou gros, et des bâtonnets courts, de volume variable, offrant quelquefois un étranglement en leur milieu. L'un de nous a constaté le premier (Babes, 1re édition) que certaines endocardites montrent le microbe de la pneumonie; dans d'autres cas il a cultivé un staphylococcus pathogène septique dans cette maladie. Depuis, Orth, Weichselbaum et nous-mêmes avons cultivé dans les produits endocarditiques les divers microbes du pus.

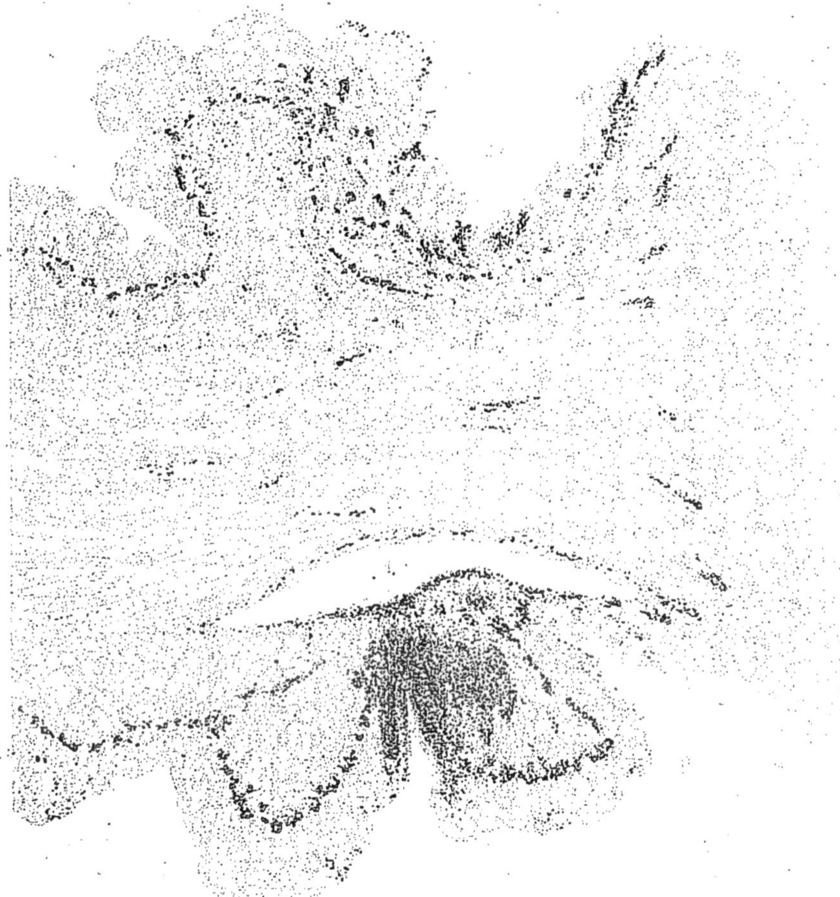

Fig. 44. — Endocardite aiguë. Coupe d'un valvule sigmoïde de l'aorte près de son implantation à l'anneau fibreux. Des colonies de microbes se montrent dans les bourgeons développés sur les deux faces de la valvule. Grossissement de 40 diamètres.

Dans l'endocardite chronique, on trouve aussi des grains et des micrococques encore mal déterminés (Klebs).

Dans l'*hémophilie des nouveau-nés* on a trouvé aussi des micrococques (?) (*monas hemorrhagicum* de Klebs).

Athrophie jaune du foie. — Klebs, Waldeyer et Eppinger ont trouvé des micrococques dans les vaisseaux du foie atteint d'atrophie jaune aiguë. Cette espèce n'est pas encore bien établie.

Diphthérie. — Œrtel, Letzerich, Klebs, Cornil, ont décrit des microbes formant des zooglœes qu'ils ont regardés comme la cause de la diphthérie. Ces microcoques siègent dans les fausses membranes, dans les vaisseaux, dans le tissu profond et même dans les organes. Ils forment des thromboses dans les vaisseaux. Leur diamètre est de 0μ,1 à 0μ,2. Mais il existe en même temps des bacilles que nous décrirons plus loin.

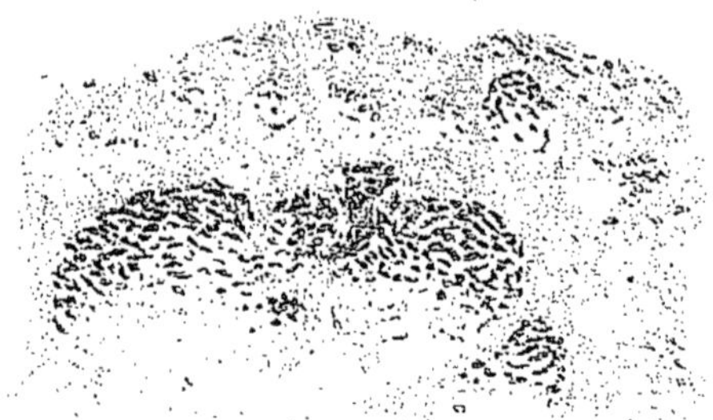

Fig. 45. — Une portion d'un bourgeon de la même préparation que la figure 44 vu à un fort grossissement.

Scarlatine. — Coze et Feltz ont trouvé des microbes dans la scarlatine. Pohl Pincus en a décrit aussi dans les cellules de l'épiderme, mais cette constatation n'est pas démonstrative.

Rougeole. — Hallier avait décrit des corpuscules ronds dans la rougeole.

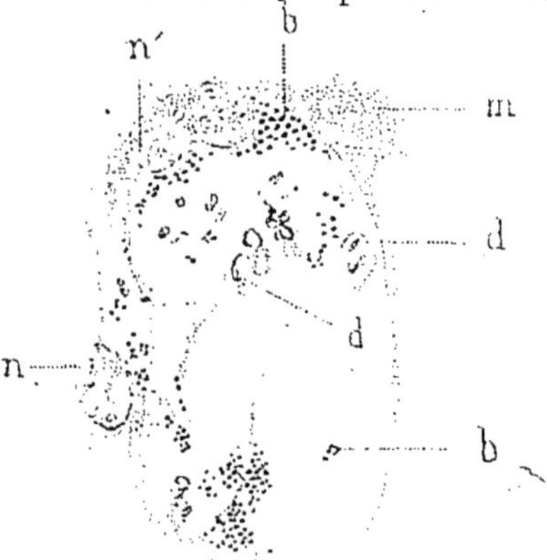

Fig. 46. — Bactéries de la vaccine dans les lacunes du corps muqueux.

b,b, bactéries ; *d,* cellules migratrices déformées ; *n,n,* noyaux des cellules du corps muqueux.

Babes a trouvé des microbes arrondis, ou diplococci aplatis, du volume de 0 μ,5 à 1 μ. On rencontre les mêmes micro-organismes dans les alvéoles pulmonaires, dans les espaces interlobulaires et dans les vaisseaux lymphatiques des cloisons alvéolaires.

Variole (Chauveau, Kohn, Keber, Zuelzer, Weigert). — Dans la variole et le vaccin, Kohn trouva dans certaines vacuoles de l'épiderme et dans les papilles, de petits grains, ronds ou un peu ovoïdes, isolés, en chaînettes ou groupés. Les organes tels que le foie et le rein montrent des amas de ces microbes entourés d'une nécrose des tissus (Weigert). Il est pos-

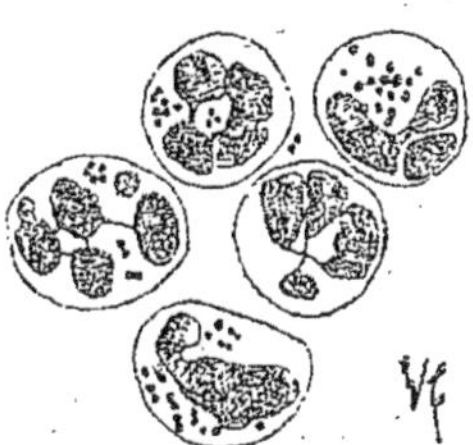

Fig. 47. — Micrococci de la blennorrhagie situés dans des cellules lymphatiques de l'écoulemen uréthral.

sible que ce soient simplement les microbes de la pyémie et que ceux de la variole ne soient pas encore connus.

Broncho-pneumonies. — Dans les pneumonies consécutives aux maladies virulentes et exanthémiques, on trouve un grand nombre de bactéries, tantôt rondes, tantôt ovoïdes, dans les alvéoles et quelquefois dans les vaisseaux.

Microcoques de la gonorrhée (Neisser). — Dans la gonorrhée, les cellules

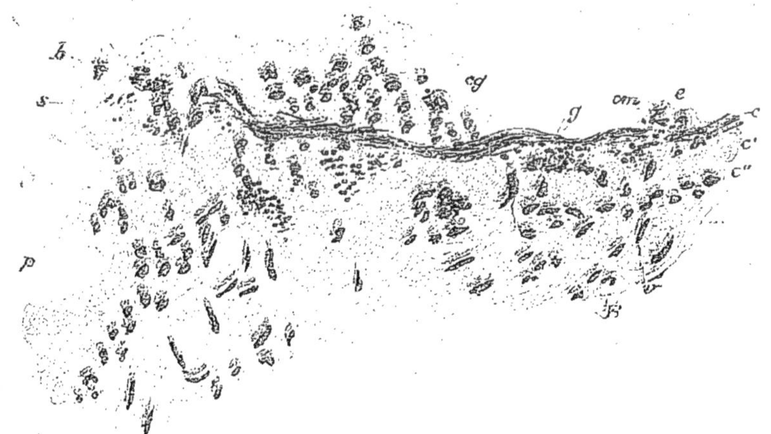

Fig. 48. — Gonococci situés dans la muqueuse uréthrale vus sur une coupe et à la surface de la muqueuse.

épithéliales et les globules de pus présentent des microcoques de 0μ,5 à 0μ,8 qui sont isolés ou groupés deux par deux. Alors les bactéries sont aplaties l'une contre l'autre. Elles sont quelquefois agglomérées en petits amas (voy. fig. 47 et 48 ainsi que la planche I). On en a fait des cultures sur du sérum de bœuf qui, inoculées dans l'urèthre, paraissent avoir reproduit la gonorrhée.

Parmi les bactéries qu'on trouve dans la *carie des dents* (Miller), il en est de rondes, en chaînettes ; telles sont celles que l'on trouvera décrites à propos de la carie dentaire, sous les noms de α, γ et δ (fig. 49 et 50). Les bactéries α forment des chaînettes, ou des diplococci de moyenne grandeur ;

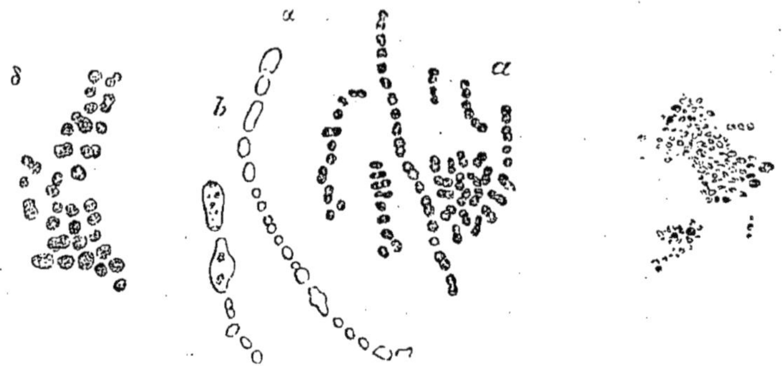

Fig. 49. — Microcoques de la carie dentaire, d'après Miller. α, *a*, microbes ronds et en chaînettes ; *b*, formes d'involution ; δ, cocci réunis en petits amas.

Fig. 50. — Cocci d'une culture de la carie dentaire (d'après Rosenbach).

elles donnent très rapidement lieu à la formation de l'acide lactique, qui est le facteur principal de la carie des dents. Les bactéries γ et δ sont aussi des cocci réunis en petits amas.

IIIe Genre. — Ascococcus. — Billroth a donné le nom d'ascococcus aux

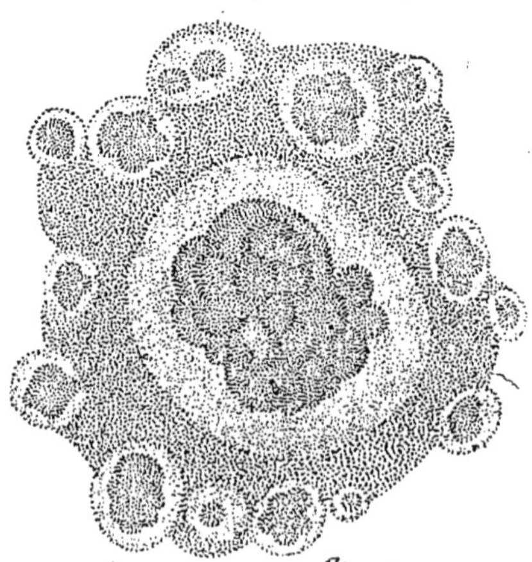

Fig. 51. — Ascococcus Billrothii (Cohn), familles réunies en zooglœes (figure empruntée à la *Botanique cryptogamique* de Marchand) (1).

curieuses colonies de micrococques qu'on trouve dans différents liquides nutritifs, et qui sont entourées d'une capsule gélatineuse très résistante.

(1) Les figures 35, 55, 56, 58, 59, 60, 76, 126, 127, 143 et 144 sont empruntées à la *Botanique cryptogamique* de M. Léon Marchand, que nous remercions, ainsi

IVe GENRE. — SARCINES ET TETRAGENI. — La *sarcine de l'estomac* (Goodsir) possède des cellules rondes ou un peu cubiques de 4 μ. Elles sont au nombre de 4 à 16 dans les groupes qu'elles forment (fig. 52).

Elles contiennent une substance verdâtre, jaunâtre ou rougeâtre. On les trouve dans l'estomac de l'homme et des animaux, surtout dans les maladies de l'estomac. On peut en faire des cultures qui paraissent comme des masses jaunes, sèches, sur les pommes de terre. Pasteur a

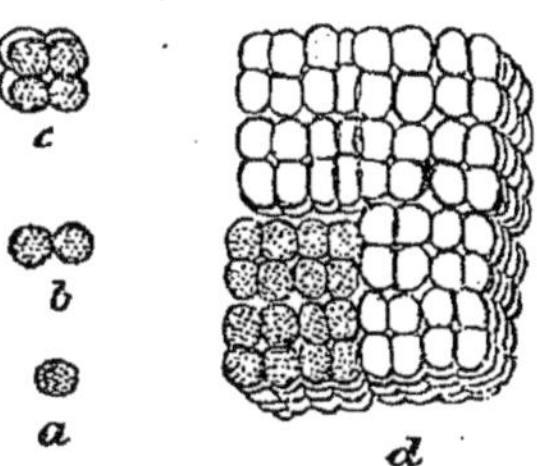

Fig. 52. — Sarcina ventriculi provenant du contenu de l'estomac d'un enfant, à ses divers degrés de développement.

a, cellule isolée ; *b*, deux cellules accouplées ; *c*, cellules par quatre ; *d*, agglomération cubique de cellules (d'après Zopf).

cultivé ce micro-organisme dans l'eau de levure de bière. On l'a trouvé aussi quelquefois dans le poumon.

La *sarcine de l'urine* est formée de petites cellules de 0μ,1 à 0μ,2, dont les groupes ont jusqu'à 60 individus.

La *sarcina littoralis*, constituée par des cellules rondes de 2 μ, formant des colonies incolores, possède de 1 à 4 grains rouges de soufre dans chaque cellule. On la trouve dans l'eau de mer putréfiée.

La *sarcina Reitenbachii* ressemble à la précédente ; les cellules s'allon-

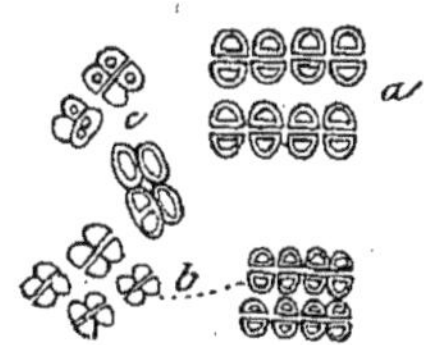

Fig. 53. — Merismopedia glauca (Warming). Algue verte.

gent un peu avant leur division. Leur membrane présente une substance rosée. On les trouve sur les plantes aquatiques.

Comme presque toutes les bactéries, les sarcines ont leurs analogues dans la famille des algues ; elles se développent, par exemple, de la même façon que les merismopedia (fig. 53).

Sarcina hyalina (merismopedia hyalina). — Le bactérium mérismope-

que son éditeur M. Doin, de l'obligeance avec laquelle ils ont bien voulu les mettre à notre disposition.

diodes est constitué par des filaments et des chaînettes; mais, s'il se développe à la surface des masses vaseuses, il forme des lamelles cubiques comme les sarcines (fig. 54).

Il se développe des microcoques disposés par quatre dans les cavernes du poumon (*micrococcus tetragenus*, Koch). L'un de nous les a trouvés aussi dans le pus des abcès métastatiques; en les inoculant à des animaux sains, ils se généralisent en amas dans la rate et les reins. Les individus

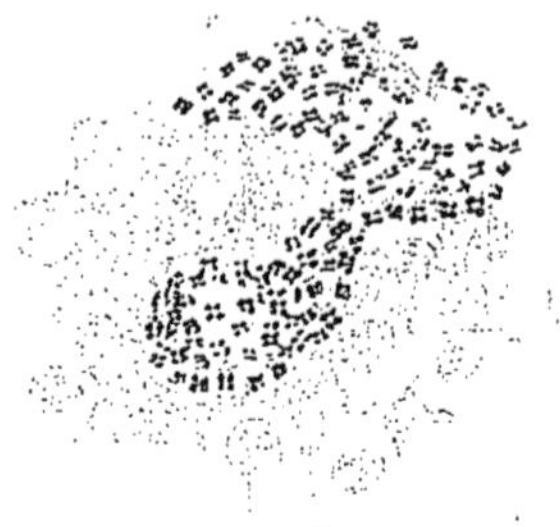

Fig. 54. — Micrococcus tetragenus dans la rate d'une souris.

ont un diamètre qui atteint 0μ,8 (voy. fig. 54); ils sont entourés d'une capsule épaisse. On peut les cultiver sur des substances gélatinisés ou ils forment des masses denses, blanches, qui ne liquéfient pas la gélatine.

Ve Genre. — Clathrocystis (Cohn). — Le clathrocystis, de couleur fleur de pêcher (*bacterium rubescens, peachcoloured bacterium*, Ray Lankaster), est composé d'individus colorés en rouge, ayant jusqu'à 2μ,5. Ils forment des zooglœes gélatineuses qui s'excavent plus tard. On les trouve dans la vase.

SECOND GROUPE. — BACTÉRIACÉES.

On peut distinguer des bactéries zymogènes, pigmentaires et pathogènes.

Bactériacées zymogènes. — Le *bacterium termo* est la plus répandue des bactéries zymogènes. Il est oblong, cylindrique, court, de 1μ,5 de diamètre sur 5 à 7μ de longueur. Il constitue des amas disposés sans ordre, ou en séries, parfois des zooglœes rondes. On a vu des cils à l'extrémité des bâtonnets. Ceux-ci s'allongent parfois en bâtonnets et en filaments.

Leur mouvement est très varié et caractéristique. On les trouve dans toutes les matières putréfiées. On peut les isoler par la culture. Celle-ci a l'odeur du fromage.

Le bactérium termo liquéfie rapidement la gélatine en formant une dépression à sa surface. Au bout de trois ou quatre jours, la couche superficielle de gélatine est devenue opalescente, irisée, de couleur verte d'abord, puis jaunâtre. La culture répand parfois un odeur de putréfaction.

Ce n'est pas le seul bacille de la putréfaction, ainsi qu'on le verra à propos des bactéries saprogènes décrites par Rosenbach.

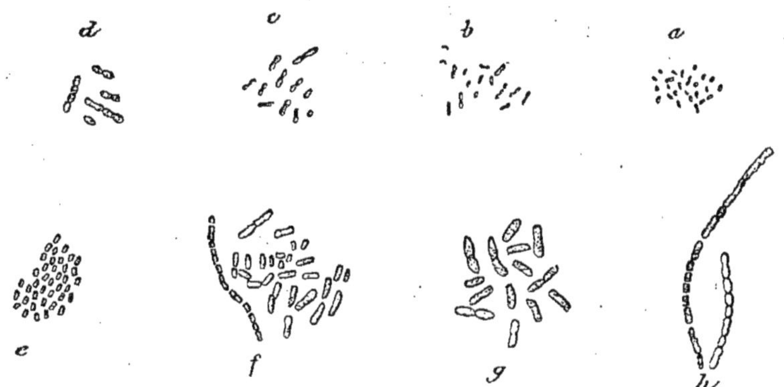

Fig. 55. — Bacterium termo (Ehrenberg, d'après Warming).

Fig. 56. — Bacterium termo.

Hauser a décrit, parmi les bactéries de la putréfaction, une espèce, le *proteus*, qui présente des cocci, des bâtonnets courts et des bacilles, des filaments, des spirales, des spirulines et des spirochætes. Ces formes sont en rapport avec le mode de nutrition, de telle sorte que sur une

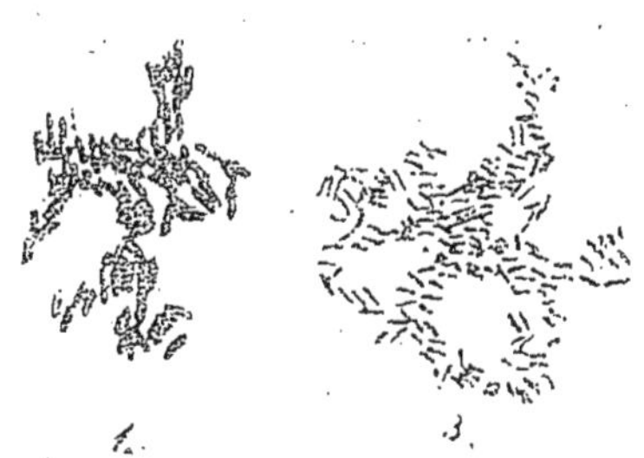

Fig. 57. — Coccobacillus zymogène de Leube.

substance acide il ne se développe que des cocci et des bâtonnets courts. Ces bactéries présenteraient des cils à un moment donné de leur développement et jouiraient de mouvements. Ce sont des anaérobies facultatifs. Les variétés de l'espèce proteus donneraient toutes lieu au phénomène de la putréfaction, surtout le proteus *vulgaris* et le *mirabilis*. Par cette putréfaction il ne se développe aucun ferment inorganique, de telle sorte qu'on doit supposer que la décomposition des albuminates est une fonction de l'activité propre des bactéries. L'injection de leurs cultures pures produit parfois des abcès chez les animaux.

Leube (Virchow's *Archiv.*, t. C, 3e fascicule, 1885) a signalé une bactérie

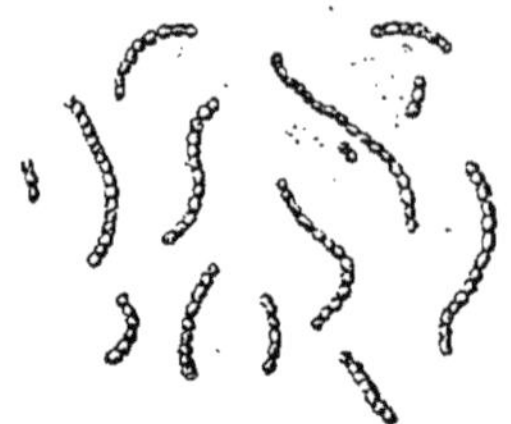

Fig. 58. — Ferment lactique d'après Schutzenberger.

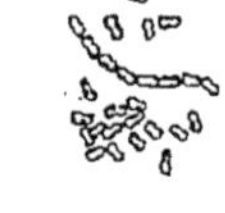

Fig. 59. — Ferment lactique d'après Pasteur (500 diamètres).

zymogène formée par de très petits diplocoques ayant 0μ,4 de diamètre et se cultivant en plaques jaunes sur la gélatine qui n'est pas liquéfiée. D'après Leube, ce microbe peut se présenter aussi sous la forme de bâtonnets (fig. 57). Si, par exemple, il se développe beaucoup de cultures sur une même plaque de gélatine, on ne voit que des diplococci ; mais si les cultures sont rares,

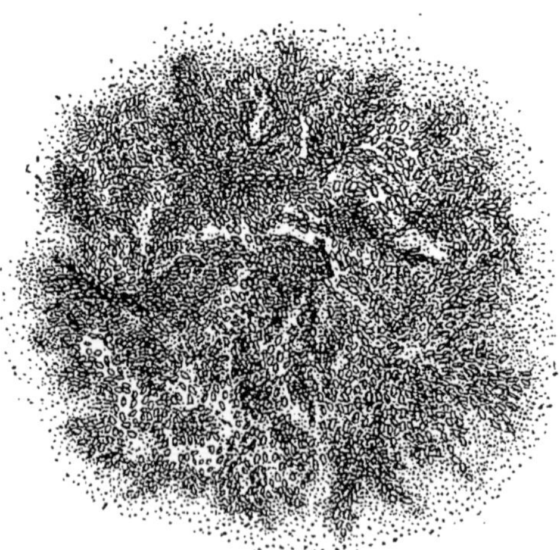

Fig. 60. — Mycoderma aceti (figure empruntée au traité de Marchand).

on trouve des bâtonnets épais de 0μ,9. Par la continuation des cultures sur une plaque de gélatine, on réussit à obtenir une forme de cocci stable et qui fructifie de nouveau par une piqûre unique dans un tube de gélatine.

Le *ferment lactique* existe dans les concombres devenus acides, dans le malt de bière, dans le fromage. Il offre des cellules étranglées en leur milieu, de la longueur de 2 à 3 μ, très mobiles, en chaînettes (Pasteur).

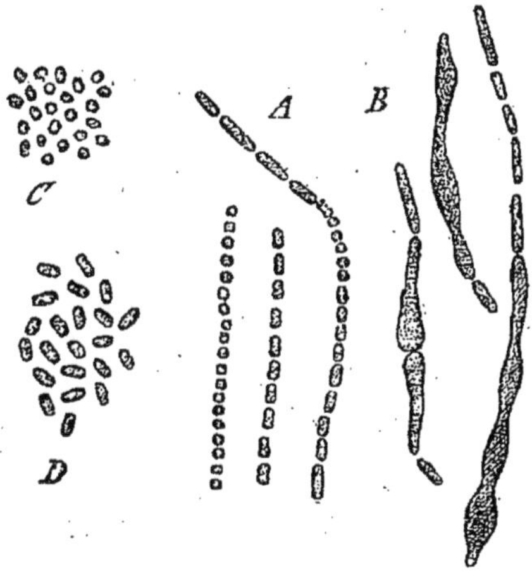

Fig. 61. — Bacterium aceti (900 diam.).

A, filaments normaux; *A*, bâtonnets longs, courts et cocci; *D*, bâtonnets courts; *C*, cocci; *B*, filaments gonflés en involution (d'après Zopf).

Dans son développement, on observe aussi des cocci, des bâtonnets et des filaments. Il transforme le sucre de lait en acide lactique.

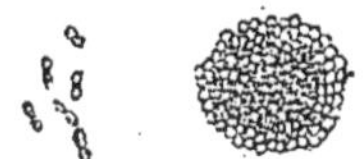

Fig. 62. — Bactérie de l'air.

Le *mycoderme du vinaigre* (Pasteur) possède des cellules plus petites que le ferment lactique. Dans son développement, on rencontre des

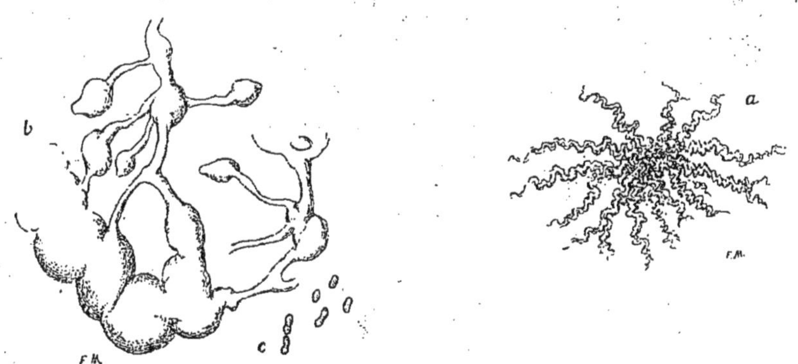

Fig. 63. — Bactérie de l'air.

a, colonie avec un faible grossissement, 20 diam.; *b*, une partie de cette colonie avec un grossissement de 100 diam.; *c*, bactéries de cette colonie, 800 diam. environ.

microcoques, des bâtonnets, des filaments. Toutes ces formes se disposent en zooglœes et en couches à la surface du liquide. On y trouve aussi des zoospores. Ce qu'il a de caractérisque, c'est que toutes ses formes et

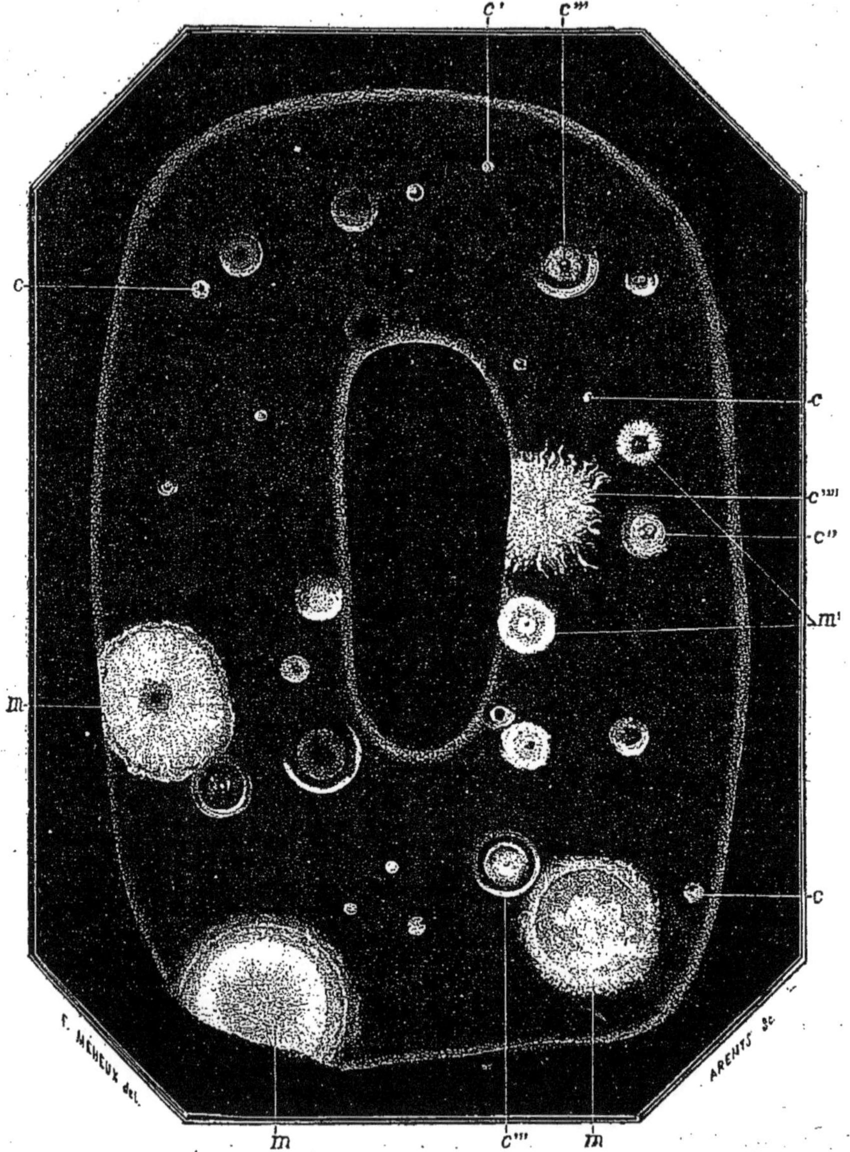

Fig. 64. — Bactéries de l'air. Plaque munie de gélatine et exposée pendant quelques minutes à l'air. Cinq jours après on y trouve des moisissures qui liquéfient la gélatine comme en m, ou qui ne la liquéfient pas m' ; des bactéries en partie colorées c, c', c'', en partie blanches c'''' ; ces colonies sont, les unes rondes c', c''', les autres floconneuses c''', tantôt elles liquéfient en partie la gélatine c'', c''', c'''', tantôt elles la laissent solide c, c', c''''.

surtout les bâtonnets ont des renflements qu'on peut regarder comme dus à une involution (fig. 61). Il transforme l'alcool en acide acétique.

Nous décrivons ici quelques-unes des *bactéries de l'air* (Babes).

1° Une bactérie qui se développe en quarante-huit heures et qui est formée de grains ronds de 0μ,5 à 0μ,6 un peu allongés, et souvent sous forme de bacilles et de chaînettes qu'on peut regarder aussi comme des bacilles (fig. 62).

2° Des bactéries formant sur la gélatine des réseaux saillants, spiralés, rayonnant d'un centre; ce sont des diplococci un peu pointus à leurs extrémités. Ils ne liquéfient pas non plus la gélatine (fig. 63).

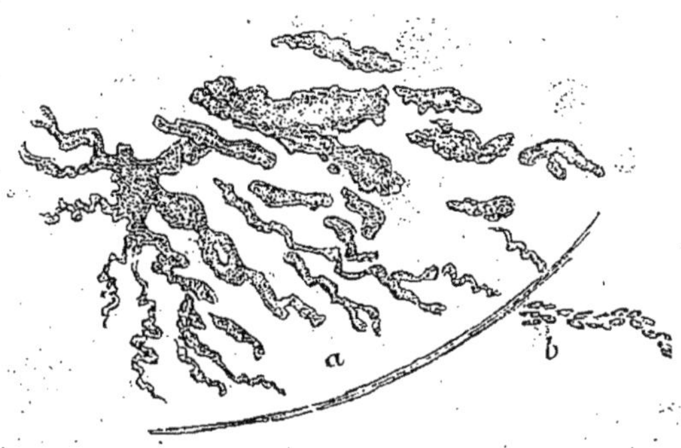

Fig. 65. — Bactérie de l'air.

3° Bactéries dont la culture offre des travées ramifiées blanches qui se développent lentement et liquéfient lentement la gélatine. Les bactéries sont allongées d'un diamètre 0μ,5 sur 0μ,8 à 1μ de longueur (fig. 65).

La figure 64 offre l'aspect de diverses cultures de mucédinées et de bactéries de l'air sur une plaque de gélatine.

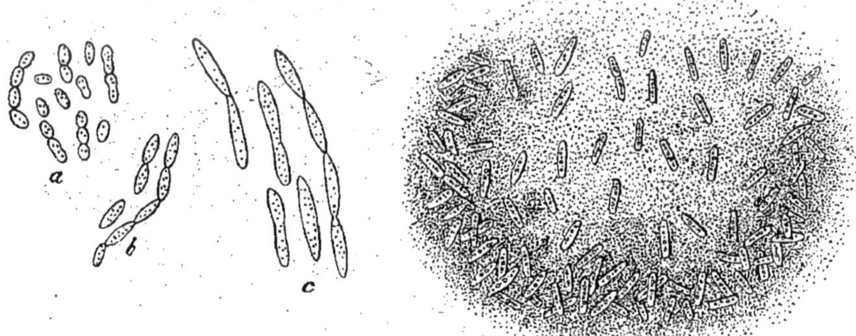

Fig. 66. — Bacterium lineola, d'après Warming.

Fig. 67. — Zooglœe du bacterium lineola, d'après Cohn.

Le *bacterium lineola* possède des cellules de 3μ,8 à 5μ,2 de longueur sur 1μ,5 de largeur, isolées ou deux à deux, à contenu granuleux; il se trouve dans l'eau. Il se cultive à la surface des pommes de terre.

Le *bacterium de l'eau de mer*, ellipsoïde, de 2 à 6μ de longueur, mesure 1μ,2 à 2μ,4 en largeur.

Le *bacterium fusiforme*, de 2 jusqu'à 5 μ de longueur, de 0μ,5 d'épaisseur, forme des couches sur l'eau de mer.

Bacterium Zopfii. — Zopf (1) décrit une bactérie provenant de l'intestin de la poule qui se développe sur la gélatine sous la forme de colonies de filaments spiralés et radiés. Ces bactéries sont formées d'abord de filaments allongés et contournés en écheveaux qui se transforment en bâtonnets et en cocci. La forme des cocci est la plus résistante.

Le *micrococcus prodigiosus* (Cohn) est formé de cellules ovoïdes ou lancéolées, amincies à leurs extrémités de 0μ,5 à 1 μ, composant des couches de la couleur du sang, sur les pommes de terre cuites, sur la gélatine (voyez planche IV, fig. 19, et fig. 68), qu'il liquéfie rapidement; sur le lait, la culture prend avec le temps une odeur de putréfaction. Les organismes ne sont pas colorés. La couleur est insoluble dans l'eau et l'alcool. Par l'analyse spectrale, on observe une strie d'absorption dans le vert et le bleu. Les hosties deviennent quelquefois rouges

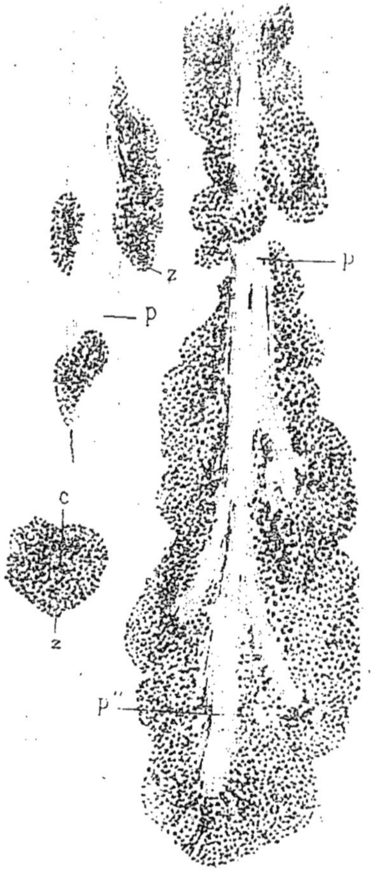

Fig. 69. — Microbes de la sueur rouge.

z, zooglœe adhérente au poil ; *p*, poil entouré de masses zooglœiques ; *p'*, dissociation du poil sous l'influence des microbes.

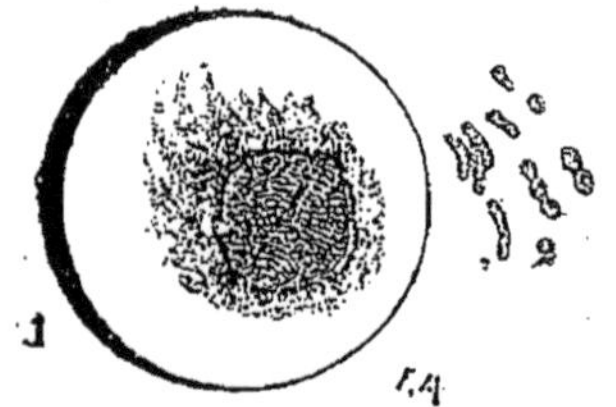

Fig. 68. — Micrococcus prodigiosus.

1, culture ; 2, bactéries.

ou se couvrent de gouttelettes de la même couleur que le sang qui ont fait crier au miracle. On le cultive maintenant pour faire des expériences, car sa forme et sa couleur sont caractéristiques.

Si l'on cultive ce microbe dans le bouillon de bœuf, dans la chambre claire, on peut voir se former des bâtonnets plus longs ayant jusqu'à 4 μ,

(1) *Die Schimmelpilze*, 3e édit., 1885, p. 65.

courbés, peu mobiles, qui ressemblent un peu aux bacilles du choléra (Babes).

Les *micrococci de la sueur rouge* (Babes) existent surtout dans les aisselles. Les poils sont couverts de grandes zooglœes. La substance intermédiaire aux cellules est rouge.

Dans la sueur jaune, la couleur est liée aussi à des zooglœes du *micrococcus luteus* (Cohn). — Les cellules sont elliptiques, un peu plus grandes que celles du micrococcus prodigiosus. On le trouve très communément dans les pommes de terre où il forme de petites gouttes jaunes. Le pigment en est insoluble dans l'eau.

BACTÉRIACÉES PIGMENTAIRES. — Le *bacterium synxanthum*, formé de cellules

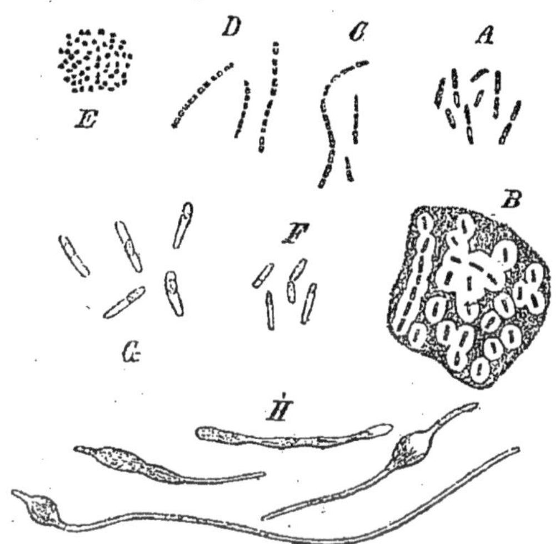

Fig. 70. — Bacterium cyanogenum.

A, bâtonnet du lait bleu ; *B*, zooglœc formée de bâtonnets du lait bleu entourés eux-mêmes d'une capsule gélatineuse ; *C*, chaînettes formées de bâtonnets courts du lait bleu ; *D*, chaînette de cocci du lait bleu ; *E*, amas de ces cocci pris dans le liquide de culture ; *F*, bâtonnets en voie de formation de spores dans la solution nutritive de Cohn ; *G*, bâtonnets avec spores bien formés ; *H*, formes d'involution dans le liquide de Cohn au nitrate de potasse. (Il est douteux que toutes ces formes dessinées par Neelsen appartiennent à la même bactérie.)

de 0μ,7 à 1 μ, semblables à celle du *bacterium termo*, disposées en petites chaînettes, se trouve dans le lait devenu jaune après la cuisson. Le lait

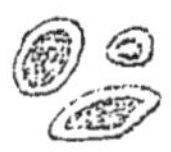

Fig. 71. — Culture du lait bleu sur la gélatine, après deux jours.

est d'abord acide, puis alcalin. La couleur qu'il développe autour de lui est soluble dans l'eau, insoluble dans l'alcool ; elle n'est pas modifiée par les bases, mais elle disparaît dans les acides.

Le *bacterium æruginosum*, bactérie incolore, produit une couleur vert bleuâtre dans le pus (voy. le chapitre consacré au pus).

Le *bacterium bruneus*, de couleur brune.

Le *bacterium cyanogenum* (champignon du lait bleu), qui donne au lait bleu sa coloration, se trouve aussi dans l'eau de mer. Il se développe dans les liquides amidonnés, dans la glycérine, etc. Dans celle-ci, il ne donne pas de couleur bleue, mais si on en inocule une goutte sur l'amidon, la coloration bleue d'amidon reparaît. La gélatine inoculée ne se liquéfie pas et devient brune. A l'origine de son développement, on trouve de petits bâtonnets ciliés de 2μ,5 à 3μ,5 de longueur. Ils se divisent en micro-coques formant des chaînettes, et donnent aussi lieu à une zooglœe dans laquelle les bacilles sont entourés d'une capsule.

BACTÉRIACÉES PATHOGÈNES. — *Pneumonie aiguë.* — Dans la pneumonie fibrineuse, Koch et Friedländer ont vu des microbes ovoïdes ou rhomboïdes,

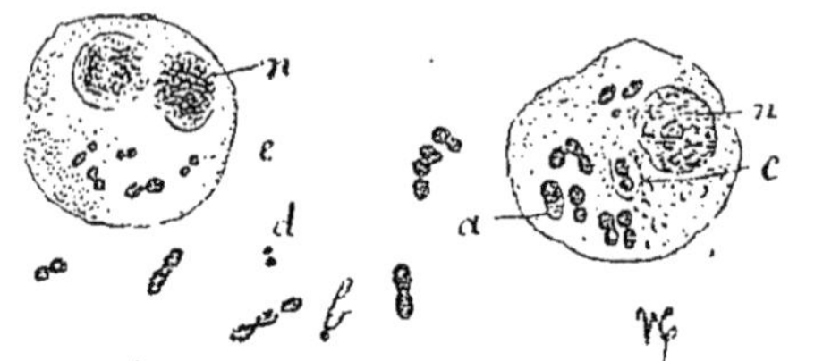

Fig. 72. — Micro-organismes de la pneumonie. *n*, *n*, noyaux des cellules lymphatiques de l'exsudat; *b*, micrococci ovoïdes accouplés par deux ou par trois; *a*, micrococci ovoïdes dans les cellules; *c*, micrococcus encapsulé; *e*, *d*, micrococci petits et ronds.

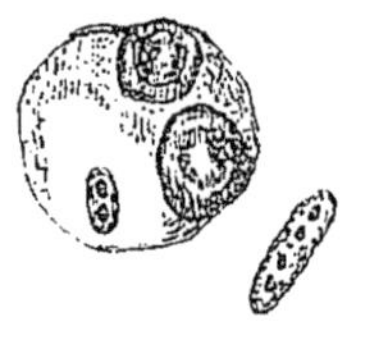

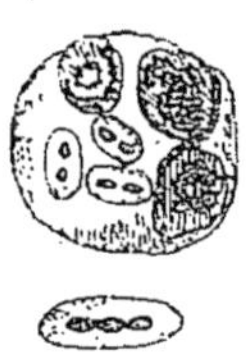

Fig. 73. — Dessin, d'après Friedländer, représentant les microbes et leurs capsules, les uns libres, les autres dans des cellules.

ordinairement capsulés, de la grandeur de 0μ,5 à 0μ,6 ou 0μ,7, le plus souvent associés deux par deux en forme de diplococci.

Friedländer en a fait des cultures caractéristiques sur la gélatine et la pomme de terre, et il les a injectées aux souris et aux lapins. La culture par piqûre sur la gélatine (voyez pl. IV, fig. 17 et 27), contenue dans un tube, donne la forme d'un clou dont la tête offre une surface saillante, blanche et brillante. La gélatine prend, autour de la colonie, une couleur brune. Dans ces cultures, les bactéries n'ont pas de capsules, mais les capsules reparaissent dans le bouillon de bœuf. Dans les cultures sur la chambre humide, datant de plusieurs semaines, il se développe des bâtonnets courts et allongés et de longs filaments (fig. 74) avec des renflements fusiformes (Babes). Ces bactéries siègent surtout dans l'exsudat alvéolaire.

Poels et Neelseen affirment l'existence du même microbe dans la *péripneumonie bovine*. Ils en ont fait des cultures et ils ont réussi à le reproduire en l'injectant chez les animaux de l'espèce bovine, résultats que nous ne sommes pas en mesure d'affirmer.

Leyden a trouvé dans un cas de *méningite cérébro-spinale* des microbes qui ressemblent à ceux de la pneumonie.

Les inflammations des séreuses, de la plèvre, du péritoine, du péricarde, des méninges, les inflammations du tissu conjonctif voisin qui les accompagnent, qu'elles se développent avec la pneumonie ou sans elle, les néphrites inflammatoires associées à la pneumonie, sont causées par le même parasite. On trouve quelquefois ces inflammations des séreuses sans pneumonie. On peut alors cultiver les microbes de ces diverses maladies et reproduire, avec leurs cultures pures, la pneumonie chez les animaux.

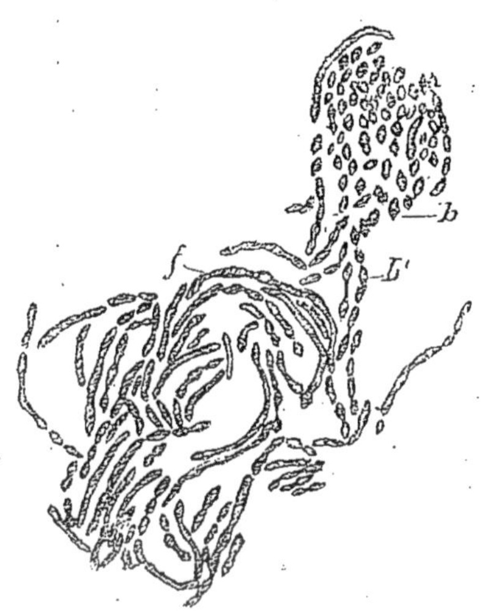

Fig. 74. — Développement et formes variées des bactéries de la pneumonie. *b*, bactéries en fer de lance ; *b'*, bactéries plus allongées ; *f*, filaments.

Afanassiew, Fränkel, Korányi et Babes ont décrit, dans les exsudats de la pneumonie, différentes espèces de microcoques, dont le plus important et le plus constant est celui de Friedländer dont nous venons de parler.

Bactérie capsulaire de l'air (Babes). — Elle forme sur la gélatine des colonies jaunâtres qui la liquéfient rapidement. Autour d'elles la gélatine encore solide est troublée. On y trouve des bactéries et des bâtonnets ressemblant aux bactéries de la pneumonie. En quelques jours les bactéries se divisent dans leurs capsules qui deviennent très volumineuses, en même temps que les bactéries augmentent de volume jusqu'à 3-4 μ de diamètre.

Bactérie pseudo-pneumonique. — Passet a décrit un micro-organisme ressemblant à celui de la pneumonie et qu'il a retiré du pus. Ce microbe pseudo-pneumonique, dont les capsules ne sont pas très nettes, donne sur la gélatine des cultures dont les éléments sont moins ovoïdes que ceux de la pneumonie. Ses propriétés pathogènes sont plus prononcées que celles

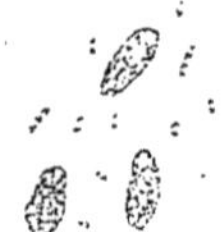

Fig. 75. — Septicémie du lapin (d'après Koch). — *a*, microcoques; *b*, globules rouges.

de la pneumonie vraie. Il tue les lapins, tandis que le microbe de la pneu-

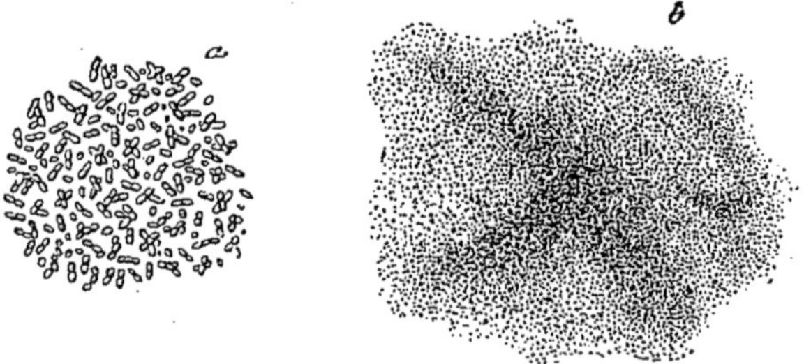

Fig. 76. — Microbes du choléra des poules (d'après une préparation de Pasteur reproduite dans *la Nature*).

monie ne les tue pas. C'est probablement le microbe de la salive de Pas-

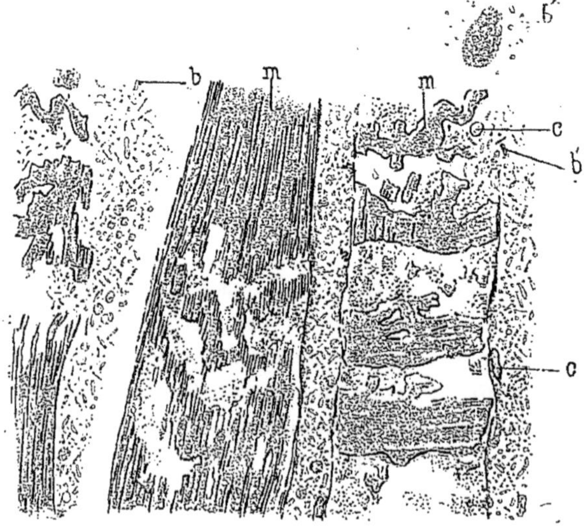

Fig. 77. — Bactéries du choléra des poules dans les muscles.

m, *m'*, faisceaux musculaires primitifs dissociés en disques; *c*, noyaux des cellules lymphatiques ; *c'*, noyaux des cellules fixes; *b*, bâtonnets; *b'*, bâtonnets de la même pièce figurés à un plus fort grossissement.

teur, bactérie qui cause aussi des pneumonies, comme nous le pensons avec Fraenkel.

Les cultures sur gélatine de cet organisme sont les mêmes que celles de la pneumonie ; mais, sur les pommes de terre, il se développe des gaz et des bulles dans les cultures de la pseudo-pneumonie, ce qui n'existe pas dans la pneumonie vraie.

L'un de nous a vu un microbe semblable, rhombique et capsulé, dans les selles.

Bactéries de la septicémie des lapins. — Ce sont des bâtonnets un peu pointus à leurs extrémités. Si on les colore, on trouve en leur milieu des parties qui n'ont pas pris la matière colorante. Leur longueur égale 1μ,4, leur largeur 0,6, à 0,7. Souvent deux ou plusieurs bactéries restent ensemble après leur division. On les trouve dans l'eau sale de rivière. Si on inocule avec ces bactéries un lapin, l'animal meurt au bout de vingt heures environ, avec une généralisation de bactéries dans le sang. C'est vraisemblablement avec ce microbe que Pasteur a produit une maladie expérimentale chez le lapin par l'inoculation de la salive d'un enfant mort de la rage.

Microbe du choléra des poules. — Le micro-organisme du choléra des poules produit une maladie caractérisée par de la diarrhée (fig. 54). Il est représenté par de petits microbes un peu allongés, étranglés en leur milieu, aérobies. Tandis qu'il a cette forme décrite par Pasteur dans le cultures, il se montre dans les organes sous l'apparence de bâtonnets ayant 2 à 3 μ (Babes) de longueur et 0μ,5 de diamètre. Leurs extrémités sont plus colorées que la partie centrale.

La culture du choléra des poules (voyez pl. IV, fig. 16 et 21), se développe à la suite d'une piqûre de la gélatine d'un tube sous la forme d'un strie grisâtre, transparente, peu prononcée, qui ne liquéfie pas la gélatine.

Le *micrococcus ovatus* (*nosema bombycis*, fig. 78) est la cause de la pébrine ou maladie des corpuscules des vers à soie. Ce sont des corpuscules allongés, ovoïdes, de 3 à 4 μ de longueur et de 2 μ de largeur, quelquefois deux à deux ou en amas; ils ont été découverts par Guérin-Menneville et Cornalia, décrits par Lebert, Nægeli et Pasteur.

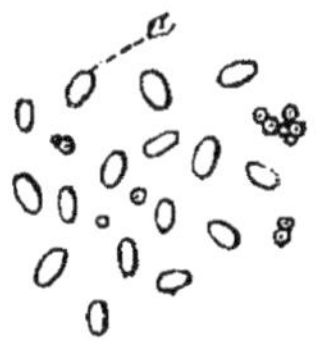

Fig. 78. — Nosema bombycis (500 diamètres); *a*, cellules.

La question de savoir si cette forme appartient aux bactéries proprement dites est encore douteuse.

TROISIÈME GROUPE. — BACILLES.

Bacilles zymogènes. — Le *bacillus subtilis* (bactérie du foin), aérobie, possède des spores ellipsoïdes de 1μ,2 de longueur sur 0μ,6 de largeur, très réfringentes avec une petite capsule gélatineuse. Ces spores se tuméfient en s'accroissant; leurs pôles deviennent plus foncés, leur capsule se rompt et il se développe un petit bâtonnet allongé contenant un spore dont le plus grand diamètre est transversal. L'épaisseur du bâtonnet est de 1 μ, sa longueur est de 5 à 6 μ. Il se divise de telle sorte que la reproduction par division dure vingt minutes. Les bâtonnets formés pendant la

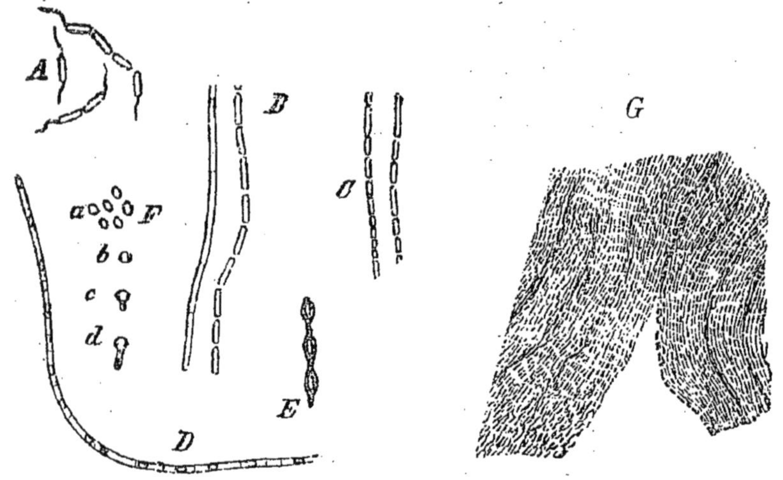

Fig. 79. — Bacillus subtilis.

A, bâtonnets possédant des cils; *B*, filaments divisés en longs bâtonnets; *C*, filaments divisés en bâtonnets et en cocci; *D*, filaments dont les bâtonnets possèdent des spores; *E*, spores avec une enveloppe gélatineuse; F, *a*, spores avant la germination; *b*, *c*, *d*, différents états de la germination; *G*, un morceau de zooglée, 600 diamètres de *A* à *F*; *G*, 200 diamètres (d'après Zopf).

fermentation du foin sont ciliés. Plus tard les bâtonnets deviennent des filaments qui présentent des spores dans leur intérieur. On peut produire facilement une culture pure de ce bacille, parce que l'ébullition de l'infusion du foin tue tous les microbes sauf le bacillus subtilis qui résiste à 100°. L'un de nous (1) a observé trois espèces différentes de bacilles du foin. Les premiers résistent à l'ébullition portée à 100°, les seconds se développent après une ébullition portée à 115°. Ceux-là sont des bâtonnets gros et courts; ceux-ci, des bacilles plus fins qui forment à la surface de l'infusion une pellicule. Buchner a remarqué que les caractères de ces

(1) Babes, *Journal d'anatomie*, numéro de janvier 1884.

bactéries sont modifiés si l'on fait varier les conditions chimiques du milieu de l'infusion. Il a produit ainsi cinq espèces. S'il existe beaucoup de sucre dans l'infusion, 10 p. 100 par exemple, on observe des formes involutives avec des irrégularités et des gonflements des bactéries. Les cils sont influencés aussi par la nature de l'infusion. Avec une infusion d'asparagine, les cils disparaissent. Les spores existent au fond du liquide. S'il survient une couche superficielle, cela montre que les bacilles se sont déplacés et qu'ils ont été pourvus de cils à un moment donné.

Le bacillus subtilis constitue un ferment qui dissout l'albumine coagulée et la transforme en peptone.

Le *bacterium ureæ* (Leube) décompose très énergiquement l'urée et la transforme en carbonate d'ammoniaque. C'est un petit bâtonnet dont les extrémités sont arrondies, de 2 μ à 2μ,5 de longueur sur 1 μ d'épaisseur, présentant un étranglement en leur milieu. Il se développe très lentement sur la gélatine en formant un voile mat à bords irréguliers. On le trouve presque toujours dans l'urine. Leube suppose que c'est l'énergie vitale seule des trois organismes indiqués aux pages 117 et 135 qui produit la fermentation ammoniacale.

Bacillus amylobacter (*bacillus butyricus, clostridium butyricum.* — On le rencontre surtout dans les carottes, les pommes de terre, où il est la cause

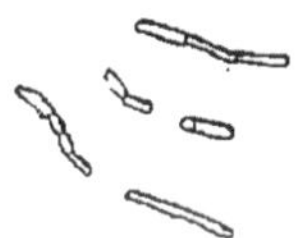

Fig. 80. — Ferment butyrique.

d'une maladie de ces tubercules, dans la choucroute, dans les concombres, le malt, l'infusion des petits pois, dans le fromage, et partout il est la cause de fermentations. Van Tieghem l'a trouvé, dans la période géologique du charbon, en bâtonnets de 3 à 10 μ de longueur, de 0μ,6 à 0μ,8 d'épaisseur. Il forme des chaînettes ou des filaments très mobiles et quelquefois des zooglœes. Les bâtonnets sont quelquefois un peu courbés. Ces bacilles présentent parfois un épaississement en leur milieu de façon à devenir fusiformes ou rhomboïdaux. L'épaississement peut exister à l'une de leurs extrémités. Il semble que ce gonflement soit le début de la formation des spores. Il y a une ou deux spores dans chaque individu. S'il y en a deux, elles sont ovoïdes. Les bâtonnets naissent à l'un des pôles des spores.

Pasteur a montré que ce champignon est l'agent de la fermentation butyrique.

Les spores ont de 2 à 2μ,5 de longueur sur 1 μ d'épaisseur. Ce bacille est anaérobie.

Si l'on chauffe les spores pendant cinq minutes à la température de 100°, elles se détruisent.

Ce micro-organisme entre dans la fermentation lactique où il se forme de l'acide carbonique et de l'hydrogène. Il produit un ferment qui dissout la cellulose et l'amidon. Il absorbe ce dernier corps et par suite il se colore en bleu avec l'iode. Mais cette absorption n'est possible que si la fermentation est lente. La température la plus favorable à son développement est de 35° à 40°.

Il fructifie sur les milieux devenus acides par suite de la fermentation lactique, comme cela a lieu pour le fromage et la choucroute. Si, par suite de la fermentation, il existe une trop grande quantité d'acide butyrique, le champignon ne se développe plus.

Bacilles de l'air. — Si l'on expose à l'air une plaque de gélatine, il se développe des colonies de bacilles parmi lesquelles nous décrivons les suivantes qui nous paraissent intéressantes (Babes) :

a. Une colonie qui ressemble par sa forme à celles du choléra et qui liquéfie la gélatine; mais elle est blanche et non jaunâtre comme celle du choléra. Ce sont des bacilles en virgule plus gros et plus courts que ceux du choléra (fig. 81).

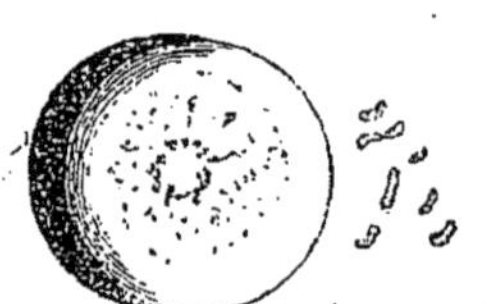

Fig. 81. Bacilles de l'air semblables à ceux du choléra.

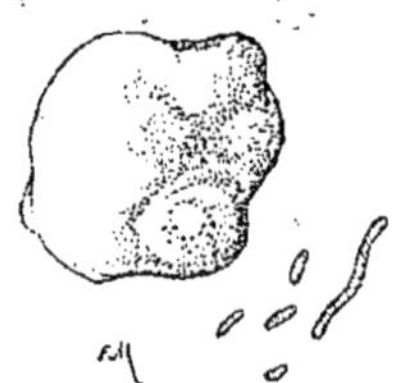

Fig. 82. — Bacilles de l'air.

b. Des plaques blanches, lisses, un peu transparentes, à contour irrégulier. Les bacilles sont courts, arrondis à leurs extrémités, parfois un peu courbés, d'une largeur de 0μ,5 à 0μ,6, de longueur variable, parfois en petits filaments ondulés (fig. 82).

c. Des cultures dont la surface est chagrinée, rosée, et les bords frangés;

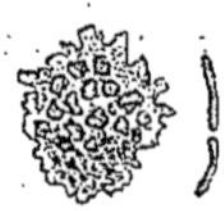

Fig. 83. — Bacilles de l'air.

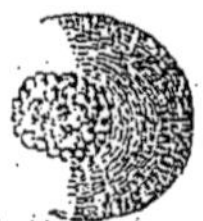

Fig. 84. — Bacilles de l'air.

elles ne liquéfient pas la gélatine et sont composées de bâtonnets droits assez longs, de 0μ,3 à 0μ,4 d'épaisseur (fig. 83).

d. Une autre culture également chagrinée à sa surface, blanche, qui ne liquéfie pas la gélatine; elle est composée de bacilles et de filaments dont les extrémités sont un peu amincies (fig. 84).

e. Une culture également chagrinée à sa surface, de couleur jaune, qui liquéfie la gélatine et qui est composée de filaments et de bacilles (fig. 85).

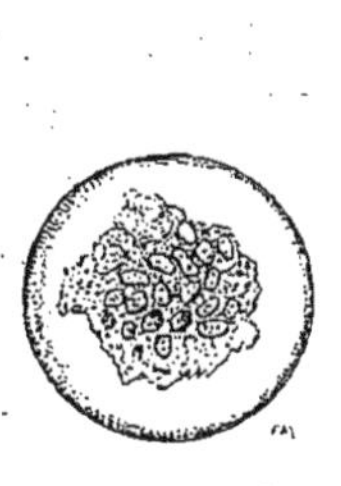

Fig. 85. — Bacilles de l'air.

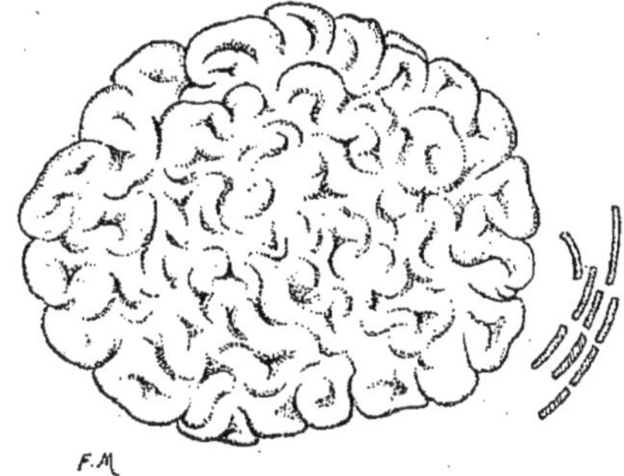

Fig. 86. — Bacilles de l'air.

f. Des colonies blanches lentes à se développer, dont la surface présente des circonvolutions comparables en petit à celles du cerveau, constituées par des bacilles plus épais, de 0μ,7 d'épaisseur, à extrémités coupées et montrant des spores dans leur intérieur (fig. 86).

g. Des colonies qui liquéfient la gélatine, et présentent une couleur brunâtre. Elles forment une boule granuleuse, composée de bacilles à extrémités arrondies, d'une épaisseur de 0μ,4 à 0μ,5 (fig. 87).

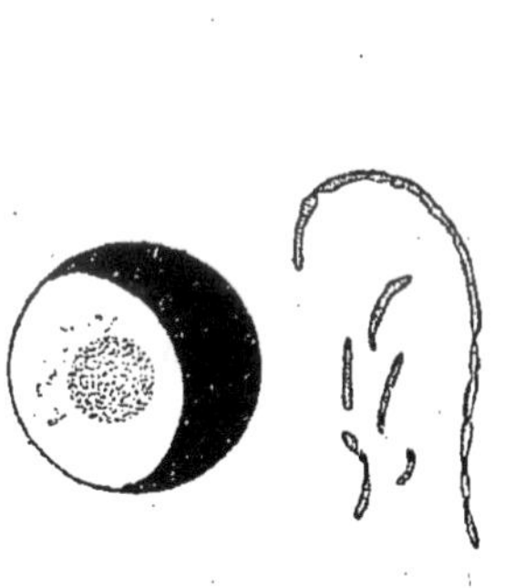

Fig. 87. — Bacilles de l'air.

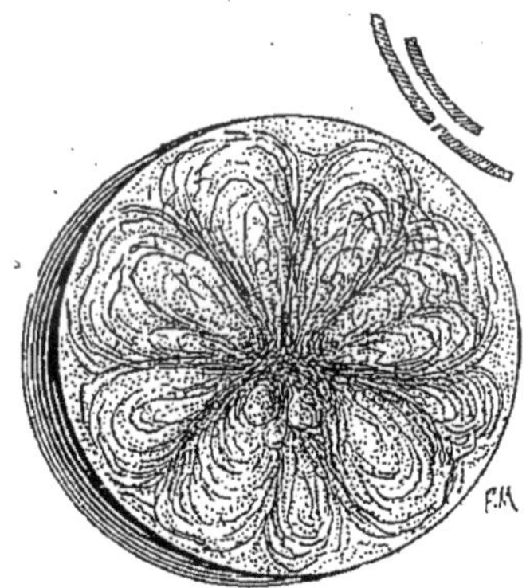

Fig. 88. — Bacilles de l'air.

h. Colonies présentant des rayons et des arcades, un peu jaunâtres à leur centre, et liquéfiant la gélatine. Elles présentent de grands bacilles dont les extrémités, coupées brusquement, ressemblent aux bacilles du foin (fig. 88).

i. Une autre colonie dessinée dans la planche IV, fig. 13, qui ne liquéfie pas la gélatine, qui se présente sous la forme de racines et dont les éléments ressemblent aux précédents.

j. Colonie qui liquéfie la gélatine, dont la partie centrale jaunâtre est entourée d'un réticulum régulier laissant entre ses mailles des espaces arrondis; elle est composée de bâtonnets minces, longs, un peu courbés (fig. 89).

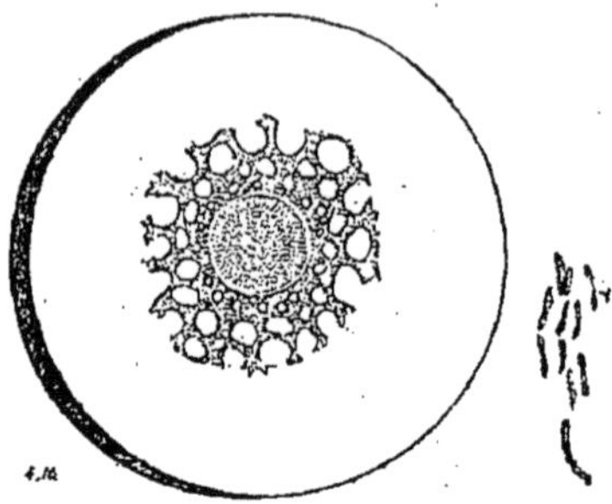

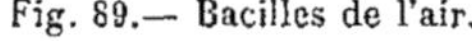

Fig. 89.— Bacilles de l'air.

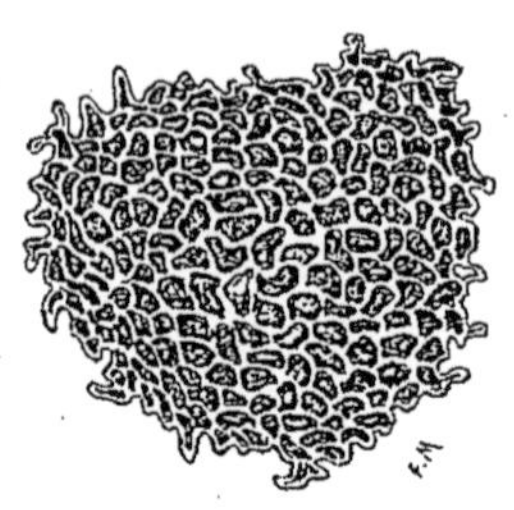

Fig. 90. — Bacilles de l'air.

k. Bacille de l'air qui ne liquéfie pas la gélatine dont la culture est réticulée, et dont les bacilles immobiles ressemblent comme forme et comme dimensions, à ceux du charbon (fig. 90).

Bacillus ulna. — Longueur de 3 à 12 μ, épaisseur de 1μ,5 à 2μ,2, quelquefois granuleux à son intérieur, il constitue sur l'albumine des œufs une couche sèche composée de pseudo-filaments.

Bacillus polymixa. — Ce bacille se rencontre sur les betteraves sous forme de zooglœes dures comme du cartilage qui ressemblent au leuconostoc. Dans les zooglœes, il existe des bâtonnets. Leurs spores sont semblables à celles du bacillus butyricus; l'oxygène est nécessaire à leur naissance. Quelquefois il se colore en bleu par l'iode comme l'amylobacter, mais avec une moindre intensité.

Le *bacillus tremulus,* plus fin que le *bacillus subtilis,* possède deux cils; les spores sont plus grosses que le bâtonnet lui-même et elles sont excentriques. On le trouve sur les infusions des plantes où il se dispose en couche épaisse.

Bacilles des selles à l'état normal. — Le méconium ne contient pas de bactéries. Bienstock, en cultivant les selles sur l'agar-agar, a isolé cinq espèces différentes de bacilles. Il n'y a pas rencontré de micrococci. Les bactéries si nombreuses qu'on trouve dans la bouche, telles que le *bacterium termo* et les spirochætes, ne passent pas dans l'intestin, car le suc gastrique les tue, ce dont on peut s'assurer directement en les plaçant dans une solution de pepsine. Voici les cinq espèces de bacilles des selles décrites par Bienstock :

On trouve d'abord deux grandes espèces correspondant comme grandeur au *bacillus subtilis,* mais qui en diffèrent par la forme de leur culture et par l'absence de mouvements.

1° Le premier de ces bacilles, cultivé sur l'agar-agar, croît en surface suivant la forme d'un mésentère avec des rayons anastomosés. Il semble identique avec celui que Koch a nommé bacille des pommes de terre.

2° La culture du second présente sur l'agar-agar une surface lisse, brillante, avec des gouttelettes à la périphérie. Il se développe si vite qu'un tube en est tout à fait couvert en dix heures. On le rencontre constamment dans les selles. Il ne détermine aucune maladie chez la souris.

3° Le troisième se développe très lentement. La culture n'a encore que 2 millimètres de diamètre au bout de deux semaines. Elle a l'apparence d'un voile. Il est plus petit que les deux précédents. Avec l'objectif $\frac{1}{12}$ de Zeiss et l'oculaire 2, on le prendrait pour un microcoque; il faut un plus fort grossissement pour en spécifier la forme. Il n'existe pas constamment dans les selles. Il est pathogène; son inoculation à la souris donne en dix heures un œdème, et la mort en vingt-quatre heures.

4° et 5° Les deux derniers bacilles sont très importants au point de vue des phénomènes digestifs. On ne les trouve qu'à partir du moment où l'enfant a été sevré. Leur grandeur très différente autorise à en admettre deux espèces. L'un décompose l'albumine, l'autre les substances hydrocarbonées. Le premier ne se trouve pas dans les selles des enfants nourris seulement avec du lait. Sénator n'a jamais vu de phénol, ni d'indol, produits de la décomposition de l'albumine, dans les selles de ces enfants.

Ces deux derniers bacilles, inoculés sur l'albumine stérilisée, la décomposent, tandis que les trois premiers ne la décomposent pas. Les deux derniers bacilles donnent lieu à des produits de dissociation de l'albumine et à des hydrates carbonés. Enfin il est possible de les cultiver à l'état de pureté avant et après la décomposition de l'albumine.

Par l'action du bacille n° 4 sur l'albumine, la gélatine et les peptones, on obtient les produits décrits par Nencki, Bauman, Salkowski, etc. Avec le cinquième employé avec les substances hydrocarbonées, il s'est formé de l'alcool et de l'acide lactique. Si on changeait les bactéries, si on plaçait le quatrième bacille sur les hydro-carbures, il ne se produisait rien.

Il paraît donc certain, d'après Bienstock, que la décomposition de l'albumine et des hydro-carbures est causée par des bactéries. Il faut admettre que, dans les selles, les divers procédés de décomposition répondent à des bactéries spéciales qui agissent simultanément sans se gêner ni se nuire.

Brieger a décrit dans les selles normales de l'homme un petit bâtonnet mince et rectiligne de 0μ,4 à 0μ,5 d'épaisseur qui est pathogène pour le cobaye. Inoculé à cet animal, il le tue dans les vingt-quatre heures avec des symptômes de diarrhée profuse et d'inflammation de l'intestin; ce bacille se développe bien sur la gélatine sous la forme d'une masse blanche, jaunâtre; il ne la liquéfie pas. Il produit dans les hydrates de carbone de l'acide propionique, et dans les albuminates un poison énergique, une ptomaïne cristallisable qui, par son inoculation, même en petite quantité, détermine les mêmes accidents que le bacille lui-même.

L'un de nous (Babes) a cultivé les bacilles suivants pris dans le mucus intestinal normal :

a. — Culture grise qui liquéfie la gélatine. Au milieu de la partie liquéfiée il existe une culture irrégulière. La partie liquéfiée de la gélatine est entourée de rayons sinueux. Elle est constituée par des bacilles un peu

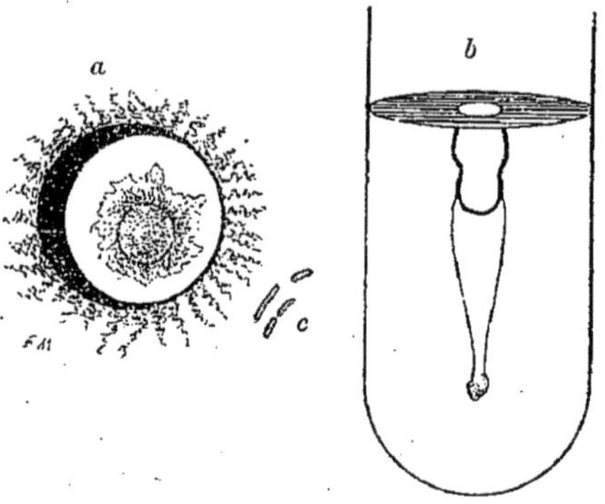

Fig. 91. — Bacille des selles.

a, culture dans un tube de gélatine ; *b*, culture sur une plaque de gélatine ; *c*, bacilles.

plus gros que ceux du choléra et courbés. Sa culture par piqûre dans un tube de gélatine ressemble un peu à celle du choléra, à l'exception que la bulle supérieure est très longue et que la partie liquéfiée de la piqûre va jusqu'au fond du tube (fig. 91).

b. — Des bacilles dont la culture sur une plaque de gélatine ressemble à celle du choléra, mais elle ne liquéfie pas la gélatine. Les bacilles sont également courbés et ils ressemblent à ceux du choléra (fig. 92).

Fig. 92. Fig. 93.

c. — Cultures ovales, jaune foncées, ayant un double contour strié, ne liquéfiant pas la gélatine et composées de bacilles courbés en virgule beaucoup plus épais que ceux de choléra (fig. 93).

d. — Culture liquéfiant la gélatine ; au milieu de la partie liquéfiée, on trouve la culture sous la forme d'un treillis un peu jaunâtre dont les travées sont séparées par des fentes ; les bacilles rappellent comme forme ceux du choléra, mais ils sont plus épais, plus rarement courbés et leurs extrémités sont nettement coupées (fig. 94).

e. — Culture jaune brunâtre, de couleur foncée, formée par des franges sinueuses, et liquéfiant assez rapidement la gélatine, d'une croissance rapide. Elle est composée de petits bacilles très minces, un peu courbés et

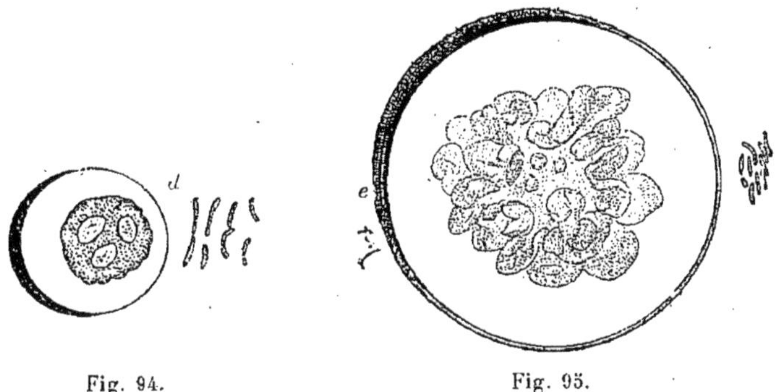

Fig. 94. Fig. 95.

présentant des grains foncés à leurs extrémités. Cette dernière culture provient de l'intestin du cobaye (fig. 95).

f. — *Bacilles des selles* formant des colonies brunâtres, un peu réticulées à leur surface, qui ne liquéfient pas la gélatine. La culture ressemble à celles

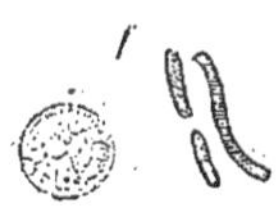

Fig. 96.

des bacilles de la fièvre typhoïde; les bacilles sont seulement à peu près deux fois plus grands (fig. 96).

Dispora caucasica. — Ce bacille est l'agent de la fermentation spéciale du lait nécessaire pour la fabrication du koumiss; il forme des bâtonnets courts et des bâtonnets longs et montre des spores terminales. Dans le lait, il forme de petits amas blancs élastiques.

Bacilles colorés. — Le *bacillus ruber* se trouve sur le riz cuit; il est rouge brique, formé de bâtonnets très mobiles isolés ou associés, possédant de petits grains brillants dans leur intérieur.

Les *bacilles érythrospores* se développent sur les substances albumineuses en putréfaction sous la forme de petites pellicules rouge sale; ils sont constitués par de petits bâtonnets. Les spores sont colorés en rouge.

Bacilles pathogènes. — Rosenbach a isolé et cultivé trois bacilles saprogènes qui se développent dans les putréfactions à odeur nauséeuse et qui sont eux-mêmes le point de départ de cultures qui reproduisent les mêmes odeurs.

Bacille saprogène n° 1. — Il se développe dans les parties putréfiées, car il ne faudrait pas croire que le bacillus termo soit le seul micro-organisme observé dans les putréfactions. Ses cultures successives ont la même odeur que la substance caséeuse des follicules des amygdales. On peut l'obtenir aussi avec le contenu putride des follicules de l'amygdale. Ses cultures sur l'agar-agar ont la forme d'une moule. Il ne donne pas d'odeur s'il est cultivé dans un vase sans air ou dans le jaune d'un œuf conservé avec sa coque, bien qu'il se développe dans de pareilles conditions. Il est aérobie et anaérobie. Ses bacilles allongés, grands, possédant une spore, ne sont pas pathogènes.

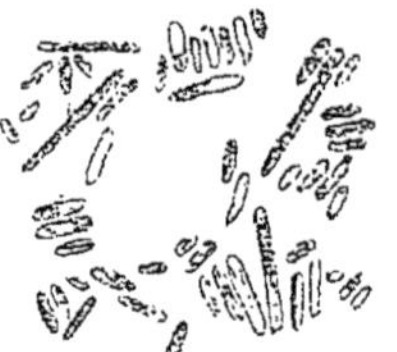

Fig. 97. — Bacille saprogène n° 1 provenant d'une culture sur le sérum gélatinisé.

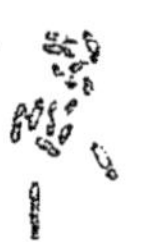

Fig. 98. — Bacille saprogène n° 2 provenant de la sueur de la plante des pieds.

Bacille saprogène n° 2. — Cultivé par Rosenbach avec la sueur de la plante du pied. Bacilles courts et gros, anaérobies et aérobies. Ils se développent très rapidement, en dix heures, sous la forme de gouttes transparentes qui deviennent grises, en un jour, sur l'agar-agar. Il reproduit la même odeur dans ses cultures successives. Il est pathogène.

Bacille saprogène n° 3. — Rosenbach l'a isolé en cultivant un fragment de la moelle putréfiée d'un os compris dans une gangrène des extrémités. Cultivé sur l'agar agar, il se développe très vite et donne en huit jours

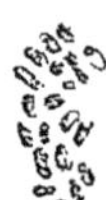

Fig. 99. — Bacille saprogène n° 3.

une couche grise presque liquide de 3 millimètres. Il est pathogène, et lorsqu'on l'injecte dans l'articulation du genou ou dans l'abdomen, il produit une infiltration jaunâtre.

Le *bacillus pyogenus fœtidus* de Passet est un bâtonnet de 0μ,58 de large sur 1μ,45 de longueur; il se voit très souvent en chapelets de deux ou plusieurs bâtonnets. A l'intérieur du bacille on voit souvent une ou deux places qui ne se colorent pas et qui sont probablement des spores. Ses mouvements sont lents. Sur les plaques de gélatine, les cultures grandissent rapidement, deviennent confluentes, grisâtres sur les bords et blanches à leur centre. Ses cultures sur la gélatine, sur l'agar-agar et sur la pomme de terre exhalent une odeur de pourriture; cette odeur ne se reproduit pas dans les cultures sur le lait. Passet a trouvé ce bacille dans un abcès à l'anus d'odeur fétide. Son action pathogène est inconstante.

Le *bacillus anthracis* (bactéridie du charbon, Davaine), est le parasite du charbon. Il s'observe dans les espèces ovine, bovine, chevaline, chez le cerf, le renne, les lapins, le lièvre, la souris, etc. Il vit dans le sang, surtout dans les vaisseaux de la rate, des poumons, du foie.

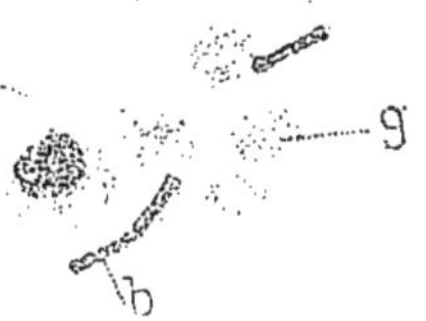

Fig. 100. — Bacilles du charbon dans le sang.
b, bacilles ; *g*, globules rouges.

La bactéridie du charbon est très voisine de celle du foin. Voir la planche I et la figure 95.

Sa longueur est de 5 à 20 μ, son épaisseur de 1 à 1μ,2. Elle se divise lorsqu'elle a atteint en longueur le double de son épaisseur. Les bacilles sont comme coupés et un peu plus épais à leurs extrémités. Il existe un petit renflement de chaque côté de l'interstice qui sépare les deux bâtonnets continus. Ces micro-organismes ne jouissent pas de mouvements et sont

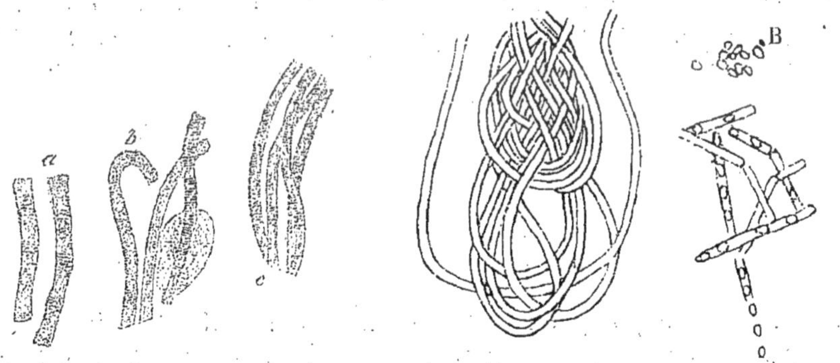

Fig. 101. — Bacilles du charbon.

Fig. 102. — Bacilles, filaments et spores du charbon observés dans une culture.

aérobies. Lorsqu'on les dépose dans un liquide nutritif à 36°, ils se transforment en de très longs filaments (fig. 102) dans lesquels se développent, à des intervalles réguliers, des spores ou grains très réfringents, ovoïdes, placés dans une substance vitreuse, transparente.

Avant la germination, la membrane du filament se gonfle, la substance devient gélatineuse, et elle se rompt à son extrémité. Ces bacilles sécrètent un ferment qui décompose l'albumine.

D'après Buchner, il serait possible de transformer, par des cultures prolongées, le bacillus anthracis en bactérie du foin.

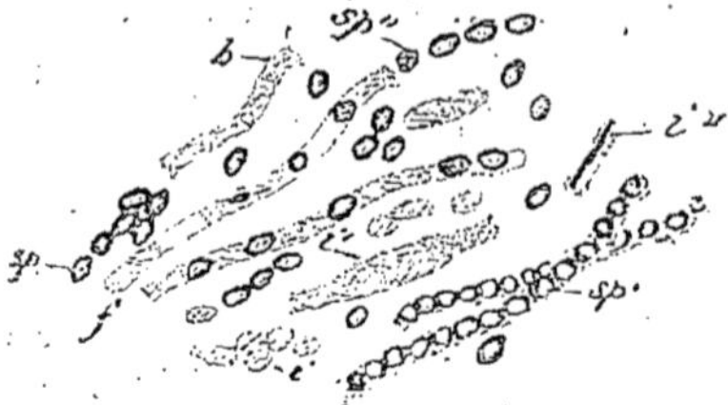

Fig. 103. — Spores et formes d'involution des bacilles observés dans une vieille culture du charbon, coloration double avec fuchsine et bleu de méthylène (Babes).

b, bacilles en voie de formation de filaments; *f*, filaments montrant des parties colorées à côté de parties incolores; *i*, formes d'involution des bacilles fusiformes; *i'* formes d'involution ovoïdes; *i''* forme spéciale d'involution des bacilles; *sp*, spores; *sp'* spores en voie de formation; *sp''*, spores totalement colorées par le rouge d'Erlich.

On peut modifier ses propriétés pathogènes, ainsi que l'ont fait Pasteur et Toussaint et le transformer en vaccin (1).

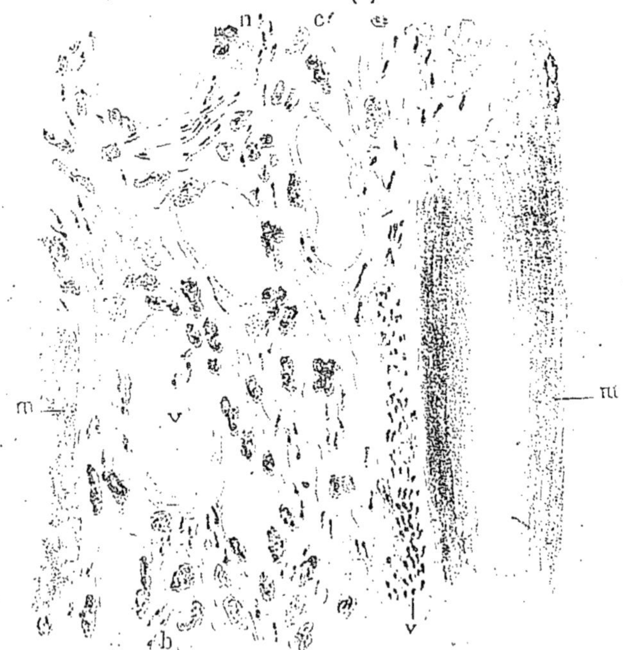

Fig. 104. — Bacilles du charbon symptomatique situés dans le tissu cellulo-musculaire œdémateux.

m, fibre musculaire; *c*, noyaux des cellules du tissu conjonctif; *n*, cellules migratrices; *v'*, petit vaisseau rempli de bacilles.

Bacille du charbon symptomatique. — Il mesure en épaisseur de 0µ,5

(1) Nous donnons plus loin, dans un chapitre spécial, l'histoire détaillée du charbon au point de vue étiologique et pathologique.

à 0μ,6; sa longueur varie de 1μ,5 jusqu'à 5 μ ou 6 μ. Il offre ordinairement l'aspect d'un battant de cloche avec une spore terminale ovoïde plus épaisse que le bâtonnet (voy. pl. I et fig. 104). Il détermine une maladie endémique de l'espèce bovine. Si on l'échauffe à 85°, il n'est plus infectieux, mais il donne l'immunité (Arloing, Cornevin et Thomas). Il est anaérobie.

Vibrion septique (Pasteur), — *Bacille de l'œdème malin* (Gaffky et Koch). — On le trouve dans les parties superficielles de la terre cultivée, dans l'humus, dans la poussière du foin, dans les liquides putréfiés, chez les cadavres, où il se développe très vite après la mort. Inoculé dans le tissu cellulo-adipeux du cochon d'Inde, il produit la mort en vingt-quatre heures et on trouve à l'autopsie un œdème très étendu de la peau qui est infiltrée d'un liquide sanguinolent contenant des bacilles. La rate est aussi tumé-

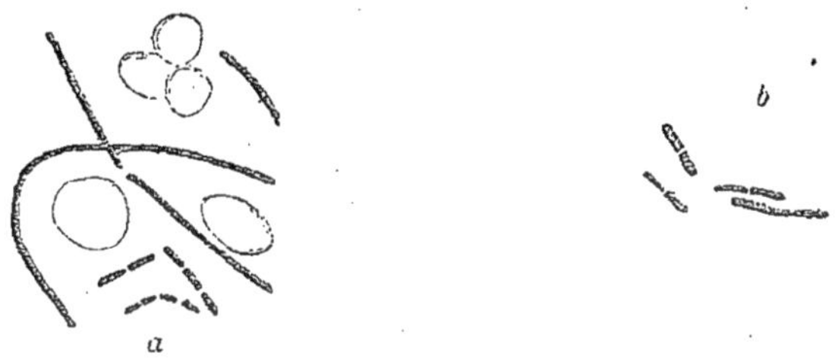

Fig. 105. — Vibrion septique; bacilles de l'œdème malin (d'après Koch).

a, provenant de la rate du cobaye; *b*, du poumon d'une souris.

fiée. Il n'y a pas de microbes dans le sang, mais beaucoup à la surface des organes. Si l'on abandonne un certain temps les cadavres sans en faire l'ouverture, on en trouve aussi dans le sang. Les bâtonnets ont de 3 à 5 μ, leur épaisseur est de 1 μ. Ils sont accolés deux à deux et il existe aussi des pseudo-filaments qui atteignent de 20 à 40 μ. Ils sont mobiles.

D'après Pasteur, qui a décrit ces bacilles sous le nom de vibrions septiques, ils sont anaérobies.

Érysipèle du lapin (Koch). — Koch a produit une inflammation érysipélateuse de la peau chez le lapin par l'injection du sang provenant de souris atteintes de septicémie. Les micro-organismes, de 3 μ de longueur sur 0μ,3, d'épaisseur forment des filaments qui atteignent 10 μ (fig 106).

Bacilles de la septicémie de la souris (Koch). — Ils existent dans le sang et les liquides putréfiés. Leur longueur est de 1 μ; leur épaisseur est de 0μ,1 à 0 μ,2; ils sont quelquefois deux à deux, rarement en chaînettes (voy. pl. I et fig. 107). Ils ne forment presque jamais d'amas. Ils ne sont pas mobiles. On les trouve dans les globules blancs de la souris à qui on les a injectés. Ils se développent aussi sur la gélatine peptone, où ils

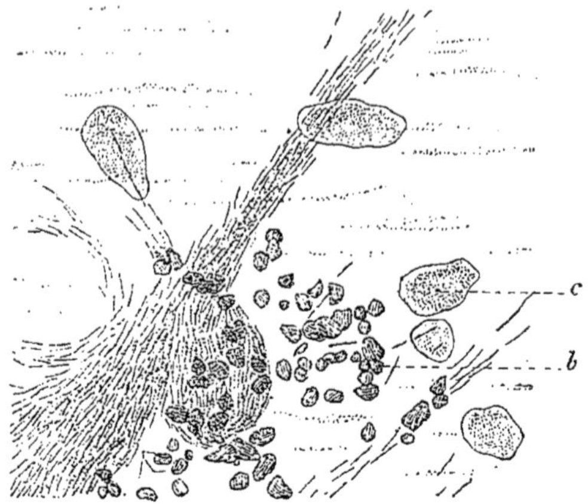

Fig. 106. — Érysipèle du lapin; coupe parallèle à la surface de l'oreille d'un lapin.

a, bacilles longs et fins agglomérés; *b*, noyaux situés près des bactéries; *c*, cellules du cartilage (d'après Koch).

donnent des colonies très caractéristiques, formées de stries extrêmement fines (Pl. IV, fig. 20).

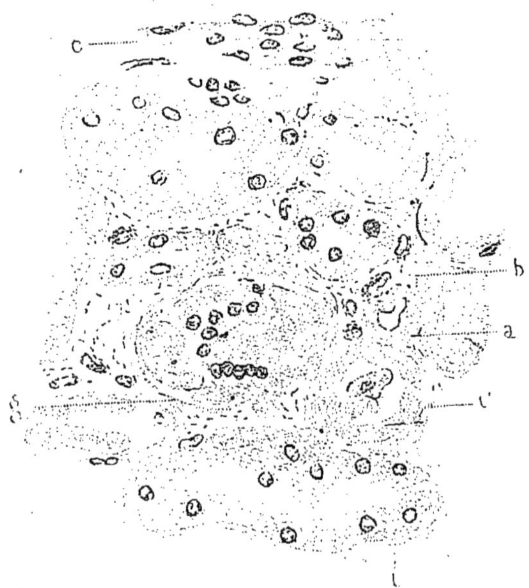

Fig. 107. — Bacilles de la septicémie de la souris vus sur une coupe du rein.

g, glomérule; *t*, tube urinifère; *b*, bacilles.

Bacilles du rouget du porc. — Dans le sang et dans les exsudats inflammatoires des porcs malades, on trouve des bacilles très minces et courts de 0μ,2 d'épaisseur, et de 1 μ environ de longueur, disséminés partout dans les parties enflammées (Koch). Ces bacilles se colorent difficilement par les

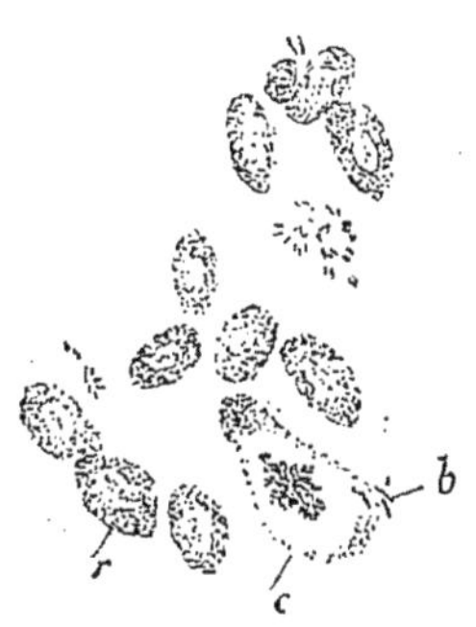

Fig. 108. — Bacilles du rouget du porc dans le sang d'un pigeon.

b, bacille ; *c*, cellule lymphatique ; *r*, globule rouge (d'après Schütz).

couleurs d'aniline, ils ressemblent beaucoup aux bacilles de la septicémie de la souris.

Bacilles de la diphthérie. — Klebs et Löffler ont décrit des bacilles de la longueur de ceux de la tuberculose, et deux fois aussi épais dont les extrémités sont souvent gonflées et mieux colorées ; on les trouve parfois dans les produits diphthéritiques de l'homme. Ce bacille se déve-

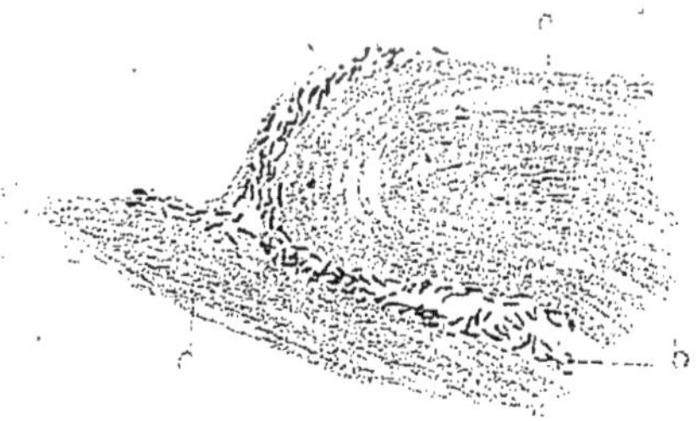

Fig. 109. — Coupe d'une fausse membrane dans un cas de diphthérie de la vulve.

e, surface de la fausse membrane présentant des bacilles qui pénètrent dans la fente *b*.

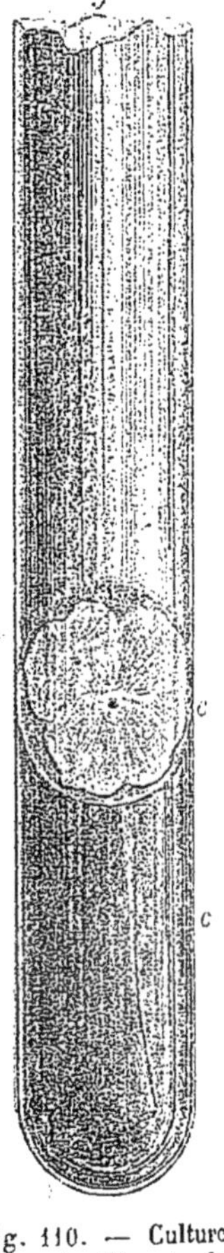

Fig. 110. — Culture du bacille de la diphthérie des pigeons.

c, partie superficielle ; *c'*, partie profonde.

loppe sur le sérum gélatinisé et y montre souvent des formes d'involution.

Dans les produits diphthéritiques des veaux, Löffler a rencontré en même temps qu'un microbe rond, un grand bacille long qui, inoculé, produit la même maladie.

Dans la dipththérie des pigeons, Löffler a trouvé un bacille mince, de 0,3 à 0,4, qu'on peut cultiver à l'état de pureté sur la gélatine. Il y forme des masses grenues blanchâtres, qui ne liquéfient pas la gélatine. La culture pure du microbe produit la diphthérie chez les oiseaux.

Bacilles de la morve (Schütz et Lœffler, Bouchard, Capitan et Charrin,

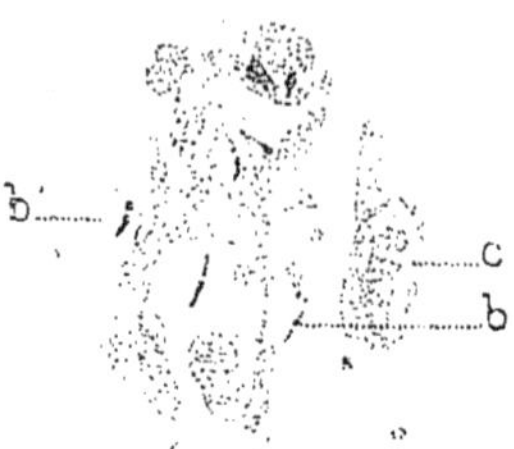

Fig. 111. — Éléments de la moelle osseuse dans un cas de morve chez l'homme.

c, cellules médullaires; b, bacilles (800 diamètres).

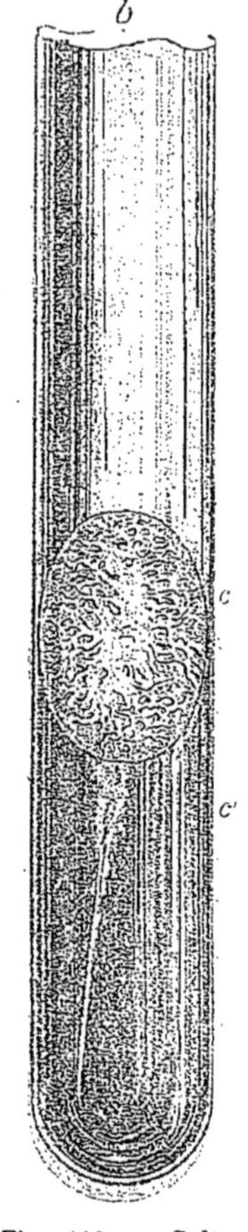

Fig. 113. — Culture pure du bacille de la fièvre typhoïde.

c, surface souvent réticulée de la culture; c', culture développée le long de la piqûre pratiquée dans la gélatine.

Babes). — Leur longueur est de 1 à 5 μ, leur épaisseur de 0μ,3 à 0μ,4 (voy. pl. I et fig. 111). Ils siègent dans les tubercules et les ulcérations des muqueuses et du poumon et dans les tissus enflammés. On peut les cultiver sur le sérum, sur l'extrait de viande; sur les pommes de terre ils forment des masses brunes (fig. 20).

Bacilles de la fièvre typhoïde (Eberth, Klebs, Gaffky). — Bâtonnets courts et arrondis à leurs extrémités, contenant des spores. Leur longueur est de 2 μ; leur épaisseur de 0μ,8 environ. On les rencontre dans la rate, le foie, les ganglions lymphatiques et les plaques de Peyer. Ils existent surtout dans les vaisseaux. On les peut cultiver sur la gélatine peptonisée (Gaffky) (pl. I et fig. 113).

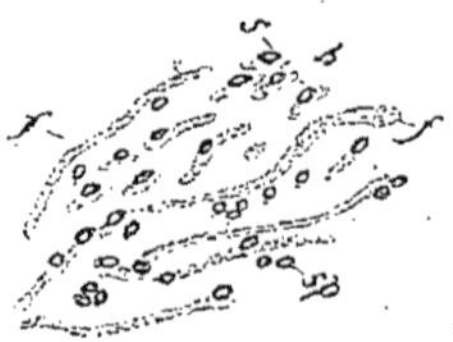

Fig. 112. — Bacilles et spores de la fièvre typhoïde dans une culture sur une pomme de terre (coloration double).

b, bacilles; f, filaments; sp, spores.

Bacilles de la malaria. — Klebs, Tommasi Crudeli, Rozsahegyi, etc. ont trouvé des bacilles de 2 à 7 μ de longueur, munis de spores à leur milieu et à leurs extrémités, dans la terre des régions où s'observe la fièvre intermittente. L'inoculation d'une culture de ces micro-organismes, donnerait la fièvre à des lapins. Marchiafava et Celli ont décrit des bactéries dans le sang des individus atteints de malaria. Mais ces observations

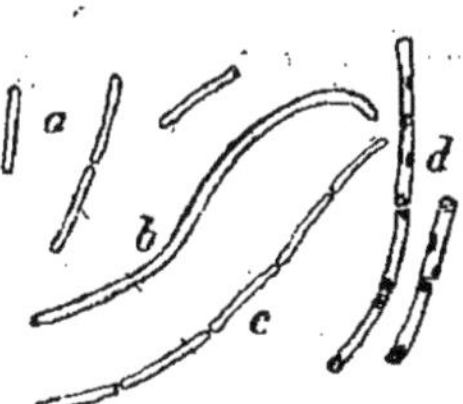

Fig. 114. — Filaments de la malaria trouvés dans le sol (d'après Klebs).

sont encore sujettes à bien des critiques (voy. le chapitre consacré à la malaria).

Bacilles du rhinosclérome (Frisch). — Dans certaines grandes cellules ou espaces lymphatiques des tumeurs désignées sous le nom de rhinosclé-

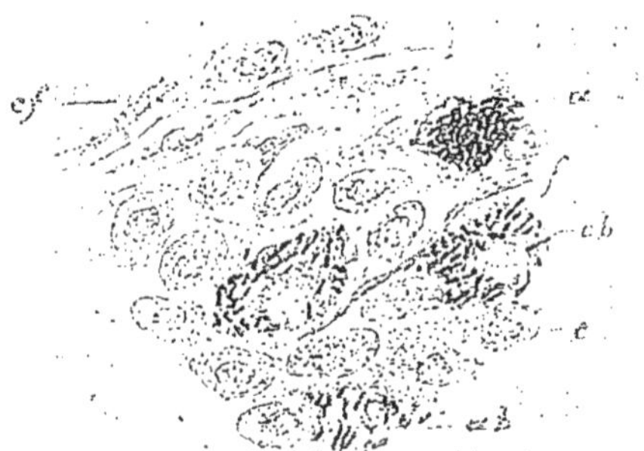

Fig. 115. — Rhinosclérome.
a, cellule contenant des bactéries ; *f*, fibre de tissu conjonctif.

rome, on trouve ordinairement des bacilles très courts, homogènes, d'une longueur de 1 à 2 μ et d'une épaisseur de 0μ,5 à 0μ,8. Ils présentent une capsule épaisse et résistante (voy. pl. III) (Cornil et Alvarez).

Bacilles de la gangrène gazeuse. — Arloing, Cornevin et Thomas ont décrit, dans la gangrène consécutive aux plaies ou aux opérations chirurgicales, des bacilles gros et longs. Ils les ont cultivés à l'état de pureté, et ils ont reproduit la même maladie par l'injection des cultures chez les animaux.

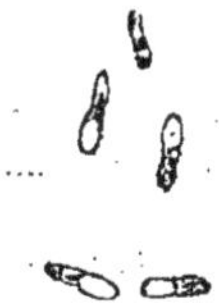

Fig. 116. — Bacilles de la gangrène gazeuse, gangrène emphysémateuse progressive (Rosenbach).

Ces bacilles paraissent être les mêmes que Rosenbach a figurés sous le nom de gangrène emphysémateuse progressive (fig. 116).

Passet a décrit un petit bacille de 0μ,5 à 0μ,8 de diamètre sur 1μ,5 de longueur, souvent disposé deux par deux, présentant des parties claires dans son intérieur qu'on appelle *bacillus pyogenus fœtidus*. Il donne sur la gélatine une pellicule grise et mince. Si on injecte 1 centimètre cube à un cobaye, il meurt avec des abcès. L'injection ne produit aucun effet chez les lapins. La culture exhale une odeur fétide.

Les *bacilles du xerosis conjonctivæ* (Neisser) sont de petits bâtonnets courts qui, par leur grande masse, causent les plaques jaunes de la con-

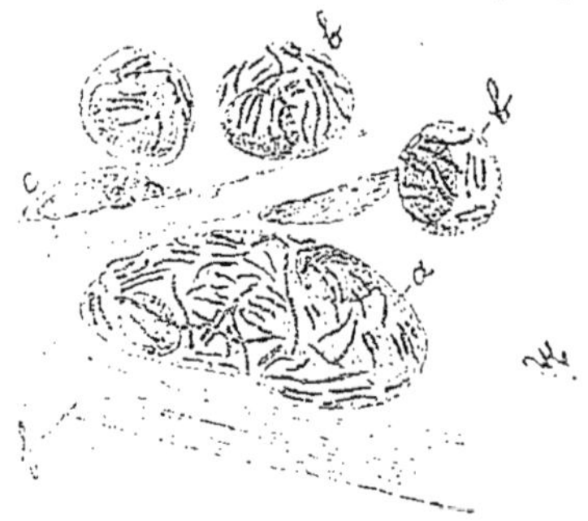

Fig. 117. — Cellules et bacilles de la lèpre.

a, grande cellule ovoïde contenant un nombre considérable de bacilles ; *b*, *b*, cellules rondes plus petites, du diamètre des cellules lymphatiques et contenant un noyau ovoïde ; *c*, noyau et cellules du tissu conjonctif ; *f*, fibres du tissu conjonctif.

jonctive dans cette maladie. On les a cultivés et on a reproduit par inoculation la même maladie.

Bacilles résistants. — *Bacilles de la lèpre* (Armauer Hansen). — Ils se trouvent dans les néoplasmes lépreux de la peau et des muqueuses,

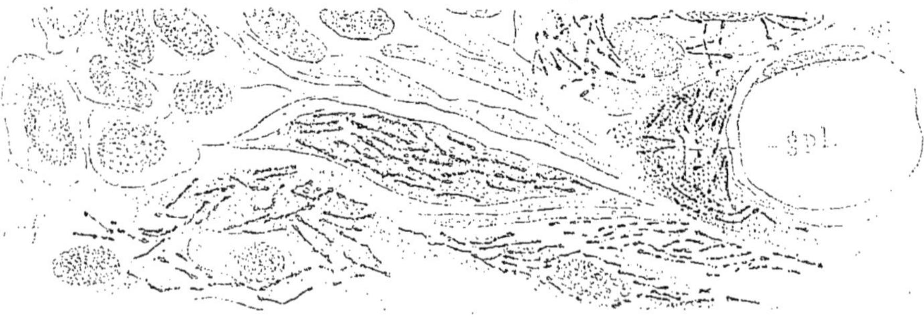

Fig. 118. — Coupe de la peau dans la lèpre. Les bacilles de la lèpre sont contenues dans de grandes cellules.

des ganglions lymphatiques, dans le foie, le testicule (Neisser), etc., dans des cas de lèpre généralisés dans tous les tissus et organes, et dans les nerfs et les tendons dans la lèpre anestésique (Babes). Ils sont toujours en très grandes masses dans les cellules et en dehors d'elles. Ce sont des bacilles rigides, parfois un peu renflés à leurs extrémités; ils se colorent très bien par la méthode d'Ehrlich, qui les imprègne plus facilement que ceux de la tuberculose et ils retiennent la couleur plus fortement que ces derniers; leur longueur est de 3 à 7 μ; leur épaisseur de 0μ,4 à 0μ,5.

Bacilles de la tuberculose (Koch). — Ils se rencontrent dans les tubercules de l'homme et des animaux, dans les produits et excrétions, dans les cellules et en particulier dans les cellules géantes et dans

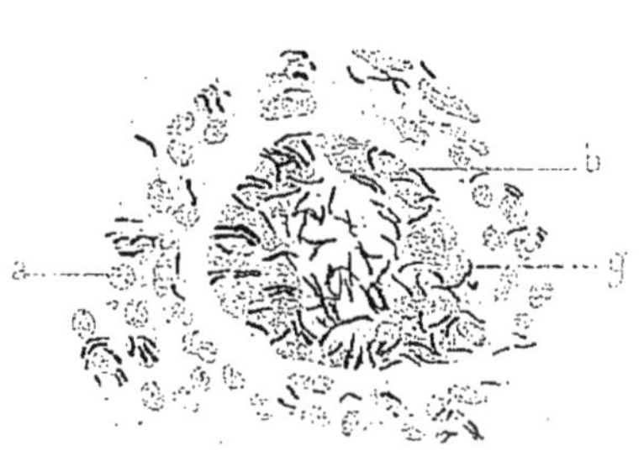

Fig. 119. — Cellule géante avec ses bacilles.

le sang en circulation ou coagulé dans les vaisseaux. Leur longueur est de 3 à 5 jusqu'à 8 μ. Leur épaisseur est de 0μ,4 à 0μ,7. Ils sont un peu courbés, forment quelquefois des groupes et des arabesques (voy. les figures du chapitre consacré à cette maladie). Dans les cultures, ils représentent des S par leur agglomération (voy. fig. 19). Sur le sérum sanguin gélatinisé du bœuf, ils se développent à près

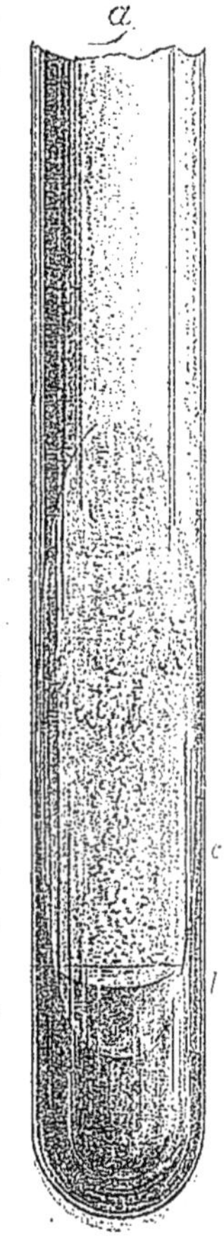

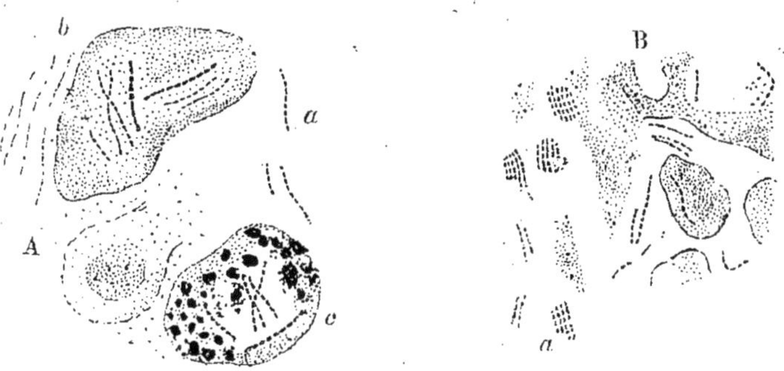

Fig. 120. — Bacilles de la tuberculose observés dans les crachats.

Le plus grand nombre d'entre eux est libre dans le liquide, mais quelques-uns sont contenus dans les cellules lymphatiques ou même dans les grandes cellules *a*. La cellule *c* contient du pigment noir.

Fig. 121. — Culture de bacille de la tuberculose datant de quinze jours sur du sérum de bœuf gélatiné; *c*, culture en petits grains et pellicules jaunâtres; *l*, liquide clair au fond du tube.

deux à trois semaines sous la forme de petits grains transparents et de pellicules desséchées. Ils se colorent plus difficilement que les autres bactéries, mais résistent plus énergiquement à la décoloration.

Syphilis. — Lustgarten a trouvé, dans des gommes et scléroses syphilitiques, dans de grandes cellules pâles, des bacilles isolés ou groupés,

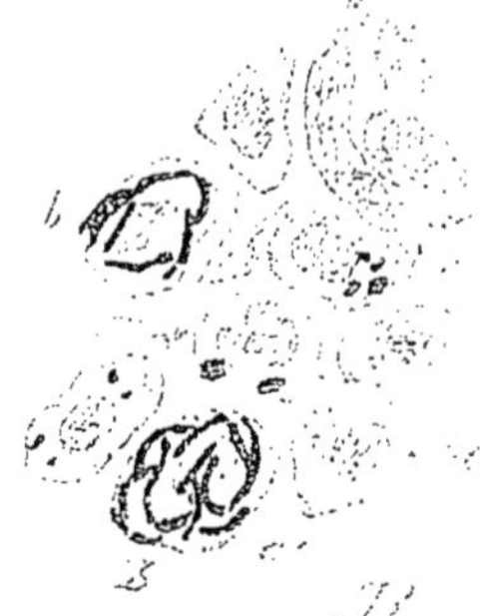

Fig. 122. — Bacilles de la syphilis.— *c*, cellules rondes lymphatiques; *c'*, cellule contenant les bacilles *b*; grossissement de 1000 diamètres.

courbés ou entrelacés, qui ressemblent à ceux de la tuberculose. L'un de nous les a vus surtout à la limite des petits îlots caséeux et souvent en

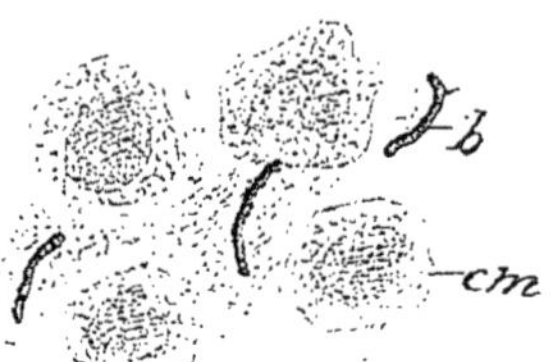

Fig. 123. — Bacilles de Lustgarten dans la sécrétion d'un ulcère syphilitique.

dehors des cellules. Ces bacilles sont peu nombreux dans les productions syphilitiques, et on les colore plus difficilement que tous les autres.

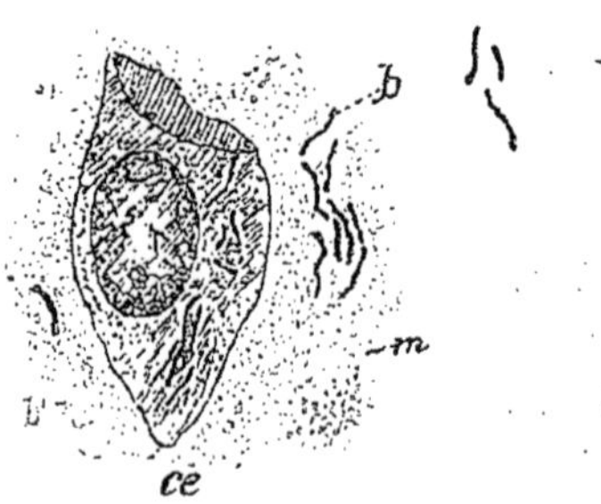

Fig. 124. — Bacilles de la syphilis dans le liquide de sécrétion du chancre induré.

Ces trois dernières espèces, appartenant à la lèpre, à la tuberculose et à la syphilis forment un groupe à part caractérisé par un développement très lent et une composition chimique spéciale manifestée par leur mode de coloration qui diffère des autres bacilles.

Dans le smegma des organes génitaux, on trouve des bacilles (Alvarez et Tavel) qui présentent la même forme et les mêmes propriétés de coloration que ceux que Lustgarten a décrits dans la syphilis. Ils peuvent aussi

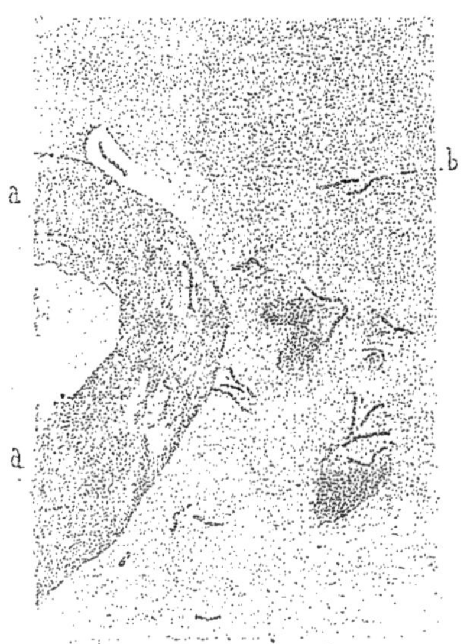

Fig. 125. — Bacilles du smegma préputialis.

a, grande cellule épithéliale ; *b*, bacilles.

se colorer par la liqueur d'Ehrlich et résister à la décoloration par l'acide azotique comme les bacilles de la tuberculose. Seulement leur couleur résiste moins à l'action de l'alcool. Ils se colorent plus facilement avec les couleurs simples. Ils se décolorent plus facilement que ceux de la tuberculose sous l'influence de l'acide acétique cristallisé.

Parmi les bacilles il en est qui affectent plus spécialement la forme courbée ou de bacilles en virgule. Ce sont les suivants :

Genre vibrio. — *Vibrio rugula.* — On le trouve dans les infusions de substances végétales sous forme de petits bâtonnets incurvés qui, à un moment donné de leur développement, sont constitués par des zoospores ciliés. Ils s'allongent en donnant des filaments courbés en spirales. Il est possible qu'ils produisent un ferment qui dissout la cellulose. Ils renferment des spores. On les rencontre dans le mucus buccal et dans les selles. Ils ont en longueur 6 à 16 μ, en épaisseur 0μ,2 à 0μ,5 (fig. 126 et 127).

Vibrions de la carie dentaire. — Miller a trouvé dans la carie dentaire des vibrions qui ressemblent beaucoup aux bacilles de Koch, mais qu'on ne peut pas cultiver sur la gélatine.

Miller et Babes ont vu *dans la bouche* un vibrion rare qui liquéfie la

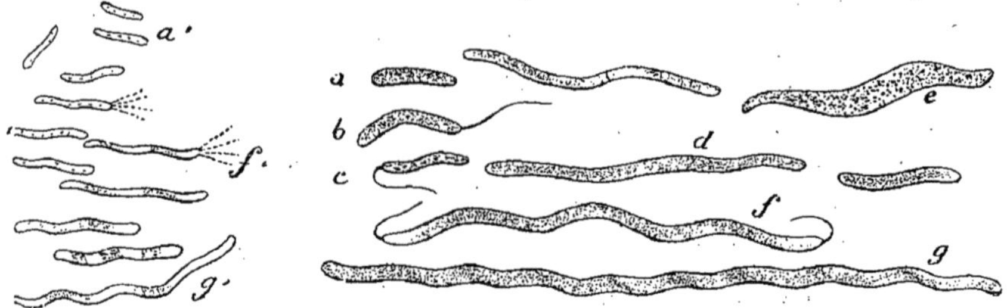

Fig. 126. — Vibrio rugula (d'après Warming).

gélatine plus vite que le bacille en virgule de Koch, auquel il ressemble beaucoup.

Bacille de Finckler et Prior. — Ces auteurs ont trouvé dans la diarrhée du choléra nostras, un vibrion un peu plus gros que le bacille de Koch qui se développe plus rapidement et liquéfie plus vite la gélatine.

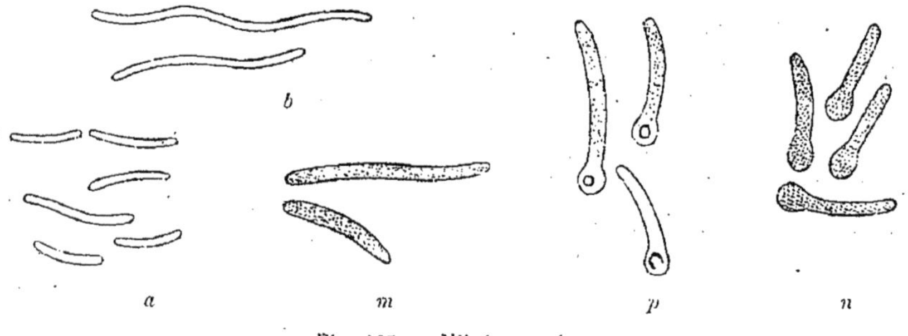

Fig. 127. — Vibrio rugula.

a, bâtonnets ; *b*, filaments ; *m*, bâtonnets gros et granuleux ; *n*, les mêmes se préparant à la formation des spores ; *p*, bâtonnets contenant chacun une spore (d'après Zopf).

Le *bacille de Denecke*, qui se trouve dans le fromage en fermentation, ressemble beaucoup aussi à celui de Koch. Il liquéfie aussi plus rapidement la gélatine.

Bacilles de l'eau. — On peut, comme nous l'avons indiqué à propos de la technique, obtenir des cultures des bactéries contenues dans l'eau. Parmi elles, nous avons cultivé et nous mentionnons les suivantes, en raison de leurs analogies avec les bacilles en virgule du choléra (Babes).

a. Colonies de couleur jaune brunâtre, avec une dépression centrale très prononcée, qui déterminent sur la plaque de gélatine un enfoncement profond. La culture obtenue par piqûre dans un tube de gélatine ressemble beaucoup à celle du choléra, mais elle se développe plus lentement. On y voit dès le début une pellicule blanchâtre à la surface de la partie liquéfiée qui reste toujours claire. Sur l'agar-agar elles forment une culture blanchâtre, très fortement plissée, tandis que la culture du choléra donne une couche lisse. Les bacilles eux-mêmes, un peu courbés, à peine mobiles et disposées en paquets, sont plus minces que ceux du choléra. Ils résistent à l'ébullition.

b. Colonies de couleur jaune, qui se développent très rapidement sur une plaque de gélatine qui est liquéfiée par elles. Elles atteignent en vingt-quatre ou quarante-huit heures 1 centimètre de diamètre. La partie liquéfiée de la gélatine devient verte. La colonie est constituée par des bacilles de 0μ,3 à 0μ,4 d'épaisseur, plus longs que ceux du choléra, et parfois par

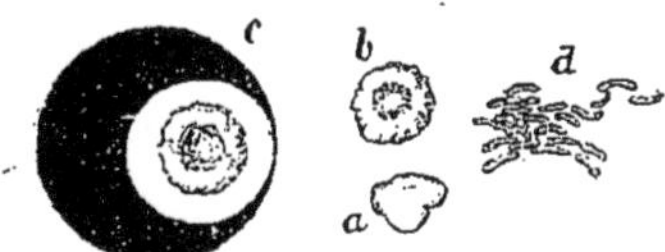

Fig. 128. — Bactéries de l'eau.

des filaments courbés. Ces bacilles sont très communs dans l'eau (fig. 128).

c. Un autre bacille, qui se trouve très communément dans l'eau, forme des colonies arrondies, de couleur jaune citron, et liquéfie aussi rapidement la gélatine. Il est rectiligne, de 0μ,5, à 0μ,6 de largeur sur 2 à 4 μ de longueur. Ses extrémités sont pointues.

Vibrions du choléra. — Koch a découvert dans les selles des cholériques et dans la muqueuse intestinale une grande masse de vibrions d'une

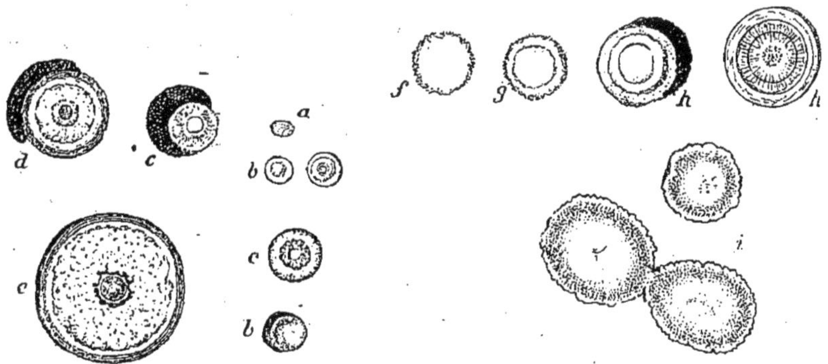

Fig. 129. — Différentes formes de culture du choléra sur des plaques de gélatine et d'agar-agar à 50 diam.

a, colonie sur gélatine après 24 heures ; *b*, colonies après 48 heures ; *c*, colonies après 48 heures à une température de 20° ; *d*, colonie après 3 jours ; *e*, colonie après 4-6 jours ; *f*, *g*, *h*, colonies développées à 16° pendant 5-6 jours ; *i*, colonies sur agar-agar à 36° dans 24 heures.

longueur de 3 μ., d'une épaisseur de 0μ.,8 environ, courbés en virgules ou en demi-cercles, isolés, ayant des mouvements très rapides. On peut les cultiver sur les pommes de terre et la gélatine. Dans les cultures, ils forment des filaments en spirales parfois assez longs; ils

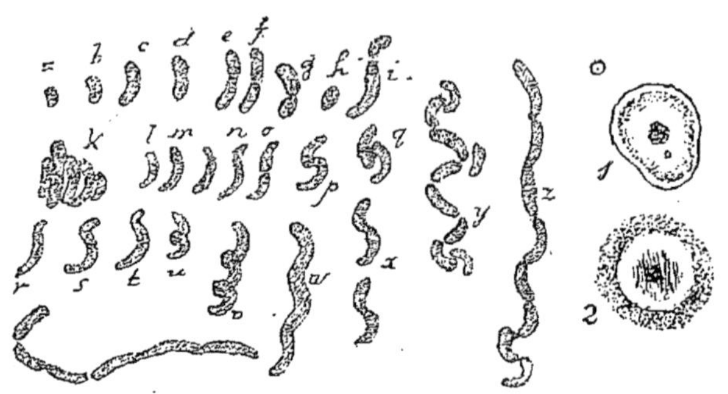

Fig. 130. — Vibrions du choléra.

a, *b*. *c*, *d*, formes qu'ils présentent dans leur accroissement; *e*, *f*. *g*, divisions des cellules; *k*, amas de ces bacilles; *l*, *m*, *n*, formes en virgules; *p*, division et apparence en virgule; *r*, *s*, *t*, *u*, *v*, *w*, filaments ondulés; *y*, *z*, filaments composés de bacilles virgules; 1, 2, cultures du bacille du choléra vues à la loupe.

n'ont pas de spores et ils sont aérobies. Koch a trouvé aussi ce bacille dans les Indes, dans de l'eau stagnante, et le regarde comme la cause du choléra. L'un de nous a trouvé une forme en spirale, épaisse, très résistante et durable, si bien que les fragments de ces spirales peuvent vivre (Babes).

QUATRIÈME GROUPE. — SPIROBACTÉRIES.

Premier genre. Spirilles. — *Spirillum serpens* (vibrio). — Sa longueur est de 11 à 20 μ.; il est souvent en amas; il se meut très rapidement. On le trouve dans les eaux stagnantes.

Le *Spirillum undulare*, d'une épaisseur de 1 à 1μ.,4, de 8 à 12 μ. de lon-

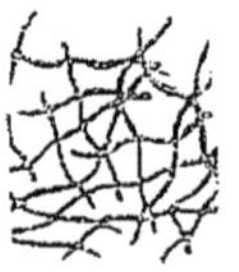

Fig. 131. — Vibrio serpens formant un feutrage.

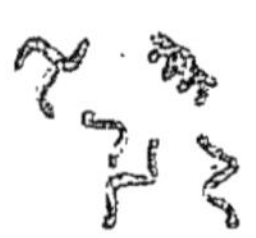

Fig. 132. — Spirillum undulare (d'après Cohn).

gueur, ne possède que une à trois courbures. Il présente des cils très visibles.

Le *Spirillum tenue*, composé de filaments très minces, offre de 2 à 5 courbures. Il se meut très rapidement.

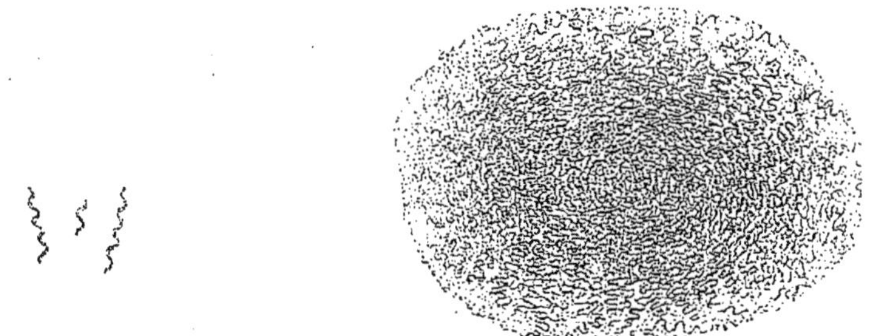

Fig. 133. — Spirillum tenue. Fig. 134. — Zooglœe du spirillum tenue (d'après Cohn).

Le *Spirillum volutans* est plus épais, de 1 à 2 μ de largeur, de 25 à 30 μ de longueur ; il offre un contenu foncé et possède de longs cils.

Le *Spirillum sanguineum* mesure 3 μ et même plus en épaisseur. Il a deux courbures ou deux courbures et demie. Il porte des grains rouges dans son intérieur. Il s'observe dans les eaux stagnantes et en putréfaction.

Nous avons trouvé dans le mucus intestinal du cobaye un vibrion de

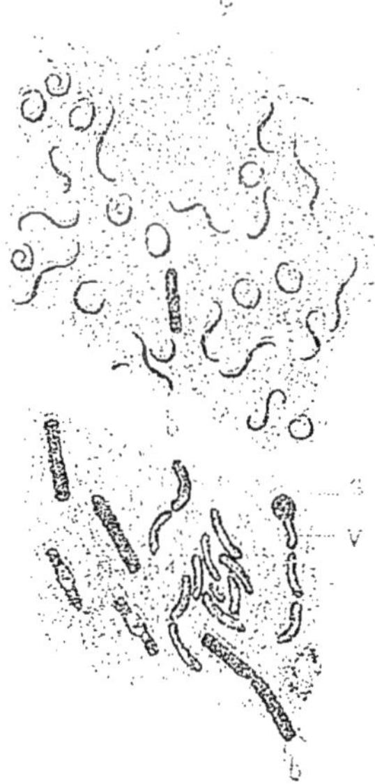

Fig. 135. — Vibrion de l'intestin du cobaye à l'état normal.

10 μ de longueur, de 0μ,8 d'épaisseur, aminci à son extrémité, ayant la forme d'un S ou enroulé en cercle (fig. 135).

Mulhaüser a examiné les spirilles qui se trouvent sur le fumier et il en décrit plusieurs espèces différentes qu'il distingue en *Spirillum tenue*, qui ressemble au spirochæte d'Obermeier, *Spirillum propellor*, plus court que le précédent, ne mesurant que 2 à 2 μ de longueur, un troisième plus petit qu'il appelle *Spirillum pisciculus* et de très fins qu'il nomme *Spirillum musculus* et le *Punctum saltalis*. Aucun d'eux n'est pathogène; comme il ne les a pas isolés par des cultures, la distinction de ces espèces ne paraît pas bien établie.

DEUXIÈME GENRE. SPIROCHÆTES. — Le *Spirochæte buccalis*, de la longueur de 10 à 20 μ, est aminci à ses extrémités.

Le *Spirochæte plicatilis* offre des filaments très fins de la longueur de 110 à 120 μ, avec beaucoup de courbures, les unes grandes, les autres

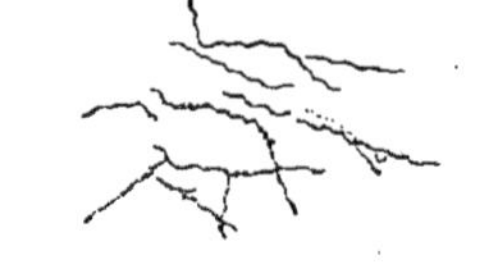

Fig. 136. — Spirochæte de la bouche.

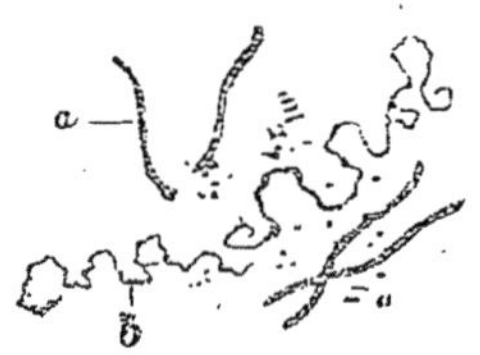

Fig. 137. — Spirochæte plicatilis et vibrio rugula (d'après Flugge).

petites; il a des mouvements très rapides; ses extrémités sont mousses. Il vit dans les flaques d'eau stagnante.

Le *Spirochæte Obermeieri*, de la même épaisseur que celui de la bouche, est plus long; sa longueur est de 16 à 40 μ; ses courbures sont très égales, ses mouvements très rapides et ondulés. On le trouve dans le sang des individus atteints de la fièvre récurrente où il existe en grand nombre pendant l'accès. Inoculé au singe, il détermine la fièvre chez cet animal.

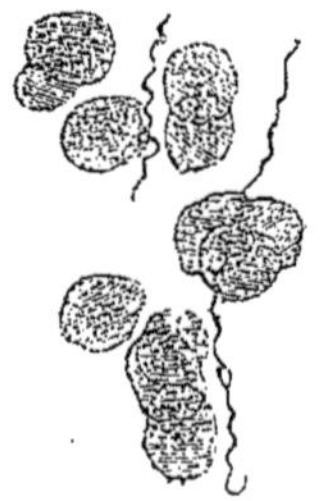

Fig. 138. — Spirochæte Obermeieri.

On est parvenu à constater sa multiplication dans des milieux artificiels sans obtenir des cultures transmissibles. Il forme des filaments ondulés (pl. I et fig. 138).

En outre des espèces que nous venons de décrire et qui sont les bactéries typiques, il y a des micro-organismes qui sont plus élevés dans la série et qui ne font pas aussi sûrement partie de notre sujet, les leptothrix, les streptothrix, etc.

GENRE LEPTOTHRIX. — Le *Leptothrix buccalis* existe en grande quantité dans la bouche de l'homme et des carnivores. Il est formé de longs filaments, de bâtonnets courts et de microcoques. Ces divers aspects se

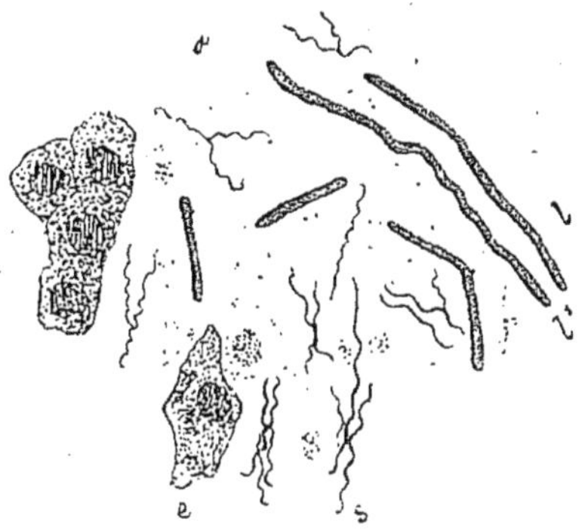

Fig. 139. — Bactéries de la bouche.

filaments du leptothrix ; *l'*, filament ondulé de leptothrix ; *s*, spirochæte salivaire ; *a*, spirochæte avec fausses ramifications ; *e*, épithélium buccal.

montrent parfois sur le même filament. On peut constater une différence de structure entre la base et les filaments. Ils se colorent en bleu par l'iode. On a trouvé parfois ces organismes dans la gangrène du poumon. Il existe aussi un leptothrix dans le vagin. Si l'on inocule le leptothrix

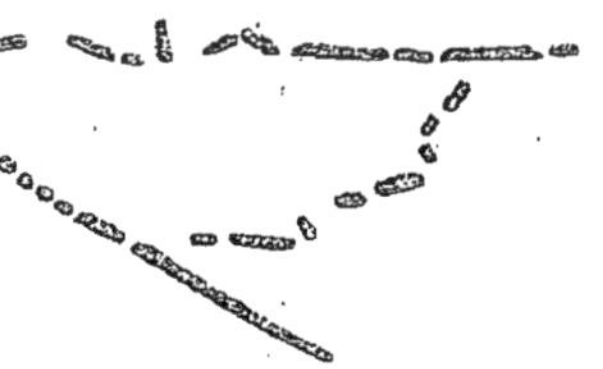

Fig. 140. — B, leptothrix de la carie des dents avec ses différentes formes de cocci, bacilles et filaments.

buccalis sur la muqueuse de la conjonctive, il fait naître la suppuration. Il est possible qu'il existe, entre le leptothrix buccalis et le bacille butyrique, une certaine connexité. La longueur et l'épaisseur des filaments et des bacilles du leptothrix sont très variables. On n'a pas encore réussi à cultiver le leptothrix.

GENRE BEGGIATOA. — Les beggiatoa sont constitués par de longs filaments plus longs et plus épais que les leptothrix, courbés, situés dans une substance gélatineuse. On les trouve partout où il y a de la putréfaction, dans les cloaques et dans les eaux sulfureuses. Ils forment à la surface

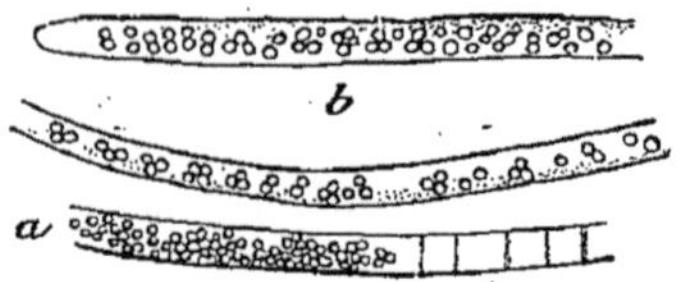

Fig. 141. — Beggiatoa alba (Warming).

de grandes membranes blanches comme la craie ou gélatineuses. Ils appartiennent à différentes espèces et renferment du soufre.

Streptothrix. — Le *Streptothrix Forsteri* forme des concrétions dans les conduits lacrymaux. Il est courbé en forme de spirales et ressemble

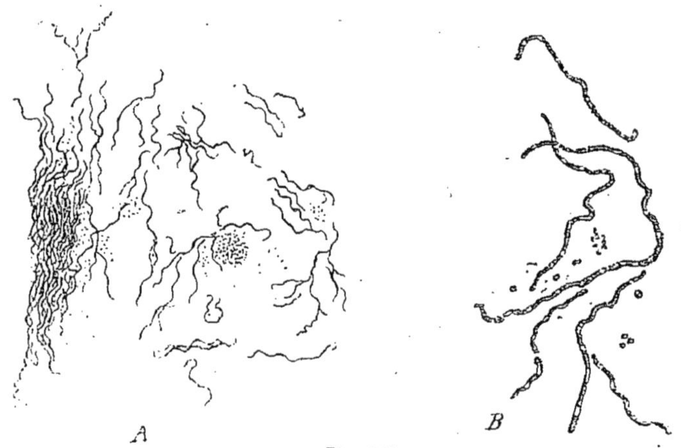

Fig. 142.

A, streptothrix Forsteri, en partie isolé, en partie en faisceaux ondulés, en partie avec de fausses ramifications. On voit des microbes entre les spirales (600 diamètres); *B*, streptothrix Forsteri, vu à un plus fort grossissement, avec des parties moins colorées qui correspondent à des divisions.

comme épaisseur et souvent comme longueur aux spirochètes de la bouche; il présente de fausses ramifications.

Monades. — Il existe des êtres plus grands que les bactéries, souvent

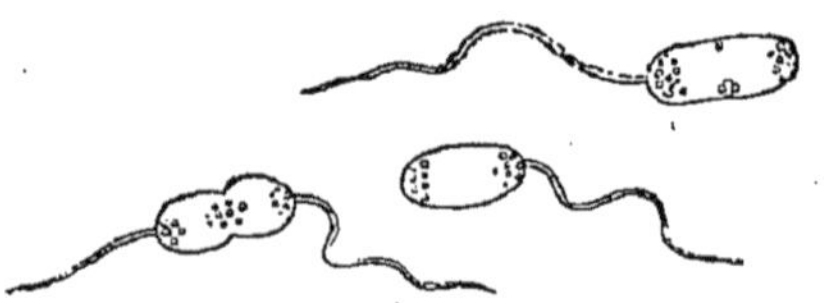

Fig. 143. — Monas Warmingii (Cohn).

munis de cils, qui sont placés par Ehrenberg dans les monades. Nous représentons ici deux de ces espèces, le monas de Warming (fig. 143) et l'*ophidomonas sanguinea* de Ehrenberg (fig. 144). Ce dernier paraît très rapproché du *spirillum volutans*. Il semble que les monades forment un intermédiaire entre certaines bactéries munies de cils et les infusoires les plus simples.

Koch a trouvé dans le sang des hamsters des corps granulés, fusiformes,

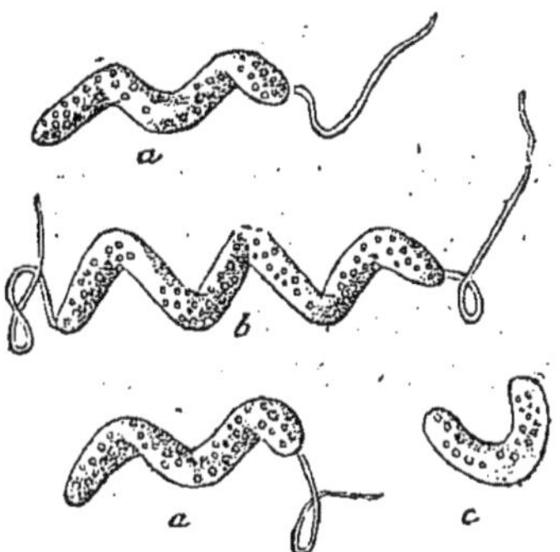

Fig. 144. — Ophidomonas sanguinea (Ehrenberg). — *a*, *a*, corps colorés en rouge.

qui présentaient un cil à leur extrémité. Il présente jusqu'à 20 μ de longueur.

Babes a trouvé dans plusieurs cas de fièvre jaune, dans la vessie, entre les cellules épithéliales, des corps ovoïdes en forme de grains de citron, avec des vacuoles dans leur intérieur.

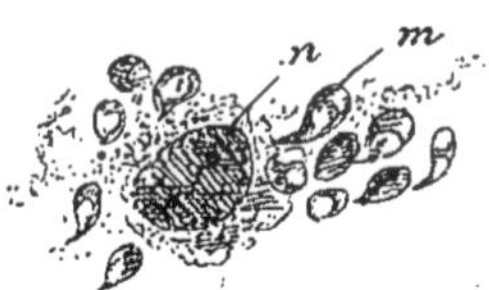

Fig. 145. — Corps ovoïdes trouvés dans la vessie, dans un cas de fièvre jaune.

Dans un fait de fièvre typhoïde bilieuse, les ganglions du mésentère étaient remplis de corpuscules ovoïdes en forme de grains de citron, se colorant bien avec l'aniline et de la grandeur de 2 à 3 μ.

CHAPITRE VI

EXPÉRIMENTATION SUR LES ANIMAUX.

Nous pouvons résumer maintenant la façon de procéder méthodiquement lorsqu'on veut étudier une maladie qu'on suppose produite par des bactéries.

Il importe d'abord de connaître l'histoire, les causes et la marche de cette maladie, de savoir si elle est contagieuse, infectieuse, épidémique. Si cette étiologie, si les symptômes généraux, la fièvre, la dépression des forces, etc., font penser à une maladie d'origine bactérienne, il est nécessaire :

1° D'étudier les tissus, les sécrétions et excrétions, les organes, surtout les organes atteints par la maladie, pour savoir s'il s'y trouve des bactéries. On emploie dans ce but toutes les méthodes de dessiccation des liquides sur les lamelles, de coloration, de préparation de coupes également colorées, d'examen au microscope avec les lentilles à immersion et l'éclairage Abbé que nous avons décrites précédemment ici (voy. chapitre III, page 61 et suivantes). Les micro-organismes de certaines maladies devront être aussi cherchés dans les eaux et dans le sol. On apprécie le siège des micro-organismes et les lésions des tissus qui en sont la conséquence.

2° Après cette première constatation, lorsqu'on s'est assuré de la présence et de la constance des micro-organismes dans une maladie, on doit s'efforcer de les isoler, de faire des cultures à l'état de pureté du microbe ou des microbes qui existent dans les tissus. Les méthodes de culture et d'isolement ont été exposées dans le chapitre IV.

3° Lorsqu'un ou plusieurs micro-organismes auront ainsi été obtenus à l'état de culture pure plusieurs fois répétée et en assez grande quantité, on tentera de reproduire chez les animaux ou chez l'homme, si cela se peut, la maladie qu'on a en vue. Le but de ces recherches, qui sont nécessaires pour établir la contagiosité, l'infectuosité d'une espèce bactérienne donnée, et pour découvrir les moyens prophylactiques ou thérapeutiques applicables à l'homme, justifie amplement de pareilles expériences sur les animaux. En règle générale, il faut choisir l'animal même où telle maladie donnée se produit spontanément, ou les animaux qui en sont les plus voisins. C'est ainsi que le charbon sera inoculé tout d'abord aux moutons, à la race bovine, chez qui il s'observe spontanément, puis aux animaux de laboratoire, au cobaye, au lapin, etc. C'est ainsi que Fehleisen a démontré la réalité du rôle du streptococcus de l'érysipèle en inoculant à l'homme des cultures pures. Ces inoculations ont mis hors de doute que l'érysipèle était bien une maladie parasitaire.

4° Dans les produits de culture pure des bacilles de certaines maladies, on cherchera les produits chimiques isolables, les ptomaïnes qui pourront dans certains cas reproduire les symptômes généraux de la maladie.

5° On cherchera le vaccin d'un virus après avoir déterminé quelles sont ses bactéries parasites (voy. le chapitre suivant). Tel est le cycle des opérations qui doit être parcouru pour aboutir à la démonstration complète; telle est la marche logique suivie par Pasteur et Koch et que ce dernier a très bien formulée (1). Mais cette excellente méthode n'est pas toujours applicable. On peut chercher inutilement les bactéries d'une maladie virulente, comme par exemple celles de la rage, sans y réussir absolument. Cela n'empêche pas d'en découvrir le vaccin comme Pasteur l'a fait pour la rage. De plus il est des maladies de l'espèce humaine qui jusqu'ici n'ont pas d'analogues chez les animaux, comme la scarlatine, la rougeole, la syphilis et la fièvre typhoïde. Il manque alors un élément du problème pour que la certitude soit absolue.

Notre but est d'indiquer, dans ce chapitre, les précautions spéciales qu'on doit prendre dans l'expérimentation sur les animaux. Nous renvoyons aux traités de physiologie pour ce qui concerne la technique générale de l'expérimentation, les anesthésiques, le mode de fixation et d'immobilisation des animaux, les appareils et instruments appropriés (2). L'expérimentation varie suivant les maladies où virus que l'on veut transmettre, suivant les organes où l'on doit opérer et suivant les animaux.

Lorsqu'on veut soumettre un animal à des inhalations toxiques ou virulentes, on le place dans une boîte en bois dont l'air est rempli de particules aqueuses tamisées par un appareil a pulvérisation. On peut faire fonctionner cet appareil pendant un temps plus ou moins long, une heure par exemple ou davantage. Dans le vase de l'appareil on met un mélange d'une culture pure avec de l'eau.

D'après Verragut, on mêle 10 grammes de crachats tuberculeux à 50 grammes d'eau. On filtre et on pulvérise.

Pour introduire dans l'estomac des cultures de bactéries, il est bon d'employer, pour les grands animaux, tels que la vache ou le mouton, la méthode de Koch, Gaffly, etc. On place dans un fragment excavé d'une

(1) *L'Inoculation préventive du charbon*, réplique au discours prononcé à Genève par M. Pasteur, 1883.

(2) Voir à ce sujet les leçons de Claude Bernard; — Beaunis, *Nouveaux éléments de physiologie humaine*; — Burdon Sanderson, Foster et Lauder Brunton, *Manuel du laboratoire* traduit de l'anglais par Moquin-Tandon, 1884.

pomme de terre la culture à faire avaler et on met ce morceau de pomme de terre à la base de la langue de l'animal.

Tous les instruments dont on se sert (scalpels, aiguilles, pinces, etc.) auront été stérilisés au préalable comme il a été dit plus haut. Les seringues de Pravaz à canule tranchante seront construites de façon à ce qu'on puisse les démonter, les laver et les placer pendant un certain temps dans l'eau bouillante ou dans le chauffoir à 150° après chaque opération. On emploie à cet effet des rondelles de caoutchouc durci ou une cordelette d'amiante au lieu des rondelles de cuir qui ne supportent pas l'ébullition.

La température à laquelle germent les micro-organismes est, d'une façon générale, supérieure à celle de l'atmosphère, et par suite, des animaux à sang froid. Aussi ne se sert-on pas aussi souvent de la grenouille que des petits mammifères. Cependant on l'emploie aussi, et même on peut l'échauffer pour favoriser le développement de certaines bactéries comme le charbon (Gibier). L'injection des virus se fait le plus souvent dans la grenouille par le sac lymphatique dorsal ; on soulève légèrement la peau du dos avec une pince fine, et on fait entrer la canule tranchante de la seringue de Pravaz avec laquelle on pousse une quantité déterminée du liquide à étudier. Pour certaines maladies, il suffit de piquer la peau et de faire pénétrer dans le sac lymphatique l'extrémité d'une aiguille trempée dans le liquide à examiner pour obtenir le même résultat.

Au lieu du sac lymphatique dorsal on peut injecter, chez la grenouille, le tissu cellulaire lâche et lacunaire qui double presque partout la peau, sur les cuisses, sur l'abdomen ; ou bien on pénètre directement dans la cavité du péritoine, ce qui est très facile sans léser les organes qui y sont contenus, pourvu qu'on ait la précaution de prendre entre les doigts et de soulever la paroi de façon à faire pénétrer la canule à travers le pli ainsi produit ou un peu au-dessous de lui. Il est facile aussi de faire chez la grenouille une injection dans le tronc artériel. Pour cela, on curarise la grenouille en inoculant une goutte de solution de curare à 1 pour 100, puis on immobilise les pattes de la grenouille sur un liège avec des épingles; on sectionne le sternum avec des ciseaux, on ouvre le péricarde, on saisit avec des pinces fines la pointe du cœur qu'on tire un peu par en bas de façon à découvrir le tronc artériel, et on y fait pénétrer la pointe d'une fine canule de la seringue de Pravaz.

Parmi les petits mammifères, la souris est l'un des plus sensibles à l'action des virus. On peut immobiliser la souris en fixant ses pattes sur un liège percé de trous ou sur une planchette, mais il est plus simple, si l'on veut faire une injection sous-cutanée, de la prendre par la queue et de la placer la tête en bas dans un bocal en verre. La tête et le corps sont dans le bocal tandis qu'on tient la queue de la main gauche sur le bord du bocal. La souris ne peut se retourner parce que ses pattes glissent sur le verre. On coupe les poils de la base de la queue ou du dos, on lave la peau avec une solution de sublimé, ou bien on cautérise superficiellement l'épiderme avec une baguette de verre chauffée au rouge, puis on fait l'injection dans le tissu cellulaire sous-cutané avec la seringue de Pravaz. Pour la septicémie des souris de Koch, il suffit de faire une piqûre avec une aiguille trempée dans le liquide septique.

Si l'on veut faire une inoculation à la nuque ou à l'oreille d'une souris, on prend dans la main gauche la queue de l'animal et, avec une pince à branche recourbée tenue entre les doigts de la même main, on saisit la nuque. L'animal étant ainsi immobilisé, on opère la piqûre avec la main droite.

Pour immobiliser les gros rats, il faut les prendre sur le dos, sous les aisselles, avec les deux branches d'une longue pince à branches; on les enlève ainsi et on met dans leur bouche un mors, le mors de Ranvier par exemple, qu'on fixe par une ficelle dans le trou d'une planchette; les pattes sont attachées sur la planchette et le rat est tout à fait immobilisé pour les opérations longues ou complexes. Mais pour les injections simples à la base de la queue, il suffira le plus souvent d'agir comme pour la souris, de les placer dans un grand bocal. Pendant qu'on tient leur queue de la main gauche, il faut recouvrir le bocal d'un couvercle assez lourd pour qu'ils ne puissent pas se retourner, après quoi on fait les opérations préliminaires de lavage de la peau ou de cautérisation, puis l'injection avec la main droite.

Les mêmes opérations se font avec plus de facilité encore chez le lapin et le cobaye, qu'un aide tient dans ses mains et présente à l'opérateur ou que ce dernier tient lui-même sur ses genoux ou sur une table. Il n'est pas nécessaire d'endormir les animaux pour les petites opérations qu'on leur fait subir. L'injection se fait le plus souvent sous la peau du dos ou à la base de la cuisse. Il faut toujours avoir soin de couper les poils, de laver la surface de la peau avec la solution de sublimé, ou de la brûler superficiellement dans le point à injecter. On insère souvent dans le tissu conjonctif sous-cutané de petits fragments de tissu affecté. Il faut alors, après avoir pris les précautions précédentes, faire une ponction de la peau avec un bistouri, agrandir le trou en creusant avec l'extrémité d'un stylet le tissu conjonctif, puis on insère le fragment à greffer avec une pince fine, en l'entrant profondément; on pratique ces greffes dans le tissu conjonctif de la peau du dos ou des aisselles.

Pour injecter dans le péritoine sans crainte de léser les organes, un aide tient l'animal en le courbant de manière à mettre les muscles de l'abdomen en flexion; on saisit entre le pouce et l'index de la main gauche la peau et les plans musculaires de l'abdomen à sa partie médiane et on maintient solidement ce pli épais qui est formé seulement par la paroi abdominale. On fait pénétrer la canule de la seringue à la base du pli de façon à ce que celle-ci, ayant traversé toute la paroi de la moitié du pli, vienne toucher par son extrémité la seconde partie du pli; on lâche alors la paroi qu'on tenait de la main gauche et la canule est libre dans le péritoine.

L'insertion de fragments dans la chambre antérieure de l'œil, l'injection du liquide dans cette même cavité ou dans la cornée, ont pour avantage de permettre l'observation jour par jour de tout ce qui se passe après l'opération. Aussi est-il excellent de choisir l'œil du lapin pour ces inoculations, suivant le procédé de Golsieher et de Cohnheim. Il faut d'abord immobiliser le globe oculaire avec un fixateur introduit sous les paupières. On emploie à cet effet une pince dont les deux branches, introduites sous les paupières, s'écartent et les fixent en même temps que le bulbe oculaire. On fait une incision de la cornée tout près de la circonférence de l'iris comme pour une iridectomie. L'ouverture faite, on y introduit avec une pince fine le petit fragment de tissu à inoculer. On peut de même profiter de l'immobilisation pour injecter avec une canule tranchante et la seringue de Pravaz. Après l'opération, on peut coudre l'oreille du lapin sur les paupières, de façon à éviter les traumatismes et toute inflammation consécutive à l'opération.

Nous avons souvent injecté directement des liquides infectieux dans le sang des veines de l'oreille du lapin. Le procédé est des plus simples. Un aide tenant le lapin, on prend l'oreille gauche, on cherche la grosse veine de la base de l'oreille près de la peau du front, on coupe les poils, on lave la peau; on coupe un très petit pli de la peau avec des ciseaux courbés; la veine fait alors une saillie très manifeste et elle est rectiligne en cet endroit, ce qui est une très bonne condition. On y fait entrer la canule d'une seringue de Pravaz de façon à ce que cette canule soit bien exactement dans le sens du vaisseau et qu'après son introduction elle s'y meuve facilement. L'injection se fait si bien, lorsque l'opération a réussi, qu'on injecte ainsi plusieurs centimètres cubes de liquide avec la plus grande facilité. Si on a piqué à côté de la veine, il se fait simplement un œdème du tissu cellulaire.

On a souvent bien d'autres petites opérations à faire chez les lapins. Ainsi, pendant que nous injections des liquides remplis de bactéries dans les veines de l'oreille, nous pratiquions le cathétérisme de la vessie pour apprécier le moment de l'apparition des bactéries dans l'urine vésicale. Pour ce cathétérisme, on se sert d'une très fine bougie en celluloïdine, qu'on a soin de passer dans l'eau bouillante et de graisser avec de l'huile phéniquée au moment de s'en servir. On doit aussi parfois faire la ligature de l'urèthre, ce qui se fait en masse avec un fil élastique, pratiquer la trachéotomie du lapin, le cathétérisme œsophagien pour introduire des substances toxiques ou autres, faire des injections dans le gros intestin par l'anus, dans l'intestin grêle en ouvrant l'abdomen, des inoculations dans les articulations, etc. : toutes opérations en général faciles et pour lesquelles il faut toujours s'entourer des précautions les plus rigoureuses de l'antisepsie. Les cobayes sont encore plus faciles à fixer. On peut les hypnotiser en recouvrant la figure pendant une minute avec un tablier pendant qu'on les tient immobiles. Ils restent alors comme anesthésiés. S'ils se réveillent on recommence de la même façon.

Lorsqu'on doit examiner le sang du cœur des grenouilles ou des mammifères atteints de maladies infectieuses expérimentales, on commencera par détacher ou soulever le sternum ; on sectionnera le péricarde, puis on introduira dans l'oreillette ou le ventricule droit une pipette effilée et stérilisée ou la canule d'une seringue de Pravaz également stérilisée.

Presque toujours, pour les opérations sur les chiens, on sera obligé de les anesthésier par le chloroforme ou par la morphine, de les museler et de les attacher sur la table à opérations. Nous employons moins souvent le chien que les autres animaux. Mais il est une affection virulente où ils sont nécessaires, la rage, dans laquelle Pasteur inocule toujours, soit le liquide virulent, soit le vaccin, dans le cerveau, après avoir pratiqué la trépanation.

Les singes, qui se rapprochent le plus de l'homme, ont paru indiqués pour l'inoculation des maladies virulentes exclusivement propres à l'homme, telles que la syphilis et la fièvre typhoïde. Pasteur emploie aussi le singe, comme nous le verrons bientôt, pour atténuer le virus de la rage. Les singes offrent aussi la plus grande disposition à la tuberculose spontanée, ce qui en fait de mauvais animaux de contrôle pour l'étude de cette maladie.

Les oiseaux, le pigeon, la poule, sont souvent employés par les expérimentateurs. Les poules sont des animaux très commodes, non seulement pour le choléra des poules, mais aussi pour beaucoup de maladies infectieuses. Leur péritoine est très peu susceptible d'inflammation ; aussi sont-elles indiquées pour les opérations qui se pratiquent dans le ventre.

Indépendamment des expériences simples dont nous venons de parler, il en est de plus complexes, dans lesquelles on met les animaux dans certaines conditions déterminées avant de procéder à l'inoculation d'une maladie infectieuse.

C'est ainsi que, pour étudier l'action des bacilles en virgule, Koch avait commencé par donner une entérite catarrhale aux animaux. Il n'a pas réussi par ce moyen mais par un autre plus complexe qui consiste à donner de l'extrait alcoolique d'opium, à neutraliser le suc gastrique et enfin à introduire dans l'estomac, avec une sonde, un liquide contenant des bacilles virgules.

C'est ainsi que pour bien localiser l'action des micro-organismes sur le rein, on pourra donner à des lapins une néphrite parenchymateuse avec la cantharidine, ou une néphrite interstitielle par une intoxication saturnine prolongée. Chauveau a produit primitivement une nécrose du testicule par le bistournage avant d'injecter dans le tissu conjonctif ou les veines du cheval le vibrion septique. On arrive au même résultat par la ligature des vaisseaux nourriciers d'un organe. De même les fractures, les contusions d'un os déterminées au préalable chez des lapins ou des chiens, servent à localiser l'action du micro-organisme de l'ostéo-myélite, et à donner des suppurations osseuses et péri-osseuses semblables à celles qu'on observe chez l'homme.

Les exemples de ces procédés complexes d'expérimentation sont très communs.

Ainsi nous avons injecté de la matière tuberculeuse diluée à un lapin chez qui le nerf sciatique avait été coupé. La tuberculose se localisa dans l'articulatiou du genou du côté de la section du nerf, et nous observâmes une véritable tumeur blanche fongueuse et suppurative de nature tuberculeuse.

De même la section d'un nerf pneumogastrique sera un adjuvant pour la localisation des pneumonies.

Après qu'on a observé les symptômes des maladies déterminées chez les animaux, ceux-ci meurent spontanément ou sont sacrifiés. On les tue en les mettant sous une cloche contenant du chloroforme.

Avant l'autopsie, on lave et on mouille avec une solution de sublimé à 1 pour 1000 la surface de la peau, on étend l'animal sur une plaque en bois, à bords un peu relevés, en fixant les pattes avec de grandes épingles ou avec des ficelles attachées à des crochets aux quatre extrémités de la plaque, on l'ouvre avec des instruments stérilisés, et on recueille le sang et les liquides comme cela a été dit précédemment.

CHAPITRE VII

CONCURRENCE VITALE DES BACTÉRIES. — ATTÉNUATION DE LEURS PROPRIÉTÉS DANS DES MILIEUX NUTRITIFS MODIFIÉS PAR D'AUTRES BACTÉRIES. — TENTATIVES DE THÉRAPEUTIQUE BACTÉRIOLOGIQUE (1).

Nous avons déjà parlé, à propos des expériences de Raulin et Pasteur, de la concurrence vitale qui s'établit entre les mucédinées et les bactéries.

Des phénomènes analogues s'observent entre les bactéries d'espèce différente. Le résultat de la lutte pour l'existence qui s'établit entre elles dépend de nombreuses conditions tenant au terrain ou à l'espèce de bactéries sur lesquelles porte l'expérience. Un milieu nutritif déjà modifié parce qu'il a servi à nourrir telle espèce déterminée, ne sera plus favorable à la germination de bactéries de la même espèce ou d'une espèce différente. La force germinative, l'énergie spécifique d'une bactérie, seront diminuées si elle a été affaiblie d'abord par une nutrition spéciale ou par l'action trop intense de la chaleur. On diminuera progressivement les propriétés spéciales, chromogènes ou pathogènes d'une bactérie, en en faisant des cultures successives dans un milieu peu favorable. Ainsi le micrococcus prodigiosus, cultivé plusieurs fois de suite sur la gélatine, continuera à pousser, mais ses cultures successives seront de moins en moins rouges. La propriété spécifique de ce microbe diminuera de plus en plus et il arrivera un moment où sa culture sera tout à fait blanche. Il suffira alors pour lui rendre sa propriété première de l'ensemencer sur la pomme de terre.

De la même façon, par exemple, la propriété saprogène de certains bacilles se perdra sur la gélatine.

Pour conserver les propriétés spéciales des bactéries, on doit les cultiver sur leur milieu le plus favorable. On a utilisé les

(1) Ce chapitre est la reproduction d'un article de M. Babes dans le journal des *Connaissances médicales* (oct. 1885).

cultures inverses pour les atténuer. Pour arrêter le développement des bactéries, le meilleur moyen consiste dans la concurrence de certaines autres bactéries. Ainsi, par exemple, des bactéries d'une espèce donnée épuisent toujours le milieu sur lequel elles poussent, et par la décomposition de ce milieu, elles donnent naissance à des corps chimiques qui arrêtent leur développement et empêchent d'autres bactéries de se développer à côté d'elles. Aussi rencontre-t-on souvent dans certains liquides une seule espèce de bactéries.

C'est ainsi que la nature pose une barrière au développement indéfini des bactéries et c'est ainsi que l'on peut concevoir l'immunité acquise contre certaines d'entre elles.

L'un de nous (Babes) a tenté d'étudier expérimentalement comment des bactéries d'une espèce bien déterminée peuvent fabriquer des substances chimiques ou modifier le milieu de culture de façon à nuire à d'autres bactéries. Si l'on était très avancé dans l'étude expérimentale du conflit des bactéries entre elles, on arriverait vraisemblablement à traiter certaines maladies bactériennes par d'autres bactéries. Voici quelques-unes de ces expériences.

Les effets de l'action réciproque des deux bactéries l'une sur l'autre diffèrent suivant qu'on les aura semées simultanément ou successivement, sur un terrain nutritif donné.

Si l'on ensemence deux bactéries en même temps sur une plaque de gélatine, les deux espèces se développent assez bien. Il est vrai que si l'une se développe plus vite que l'autre, la seconde sera supprimée au bout de peu de temps. Dans cette culture simultanée, certaines bactéries ne touchent jamais les colonies des espèces ensemencées à côté et les évitent. Si l'on ensemence beaucoup de germes à la fois, les colonies qui se développeront dans le même laps de temps seront beaucoup plus petites que si l'on en avait ensemencé un petit nombre. Cela se conçoit sans peine puisque chaque germe trouve pour se développer un terrain plus restreint.

L'action réciproque des bactéries l'une sur l'autre est beaucoup plus manifeste si on les ensemence l'une après l'autre. La première bactérie ensemencée agit de deux manières sur celle qui est ensemencée ensuite : 1° par son action chimique; 2° par son action vitale. On s'assure de la réalité de ces deux actions distinctes en stérilisant la substance nutritive, contenant une culture donnée. Si, sur ce milieu stérilisé on ensemence une autre bactérie, celle-ci se conduit tout autrement que si on l'eut semé sur une substance nutritive contenant la première bactérie vivante et en voie de germination.

On prend, par exemple, des tubes contenant des cultures du choléra, du charbon, des microbes de la pneumonie, du bacterium prodigiosum et du lait bleu, de la putréfaction, du staphylococcus aureus. On stérilise ces tubes par la chaleur, puis on ensemence des bactéries du choléra. Sur les tubes qui contenaient une culture du choléra, l'ensemencement des bacilles du choléra donne une culture normale et bien développée. La germination du choléra n'est point changée sur les tubes qui ont déjà servi aux cultures du choléra lui-même. De même on observe très peu de ralentissement de la culture du choléra dans les tubes qui avaient servi aux cultures du charbon, du lait bleu, de la pneumonie, et du staphylococcus aureus. Au contraire une vielle culture du micrococcus prodigiosus dans un tube stérilisé empêche totalement le développement du choléra. De même une culture des bactéries de la putréfaction empêche aussi totalement la genèse des bacilles du choléra.

Après cette première série d'expériences, on a essayé l'action des vieilles cultures vivantes sur un nouvel ensemencement. Pour y arriver, il était impossible d'employer les plaques, parce qu'après un certain temps elles sont couvertes de moisissures de l'air. On peut se servir avantageusement de larges boîtes en verre couvertes par un couvercle. Ces appareils ont été stérilisés, puis remplis d'agar-agar. L'appareil, ayant été stérilisé de nouveau trois fois dans l'étuve, a été entouré d'un anneau de caoutchouc pour le bien fermer. Pour que l'air pût pénétrer on mit au-dessous de l'anneau de caoutchouc un tube en verre qui entrait sous la fermeture et qui était fermé par de l'ouate.

Pour ensemencer l'agar-agar, on retourne l'appareil de façon à ce que la surface de l'agar-agar regarde en bas, on inocule avec le fil de platine en faisant un premier grand cercle avec la substance à ensemencer. On referme la boîte et on l'expose à la température nécessitée par les bactéries inoculées. On peut observer, à travers le verre, les progrès du développement avec une faible lentille, sous le microscope. La culture pousse en faisant un cercle complet et très net. On la laisse ainsi pendant huit jours, quinze jours ou un mois. Après quoi on inocule la culture d'un second microbe suivant des stries peu étendues parallèles au premier grand cercle et occupant un segment rayonnant de son centre à sa périphérie.

On trace ensuite à côté une nouvelle strie d'inoculation avec une bactérie d'une autre espèce, et ainsi de suite pour huit ou dix espèces de bactéries, ou davantage. Si la première strie, la plus voisine du grand cercle occupé par la culture circonférentielle, se développe comme à l'état normal, cela indique qu'elle n'est ni gênée ni influencée par la première culture développée suivant le grand cercle inoculé en premier lieu. Si elle détermine, au contraire, une influence nocive sur la culture semée dans les stries, on pourra juger à quelle distance cette influence s'exerce par le nombre de stries dont la culture aura échoué. De plus, dans cette expérience, on pourra juger de l'influence de la première culture en grand cercle suivant son âge, suivant qu'elle datera de huit jours, de quinze jours ou d'un mois, en pratiquant des stries à ces différentes époques avec les autres bactéries qu'on veut expérimenter.

Voici quelques résultats de ces recherches :

En formant le premier cercle circonférentiel avec la pneumonie et en ensemençant d'autres microbes quatre jours après, on ne put constater aucune influence exercée par le cercle de la pneumonie. En ensemençant par stries des microbes de la pneumonie quatre jours après l'ensemencement du premier cercle, les stries se développaient de telle sorte que les premières, étroites, gênées les unes par les autres, s'étendaient bientôt par leurs extrémités qui présentaient comme un bourgeon de culture, et la dernière, la plus rapprochée du centre, était très étalée en forme de plaque parce qu'elle pouvait se développer en liberté. De nouvelles stries pratiquées huit jours après, avec la pneumonie, se développèrent beaucoup moins bien ; les stries étaient plus étroites auprès du grand cercle de culture pneumonique et ne se développaient convenablement que dans la dernière strie rapprochée du centre. Si l'on faisait, auprès de ces dernières stries, des stries avec des cultures de charbon, la strie de charbon la plus rapprochée du grand cercle pneumonique se développait très bien et n'était nullement gênée par elle ; la strie la plus rapprochée du centre se développait aussi d'une façon exubérante ; mais les stries intermédiaires se gênaient les unes par les autres et restaient minces.

En traçant au contraire le premier grand cercle avec le charbon, on constatait que les stries de charbon les plus rapprochées du grand cercle de charbon ne donnaient presque plus rien; mais les stries de pneumonie voisines du grand cercle charbonneux ne pouvaient se développer.

Ainsi, d'après cette double série d'expériences, le microbe de la pneumonie est moins vivace que celui du charbon et ne peut pas soutenir la concurrence contre lui. Les cultures du charbon sont gênées par le voisinage les unes des autres de même que celles de la pneumonie.

Si l'on inocule, auprès du charbon, du micrococcus prodigiosus, il se développe assez bien et n'est pas influencé par le cercle de charbon.

Si, dans un grand cercle de pneumonie datant de trois semaines, on ensemence de la pneumonie sur des stries, les cultures de ces dernières restent toutes minces et peu développées. Des inoculations faites avec le choléra se sont aussi très peu développées. On peut très bien observer que le développement des bactéries du choléra est empêché dans le voisinage de la pneumonie.

Si, dans un cercle pneumonique datant de quinze jours, on inocule la bactérie du pus bleu, elle se développe facilement, mais sans sa couleur typique. Le bacille du lait bleu se développe partout sans être gêné par la pneumonie ; les stries du lait bleu se gênent seulement les unes par les autres, mais il ne donne lieu à aucune couleur. Le micrococcus indicus au contraire produit sa couleur caractéristique.

Dans un grand cercle du microbe du lait bleu, quinze jours après l'ensemencement, le bacille du lait bleu se développe lentement et sans sa couleur. Le micrococcus indicus se développe mal et reste tout à fait blanc.

Lorsqu'on fait un grand cercle avec le staphylococcus aureus et si l'on ensemence six jours après par des stries de staphylococcus, les stries donnent des cultures très malingres et à peine colorées tandis que le pus bleu, le lait bleu, la pneumonie se développent très bien. Le staphylococcus empêche surtout le staphylococcus. L'indicus se développe, mais sa couleur n'apparaît que du côté du centre; le charbon est aussi empêché par le staphylococcus. Dans un cercle de micrococcus indicus, datant de vingt jours, l'indicus n'est empêché que dans le voisinage du grand cercle, mais il est incolore. Le prodigiosus se développe bien, mais il est seulement un peu rougeâtre dans le centre. Les microbes du pus bleu et du lait bleu ne montrent plus leur couleur.

En faisant un cercle avec du pus bleu qu'on ensemence huit jours après par des stries de pus bleu, celles-ci se développent à peine dans le voisinage. Il en est de même des stries du lait bleu, du choléra, de la pneumonie et du charbon, dont la germination est empêchée tandis que l'indicus se développe bien quoiqu'il reste tout à fait blanc.

Une bactérie de la putréfaction constituée par des bâtonnets courts, dont les cultures ne liquifient pas la gélatine, et qui dégage une odeur de pourriture, empêche presque absolument la germination de toutes les autres, par exemple, de celles du choléra, du charbon, etc.; elle a une moindre influence sur l'indicus.

Si l'on fait un grand cercle avec le bacille du choléra et que huit jours après on fasse des stries avec le même bacille, les stries sont gênées par le voisinage du premier cercle. Si on ensemence de nouveau du choléra, quinze jours après l'ensemencement du premier cercle, il ne se développe plus qu'à peine. Le lait bleu et le pus bleu sont aussi très peu développés.

Ces recherches doivent être répétées souvent pour donner des résultats certains, car la strie faite avec une culture ne contient pas toujours une quantité égale de microbes et ces microbes ne poussent pas toujours également bien.

Pour être sûr du résultat, il faut surtout tenir compte de la première strie qui contient constamment le plus grand nombre d'organismes et qui est la plus voisine du grand cercle.

Par ces expériences, on peut s'assurer que les bactéries ont les unes sur les autres une action réciproque très intense. On peut être sûr que si un terrain est depuis longtemps occupé par une bactérie, une nouvelle venue trouvera pour s'y développer des conditions tout autres que si elle était portée sur un terrain neuf.

Nous avons vu que toutes les bactéries venues sur un terrain occupé déjà depuis longtemps par une bactérie de même espèce s'y développaient avec difficulté. Dans une vieille culture de charbon, par exemple, un nouvel ensemencement réussit très difficilement.

D'autres bactéries, par exemple certaines bactéries de la putréfaction, empêchent le développement de la plupart des microbes pathogènes et chromogènes. Nous voyons de même que ce n'est pas seulement le développement des bactéries qui est retardé ou modifié par les modifications du terrain, mais que ce sont aussi et surtout leurs propriétés spécifiques, par exemple leur fonction de coloration. L'indicus, le prodigiosus, ne donnent plus de couleur.

L'ensemencement dans une autre culture empêche parfois les propriétés pathogènes d'autres microbes.

Une vieille culture de charbon sur l'agar-agar étant donnée, on fit un ensemencement de charbon; celui-ci se développa, mais son inoculation aux animaux ne donna pas le charbon ou bien elle donna un charbon atténué.

En ensemençant une culture modifiée de cette façon sur un milieu nutritif normal, on obtient de nouveau une culture possédant toutes ses propriétés pathogènes.

Une culture du charbon ainsi atténuée par l'appauvrissement du milieu nutritif, inoculée à une souris, ne donna la mort que cinq jours après. Une seconde souris inoculée avec le sang de la première mourut le troisième jour; la troisième souris mourut du charbon typique après vingt-quatre heures.

Est-ce de cette façon que se produit l'immunité? Doit-on supposer que l'organisme envahi d'abord par une bactérie se conduit ensuite comme le milieu de culture dans lequel un nouvel ensemencement ne donne plus qu'une culture atténuée?

Sans nier d'une façon absolue qu'il en soit ainsi, nous pensons qu'il s'agit d'ordinaire, dans l'organisme vivant, de modifications vitales des cellules résultant de la première invasion. Quoi qu'il en soit, on devra chercher quelles sont les modifications chimiques que la germination des premières colonies détermine dans le milieu nutritif employé.

De toute façon ces recherches sont intéressantes, car elles montrent qu'une bactérie donnée empêche le développement d'une autre espèce. Ainsi les produits du micrococcus prodigiosus s'opposent au développement du bacille du choléra. Certaines bactéries, ne gênant pas le développement de telle autre espèce, lui enlèvent néanmoins ses propriétés chromatiques ou pathogènes.

L'étude continuée et généralisée de cette action réciproque des bactéries les unes vis-à-vis des autres pourra conduire à des données thérapeutiques.

Cantani (1) a essayé de neutraliser les bacilles de la tuberculose par le bacterium termo en faisant inspirer a ses malades des pulvérisations de liquide contenant le bacterium termo. Avant de faire ces essais, qui n'ont pas abouti à un résultat probant, il eût été bon d'expérimenter avec des cultures pures de ces deux microbes pour étudier d'abord leur action réciproque sur le sérum gélatinisé et sur des animaux.

(1) *Centrablatt f. d. med. Wissenchaften*, 18 juillet 1885.

CHAPITRE VIII

ATTÉNUATION DES VIRUS

On a depuis longtemps essayé de prévenir certaines maladies virulentes par l'inoculation, pratique dans laquelle on donnait la maladie virulente elle-même, mais dans des conditions où l'on espérait la voir se développer sans gravité sur la personne inoculée. Telle a été pendant le siècle dernier la pratique de l'inoculation variolique. Après l'inoculation de la variole, il se développait, au lieu inoculé, une pustule ou une éruption variolique fébrile plus ou moins répandue sur tout le corps; mais cette variole était généralement bénigne, très discrète et les individus inoculés jouissaient d'une immunité relative. Une personne variolisée pouvait être en effet atteinte une seconde fois de variole, très rarement il est vrai, de même que le vaccin ne préserve pas toujours d'une façon absolue. Malheureusement la variole ainsi inoculée était quelquefois très grave, et même elle pouvait se terminer par la mort. Malgré ces inconvénients, la pratique de la vaccination varioleuse était un grand progrès, si l'on se reporte par la pensée aux épidémies de variole si meurtrières, si générales des siècles passés.

La découverte qui a immortalisé Jenner et sauvé la vie à des millions d'hommes a montré qu'un virus analogue à celui de la variole, transporté du pis de la vache (cow-pox) dans l'organisme humain, est capable de préserver de la variole. Ce n'était plus le virus variolique produisant une variole moins grave que la variole spontanée, mais bien un virus différent, quoique très voisin, pris à une autre espèce animale et qui avait le même effet que la variolisation. Le vaccin de la variole était trouvé.

Les vétérinaires ont inoculé, depuis longtemps, le virus de la péripneumonie contagieuse du gros bétail en vue de prévenir cette maladie. Ces inoculations sont excellentes pour tout virus qui ne détermine pas des accidents graves ou mortels, mais naturellement elles deviennent impossibles quand il s'agit de maladies presque toujours mortelles quelle que soit la dose du virus injecté, comme cela a lieu pour le charbon. On réussit cependant à retarder et à modérer la pénétration du virus injecté de façon à ce qu'il n'entre dans l'économie qu'à dose très minime, en choisissant pour lieu d'injection une partie du corps peu vasculaire, moins chaude que les parties centrales, mal pourvue de lymphatiques, à tissu serré, comme l'extrémité de la queue de certains animaux. Telle fut la pratique des vétérinaires pour ce qui concerne la péripneumonie contagieuse.

Le problème des vaccinations et de l'atténuation des virus fit un pas décisif lorsqu'il fut démontré que des bactéries étaient la cause essentielle de la virulence de ces liquides. Lorsqu'on put cultiver les bactéries d'un liquide virulent, étudier la façon dont il s'affaiblissait suivant les modifications du milieu nutritif, suivant les conditions de température ou d'aération, il vint à l'esprit de Pasteur d'employer ces cultures affaiblies comme vaccins. On chercha le vaccin d'une maladie virulente dans l'atténuation de l'action des micro-organismes de cette maladie. La première condition à obtenir, si les micro-organismes possèdent des spores fertilisantes, c'est d'empêcher leur formation dans les cultures qu'on emploiera comme vaccins. Les recherches de Toussaint, de Pasteur, Roux et Chamberland et de Chauveau relatives au vaccin du charbon, de Pasteur pour le vaccin du choléra des poules, de Pasteur et Thuillier pour celui du rouget du porc, d'Arloing, Cornevin et Thomas pour le charbon symptomatique, de Pasteur pour la rage, ont donné d'admirables résultats et ouvert la voie à de nouvelles découvertes.

Les procédés d'atténuation employés jusqu'ici sont assez variables pour une même maladie. Il n'est pas sûr que toute maladie virulente puisse avoir son vaccin préservatif ; mais il est probable qu'on arrivera à trouver le vaccin de toute maladie qui n'atteint qu'une fois dans sa vie un animal d'une espèce donnée, de telle sorte que la première attaque confère l'immunité. Il ne faut pas croire non plus que le vaccin d'une maladie virulente étant connu et appliqué lui ferme d'une façon absolue la porte de l'organisme ; pour certaines maladies comme la variole, l'immunité donnée par le vaccin se perd au bout de cinq à dix ans ; pour d'autres, comme le charbon, le rouget du porc, le choléra des poules, l'immunité ne paraît pas excéder la durée d'une année (1). Mais ce court espace de temps suffit pour l'élevage et l'engraissement de plusieurs espèces animales.

Pasteur (2) a donné la méthode générale d'atténuation des bactéries pathogènes par l'action de l'oxygène à propos de sa découverte du vaccin du choléra des poules.

Pour le choléra des poules, Pasteur, en inoculant des cultures qui dataient de 15 jours, d'un mois, de 2 mois, de 8 mois, de 10 mois, a vu

(1) D'après Feltz, l'immunité du lapin à qui l'on a fait l'inoculation préventive contre le charbon dure de 17 à 18 mois (*Comptes rendus de l'Acad. des sc.*, 7 août 1884).

(2) *Congrès médical international de Londres*, 1881, vol. I, p. 85.

que leur virulence diminuait progressivement. Ainsi, en inoculant une série de 10 poules avec tel de ces liquides, il en mourait 8 sur 10, avec tel autre 5 sur 10, avec tel autre 1 sur 10, et il arrivait un moment où les poules ne mouraient plus. Chacun de ces liquides de culture, pris au moment de l'expérience, ensemencé sur un bouillon stérilisé, reproduisait des microbes ayant exactement le même degré de virulence que le liquide atténué d'où il provenait. Le liquide non virulent reproduisait un liquide non virulent. Les poules inoculées, qui ne mouraient pas, étaient atteintes au point lésé, au niveau du grand pectoral et dans ce muscle, d'une lésion locale plus ou moins étendue qui guérissait spontanément en un temps plus ou moins long. Les poules vaccinées ainsi étaient préservées absolument de toute atteinte du virus le plus virulent, pendant un temps assez long, pouvant excéder une année.

Pasteur croit que cette atténuation est due à l'action de l'oxygène de l'air. Pour le démontrer il fait la culture du microbe du charbon dans un tube contenant très peu d'air, puis il le ferme à la lampe d'émailleur. Le microbe, qui est aérobie, prend promptement tout l'oxygène du tube et du liquide; à partir de ce moment il ne s'atténue pas sensiblement, même après un assez long espace de temps.

On sait, d'après les recherches de Koch, que les bacilles du charbon donnent des spores dans les milieux de culture en général et que ces spores, très résistantes, conservent leur faculté de germination pendant un temps indéfini. Pasteur a observé que les bacilles cultivés dans le bouillon de poule à 42° et 43° ne donnaient pas de spores. Ils ne se cultivaient plus à 45°. On peut maintenir au contact de l'air pur, c'est-à-dire dans un ballon bouché à la ouate, et à la température de 42° à 43°, une culture de bacilles entièrement privée de germes. Au bout d'un mois à six semaines ils meurent et ne peuvent ensemencer un nouveau bouillon. Mais pendant tout le temps qu'ils vivent, on constate qu'ils ont perdu toute virulence, bien qu'ils soient encore cultivables. Pendant toute cette période, la culture représente une série de virulences atténuées; chacun de ces états de virulence atténuée peut être reproduit par la culture. Inoculés aux animaux susceptibles de contracter le charbon, les liquides de culture ainsi obtenus constituent un vaccin donnant une maladie plus bénigne que le charbon et conférant l'immunité pour celui-ci. Tel est le procédé employé par Pasteur et dont l'efficacité a été démontrée par des centaines de milliers de vaccinations charbonneuses. Cependant, si l'on observe, chez le cobaye et la souris, un retard de l'action du virus charbonneux après leur vaccination, on ne réussit pas à préserver ces petits animaux contre l'action du charbon virulent.

Pasteur a tenté de fonder sur ces deux séries de virus atténués une doctrine générale de l'atténuation des virus par l'action toxique de l'oxygène, et il en a déduit une explication de l'atténuation des épidémies par le temps et par l'air. Lorsqu'en effet une maladie infectieuse comme le choléra a été importée dans une ville, étant donnée sa cause bactérienne, on ne s'explique pas qu'elle puisse cesser autrement que par la mort de tous les habitants, tout nouveau malade multipliant le nombre des microbes pathogènes. Mais, indépendamment des précautions prises pour éviter la pollution des eaux et des aliments, en tenant compte aussi des prédispositions et immunités individuelles, il faut faire intervenir l'action de l'air et aussi la dessiccation (Koch) pour expliquer l'extinction des germes morbides et la fin de l'épidémie.

L'action de l'oxygène ne paraît pas le mode d'atténuation le plus actif des virus; dans l'atténuation du virus charbonneux, la température agit vraisemblablement autant que l'oxygène. C'est ainsi que Toussaint avait trouvé avant Pasteur un moyen d'atténuer la virulence du charbon en chauffant les liquides virulents à la température de 55°, ou en les modifiant par l'addition d'acide phénique. Bien qu'il eût démontré scientifiquement la réalité de l'atténuation, son procédé de vaccination offrait une part d'aléa trop considérable pour être introduit dans la pratique. Chamberland et Roux (*Comptes rendus de l'Académie des sciences*, n° 15, 1883) ont atténué le virus charbonneux par l'addition de substances antiseptiques, l'acide phénique et l'acide sulfurique. En ajoutant une partie d'acide phénique à 1000 parties du bouillon où sont cultivés les bacilles charbonneux, ceux-ci vivent encore pendant cinq mois : avec 1 p. 800 il ne se développe plus de spores. On peut ainsi obtenir une série de liquides d'une atténuation différente et déterminée.

Ces auteurs ont pu atténuer la virulence des spores par l'action de l'acide sulfurique à 2 p. 100. Après huit jours, les spores ainsi traités ne tuent pas les lapins, mais ils tuent les cobayes. Si l'on cultive ces spores, il se développe des bacilles qui montrent la même atténuation.

Chauveau (*Comptes rendus*, tome XCVI, p. 553) atténue le virus charbonneux d'après la méthode de Toussaint, en chauffant le sang charbonneux à 42 ou 43° pendant vingt heures. Il se développe habituellement des spores dans les bacilles du charbon; on chauffe une deuxième fois ces dernières pendant 1, 2 et 3 heures à 42° (1). Le liquide qui a été chauffé pendant une heure tue tous les lapins. Celui qui est resté deux heures à 42° tue la moitié des lapins ; celui qui est resté trois heures à la même température ne tue plus les lapins. Tous ces bacilles se développent, et forment des générations qui conservent la même atténuation. Les spores

(1) La température de 42° nous semble être trop basse.

des descendants de ces bacilles chauffés, si on les chauffe pendant une heure à 80°, sont atténuées, tandis que les spores normales restent virulentes à la même température. Chauveau a prouvé aussi que ce n'est pas l'oxygène qui atténue la virulence du charbon et qu'au contraire l'absence d'oxygène facilite l'atténuation.

Pasteur et Thuillier ont atténué le virus du rouget du porc en le faisant passer par l'organisme du lapin. Avec le sang du porc, on inocule un lapin qui devient malade et meurt. Si on cultive le sang de ce lapin, les microbes changent de forme, deviennent plus grands, en 8, et constituent un vaccin pour le porc. Ces cultures, inoculées au porc, lui donnent l'immunité pendant un an, ce qui suffit pour l'élevage. Le même micro-organisme, inoculé en séries successives à des pigeons, qui en meurent, récupère sa virulence primitive et devient mortel pour les porcs.

Pour ce qui concerne la préservation du charbon symptomatique, Arloing, Cornevin et Thomas ont trouvé que les spores du charbon symptomatique, maintenues pendant dix heures à une température de 85°, perdent leur virulence et peuvent servir de vaccin. Ces auteurs vaccinent aussi contre le charbon symptomatique en insérant la sérosité virulente de cette maladie au bout de la queue des animaux. Ils injectent 20 gouttes de cette sérosité; il se développe un œdème localisé sans réaction générale ni gravité, et les animaux sont préservés de la maladie. La densité du tissu et sa température moindre que celle des parties centrales constituent des obstacles à la pullulation des micro-organismes. Chez le bœuf il est même nécessaire d'entourer de ouate la partie inoculée, afin d'obtenir l'échauffement nécessaire à la production de l'œdème; cette précaution est superflue chez le mouton. Il faut choisir pour les inoculations préventives une température moyenne de l'air ambiant.

Bien que le micro-organisme de la rage n'ait pas été reconnu d'une façon absolument certaine, ni isolé, ni cultivé, Pasteur a pu trouver le moyen d'atténuer son virus. Il inocule, dans ce but, un fragment de la substance cérébrale d'un chien enragé dans le cerveau d'un lapin, fait passer ce même virus provenant du lapin par l'organisme du singe, où il s'atténue et devient un vaccin pour le chien, qui est préservé (congrès de Copenhague, 1884). Dans une nouvelle communication (*Acad. des sc.*, nov. 1885) Pasteur a relaté une nouvelle méthode de vaccination qui ne préserve pas seulement les animaux contre la rage, mais par laquelle on réussit aussi à guérir cette maladie. Pour cela on laisse dessécher à l'air des parties de la moelle de cobayes morts de la rage, plus la moelle est desséchée plus le virus de la rage est atténué. On commence à inoculer à l'animal mordu et infecté depuis quelques jours le vaccin le plus faible et successivement des vaccins plus forts qui seront supportés sans que la rage se développe. Pasteur a traité avec succès de cette façon plusieurs individus mordus.

Dans l'ordre des bacilles zymogènes, on connaît des faits d'atténuation qui rendent certaines bactéries incapables de déterminer la fermentation. Par exemple Fitz, en exposant le *bacillus butyricus*, agent de la fermentation butyrique, à une température de 90° pendant cinq heures, ou pendant sept heures à la température de 80°, a constaté qu'il était incapable de déterminer la fermentation, bien qu'il eût conservé la faculté de se reproduire.

Ces remarquables résultats offrent un horizon tout nouveau à la thérapeutique préventive des maladies infectieuses. Mais ce serait aller trop loin que de supposer, sans preuves effectives, qu'on arrivera à trouver le vaccin de toutes les maladies infectieuses. En raisonnant d'après ce que nous savons déjà, il ne paraît pas probable qu'un vaccin puisse être jamais un meilleur préservatif que la maladie elle-même. Or, dans beaucoup de maladies infectieuses, la première atteinte de la maladie, au lieu de préserver le malade d'une attaque ultérieure, crée chez lui un terrain favorable pour les récidives. C'est ce qu'on observe notamment dans l'érysipèle, la pneumonie et la blennorrhagie. A priori on doit penser que la vaccination ferait là plus de mal que de bien. Il en est de même de la vaccination du chancre mou, qui réussit même chez l'individu en puissance de chancre mou. Il en est de même de la fièvre intermittente, dont les récidives si fréquentes et si tenaces ont lieu indépendamment de toute contamination nouvelle. Nous pourrions citer aussi avec Koch (1) la tuberculose qui atteint plusieurs fois de suite le même individu : une première atteinte de tuberculose locale, de lupus, d'arthrite tuberculeuse ou d'adénite scrofuleuse, loin de protéger le malade, le met dans les meilleures conditions pour être atteint ultérieurement, parfois au bout de dix ou vingt ans, de tuberculose pulmonaire ou généralisée.

Nous avons inoculé, au commencement de l'année 1883 (2), une dizaine de lapins avec des fragments de lupus et de fongosités articulaires, ou d'abcès tuberculeux; ces lapins, de même qu'un animal qui avait été inoculé un an auparavant avec du pus d'abcès tuberculeux, ont reçu dans l'œil, dans le péritoine et sous la peau, des masses tuberculeuses fraîches. Nous avons répété en même temps ces expériences sur des animaux tout à fait

(1) *L'Inoculation préventive du charbon*, réplique au discours prononcé à Genève par M. Pasteur. Berlin, Fischer, 1883.

(2) *Société de biologie* et *Progrès médical.*

sains. Le premier lapin, qui mourut un mois après l'inoculation, fut un de ceux qui avaient été inoculés avec des fongosités ; puis peu de temps après un animal de contrôle et successivement tous les autres qui avaient été inoculés avec la tuberculose locale succombèrent, de même que les animaux de contrôle, avec de la tuberculose généralisée. Falk a fait peu de temps après des expériences analogues d'où l'on peut conclure, comme des nôtres, que l'inoculation des produits de tuberculose locale ne préserve nullement l'organisme de la tuberculose généralisée.

D'un autre côté, la pratique des inoculations préventives contre le charbon n'est pas dépourvue d'inconvénients ; elle se heurte en effet à deux écueils : si le vaccin est très fort, il peut engendrer le charbon lui-même et tuer l'animal ; s'il est trop faible, il ne le protège pas. Koch, qui a analysé tous les insuccès de la méthode de vaccination charbonneuse de Pasteur dans sa réplique au discours de Genève, a étudié à ce propos le mode d'infection charbonneuse des moutons par l'absorption intestinale des spores, et montré que les animaux, pour être complètement préservés, doivent être vaccinés avec un vaccin qui se rapproche le plus possible du virus charbonneux sans être mortel ; autrement ils n'acquièrent pas l'immunité, et c'est précisément alors que les accidents sont le plus nombreux, car un certain nombre d'entre eux succombe à la vaccination. Koch conclut contre l'utilité de la vaccination charbonneuse.

Nous ne pouvons nous associer à cette conclusion. Le nombre immense d'inoculations préventives pratiquées en suivant la méthode de Pasteur, et dont on trouvera le relevé dans le livre de Chamberland (1), montre que le chiffre des insuccès s'élève seulement à quelques unités pour mille animaux inoculés, ce qui est un avantage incalculable pour l'agriculture si on le compare à la moyenne de la mortalité des animaux non inoculés. D'après Eggelin (2), tandis qu'il mourait du charbon en Allemagne une moyenne de dix-sept bêtes à cornes et de treize moutons pour cent avant l'inoculation, il n'est mort en moyenne que quatre bêtes à cornes pour mille et treize moutons pour mille parmi les animaux vaccinés en 1882-1883.

Pour vacciner les moutons contre le charbon, un aide tient l'animal par ses deux pattes antérieures en le soulevant de façon à ce qu'il soit assis en présentant son ventre à l'opérateur. Celui-ci enfonce la canule tranchante de la seringue de Pravaz à la base de la cuisse qui est glabre. Pour les animaux de la race bovine, on fait relever la queue par un aide et on vaccine à la base et à la partie inférieure de la queue dans une

(1) *Le Charbon et la vaccination charbonneuse*, par Ch. Chamberland. Paris, 1883.
(2) *Deutsche landw. Presse*, n° 42, analysé dans les *Fortschritte d. Medicin*, 1883.

partie dépourvue de poils. Cette vaccination s'effectue en deux fois : une première fois avec un vaccin faible, et huit jours après avec un vaccin fort.

Pour expliquer l'atténuation de la virulence des liquides et le mode d'action des vaccins, on peut faire plusieurs hypothèses.

La première qui vient à l'esprit c'est que les tissus de l'individu vacciné ont subi une altération chimique telle qu'ils sont impropres à servir de nourriture aux microbes de la même espèce.

On peut penser :

1° Que les tissus modifiés par une première invasion des microbes du vaccin ont été privés des corps chimiques nécessaires pour que les bactéries puissent trouver leurs conditions de vie les meilleures qui favoriseraient l'invasion totale de l'organisme et la mort.

2° Que les bactéries sécrètent un espèce de poison qui reste dans les tissus et qui s'oppose au développement ultérieur des mêmes microbes ou empêche tout au moins ce développement dans ses meilleures conditions.

Les recherches de l'un de nous, exposées plus haut, ont été entreprises dans le but de vérifier ces hypothèses.

Les bactéries se gênent dans leur développement réciproque. Si l'on inocule un microbe donné dans une substance nutritive, il la modifie de telle sorte autour de lui que la même bactérie inoculée après un certain temps, se développe mal et perd souvent son action spécifique; les bactéries pathogènes s'atténuent et les bactéries chromatiques perdent leur fonction colorante.

Mais on doit se demander si ces expériences sont applicables à l'homme, parce que le développement d'une bactérie dont l'action dure si peu de temps, ne peut pas donner lieu à un changement de tous les tissus, tel qu'on puisse croire à une influence comparable à celle observée sur une plaque de gélatine.

Peu de temps après une inoculation et une généralisation des bactéries dans un organisme, les tissus sont en continuelle mutation et ne peuvent vraisemblablement pas rester sous l'influence d'une action chimique.

Sans vouloir nier totalement cette modification chimique, il faut cependant faire intervenir un autre facteur, qui ne peut être autre chose que l'action vitale de l'organisme.

Il faut se rendre compte que l'organisme est composé de cellules vivantes. On peut attribuer aux cellules les mêmes propriétés qu'à l'organisme entier, c'est-à-dire l'énergie dans la lutte pour l'existence, l'accoutumance aux agents nuisibles, etc. On peut penser, en effet, que les cellules s'accoutument à une lutte victorieuse contre des agents nocifs en contact desquels elles se trouveront ultérieurement.

Plusieurs faits en faveur de cette hypothèse démontrent qu'il existe dans l'organisme une pareille lutte entre les cellules et les bactéries. Metschnikoff (1) a décrit une maladie parasitaire produite par des mucorinées chez les daphnides. Ces petits animaux sont très faciles à examiner vivants sous le microscope. On connaissait beaucoup de maladies produites chez eux par les coccidies, les champignons, les levures. Dans la maladie causée par la levure, les animaux deviennent blancs. Les cavités de leur corps sont remplies de spores. En même temps, on peut observer que certaines cellules, les globules du sang par exemple, renferment aussi des spores. Tandis que certaines de ces cellules pâlissent et meurent, les autres restent vivantes en même temps que les parasites qu'elles contiennent dégénèrent et se détruisent. Les spores sont détruites par les cellules que Metschnikoff appelle phagocytes. Si la maladie s'accompagne d'une grande quantité de parasites, sous forme de spores et de filaments, les cellules ne sont plus capables de les manger. La maladie guérit ou devient mortelle suivant que les cellules sont ou non capables de détruire les parasites. On peut observer dans cette maladie que le point où les bactéries ont pénétré d'abord et se sont accumulés, est le siège de cette lutte entre les cellules et les parasites. L'accumulation des cellules dans ces points a pour objet la lutte entre les cellules et les parasites. Dans un autre travail (Virchow's *Archiv*, t. XCVII, p. 503, 1884), le même auteur entre plus avant dans l'étude détaillée de cette lutte entre les bactéries et les cellules. On sait que la grenouille ne prend pas le charbon à l'état normal. Metschnikoff, en inoculant des bacilles charbonneux sous la peau de la grenouille, a vu que les bacilles pénètrent dans les tissus de la grenouille, mais qu'il se forme autour des bacilles un amas de cellules lymphatiques qui finissent par les manger facilement. Cette observation avait du reste été déjà faite par Koch. On peut observer en effet que les cellules absorbent les bacilles. Il suffit de déposer un peu de la lymphe d'une grenouille sous le microscope avec des bacilles du charbon. Les cellules lymphatiques englobent dans leur protoplasma les bacilles du charbon. Ceux-ci deviennent granuleux et disparaissent sous le microscope. Si un globule blanc a absorbé ainsi un bacille, il en englobe bientôt un autre et ainsi de suite. S'il y a beaucoup de bacilles, les globules blancs s'amassent autour d'eux pour ce combat.

On peut prouver que les bacilles du charbon injectés à une grenouille sont bien mangés et détruits par elle, car, si l'on inocule quelques jours après à un cobaye la partie inoculée de la grenouille, le cobaye reste sain.

Voici ce qui se passe si on inocule, à une grenouille chauffée suivant le procédé de Gibier, les bactéries du charbon : la grenouille meurt, mais on

(1) *Ueber eine Sprosspilzkrankheit der Daphnien*, *Virchow's archiv*, t. XCVI, Heft 2, p. 177, 1884.

voit que les bacilles ne sont pas dans les cellules lymphatiques; ils se trouvent dans le sang. Si on en trouve un petit nombre dans ses cellules, ils y sont en voie de destruction. La température plus élevée favorisant la multiplication très intense des bacilles, les cellules ne sont plus assez nombreuses pour les manger.

En général, les bactéries possèdent leur maximum d'énergie à la température des mammifères. C'est là qu'ils se développent le mieux ; au contraire, l'énergie des cellules de la grenouille est plus grande à une basse température, tandis que l'échauffement la diminue. Ainsi, dans cette expérience de l'échauffement, tout favorise l'intoxication, la force du développement des bacilles est augmentée et la force des cellules diminuée.

Si les grenouilles possèdent une immunité contre le charbon, c'est que les cellules sont plus fortes que les bacilles du charbon à la température ordinaire des animaux à sang froid.

Metschnikoff fait l'hypothèse que les bactéries sécrètent un liquide qui les entoure et qui empêche l'action destructive des cellules. Il a vu en effet une partie claire qui entoure quelquefois les bacilles ; mais peut-être cette apparence est-elle artificielle.

Metschnikoff a pris des bactéries du charbon atténuées par une température de 41 à 42° ; il les a mises dans un petit tube de verre capillaire qu'il a introduit sous la peau de l'oreille d'un lapin et il en a cassé la pointe sous la peau. Il a vu qu'il se formait bientôt en ce point un nodule inflammatoire composé de cellules migratrices. Celles-ci montraient bientôt dans leur intérieur des bacilles granuleux en voie de dégénérescence, ce qui prouve, d'après lui, que les cellules étaient en train de les manger.

Il a reproduit la même expérience avec le charbon virulent. Dans ce cas, il y avait très peu d'inflammation au point inoculé, et un tout petit nombre de cellules contenant des bacilles. Ces derniers au contraire se trouvaient en grand nombre et libres dans le sang.

Metschnikoff conclut de ces expériences que les bacilles atténués sont devenus granuleux et trop faibles pour résister aux cellules. Au contraire, dans le virus le plus actif, les bacilles sont assez forts pour se développer rapidement.

Sans vouloir contredire cette hypothèse, nous remarquerons que l'état granuleux des bacilles atténués dépend peut-être uniquement de l'action des procédés employés pour l'atténuation elle-même, de la chaleur par exemple.

Metschnikoff a pris des animaux vaccinés contre le charbon par le procédé de Pasteur. Puis il a inoculé le charbon le plus virulent et examiné le sang à divers moments après l'inoculation. Seize heures après, il y avait des bacilles libres dans le sang, mais en même temps les cellules lymphatiques du sang en contenaient beaucoup. Vingt-deux heures après l'inoculation, il n'y avait plus de bacilles libres, mais les cellules lymphatiques étaient remplies de bacilles. Si l'on trouvait par hasard dans le sang un amas de bacilles, ceux-ci étaient entourés d'une masse de cellules lymphatiques. L'animal ayant été sacrifié trois jours après, il n'y avait plus de bacilles nulle part.

Chez les animaux inoculés avec le virus du charbon pur, il n'y avait pas de bacilles dans le sang.

On pourrait conclure de cette expérience que la vaccination préalable a habitué les cellules à manger les bactéries.

Ces recherches de Metschnikoff nous montrent des faits positifs qu'on peut appliquer en partie pour expliquer l'immunité. Il faut avouer au contraire que pour expliquer certaines maladies, il est nécessaire de supposer que les bactéries se développent dans les cellules et peuvent être transportées par elles. La preuve en est dans les maladies comme la tuberculose, où l'on trouve le plus grand nombre des bactéries dans l'intérieur des cellules migratrices. Si les cellules détruisaient totalement les bactéries, la tuberculose n'existerait plus comme maladie et elle serait rayée du cadre pathologique.

Dans la fièvre puerpérale et beaucoup de processus aigus, les leucocytes servent aussi à transporter les bactéries.

CHAPITRE IX

LÉSIONS DES TISSUS EN RAPPORT AVEC LES BACTÉRIES PATHOGÈNES.

Bactéries pathogènes et non pathogènes. — Un exemple bien simple nous fera comprendre tout d'abord la différence qui existe entre les bactéries inoffensives, heureusement les plus nombreuses, et les bactéries pathogènes, c'est-à-dire celles qui engendrent les maladies.

Lorsqu'on injecte dans le tissu cellulaire d'un animal un liquide inoffensif contenant des bactéries non pathogènes, on détermine un œdème très limité ne dépassant pas en étendue le volume du liquide injecté et qui se résout en un ou deux jours sans laisser d'induration ni de traces d'aucune sorte, ou simplement un noyau un peu induré qui est causé par du sang épanché dans le tissu cellulaire. Ce noyau se résout spontanément en deux ou trois jours, sans que l'animal ressente aucun malaise général. Au contraire, lorsqu'on injecte un liquide contenant une variété donnée de bactéries pathogènes, on se trouve bientôt en présence d'accidents variables suivant la bactérie injectée. Il s'agit tantôt d'œdèmes qui se généralisent à tout un membre et qui gagnent le tronc, comme dans le charbon symptomatique, tantôt d'un œdème généralisé, de gangrène au point inoculé ou d'accidents généraux de septicémie, de pyémie accompagnée de la formation d'abcès dans les organes, de maladies en un mot aiguës ou chroniques, généralisées, se terminant le plus habituellement par par la mort des animaux. L'injection de ces diverses bactéries reproduit toujours une maladie identique dans la même espèce animale.

Porte d'entrée des bactéries. — Les portes d'entrée des bactéries pathogènes sont en premier lieu les surfaces qui communiquent avec l'air extérieur, la peau, les orifices des muqueuses, la muqueuse naso-buccale et pharyngienne, les bronches et le poumon et l'orifice des organes génitaux. Leur cause la plus commune consiste dans les plaies. Il est très vraisemblable aussi que certains agents septiques pénètrent par les glandes sébacées ; telles sont les pustules anatomiques qui viennent au poignet et à l'avant-bras, sur le dos des doigts et de la main, les chancres folliculaires, les inflammations périfolliculaires et l'acné.

La constatation des bactéries dans les follicules pileux dans plusieurs maladies virulentes et en particulier dans la lèpre, établit la facilité de communication des bactéries entre le milieu extérieur et l'organisme. On trouve aussi toujours, à leur début, des microcoques dans les petites pustules périfolliculaires de la main chez les anatomistes.

Les orifices des muqueuses sont naturellement les plus exposés à l'action des bactéries de l'air; souvent ils présentent des excoriations, des rhagades ou des déchirures inappréciables qui facilitent l'inoculation (1).

La muqueuse buccale, qui renferme beaucoup de bactéries venant de l'air ou développées sur place, est souvent aussi le siège d'excoriations, de petits abcès qui peuvent devenir le point d'entrée d'un agent infectieux. Il en est de même des lésions des dents (carie). La muqueuse du voile du palais, des amygdales, du pharynx, est atteinte par l'influenza, par la diphthérie, etc., maladies qui n'ont pas besoin d'une excoriation pour se produire. Les inflammations profondes et les érosions consécutives à la diphthérie deviennent elles-mêmes le point de départ de l'infection ganglionnaire et généralisée.

Les bactéries de plusieurs fièvres éruptives, la rougeole, la scarlatine, qui débutent par une inflammation de la muqueuse nasale, de la conjonctive ou du pharynx, pénètrent très vraisemblablement par les orifices muqueux de la face. L'érysipèle survient généralement chez des personnes qui ont des excoriations des membranes muqueuses ou cutanées, excoriations qui sont la porte d'entrée du virus. Les maladies chroniques bactériennes pénètrent peut-être aussi de la même façon; par

(1) Des bacilles peuvent pénétrer dans la peau, l'épiderme étant intact. Tels sont les bacilles de l'acné contagieuse du cheval qui donnent au cobaye une maladie infectieuse à la suite de l'onction simple de la peau de ces animaux (Dieckerhoff et Gravitz, *Virchow's Archiv*, t. 102, oct. 1885).

exemple, le lupus, dont le lieu d'élection siège au pourtour du nez et de la bouche.

Il est probable que l'air transporte directement dans le poumon les germes morbides de plusieurs maladies. La tuberculose pulmonaire semble être le plus souvent une maladie d'inhalation. Pour la pneumonie, l'air peut servir de véhicule aux diplococci; mais celle-ci peut aussi résulter de la propagation de l'inflammation des bronches et des lymphatiques. La muqueuse gastro-intestinale, même intacte, sert de porte d'entrée à certaines bactéries. Par exemple Koch a montré que les spores du charbon pouvaient pénétrer dans la muqueuse intestinale intacte avec les aliments. Il en est probablement ainsi du choléra. Peut-être aussi le contage de la fièvre paludéenne, de la fièvre typhoïde bilieuse et de la fièvre jaune pénètre par la même voie.

Les orifices muqueux des parties génitales peuvent être contaminés par le simple contact pour ce qui est de la transmission de la syphilis; mais le plus souvent il y a de petites excoriations imperceptibles sur la peau et la muqueuse.

Les doigts, habituellement souillés par des corps étrangers, et qu'on porte instinctivement et constamment aux orifices muqueux, aux commissures des paupières et des lèvres, sont sans doute aussi très souvent les agents de transport des bactéries.

Pour ce qui concerne la pénétration des virus qui entrent par la peau, il existe souvent aussi de petites excoriations; il s'agit aussi quelquefois de piqûres de mouches, de rhagades ou de fissures causées par le frottement dans les plis muqueux, de talures de la plante du pied ou des orteils occasionnées pendant la marche par des souliers mal faits, etc. Beaucoup de ces lésions très minimes passent inaperçues, bien qu'en réalité elles puissent avoir de graves conséquences.

La mortification des tissus ouvre souvent une porte à la pénétration des bactéries, lorsque des ulcérations superficielles des muqueuses ou de la peau se sont produites par suite d'un traumatisme ou d'une action nerveuse. Les substances septiques, la putréfaction qui se forment dans ces plaies deviennent elles-mêmes le point de départ d'une multiplication des bactéries.

Diversité du mode d'action générale des bactéries pathogènes.

— Introduites dans l'économie, les bactéries pathogènes se conduisent très différemment suivant le terrain sur lequel elles s'implantent, suivant les conditions d'hygiène, de faiblesse ou de force et de morbidité inhérentes à chaque individu.

Ainsi, telle espèce de bactéries septiques, introduite dans l'économie, détermine la production de ptomaïnes, qui entrent pour une grande part dans les symptômes observés (voy. chap. II).

Dans le cours d'une maladie infectieuse, les bactéries sont souvent expulsées ou détruites, et il n'en reste, à un moment donné, aucune trace visible, bien que les accidents d'intoxication putride (saprémie) ou septique (septicémie) continuent à évoluer et entraînent la mort des malades. Certains micro-organismes se trouvent en si petit nombre dans l'économie qu'il faut leur supposer une action chimique très énergique, pour comprendre leurs effets.

D'autres bactéries, au contraire, tout en produisant des matières toxiques et des alcaloïdes, se multiplient dans le sang et dans toute l'économie, de façon à ce qu'on puisse supposer qu'elles tuent par l'absortion de l'oxygène du sang comme le charbon aigu, ou en oblitérant la circulation d'un organe essentiel à la vie, et on pense alors qu'elles amènent la mort en vertu d'une action essentiellement mécanique.

D'autres encore, comme celles de la lèpre, commencent par se localiser dans un tissu, le tissu nerveux par exemple ou la peau, s'y logent à poste fixe, s'y multiplient et s'étendent des points primitivement envahis sans se détruire, sans être expulsées, de telle sorte qu'elles s'accumulent et persistent indéfiniment dans toutes les parties envahies par elles.

Enfin il est des bactéries comme celles de la tuberculose qui envahissent d'abord un point restreint de l'économie, qui y restent latentes pendant un certain temps ou même un grand nombre d'années, et qui se développent ou s'étendent avec une plus ou moins grande énergie si l'organisme est affaibli et dans de mauvaises conditions de résistance.

Certains individus surmenés par un excès de travail manuel ou intellectuel, mal nourris, exposés à des causes de refroidissement, de chagrin, de tristesse, etc., sont influencés ou gravememt atteints par un petit nombre de bactéries qui laisseraient tout à fait indemnes des individus solides et dans de bonnes conditions de nutrition. Ceux-ci résisteront jusqu'à ce que la dose des bactéries absorbées soit devenue considérable. Tel est, croyons-nous, le secret de l'action si différente des bactéries et de l'immunité relative ou complète de la majorité des hommes vis-à-vis de la tuberculose.

Les bactéries introduites dans le sang et dans les tissus produisent des accidents généraux et locaux. Les premiers sont la fièvre et tout son cortège ; ils sont surtout en relation avec l'entrée des bactéries dans le sang. Les seconds constituent les lésions histologiques variables que nous allons exposer dans ce qu'elles présentent de plus général.

Lésions déterminées par la présence des bactéries pathogènes. — Il y a quelques années, l'histologie pathologique consistait tout entière dans les modifications des cellules, noyaux et fibres des tissus. Mais les méthodes, les instruments, les réactifs, se sont tellement perfectionnés, et certaines parties de l'anatomie pathologique ont pris une telle ampleur qu'elles nécessitent des monographies spéciales. On doit aujourd'hui consacrer dans l'exposé de cette science un long chapitre aux maladies infectieuses d'origine bactérienne. Ce chapitre est d'autant plus important que l'étude histologique complète de leurs lésions nous mène tout droit à la connaissance de l'étiologie. Le mode de pénétration des agents infectieux, la voie qu'ils ont parcourue, leur multiplication et leur élimination, la nature des lésions, nous expliquent la série des phénomènes qui ont amené la mort. Pour comprendre pleinement un pareil processus, il faut d'abord connaître les lésions histologiques des organes, consécutives à la pénétration des bactéries, et apprécier leur rôle dans les troubles locaux de la fonction des organes et dans l'état général des malades.

Quelles sont les preuves qui établissent que des parasites trouvés dans un organe sont la cause des lésions anatomiques? On peut dire en général que les lésions observées dans les maladies infectieuses appartiennent à l'hyperémie, à l'inflammation, aux dégénérescences, en un mot qu'il n'y a pas là de processus spécial. Ces lésions sont semblables à celles qui succèdent à l'action d'un poison, d'un traumatisme ou de corps étrangers agissant mécaniquement. Si l'on observe les effets d'un poison, on remarque en effet que son mode de pénétration et de propagation est comparable à celui d'un virus.

Toutefois, les effets des virus diffèrent essentiellement de ceux des agents traumatiques et toxiques. Les premiers, en effet, se multiplient dans l'organisme et l'on trouve toujours le résultat de cette multiplication. Dans un grand nombre de cas on a constaté que les propriétés supposées du virus d'une maladie infectieuse concordent avec les propriétés d'une bactérie qu'on a trouvée dans cette maladie. Ainsi Raspail, Henle, sans connaître les bactéries, supposaient que les maladies infectieuses étaient dues à des êtres organisés auxquels ils attribuaient les propriétés dont jouissent les bactéries.

Lésions de la circulation. — Des troubles de la circulation du sang et de la lymphe s'observent habituellement dans les maladies infectieuses. Il s'agit tantôt d'hyperémies locales ou générales, tantôt d'anémies. Telles sont les hyperémies de la peau dans les fièvres éruptives, les anémies locales causées par des infarctus ou des embolies en rapport avec des bactéries, par exemple dans les maladies consécutives aux plaies et dans la tuberculose.

Dans d'autres cas, l'oblitération des vaisseaux capillaires est la conséquence, soit d'une pression qui s'exerce autour d'eux, comme cela a lieu dans la pneumonie, soit de modifications profondes causées par un tissu pathologique extérieur aux vaisseaux ainsi qu'on l'observe dans la tuberculose.

Des œdèmes inflammatoires sont dus à la présence des micro-organismes, comme cela a lieu dans l'érysipèle, le phlegmon; des hydropisies sont amenées par une compression des veines ou une phlébite ; dans les phlegmons du médiastin, par exemple, il se développera un hydrothorax ou une pleurésie.

Les troubles les plus prononcés succèdent aux embolies, à l'inflammation et aux profondes modifications que subissent les parois des vaisseaux.

Ces diverses lésions de la circulation s'expliquent parce que beaucoup de micro-organismes pénètrent et se multiplient dans le sang en circulation. Certains microbes, siégeant primitivement dans des foyers périvasculaires, traversent les parois des vaisseaux. La coagulation du sang, l'inflammation et le ramollissement des parois vasculaires favorisent ce passage des bactéries. De toute façon, à un moment donné, par suite de ces altérations des tuniques vasculaires, les globules rouges et blancs passent de l'intérieur des vaisseaux dans les tissus voisins par le mécanisme bien connu de la diapédèse.

On peut saisir ici la différence manifeste qui existe entre les oblitérations vasculaires causées par un corps étranger ou par un agent infectieux. Tandis que l'oblitération due à un corps étranger se borne simplement à un coagulation fibrineuse suivie d'une cicatrice et d'une organisation fibreuse du caillot, celle qui succède à un agent virulent donne des produits spéciaux, du pus, des inflammations caséuses nodulaires, etc.

Des lésions analogues surviennent à la suite de l'entrée des bactéries dans les vaisseaux lymphatiques.

Le sang en circulation joue un grand rôle dans le transport et la généralisation des micro-organismes, ainsi que cela est établi pour beaucoup de maladies virulentes, le charbon, la septicémie, la pyémie, la fièvre récurrente, l'érysipèle, les fièvres éruptives, la tuberculose, etc.

Troubles de la nutrition des tissus. — Parmi les lésions causées dans les tissus mêmes par les agents virulents, on doit placer au premier rang les troubles trophiques. On observe d'abord un état granuleux des cellules parenchymateuses, plus tard des dégénérescences graisseuses qui sont parfois circonscrites ou plus ou moins généralisées. Dans les maladies infectieuses chroniques, il survient des dégénérations amyloïdes, fibreuses, calcaires, liées au siège des bacilles spéciaux à ces maladies. Telle maladie amène à sa suite telle dégénérescence, telle autre maladie une dégénérescence tout à fait différente. Ainsi la fièvre intermittente déterminera une formation exagérée de pigment, tandis que les dégénérescences graissseuses, caséuses, calcaires et amyloïdes prédomineront dans la tuberculose.

Une mortification localisée est souvent la suite de l'action des bactéries. On peut même dire qu'une mortification limitée de cause interne est le plus souvent d'origine bactérienne. Les cellules deviennent alors colloïdes, se confondent entre elles. Il se forme des réseaux granuleux ou vitreux. Une autre altération, liée aux maladies infectieuses, consiste dans la nécrose de coagulation, c'est-à-dire une mortification circonscrite des tissus dans laquelle l'albumine des cellules mortifiées se concrète en un réticulum qui ressemble à de la fibrine coagulée. Ce réticulum a d'autant plus de ressemblance avec la fibrine qu'il se ramollit en présentant l'apparence du pus, et qu'il renferme aussi dans ses mailles, comme la fibrine, de nombreuses cellules lymphatiques dont les noyaux ne se colorent plus.

Dans une autre forme de mortification, les cellules deviennent pâles, s'agglomèrent, se colorent mal, et leurs noyaux ne fixent plus les substances colorantes. C'est ce qu'on observe dans la diphthérie, dans le noma, dans la dysenterie, le choléra, etc.

Ces lésions sont distinctes de la dégénérescence hyaline, car cette dernière se caractérise par des masses isolées, brillantes, réfringentes, ou un réticulum de fibrilles rigides. Dans les mortifications que nous avons en vue, les cellules ne sont pas réfringentes, mais elles ont le même aspect que si elles avaient été modifiées et pâlies par une solution de potasse.

Dans les maladies infectieuses chroniques, la dégénérescence caséeuse joue le principal rôle et termine la scène. Il semble que l'oblitération des vaisseaux en soit la principale cause. On observe l'anémie, la nécrose de coagulation, la dégénérescence graisseuse, la désintégration granuleuse des cellules, la décomposition totale du tissu. Ces masses peuvent se ramollir et disparaître dans une fonte puriforme ou ichoreuse.

Les lésions précédentes sont tantôt isolés, tantôt unies, les plus anciennes siégeant toujours au centre des foyers, tandis que les plus récentes les entourent d'une zone circonférentielle. Celle-ci offre toujours plus ou moins les caractères de l'inflammation. Toutes ces lésions s'observent le long du trajet qu'ont suivi les bactéries dans leur propagation. Dans les périodes avancées du processus on ne rencontre pas toujours des micro-organismes.

Les micro-organismes se comportent d'abord comme des corps étrangers ; leur action est en rapport direct avec leur nombre et leur diffusion. Plus tard, ils agissent d'une façon spéciale sur les éléments qui sont en contact avec eux. La mortification des cellules est souvent le résultat de cette action qui transforme en de véritables corps étrangers inertes les éléments qui entourent les bactéries. Cette mortification devient le point de départ d'une inflammation périphérique.

Les bactéries possèdent en même temps une action chimique qui se manifeste par la liquéfaction, par la destruction et la putréfaction des tissus avec lesquels elles sont en contact. Les substances chimiques nouvelles qui en résultent varient suivant les espèces ; elles se comportent parfois comme de véritables poisons (infection putride, septicémie).

L'inflammation qui entoure les parasites présente parfois les caractères d'une inflammation éliminatrice ; elle aboutit alors à une élimination complète ou à un isolement des parasites qui s'entourent d'une sorte de capsule. D'autres fois l'inflammation a pour conséquence la résorption du tissu altéré.

Suivant la rapidité du développement des bactéries, les lésions des tissus offrent un aspect très variable. Si elles s'accroissent avec une grande rapidité, elles donnent simplement lieu à une mortification des tissus. Si leur marche est moins rapide, il se développe autour d'elles une inflammation.

Dans la pullulation de certaines bactéries dont l'invasion est foudroyante, on observe souvent des hémorrhagies ou une véritable putréfaction. Dans ce cas il est difficile de différencier l'action propre des bactéries de celle des principes chimiques qui prennent naissance. Si la mort n'arrive pas rapidement, les tissus enflammés sont mal limités, et infiltrés de sang.

Souvent il survient une liquéfaction putrilagineuse des tissus ; d'autres fois des abcès comprennent toute la partie mortifiée atteinte par les bactéries, et le foyer est limité par les tissus voisins enflammés. Les bactéries pénètrent alors facilement dans les vaisseaux et vont généraliser la pyémie.

Cette action foudroyante des bactéries s'observe surtout à la suite des plaies, soit dans les membres, soit dans les organes internes. La limitation de ces grands foyers, si la mort n'en est pas la conséquence immédiate, est possible. Il faut supposer alors que l'agent virulent a perdu de son intensité ou qu'il existe un obstacle à sa diffusion. Plus tard, les produits de l'inflammation, les liquides sanieux ou puriformes, se condensent, se dessèchent ou sont éliminés.

Si les foyers métastatiques inflammatoires déterminés par une maladie virulente se forment très rapidement, les vaisseaux n'ont pas le temps de s'y constituer et de s'y organiser. On y observe cependant parfois des cellules embryo-plastiques et des bourgeons vasculaires; la masse cellulaire accrue, mais ne recevant pas de matériaux suffisants à sa nutrition, se mortifie rapidement. Si le processus est plus lent, les vaisseaux bourgeonnent et s'organisent; le sang pénètre le tissu morbide dont la réparation, la disparition, seront faciles. Si les noyaux d'inflammation sont moins étendus, mais voués néanmoins à une dégénérescence et à une mortification, les vaisseaux se formeront à sa périphérie et il en résultera un nodule cicatriciel.

Dans les affections virulentes chroniques, l'inflammation déterminée autour des parties altérées pourra servir à propager la maladie. On peut étudier alors le rôle des cellules vivantes vis-à-vis des bactéries. Il se forme d'abord de petites cellules. Le virus contenu dans des espaces ou fissures du tissu est en contact avec des cellules endothéliales ou des cellules migratrices. Ces cellules se multiplient et plus tard dégénèrent. Il se développe autour du foyer primitif une zone inflammatoire. Les cellules migratrices qui y abondent servent à résorber le tissu détruit et à propager ses agents virulents. Elles entrent dans les vaisseaux lymphatiques, s'accumulent dans les ganglions et peuvent produire, tout le long de leur trajet, des nodules inflammatoires ou spécifiques. Les îlots altérés peuvent être isolés par une coque inflammatoire; mais, même dans ces nodules isolés, le virus n'est pas détruit, et si des cellules lymphatiques contaminées en partent, il peut se produire une généralisation.

Dans le chapitre précédent nous avons vu que les cellules n'étaient pas toujours de complicité avec les bactéries pour généraliser la maladie, mais que souvent les cellules avaient assez de force pour les absorber et les détruire (Metschnikoff). Souvent, dans dés noyaux isolés, les cellules ont une vitalité suffisante pour détruire les bactéries et pour absorber en même temps que les bactéries les parties mortifiées par leur contact.

C'est une règle que l'organisme fait toujours effort pour éliminer les bactéries ou pour les isoler dans une capsule fibreuse. On observe cette double action dans la tuberculose : les cellules se multiplient, grossissent, se tuméfient sous l'influence des bacilles. Les cellules endothéliales des voies lymphatiques ou des capillaires sanguins ou bien les cellules migratrices devenues confluentes constituent les cellules géantes. Presque toujours, à un moment donné, l'îlot tuberculeux est enfermé dans une coque fibreuse. De même, dans la lèpre, on observe une hyperplasie des cellules sous l'influence des bactéries. Il est probable que ces cellules géantes ont souvent une vitalité suffisante pour absorber et détruire les bactéries qu'elles englobent. Souvent, dans la tuberculose, les cellules géantes se mortifient elles-mêmes et se caséifient les premières.

Les nodules inflammatoires, classés souvent dans les tumeurs et décrits par Virchow sous le nom de tumeurs de granulations, tels que les nodules du tubercule, du lupus, de la lèpre, de la morve, de la syphilis, doivent être aujourd'hui rangés dans les inflammations chroniques bactériennes. Leur tissu est constitué surtout par de petites cellules analogues aux leucocytes ; il est peu vasculaire ou privé totalement de vaisseaux; il se détruit en totalité ou se tranforme en un tissu cicatriciel. C'est par son centre qu'il se mortifie en subissant la dégénérescence caséeuse. En même temps il s'étend à sa périphérie et donne lieu à de nouveaux groupes de granulations ou à un tissu granuleux. Les lymphatiques qui en partent sont le point de départ de la généralisation du processus. Leur tissu est inoculable, sauf celui des nodules lépreux qu'on n'a pas réussi à inoculer jusqu'ici. Chacune de ces maladies possède sa caractéristique dans la façon dont se comportent ses tumeurs nodulaires. Leur siège, leur disposition, le groupement de leurs élements, leur aspect à l'œil nu, leur terminaison, leurs dégénérescences diffèrent en effet pour chacune d'elles. Elles présentent aussi, comme nous le verrons, des différences tirées des cultures et de l'inoculabilité des bactéries qu'on y rencontre.

CHAPITRE X

MALADIES EXPÉRIMENTALES.

Nous décrivons dans ce chapitre les maladies purement expérimentales d'origine bactérienne, c'est-à-dire déterminées artificiellement par l'expérimentation chez les animaux et qui ordinairement n'ont pas d'analogues parmi les maladies qui surviennent spontanément dans les mêmes espèces animales. Telles sont certaines affections générales provoquées chez les animaux par des liquides en putréfaction ou par diverses autres substances contenant des bactéries.

Nous allons étudier successivement ces maladies artificielles, pyémiques, érysipélateuses, œdémateuses, gangreneuses, septiques, etc.

Septicémie expérimentale. — On donne généralement le nom de septiques aux maladies générales infectieuses dans lesquelles il n'existe, ni pus, ni métastases, par opposition avec la pyémie, empoisonnement général de l'économie dans lequel on trouve du pus au lieu primitivement inoculé et dans les inflammations secondaires métastatiques. Les affections septicémiques, assez nombreuses, dues à divers micro-organismes, sont déterminées dès leur origine par la présence de ces parasites, mais les accidents généraux consécutifs paraissent ensuite dépendre essentiellement d'une intoxication par des substances chimiques (alcaloïdes, ptomaïnes), qui se développent dans le sang. Il en résulte que l'action initiale des micro-organismes est souvent sur le second plan dans l'évolution des accidents ultimes qui se terminent par la mort.

Coze et Feltz ont fait les premières tentatives exactes pour provoquer la septicémie chez les animaux en leur injectant des liquides septiques. Ils ont injecté sous la peau des lapins et des chiens des matières animales en putréfaction, et vu se dérouler des effets pathologiques et toxiques accompagnés de fièvre. Ils ont produit les mêmes accidents en injectant le sang d'individus atteints de fièvre typhoïde et de variole (1). Plus tard ils ont expérimenté de la même façon avec le sang d'individus atteints de fièvre puerpérale et de scarlatine (2). Dans ces expériences, en inoculant successivement une série d'animaux avec le sang du premier qui mourait de l'inoculation, ils ont vu que la mort arrivait de plus en plus vite bien qu'on diminuât la quantité du sang inoculé. Pour eux, la virulence devenait de plus en plus grande par ces inoculations en série. Ils ont décrit dans le sang des animaux des points mobiles (microcoques), des chaînettes mobiles et des bâtonnets. Clementhi, Béhier, Liouville, Colin, ont obtenu les mêmes résultats. Davaine a étudié aussi la septicémie produite chez les animaux. Klebs a mis en usage, pour faire naître des septicémies expérimentales, sa méthode des cultures fractionnées : il mettait des fragments de tissus dans des liquides de culture, et lorsqu'un organisme s'y était développé, il le cultivait de nouveau, puis il l'inoculait. Il a produit ainsi des septicémies expérimentales. Eberth a vu des septicémies sans bactéries et il est de fait qu'on n'en trouve pas toujours à un moment donné.

Koch (3) a produit une série de maladies infectieuses septicémiques, pyémiques et gangreneuses en agissant de la même façon que Coze et Feltz, c'est-à-dire en injectant des liquides putrides, du sang, une infusion de viande putréfiés. Il a montré que la supposition erronée de ces auteurs relative à l'accroissement de la virulence par les inoculations en série, provenait de ce qu'ils ne connaissaient pas la dose pathogène minimum des virus qu'ils employaient (Voyez aussi Gaffky, *Mitth. d. k. Gesundheitsamte*, t. I). Voici les maladies expérimentales qu'il a décrites et très bien spécifiées.

Septicémie expérimentale des souris. — Koch a injecté d'abord à une souris de maison cinq gouttes d'un sang putréfié pendant deux ou trois jours. La souris mourut au bout de quatre à huit

(1) Académie des sciences, 1865.

(2) *Recherches expérimentales sur la présence des infusoires et sur l'état du sang dans les maladies infectieuses.* Strasbourg, 1869.

(3 *Wundinfectionskrankheiten*, 1876.

heures. Dans le tissu cellulaire de la peau du dos où il injectait le sang putréfié, il y avait des bactéries de diverses formes. Les organes étaient sains et le sang de cette souris, injecté à une autre souris, ne produisit rien, de telle sorte que Koch conclut que la première était morte d'une intoxication septique. Koch a répété l'expérience en injectant à une série de souris une à deux gouttes de sang putréfié. La plupart d'entre elles restèrent saines, mais un tiers environ devinrent malades au bout de 24 heures. Il se développa d'abord une conjonctivite, puis les mouvements des animaux devinrent plus lents, le dos se courba, les extrémités se contractèrent; les animaux ne mangèrent plus, leur respiration devint très lente ; ils s'affaiblirent progressivement et moururent. On obtient le même effet avec $\frac{1}{10}$ de goutte du liquide putride. La mort survient de 40 à 60 heures après l'opération. Après la mort, les animaux restent dans la même situation, tandis qu'une souris morte du charbon est toujours couchée sur le dos avec les extrémités rigides et étendues. A l'autopsie, les organes internes paraissent sains; la rate est cependant un peu augmentée de volume. Si l'on fait une injection à une souris saine avec $\frac{1}{10}$ de goutte du sang d'une des souris précédentes, la même maladie se développe, et la souris meurt en 50 heures. Koch, dans la première série de faits publiés par lui en 1878, avait répété cette expérience sur 54 souris avec le même succès.

La mort arrive encore plus sûrement par cette intoxication que par l'inoculation du charbon, car pour cette dernière maladie il faut prendre le sang dans des organes déterminés, tandis que, dans la septicémie de la souris, on peut prendre le sang dans n'importe quel vaisseau. Il suffit de tacher la pointe d'un scalpel ou de tremper le bout d'une fine aiguille dans le sang et de piquer la peau d'une souris saine pour obtenir le même résultat. Il s'agit donc bien d'une affection essentiellement infectieuse et d'une septicémie typique. Sa virulence extrême affirmait *a priori* son origine bactérienne. Cependant Koch ne découvrit pas d'abord les bactéries en raison même de leur ténuité. Il ne les vit qu'en les colorant et en employant l'éclairage Abbé et l'objectif $\frac{1}{12}$ à immersion homogène de Zeiss. Ce sont toujours les mêmes organismes qu'il a vus partout et en grand nombre dans le sang, entre les globules rouges. Leur longueur est de 1 μ ; leur épaisseur à peu près 0μ,1. Ils sont quelquefois associés. Ils ont l'aspect de petits cristaux ; mais leur coloration et la possibilité de les cultiver les font reconnaître pour des bactéries (voyez pl. I, 4e rangée). Ces bacilles ne pénètrent pas dans les globules rouges, mais ils entrent facilement dans les globules blancs. Certains leucocytes en renferment plusieurs; d'autres en sont complètement remplis et ne représentent plus qu'un amas de bacilles. On peut suivre, chez le lapin, la marche de l'invasion des bactéries à partir du point inoculé ; si l'inoculation a été faite au niveau de l'oreille, par exemple, il y a un grand nombre de bacilles sur les cartilages ; on voit des globules blancs et des globules rouges épanchés autour des vaisseaux. Dans les premiers ganglions, ils siègent seulement dans les vaisseaux, mais ils existent aussi dans

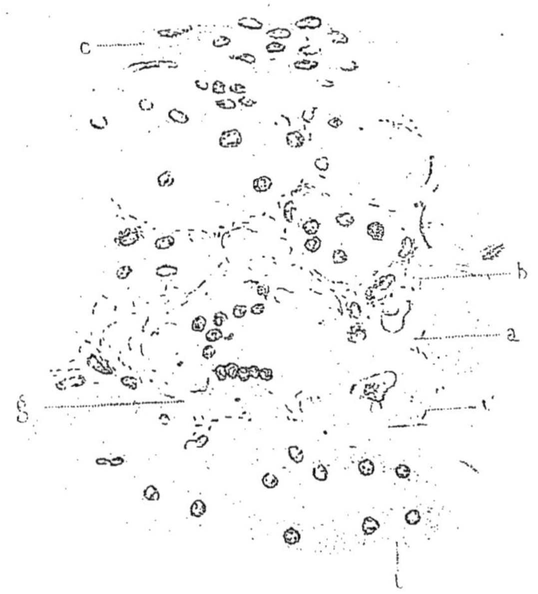

Fig. 146. — Rein dans la septicémie des souris (Koch).

c, capsule fibreuse du rein ; *t*, tube dont l'épithélium est granuleux ; *t'*, tube avec une dégénérescence vitreuse de l'épithélium ; on voit des gouttes hyalines dans sa lumière ; *g*, glomérule *b*, bacilles circulant dans le sang des capillaires ; *a*, artère (400 diamètres).

l'œdème du tissu conjonctif qui, de l'oreille, se continue au cou et même dans le médiastin. Dans les vaisseaux, les bactéries

sont en général disposées suivant le cours du sang ; on n'observe jamais d'oblitération totale des vaisseaux par leur présence bien qu'elles tapissent souvent la paroi vasculaire.

Cette affection se comporte comme le charbon ; le rôle des bacilles y est le même.

Nous avons obtenu par le procédé de Koch la même septicémie ; nous avons représenté ces bacilles dans un globule blanc (planche I, 1re rangée). Dans la figure 146, nous avons dessiné une coupe du rein qui montre les bacilles de la septicémie des souris dans les vaisseaux. Ces micro-organismes nous ont paru présenter une plus grande épaisseur que celle qui leur est assignée par Koch. Nous l'estimons à 0μ,2. Koch les a cultivées sous forme de petites stries irrégulières sur des plaques de gélatine ; ces stries extrêmement fines irradient du point qui a été piqué et sont visibles deux ou trois jours après l'inoculation dans les tubes à gélatine (voyez pl. IV, fig. 14 et 20).

Koch a constaté que les souris des maisons sont les seules qui soient susceptibles de contracter cette septicémie. Les souris des champs (mulots) en sont indemnes de même que les rats. A propos de cette immunité, il fait remarquer que le sang des premières diffère de celui des secondes en ce qu'il ne présente pas de cristaux par la dessiccation, tandis que le sang des premières montre des cristaux d'hémoglobine quand il se dessèche.

Nécrose progressive expérimentale de la souris. — En opérant sur l'oreille des souris pour produire la septicémie qui précède, Koch a trouvé une autre lésion en rapport avec un micrococcus en chaînettes. Ordinairement, quand on injecte à la souris du sang putréfié, on ne trouve, si le résultat de l'injection est positif, qu'une seule espèce de bactéries, les autres étant incapables de vivre dans le sang ; mais il y a souvent, au niveau et autour de la petite plaie qui a été faite à l'oreille, un peu de liquide qui contient d'autres espèces de bactéries. Aussi quand on prend de ce liquide et qu'on l'inocule sur l'oreille d'une autre souris saine, on obtient le développement d'un micrococcus. On peut faire l'expérience suivante : on inocule le virus septicémique de la souris sur une oreille, pendant que sur l'autre on inocule le liquide qui contient à la fois les bacilles septiques et les microcoques. Dans la première oreille, on observe bientôt un œdème hémorrhagique; dans l'autre, le tissu normal est remplacé par de grandes masses de chaînettes d'un microcoque dont les cellules mesurent 0μ,5 (fig. 147). Dans toute la région envahie par ces chaînettes, on ne trouve ni globules blancs migrateurs, ni cellules de nouvelle formation; on ne voit même plus bien les cellules préexistantes du tissu conjonctif parce qu'elles sont mortifiées et pâlies. C'est comme si l'on avait traité le tissu avec de la potasse. Tout le tissu est nécrosé. Les micro-organismes, bacilles de la septicémie et chaînettes de microcoques, ont pénétré dans les vaisseaux sanguins et lymphatiques Les vaisseaux sanguins

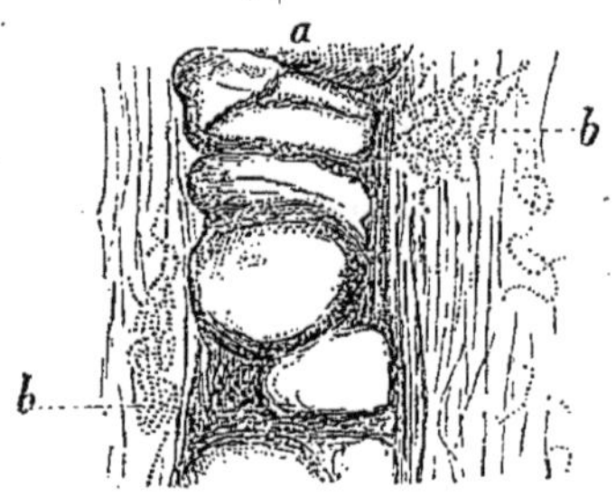

Fig. 147. — Nécrose progressive ou gangrène de la souris.

a, tissu cartilagineux de l'oreille; *b*, tissu conjonctif rempli de chainettes (d'après Koch).

ne contiennent plus de sang; les bacilles de la septicémie ont pénétré dans leurs cavités et s'y sont accumulés. De là ils ont été charriés avec le sang dans toute l'économie et ont produit une infection septique générale. Mais les microcoques en chaînettes restent localisés à l'oreille dans le lieu où ils ont été inoculés. A la limite de la région occupée par ces derniers, on trouve une zone inflammatoire caractérisée par la présence de cellules rondes migratrices. Entre cette zone inflammatoire et les micro-organismes, on observe des grains formés par des débris de noyaux mêlés aux microbes, ce qui prouve que les cellules migratrices de nouvelle formation qui confinent à la partie mortifiée ont elles-mêmes été attaquées, envahies progressivement et mortifiées par les micro-organismes avec lesquels elles sont en contact. Quant à la portion centrale, elle ne contient plus, à un moment donné, ni bactéries ni noyaux. Il est évident que les microbes, en se développant, en s'étendant progressivement à la circonférence de la partie affectée, déterminent une mortification de tout le tissu qu'ils envahissent, tissu qui est limité par une zone d'inflammation périphérique.

Par l'expérience précédente faite sur une souris de maison, Koch avait produit à la fois chez le même animal deux affections, la septicémie généralisée et la gangrène de l'oreille localisée. Pour isoler et étudier complètement ce processus gangreneux, il a eu l'idée de se servir de la souris des champs qui est réfractaire à la septicémie et qui par suite ne devait contracter que la gangrène. La nécrose progressive s'est en effet développée très bien sur l'oreille des mulots, et comme les animaux ne mouraient plus de septicémie, il a pu suivre chez eux le développement complet du processus grangreneux. La gangrène s'est étendue progressivement de l'oreille à la peau du cou et au tronc, si bien qu'en trois jours elle atteignait la paroi du ventre. Les animaux mouraient avec un ramollissement de la peau et la chute des poils, qui contenaient beaucoup de microbes. Il n'y avait pas de péritonite, mais seulement des chaînettes de micrococci sur le péritoine.

Après avoir isolé les microbes de la gangrène progressive par leur culture dans la souris des champs, il les a reportés par inoculation sur l'oreille des souris de maison, et il a ainsi reproduit la gangrène progressive sans septicémie chez ces derniers animaux.

Abcès progressifs expérimentaux du lapin. — Par l'injection du sang putréfié dans le tissu cellulaire sous-cutané du lapin, Koch a déterminé des abcès progressifs à contenu caséeux. Après l'injection, les animaux ne présentaient d'abord qu'une tuméfaction locale. Quelques jours plus tard, les abcès se généralisaient et les animaux succombaient au bout d'une quinzaine de jours. A l'autopsie, on trouvait des abcès caséeux, sinueux, communiquant les uns avec les autres. Il n'y avait pas de bactéries généralisées dans le sang, mais seulement une multiplication de globules blancs. Dans le contenu caséeux central des abcès, on ne trouvait pas non plus de bactéries; mais en pratiquant des coupes de la paroi des abcès après leur durcissement dans l'alcool, et en les colorant il a vu que ces parois étaient formées presque uniquement par des bactéries. Celles-ci, très petites, mesurant 0μ,1 à 0μ,15, constituaient des zooglœes, où elles étaient tellement nombreuses qu'on pouvait les comparer à un nuage (*a*, *d*, *g*, fig. 148). Ces micro-coques ne se multiplient que sous la forme de zooglœes. A la limite des abcès, les zooglœes se prolongent dans le tissu conjonctif voisin, jusque dans le tissu sous-cutané; c'est à la limite des abcès que les zooglœes sont les plus nettes et constituent les masses nuageuses représentées dans la figure 148. Dans le tissu conjonctif périphérique, les colonies sont moins volumineuses, les plus petites d'entre elles semblent occuper les espaces lymphatiques. Il n'y a pas de connexion entre ces

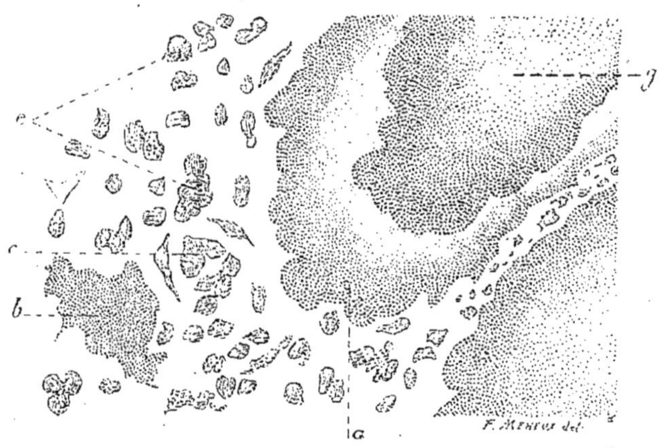

Fig. 148. — Coupe de la paroi d'un abcès progressif du lapin.

c, *e*, cellules et débris de cellules lymphatiques; *a*, partie périphérique d'une zooglœe dont les micrococci sont très bien colorés et relativement gros; *g*, partie centrale de la même zooglœe où les micrococci ne se colorent plus et sont plus petits; *b*, zooglœe plus petite (d'après Koch).

microcoques et les cellules du tissu conjonctif. Lorsque l'abcès arrive à une aponévrose, il est arrêté par la résistance du tissu fibro-élastique.

Dans toutes les grandes zooglœes, la périphérie festonnée offre des micrococci bien distincts qui se colorent fortement et qu'il est facile de voir, tandis que la partie centrale constitue une masse nuageuse uniforme, où les individus sont plus petits et ne se colorent pas, où ils sont presque indistincts. Au milieu de l'abcès, on trouve de semblables masses sphériques, homogènes, et il paraît certain que ce sont des zooglœes dont les individus sont morts, atrophiés et impossibles à colorer. Ces zooglœes mortifiées sont mêlées avec des noyaux ou fragments de noyaux et de cellules. C'est là ce qui forme le pus caséeux contenu dans les abcès.

Koch a inoculé des lapins en séries avec le contenu et la paroi de ces abcès progressifs du lapin. Il a toujours réussi à reproduire la même maladie. L'inoculation à d'autres espèces animales a donné des résultats négatifs.

Pyémie expérimentale du lapin. — Koch n'est pas arrivé à déterminer chez le lapin une maladie générale avec le sang putréfié. Mais, en faisant macérer dans de l'eau distillée un morceau de la peau d'une souris morte de septicémie, il a obtenu un liquide qu'il a injecté sous la peau du dos d'un lapin ; celui-ci s'est affaibli et il est mort cent cinq heures après l'injection avec une infiltration purulente du tissu conjonctif du dos s'étendant en surface jusqu'à la ligne blanche de l'abdomen, en profondeur jusqu'au péritoine. La séreuse était enflammée et contenait des pseudo-membranes fibrineuses dans une sérosité trouble. La rate était tuméfiée. Sur une coupe du foie, on notait des taches grises, quelquefois sous la forme de cônes dont la base répondait à la surface de l'organe. Le poumon présentait de petits lobules d'hépatisation rouge. Une seringue de Pravaz remplie du sang de cet animal, injectée à un autre lapin, a déterminé la mort en quarante heures. A l'autopsie, on observa un léger degré de péritonite, des ecchymoses, des îlots gris du foie et des points d'hépatisation du poumon semblables à ceux du premier lapin. Koch a inoculé de la même façon du sang à une série de lapins qui ont toujours présenté les mêmes lésions. Ce sont les mêmes faits que ceux observés par Coze et Feltz et Davaine.

Les microbes caractéristiques de cette pyémie, qui se trouvent dans le sang et dans les parties affectées, consistent en des microcoques isolés ou associés deux par deux, du diamètre de 0μ,2. Ils sont un peu moins petits que ceux des abcès caséeux précédents. On peut bien apprécier leur disposition surtout dans les vaisseaux des glomérules du rein. Ils s'attachent aux globules rouges, et ceux-ci adhèrent les uns avec les autres de façon à déterminer par places l'arrêt du sang et une thrombose. Dans les vaisseaux capillaires ainsi thrombosés, les microcoques forment des amas qui les remplissent plus ou moins complètement. Au milieu d'eux on voit de petits corps circulaires plus clairs qui ne sont autres que des globules rouges entourés d'une masse de microbes. Dans les petits îlots métastatiques du foie et du poumon, on rencontre une grande quantité de ces microbes dans les vaisseaux. Il y en a aussi un grand nombre à la surface du péritoine. Dans le tissu conjonctif, au niveau du point d'inoculation, on en trouve beaucoup autour des vaisseaux qui sont remplis de sang. Ils pénètrent ainsi dans l'intérieur des cavités vasculaires. Ce qui caractérise surtout cette pyémie du lapin, c'est la pénétration des micro-organismes dans les vaisseaux et l'agglutination des globules sanguins, les thromboses qu'ils déterminent et qui sont la cause des noyaux et abcès métastatiques observés dans divers organes.

Septicémie expérimentale du lapin. — Koch a déterminé une autre maladie expérimentale infectieuse du lapin, qui n'est

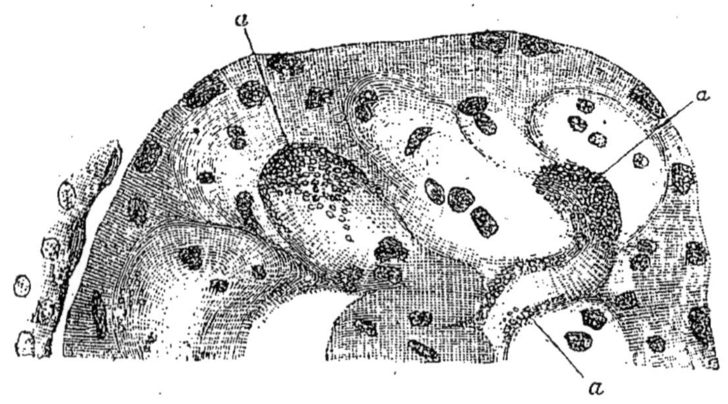

Fig. 149. — Section d'une partie d'un glomérule du rein dans la septicémie du lapin, a, vaisseaux glomérulaires remplis de bactéries ovoïdes (d'après Koch).

pas accompagnée de la présence d'abcès et que pour cette raison il désigne du nom de septicémie. Il a observé d'abord deux fois cette lésion à la suite d'une injection avec une infusion de viande putréfiée sous la peau du dos du lapin. Il se produisit un phlegmon putride très étendu et l'animal mourut trois jours et demi après l'injection. Il y avait beaucoup de bactéries dans l'abcès et dans l'œdème périphérique; un petit nombre de bactéries se montraient dans le sang, dans la rate en particulier et dans les papilles du rein. Il injecta deux gouttes de l'œdème périphérique de l'abcès sous la peau du dos d'un autre lapin, qui mourut vingt-quatre heures après. L'autopsie révéla un peu d'œdème au point d'inoculation, des ecchymoses de la peau et des muscles des cuisses. Les organes parurent normaux, sauf des ecchymoses de la surface du péritoine, du poumon et une tuméfaction de la rate. Le liquide œdémateux montrait un grand nombre de micro-organismes ovoïdes assez volumineux. Quelques veines étaient remplies de bactéries. Il y en avait aussi un grand nombre dans les vaisseaux capillaires des ecchymoses du péritoine et du poumon. Les vaisseaux des glomérules du rein étaient tout particulièrement le siège de ces bactéries. Elles tapissaient la surface des capillaires glomérulaires et les remplissaient presque complètement par places. Le tissu conjonctif qui entoure les glomérules était normal; les bactéries n'avaient pas pénétré dans les tubuli rénaux. Les vaisseaux de la rate présentaient aussi quelques colonies. Les capillaires de l'intestin en contenaient surtout au pourtour des glandes. Il n'y en avait pas dans le foie. Ces microbes mesurent en longueur de 0μ,8 à 1 μ. Ils sont par conséquent beaucoup plus gros que ceux de la pyémie du lapin. Ils en diffèrent aussi par leurs propriétés, car ils n'ont aucune tendance à déterminer la coagulation du sang et des embolies métastatiques. La forme de leur culture sur gélatine est représentée dans la figure 151.

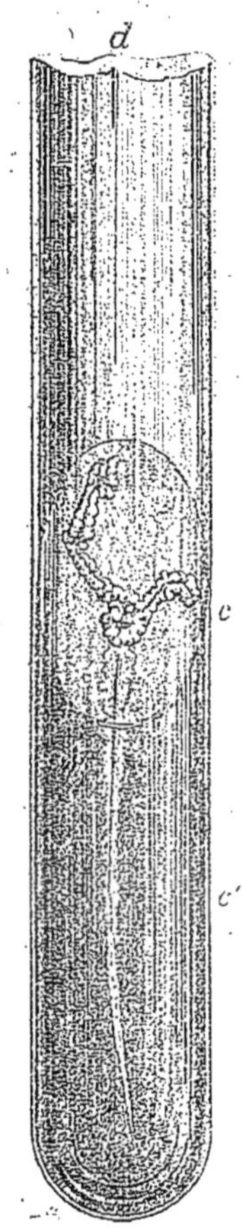

Fig. 150. — Culture du microbe de la septicémie du lapin sur gélatine.

Koch a déterminé chez les lapins une série de septicémies analogues en injectant le même microbe, mais il a toujours été obligé d'employer une assez forte dose du liquide de l'œdème.

ÉRYSIPÈLE EXPÉRIMENTAL DU LAPIN. — Koch a essayé, mais sans grand résultat, de produire des lésions en injectant au lapin le sang provenant de la septicémie de la souris. Une fois cependant il obtint un érysipèle de la peau du lapin, érysipèle qui s'étendit du dos jusqu'à l'oreille. Celle-ci était tuméfiée, lourde et pendante. L'animal mourut au septième jour. L'injection de son sang faite à un autre lapin ne donna aucun résultat. Le sang ni les organes internes du premier lapin ne contenaient de bactéries. Son oreille seule avait été atteinte d'une lésion d'origine bactérienne. Les coupes de l'oreille ont montré une distension des vaisseaux qui contenaient un assez grand nombre de globules blancs. Les cellules migratrices formaient une couche épaisse autour du cartilage. Entre cette couche de cellules et la capsule du cartilage, il y avait une grande

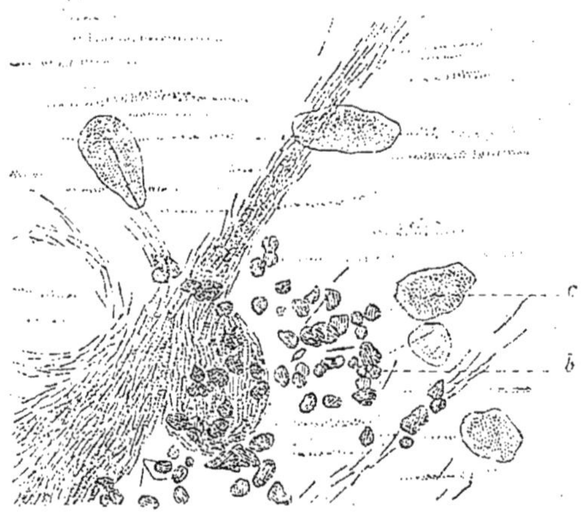

Fig. 151. — Lésion semblable à l'érysipèle. Coupe de l'oreille du lapin.

a, bacilles ; *b*, petites cellules migratrices et noyaux ; *c*, noyaux des cellules du cartilage (d'après Koch).

quantité de petits bâtonnets. Ceux-ci étaient tantôt isolés, tantôt situés parallèlement les uns aux autres comme des bandes ou des touffes assez volumineuses. Ils n'existaient qu'au voisinage du cartilage. Par leur disposition, ils ressemblaient aux bacilles du charbon inoculé sur la cornée. Ils ne contenaient pas de spores. Leurs dimensions étaient de 3 à 10 μ en longueur, de 0μ,3 en épaisseur. Ils étaient par conséquent beaucoup plus petits que ceux du charbon et beaucoup plus gros et plus longs que ceux de la septicémie de la souris.

Cette affection érysipélatoïde du lapin ne ressemble nullement à l'érysipèle de l'homme par ses symptômes, ni par sa marche, ni par la forme des micro-organismes.

En résumé on voit que Koch, dans ce premier travail, par lequel il s'est révélé comme un expérimentateur de premier ordre, a décrit six maladies purement expérimentales nouvelles provoquées par l'injection de substances organiques (sang et viande putréfiés) ayant chacune leur bactérie spéciale : deux septicémies : la septicémie de la souris avec ses fins bacilles, la septicémie du lapin avec ses grosses bactéries ovoïdes; deux pyémies, les abcès progressifs et caséeux du lapin caractérisés par leurs zooglœes nuageuses; la pyémie du lapin avec ses fins microbes ronds; une affection analogue à l'érysipèle observée chez le lapin et caractérisée par de longs bacilles, et une sorte de gangrène progressive des souris due à des microcoques en chaînettes. Nous avons reproduit avec des détails suffisants ces diverses maladies expérimentales, parce qu'elles permettent de se rendre compte du nombre de bactéries pathogènes différentes qui peuvent se rencontrer dans la viande putréfiée. On y voit l'excellente méthode suivie par Koch pour isoler les diverses bactéries, pour obtenir la culture pure dans le corps de l'animal et démontrer leur action, action variable suivant les espèces animales en expérience. Bien qu'elles n'aient pas de rapports immédiats, au point de vue de la forme des micro-organismes, avec les maladies similaires de l'homme, elles n'en sont pas moins très utiles à connaître au point de vue des lésions qu'elles déterminent et du plan qu'on doit suivre pour étudier les affections bactériennes spontanées de l'homme et des animaux. Elles peuvent ainsi servir d'exemple pour chercher et déterminer d'autres maladies expérimentales. La première publication de Koch dans laquelle elles ont été insérées date de 1878, époque qui nous paraît déjà bien éloignée en face des progrès qu'ont faits depuis les études bactériologiques. A ce moment, Koch faisait peu de cultures, mais il a, depuis ce temps, cultivé à l'état de pureté les différentes bactéries dont nous venons de parler (*Mittheilungen aus dem Gesundheitsamte*, t. I, 1882).

Maladie de la salive. — Pasteur a isolé, par la culture de la salive d'un enfant mort de la rage, un micrococcus qui n'avait pas de relation avec la rage, mais qui, inoculé au lapin, lui donnait une maladie infectieuse rapidement terminée par la mort (Académie de médecine, séance du 18 janvier 1881). Cette maladie nouvelle, non décrite et essentiellement expérimentale, détermine un état congestif apoplectique des organes respiratoires; les micro-organismes injectés se généralisent dans le sang. La poule et le cobaye ne sont pas sensibles à ce micro-organisme.

Les microbes de la salive présentent, suivant la description de Pasteur, une bordure claire qui a été reconnue par Fraenkel et par Sternberg comme une capsule semblable à celle des micro-organismes de la pneumonie. Sternberg assimile complètement cet organisme de la salive à celui de la pneumonie. Fraenkel fait du diplococcus de Friedlander une variété de l'organisme de la salive.

Septicémie consécutive au charbon. — Charrin a constaté (Société de biologie, séance du 2 août 1884) que sur le cadavre de lapins morts du charbon bactéridien, il peut se développer, quelques heures après la mort, un microbe particulier. Inoculé au lapin, il le tue en un temps qui varie de 18 à 48 heures. On observe de la fièvre, de l'albuminurie, une accélération de la circulation et des convulsions. A l'autopsie, les reins, le foie et l'intestin sont congestionnés. La rate est augmentée de volume et de couleur bleuâtre; le point où l'on a fait l'inoculation est entouré d'un œdème rougeâtre.

Ce micro-organisme, qu'on l'examine dans les cultures pures ou dans le sang de l'animal ou sur les coupes des viscères, présente une forme arrondie ou légèrement ovoïde; il est disposé en chapelets à grains très nombreux pouvant atteindre le nombre de vingt. Son diamètre est de 1 à 2 μ; il est d'autant plus petit que les grains qui composent les chapelets sont plus nombreux. Il est légèrement mobile dans les cultures. Il existe dans la sérosité au lieu d'inoculation et dans le sang de tous les viscères. Charrin l'a vu en grande quantité dans les vaisseaux du foie, des reins, des muscles, de la rate, du myocarde, du bulbe, et de la moelle des os, et dans la sérosité du péritoine. L'urine et les matières fécales ont transmis la maladie. L'inoculation peut être faite avec succès par les veines, le tissu cellulaire sous-cutané, la trachée, le péritoine, le tube digestif. L'inoculation réussit chez le lapin, le moineau, quelquefois chez le rat. Le chien, la poule et la grenouille ont résisté.

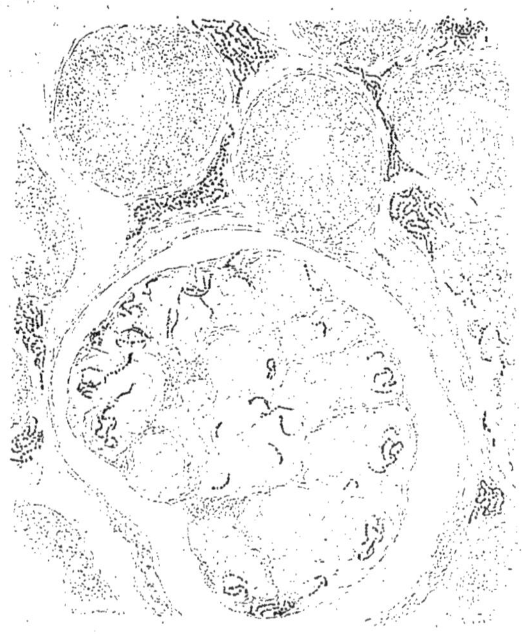

Fig. 152. — Coupe du rein dans la septicémie de Charrin.

Septicémie de Pasteur, œdème malin de Koch et Gaffky. — Pasteur a observé, dans le liquide musculaire ou dans la sérosité péritonéale des animaux morts de septicémie, des vibrions mobiles, quelquefois très allongés, en filaments ou en battants de cloche, et même de grands vibrions flexueux dans le sang. Par des cultures successives, Pasteur, Joubert et Chamberland ont isolé en dernière analyse un vibrion allongé qu'ils ont appelé vibrion septique. Si l'on injecte une goutte de ce liquide à un animal, on détermine sa mort, tandis que le liquide filtré sur un filtre de porcelaine est inoffensif. Ce microbe est anaérobie; dans son développement chez les animaux, il met en liberté de l'acide carbonique et de l'hydrogène qui se trouvent mélangés à des gaz putrides, de telle sorte que cet empoisonnement peut être comparé à une putréfaction chez l'animal vivant. D'un autre côté, l'exposition à l'air, en couche mince, du liquide de culture contenant ces vibrions, les rend inoffensifs. Pasteur a constaté aussi, dans les expériences faites sur les animaux avec le terreau des fosses où l'on avait enseveli les animaux charbonneux, qu'à côté des bacilles du charbon il y avait des bactéries capables de donner simplement une septicémie.

L'inoculation aux lapins et aux cochons d'Inde de la poussière, contenant des germes, qu'il a retirée du sol, détermine aussi souvent la septicémie que le charbon, et quand on a pris l'échantillon du terreau loin des fosses, le charbon disparaissant, la septicémie s'observe fréquemment.

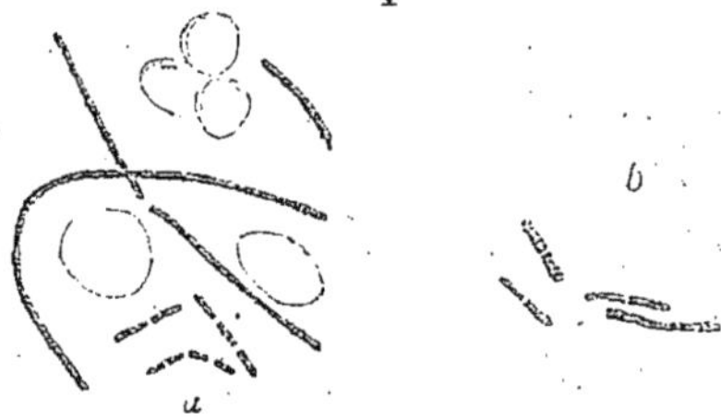

Fig. 153. — Vibrion septique; bacilles de l'œdème malin (d'après Koch).

a, provenant de la rate du cobaye ; *b*, du poumon d'une souris.

Les recherches de Koch et de Gaffky sur les propriétés pathogènes des micro-organismes du sol parlent dans le même sens que celles de Pasteur.

En examinant les couches supérieures du sol, le terreau, Koch a trouvé un bacille avec des spores. Les mêmes bactéries sont très répandues partout dans la nature, dans les poussières du foin, dans les cadavres morts par asphyxie, surtout s'ils ont été soumis pendant un certain temps à une température élevée. Si l'on injecte ces substances à des cobayes, on détermine une maladie. L'injection des poussières du foin, de la terre, etc., sous la peau d'un cobaye le fait mourir en 24 ou 48 heures. A l'autopsie on observe un œdème sous-cutané commençant au point inoculé. Il existe là un liquide rougeâtre transparent, avec des bulles de gaz dans le tissu sous-cutané, et dans ce liquide on voit des bacilles, des filaments, des bâtonnets divisés en deux, de longueur variable, de 4 μ en moyenne, et de 1 μ d'épaisseur. Les filaments sont rigides, quelquefois articulés, granuleux après la coloration, plus petits que ceux du charbon; leurs extrémités ne sont pas épaissies ni coupées comme celles de la bactéridie charbonneuse, leurs articulations sont différentes. Ils présentent dans le sang de longs filaments (voyez la figure 158). Ces bacilles de l'œdème sont mobiles. Ils sont anaérobies. Les organes des animaux inoculés sont peu changés. Cependant la rate est foncée. Les poumons sont de couleur gris rougeâtre ; il y a peu de bacilles dans le sang, tandis qu'il y en a beaucoup à la surface des séreuses et dans le suc des tissus. Le contraire a lieu dans le charbon.

Si l'on ne fait pas l'autopsie de suite après la mort, les bacilles se développent et vont partout, dans le sang du cœur, etc. Si l'on fait la même expérience chez les souris, les bacilles vont de suite après la mort dans le sang du cœur, en sorte qu'il serait difficile de le reconnaître du charbon. Mais on ne peut pas donner la mort par l'injection dans le sang, il faut opérer dans le tissu cellulaire.

Il est difficile d'obtenir une culture en dehors du corps des animaux. Pasteur les a cultivés à l'abri de l'air dans une atmosphère d'acide carbonique ; Gaffky a obtenu aussi des cultures très nettes en plaçant des poussières du foin dans l'intérieur d'une pomme de terre à 38°. On peut faire ainsi une série de cultures. La culture devient souvent impure parce qu'il se développe en même temps des bacilles butyriques. On ne sait pas comment se forment les spores de ces bacilles.

D'après la comparaison des caractères morphologiques et des propriétés pathogènes des vibrions septiques de Pasteur et des bactéries de l'œdème malin de Koch et Gaffky, nous pouvons dire qu'il s'agit du même micro-organisme.

Nous verrons bientôt que Chauveau et Arloing attribuent à ces bacilles la propriété de produire la septicémie gangreneuse.

Pétri (*Centralbatt f. med. Wissensch.*, nov. 1884) a observé, chez les lapines enceintes et à la suite de l'accouchement, une maladie spontanée caractérisée par un œdème étendu de la peau et de la péritonite. Le liquide de l'œdème sous-cutané et du péritoine était rempli de bacilles caractéristiques de l'œdème malin ou septicémie de Pasteur. Ces bacilles, portés des liquides pathologiques sur la gélatine, se cultivent facilement ; les cultures pures, injectées dans le tissu sous-cutané des lapins, déterminent toujours un œdème malin mortel.

La maladie du blaireau, décrite par Eberth, se rapporte vraisemblablement aussi à l'œdème malin.

Tétanie infectieuse expérimentale des animaux. — Nicolaier (1) a observé que la terre recueillie à la surface des rues et des champs possède des propriétés infectieuses différentes de celle des jardins et des forêts. Les symptômes observés à la suite de l'injection de ces deux espèces de terres aux animaux et les micro-organismes trouvés dans les organes ne sont pas les mêmes. Tandis que le sol des jardins, injecté en quantité suffisante dans le tissu conjonctif sous-cutané, produit l'œdème malin (voyez plus haut), la maladie déterminée par l'injection du sol des rues urbaines aux souris, aux lapins et aux cobayes, présente souvent des symptômes comparables au tétanos traumatique de l'homme. Cette terre des rues contient souvent aussi des spores ou des bacilles de l'œdème malin, et les animaux meurent alors de cette dernière maladie qui est plus rapidement mortelle que le tétanos. Si l'on insère dans une poche creusée dans le tissu cellulaire sous-cutané de la racine de la queue un morceau de terre de la rue gros comme un petit pois, les animaux deviennent malades de deux à quatre jours après l'opération. Un des membres postérieurs se raidit et reste paralysé ; son congénère subit bientôt le même sort et, au bout de dix heures, les extrémités postérieures sont contracturées et immobilisées, si bien que l'animal ne peut plus se mouvoir que lentement à l'aide de ses pattes antérieures, en traînant le train postérieur. Quelques heures plus tard, les pattes antérieures et la nuque se raidissent à leur tour et tout le corps est arqué d'une façon comparable à ce qui se passe dans le tétanos de l'homme. Le lapin offre aussi les signes d'un trismus très manifeste. La température est peu élevée pendant le temps que dure cette maladie.

(1) *Deutsche med. Wochenschr.*, 25 décembre 1884.

A l'autopsie, on trouve très peu de lésions dans les organes. La poche sous-cutanée est remplie de pus parfois décomposé, putride, contenant diverses espèces de micro-organismes. On peut facilement reproduire, par l'inoculation de ce pus, la même maladie à d'autres animaux qui meurent plus vite que si on les inoculait avec la terre elle-même. La culture pure de ces micro-organismes n'a pas encore complètement réussi; mais on les obtient dans un état de pureté relative sur le sérum gélatinisé. A la température du corps, le sérum se trouble par le développement de très fins bâtonnets longs, un peu plus gros que ceux de la septicémie des souris.

Comme Carle et Ratone (1) ont produit, par l'inoculation des produits du tétanos de l'homme, une maladie semblable chez le lapin, il est possible que le tétanos humain soit le résultat de l'action du même parasite qui détermine la tétanie expérimentale des animaux.

Septicémie produite avec les crachats de la pneumonie. — Klein (2), en inoculant des crachats de pneumonie aiguë au lapin, a produit deux sortes de maladies expérimentales : dans la première l'animal meurt au bout de deux jours avec de la fièvre, des exsudats inflammatoires des séreuses, de la diarrhée, des hémorrhagies pulmonaires, et avec des micrococci en chaînettes dans le sang. Dans la seconde, la fièvre manque ; la rate est tuméfiée. Les capillaires contiennent une masse énorme de diplococci. Le sang des animaux morts de ces deux maladies possède la propriété de les reproduire avec les mêmes symptômes et les mêmes lésions.

Ces expériences de Klein ne nous paraissent pas démonstratives ; car, en inoculant les crachats, il a dû introduire aussi tous les micro-organismes de la salive, et en tous les cas le liquide d'inoculation était chargé d'impuretés, de telle sorte qu'il est impossible de juger quels sont les microbes qui ont causé la maladie expérimentale.

(1) *Studio experimentale sull' etiologia del tetano* (*Giornale della acad. di med. Torino*, 1884, n° 3).

(2) *Centralblatt f. med. Wiss.* 1884, n° 30.

MALADIES EXPÉRIMENTALES PRODUITES PAR LES BACILLES SAPROGÈNES. — Rosenbach a étudié les propriétés pathogènes des bacilles saprogènes qu'il a isolés (voy. plus haut page 155). Le bacille saprogène n° 1 n'est pas pathogène. Le bacille n° 2 injecté dans le genou et dans la plèvre détermina un épanchement, une inflammation, dans laquelle on retrouva une grande quantité de ces bacilles.

MALADIE PRODUITE PAR LE MICROCOCCUS TETRAGENUS (Koch). — On trouve parfois, dans la paroi des cavernes des tuberculeux, de grands microbes ayant 1 μ de diamètre environ, formant des groupes cubiques comme les sarcines, entourés de capsules. Lorsqu'on inocule une très petite partie du contenu de la

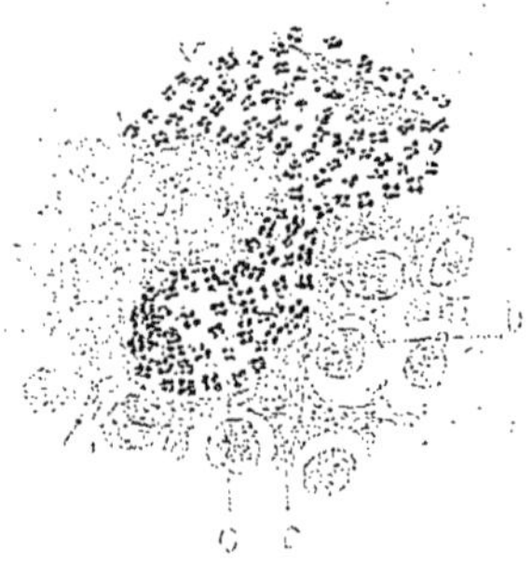

Fig. 154.

caverne à des souris, elles meurent au bout de trois ou quatre jours, avec des symptômes de septicémie ou de pyémie et des abcès métastatiques de la rate et des reins. On trouve partout, dans les vaisseaux et dans la pulpe de la rate, des masses énormes de ces microbes disposés quatre à quatre dans une capsule commune. On peut cultiver ces micro-organismes sur la gélatine et sur l'agar-agar. Ils constituent des masses épaisses, blanchâtres, très élevées sur l'agar-agar. On ne sait pas si ces bactéries sont pathogènes pour l'homme. Peut-être est-ce ce microbe que l'un de nous a trouvé dans un abcès syphilitique sous forme de groupes carrés entourés d'une capsule et qui était généralisé dans des abcès pyémiques.

MALADIE SEPTIQUE PRODUITE PAR UN BACILLE CONSÉCUTIF AU CHAR-

BON (Bades). — On trouve parfois en inoculant une culture ancienne du charbon, un bacille de 3 à 4 μ de longueur sur 0μ,5 d'épaisseur. Ce bacille se colore bien par les couleurs d'aniline ; il se colore faiblement par la méthode de Gram. Ce bacille isolé, tue les souris en 24 heures avec des symptômes de septicémie foudroyante. A l'autopsie des souris, les organes sont congestionnés, la rate est tuméfiée et de couleur foncée, et l'on trouve une masse de bacilles dans les cellules et dans le liquide de la pulpe splénique. Le sang du cœur et des autres organes en renferme également. Ces bacilles donnent sur la gélatine une culture peu développée sous la forme d'une strie grisâtre transparente, qui présente à sa surface un bouton saillant. Sur le sérum du sang, à la température de 37°, ils donnent lieu à une pellicule grisâtre qui couvre toute la surface du sérum en 24 heures. Dans ces cultures, ces bacilles se montrent souvent comme des bâtonnets plus courts que sur les animaux inoculés. Ils ne liquéfient ni la gélatine, ni le sérum sanguin gélatinisé. Ils ne produisent point d'acide ni d'alcool, ni de fermentation putride. Il semble que leur action s'accuse par la production d'un poison spécial.

DEUXIÈME PARTIE

MALADIES INFECTIEUSES PRISES EN PARTICULIER

Après avoir exposé les généralités qui sont l'objet de la première partie de ce livre, nous pouvons maintenant aborder l'étude de chacune des maladies infectieuses ou bactériennes prise en particulier. Parmi ces maladies, les unes ne s'observent que chez certaines espèces animales, d'autres sévissent à la fois chez l'homme et chez les animaux ; d'autres enfin sont propres à l'espèce humaine. Nous commencerons par les premières, puis nous décrirons successivement les autres, sans scinder l'histoire des maladies communes à l'homme et aux animaux, tout en donnant les plus grands développements à celles qui s'observent dans l'espèce humaine. C'est ainsi que nous renvoyons à notre monographie sur la tuberculose ce qui concerne la pomelière. Nous décrirons aussi, à propos des maladies de l'homme, celles des animaux qui s'en rapprochent beaucoup ; à propos de la variole, par exemple, nous indiquerons ce qui concerne la vaccine et la clavelée ; à propos de la pneumonie humaine, la péripneumonie du bœuf.

PREMIÈRE SECTION

Maladies spontanées, d'origine bactérienne, appartenant seulement aux animaux.

CHAPITRE PREMIER

CHOLÉRA DES POULES.

Historique. — Le typhus des volailles ou choléra des poules fit son apparition en 1789 en Lombardie (1). En 1830 la même épizootie parut dans les environs de Paris (2). En 1832 elle s'étendit à différents départements, puis elle s'implanta de nouveau en 1849 dans le département de la Seine et dans les départements voisins. En 1851 elle fut étudiée à la fois par Renault, directeur de l'école d'Alfort et par Delafond, professeur de pathologie à la même école. Le premier conclut de ses recherches que c'était une espèce de choléra ; le second, une affection charbonneuse (on ne connaissait pas encore la véritable nature du charbon). Le mot de choléra a prévalu, bien que la maladie n'ait aucune affinité avec le choléra de l'espèce humaine. Joannès et Mégnin (3) en ont publié une étude en 1877; Semmer de Dorpat a fait paraître un travail sur le même sujet (4). Perroncito (5), professeur à l'école vétérinaire de Turin,

(1) *Dictionnaire des Sciences médicales* en 60 volumes et *Instructions vétérinaires* de Chabert, t. IV.

(2) *Annales de l'agriculture française*, 1832.

(3) Journal *l'Acclimatation*, 1877.

(4) *Deutsche Zeitschrift f. Thiermedic. und vergleichender Path. von Bollinger und Frank*, février 1878.

(5) *Loc. cit.*

a découvert et figuré, en 1878, le micro-organisme de cette maladie qu'il a donné comme un microccocus et qu'il a trouvé dans le sang des volailles mortes de cette affection. En 1879, Toussaint, professeur à l'école vétérinaire de Toulouse, confirmait cette découverte et démontrait par des expériences positives que les micro-organismes étaient bien réellement la seule cause du typhus des volailles et l'agent de sa contagion et de sa propagation. Pasteur reprit la question en 1880 ; il isola par des cultures pures, dans le bouillon de poule, le micro-organisme dont il s'agit, pratiqua des inoculations dans le tissu cellulaire au niveau du muscle grand pectoral et produisit des tumeurs de ce muscle dont il décrivit l'anatomie pathologique, et, par le procédé que nous avons exposé plus haut (voyez page 191), il réussit à obtenir un vaccin, un virus atténué avec lequel les animaux peuvent être préservés.

Définition et symptômes de la maladie. — Le choléra des poules est une affection parasitaire causée par une bactérie spéciale et caractérisée surtout par des phénomènes généraux et une diarrhée profuse.

Les symptômes se déroulent parfois avec une grande rapidité et passent presque inaperçus ; on trouve souvent l'oiseau mort, sans l'avoir vu malade. Si la maladie marche plus lentement, l'oiseau est triste, les ailes tombantes, le plumage hérissé, la démarche traînante, la tête basse et rengorgée ; il ne gratte plus le sol, recherche le soleil pour se réchauffer, et ne mange plus ; sa crête est violacée, puis noire ; enfin il s'éteint sans faire de mouvement ou après avoir présenté quelques secousses convulsives (1). Pendant que durent ces symptômes généraux et avant leur apparition, les animaux souffrent généralement d'une diarrhée séro-muqueuse, ressemblant à des crachats muqueux. Le liquide de cette diarrhée contient un nombre infini de micro-organismes du choléra des poules (2).

(1) Mégnin, *Maladies des oiseaux*, p. 110, et *Journal des connaissances médicales*, 1880, p. 52.

(2) Il survient parfois spontanément, dans les basses-cours, des cas isolés de mort de poules à l'autopsie desquelles on trouve une congestion et un catarrhe de l'intestin avec diverses lésions, de la péricardite, par exemple. Dans l'exsudat de cette péricardite il existe des microbes appartenant à la fois à la septicémie et au choléra.

Étiologie. — Les recherches de Pasteur sur cette maladie fournissent un exemple admirable de l'expérimentation guidée par le génie appliqué à la recherche des causes d'une maladie. Il a commencé par obtenir des cultures pures de micro-organismes en ensemençant une goutte de sang de poule morte du choléra sur un bouillon de poule neutralisé et stérilisé. Il se développe une foule de grains ronds, animés d'un mouvement rapide, ordinairement liés deux par deux en 8 ou en double point, ou des éléments allongés montrant un étranglement médian. Leur diamètre, qui est de 0μ,2 à 0μ,3, est si petit que le liquide de culture est à peine laiteux pendant qu'ils sont en voie

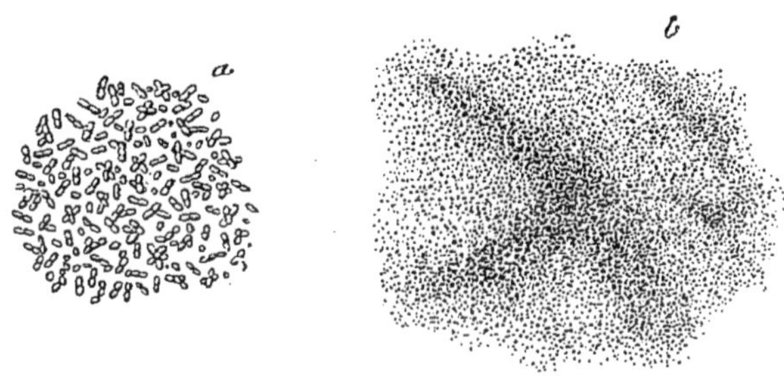

Fig. 155. — Choléra des poules, d'après un dessin fait sur une préparation de Pasteur et reproduit dans le journal *la Nature*.

a, micrococci et diplococci dans une culture récente ; *b*, culture ancienne dans laquelle les organismes sont plus petits.

de multiplication. Quelques jours après, le bouillon de culture devient presque limpide, parce que les micro-organismes deviennent encore plus petits. Mais, bien qu'ils soient un peu atrophiés avec le temps, ils n'en sont pas moins susceptibles de se reproduire quand on ensemence avec eux un nouveau bouillon de poule ou une série de ces mêmes bouillons. Au contraire, leur vitalité s'éteint dans l'urine neutralisée, et elle est absolument arrêtée dans l'eau de levure de bière qui est un milieu de culture pour beaucoup d'autres espèces de bactéries. L'épreuve négative de l'ensemencement de la levure constitue un bon moyen de s'assurer de la pureté d'une culture du choléra des poules.

Pasteur a ensuite inoculé à une poule la culture pure, qui donne lieu à la reproduction de la maladie et démontre sa nature parasitaire.

En filtrant sur du plâtre ou de la porcelaine dégourdie une culture pure du choléra, et en injectant le liquide filtré à un animal, il a vu qu'on ne lui donne pas le choléra, ce qui prouve bien l'action pathogène du microbe, mais cependant on transmet à la poule une partie des phénomènes généraux de la maladie.

Nous avons insisté suffisamment sur ce fait, que la présence des micro-organismes pathogènes dans l'économie s'accompagne souvent des phénomènes généraux d'une intoxication (voyez chapitre II) et nous avons déjà dit que les accidents d'intoxication du choléra des poules ressemblent à ceux d'un empoisonnement par l'opium. En effet, si l'on injecte le liquide de culture filtré ne contenant plus de bactéries, la poule, après une courte période d'excitation, se met en boule, refuse de manger et éprouve une tendance très marquée au sommeil ; mais ce sommeil est moins profond que dans la maladie déterminée par l'injection des microbes et ces symptômes peu graves se terminent au bout de quelques heures par la guérison.

La bactérie du choléra des poules est aérobie ; elle absorbe l'oxygène du sang, d'où l'asphyxie qui est un des symptômes constants de la maladie et qui se caractérise par les ecchymoses, les épanchements sanguins du péritoine, la rougeur, l'état violacé de la crête des oiseaux.

L'intoxication n'est pas toujours mortelle dans les vingt-quatre ou trente-six heures, ce qui est toutefois le cas le plus ordinaire. Elle peut se prolonger pendant quelques semaines. Les animaux maigrissent, sont anémiques et finissent par succomber à cette émaciation.

L'inoculation dans le tissu cellulaire sous-cutané du virus cultivé n'est pas la seule voie d'introduction du virus. On peut l'injecter dans le sang des veines avec le même succès.

En déposant quelques gouttes d'une culture sur des fragments de pain ou de viande qu'on donne aux volailles, Pasteur a fait pénétrer les microbes dans le canal intestinal et déterminé ainsi une diarrhée séro-muqueuse très abondante suivie des phénomènes généraux de la maladie et de la mort. Ce liquide diarrhéique qui va sur le sol du poulailler, dans le fumier, dans toute la basse-cour, qui tombe plus ou moins sur les grains qu'on y répand pour donner à manger aux volailles, devient lui-même une cause d'infection pour toutes celles qui s'y trouvent. On sait en effet que les poules grattent avec leurs pattes et piquent le sol avec leur bec pour prendre les grains qu'on y répand. Des poules peuvent infecter pour longtemps toute une basse-cour si l'on n'a pas le soin d'isoler les malades et de désinfecter complètement les lieux qu'elles ont contaminés.

Pasteur a constaté que le virus du choléra pouvait être inoculé avec succès à une série d'autres animaux, le chien, le cheval, le cobaye ; mais chez eux la maladie n'est pas toujours mortelle et elle peut rester à l'état d'abcès qui servent précisément à isoler et à cultiver les micro-organismes. « Chez les cobayes, dit-il, d'un certain âge surtout, on n'observe souvent qu'une lésion locale au point d'inoculation, qui se termine par un abcès plus ou moins volumineux. Après s'être ouvert spontanément, l'abcès se referme et guérit, sans que l'animal ait cessé de manger et d'avoir toutes les apparences de la santé. Ces abcès se prolongent quelquefois pendant plusieurs semaines avant d'abcéder ; ils sont entourés d'une membrane pyogénique et remplis de pus crémeux où le microbe fourmille à côté des globules de pus. C'est la vie du microbe inoculé qui fait l'abcès, lequel devient, pour le petit organisme, comme un vase fermé où il est facile d'aller le puiser, même sans sacrifier l'animal. Il s'y conserve, mêlé au pus, dans un grand état de pureté et sans perdre sa vitalité. La preuve en est que si on inocule à des poules un peu du contenu de l'abcès, ces poules meurent rapidement, tandis que le cochon d'Inde qui a fourni le virus se guérit sans la moindre souffrance. On assiste donc ici à une évolution localisée d'un organisme microscopique, qui provoque la formation du pus et d'un abcès fermé, sans amener des désordres intérieurs, ni la mort de l'animal sur lequel on le rencontre, et toujours prêt néanmoins à porter la mort chez d'autres espèces auxquelles on l'inocule, toujours prêt à faire périr l'animal sur lequel il existe à l'état d'abcès, si telles circonstances plus ou moins fortuites venaient à le faire passer dans le sang ou dans les organes splanchniques. Des poules ou des lapins qui vivraient en compagnie de cobayes portant de tels abcès pourraient tout à coup devenir malades et périr sans que la santé des cochons d'Inde parût le moins du monde altérée. Pour cela, il suffirait que les abcès des cochons d'Inde, venant à s'ouvrir, répandissent un peu de leur contenu sur les aliments des poules et des lapins. Un observateur témoin de ces faits, et ignorant la filiation dont je parle, serait dans l'étonnement de voir décimer des poules et des lapins, sans cause apparente, et croirait à la spontanéité du mal ; car il serait loin de supposer que celui-ci a pris son origine dans les cochons d'Inde, tous en bonne santé, surtout s'il savait que les cochons d'Inde, eux aussi, sont sujets à la même affection. Combien de mystères, dans l'histoire des contagions, recevront un jour des solutions plus simples encore que celles dont je viens de parler ! »

Les oiseaux, tels que les pigeons, faisans, moineaux, etc., contractent, comme les poules, le choléra. Un virus atténué qui sert de vaccin à la poule est suffisant pour tuer un moineau, et la culture, à travers une série de moineaux, de ce virus qui d'abord n'était pas mortel pour la poule, a pour effet de lui restituer sa première virulence. Après cette série de cultures chez le moineau, le virus redevient mortel pour la poule.

Pasteur a, de plus, transformé le virus du choléra des poules en vaccin par l'action de l'oxygène, ainsi que nous l'avons exposé (voyez page 191). Ces microbes paraissent se reproduire uniquement par scission. On n'a donc pas à se préoccuper d'empêcher la formation des spores comme on le fait pour le charbon. Lorsqu'on abandonne une culture de choléra dans un flacon bouché à l'ouate, le microbe meurt au bout d'un temps assez long. Avant ce moment, sa virulence est atténuée et cette virulence atténuée peut être reproduite par la culture. On utilise cette atténuation pour la vaccination, et les poules vaccinées sont préservées du choléra.

D'après la méthode de Koch on peut obtenir sur la gélatine de très belles cultures des bactéries du choléra des poules sous la forme d'une strie grisâtre grenue le long de la piqûre, tandis qu'à la surface la colonie se développe sous la forme d'une pellicule ronde, transparente. La culture ne liquéfie pas la gélatine. (Voyez page 146 et pl. IV, fig. 16 et 21.)

Pasteur choisit pour l'inoculation du choléra aux poules le tissu conjonctif sous-cutané qui recouvre le muscle pectoral, et il détermine ainsi une tuméfaction inflammatoire, non seulement du tissu conjonctif, mais aussi et surtout du muscle pectoral. Il est facile d'apprécier la lésion pendant la vie et après la mort par la comparaison avec le côté sain, l'injection ayant été faite d'un seul côté. Des tuméfactions inflammatoires musculaires du même genre s'observent aussi chez les gallinacés à la suite de l'injection de divers micro-organismes contenus dans les liquides septiques, ainsi que l'a montré Colin et que nous l'avons vu dans l'injection de l'infusion du jéquirity.

Pasteur a décrit ces lésions du muscle pectoral sous le nom de séquestres, car la partie du muscle altérée à la suite d'une injection faite avec le liquide vaccinal s'isole bientôt au milieu du muscle normal dont elle est séparée par une membrane pyogénique. Ce séquestre se résorbe spontanément plus ou moins vite, suivant l'intensité de l'inflammation primitive, et il disparaît quelques semaines ou quelques mois après l'inoculation.

Anatomie pathologique. — A l'autopsie d'une poule morte avec les symptômes du choléra intestinal, les muscles sont normaux. Le foie est volumineux, de couleur rouge brun, ou marbré de jaune, ordinairement très friable. L'intestin contient un liquide muqueux plus ou moins abondant, quelquefois maculé de sang; la muqueuse est congestionnée si la maladie s'est prolongée, et elle offre des pétéchies en pointillé et même des ulcérations.

Le cerveau est fréquemment le siège de petites ecchymoses; les poumons sont aussi souvent ecchymosés. Le cœur offre des ecchymoses le long du sillon coronaire. Le sang contenu dans les cavités de cœur est poisseux et noir. Il suffit de l'inoculer à un autre animal pour transmettre la maladie. Souvent on observe en même temps de la péricardite et de la pleurésie. Le péritoine présente des infiltrations sanguines.

Nous avons examiné, au point de vue de l'anatomie et de l'histologie pathologique, un certain nombre de séquestres (1), déterminés par injection dans le muscle pectoral suivant la

(1) Cornil, Observations histologiques sur les lésions des muscles déterminées par l'injection du microbe du choléra des poules, sur le séquestre et sur la poche qui le contient (*Archives de physiologie*, t. X, 1882, p. 615).

méthode de Pasteur, sur des pièces que cet illustre savant a bien voulu mettre à notre disposition. Nous reproduisons ici cette description comme un exemple des lésions locales causées par les bactéries pathogènes.

Infiltration du muscle pectoral. — Si l'on injecte une goutte de liquide de culture très virulente dans le tissu conjonctif au niveau de l'un des muscles grands pectoraux, l'animal succombe vingt-quatre heures après. Par la dissection, on voit que la peau est doublée d'un tissu conjonctif infiltré par un exsudat gélatiniforme, de couleur jaune, semi-transparent, ayant la friabilité de la fibrine. Entre la peau mince de la poule et l'aponévrose superficielle du grand pectoral, on trouve, au milieu du tissu conjonctif lâche, une masse plus ou moins considérable de cet exsudat gélatiniforme jaune, qui se laisse facilement dissocier en membranes minces ou en fibrilles lorsqu'on le déchire avec une pince ou avec des aiguilles. Ses déchirures présentent des cassures nettes comme celles de la fibrine. En examinant un fragment de cette fibrine dissociée dans l'eau avec addition de violet de méthyle, on voit les microbes colorés et en mouvement, isolés ou associés deux par deux, ou en série de trois ou quatre. Ces microbes sont situés au milieu de filaments de fibrine, et il existe aussi à côté d'eux quelques cellules lymphatiques (voyez fig. 156).

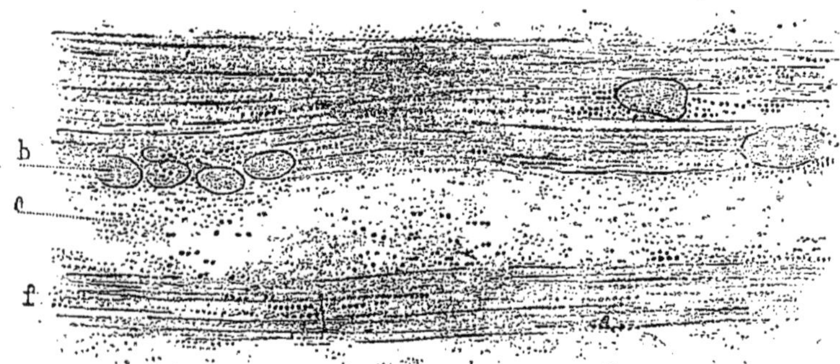

Fig. 156. — Préparation du tissu conjonctif infiltré de cellules migratrices et de bactéries, obtenue par l'extension et la semi-dessiccation.

f, faisceaux conjonctifs; *a*, micro-organismes; *b*, cellules. Grossissement de 600 diamètres.

Sur les lamelles où l'on a fait sécher ce liquide, puis coloré au violet B, on obtient des préparations montées dans le baume qui donnent des résultats analogues.

Sur les coupes colorées, on voit la fibrine et les microbes. Les fibrilles de fibrine *b*, sont minces et présentent entre elles des microbes *c* et des cellules lymphatiques *a*.

L'exsudat gélatiniforme infiltré dans le tissu conjonctif sous-cutané est donc, en résumé, composé de fibrine, de cellules lymphatiques et de microbes en grande quantité.

Une inflammation très intense existe aussi dans le tissu conjonctif profond de la peau et dans tout le tissu cellulo-adipeux.

Ainsi que le montre la figure 156, les faisceaux du tissu conjonctif sont dissociés ; leurs fibrilles sont séparées par une quantité incommensurable de micro-organismes et par quelques cellules lymphatiques migratrices. Les cellules fixes du tissu conjonctif sont aussi augmentées de volume, et leurs noyaux ovoïdes sont plus gros qu'à l'état normal.

Après avoir disséqué le tissu conjonctif sous-cutané rempli des exsudats jaunâtres précédemment décrits, on arrive sur la surface de l'aponévrose du muscle pectoral. Cette aponévrose est tendue, de couleur jaunâtre, et le muscle sous-jacent est épaissi, saillant, ce qui est très manifeste lorsqu'on le compare à celui du côté opposé.

Lorsqu'on a sectionné avec le scalpel l'aponévrose et le muscle tuméfié, en suivant la direction des faisceaux musculaires, on reconnaît que l'aponévrose est épaissie, opaque, recouverte à sa surface de dépôts pseudo-membraneux jaunes. Le muscle a perdu ses caractères physiques normaux. Au lieu d'être pâle, blanc, ou légèrement rosé, semi-transparent et d'une mollesse élastique toute particulière, il est devenu gris, opaque, d'aspect lardacé, dense et dur en apparence, bien que friable en réalité. Il a doublé ou même triplé d'épaisseur dans sa partie la plus saillante. C'est au voisinage de la piqûre que le muscle est le plus épaissi. La tumeur qu'il forme va en s'atténuant, de ce point pris comme centre, jusqu'à la périphérie. Elle envahit ainsi la moitié ou les deux tiers de l'un des muscles pectoraux. Dans la masse centrale de la tumeur, cette infiltration grise est à son maximum d'intensité; cependant le muscle altéré a conservé son aspect fasciculé et il est facile de voir à l'œil nu, sur des sections parallèles à la direction des faisceaux, des bandes plus opaques et jaunâtres séparant les faisceaux gris.

Les bandes opaques répondent à une inflammation du tissu conjonctif situé entre les faisceaux secondaires du muscle ; les faisceaux gris ne sont autres que les faisceaux musculaires. La lésion est moins intense à la périphérie de la tumeur, de telle sorte que des faisceaux gris et opaques sont irrégulièrement séparés par des faisceaux musculaires rosés ou blancs et semi-transparents. On observe en effet à la périphérie une congestion, un remplissage des vaisseaux par du sang qui n'existent pas au centre de la tumeur.

Fragmentation des faisceaux primitifs du muscle. — Pasteur a examiné ces muscles en les dissociant avec les aiguilles ; en même temps qu'il y voyait en grande quantité l'organisme du choléra des poules, il a constaté que les faisceaux musculaires se fragmentaient avec la plus grande facilité.

Ce procédé de dissociation d'un muscle à l'état frais par les aiguilles n'est pas suffisant pour en apprécier les lésions ; les tiraillements qui en résultent peuvent en effet occasionner artificiellement des cassures difficiles à distinguer de celles qui sont produites pendant la vie. Les coupes faites sur la pièce durcie par l'alcool, examinées sans coloration, présentent une fragmentation transversale des muscles aussi caractérisée que possible. Chacun des petits fragments paraît homogène, brillant, transparent ; il représente un disque transversal comprenant toute l'épaisseur du faisceau primitif, et ces faisceaux sont tous divisés en une quantité considérable de blocs minces séparés par des interstices obscurs dans lesquels on voit les

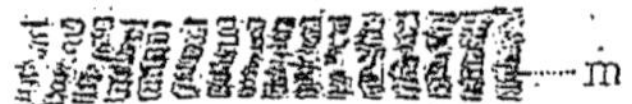

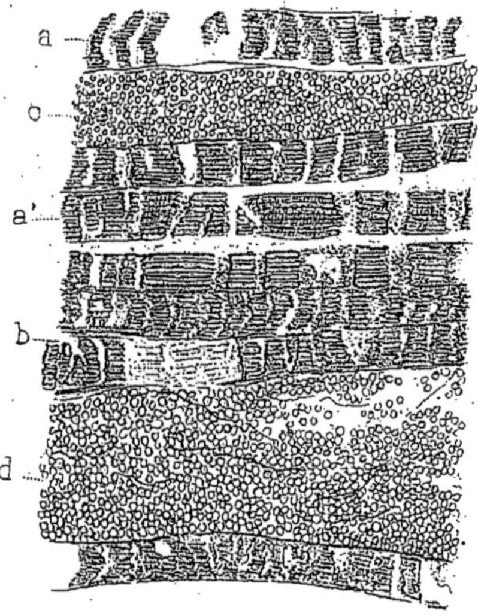

Fig. 157. — Section à travers le muscle enflammé et infiltré de micro-organismes vingt-quatre heures après l'injection sous-cutanée.

a, *a'*, *b*, faisceaux musculaires primitifs dissociés et remplacés par de petits disques transversaux ; *c*, *d*, larges bandes occupées par des cellules lymphatiques et de la fibrine ; *m*, faisceau primitif isolé par la dissociation. Grossissement de 40 diamètres.

bords irréguliers des fragments contigus. Ces fragments ne sont généralement pas plus épais que le faisceau primitif qu'ils remplacent ; mais cependant il n'est pas rare d'en trouver qui sont gros, d'un diamètre supérieur à celui du faisceau primitif et aux deux extrémités desquels on observe un resserrement du sarcolemme qui les contient.

Sur les coupes colorées au picrocarminate d'ammoniaque, les blocs musculaires sont colorés en rouge (Voyez fig. 157). Cette lésion ressemble beaucoup à l'état cireux ou vitreux des muscles tel qu'on l'observe, par exemple, dans le muscle droit de certains malades atteints de fièvre typhoïde (dégénérescence cireuse de Zenker). Mais il n'y a jamais d'épanchement sanguin dans les parties altérées, ainsi que cela s'observe quelquefois dans la fièvre typhoïde. Il est facile de se rendre compte de cette différence qui tient à ce que tout le tissu conjonctif situé entre les faisceaux primitifs et secondaires du muscle est enflammé de la même façon que le tissu conjonctif sous-cutané et qu'il est le siège d'un phlegmon avec oblitération des vaisseaux et arrêt de la circulation. Les bandes plus ou moins épaisses et un peu jaunâtres, opaques, qu'on distingue déjà très bien à l'œil nu, ne sont autres que le tissu conjonctif qui sépare les faisceaux secondaires du muscle, tissu conjonctif infiltré de microbes, de cellules lymphatiques et de fibrine (Voyez fig. 157). Les faisceaux musculaires primitifs, *a*, *b*, sont divisés transversalement en une infinité de petits fragments. De larges bandes moins colorées *c*, *d*, représentant le tissu conjonctif qui sépare les faisceaux secondaires, sont occupées par des cellules lymphatiques et des micro-organismes situés au milieu du réticulum de fibrine.

Les fragments des muscles possèdent encore par places leur striation transversale. La fragmentation est due à l'entrée des micro-organismes dans le sarcolemme et à l'atrophie, à la disparition par places de la substance musculaire qui en est la conséquence. Dans la figure 149, où les

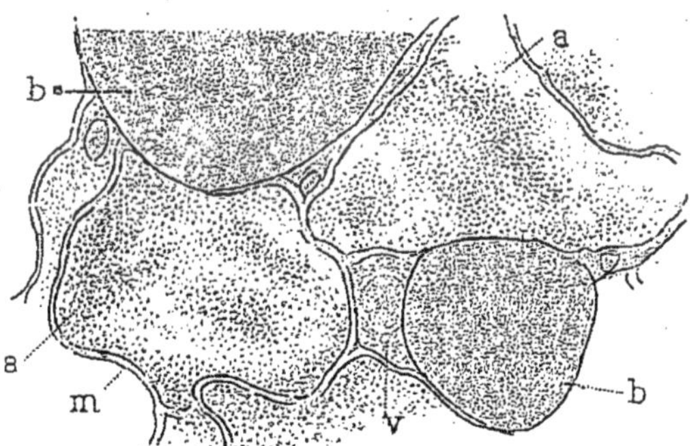

Fig. 158. — Section transversale du muscle.

b, *b*, coupe transversale des faisceaux primitifs; *a*, *a*, coupe transversale de faisceaux dont le sarcolemme, *m*, est seul conservé et rempli de microbes; *v*, vaisseau (500 diamètres).

faisceaux musculaires *b*, *b* sont coupés en travers, on constate la présence de bactéries dans les gaines sarcolemmiques vides *a*, *a*.

Il n'est pas rare de voir, sur les sections longitudinales de ces muscles altérés, des faisceaux primitifs remplacés complètement, dans une certaine étendue, par des cellules lymphatiques et des microbes. Ils ressemblent alors au tissu conjonctif enflammé. On reconnaît qu'il s'agit bien de faisceaux musculaires parce que leur diamètre est régulier et le même que celui des faisceaux voisins plus ou moins fragmentés. De plus, on retrouve, de distance en distance, au milieu de l'exsudat, des fragments du faisceau primitif homogène, réfringents ou finement striés.

La circulation est arrêtée dans toutes les parties du muscle ainsi altéré. Les vaisseaux capillaires sont distendus par des cellules lymphatiques, des microbes et de la fibrine.

Dans ces tissus pathologiques, la forme des bactéries n'est pas toujours la même que dans les cultures dans du bouillon (1). Leur épaisseur, de 0m,25 en moyenne, reste la même, mais ils sont devenus des bâtonnets courts de 1μ,5 à 2μ de longueur. Les extrémités de ces bâtonnets sont plus fortement colorées que leur corps, si bien qu'elles sont seules colorées si la coloration obtenue est peu intense. On croirait avoir affaire à des grains ronds; mais, après un séjour de vingt-quatre heures dans une solution

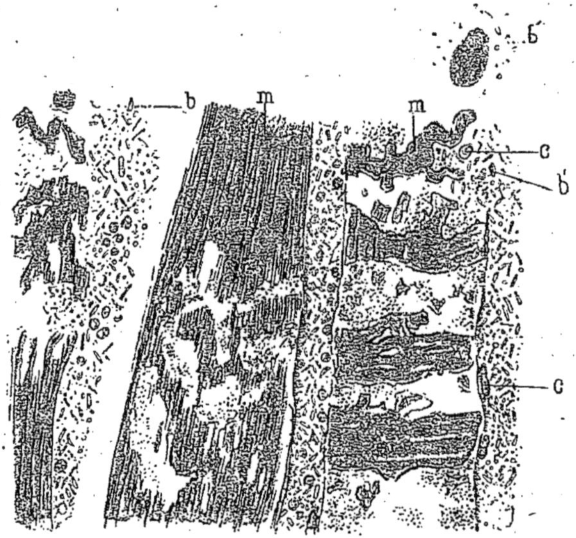

Fig. 159. — Section longitudinale des muscles fragmentés et infiltrés par les micro-organiques du choléra des poules (coloration à la safranine).

m, m', faisceaux musculaires; *c*, noyaux des cellules lymphatiques; *c*, noyaux des cellules fixes; *b*, bâtonnets; *b'*, bâtonnets dessinés à un plus fort grossissement.

concentrée de violet B ou de safranine, on voit que les extrémités foncées sont liées par un bâtonnet dont les contours seuls sont nettement colorés. Le bâtonnet est souvent un peu plus épais à son centre qu'à ses extrémités. Auprès de ces bâtonnets on voit aussi des grains ronds, mais il est difficile de décider si ce ne sont pas en grande partie des bâtonnets situés perpendiculairement à la surface de la préparation (Voyez fig. 159).

(1) Babes, Observations sur les bacilles du choléra des poules, *Archives de physiologie*, 1er juillet 1883.

Mortification et séquestration du muscle. — A la suite de ces lésions, le muscle altéré, comme solidifié, devenu compact, lardacé, opaque, est condamné, dans sa partie centrale, à une mortification locale. La circulation ne s'y faisant plus, son tissu propre est étouffé par une quantité d'organismes trop pressés les uns contre les autres pour pouvoir trouver des matériaux suffisants à leur nutrition.

La mort (nécrose) frappera par conséquent à la fois la substance musculaire, les cellules lymphatiques et les microbes ; ces derniers deviennent en effet les victimes du mal qu'ils ont causé, car en obturant les vaisseaux, en interrompant la circulation du sang, ils se coupent les vivres et meurent d'inanition.

Il en résulte un séquestre, une portion mortifiée que M. Pasteur a très bien décrite à l'œil nu, qui s'isole des parties voisines dont la circulation et la vie ont été conservées.

Les phénomènes ultérieurs dont ces séquestres sont le siège ne peuvent s'observer que sur les poules qui survivent plusieurs semaines ou plusieurs mois à l'injection des cultures atténuées n'entraînant pas la mort de l'animal.

La partie centrale la plus altérée de la tumeur musculaire conserve d'abord, à peu de chose près, la même apparence que le premier jour ; elle devient seulement plus sèche, tout à fait opaque et grise, et elle se tasse. Sur une section, elle présente toujours ses lignes opaques en faisceaux plus ou moins accusés ; la périphérie du tissu musculaire altéré se déterge peu à peu et présente des vaisseaux dilatés et une coloration rouge. Du quatrième au sixième jour, on aperçoit, sur une section, des fentes qui séparent par places la portion mortifiée d'avec la partie vivante. Des faisceaux musculaires, opaques et mortifiés, se continuent directement encore avec des faisceaux rouges ou bruns dans lesquels la circulation sanguine est parfaitement rétablie. Peu à peu la séparation s'effectue partout autour du séquestre qui est complètement isolé au bout d'une quinzaine de jours. Le séquestre est alors de plus en plus tassé, desséché et durci. Il est séparé des tissus vivants par une sorte de membrane mince vascularisée qui fait corps avec ces derniers et qui joue un rôle essentiel dans la résorption. Entre le séquestre et cette membrane, il existe une sorte de détritus opaque, blanchâtre, grumeleux, qui n'a nullement l'apparence du pus.

La forme du séquestre est variable suivant son siège. Quelquefois, en effet, la portion mortifiée du muscle est tout à fait superficielle et comprend seulement l'aponévrose doublée d'une couche plus ou moins épaisse de tissu musculaire. Ces séquestres superficiels, minces, ayant de 1 à 2 ou 3 millimètres d'épaisseur, s'étalent dans une étendue variable sur le muscle qui se répare et se reconstitue très rapidement au-dessous d'eux.

Plus souvent, le séquestre siège au milieu du muscle pectoral et il s'entoure complètement d'une membrane qui est de toutes parts limitée à sa périphérie par des faisceaux musculaires. Lorsque cette membrane est constituée, c'est-à-dire trois semaines ou un mois, par exemple, après l'inoculation du virus, le tissu musculaire qui l'environne paraît absolument normal. Le séquestre, emprisonné ainsi de toutes parts dans le muscle, met beaucoup plus de temps à se résorber que le séquestre superficiel, qui, lui, est en dehors du muscle au milieu du tissu cellulaire sous-cutané.

Structure du séquestre. — A l'examen microscopique du séquestre au huitième jour, fait sur des coupes, on voit, dans la partie centrale mortifiée, des bandes granuleuses plus ou moins épaisses constituées par l'infiltration du tissu cellulaire interposé aux faisceaux secondaires des muscles. On reconnaît très bien, dans ces bandes, l'apparence fibrillaire du tissu conjonctif et de la fibrine, et les cellules lymphatiques. Celles-ci sont atrophiées, serrées les unes contre les autres, irrégulièrement sphériques. Leur noyau n'est plus visible. Ces travées sont parsemées de petites granulations brillantes qui ne sont autres que les micro-organismes du choléra des poules.

Les faisceaux musculaires présentent des blocs réfringents de substance musculaire, placés bout à bout, plus ou moins étroits, transparents et vitreux avec des cassures nettes. Lorsqu'on les examine avec un fort grossissement, on peut encore reconnaître, sur la majorité d'entre eux, la striation fine, transversale et longitudinale. Les stries transversales sont très rapprochées.

Isolement du séquestre et formation de la membrane périphérique. — Entre la partie mortifiée et la partie vivante du muscle, on voit presque constamment une zone de gouttelettes de graisse, et, en dehors de celle-ci, des vaisseaux sanguins généralement très dilatés.

Le picro-carminate teint en rose pâle les fragments musculaires et le tissu conjonctif enflammé et mortifié du séquestre, tandis qu'il teint d'une façon intense le tissu vivant périphérique qui est enflammé.

Un certain nombre, tout au moins, des faisceaux musculaires primitifs, a dû être détruit dans la zone périphérique du séquestre, car on y trouve, de quatre à huit jours après l'inoculation, des faisceaux primitifs grêles, bien striés, riches en noyaux, n'ayant que le tiers ou le quart du diamètre des faisceaux primitifs normaux.

Parfois le hasard de la préparation montre un faisceau musculaire secondaire dont une portion mortifiée, appartenant au séquestre, se continue sans interruption avec le même faisceau de la zone vivante. On voit alors les faisceaux primitifs fragmentés faire suite aux faisceaux normaux. Entre ces derniers, il existe des vaisseaux capillaires dilatés et des cellules lymphatiques vivantes bien colorées par le carmin.

Dans ces tumeurs musculaires, du septième au dixième jour après l'inoculation, si l'on fait passer les sections à travers les fentes qui séparent le séquestre de son pourtour, on obtient des préparations sur lesquelles on note les particularités suivantes.

La fente ou espace vide comprise entre le séquestre et le tissu vivant est comblée en partie par des gouttelettes de graisse, dont le diamètre variable est en moyenne de 10 à 15 μ. Ces gouttelettes de graisse sont contiguës les unes aux autres, mais elles n'appartiennent pas à un tissu cellulo-adipeux vivant. Quelques-unes adhèrent au bord plus ou moins régulier du séquestre, qui est formé par des blocs vitreux musculaires et par du tissu conjonctif mortifié. D'autres gouttelettes confinent à la paroi du tissu vivant. On y trouve aussi quelques cellules lymphatiques libres ou accolées à cette paroi.

Une véritable membrane interne très mince, mesurant de 20 à 40 μ d'épaisseur, limite le tissu vivant. Elle est composée par un tissu conjonctif embryonnaire vascularisé. A sa partie profonde, elle présente des faisceaux musculaires primitifs généralement minces et bien striés, situés au milieu du tissu embryonnaire. Ce tissu est encore infiltré de microbes. Puis on trouve le tissu musculaire normal.

Ces fentes ou lignes de clivage qui séparent le séquestre de la membrane qui s'organise autour de lui se réunissent et forment peu à peu une cavité continue dont la paroi est irrégulière. Elle présente en effet souvent des dépressions, dans lesquelles s'enfoncent des arêtes ou des prolongements du séquestre.

Le séquestre, une fois qu'il est isolé et libre dans la poche qui le contient, diminue progressivement jusqu'à sa résorption complète. On peut s'assurer de ses progrès par la palpation, car il est le plus souvent situé à la surface du muscle pectoral, c'est-à-dire sous la peau, et il est facile d'apprécier ses dimensions.

Pasteur a constaté que le séquestre se résorbe toujours spontanément. Comme il est libre dans une cavité tout à fait superficielle, il suffit de faire une incision à la peau, et d'enlever la partie mortifiée avec une pince, pour que la cicatrisation et la réparation s'effectuent très rapidement. Abandonnée à elle-même, la résorption du séquestre est lente. Deux, trois, quatre mois après l'inoculation, on trouve encore des fragments du tissu mortifié entourés d'une membrane qui s'est resserrée autour d'eux. Ces fragments sont devenus plus friables, ils se dilacèrent facilement, et constituent en partie une sorte de magma caséeux. La membrane interne de la poche est couverte par une couche mince, grise, semi-liquide, qui n'a nullement les caractères du pus à l'œil nu ni au microscope.

Structure de la membrane résorbante. — Cette poche, qui est vascularisée, irrégulière, car elle présente des plis et des dépressions pour loger les arêtes et saillies du séquestre, est mince mais partout continue. C'est un sac sans ouverture à travers la paroi duquel doivent passer tous les éléments du séquestre, à mesure qu'il se résorbe. Il est par conséquent intéressant d'examiner la structure de cette membrane, comme nous l'avons fait sur une série de séquestres anciens.

Plus le séquestre est ancien, plus les blocs musculaires tendent à perdre leur striation. Ceux-ci sont toujours anhistes, réfringents et transparents ; ils deviennent libres lorsque le séquestre se fragmente et se ramollit, pour constituer le magma grisâtre, semi-liquide, interposé entre lui et la membrane du kyste.

Dans ce magma, on trouve des granulations et fragments qui proviennent des cellules lymphatiques, et de très nombreuses et très fines granulations sphériques, qui ne sont autres que les microbes du choléra des poules. Ces organismes sont très petits, immobiles et morts. Il y a aussi une grande quantité de granules et de gouttelettes de graisse, et quelquefois des lames de cholestérine. Une seule fois nous y avons trouvé des sels de chaux.

Cette espèce de détritus, provenant du ramollissement de la couche superficielle du séquestre, est étalée en une couche mince à la surface de la membrane de la poche. Il est remarquable de n'y pas voir de cellules lymphatiques libres et vivantes. Cette membrane ne sécrète pas de pus, ce qui la différencie complètement des membranes à bourgeons charnus qu'on trouve sur les plaies, ou dans les trajets fistuleux communiquant avec la surface de la peau.

La membrane du kyste, qui en revêt toute la surface, est composée primitivement, ainsi que nous l'avons vu plus haut, par du tissu embryonnaire. Mais à mesure qu'elle vieillit, elle présente des cellules volumineuses, fusiformes, à prolongements multiples, possédant un ou plusieurs noyaux ovoïdes, cellules qui existent à sa surface interne, tandis que, dans la profondeur, on rencontre une couche de tissu embryonnaire en rapport avec les muscles normaux.

La membrane kystique, complètement développée, présente habituellement trois couches :

1° Une couche interne, en rapport avec les débris du séquestre, et dans laquelle on trouve des *cellules géantes de forme spéciale* ;

2° Une couche moyenne composée de grandes cellules fusiformes ou étoilées ;

3° Une couche externe formée de tissu conjonctif embryonnaire, qui est uni au muscle pectoral. Cette couche profonde est parcourue par de nombreux vaisseaux sanguins.

Dans les deux premières couches, les cellules et les interstices situés entre les cellules et les fibrilles du tissu sont remplis de granulations graisseuses.

La *couche interne*, vue sur les coupes de pièces durcies par l'acide osmique, montre à sa surface des débris *a* (fig. 160), des granulations graisseuses *c*, et des microbes *b*. Immédiatement au-dessous de ces granulations provenant du séquestre, on observe une couche de cupules et de cavités, dont le squelette est formé par des fibrilles *f* appartenant au tissu

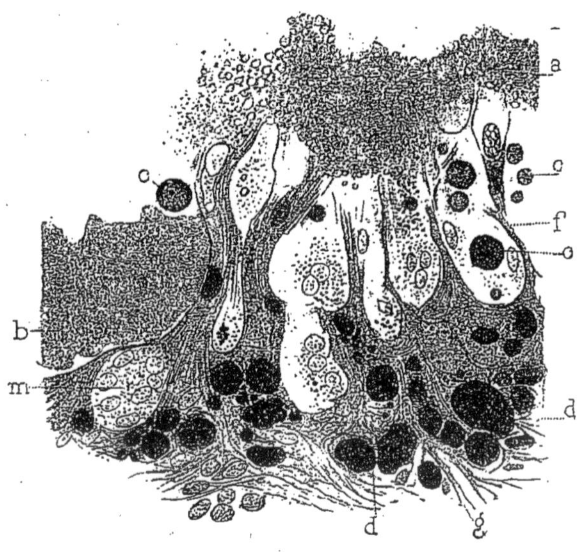

Fig. 160. — Section à travers la membrane du kyste trois mois après l'inoculation.

a, granulations et débris provenant du séquestre ; à ces débris se trouvent mêlés de la graisse *c* et des microbes *b*. La surface interne de la membrane présente, entre les fibres du tissu conjonctif, des cellules géantes pourvues de noyaux ovoïdes *m*. Ces cellules contiennent parfois de la graisse, *c*; *f*, *g*, fibrilles de tissu conjonctif renfermant dans ses mailles de grosses granulations graisseuses *d*. (Préparation colorée par l'acide osmique et dessinée à 400 diamètres.)

conjonctif de la membrane, et qui présentent, dans leur intérieur, un protoplasma cellulaire grenu parsemé de deux, trois ou un plus grand nombre de noyaux ovoïdes. Dans ces cupules généralement parallèles entre elles, perpendiculaires à la surface de la membrane et ouvertes du côté du séquestre, on voit habituellement de grosses gouttelettes de graisse *c*. Les cellules, à noyaux multiples, contenues dans ces cupules, sont de véritables cellules géantes. Dans cette même figure, on voit en *m* une cellule géante de même siège, qui possède un assez grand nombre de noyaux. Cette figure est relative au séquestre d'une poule sacrifiée trois mois après l'inoculation.

Dans ces cavités, on trouve des granulations fines ou des gouttelettes assez grosses, constituées par de la graisse.

La couche interne de la poche kystique présente quelquefois, en contact avec les débris du séquestre, des cellules volumineuses, irrégulières, à plusieurs noyaux, ou des cellules géantes multinucléées analogues aux myéloplaxes ou aux cellules géantes de la tuberculose. Telle est, par exemple, la cellule dessinée dans la figure 161. Cette cellule *a*, très volumineuse, possède des noyaux multiples *b*, *b*. Elle est comprise dans un reticulum de fibres de tissu conjonctif qui enserrent des cellules lymphatiques ou des cellules fusiformes.

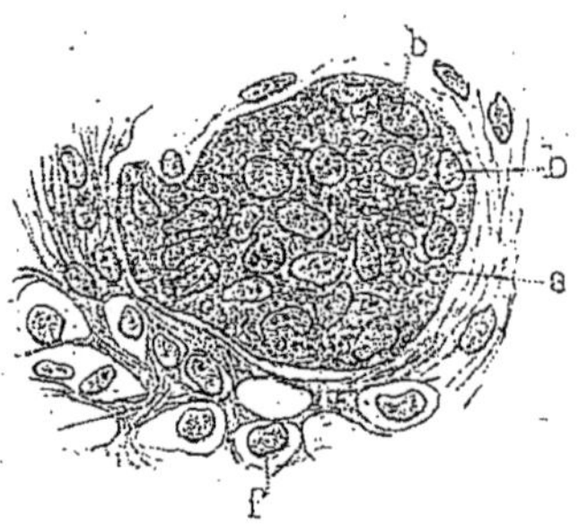

Fig. 161. — Cellule géante à noyaux multiples de la face interne de la poche. *a*, protoplasma ; *b*, noyaux de la cellule géante ; *f*, tissu conjonctif voisin (400 diamètres).

Nous avons observé, en outre, une forme tout à fait curieuse, qui doit être rapprochée des cellules géantes. Voici dans quelles conditions : Nous avons dit, déjà, que des pointes ou arêtes de la surface du séquestre pénètrent dans des enfoncements de la membrane du kyste. Ces parties du séquestre peuvent s'isoler, rester enfermées dans une dépression, et, là, être résorbées peu à peu. Les coupes passent donc quelquefois à travers un de ces replis de la membrane contenant à son centre un petit fragment du séquestre.

Ces coupes présentent alors l'aspect que nous avons dessiné dans la figure 162. Le fragment du séquestre, *a*, situé au centre de la figure, est entouré de toutes parts par une masse protoplasmique grenue *b*, *b*, possédant elle-même une quantité considérable de noyaux ovoïdes semblables, par leur disposition et par leur nombre, à ceux qu'on trouve dans les cellules géantes. Cette masse protoplasmique et ses nombreux noyaux représentent une seule et unique cellule géante de dimension colossale, entourant de toutes parts un fragment de séquestre. A son pourtour, il existe une zone de tissu conjonctif embryonnaire *b*.

L'origine et le rôle de ces grandes cellules à noyaux multiples sont faciles à expliquer, d'après nos connaissances actuelles en pathologie générale. On sait, en effet, que lorsque des cellules lymphatiques sont longtemps en contact avec des matières nutritives qu'elles absorbent, elles se gonflent, leur protoplasma devient très volumineux et leurs noyaux se multiplient. C'est ce qui résulte des expériences de Ziegler, Cohnheim, etc. On peut aussi rapprocher ce rôle des cellules, dans l'absorption des débris du séquestre musculaire, de ce qui se passe lorsqu'un fragment d'os mort ou même d'ivoire se trouve en contact avec les éléments vivants (cellules

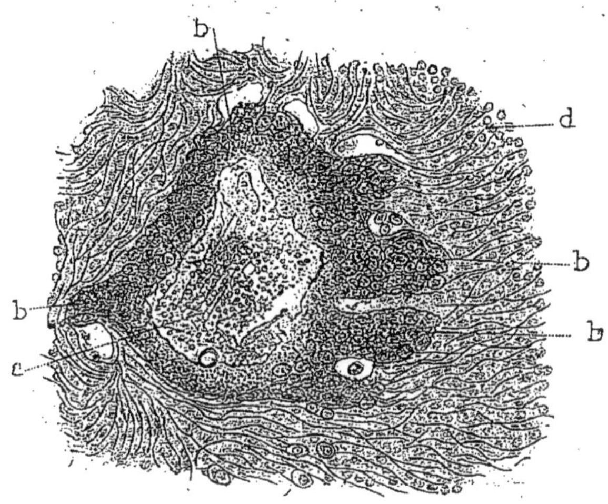

Fig. 162. — Section de la membrane de la poche du séquestre au niveau d'une dépression.

a, fragment du séquestre situé au centre d'une masse protoplasmique *b*, *b*, *b*, qui l'entoure de toutes parts. Dans ce protoplasma granuleux on voit une quantité considérable de noyaux ovoïdes volumineux, et le tout constitue une immense cellule géante ; *d*, tissu embryonnaire (250 diamètres).

ostéophages de Kolliker). Les cellules que nous venons de décrire pourraient par analogie être appelées *myophages*. Nous n'avons trouvé de cellules géantes que dans les séquestres datant de deux et trois mois.

En résumé, les grandes cellules de la couche interne ne sont autres que des cellules lymphatiques qui ont grossi démesurément en se nourrissant des débris du séquestre, avec lequel elles sont en contact, et dont les noyaux se sont multipliés.

Immédiatement au-dessous des cellules géantes, on trouve des cellules étoilées ou rameuses, assez volumineuses, situées au milieu des fibrilles qui composent la charpente de la membrane. Cette couche est représentée dans la figure 163. Ce qu'il y a de plus remarquable, c'est la quantité de graisse qui s'y trouve, soit dans le protoplasma des cellules, soit dans les interstices qui séparent celles-ci des fibrilles du tissu conjonctif. Les cellules sont de forme très irrégulière, bipolaires, à prolongements multiples présentant un, deux ou trois noyaux. Toutes possèdent dans leur protoplasma des gouttelettes plus ou moins volumineuses de graisse, ou des granulations fines qui remplissent le corps cellulaire et ses prolongements. A côté de ces cellules, on trouve quelques éléments lymphatiques.

Les molécules de graisse sont de plus en plus fines et divisées, à mesure qu'on va de la couche interne, en rapport avec le séquestre, à la couche externe, c'est à-dire du débris du séquestre, aux vaisseaux sanguins et lymphatiques qui doivent les emporter.

Le mécanisme de la résorption du séquestre peut donc se résumer ainsi : il se fragmente au contact d'une membrane qui l'enserre de toutes parts.

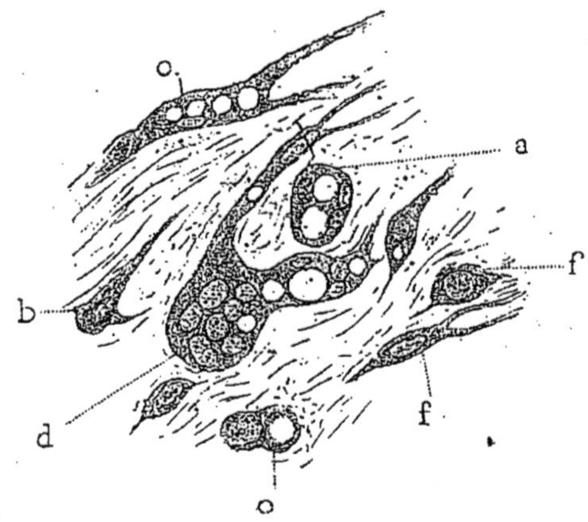

Fig. 163. — Cellules de la membrane moyenne de la poche présentant plusieurs noyaux et des gouttelettes de graisse.

a, cellule à trois noyaux contenant des gouttelettes de graisse ; *d*, cellule géante ; *c*, cellule étoilée avec des granulations graisseuses ; *b*, *f*, *f*, cellules étoilées à un seul noyau (400 diamètres).

Les particules qui le constituent passent toutes à travers cette membrane. Elles sont assimilées et absorbées par des cellules géantes, rameuses ou embryonnaires qui les divisent en molécules assez fines, pour qu'elles puissent entrer dans la circulation sanguine et lymphatique.

Cette membrane ne ressemble nullement aux membranes pyogéniques. Elle possède une structure propre, adaptée à sa fonction spéciale. On pourrait lui donner le nom de *membrane résorbante*.

Lorsque le séquestre est complètement résorbé, la cicatrisation de la poche s'effectue très rapidement.

Le muscle présente encore, à son voisinage, pendant un certain temps, des dépôts rouge-brun constitués par du pigment jaune d'origine hématique ; mais, à un moment donné, l'ouverture de l'animal ne fait apprécier dans le muscle aucune lésion histologique.

On doit donc dire que le micro-organisme du choléra des poules peut se présenter sous la forme de bâtonnets. Les grains ronds et en huit qu'on trouve seuls dans les cultures représentent probablement un degré de leur développement. Nous avons cultivé ce microbe sur la gélatine peptonisée. Il se développe en trois ou quatre jours, le long de la piqûre, une strie grisâtre, striée en travers (voy. fig. 21, pl. IV), sans que la gélatine soit liquéfiée. En même temps on trouve à la surface un disque plat et opaque. On voit par cette description que le microbe du choléra des poules ressemble de toute façon beaucoup à celui de la septicémie du lapin.

Maladie des perroquets. — Nous plaçons, à côté du choléra des poules, une affection bactérienne du perroquet qui paraît s'en rapprocher beaucoup.

Eberth (*Archives de Virchow*, t. LXXX) décrit une maladie du perroquet caractérisée par de la diarrhée intestinale, une grande faiblesse, des convulsions et la mort, et par la présence d'un micro-organisme rond (fig. 164).

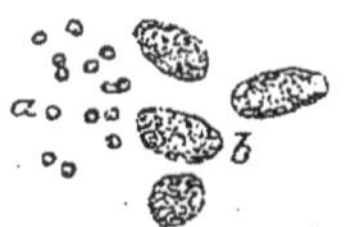

Fig. 164. — Maladie du perroquet (Eberth).

a, microbes ronds et diplocoques du sang ; *b*, noyaux des globules rouges.

Wolff (*Archives de Virchow*, t. LXXXII) a donné aussi une description de cette mycose intestinale qui tue des centaines de perroquets pendant leur traversée, lorsqu'on les amène en Europe. A l'autopsie on trouve une entérite. Dans les poumons, le foie, la rate et le rein, on observe des nodules grisâtres, de la grosseur d'une graine de chènevis, assez durs et qui s'étalent à la surface de ces organes. Dans les vaisseaux des nodules et dans le sang du cœur, il existe une zooglœe de micro-organismes. Ceux-ci consistent en micrococci de grandeur moyenne. Le tissu dans lequel ils siègent n'est pas notablement altéré, si ce n'est qu'on y trouve parfois une dégénérescence amorphe. Ce processus de mortification ne s'étend pas, et se limite par des tissus sains. Il n'y a pas non plus de réaction inflammatoire. D'après l'opinion de Wolff, il s'agit là d'une affection intestinale bactérienne qui ressemble un peu au choléra des poules.

Grun (*Die gefiederte Welt*, 1877) a étudié aussi une maladie du perroquet avec des inflammations des séreuses, des ecchymoses, un catarrhe intestinal, des caillots fibrineux dans le foie, etc. Le sang contenait des cocci, des chaînettes et des bâtonnets. Il est douteux que cette maladie soit la même que celle d'Eberth.

Maladie spontanée des oiseaux causée par le microbe de la septicémie du lapin. — Les oiseaux de basse-cour peuvent être atteints d'une maladie spontanée causée par le microbe de la *septicémie du lapin* (voyez le chapitre consacré aux maladies expérimentales). Le liquide contenant les micro-organismes de la septicémie du lapin produit très facilement une maladie expérimentale chez les oiseaux. La figure 165, qui représente ces bactéries, montre précisément le sang d'un moineau inoculé.

Petri (*Centralblatt f. die med. Wissenschaft*, nov. 1884) a observé, dans une basse-cour, une épidémie survenue spontanément chez une centaine

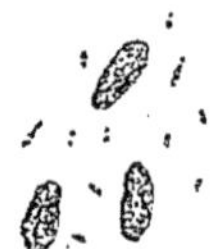

Fig. 165. — Septicémie du lapin (d'après Koch). — *a*, microcoques ; *b*, globules rouges.

d'oies, de canards et de poules qui ont succombé dans l'espace d'une huitaine de jours. La maladie durait de douze à vingt heures. Les extrémités inférieures de ces animaux se refroidissaient ; il survenait des convulsions, puis la mort. A l'autopsie, le tissu cellulaire sous-cutané et les séreuses présentaient des ecchymoses ; on notait un épanchement liquide dans les membranes séreuses et parfois une exsudation gélatiniforme, incolore, de la plèvre. Les poumons étaient œdémateux et les bronches remplies de mucus spumeux. La muqueuse intestinale était ecchymosée. Au centre de ces lésions, peu caractéristiques par elles-mêmes, le sang contenait des bacilles de la septicémie des lapins, dont les extrémités étaient bien colorées. Le sang de ces oiseaux, cultivé sur la gélatine peptonifiée, donnait des cultures qui, inoculées aux lapins, même par une piqûre très superficielle de la cornée, produisaient infailliblement la septicémie. Petri a observé aussi un œdème autour de la piqûre.

Cette observation confirme la grande ressemblance sinon l'identité du choléra des poules et de la septicémie des lapins. Rien ne prouve que dans ces observations il ne s'agissait pas simplement du choléra des poules.

CHAPITRE II

CHARBON SYMPTOMATIQUE.

Cette maladie, qui a été longtemps confondue, avec Chabert (1) dans le groupe des maladies charbonneuses, n'en a été séparée que depuis quelques années. Bollinger et Feser (2) proposent pour le désigner l'appellation de tumeur emphysémato-gangréneuse; Arloing, Cornevin et Thomas ont établi, par l'expérimentation, qu'il différait totalement du sang de rate ou charbon (novembre 1879 et janvier 1880), et dans une série d'articles (3) ils ont étudié complètement l'histoire de cette maladie.

Définition et symptômes. — Le charbon symptomatique est une affection causée par des bacilles bien définis et caractérisée par des tumeurs gangréneuses accompagnées d'emphysème qui siègent dans les muscles et le tissu cellulaire.

Elle sévit principalement sur les jeunes bovidées âgées de six mois à quatre ans et sur les agneaux. Elle débute par de la tristesse, de l'inappétence et une boiterie causée par une tumeur qui apparaît bientôt sur l'un des membres, autour des épaules ou du bras, de la croupe, de la cuisse ou de la jambe. Cette tumeur se montre parfois sur le tronc ou au cou, dans l'auge, dans la région lombaire ou même sur le sternum.

Cette tumeur, irrégulière, mal circoncrites, progresse dans tous les sens avec une rapidité étonnante ; en huit ou dix heures elle a acquis un énorme développement. Elle devient peu à peu insensible, crépitante et sonore dans sa partie centrale. Tous les tissus qui la forment sont noirâtres, friables, faciles à écraser. Incisés, ils laissent échapper, au début, du sang rutilant,

(1) *Traité des maladies charbonneuses*, 1782.
(2) *Wochenschrift fur Thierheilkunde und Viehseuchen*, août et sept. 1878.
(3) *Revue de médecine*, janvier 1881, sept. et nov. 1883, et janvier 1884.

puis, plus tard, un liquide noirâtre ou spumeux. Dans d'autres faits, la tumeur est cachée, profonde, située dans l'épaule, dans le diaphragme, inaccessible à la vue, si bien que les symptômes généraux, la fièvre, la difficulté de la respiration, frappent seuls l'attention. La mort arrive en général dans les quarante-huit heures. La terminaison en est toujours fatale.

Le micro-organisme du charbon symptomatique est un bacille anaérobie, tandis que celui du charbon est aérobie. Il est formé par des bâtonnets droits et mobiles de 0μ, 5 à 0μ, 6 d'épaisseur, de 3μ de longueur. Le plus souvent ces bâtonnets sont renflés en battant de cloche à l'une de leurs extrémités, qui est pourvue d'une spore très manifeste (voyez la description à la page 157 et la planche I, première rangée). Certains de ces bâtonnets, un peu plus longs, présentent, dans leur protoplasma, des parties foncées alternant avec des parties pâles. On voit qu'ils diffèrent complètement par leur forme, par leur mobilité, par leurs diamètres, de ceux du charbon. Ils sont beaucoup moins longs et moins épais que ces derniers, et ne forment pas de longs filaments articulés. Aussi doit-on regretter que le mot de charbon symptomatique ait été conservé, car il prête à confusion avec le véritable charbon.

Lorsqu'on a inoculé, à un cobaye, un dixième de goutte de la sérosité sanguinolente provenant des parties profondes d'une tumeur charbonneuse spontanée du bœuf, ou un peu de cette sérosité sanguinolente desséchée, conservée à l'abri de l'humidité, puis dissoute et broyée dans l'eau distillée, on produit un œdème qui va en augmentant de volume pendant deux ou trois jours, et l'animal finit par succomber. Le lieu le plus convenable pour cette injection est la partie musculeuse de la fesse ou de l'épaule. A l'autopsie, le tissu conjonctif sous-cutané est infiltré d'un liquide rosé ou sanguinolent, et les muscles sont devenus bruns, opaques ou jaunâtres, comme dans un infarctus musculaire. Si l'on a injecté une trop faible quantité du liquide, l'animal, bien qu'ayant une petite tumeur œdémateuse, ne meurt pas et il est vacciné.

Etiologie. — Arloing, Cornevin et Thomas ont essayé de cultiver et d'isoler ce micro-organisme, mais il n'est pas de ceux qu'on cultive aisément. Plusieurs essais dans le sérum sanguin, le bouillon de bœuf ou de veau ont donné des résultats nuls ou incomplets. Ils ont mieux réussi en cultivant dans une atmosphère d'acide carbonique ou dans le vide, et ils ont obtenu ainsi trois générations virulentes suivies de deux générations de cultures atténuées. Ils ont ensuite essayé comme liquide nutritif le bouillon de poulet additionné d'une petite quantité de glycérine et de sulfate de fer, et ils ont ainsi obtenu douze générations successives dans le vide. Les microbes de ces générations successives étaient fins, mobiles, composés d'une sorte de noyau sombre ou clair, fort semblable à la spore des bactéries des tumeurs musculaires, et d'un protoplasma effilé à l'un de ses pôles, comparable à un clou de girofle. Ces cultures, qui ne reproduisent pas complètement la forme du bacille du charbon symptomatique, en avaient les propriétés actives, produisaient des tumeurs musculaires chez le cobaye avec une activité progressive et restaient inactives vis-à-vis des animaux indemnes de la maladie.

Semmer de Dorpat dit avoir obtenu des cultures pures de bactéries rondes. Les essais de culture sur la gélatine ne nous ont donné que des microbes ronds, en sorte que nous les considérons comme insuffisants (1).

Arloing, Cornevin et Thomas ont essayé l'action antiseptique de divers agents, et constaté par exemple que l'alcool à 90° l'alcool camphré, l'alcool phéniqué à $\frac{1}{200}$, la glycérine, les sels d'ammoniaque, la chaux vive, le sulfate de fer à $\frac{1}{5}$, le sulfate de quinine à $\frac{1}{20}$, l'eau oxygénée, le chlorure de zinc, etc., ne détruisent pas la virulence du micro-organisme.

Au contraire, l'eau phéniquée à $\frac{2}{100}$, l'acide salycilique à $\frac{1}{1000}$, l'acide azotique à $\frac{1}{20}$, l'acide sulfurique dilué, l'acide chlorhy-

(1) D'après Ehlers (*Untersuchungen uber d. Rauschbrandpilz, Dios. Mang.*, 1884) et Neelsen (*Sitzungsberg. d. Natur. Ges. Rostock*), le bacille du charbon symptomatique n'est pas un bacille, mais un clostridium à forme irrégulière. On peut produire la maladie chez le cobaye, qui meurt avec un œdème gazeux. En cultivant ce clostridium il ne se forme plus de spores, mais se divise en cocci ; dans le corps de l'animal à qui on l'injecte, les cocci deviennent des bâtonnets. Ce microbe a une grande faculté d'accommodation. De l'animal on peut l'inoculer seulement sur l'albumine coagulée, après quoi il végète sur n'importe quelle substance nutritive. Par la culture on n'arrive pas à atténuer le virus.

drique, l'acide oxalique à saturation, l'alcool salicylique à saturation, la soude et la potasse à $\frac{1}{5}$, l'eau iodée, le salicylate de soude à $\frac{1}{5}$, le permanganate de potasse à $\frac{1}{20}$, le sulfate de cuivre à $\frac{1}{5}$, le nitrate d'argent à $\frac{1}{100}$, le sublimé corrosif à $\frac{1}{5000}$, le chloral à $\frac{3}{100}$, l'acide picrique saturé, l'acide benzoïque à $\frac{2}{100}$, l'essence d'eucalyptus et de thym à $\frac{1}{800}$, la décoction de feuilles de noyer, arrêtent et détruisent la virulence. Il en est de même du brome, du chlore et de l'iode en vapeurs. L'action de ces substances sur le virus desséché est à peu près semblable. Ces expériences avec les désinfectants sont le résultat de 24 heures de contact avec le virus.

On remarquera que l'alcool et la chaux vive sont absolument inefficaces.

En tête des substances actives se trouve le sublimé.

Les physiologistes lyonnais ont trouvé et proposent plusieurs moyens de préservation par l'inoculation, soit du virus naturel, tel qu'il est extrait d'une tumeur charbonneuse, soit du virus atténué transformé en vaccin.

1° *Inoculation du virus naturel.* — On peut l'inoculer à faible dose dans le tissu conjonctif du derme ou dans le tissu cellulaire sous-cutané, mais on s'expose ainsi à des accidents. Il vaut mieux l'inoculer à l'extrémité de la queue en vertu des raisons que nous avons exposées plus haut (voyez pages 150 et 154). Toutefois, l'inoculation d'une forte dose, même dans cette région, peut s'accompagner du développement de tumeurs éloignées et de la mort de l'animal.

Les injections intraveineuses du virus frais, ou même du virus desséché, constituent un meilleur moyen de vaccination. Il est exceptionnel qu'on ait ainsi des accidents graves terminés par la mort, pourvu qu'on ne dépasse pas la dose de 3 à 5 gouttes de virus frais chez les jeunes animaux de l'espèce bovine et $\frac{3}{10}$ de goutte chez les moutons. Quand l'inoculation est faite avec ces faibles quantités, on détermine des troubles généraux insignifiants de la santé des animaux et on n'en confère pas moins l'immunité. Cependant le microbe vit et se multiplie au milieu de la masse sanguine, mais s'il ne fait pas effraction hors des vaisseaux, il est inoffensif. Il n'en serait pas de même si les tissus ou un organe de l'animal étaient le siège d'une contusion ou d'une inflammation.

Seulement, l'opération de l'injection intra-veineuse nécessite beaucoup de précautions pour que le liquide injecté pénètre bien sûrement dans la veine sans faire fausse route dans le tissu conjonctif. Arloing, Cornevin et Thomas insistent sur la description de l'opération qui doit être faite de telle sorte que la canule ne contienne pas de virus à son extrémité, qu'elle soit bien lavée, que la veine soit complètement dénudée, etc.

2° *Atténuation du virus.* — Après avoir essayé diverses méthodes d'atténuation du virus frais, soit par les agents désinfectants, soit par la chaleur, Arloing, Cornevin et Thomas se sont servis du virus desséché rapidement, avant toute putréfaction, à la température de 32° à 35°. Ce virus desséché se conserve très bien. Le virus sec est humecté et mélangé dans un mortier avec deux parties d'eau, puis versé en couche mince dans une soucoupe. Celle-ci est portée à 100° à l'étuve pendant sept heures. Ce virus desséché est conservé à l'abri de l'humidité pour servir de vaccin faible. On prépare de la même façon un virus qui est soumis à l'action de la chaleur dans l'étuve à 85° et qui sera utilisé comme vaccin fort.

Pour s'en servir, on prend une partie du virus atténué par la chaleur, on la triture soigneusement avec 100 parties d'eau ; on filtre, et on fait une injection sous-cutanée avec la seringue de Pravaz. Pour vacciner le cobaye, il suffit de faire une seule injection, sous la peau, d'un centimètre cube de virus atténué à 100°. Pour le mouton et le bœuf, on fera une première injection avec le virus le plus atténué, puis une seconde, huit à dix jours après, avec le virus atténué à 85°. Pour le mouton, on inocule à la face interne de la cuisse; pour le bœuf, à la face interne de la queue, à deux travers de main au-dessus de l'extrémité libre ou au milieu du toupillon.

Anatomie pathologique. — A l'autopsie des animaux morts du charbon symptomatique, le ventre est ballonné; des gaz se sont accumulés dans l'abdomen, dans le tissu cellulo-adipeux sous-cutané et intramusculaire de la région envahie par la tumeur, et jusque dans les vaisseaux. Un liquide sanguinolent et spumeux s'échappe des naseaux et de l'anus. Le système musculaire présente une ou plusieurs tumeurs sanguinolentes ; les muscles qui y sont compris offrent à leur surface une teinte noire très foncée, caractéristique, qui justifie le nom de charbon donné à l'affection par les anciens observateurs ; plus profondément, ces muscles ont la couleur lie de vin, rosée, ou jaunâtre. Les faisceaux musculaires se dissocient aisément ; la fibre musculaire n'a cependant pas perdu ses stries, mais elle est devenue friable et facile à écraser. Les gaz contenus dans ces tumeurs consistent en acide carbonique et gaz des marais.

La plupart des ganglions lymphatiques sont malades, mais ceux de la région ou du côté où siège la tumeur sont plus rouges, plus hypérémiés, plus infiltrés que ceux du côté sain. L'appareil digestif est le plus souvent intact; cependant le grand épiploon, la paroi de l'estomac et celle de l'œsophage peuvent être infiltrées, congestionnées ; le foie et la rate, bien que renfermant beaucoup de micro-organismes, paraissent normaux ; le rein est souvent hypérémié.

Le liquide, mêlé de sang, contenu profondément dans les muscles et dans le tissu conjonctif altérés, est inoculable aux animaux chez lesquels cette maladie se développe spontanément. Il suffit d'en injecter une certaine quantité, à l'aide d'une seringue de Pravaz, dans le tissu conjonctif ou musculaire d'une région assez rapprochée du tronc, et dont la chaleur soit voisine de la chaleur centrale. Toutefois, les veaux à la mamelle ont une réceptivité moindre que les adultes. La chèvre et le cochon d'Inde sont très susceptibles au virus ; les cobayes à la mamelle sont très faciles à infecter. Le rat blanc, l'âne et le cheval résistent ordinairement à l'injection ; le porc, le chien, le chat et le rat d'égout sont absolument hors des atteintes de la maladie.

Dans les examens que nous avons faits (1) de coupes des muscles et du tissu conjonctif colorées au violet B, puis décolorées par l'alcool et l'essence de girofle, nous avons toujours constaté

(1) Babes, *Journal de l'anatomie*, janvier 1884.

que les faisceaux musculaires sont cassés transversalement, vitreux, hyalins, réfringents, bien que finement striés en travers, absolument comme cela a lieu dans le choléra des poules (voy. fig. 157). Le tissu conjonctif œdémateux montre des espaces lymphatiques agrandis. Il contient deux espèces de cellules, les unes grandes, à noyaux pâles et un peu altérés (fig. 166), les autres consistant en cellules migratrices à noyaux foncés ou ré-

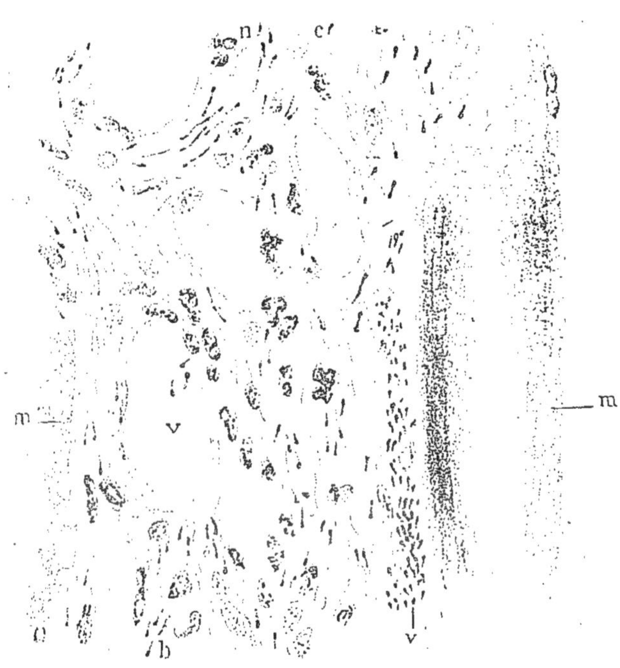

Fig. 166. — Œdème intermusculaire dans le charbon symptomatique.

m, fibre musculaire dissociée dans la partie supérieure ; *m'*, fibre musculaire devenue pâle et homogène ; *v*, espaces lymphatiques dilatés dans le tissu intermusculaire ; *c*, noyaux des cellules fixes ; *n*, noyaux des cellules migratrices ; *v'*, petit vaisseau rempli de bâtonnets en battant de cloche.

duites à de petits amas de débris de noyaux. Les bacilles siègent entre les faisceaux du tissu conjonctif et souvent aussi entre les faisceaux musculaires; ils sont très nombreux, sous forme de bâtonnets bien colorés. On en voit parfois en dedans du sarcolemme des faisceaux musculaires, et surtout au niveau des cassures transversales. Ces bâtonnets sont accompagnés de quelques cellules migratrices épanchées et d'une certaine quantité de fibrine fibrillaire. Certains bâtonnets ont la forme de battants de cloche, avec une spore fortement colorée dans le renflement terminal; d'autres sont homogènes et en filaments dans lesquels des parties foncées alternent avec des parties claires. On les trouve parfois dans les capillaires des parties malades; mais, d'une façon générale, il est rare qu'ils existent dans les vaisseaux, et la circulation de ces parties n'est pas complètement obstruée. Tous ces bacilles ont une épaisseur de $0^m,5$ à $0^m,6$; ils sont de trois à dix fois plus longs que larges (voyez Pl. I, 1re rangée).

Il est très difficile de distinguer du charbon symptomatique la maladie produite par l'œdème malin. Les bacilles sont très voisins comme forme, et les lésions produites par eux présentent une grande analogie. Kitt (1) remarque les différences suivantes : 1° les bacilles de l'œdème malin se trouvent partout, tandis que ceux du charbon symptomatique sont localisés; 2° le charbon symptomatique est toujours mortel, tandis que des veaux inoculés avec de l'œdème malin peuvent guérir ; 3° les bacilles de ces deux maladies sont semblables lorsque ceux de l'œdéme malin sont petits, mais l'organisme du charbon symptomatique reste toujours petit avec des spores terminales, tandis que celui de l'œdème malin acquiert une plus grande longueur. Ces différences entre les bacilles étaient, du reste, bien connues.

D'après Arloing, Thomas et Cornevin, les microbes ne pénètrent dans les vaisseaux et dans le sang qu'à la période ultime de la maladie.

(1) Kitt, *Untersuchungen über malignus Œdem und Rauschbrand des Hausthieren. Jarhesbericht der K. Thierarzneisch. in München*, 1883-1884, p. 39.

CHAPITRE III

PESTE BOVINE.

La peste bovine, peste du gros bétail (Lancisi, Ramazzini), peste varioleuse (Ramazzini, Vicq d'Azyr), fièvre continue, typhoïde avec redoublements (Girard et Dupuy), tchouma des Russes, Rinderpest des Allemands, cattle-plague des Anglais, typhus contagieux des Français, est une maladie infectieuse et contagieuse extrêmement rare en France depuis que la frontière en est bien gardée, très commune au contraire dans les steppes de la Russie et en Autriche. L'histoire générale de cette maladie est très bien exposée dans le *Traité de police sanitaire* de Reynal (1).

Ses symptômes consistent dans un état général de prostration, de lassitude avec perte d'appétit; les poils sont ténus et piqués; la sécrétion lactée diminue. Ces signes s'accentuent les jours suivants; la prostration est extrême, la démarche chancelante; les yeux pleurent, le dos se voûte; il y a de la fièvre et des sueurs, du jetage par les naseaux et un écoulement de salive. Les déjections, entourées de mucosités grisâtres, deviennent bientôt liquides et fétides, de couleur jaune verdâtre, mousseuses, muqueuses, mêlées de sang; l'animal éprouve et manifeste de la douleur pendant les efforts souvent infructueux de la défécation. Le ventre, qui était ballonné pendant les premiers jours, et qui donnait lieu à du gargouillement, se déprime. Les muqueuses de la bouche, de la pituitaire, de la conjonctive, du vagin, offrent une tuméfaction, une rougeur avec des ecchymoses et même des éruptions aphtheuses; la langue est pendante, bleuâtre avec des érosions saignantes. On constate des secousses convulsives, des soubresauts des membres. La prostration et la stupeur s'accentuent, l'animal mai-

(1) Paris, Asselin, 1875.

grit rapidement, l'œil s'enfonce dans l'orbite, et la mort arrive dans l'espace de quatre à huit jours.

A l'autopsie, on trouve surtout des lésions inflammatoires de la muqueuse gastro-intestinale; les plis de l'intestin grêle et de la caillette sont accusés, le tissu sous-muqueux est infiltré par un liquide jaunâtre ou gélatiniforme; il est ecchymosé et présente des extravasations sanguines. La muqueuse buccale, celle du vagin sont également congestionnées et œdématiées. Le mucus intestinal est glutineux, grisâtre ou rougeâtre; les follicules isolés et agminés sont hypertrophiés, ulcérés parfois et couverts de fausses membranes grises, diphthéritiques. Les plaques de Peyer gonflées et congestionnées sont infiltrées par une substance jaunâtre, comme purulente; les fausses membranes qui se développent à leur surface sont parfois enchatonnées dans leur tissu; elles se détachent ou restent adhérentes et ressemblent par leur couleur et leur aspect à une eschare gangréneuse. Les plaques de Peyer elles-mêmes sont quelquefois frappées de gangrène, si bien qu'elles se réduisent par la pression en une pulpe noirâtre et ramollie. Les ganglions lymphatiques du mésentère sont rouges et hypertrophiés.

Ces lésions, qui ont été étudiées surtout par Gerlach, Ravitsch (1), Beale (2), Haubner, Roel (3), Bruchmüller (4), paraissent ressembler à celles de la fièvre typhoïde de l'homme.

On a eu depuis longtemps l'idée d'employer un vaccin pour préserver de cette terrible affection : le virus pris dans les excrétions et sécrétions a été inoculé à des animaux de l'espèce bovine, mais on produit purement et simplement le typhus contagieux avec toute sa gravité. On a essayé d'inoculer le vaccin de la variole dans l'espoir de préserver du typhus, et Bouley (5), qui a été mêlé à ces expériences faites à Londres avec des vaches qu'on avait inoculées et saturées de vaccin à Paris,

(1) *Nouvelles recherches sur l'anatomie pathol. du typhus.*

(2) *Recherches microscopiques sur la cattle-plague*, 3e rapport de la commission anglaise, Londres, 1868.

(3) *Anatomie path. du typhus*, traduit par A. Zundel; *Journal de médecine vétérinaire de Lyon* et *Manuel de pathologie*, traduit par Deroche et Wehenkel, 1863.

(4) *Magasin de Gurlt et Hertwig*, 30e année, 3e cahier, et *Annales de médecine vétérinaire belges*, 1865,

(5) Bouley, *Le progrès en médecine par l'expérimentation*, Paris, 1882, p. 456.

nous raconte l'échec complet de ces essais. Le gouvernement russe, qui s'était prêté à de grandes tentatives d'inoculation, y a renoncé depuis longtemps.

Nous sommes très peu avancés encore sur la nature du micro-parasite qui paraît être la cause de la maladie. Semmer (1) avait trouvé, dès 1874, dans les organes glandulaires des animaux atteints de la peste, des micrococci. En 1883 il a inoculé, avec Archangelski, un mouton qui gagna la peste. En cultivant les microbes trouvés dans les ganglions lymphatiques de ce dernier, il obtint une culture formée d'une masse de micrococci, quelques-uns en chaînettes. Ce liquide de culture a été inoculé au mouton qui est resté bien portant, et au veau. Ce dernier animal a présenté les symptômes de la peste et il a succombé au bout de sept jours.

Maladie du texas. — Cette maladie des bêtes à cornes, qui s'observe dans les contrées infestées de fièvre jaune, présente un stade d'incubation de deux semaines. Elle se caractérise par la fièvre, accompagnée de frissons, par une incurvation du dos, de l'ictère, des hémorrhagies, des diarrhées hémorrhagiques. Les animaux meurent au bout de dix jours en moyenne. A l'autopsie on note des hypérémies et ecchymoses des organes, une dégénérescence parenchymateuse du foie et des reins, une tuméfaction et un ramollissement de la rate.

Les bœufs du Texas appartiennent à une vieille race espagnole qui est plus ou moins réfractaire à la maladie ; mais si ces animaux sont transportés dans le nord de cet État où il existe d'autres races améliorées, ces dernières peuvent gagner la maladie et en mourir rapidement. C'est surtout la litière souillée par les bêtes malades qui paraît être l'origine de la contagion.

Cette maladie, qui est endémique au Texas, ressemble à la peste bovine, mais elle est plus lente dans son évolution.

(1) Semmer et Archangelski, *Sur la Contagion de la peste* (*Centralblatt fur die med. Wissench.*, n° 18, p. 306, 1883).

CHAPITRE IV

ROUGET DU PORC.

Le rouget du porc (érysipèle malin, mal rouge, fièvre entérique, pneumo-entérite, choléra des porcs) est une maladie infectieuse et contagieuse caractérisée par une éruption cutanée exanthématique superficielle, par des ulcérations de la valvule iléo-cœcale et du côlon par des péritonites, des pleurésies, des péricardites, des pneumonies exsudatives ou fibrineuses.

Klein (1) a décrit, dans les exsudats de cette maladie, des bacilles qu'il a comparés à ceux du charbon. Ils ont, d'après cet auteur, dans leur plein développement, dans les cultures, jusqu'à 5 μ de longueur, et leur épaisseur est presque celle des bacilles du foin ou du *bacillus anthracis*. Il compare même au leptothrix buccal les bâtonnets qu'il a trouvés dans un abcès du porc artificiellement provoqué par l'inoculation du sang d'un porc atteint de rouget.

Le sang frais, d'après Klein, ne contient pas toujours des bacilles, mais bien de nombreux corpuscules incolores.

Les liquides exprimés du poumon, d'après le même auteur, renferment des micrococci, des bactéries et des bacilles. Les abcès consécutifs à l'inoculation offrent à la fois une quantité de bacilles et de spores. La sérosité séro-sanguinolente de la trachée offre surtout des bacilles. Les cultures donnent lieu à un grand développement de micrococci.

Dans son premier mémoire dont nous venons de donner l'analyse, Klein considérait le micro-organisme caractéristique du rouget comme un bacille. Detmers (2) croit au contraire que Klein s'est trompé en regardant comme des bacilles les micro-organismes du rouget, et il décrit ces parasites comme se présentant sous les trois formes de zooglœes, de corps sphériques isolés de 0μ,7 à 0μ,8, souvent étranglés à leur centre en 8, et de petites chaînettes des mêmes éléments.

(1) Klein, communication à la Société royale de Londres, 1878, traduction analytique par Bouley dans le *Recueil de médecine vétérinaire*, 1881.

(2) Mémoire lu à l'Académie des sciences de Chicago (*Americ. nat.*, mars 1882) et *Journal de micrographie*, 1802.

Pasteur, qui n'a trouvé, de son côté, que des micro-organismes ronds, en 8, dans le sang et les liquides d'exsudation pathologique de cette maladie, a annoncé, le 4 décembre 1882, à l'Académie des sciences, qu'il avait découvert le vaccin de cette maladie.

Pasteur et Thuillier (1) ont réussi à atténuer le virus du rouget des porcs en le faisant passer par l'organisme du lapin. Cet animal, inoculé avec le sang du porc atteint de rouget, succombe. Si l'on cultive alors le sang du lapin, les micro-organismes deviennent plus grands, en forme de 8 ; leurs propriétés physiologiques sont modifiées de telle sorte que l'inoculation de ces cultures aux porcs leur donne une maladie dont ils ne meurent pas et qui leur confère l'immunité. Cette immunité dure pendant un an, ce qui suffit à l'élevage des animaux. Tel est le vaccin du rouget, mais il est possible que les différentes races de porcs ne se comportent pas de la même façon vis-à-vis du virus-vaccin ainsi obtenu.

Pasteur et Thuillier ont inoculé le virus du rouget à d'autres espèces animales. Ils ont vu que le micro-organisme inoculé aux pigeons leur donne une maladie mortelle au bout de six à huit jours. Un second pigeon inoculé avec le sang du premier meurt plus rapidement en présentant des symptômes qui se rapprochent de ceux du choléra des poules. Si on inocule le sang de ce dernier à un porc, celui-ci meurt plus rapidement que par l'inoculation directe de porc à porc. Le virus du rouget deviendrait plus virulent en passant par l'organisme du pigeon.

Klein a repris la question du rouget du porc (2). Il reproche à Pasteur de n'avoir pas donné les détails sur les lésions histologiques de la maladie qu'il a observée sur les lapins, les pigeons et les porcs, et il croit que Pasteur a donné aux lapins une septicémie et non le rouget, et aux pigeons une affection analogue au choléra des poules. Il maintient que l'affection des porcs est due à des bacilles, et que les bacilles cultivés avec les ganglions de porcs malades ne sont nullement pathogènes pour les pigeons.

Klein décrit de nouveau les lésions observées sur les organes des porcs. Il a retrouvé ses bacilles dans les exsudats des séreuses, du poumon, dans les coupes de l'intestin, dans la profondeur des tissus ulcérés. Ces bâton-

(1) Pasteur et Thuillier, *Acad. des sciences*, t. XCVII, 1883.
(2) *Virchow's Archiv.* 1884.

nets ont de 1 à 5 μ de longueur ; leur épaisseur représente le quart de leur longueur. Ils sont arrondis à leurs deux bouts, quelquefois disposés en chaînettes, quelquefois groupés les uns près des autres d'une façon irrégulière. Sur les coupes des ganglions lymphatiques, ces bâtonnets se trouvent dans les vaisseaux capillaires. Vus de profil, ils paraissent allongés ; vus de face, ils paraissent ronds, ce qui peut les faire prendre au premier abord pour des micrococci. Dans les alvéoles pulmonaires, ils existent soit dans les cellules épithéliales, soit dans les parois des alvéoles et dans les vaisseaux capillaires. Les vaisseaux sanguins du poumon et des plèvres en sont remplis par places. Il y en a aussi dans le tissu qui forme la paroi des ulcérations de la langue. Tandis qu'à la surface des ulcérations de la langue et de l'intestin il existe des micrococci, la coupe de leur paroi ne montre que des bacilles.

L'inoculation du rouget aux lapins et aux souris a déterminé des maladies mortelles chez ces animaux dont les organes, le poumon, le foie, la rate présentaient des bacilles situés dans les vaisseaux et même dans les cellules. Mais s'il y avait des infarctus et des modifications du tissu, on trouvait en même temps des micrococci.

Les cultures de Klein ont été faites avec du bouillon de lapin, du liquide d'hydrocèle, de la gélatine peptone et de l'agar-agar. Elles ont donné des bâtonnets jouissant d'un mouvement propre. Les bâtonnets sont d'abord courts et associés deux par deux ; ils pourraient être pris pour le bactérium termo, mais on voit, en suivant leur développement, que ce sont bien des bacilles. Ces cultures ont été inoculées avec succès aux lapins, aux souris et au porc. Mais l'auteur n'a jamais pu produire de maladies chez le pigeon.

A l'autopsie des porcs morts de cette maladie (1) on trouve, du côté de la peau, des taches rouges persistantes et quelquefois même des eschares. Les ganglions inguinaux sont tuméfiés, rongés par places ou décolorés ; le péritoine est plus ou moins enflammé ; sa surface est couverte, par places, d'une exsudation fibrineuse, et sa cavité contient un liquide troublé par des cellules lymphatiques et endothéliales. Lorsqu'on a ouvert l'intestin, on rencontre presque toujours, au niveau de la valvule iléo-cœcale, de petites ulcérations à l'orifice des glandes et même de petites eschares. Dans le côlon, les follicules clos se présentent sous la forme de grains transparents avec une tache centrale opaque, et en même temps

(1) Klein, *loc. cit.*

on observe des ulcérations plus ou moins profondes de la muqueuse. Cette apparence présente quelque analogie avec les ulcérations de la fièvre typhoïde.

La rate est habituellement saine en apparence; mais comme le sang contient les micro-organismes de la maladie, ainsi que nous verrons bientôt, il doit y avoir aussi des micro-organismes dans le sang de la rate.

Dans les cas légers de la maladie, la plèvre est normale; elle est au contraire couverte de fausses membranes fibrineuses dans les cas graves. Il en est de même du péricarde qui présente quelquefois une véritable péricardite fibrineuse.

La surface du cœur est tachetée d'ecchymoses.

Les poumons sont constamment lésés; on y trouve des ecchymoses sous-pleurales, de la congestion, des infarctus, une hépatisation avec production de fausses membranes à la surface de la plèvre viscérale et épaississement de celle-ci.

Klein a décrit toute l'anatomie pathologique de cette affection à l'œil nu et au microscope; il a inoculé les divers exsudats de la plèvre, du poumon, le sang, etc., à des porcs sains à qui il a donné tous les symptômes et toutes les lésions du rouget spontané.

L'examen histologique de la peau montre une distension des vaisseaux par le sang, et une infiltration œdémateuse des papilles, qui sont augmentées de volume et transparentes. Les espaces lymphatiques interfasciculaires et les vaisseaux lymphatiques du chorion et du tissu sous-cutané sont distendus par un plasma. Cette lésion s'observe bien au niveau du lobule de l'oreille. Les vaisseaux, les petites veines surtout, sont entourés de cellules migratrices.

Nous avons examiné de notre côté des pièces de la peau qui nous avaient été données par Nocart, professeur à l'École vétérinaire d'Alfort. Nous avons vu, sur les coupes colorées par le violet B ou par la safranine et surtout par la solution aqueuse de fuschine, que le corps muqueux et l'épiderme corné étaient sains. Les vaisseaux des papilles hypertrophiées étaient remplis de sang et dilatés. Il n'y avait pas de cellules migratrices dans les papilles (voy fig. 167). Dans l'intérieur des vaisseaux et dans les espaces lymphatiques, entre les faisceaux de fibres du tissu conjonctif, on voyait un assez grand nombre de micrococci de 0μ,2 de diamètre associés deux par deux en 8, ou disposés en groupes.

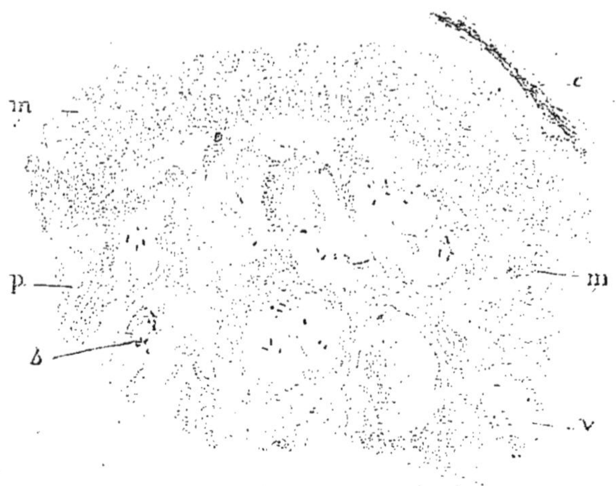

Fig. 167. — Coupe des papilles du derme dans le rouget du porc.

v, vaisseaux contenant les bactéries du rouget ; *m*, corps muqueux ; *c*, couche cornée.

Peut-être s'agissait-il de petits bâtonnets dont les extrémités étaient seules colorées, comme cela a lieu dans la septicémie du lapin. M. Koch ayant communiqué à l'un de nous qu'il avait trou-

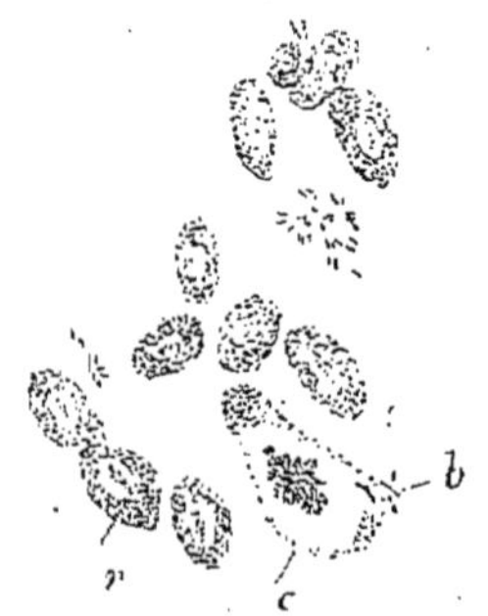

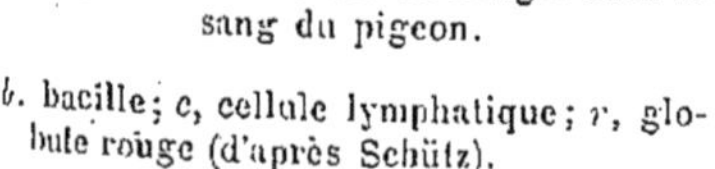

Fig. 168. — Bacilles du rouget dans le sang du pigeon.

b, bacille ; *c*, cellule lymphatique ; *r*, globule rouge (d'après Schütz).

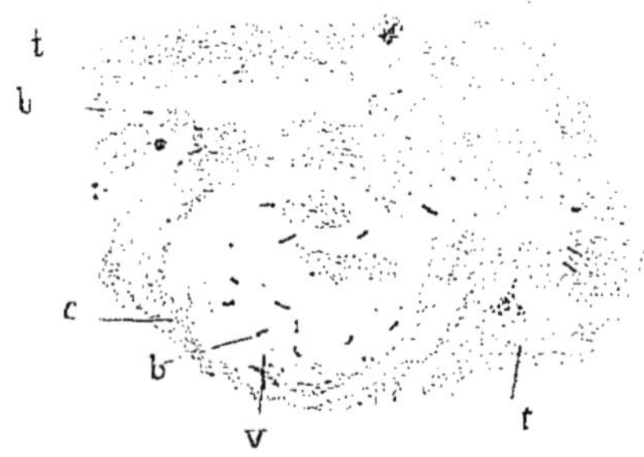

Fig. 169. — Coupe du derme dans le rouget du porc.

v, section d'un vaisseau dans lequel il y a des bacilles *b*.

vé des bacilles dans les produits de cette maladie, nous les avons recherchés et trouvés dans un autre cas examiné dans le laboratoire de Virchow. Il y avait dans les tissus et dans le sang, surtout dans le poumon (fig. 169), de petites bactéries terminées

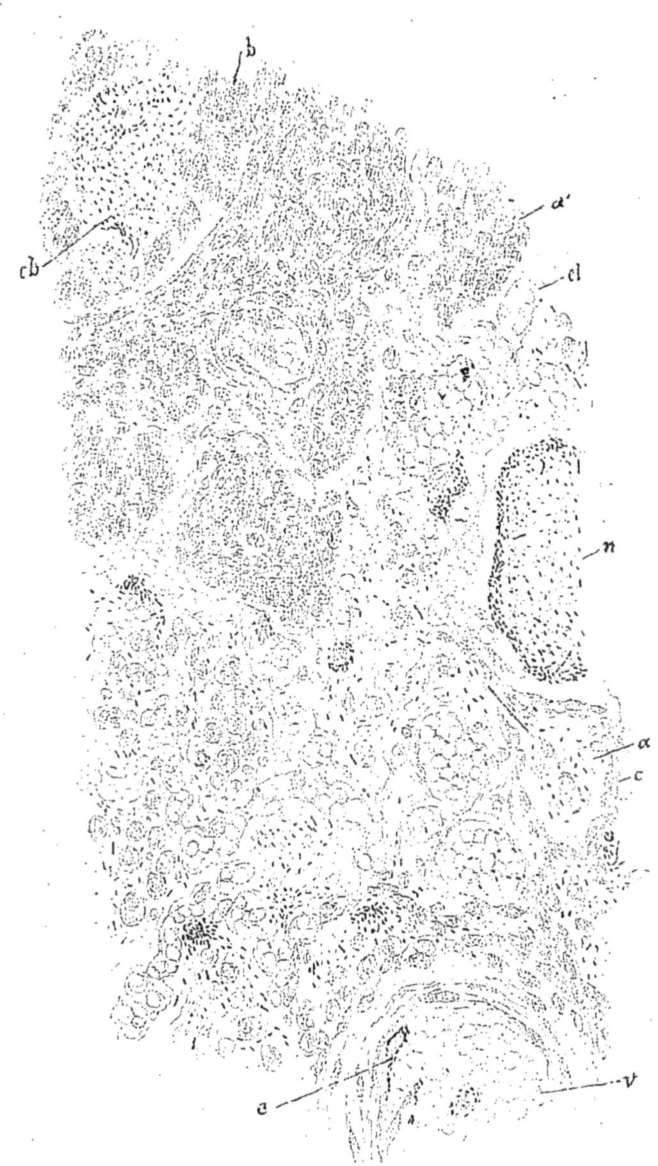

Fig. 170. — Coupe du poumon dans le rouget du porc.

n, vaisseau rempli de bactéries; *c b*, coupe d'une bronche dont l'épithélium est en partie détaché et qui contient des bactéries du rouget au milieu de mucus. Autour de la bronche, il existe une zone dans laquelle le tissu conjonctif et les alvéoles sont remplis de cellules rondes migratrices *a'*; *n*, alvéole contenant beaucoup de bacilles. Autour des vaisseaux *v*, on trouve un tissu inflammatoire souvent œdémateux. Les bacilles du rouget existent dans le tissu interlobulaire, autour des vaisseaux, parfois dans les alvéoles et dans l'intérieur des petits vaisseaux, parfois dans les globules blancs du sang.

par des extrémités foncées. Ces bacilles sont tout à fait différents de ceux que Klein a décrits. Ils sont beaucoup plus petits et plus difficiles à colorer.

Le tissu conjonctif que nous avons représenté dans la figure 168 offre aussi des micro-organismes ronds, isolés ou deux par deux, dans un vaisseau et dans les voies lymphatiques, entre les faisceaux du tissu conjonctif (1). Aussi cette lésion cutanée nous a-t-elle paru surtout causée par la présence de micro-organismes dans le sang et la lymphe, par une distension des vaisseaux et un peu d'œdème inflammatoire comparable aux érythèmes aigus fébriles des fièvres exanthématiques telles que la scarlatine et la rougeole.

Les travaux tout récents de Cornevin, de Loeffler et de Schütz ont avancé beaucoup la question de l'étiologie et de l'anatomie pathologique du rouget.

Cornevin (2) a trouvé dans ses cultures les microbes très petits, en 8, brillants un peu mobiles que Pasteur a décrits. Dans les cultures récentes il a vu des bâtonnets mobiles, courts, arrondis à leurs extrémités, dont il ne donne pas la dimension.

Loeffler (3) a trouvé dans la peau des porcs atteints du rouget, surtout dans les vaisseaux des papilles, une grande masse de bacilles qui ressemblent beaucoup aux bacilles de la septicémie des souris. Seulement ils sont plus courts et un peu plus gros. On les voit bien en colorant les coupes par la méthode de Gram et ensuite au picro-carminate. Les cobayes inoculés avec le rouget du porc restent sains tandis que les souris meurent deux ou trois jours après l'inoculation, avec une tuméfaction de la rate, et une infiltration hémorrhagique des poumons. Les organes renferment une quantité de bacilles qui ressemblent tout à fait à ceux de la septicémie des souris. En les cultivant sur la gélatine, dans un tube, ils se comportent à peu près comme les bacilles de la septicémie des souris. La gélatine est troublée d'abord et seulement le long de la piqûre. Cependant, tandis que

(1) Cornil et Babes, *Archives de physiologie*, n° du 15 août 1883.

(2) *Première étude sur le rouget du porc*. Paris, Asselin et Houzeau, 1885.

(3) Première étude sur le rouget du porc, *Arbeiten aus d. Kaiserl. Gesundheitsamte*, 1885.

ces derniers déterminent rapidement un état trouble, comme nuageux de la gélatine, les premiers ne troublent la gélatine qu'autour du point qui a été inoculé et leur culture pousse sous forme de rayons très fins ou de nuages partant de la piqûre.

Les lapins à qui l'on injecte une quantité suffisante de ces cultures meurent quatre ou cinq jours après avec une tuméfaction de la rate et du foie, et des ecchymoses du poumon. Le sang est rempli de ces mêmes bâtonnets. Les porcs à qui Loeffler a injecté ces cultures n'ont rien éprouvé d'anormal. Il croit que ces résultats négatifs tiennent à ce que les porcs dont il s'est servi n'appartiennent pas à la race anglaise, car ce sont surtout les races les plus perfectionnées qui sont décimées par cette maladie.

Lorsqu'un lapin a survécu à une première inoculation il gagne l'immunité pour une inoculation ultérieure. Il en est de même d'ailleurs pour la septicémie des souris.

En examinant un porc qui avait succombé à une maladie tout à fait semblable au rouget, Loeffler a rencontré dans les organes et dans les cultures obtenues, à l'état de pureté un microbe différent, de forme ovoïde, ressemblant beaucoup au microbe de la septicémie du lapin. Seulement il est de moitié plus petit. Les lapins inoculés avec ces microbes du rouget meurent en un jour avec les symptômes de la septicémie du lapin, avec un œdème cutané, des ecchymoses des muscles et des poumons et une tuméfaction de la rate. Les souris meurent aussi avec les mêmes symptômes. Les cobayes sont tués aussi par ces virus en l'espace de deux ou trois jours. Les petits oiseaux succombent aussi à l'inoculation tandis que les rats, les poules et les pigeons restent sains. Un porc inoculé n'en a pas été malade.

Loeffler croit en conséquence qu'il existe chez le porc deux maladies offrant les mêmes symptômes et causées par deux microbes différents. La forme bacillaire est plus fréquente. Il semble que ce soit cette dernière que Pasteur a décrit, car ses lapins mouraient après quelques jours tandis que les petits microbes ovoïdes les font périr en vingt-quatre heures.

Schütz (1) en étudiant à Bade le rouget des porc a *vu qu'il*

(1) Même recueil, 1885.

s'agissait de bacilles qu'il a cultivés. L'inoculation des cultures faite avec la seringue de Pravaz à des porcs de race semi-anglaise a donné lieu au rouget qui déterminait la mort des animaux en trois ou quatre jours.

Schütz a constaté que le vaccin du rouget fourni par Pasteur contient en effet des bacilles en même temps que quelques

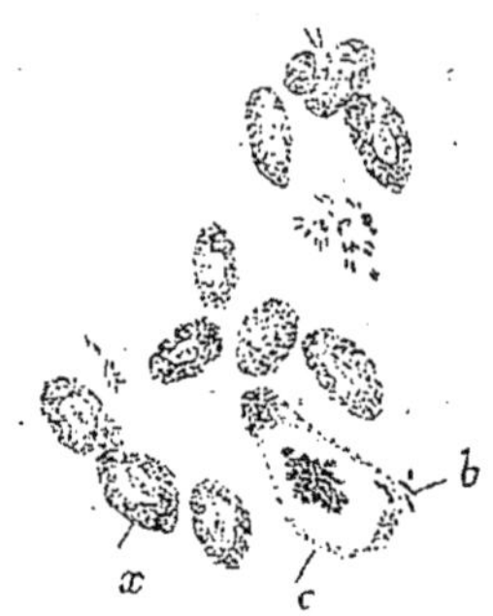

Fig. 171. — Bacilles du rouget du porc dans le sang du pigeon.
b, bacilles ; *c*, cellule blanche du sang ; *x*, globule rouge (d'après Schütz).

autres espèces non pathogènes. Les lapins qui survivent à l'infection contractent l'immunité de même que les porcs.

Plus récemment M. Pampoukis (*Archives de physiologie*, janvier 1886) a constaté sur des pièces du laboratoire de M. Pasteur et du nôtre, la constance des petits bacilles du rouget.

D'après ces travaux, de même que d'après nos propres examens, il n'est pas douteux que Klein, Pasteur et Thuillier Detmers, Baillet et Jolyet, Cornevin n'ont pas vu le véritable microbe du rouget du porc qui est le bacille décrit dans la première observation de Loeffler et dans les faits de Schütz. Klein a vu en effet de gros bâtonnets analogues au leptothix ou au bacterium termo, Pasteur des microbes en 8, et Detmers des microcoques, tandis que le bacille de Loeffler et de Schütz est très grêle (de 0μ,1 à 0μ,2 de largeur sur 1μ de longueur), comme celui de la septicémie des souris.

CHAPITRE V

ACNÉ CONTAGIEUSE DU CHEVAL.

Il existe plusieurs espèces d'acné du cheval, mais nous n'envisagerons ici que l'acné contagieuse dont l'étiologie a été étudiée par Dieckerhoff et Grawitz (*Virchow's Archiv,* 7 oct. 1885).

Cette acné contagieuse se développe dans la partie du dos du cheval en contact avec la selle. Elle consiste dans une zone inflammatoire circulaire au niveau de laquelle la peau devient humide et se recouvre d'une couche séro-purulente. Il se développe plus tard des pustules qui s'ulcèrent et sont remplacées par une croûte épaisse au niveau de laquelle le chorion est tuméfié, bourgeonnant, congestionné. Cette maladie se guérit en quelques semaines en laissant des cicatrices superficielles.

L'étiologie de cette maladie a été élucidée par les auteurs ci-dessus. Ils ont constaté qu'elle est due à une contagion par la selle, et qu'elle se développe deux jours après le contact. Dans les croûtes épidémiques, il existe toujours une petite bactérie en forme de petits bâtonnets courts à extrémités arrondies ou de diplococci immobiles.

Dieckerhoff et Grawitz ont isolé ces microbes en inoculant du pus impur sur le cheval, en enlevant l'épiderme corné et en mouillant la surface du chorion avec le pus. La maladie se développe d'après ce procédé et si on enlève un peu la croûte des pustules, on peut recueillir du pus qui contient les bacilles à l'état de pureté. Avec le pus, on fait des inoculations sur la gélatine et on voit se développer dans la profondeur une culture sous la forme de petits points gris. Il se forme à la surface de l'agar-agar une fine pellicule grise. La gélatine n'est pas liquéfiée et il ne s'y produit point de putréfaction. Le sérum sanguin est le milieu le plus favorable à la pullulation du microbe qui forme à sa surface une pellicule gris jaunâtre composée de petits grains arrondis.

Ces cultures pures peuvent être inoculées avec succès par une friction de la peau dépouillée de l'épiderme chez le cheval, le chien, le mouton et le lapin. Tous ces animaux gagnent la même maladie, l'acné infectieuse. Le cobaye est encore plus sensible. Il suffit de mouiller superficiellement la peau intacte pour produire un espèce d'empoisonnement en même temps que la pénétration des bactéries dans le derme et surtout dans les glandes sébacées. Les animaux meurent ordinairement en deux jours. Si on inocule la culture pure sous la peau du cobaye, l'animal meurt en 24 heures avec les symptômes de la septicémie foudroyante et on trouve les bactéries dans tous les organes. Les souris sont peu susceptibles à ce microbe. La friction ne produit rien. L'injection sous-cutanée seule donne une septicémie mortelle en quelques jours.

CHAPITRE VI

MALADIES DES VERS A SOIE ET DES LARVES DES ABEILLES

A. Pébrine ou maladie des corpuscules. — Dans l'évolution des graines ou œufs des vers à soie et de leurs mues successives, les vers, au lieu de grossir également et régulièrement, s'inégalisent, cessent de manger, montrent des retards dans leurs mues et meurent en partie à chacune de ces périodes de leur développement. Les plus vigoureux réussissent quelquefois à s'encoconner, mais le plus souvent ils n'aboutissent pas à produire une récolte normale. De Quatrefages avait remarqué sur la peau de ces vers et à leur intérieur des taches très petites, comme un semis de poivre noir, d'où le nom de *pébrine* qui leur avait été donné. Guérin-Menneville (1) avait observé pour la

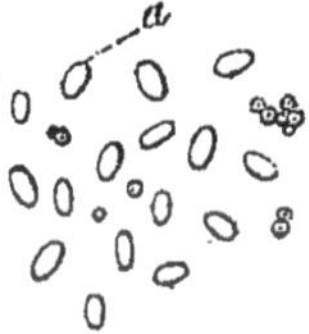

Fig. 172. — Nosema bombycis, 500 diamètres. — *a*, cellules.

première fois de petits *corpuscules* ovoïdes et réfringents (voyez page 105) que Lebert et Frey (2) avaient donnés comme les parasites de cette maladie. Cornalia (1856) avait aussi entrevu leur importance pathologique. Osimo (3) et Vittadini avaient découvert ces corpuscules dans les œufs et fondé sur l'examen microscopique le diagnostic des bonnes et des mauvaises graines.

Pasteur (4), qui a institué à propos de cette maladie les expé-

(1) Guérin-Menneville, *Etudes sur les maladies des vers à soie; Mémoires de la Société d'agriculture de France*, 2e série, t. V, 1849.

(2) Lebert et Frey, *Annuaire de la Société des naturalistes de Zurich*, 1856; Lebert, *Maladie de l'insecte de la soie*, Berlin, 1858.

(3) *Recherches sur les maladies des vers à soie*, Padoue, 1859.

(4) *Etudes sur les maladies des vers à soie*, Paris, Gauthier-Villars, 1870. Voyez

riences les plus ingénieuses, a donné en même temps les moyens d'en préserver les magnaneries. Il a observé que les corpuscules n'existent à aucun moment du développement des vers à soie normaux, tandis que les vers provenant de graines déjà infectées en sont remplis. Lorsqu'un animal succombe à la maladie, son corps tout entier est transformé en une bouillie de corpuscules. Pasteur a constaté que l'inoculation par pipûre à la peau, ou l'absorption de ces corpuscules semés sur une feuille de mûrier, amènent leur généralisation dans tout l'animal, consécutivement à l'envahissement de la peau dans le premier cas, de la tunique intestinale dans le second. Les déjections des vers corpusculeux tombées sur les feuilles du mûrier ont le même effet. Ainsi se trouvait élucidé le mode de contagion. Si le ver à soie est contagionné avant la période d'encoconnement, comme la maladie est assez lente à se développer, il pourra paraître sain en ce moment et les œufs de la chrysalide seront plus ou moins envahis. Les vers qui naîtront d'œufs corpusculeux seront malades dès leurs premières mues et ne pourront pas arriver jusqu'au cocon. La maladie est donc à la fois contagieuse et héréditaire.

Nous savons peu de chose relativement aux cultures de ces organismes, ni sur la place qu'ils doivent occuper en botanique. Il est probable qu'il ne s'agit pas d'une bactérie, mais bien d'une levure.

B. Flacherie ou maladie des morts-flats. — La flacherie est une maladie des vers à soie sans aucun rapport avec la précédente, qui est causée par la pénétration, à travers la muqueuse, de vibrions et de micrococci développés dans la fermentation des feuilles de mûrier.

Cette maladie des vers évolue très rapidement ; ils cessent de manger, sont immobiles et languissants, et périssent en quelques heures. Après leur mort ils deviennent bientôt mous, puis ils pourrissent en prenant une couleur noire dans l'intervalle de vingt-quatre ou quarante-huit heures. La maladie atta-

aussi : Verson et Vlacovitch, *Recherches sur la gattine et la flacheria*. Traduction de M. Maillot (Publication de la station séricicole de Montpellier. 1874. — Duclaux, *Chimie biologique* dans l'*Encyclopédie chimique* de Fremy, 1883, p. 880.

que à la fois une grande quantité de vers et elle est manifestement contagieuse.

En étudiant le contenu du canal digestif de ces vers, Pasteur y trouva les feuilles de mûrier envahies par les mêmes micro-organismes qui se développent dans la fermentation artificielle *in vitro* de ces mêmes feuilles. Les micro-organismes sont de vibrions, très mobiles comparables à ceux de la fermentation butyrique ou de la putréfaction, parfois pourvus d'une spore, de très petits micrococci en chapelets et associés deux par deux, et des bactéries moins longues et moins grosses que les premières.

Pasteur et Raulin ont étudié le mode de contagion par piqûre des vers et par l'alimentation avec des feuilles contaminées

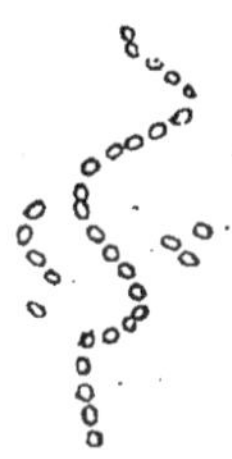

Fig. 173. — Micrococcus bombycis, d'après Cohn. 600 diamètres.

par les produits de déjection des vers malades. Dans le premier cas, les vibrions s'introduisent par la peau et le sang dans toute l'économie jusqu'à l'intestin ; ils suivent une marche inverse, de l'intestin dans le sang et dans tous les organes dans le second. Un papillon contaminé donne, par l'accouplement, la maladie à la femelle, et l'on trouve les micro-parasites dans la poche copulatrice (Chiozza).

La marche de la contagion et de la maladie elle-même est variable ; le temps qui sépare l'infection de la mort de l'insecte varie de douze heures à deux ou trois semaines. Quelques-uns ne sont nullement atteints, ce qui se comprend très bien puisque l'organisme du ver est fait pour résister aux micro-organismes de la putréfaction de la feuille de mûrier qui se rencontrent ordinairement, en petite quantité il est vrai, dans son alimentation.

Les vers inoculés par piqûre meurent plus rapidement et plus sûrement que lorsqu'on leur fait manger des feuilles putréfiées. Les vers à qui l'on injecte par l'anus, dans le tube digestif, une goutte de liquide provenant de la matière intestinale d'un ver mort-flat ou de la fermentation artificielle de feuille de mûrier, meurent tous infailliblement en vingt-quatre ou trente-six heures (Ferry de la Bellone) (1). Ce dernier résultat s'explique parce que les microbes introduits par la bouche peuvent être altérés et détruits par l'acidité des sucs digestifs, ce qui n'a pas lieu pour ceux qui pénètrent par l'anus. La virulence se renforce par le passage des micro-parasites dans un ver, si bien que lorsqu'ils proviennent d'un mort-flat ils sont plus actifs que ceux qui résultent de la fermentation d'une feuille.

La vulnérabilité, la sensibilité des vers à cet empoisonnement, sont en rapport avec les périodes de mues successives et surtout avec celle qui précède l'encoconnement, car les vers mangent alors avec une voracité prodigieuse. L'intoxication sera plus facile si les vers sont affaiblis par les mues ou si leur tube digestif est surchargé d'aliments. Ces différentes conditions physiologiques donnent la raison de la diversité d'action de la cause pathogénique et de l'inégale réceptivité des sujets.

Maladie des larves des abeilles. — Les larves des abeilles sont atteintes d'une maladie parasitaire causée par des bacilles. Elles succombent à cette invasion et se putréfient. Cette maladie est connue en Angleterre sous le nom de « foul-brood ». Les bacilles ont été isolés par MM. Cheshire et Cheyne (2). Ils présentent des extrémités arrondies ou coniques ; ils sont mobiles et donnent sur la gélatine des groupes ovalaires, piriformes. De la partie amincie partent des ramifications. Ils liquéfient la gélatine après l'avoir troublée. Sur la pomme de terre ils forment de très grandes spores qui ne se colorent pas par la méthode d'Erlich. Le bacille se colore assez difficilement par la méthode de Gram. Injectés sous la peau de la souris, ils déterminent un œdème et la mort en vingt-quatre heures. Chez un cobaye il se développa une nécrose du muscle et l'animal mourut au bout de six jours.

(1) Ferry de la Bellone, *Recherche expérimentale sur les causes de la flacherie des vers à soie.* Comptes rendus du congrès international séricicole, 1878.

(2) *Journ. Royal microscopical Society*, 1885, p. 582.

DEUXIÈME SECTION

Maladies spontanées, d'origine bactérienne, appartenant à l'homme. — Maladies similaires des animaux.

CHAPITRE PREMIER

INFLAMMATIONS CONSÉCUTIVES AUX PLAIES ET LIÉES A LA PRÉSENCE DES BACTÉRIES.

§ 1. — Étiologie générale.

Les maladies diverses qu'on peut considérer comme consécutives aux plaies, bien que très nombreuses et variées, appartiennent en quelque sorte à une même famille. Elles sont en effet caractérisées par des inflammations superficielles ou profondes aboutissant pour la plupart à une suppuration limitée ou étendue et diffuse. Elles portent sur le tégument, le tissu conjonctif sous-cutané ou profond, parfois sur le tissu périostique ou sur les articulations. Elles produisent souvent des inflammations des vaisseaux et ganglions lymphatiques, des veines et de l'endocarde, et elles sont alors, suivant leur origine et suivant la multiplication plus ou moins considérable des bactéries, suivant l'état des sujets, accompagnées parfois d'embolies, de pyémie, de septicémie, ou de gangrène. Elles sont le plus communément du ressort de la chirurgie; cependant quelques-unes, qui paraissent au premier abord spontanées comme l'érysipèle, sont placées souvent dans les services de médecine.

La preuve de leur parenté nous est fournie par la connaissance des micro-organismes ; aussi commencerons-nous tout d'abord par exposer l'étiologie générale des maladies consécutives aux plaies.

LES MICRO-ORGANISMES DES INFLAMMATIONS CONSÉCUTIVES AUX PLAIES. — Des histologistes, des anatomo-pathologistes et des chirurgiens avaient depuis longtemps signalé la présence dans les liquides inflammatoires, dans le pus, etc., de micro-organismes consistant en microcoques disposés isolément ou en amas ou en chaînettes. Nous reviendrons sur cet historique à propos de chaque maladie prise en particulier. Mais on ne savait pas si ces micro-organismes appartenaient à la même espèce ou à des espèces différentes. C'est surtout aux travaux d'Ogston et de Rosenbach (1) que nous devons cette différenciation.

Ogston avait déjà différencié les bactéries en amas des bactéries en chaînettes et en faisait deux espèces différentes, les staphylococcus et les streptococcus; avec le staphylococcus injecté dans le tissu cellulaire d'un animal, il avait trouvé, à la limite de la partie ramollie de l'abcès, des masses de microcoques d'apparence nuageuse qui détruisaient le tissu comme par une invasion périphérique. Avec le streptococcus, la lésion est moins rapide et moins destructive. Il n'y a pas de cocci en nuages, mais seulement des chapelets entre les éléments du tissu.

Rosenbach a isolé les diverses espèces des bactéries du pus. Il a constaté l'existence de ces deux formes principales, mais si l'on fait des cultures du streptococcus sur la gélatine ou sur l'agar-agar, il perd sa forme de chapelet, si bien qu'on ne peut plus le distinguer du staphylococcus par l'examen histologique. D'après nos recherches personnelles, au contraire, on peut bien distinguer même dans les cultures, dans la gélatine et dans le bouillon, les caractères histologiques de ces deux espèces. Mais c'est surtout à l'œil nu, par la forme des cultures obtenues avec la gélatine et l'agar-agar, par leur disposition et leur mode de croissance, que Rosenbach est arrivé à en isoler cinq espèces différentes. Les bactéries du pus les plus fréquentes sont les suivantes :

1° Le microbe pyogénique de Pasteur, que notre illustre sa-

(1) *Mikroorganismen bei den Wundinfections-Krankheiten des Menschen*, Wiesbaden, 1884.

vant avait trouvé et isolé dans l'eau de Seine (voy. page 121). Pasteur l'a cultivé et injecté à des animaux chez qui il a produit des suppurations locales. En l'injectant dans la veine jugulaire des lapins, il a déterminé une infection purulente avec des abcès métastatiques. Ce vibrion ou coccus ovoïde a été vu par Ogston et par Rosenbach, mais non constamment et seulement dans les premiers faits que celui-ci a observés. Rosenbach ne l'a pas retrouvé par la suite, si bien qu'il subsiste un certain doute sur son existence habituelle dans le pus.

2° Le *staphylococcus aureus*, caractérisé par des cultures de couleur jaune d'or, opaques, qu'on obtient sur l'agar-agar. Ce microbe est le même que Pasteur a vu dans le furoncle. Il existe dans les abcès de la pyémie, de la fièvre puerpérale, de l'ostéomyélite. Nous l'avons trouvé dans un cas d'endocardite ulcéreuse, dans un fait de pneumonie gangréneuse en même temps qu'une bactérie saprogène, dans un cas de méningite cérébro-spinale, de pleurésie purulente, de néphrite parenchymateuse, et dans une observation de tétanos traumatique où il existait dans les méninges et le cerveau avec le staphylococcus albus. C'est probablement le microbe observé par Pasteur dans l'ostéo-myélite, par Bouchard dans la néphrite de cette maladie, par Struck et Fédor Krause. Sur une lamelle d'agar-agar, à 37°, il se développe suivant une strie opaque qui devient plus tard jaune orange, comme une touche épaisse faite au pinceau avec une couleur à l'huile. La plaque s'élargit ensuite en formant des facettes arrondies de 3 à 4 millimètres de diamètre, et elle se fonce de plus en plus. Elle reste toujours superficielle à la surface de l'agar-agar. Elle se développe plus lentement si on ne chauffe pas la plaque. C'est pour cela qu'il vaut mieux se servir d'agar-agar que de gélatine. Il liquéfie assez vite la gélatine.

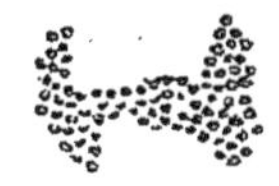
Fig. 174. — Staphylococcus pyogenes aureus, d'après Rosenbach.

Ce microcoque se développe bien aussi sur les pommes de terre et le sérum du sang gélatinisé. On peut faire pendant un an et davantage des cultures successives avec les premières.

En examinant les cultures, on voit des microcoques ronds, régulièrement placés à distance égale les uns des autres dans une masse homogène. Si l'on injecte les cultures obtenues sur l'agar-agar dans la plèvre ou dans le genou d'un lapin ou d'un chien, le lapin meurt la nuit suivante. S'il vit vingt-quatre heures, il meurt avec de grands abcès. Le chien survit à l'injection dans le genou, mais il y a une suppuration suivie de perforation de la jointure. Ce microbe ne donne pas de mauvaise odeur à la suppuration ; il ne développe pas de gaz. Il transforme l'albumine en peptones solubles.

3° Le *staphylococcus flavescens* (Babes), intermédiaire entre l'aureus et l'albus, possède d'une façon générale les mêmes propriétés que ces deux microbes. Sur les plaques de gélatine, la culture est incolore, mais elle présente un noyau de telle sorte que la culture ressemble à une cellule. Sur l'agar-agar elle donne une couche mince qui devient jaune au bout de huit jours et seulement dans sa profondeur. Elle liquéfie la gélatine et donne à sa surface une couche blanche épaisse. Ce microbe tue les souris, en donnant tantôt des abcès, tantôt une espèce de septicémie.

4° Le *staphylococcus pyogenes albus*. — Les cultures formées par ce micrococcus sont semblables aux précédentes, à l'exception de la couleur, qui est blanche comme une tache de couleur à l'huile. Il se développe très vite. En général, il faut faire des cultures successives pour avoir de bons résultats. On ne peut le distinguer au microscope du staphylococcus aureus. Son action pathogénique est la même.

5° Le *staphylococcus pyogenes citreus*, trouvé par Passet dans certaines suppurations et dont les propriétés sont semblables à celles du précédent, sauf la couleur de la culture, qui est jaune citron.

6° Le *micrococcus pyogenes tenuis*. — Ce microbe est plus rare que les précédents. Rosenbach en a obtenu trois fois des cultures pures. Ces cultures sont tellement fines qu'on les distingue à peine à l'œil nu. Sur l'agar-agar, on voit se développer une couche vitreuse mince comme un vernis. Au microscope, il se présente sous la forme de cocci irréguliers, un peu plus grands que les précédents, un peu plus allongés et présentant à leurs deux pôles des points plus foncés.

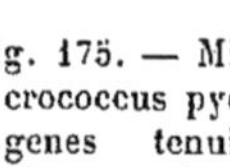

Fig. 175. — Micrococcus pyogenes tenuis d'un empyème.

Les abcès causés par ces parasites sont très caractéristiques, car ils sont purement locaux, sans fièvre ni pyémie consécutive.

7° Le *streptococcus pyogenes.* — C'est l'organisme en chapelet. Il y en a de deux espèces: celui de l'érysipèle et celui des abcès, ou streptococcus pyogenes. Ce sont là les streptococci de Ogston, les chaînettes de Löffler, le streptococcus pyogène de Rosenbach, les microbes que nous avons dessinés dans le phlegmon. Par l'examen au microscope, Rosenbach n'a découvert aucune différence entre les deux variétés du streptococcus, mais leurs cultures ne sont pas les mêmes. Le streptococcus pyogenes donne sur la gélatine une pellicule ronde un peu blanchâtre et ne liquéfie pas la gélatine. Sur l'agar-agar, il se développe plus facilement. Si l'on fait une strie de culture sur une plaque de verre couverte de gélatine, il se développe en forme de bande avec des centres opaques. Plus tard, la culture grandit, devient saillante et brunâtre, avec un bord plat, quelquefois plus épais, formant une sorte de terrasse ou de talus autour du plateau central. L'épaisseur de la culture atteint 2 ou 3 millimètres en trois semaines. Il ne produit pas de putréfaction. Il transforme l'albumine en peptone soluble. Si l'on examine les cultures de streptococcus pyogenes avec un faible grossissement, on voit que leur bord est festonné, frangé, réticulé. L'examen des cultures avec un fort grossissement démontre les chaînettes bien connues.

Les lapins ne sont pas très sensibles à l'injection du streptococcus pyogenes; ils ne présentent alors rien de plus que des abcès locaux. Les souris sont plus susceptibles. Elles sont atteintes d'une suppuration avec dissection du tissu sous-cutané, et meurent au bout de trois ou quatre jours (1).

8° Le *bacillus pyogenes fœtidus* se présente sous la forme de

(1) Passet (*Fortschritte der Medicin,* nos 2 et 3, 1885) a isolé en outre, dans le pus, par les procédés de Koch, trois micro-organismes: 1° un bacille qu'il nomme *bacillus pyogenes fœtidus*, de 1 μ, 4 de longueur sur 0 μ, 6, donnant sur la gélatine des cultures à odeur fétide ayant l'apparence d'un voile gris transparent; 2° un staphylococcus albus cereus, et 3° un staphylococcus fulvus cereus. Ces deux derniers se présentent sur la gélatine sous forme de gouttes analogues à la cire, le dernier de couleur jaune citron. Ces staphylococci ne sont pas inoculables aux animaux. Le bacillus fœtidus n'a pas non plus de propriétés pathogènes bien prononcés. Il n'a pas retrouvé le micrococcus tenuis de Rosenbach. Par contre il a observé un micro-organisme pseudo-pneumonique que nous avons décrit à la page 144.

petits bâtonnets arrondis à leurs extrémités, ayant 0,6 à 1μ,45 en longueur, à peine mobiles se cultivant en plaques blanches sur la gélatine qui n'est pas liquéfiée. Les cultures répandent une forte odeur de putréfaction. Son injection aux souris et aux cobayes fait mourir ces animaux en vingt-quatre heures. Passet ne les a retrouvés que dans le sang. Babes a trouvé un bacille en tout semblable à celui de Passet, mais qui tue les souris seulement en quelques jours. Il cause souvent des abcès du foie. Dans le pus des abcès et dans les petits nodules non encore abcédés on trouve des bacilles entre les cellules embryonnaires. Ces bacilles montrent des parties foncées à leurs extrémités et souvent en leur milieu.

Parmi les organismes décrits par Rosenbach, les plus communément observés sont le streptococcus et le staphylococcus.

Par la comparaison des faits de suppuration et des organismes qu'il y a constatés, Rosenbach est arrivé à tracer une histoire clinique du phlegmon basée sur la connaissance de ces microbes, et presque à diagnostiquer l'espèce bactérienne de chaque abcès par ses caractères constatés à l'œil nu, par sa marche, son siège et son évolution.

Ainsi, il a vu le staphylococcus aureus dans les abcès où le pus était en général de couleur jaunâtre, à la tête, au sternum, à la région mentonnière, sous-maxillaire, à l'avant-bras, à la mamelle, dans les furoncles de la lèvre supérieure, dans l'empyème, dans un abcès périnéphrétique ; le streptococcus, dans le phlegmon sous-cutané, au genou, au bras, au menton, etc., et en général dans les abcès phlegmoneux, dont le pus est blanc. Le staphylococcus et le streptococcus étaient unis dans les abcès lymphangitiques consécutifs aux pustules anatomiques de la main, dans les abcès parotidiens, une fois dans une pleurésie.

Le micrococcus tenuis a été observé dans plusieurs abcès, chez des enfants, sans rougeur ni gonflement des tissus et sans fièvre ; ces abcès ont guéri très rapidement après la ponction. Il a été vu dans deux épanchements pleurétiques sans fièvre.

Lorsque les animaux sont tués par une injection de ces microbes, on peut en obtenir des cultures pures par leur sang.

De ces faits, il est vrai encore peu nombreux, car il n'a observé que trente cas de suppurations, Rosenbach conclut que le streptococcus détermine des phlegmons généralement superficiels, quelquefois sans collection purulente, ou érysipélateux à évolution lente. L'exsudat est d'abord formé de sérum floconneux; le pus se montre plus tard, après une semaine environ. La fièvre s'allume alors et la guérison est lente.

Le staphylococcus préside aux phlegmons plus aigus qui s'abcèdent plus rapidement en détruisant les tissus.

Les recherches de Rosenbach, que nous venons d'analyser, datent de peu de temps et elles ne sont pas complètes. Aussi, bien que nous les considérions comme excellentes et devant servir de point de départ aux travaux ultérieurs, il est impossible de les regarder comme définitives. La méthode employée par Rosenbach a consisté simplement, en effet, à faire des stries avec l'aiguille sur la gélatine; il n'a pas ensemencé des plaques de gélatine avec les liquides ou les cultures diluées en se servant du procédé d'isolement des bactéries de Koch, qui est assurément bien supérieur. Nous avons contrôlé les recherches de Rosenbach et appliqué la méthode d'ensemencement dilué sur les plaques. Nous avons chauffé l'agar-agar au bain-marie et pratiqué l'ensemencement dans l'agar encore liquéfié à 40°, que nous avons versé ensuite sur des plaques. Avec cette méthode, on peut bien distinguer les colonies caractéristiques de celles que forment les colonies de bactéries accidentelles, ce qui n'est pas toujours possible dans les stries. Il sera bon aussi de faire ces cultures sur d'autres milieux nutritifs, comme le sérum du sang de bœuf gélatinisé; car il peut se faire que certaines bactéries du pus ne croissent pas sur l'agar-agar.

Enfin on peut supposer qu'il existe dans le pus, pendant la vie des malades, ou après leur mort, des bactéries accidentelles qui n'ont pas un rapport direct avec la suppuration et qui cependant sont isolables par les cultures et pathogènes relativement aux animaux à qui on les injecte. Il ne suffit pas en effet qu'une bactérie soit cultivée, isolée et produise une maladie chez un animal, pour être sûr qu'elle donne à l'homme une maladie déterminée.

C'est pour ces différentes raisons que nous accordons aux

recherches d'histologie pure une grande valeur, recherches qui ont été un peu négligées par Rosenbach.

Dans l'étude de ces différentes maladies, nous procéderons des plus simples aux plus complexes, des moins graves aux plus dangereuses, telles que la pyémie et la septicémie, et nous finirons par des maladies qui sont en connexion intime avec celles qui succèdent aux plaies, comme l'endocardite et les néphrites bactériennes.

§ 2. — Vésico-pustules de la région dorsale des doigts, de la main et du poignet chez les anatomistes.

Les personnes qui ont souvent les mains en contact avec les liquides septiques des cadavres sont sujettes à une éruption du dos des doigts, de la main et du poignet, qui commence par une petite papule péripilaire, surmontée très rapidement d'une vésicule acuminée, très petite, siégeant autour d'un poil et qui s'étend en se remplissant d'une sérosité louche ou puriforme. Le siège de la lésion dans une région pourvue de poils, et autour d'un poil qui en occupe toujours le centre comme dans toute périfolliculite pilo-sébacée, sa cause qui réside dans le contact prolongé de la peau avec des liquides irritants, nous font penser qu'elle est due à la pénétration de ces liquides à la surface de la peau autour du poil, dans un follicule pileux. D'autres fois ces vésico-pustules siègent au poignet dans une zone circulaire en bracelet, et elles paraissent causées par le frottement que produit le bord d'une manchette imprégnée de sang ou la manche du vêtement avec lequel on fait des autopsies et qui est tachée de liquides irritants.

L'évolution de ces vésico-pustules est très rapide : en vingt-quatre ou trente-six heures elles sont arrivées à leur période d'état. Lorsqu'on les perce et qu'on examine leur contenu à l'état frais, on voit ordinairement, avec des globules de pus, une grande quantité de micrococci isolés, ou deux par deux ou en chaînettes mobiles, qui répondent à la description du streptococcus (voyez pl. I, les organismes de la tourniole et fig. 28, ceux du phlegmon). Ces micro-organismes se teignent très bien par les substances colorantes de l'aniline sur des lamelles où on laisse dessécher le liquide de la vésico-pustule.

Au lieu d'une pustule unique qui disparaît en trois ou quatre jours en laissant simplement une tuméfaction limitée de la peau, on peut observer plusieurs pustules développées en même temps ou successivement, et alors le tissu conjonctif environnant, de la surface de la peau aux parties profondes, présente une rougeur et une inflammation œdémateuse diffuse, plus ou moins étendue au pourtour de la plaque que forment ces éruptions. De là les lymphatiques peuvent être enflammés eux-mêmes, et il en résulte des traînées rosées irrégulières, visibles sur la peau de l'avant-bras. Cette lymphangite superficielle se limite spontanément à la région envahie ; il est rare qu'elle s'étende jusqu'à déterminer la tuméfaction des ganglions du coude et de l'aisselle. Nous rangeons cette inflammation, habituellement très superficielle et sans gravité, dans les lésions par plaies, car les micro-organismes qui la déterminent pénètrent vraisemblablement par effraction dans l'épiderme autour du collet des poils et de là dans les follicules pileux.

§ 3. — **Tourniole.**

La tourniole, inflammation superficielle de la peau, limitée au bord de l'ongle et à sa racine, a presque toujours pour cause une piqûre du repli sus-unguéal. Elle survient lorsque ces piqûres sont faites avec des instruments souillés de micro-organismes ou lorsqu'on plonge les doigts dans des liquides septiques ou irritants. Bientôt la peau du pourtour de l'ongle se tuméfie et rougit, l'épiderme est soulevé par de la sérosité qui devient louche ou puriforme. Un œdème inflammatoire s'étend au pourtour. Lorsqu'on examine au microscope la sérosité louche de la bulle, on y trouve, en même temps que des globules de pus et des globules rouges du sang, une grande quantité de micro-organismes en chaînettes (voyez la planche I, en bas et à gauche de la planche). Ils répondent à la description du streptococcus pyogène, et ils existent pendant tout le temps que durent la suppuration et la sécrétion au niveau de l'ongle, c'est-à-dire de quatre à huit jours.

Lorsque la tourniole résulte de l'absorption d'un virus septique, comme cela a lieu par exemple chez les anatomistes, la partie dorsale du doigt qui en est le siège présente parfois des traînées de lymphangite, des pustules et des tubercules anatomiques au niveau de la phalangine ou de la phalange, et il en résulte des lésions plus profondes qui peuvent durer jusqu'à un ou plusieurs mois, s'accompagner de lymphangite, d'adénites, etc.

La tourniole est une affection très commune chez toutes les personnes qui travaillent de leurs mains en maniant des liquides ou des poussières plus ou moins irritants.

Rosenbach a décrit sous le nom d'érysipéloïde du doigt (*erysipelas chronicum, erythema migrans*) une affection *sui generis* qui survient dans les mêmes conditions que la tourniole, à la suite d'une petite plaie au même lieu, et qui est caractérisée par une infiltration rouge bleuâtre de la peau. Elle se montre souvent chez les cuisinières qui touchent de la viande crue et des substances irritantes. Elle dure habituellement une semaine, sans qu'il y ait de fièvre ni de réaction générale. Rosenbach a cultivé la sérosité de cette affection sur de l'agar-agar et il a vu se développer une petite culture de micrococci. Il s'est inoculé cette culture et il a reproduit sur son doigt la même lésion.

§ 4. — **Périfolliculites conglomérées.**

Leloir a signalé (Société anatomique, mai 1884) une forme particulière de périfolliculites agminées en plaques, siégeant sur le dos de la main, du poignet et de l'avant-bras, caractérisées par une saillie circulaire de la peau à bords nettement limités. La surface de la plaque, de couleur livide, est criblée d'une quantité de petits trous du diamètre d'une grosse épingle environ. Ces trous occupent la place de follicules pileux dont les poils sont tombés. La pression en fait sortir une rosée de gouttelettes de pus et quelquefois des filaments caséiformes ressemblant à un fin vermicelle. L'examen des coupes de la peau démontre que la lésion siège dans les follicules pilo-sébacés. L'épiderme est conservé à la surface de toute la plaque ; la couche épidermique superficielle, la couche granuleuse, avec son éléidine, persistent ; le corps muqueux présente entre ses éléments des cellules migratrices. Celles-ci s'accumulent autour des follicules pileux. Ces derniers sont remplis de cellules épidermiques et de corpuscules de pus granulo-graisseux ; parfois on y rencontre quelques poils plus ou moins altérés, affectant des dispositions tout à fait irrégulières. Les follicules pileux, quelquefois transformés en kystes, apparaissent à l'œil nu comme des points jaunes, mais le plus souvent ils sont dilatés sur toute leur longueur, et ils s'ouvrent largement, à la surface de la peau, par les orifices signalés plus haut.

Dans le derme enflammé et infiltré de petites cellules rondes, surtout au voisinage des follicules pilo-sébacés et des glandes sudoripares, on reconnaît un assez grand nombre de microbes sur les préparations colorées au violet de méthyl et traitées par la solution d'iodure de potassium iodé. Ces bactéries siègent de préférence au voisinage des vaisseaux, des follicules pileux et des glandes sudoripares, mais on en trouve aussi entre les cellules rondes qui infiltrent le derme et parfois, mais rarement, dans de grosses cellules qui peuvent être regardées comme des cellules géantes. Elles siègent aussi dans les fentes lymphatiques du derme. Ce sont des micrococci ronds, isolés ou disséminés sous forme de double point, assez volumineux et parfois un peu inégaux; ils se réunissent en groupes constituant de véritables zooglœes de cellules isolées, ou deux par deux, plus grosses à la périphérie de la zooglœe qu'à sa partie centrale et peu tassées les unes contre les autres. Ces micrococci sont alors masqués et englobés par une masse gélatineuse.

Le sang recueilli soit au bout des doigts de la main malade, soit loin de la lésion, dans la circulation générale, contient des micro-organismes semblables, ce dont Leloir s'est assuré en le cultivant avec l'aide et dans le laboratoire de Duclaux. Les cultures faites dans du bouillon de veau donnent lieu à la pullulation de ce même organisme isolé, en double point, très mobile, et en petits amas ressemblant parfois à une chaînette, ou constituant de véritables zooglœes avec une enveloppe gélatineuse. Ces amas de microbes tombent et se déposent au fond du vase. L'inoculation de ce liquide aux lapins produit une parésie, des accidents locaux, de la rougeur, de la gangrène, et se termine généralement par la mort des animaux au bout d'une huitaine de jours.

Ce micro-organisme ressemble beaucoup, d'après Duclaux, à celui que ce savant a isolé dans le bouton de Biskra et dans le sang d'un malade qui en était porteur.

Ces plaques de périfolliculites agminées guérissent spontanément par la simple compression, dans l'espace de six semaines environ.

Cette maladie soulève bien des questions : le micro-organisme est-il introduit dans les parties enflammées, après qu'elles se sont ouvertes à l'air par l'issue du pus à l'orifice des follicules pileux, ou au contraire les microbes existaient-ils au préalable dans ces lésions avant qu'elles se soient ouvertes? L'infection du sang, le transport par ce liquide des micro-parasites sont-ils primitifs ou consécutifs? La lésion est-elle due à l'introduction de micro-organismes par les follicules pileux ou au développement concomitant de ces bactéries et de l'inflammation? Ces diverses questions ne sont pas résolues, et l'étiologie de cette affection n'est pas encore élucidée.

§ 5. — **Furoncle et anthrax.**

Le furoncle est une petite nodosité inflammatoire, dure, profonde, occupant le derme et le tissu conjonctif sous-cutané, dans le centre de laquelle il se produit une nécrose du tissu; la portion nécrosée ou bourbillon s'élimine avec le pus lorsque ce liquide a soulevé l'épiderme et s'est ouvert une voie au dehors. Le pus du furoncle contient des micrococci qui ont été étudiés pour la première fois par Pasteur. Ces microbes aérobies, formés de petits cocci sphériques réunis deux par deux, rarement par quatre, fréquemment associés en amas, existent déjà dans la partie de la peau poéminente et rouge où le pus doit apparaître. On n'a jamais rencontré ce micro-organisme dans le sang de la circulation générale. Il se cultive très bien dans l'eau de levûre et dans le bouillon de poule (Pasteur) (1). Nous avons vu précédemment que ce microbe n'est autre qu'un staphylococcus pyogene (voyez plus haut, page 128).

L'anthrax débute par une induration profonde du tissu cel-

(1) *De l'extension de la théorie des germes à l'étiologie de quelques maladies communes* (*Comptes rendus de l'Académie des sciences*, 3 mai 1880).

lulaire sous-cutané. Il est habituellement précédé par plusieurs furoncles qui se réunissent en une plaque ayant les dimensions

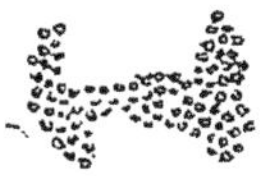

Fig. 176. — Staphylococcus pyogenus aureus (Rosenbach).

d'une pièce de cinq francs, jusqu'à celle de la paume de la main, ou davantage. Son siège le plus habituel est à la nuque. Toute la partie envahie est infiltrée de pus et de fibrine qui distendent le tissu conjonctif du derme et du pannicule adipeux, si bien que la surface de la peau se nécrose par place ou sur une large surface ; des pertes de substance, souvent taillées à l'emporte-pièce, laissent voir le tissu sous-jacent induré et infiltré par un exsudat gris-jaunâtre d'une grande densité. L'élimination du tissu conjonctif étouffé et nécrosé par cet exsudat est lente à se faire, et il en résulte une suppuration sanieuse abondante, que les forces du malade ne supportent pas toujours.

L'anthrax est une inflammation phlegmoneuse circonscrite de la même nature que le furoncle.

Le furoncle et l'anthax paraissent souvent se développer spontanément chez des individus qui y sont prédisposés par le diabète ou par une nourriture trop succulente; mais on les voit naître ordinairement dans des régions de la peau qui sont soumises à des frottements habituels, par exemple au cou, sous l'influence du frottement du col de la chemise, au poignet en contact avec les manchettes ou la manche d'habits malpropres, auprès des vésicatoires pansés sans précaution, ou simplement sur la peau irritée par l'action des vésicatoires, en sorte qu'on peut les regarder souvent comme provenant de traumatismes extérieurs. Löwenberg, qui a publié une monographie sur le furoncle de l'oreille, et qui en a décrit les micro-organismes semblables à ceux qu'avait trouvés Pasteur (1), fait jouer dans l'étiologie de cette affection un grand rôle aux follicules pilo-sébacés. Il remarque que les poils follets qui fixent à leur surface les micro-organismes de l'air et de l'eau peuvent servir à faire péné-

(1) Löwenberg, *le Furoncle de l'oreille et la Furonculose*, Paris, 1881.

trer ces mêmes bactéries dans les follicules pileux, en leur traçant pour ainsi dire leur chemin. Il insiste aussi sur ce fait, en faveur de la nature parasitaire de l'affection, que le furoncle se sème pour ainsi dire à son pourtour, et qu'un premier furoncle est suivi d'une série d'autres qui se développent dans son voisinage.

Comment expliquer cette extension? Pasteur a constaté que le micro-organisme du furoncle ne vit pas dans le sang, bien qu'il soit aérobie. Inoculé aux lapins, il donne seulement des abcès locaux. Il n'est pas probable, par conséquent, que l'extension des furoncles s'effectue par le transport du micro-organisme par le sang. Il serait peut-être plus rationnel de l'expliquer par l'infiltration séreuse du tissu conjonctif et par l'entrée des bactéries dans les vaisseaux lymphatiques qui le transporteraient à une certaine distance où il se cultiverait dans le tissu conjonctif. Löwenberg s'arrête à l'hypothèse que le pus, sorti de l'ouverture d'un furoncle, baignant la peau des parties voisines, la contagionne et détermine de nouvelles lésions, pourvu qu'il pénètre dans le derme à la faveur d'un ramollissement de l'épiderme, surtout au niveau des follicules pileux.

L'organisme des diabétiques, dans lequel les plasmas contiennent du sucre, paraît être un milieu de prédilection pour les microbes du furoncle. Cependant ils ne se cultivent pas dans l'eau sucrée.

L'anthrax est souvent une maladie grave, en raison de son siège ou de l'état général des sujets qui en sont atteints. Celui des lèvres et de la face se termine quelquefois par une phlébite mortelle de la veine faciale et des sinus de la dure-mère.

§ 6. — **Bouton d'Alep et de Biskra.**

On désigne ainsi une maladie endémique à Alep, Bagdad, Biskra, Tunis, etc., et dans les environs de ces villes, caractérisée par l'apparition aux membres, et surtout à la face, d'une ou plusieurs élevures d'apparence tuberculeuse, qui, dans la durée moyenne d'une année, s'accroissent, s'ulcèrent et se cicatrisent, en laissant après elles une marque indélébile.

Duclaux (1) a pu étudier, dans le service de Fournier, à l'hôpital Saint-Louis, un malade atteint du bouton de Biskra qu'il avait contracté en Tu-

(1) Académie de médecine, séance du 19 juin 1884 et *Archives de physiologie* 1884, t. II, p. 106.

nisie. Le sang, examiné au voisinage du bouton et dans les vaisseaux de la circulation générale, contenait un coccus de moins d'un millième de millimètre se reproduisant facilement, sous forme de grains doubles ou de zooglœes, dans du bouillon de veau parfaitement neutre. Introduit dans la circulation du lapin, il provoqua chez cet animal une maladie chronique, caractérisée par des poussées successives, dans le derme, de clous gangréneux à leur sommet, quelquefois irrégulièrement disséminés sur toute la surface du corps, d'autres fois agminés et même confluents. D'après l'appréciation de Fournier, ces clous rappellent les caractères du bouton de Biskra. Les animaux ont, pendant les trois ou quatre semaines que dure l'éruption, des symptômes généraux, de l'amaigrissement, des abcès sous-cutanés; leur poil est hérissé, mais ils continuent à manger. L'éruption commence dix jours après l'inoculation. Lorsqu'elle a cessé, les animaux se rétablissent. On trouve, dans le pus des clous et des abcès, les mêmes microbes que ceux qui ont été inoculés.

La culture du microbe dans le bouillon de veau concentré, injectée à la dose de 20 gouttes, dans le tissu cellulaire sous-cutané, détermine à bref délai une lymphangite suivie d'une gangrène de la largeur de la main. Ce sphacèle guérit et les lapins reviennent à la santé. Duclaux compare cette gangrène à celle de la verge, qu'il a observée aussi dans le service de Fournier.

L'injection, dans une veine de l'oreille, d'une dose plus considérable de ce microbe, d'un quart de centimètre cube, détermine la mort en seize heures avec de la péricardite, des épanchements pleurétiques limpides ou colorés par l'hémoglobine, des infarctus hémorrhagiques du poumon, et le passage des bactéries dans le sang et dans les urines.

Duclaux a aussi obtenu des effets moins foudroyants avec des cultures plus anciennes. Au bout de dix jours la virulence a diminué; l'inoculation sous la peau ne donne plus qu'une plaque de gangrène très limitée; l'injection dans le sang n'amène la mort qu'au bout de quatre, cinq, six jours. La péricardite et la pleurésie sont alors faibles ou nulles, mais on observe des abcès dans le foie, une néphrite purulente avec du pus et des microbes dans les glomérules de Malpighi et dans les tubes rénaux.

En inoculant une culture vieille de vingt-cinq à trente jours sous la peau du lapin, on obtient seulement un petit abcès qui s'ouvre spontanément. En injectant dans le sang la même culture, on détermine une paralysie du train postérieur qui se manifeste seulement quinze jours ou six semaines après et qui est suivie de la mort de l'animal. Au bout de deux mois l'inoculation de la culture est inoffensive.

S'agit-il bien réellement ici du micro-parasite du bouton de Biskra? Cela est probable, mais pour en être sûr il faudrait examiner le sang de plusieurs malades avant la période d'ulcération et le liquide contenu dans le bouton lui-même avant qu'il soit ouvert, car on peut supposer que les micro-organismes cultivés par Duclaux sont venus par hasard après l'ouverture du clou et par suite dans les cultures. Il faudrait aussi avoir pu reproduire le bouton, chez l'homme, avec des cultures absolument pures isolées par les procédés que nous avons indiqués, car dans le bouton il est impossible de distinguer les bactéries diverses qui peuvent s'y développer.

§ 7. — Érysipèle.

Historique. — Les recherches faites sur l'érysipèle au commencement de ce siècle ont porté surtout sur son anatomie pathologique ; on l'avait considéré comme une phlébite (Ribes, Copland, Cruveilhier) ou comme une lymphangite (Blandin). Ce n'est que depuis une quinzaine d'années que l'on a étudié d'une façon précise les lésions de la peau dans l'affection qui nous occupe.

Vulpian (1) fit remarquer que, dans les mailles du derme, on trouve une accumulation de cellules lymphatiques. Volkmann et Steüdner (2) montrèrent que la présence des cellules lymphatiques dans les mailles du derme devait être rattachée à la diapédèse. Renaut en a donné une excellente description histologique (3).

Hueter (4) avait déjà signalé la présence des monades dans les plaques de l'érysipèle et les avait identifiées à celles du phlegmon, lorsque Nepveu (5) montra qu'il y avait des bactéries dans la sérosité de l'érysipèle et même dans le sang.

Orth (6) a trouvé aussi des bactéries, et a expérimenté sur des animaux avec le liquide des bulles de l'érysipèle gangréneux. Recklinghausen a trouvé, dans deux cas rapides d'érysipèle, les espaces lymphatiques de la peau remplis de micrococci. Il y en avait aussi dans les capillaires du rein. Lukomski (7), dans un travail fait dans le laboratoire de Recklinghausen, analyse ces faits et donne dans deux planches des dessins représentant des masses de microcoques dans les

(1) *Archives de physiologie*, mars 1868.

(2) *Centralblatt für med. Wissensch.*, 15 août 1868.

(3) *Dict. encyclop. des Sc. méd.*

(4) *Deutsche Zeitschrift für Chirurgie*, t. I, p. 1, 1868. *Centralblatt f. d. med. Wissensch.* 1868, n° 35.

(5) *Comptes rendus de la Soc. de biologie*, t. XXII, p. 164, 1870.

(6) *Archiv f. exper. Pathol. und Pharmak.*, t. I, p. 81, 1873.

(7) *Virchow's Archiv*, t. LX, p. 418.

vaisseaux et espaces lymphatiques. Pour les mettre en évidence, il traitait par l'acide acétique les coupes des tissus. Il a fait des expériences sur les animaux, et reproduit des inflammations diffuses avec des bactéries dans les lymphatiques. Fehleisen a établi l'étiologie de cette maladie sur des données absolument sûres.

Définition et symptômes. — L'érysipèle est une dermite œdémateuse superficielle causée par des bactéries spéciales. Elle est caractérisée par des symptômes généraux et locaux. Les premiers consistent le plus souvent en frissons, céphalalgie, fièvre, embarras gastrique. Les symptômes locaux, observés du côté de la peau, réalisent les quatre caractères essentiels de l'inflammation : la rougeur, la chaleur, la douleur, et la tuméfaction. La plaque érysipélateuse est d'un rouge vif, luisante et saillante, limitée par un bourrelet très net. Elle s'étend rapidement de proche en proche, de l'orifice muqueux ou de la plaie d'où elle est partie, aux régions voisines, à la joue, par exemple, au nez, à l'oreille, au cuir chevelu. La maladie peut rester localisée ou s'étendre par plaques successives continues ou discontinues. Sa durée est en rapport avec son extension.

Étiologie. — Nous plaçons l'érysipèle dans les inflammations bactériennes consécutives aux plaies, parce que le plus ordinairement, lors même que cette maladie semble naître spontanément, à la face, par exemple, on reconnaît à ses débuts qu'elle s'est étendue en partant d'une petite excoriation du coin des lèvres ou de l'angle de l'œil ou des narines ou d'une lésion des fosses nasales. On peut dès lors penser que ces excoriations légères et superficielles ont servi de porte d'entrée aux micro-organismes, et cette hypothèse est fortifiée par la connaissance du caractère contagieux de la maladie. On la voit en effet très souvent se communiquer par simple voisinage de lits et s'établir à l'état d'endémie dans une salle d'hôpital. Il existe beaucoup d'érysipèles observés à la suite d'opérations chirurgicales et de plaies, le plus souvent par contagion, dans les services de chirurgie

Fehleisen (1) est le premier qui par des méthodes excel-

(1) Fehleisen, *Ætiologie des Erysipels*, Berlin, 1883.

lentes a démontré que l'érysipèle est causé par des streptococci en chaînettes; il les a cultivés à l'état de pureté sur la gélatine et inoculés souvent à l'homme. On peut aussi les cultiver très bien sur la gélatine. Il a toujours reproduit ainsi l'érysipèle avec ses caractères et sa marche typiques. Rosenbach assimile, au point de vue de leur forme en chaînettes, les microbes de l'érysipèle au streptococcus pyogène, organisme du phlegmon. Ils en différeraient par les cultures sur la gélatine et l'agar-agar. Celles de l'érysipèle sont blanches, moins épaisses, et donnent l'apparence de feuilles de fougères, lorsqu'on a fait une strie sur une plaque de gélatine. La différence des cultures est, en réalité, peu appréciable. D'après nos recherches et celles de Passet, il est en effet à peine possible de distinguer ces deux organismes. Nous croyons aussi que les chaînettes de l'érysipèle sont plus régulières que celles du phlegmon (voy. pl. I). Enfin l'inoculation de l'organisme de l'érysipèle à l'oreille du lapin donne une rougeur diffuse érysipélateuse, ce qui n'a pas généralement lieu pour le phlegmon.

Dans un fait d'érysipèle phlegmoneux de la jambe et de la cuisse où il y avait un abcès profond contenant un pus jaunâtre, la culture de ce pus nous a donné sur l'agar-agar du staphylococcus aureus.

Anatomie pathologique. — Sur les coupes examinées au microscope, on voit des cellules migratrices infiltrées dans les faisceaux du tissu cellulaire, surtout autour des vaisseaux san-

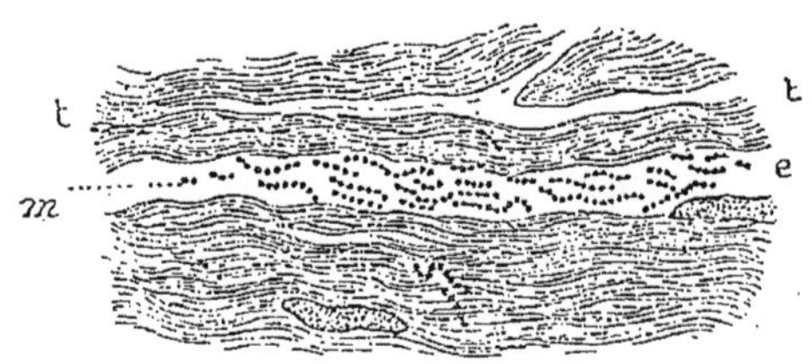

Fig. 177. — Coupe du derme dans l'érysipèle.

e, espace interfasciculaire rempli de diplococci et de chaînettes ; *t*, *t*, tissu conjonctif. Grossissement de 600 diamètres.

guins et des capillaires lymphatiques, et dans le tissu souscutané à la périphérie des lobules adipeux et des vaisseaux lymphatiques. Les cellules migratrices sont plus abondantes dans le derme que dans les papilles. Les cellules fixes sont tuméfiées et peuvent aussi montrer une division de leurs noyaux. A la diapédèse et à la multiplication cellulaire, il se joint un exsudat séro-fibrineux dans le derme et le tissu sous-cutané. On voit l'endothélium de certaines fentes lymphatiques tuméfié, et quelques vaisseaux lymphatiques sous-cutanés remplis de cellules migratrices.

Les micrococci qu'on observe très facilement sur les coupes colorées au violet de méthyle ont un diamètre de 0μ,3. Ils sont réunis deux par deux ou en chapelets qui présentent souvent une forme sinueuse. Dans les préparations de la peau érysipélateuse, on voit que ces bactéries forment des groupes qui sont situés dans les espaces interfasciculaires (*m*, fig. 177), dans les

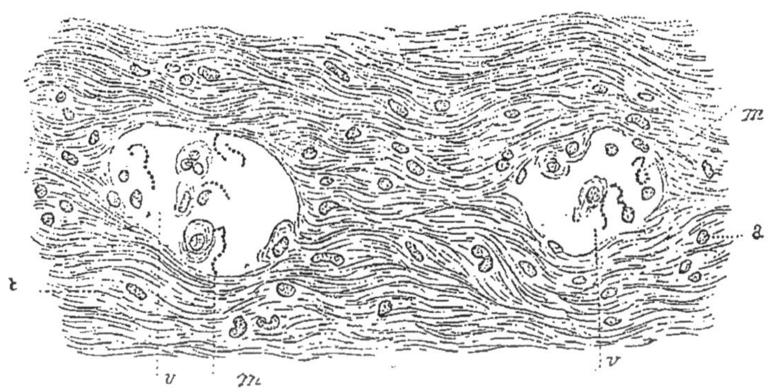

Fig. 178. — Coupe du derme dans l'érysipèle.

v, *v*, section de deux vaisseaux lymphatiques contenant des globules blancs et des chaînettes *m*, *m*, de micrococci; *t*, tissu conjonctif; *a*, cellules du tissu conjonctif et cellules migratrices. — Grossissement de 600 diamètres.

vaisseaux lymphatiques (*v*, *v*, fig. 178) et dans le tissu adipeux sous-cutané. On peut reconnaître, dans ce dernier, que les bactéries occupent les cellules adipeuses elles-mêmes et sont logées dans le protoplasma qui entoure la gouttelette de graisse.

Les bactéries étaient très nombreuses dans les figures 177 et 178, bien que l'inflammation du derme fût peu intense. Il s'agissait, dans le fait qui a servi à faire ces préparations, d'une plaque d'érysipèle du cuir chevelu récente, consécutive à un érysipèle de la face (1).

(1) Nous avons relaté ces faits dans une communication à la Société médicale des hôpitaux, en août 1883.

Les micro-organismes siègent aussi à la périphérie des follicules pileux, disposition qui peut nous faire comprendre le mécanisme de la chute des cheveux presque constante dans les régions du cuir chevelu touchées par l'affection.

A un examen superficiel, on pourrait confondre les bactéries

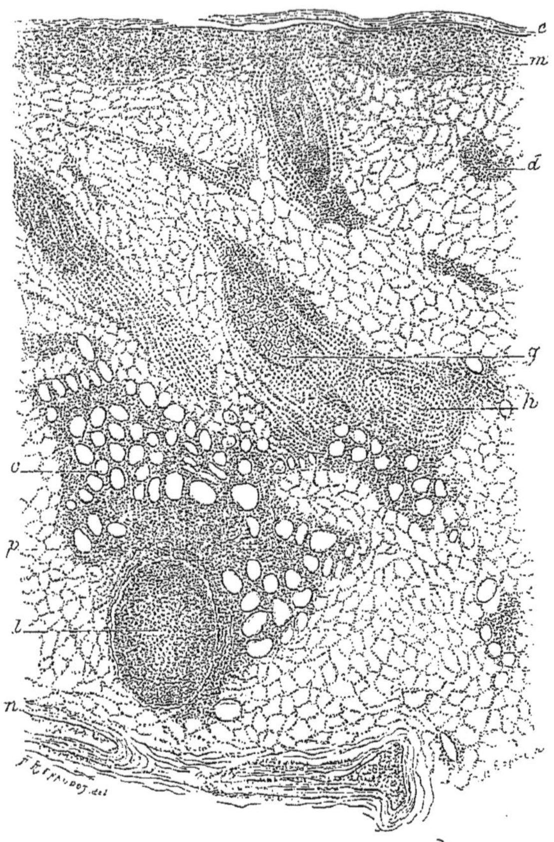

Fig. 179. — Coupe de la peau du lobule de l'oreille dans l'érysipèle.

e, épiderme; *m*, corps muqueux; *d*, capillaires lymphatiques pleins de globules blancs; *l*, lymphatique sous-cutané distendu par les mêmes globules; *g*, glande sébacée; *h*, tissu fibreux du derme infiltré de globules blancs; *n*, artérioles; *o*, vésicules adipeuses; *p*, globules blancs compris entre elles.

de l'érysipèle avec certaines granulations albumineuses, très nombreuses dans l'érysipèle, qui se trouvent dans le liquide exsudé autour des cellules adipeuses. Par le procédé de la double coloration, par le violet de méthyle et l'éosine, les bactéries sont seules colorées en violet, et le doute devient impossible.

Lorsque l'inflammation érysipélateuse est intense, l'épiderme est soulevé par des vésicules, des phlyctènes, des bulles tout à fait analogues à celles que l'on peut provoquer sur la peau par l'application d'un vésicatoire.

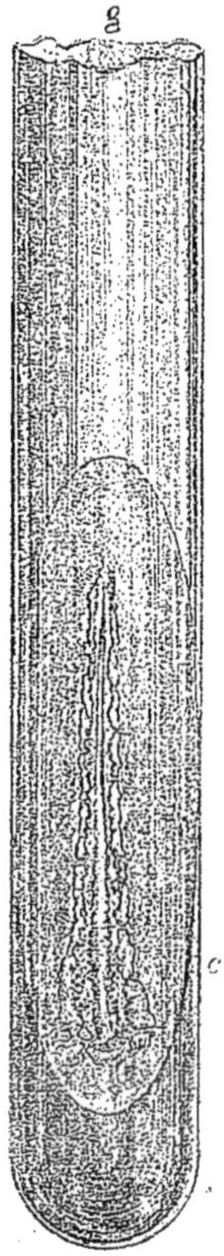

Fig. 180. — Culture du streptococcus de l'érysipèle sur l'agar-agar; c, culture.

Le liquide de ces bulles contient une assez grande quantité de fibrine et des cellules rondes. Lorsqu'on recherche dans ce liquide les microbes de l'érysipèle, par le procédé habituel (dessiccation d'une goutte de liquide sur une lamelle et coloration), on ne trouve pas toujours des bactéries. Pourtant, c'est en procédant de la sorte que Nepveu les a observées.

Les coupes de la peau durcie, dans l'érysipèle intense, montrent une très grande quantité de cellules migratrices dans le derme et le tissu cellulo-adipeux. Dans les bulles ou phlyctènes, le soulèvement de l'épiderme s'est effectué au niveau du stratum granulosum, de telle sorte que le liquide épanché est limité d'un côté par la couche cornée, et de l'autre par le corps muqueux. Les cellules du corps muqueux sont habituellement séparées les unes des autres par un exsudat séreux et par des cellules migratrices qui sont sorties par diapédèse des vaisseaux sanguins du derme, et ont pénétré entre les cellules épidermiques, dans les canalicules intercellulaires notablement distendus. Les cellules épidermiques subissent en même temps des modifications importantes. Les noyaux de certaines d'entre elles montrent une dégénérescence vésiculeuse; leur nucléole distendu, transformé en une vésicule, repousse et distend le noyau; lorsque la vésiculation du noyau est complète, sa substance est réduite à une petite masse semi-lunaire appliquée sur un des pôles du nucléole (voy. *Manuel d'hist. path.* de Cornil et Ranvier, t. I, p. 67); dans certaines cellules, il se fait une vésiculation, non plus du noyau, mais du protoplasma cellulaire lui-même; la cellule perd alors sa vitalité et se laisse quelquefois pénétrer par une ou deux cellules migratrices que l'on trouve dans son intérieur à côté du noyau. L'évolution épidermique ne s'effectue plus; les cellules du stratum granulosum ne se chargent plus d'éléidine, les cellules épidermiques tombent avant d'avoir parcouru toutes les phases de leur évolution normale, avant la disparition complète du noyau, et avant leur kératinisation. La chute irrégulière des cellules mêlées à des globules blancs détermine à la surface de l'épi-

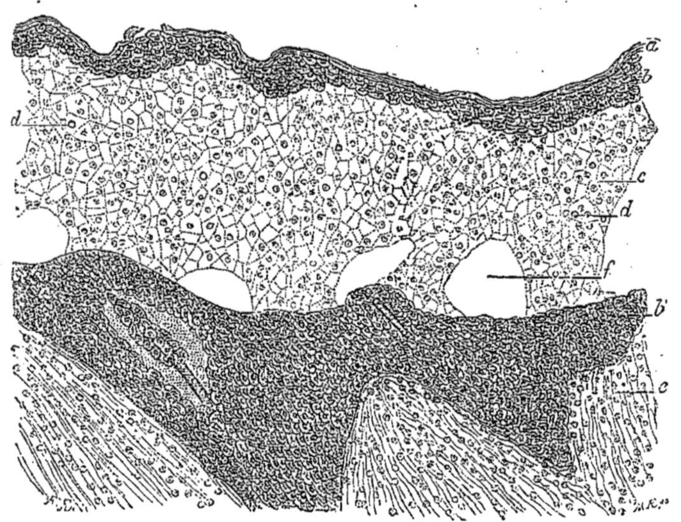

Fig. 181. — Coupe d'une phlyctène dans l'érysipèle.

a, couche cornée; *b*, couche granuleuse soulevée; *c*, cellules migratrices englobées dans un réticulum fibrineux; *d*, globules du sang; *f*, disposition en arcades du réseau fibrineux; *b'*, corps muqueux; *e*, papilles infiltrées de cellules migratrices. — Grossissement de 120 diamètres.

derme, soit des squames, soit des croûtes. Cette modification dans l'évolution épidermique n'est du reste pas spéciale à l'érysipèle et elle se rencontre, en général, dans les affections cutanées avec migration de leucocytes dans la couche de Malpighi et la dégénérescence vésiculeuse des cellules du corps muqueux. Ces troubles de la formation de l'éléidine et de la kératinisation des cellules ont été décrits d'une façon générale, par Ranvier (1) et par E. Suchard (2).

(1) Ranvier, *Comptes rendus de l'Ac. des sc.*, 30 juin 1879, et *Archives de physiologie*, 3e série, t. III, p. 125, 1884. Voir aussi l'*Histologie normale et path. de la peau*, dans le 2e vol. du *Manuel d'hist. path.* de Cornil et Ranvier.

(2) Suchard, *Des modifications et de la disparition du stratum granulosum de*

Quelquefois l'érysipèle se termine par un phlegmon étendu, ou par une suppuration localisée du tissu conjonctif sous-dermique.

Rheiner (1) a décrit un cas de fièvre typhoïde compliqué d'érysipèle. Dans l'exsudat de l'érysipèle cutané, il y avait des bacilles de la fièvre typhoïde.

§ 8. — Abcès chauds.

La suppuration rapide, la formation d'abcès du tissu cellulaire sous-cutané ou profond, sont-elles toujours liées à la présence du micro-organisme? Telle est la question qui se pose tout d'abord et qui soulève de nombreux problèmes.

Il est un fait d'observation chez l'homme, c'est que dans tout abcès chaud on trouve des micro-organismes ronds, isolés ou en chaînettes, appartenant au staphylococcus ou au streptococcus ou au micrococcus tenuis (voyez la description de ces espèces, page 128). Ainsi Ogston, sur 74 abcès chauds et non encore ouverts, a constamment trouvé, dans le pus examiné sur des lamelles après dessiccation et coloration avec les couleurs d'aniline, des micro-parasites (2). L'un de nous a vérifié l'exactitude de ce fait sur une série d'abcès dont le pus était examiné au moment de leur ouverture (3). La question nous paraît donc jugée en ce qui concerne les abcès chauds. S'il se produit des exceptions à cette règle, il faut savoir que le liquide contenu dans un abcès peut, exceptionnellement, ne pas présenter de bactéries, tandis que les parois en sont infiltrées. Les bactéries qui ont existé primitivement au centre d'un pareil abcès ont pu être détruites ou, s'étant mortifiées, n'être plus visibles à l'aide de la coloration par les couleurs d'aniline. C'est par exemple ce que Koch a constaté dans le contenu des abcès progressifs qu'il a déterminés chez le lapin. Les zooglœes en suspension dans le centre de ces abcès ne se coloraient plus, étaient atro-

l'épiderme dans quelques maladies de la peau (*Archives de physiologie*, 2e série, t. X, n° 6, 18 août 1882).

(1) Virchow's *Archiv*, t. C, 2e fascicule, p. 185, 1885.

(2) Ogston, *Report upon micro-organismen* in *Surgical diseases* (*The british medical Journal*, 12 mars 1881).

(3) Cornil, *Société de biologie*, 22 décembre 1883.

phiées, paraissaient formées d'une masse granuleuse, tandis que celles de la paroi des abcès étaient tout à fait caractéristiques. Nous devons dire aussi que les abcès froids et certaines collections liquides spécifiques, celles du bubon chancreux, par exemple, échappent le plus souvent à la règle générale qui est applicable aux abcès chauds. Nous verrons plus loin que les abcès froids sont généralement de nature tuberculeuse.

Si les abcès chauds contiennent des bactéries avant le moment où ils sont ouverts par le chirurgien, on doit néanmoins se demander si les suppurations aiguës, provoquées chez les animaux par l'injection sous-cutanée de substances irritantes chimiques aseptiques, s'accompagnent aussi de la production de micro-parasites, en d'autres termes si cette génération de bactéries est inséparable de la suppuration artificielle produite chez les animaux. Recklinghausen (1), dans son *Traité de pathologie générale appliquée à la chirurgie*, si remarquable par l'érudition et par l'esprit critique, observe que les injections sous-cutanées ou intracornéennes faites avec des agents antiseptiques concentrés comme l'acide phénique et le nitrate d'argent n'en donnent pas moins lieu à la suppuration, alors que leur présence devrait détruire les micro-organismes qu'on suppose présider à la formation du pus. Pasteur (2) pensait d'abord lui-même que les micro-organismes n'intervenaient pas dans les inflammations banales suppuratives, mais seulement dans les maladies infectieuses. Il avait produit des abcès en introduisant sous la peau des animaux des fragments de laine, etc., préalablement chauffés et ne contenant pas de germes microscopiques. Uskoff (3) s'est demandé s'il existe une suppuration sans l'intervention des organismes inférieurs. Pour résoudre la question, il injectait sous la peau de l'eau distillée, du lait, de l'huile d'olive, de l'essence de térébenthine, en employant les procédés antiseptiques ordinaires et en bouchant la plaie avec un emplâtre. Il obtenait tantôt un résultat négatif, tantôt une inflammation plus ou moins marquée accompagnée

(1) Recklinghausen, *Handbuch der allgemeinen Pathologie der Kreislaufs und der Ernahrung* in *Deutsche Chirurgie von Billroth und Lücke*, 1883.

(2) *La théorie des germes et ses applications à la médecine et à la chirurgie*, note lue à l'Académie de médecine, le 30 avril 1878.

(3) *Virchow's Archiv*, 1881, t. LXXXVI, p. 157.

d'abcès, avec ou sans micro-organismes. L'injection d'huile de térébenthine lui sembla produire presque constamment une inflammation suppurative sans microbes, d'où il conclut que leur présence n'était pas nécessaire à la suppuration. Orthmann (1) n'a pas obtenu de suppuration chez les chiens avec l'eau, le lait et l'huile injectés sous la peau, mais il a réussi avec l'huile de térébenthine, sans pouvoir déceler la présence de micro-organismes dans le pus. Councilman (2) est arrivé à un résultat analogue avec l'huile de croton et l'huile d'olive injectées aux lapins. Il introduisait sous la peau ces substances dans de petites fioles qu'il cassait après la guérison de la plaie par une pression exercée à travers la peau. Il a vu du pus ne contenant pas de micro-organismes.

Straus (3) a fait de nombreuses expériences d'injections d'huile de croton, d'essence de térébenthine, d'huile d'amandes douces, d'eau stérilisée bouillante, de mercure, et il a également introduit sous la peau des fragments de corps solides stérilisés, drap, sureau, liège et phosphore. Pour éviter l'entrée des micro-organismes, il rase, puis il cautérise superficiellement la peau du dos des animaux. C'est à travers cette eschare superficielle qu'il fait l'injection à l'aide d'un tube de verre effilé à l'une de ses extrémités, flambé et bouché à la ouate. Il pousse le liquide à injection en soufflant par l'extrémité bouchée à la ouate. Le trou qui résulte de l'injection est fermé ensuite à l'aide du thermocautère, de façon à rétablir la continuité de l'eschare. Pour introduire sous la peau un corps solide, Straus se sert d'une canule dont le trou est également fermé par une cautérisation au thermocautère. Sur 18 expériences faites avec l'essence de térébenthine, il n'y avait pas trace de pus dans 13 cas ; le liquide contenu dans le lieu de l'injection présentait des gouttelettes d'essence et quelques cellules migratrices ; le tissu conjonctif voisin était ecchymosé, macéré, mais non infiltré de pus. Il n'y avait pas de micro-organismes. Dans les cinq autres cas, on trouva du pus jaunâtre épais, consistant, offrant l'odeur de la

(1) *Ueber die Ursachen der Eilerbildung* (*Virchow's Archiv*, 1882, t. XC, p. 549).

(2) *Zur Aetiologie der Eiterung* (*Virchow's Archiv*, 1883, t. XCII, p. 217).

(3) *Du rôle des micro-organismes dans la production de la suppuration*. Société de biologie, 1884.

térébenthine. Ce pus, coloré par le violet de gentiane ou par une solution faible de bleu de méthylène, offrait un grand nombre de micrococci. Straus en conclut que, malgré les précautions qu'il a employées, il a introduit quelques germes qui ont provoqué la suppuration dans ces cinq dernières expériences, tandis que dans les treize autres où il n'y avait pas de germes, la suppuration ne s'est pas produite.

Sur cinq expériences d'injection d'huile de croton mêlée avec l'huile d'amandes douces, il n'y a eu de suppuration que dans une seule, et le pus contenait des micro-organismes, tandis que dans les quatre injections non suivies de suppuration le tissu n'en renfermait point.

Avec les fragments de drap, de moelle de sureau, de liège stérilisés et de phosphore, Straus n'a jamais obtenu de suppuration.

Il en conclut que les substances considérées comme irritantes ne suffisent pas à elles seules pour provoquer la suppuration, et que celle-ci résulte de l'intervention d'organismes inférieurs. Nous admettons le bien fondé de cette conclusion en tout ce qui touche les abcès chauds. Le pus du bubon consécutif au chancre mou fait exception à cette règle, d'après Straus (1); le pus, recueilli au moment de l'ouverture de l'abcès et examiné sur des lamelles après coloration, ne contiendrait pas de micro-organismes et ne serait pas inoculable; il ne renfermerait de micro-organismes et ne deviendrait inoculable, comme le chancre mou, qu'après avoir été infecté lui-même par ce dernier (2).

Mais il faut ajouter que nous ne connaissons pas le micro-organisme du chancre simple et que s'il existe, comme cela est probable, nous n'avons pas les moyens d'en déceler actuellement la présence dans le bubon chancreux. Il s'agit là d'une maladie spéciale qui est hors du cadre des abcès chauds.

Notons cependant que des maladies infectieuses spéciales comme la fièvre typhoïde, la variole, l'érysipèle, etc., lorsqu'elles s'accompagnent, ce qui est très commun, d'abcès sous-cutanés

(1) Société de biologie, 24 novembre 1884, et 15 décembre 1884.

(2) Nous n'avons pas vu non plus de micro-organismes dans les liquides de bubons de chancre mou recueillis par Doyen, et ces liquides sont restés infertiles. D'un autre côté Gibier, Horteloup, Richelot, Humbert, etc., ont obtenu des inoculations positives avec le pus de bubons (Soc. de biologie et de chirurgie, janv. 1885).

plus ou moins étendus, de pustules suivies d'ulcération, de clous, etc., ne déterminent pas d'habitude, dans ces accidents nouveaux, la formation des bactéries qui leur sont propres, mais bien des bactéries qu'on rencontre ordinairement dans les abcès et dans les furoncles, c'est-à-dire du streptococcus et des staphylococcus.

L'histologie pathologique et l'étiologie des abcès sont les mêmes que celles du phlegmon que nous allons étudier.

§ 9. — **Phlegmon.**

Le phlegmon est l'inflammation suppurative du tissu cellulaire. Le tissu conjonctif du derme peut être atteint primitivement d'une inflammation suppurative, mais le plus souvent la peau est envahie consécutivement à un phlegmon qui a débuté par le tissu cellulo-adipeux sous-cutané.

Les causes des phlegmons sont variées : contusions, plaies, traumatisme chirurgical, infection purulente, injections sous-cutanées médicamenteuses de morphine, d'éther, de sels de quinine, etc. Le pus de ces phlegmons, même lorsque l'inflammation a débuté sans aucune solution de continuité de la peau, contient des micro-organismes. Les expériences que nous venons de rapporter font supposer que le phlegmon est causé par l'introduction de microbes.

Micro-organismes du phlegmon et leur siège. — Le pus du phlegmon de l'homme, pris au moment de la première ouverture qui en est faite par le chirurgien, étalé et desséché sur une lamelle et coloré à la fuchsine ou au violet de méthyle, montre toujours des micro-organismes, si nous nous en rapportons à notre expérience personnelle.

Les microbes sont associés deux par deux (diplococci) ou en chaînettes. Les chaînettes sont généralement longues, ondulées, contournées, pelotonnées ou en amas irréguliers.

Le diamètre de ces microbes est ordinairement petit, de 0µ,3 environ. Cependant on peut s'assurer que les micrococci ne présentent ni la même disposition ni le même diamètre. Ainsi on verra des chaînettes composées de microbes ronds, deux à deux ou les uns près des autres à égale distance; dans certaines chaînettes, les grains seront un tiers ou moitié plus gros que dans les autres et ils atteindront 0μ,5 à 0μ,6. Dans une même chaînette, le volume des grains qui la composent sera très variable; à l'une des extrémités, par exemple, on aura des

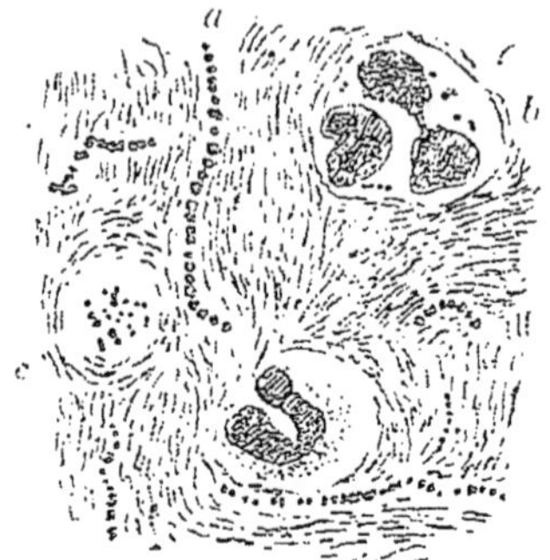

Fig. 182. — Pus du phlegmon étalé et desséché sur une lame de verre et examiné après coloration.

a, chaînette de gros micrococci; b, micrococci plus petits contenus dans une cellule lymphatique; c, groupe de micrococci. — Grossissement de 1000 diamètres.

grains volumineux et à l'autre une série de grains très petits. Souvent les grains, lorsqu'ils sont très rapprochés, ont une forme lenticulaire, aplatie sur les faces juxtaposées. C'est ce qu'on observe sur beaucoup de diplococci.

A côté de ces chaînettes, il existe des grains isolés, libres, ou des amas de grains.

D'après ce qui précède, nous nous figurons l'origine du phlegmon comme une culture de l'une ou de plusieurs des bactéries pyogènes dans le tissu conjonctif du derme, dans le tissu conjonctif sous-cutané ou profond. Ces bactéries, qu'elles appartiennent au staphylococcus ou au streptococcus, ont la propriété de transformer l'albumine insoluble des tissus animaux en albumine soluble, en peptone, propriété dont il importe de tenir compte, car elle favorisera le ramollissement et la liquéfaction du tissu conjonctif. Le premier foyer dans lequel les bactéries se sont multipliées en ramollissant le tissu voisin, en déterminant une irritation qui est marquée par la distension neuro-paralytique des vaisseaux capillaires et par une diapédèse de cellules lymphatiques, constitue déjà un petit abcès. Celui-ci s'accompagne d'une réaction inflammatoire, avec diffusion des micro-organismes dans les espaces lymphatiques interfasciculaires et dans les voies lymphatiques et sanguines. Une région plus ou moins étendue est ainsi envahie, et il s'y forme successivement de nouveaux foyers qui se réunissent pour constituer une infiltration diffuse ou des abcès plus ou moins volumineux.

Lorsqu'on examine, à un faible grossissement, des coupes de phlegmon, on constate qu'il débute généralement par le tissu cellulaire profond. Il se produit, de la base du derme jusqu'au tissu conjonctif sous-cutané profond, une série de lésions qui vont en augmentant du derme au pannicule adipeux. On observe des thromboses vasculaires qui sont, sans doute, produites par l'introduction des microbes dans le sang, et qui, par le ralentissement de la circulation, favorisent la diapédèse et l'accumulation des cellules lymphatiques dans le tissu conjonctif. Sur les coupes colorées au picrocarminate, on constate une infiltration de tout le derme et du tissu sous-cutané par des cellules lymphatiques; les espaces interfasciculaires en sont comblés, et l'exsudat contient aussi une assez grande quantité de fibrilles de fibrine formant un réticulum. Les cellules adipeuses sont remplacées par des nids de petites cellules rondes. Sous l'influence de cette accumulation de cellules, les faisceaux du tissu conjonctif se mortifient. Il se produit ainsi dans le phlegmon une véritable gangrène moléculaire des cellules lymphatiques épanchées, étouffées les unes contre les autres, et ne recevant plus une quantité suffisante de sucs nutritifs; la nécrose du tissu conjonctif suit celle des cellules.

Les éléments ainsi mortifiés se liquéfient; il se forme un abcès dont la paroi présente à sa surface des débris de fibres conjonctives et des globules de pus.

Les coupes colorées doublement par le violet de méthyle (procédé de Gram) et l'éosine montrent tous les micro-organismes colorés en violet, tandis que le tissu et les cellules sont teints en rouge. A la limite de la région enflammée, on voit, dans quelques vaisseaux, de la fibrine coagulée contenant dans ses mailles quelques diplococci, ou des cellules lymphatiques renfermant des diplococci. On en trouve aussi dans les mailles du coagulum fibrineux. A côté des vaisseaux, des microbes sont disposés le long des faisceaux de tissu conjonctif. Les cellules fixes du tissu conjonctif sont normales ou un peu tuméfiées.

Les cellules adipeuses présentent un plus ou moins grand nombre de bactéries qui siègent dans leur protoplasma, autour de la gouttelette de graisse.

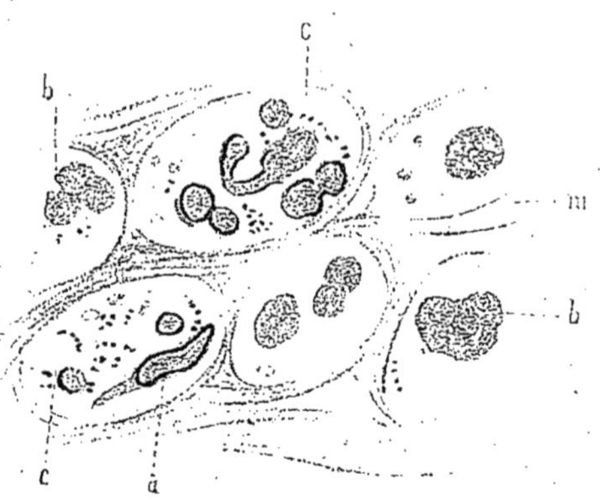

Fig. 183. — Coupe du tissu conjonctif sous-cutané. Les faisceaux *m* sont pâles et minces. On voit en *a* une cellule fixe qui n'est pas altérée. Les espaces interfasciculaires contiennent des cellules lymphatiques à noyaux arborescents *b*, de nombreux microbes accolés deux à deux ou en chaînettes.

Dans les points où l'inflammation phlegmoneuse est plus intense, on voit, dans les espaces conjonctifs interfasciculaires, des cellules migratrices, plus ou moins remplies de microbes (fig. 184), et de grandes cellules fixes du tissu conjonctif, notablement tuméfiées, devenues libres, ou détachées en partie des faisceaux, remplies de fragments de nucléine et d'une grande quantité de microbes isolés ou associés deux par deux (1).

Parmi ces grandes cellules, les unes *c* (fig. 184) montrent un noyau *n*, bien coloré, et leur protoplasma contient relativement peu de microbes; les autres paraissent ne plus contenir de noyau, et leur protoplasma est rempli de très nombreuses bactéries; on voit aussi les divers intermédiaires entre ces deux espèces de cellules. Dans le plus grand nombre d'entre elles, le noyau est fragmenté, réduit en grains ou tout à fait

(1) Ces faits d'histologie pathologique du phlegmon ont été exposés par l'un de nous dans la séance du 22 décembre 1883 de la Société de biologie et dans une note sur les microbes du phlegmon cutané et su leur siège (Cornil, *Archives de physiologie*, 1er avril 1884).

détruit. Ces dernières sont mortifiées et envahies par les bactéries.

Il est probable que l'entrée des micro-organismes dans les cellules fixes du tissu conjonctif détermine leur mortification et par suite la fragmentation d'abord, puis la disparition de leurs noyaux.

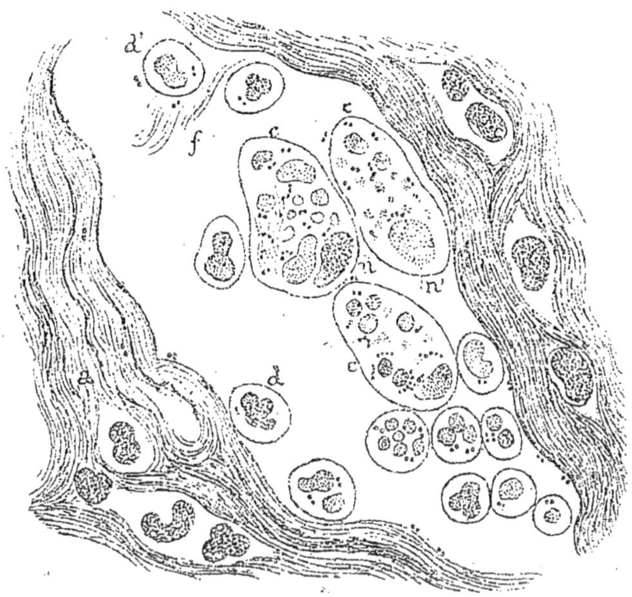

Fig. 184. — Coupe du tissu conjonctif profond dans le phlegmon.

d, cellules lymphatiques contenant des microbes ; *d'*, cellules lymphatiques dont les noyaux sont pâles ; *c*, *c*, grandes cellules fixes du tissu conjonctif qui sont tuméfiées, présentent plusieurs noyaux ou fragments de noyaux et de microbes ; les noyaux *n'* contenus dans l'une de ces grandes cellules sont pâles et mortifiés. Tous ces éléments sont contenus dans un espace interfasciculaire très agrandi. — Grossissement de 800 diamètres.

Au niveau de la paroi des abcès, les faisceaux du tissu conjonctif sont pâles, altérés, fragmentés et recouverts de microbes ; les cellules lymphatiques, accumulées les unes près des autres, sont pour la plupart en voie de destruction, et remplies de bactéries.

Lorsqu'un phlegmon, ayant débuté par le tissu profond, gagne le derme et les couches superficielles de la peau, l'inflammation et la diapédèse sont précédées par l'envahissement des micro-organismes qui cheminent entre les faisceaux du tissu conjonctif.

Dans certains phlegmons ayant débuté par les parties profondes, les papilles sont, à un moment donné, très hypertrophiées et œdémateuses. Une assez grande quantité de liquide contenant des granulations protéiques sépare les fibrilles du tissu conjonctif des papilles. On trouve aussi dans ce liquide des chaînettes et des diplococci, même lorsqu'il y a très peu de cellules migratrices dans l'exsudat.

Les diverses couches de l'épiderme, le corps muqueux et l'épiderme corné, sont généralement le siège d'une migration de cellules lymphatiques qui contiennent aussi des microbes. Ces derniers peuvent se rencontrer isolés, sans qu'il y ait de cellules migratrices, entre les cellules du corps muqueux.

Souvent la dermite suppurative, causée par une lymphangite, est superficielle ; elle présente alors, comme dans les phlegmons profonds, une infiltration du derme et des papilles par les mêmes micro-organismes.

Le phlegmon donne quelquefois la sensation de l'emphysème sous-cutané; des gaz peuvent en effet se développer dans le pus, probablement par l'action d'une bactérie fétide.

L'origine bactérienne des abcès et phlegmons que nous venons d'étudier est parfois très difficile à expliquer, parce que la porte d'entrée des microbes n'est pas toujours très évidente ni facile à constater. Le plus souvent, lorsqu'il s'agit de traumatismes avec solution de continuité de la peau, ou de plaie utérine consécutive à l'accouchement ou d'opérations chirurgicales, on n'hésite pas sur leur mode d'introduction. Mais s'il s'agit d'une forte contusion, dans laquelle la peau est restée intacte et qui est suivie d'une suppuration profonde, il peut se faire qu'on ne découvre nulle part de solution de continuité ni de fissure par lesquelles les bactéries aient pu s'introduire.

§ 10. — Lymphangite, thrombose, phlébite.

Nous avons déjà vu, à propos de l'érysipèle, que les espaces interfasciculaires du tissu conjonctif et les vaisseaux lymphatiques du derme étaient toujours le siège de micro-organismes en chaînettes, du streptococcus érysipélateux, et que ce microparasite pouvait se trouver aussi dans les cellules rondes migratrices. De même, à propos du phlegmon, nous avons dit que le streptococcus pyogenes se trouvait libre dans le plasma sanguin des capillaires et petits vaisseaux sanguins de la partie malade, ou dans des globules blancs du sang, au milieu de ce liquide. Les capillaires renferment des leucocytes avec des micro-organismes dans son intérieur, et les globules blancs épanchés dans les espaces interfasciculaires du tissu conjonctif contiennent un grand nombre de diplococci ou de chaînettes. Nous avons relaté aussi que les animaux à qui on a injecté, dans le tissu cellulaire, à l'état de culture pure, les divers micro-organismes de la suppuration permettent d'obtenir par la culture d'une goutte de leur sang les micro-organismes inoculés. Par conséquent, dans les divers processus que nous avons étudiés jusqu'ici dans ce chapitre, l'érysipèle, le phlegmon, l'ostéomyélite, le furoncle anthracoïde, etc., les micro-organismes cheminent dans le sang en circulation. Ils sont très souvent logés dans les leucocytes ou globules blancs qui prennent et retiennent, comme on sait, les corpuscules étrangers situés à leur voisinage, ou simplement attachés à leur surface. C'est sous cette forme que les micro-organismes de la fièvre puerpérale, par exemple, ont été constatés dans le sang par Pasteur et Doléris, par Orth, etc. On peut donc dire aujourd'hui que dans toutes les affections suppuratives, surtout lorsqu'elles sont étendues, et lorsque les micro-organismes du pus se sont formés rapidement, il peut entrer dans le sang des bactéries en quantité plus ou moins grande. Il est probable qu'ils peuvent se rencontrer dans ce liquide auprès de la partie malade ou dans la circulation générale sans causer d'accidents graves, sans même se manifester par la fièvre, comme cela résulte des recherches de Duclaux sur le bouton de Biskra et de celles de Leloir sur les folliculites agminées. Il est vrai que dans ces faits les microbes du sang sont très peu nombreux. Lorsqu'au contraire ils s'introduisent en grandes masses dans la circulation, comme cela a lieu dans les accidents consécutifs à l'accouchement ou aux grands traumatismes chirurgicaux avec suppuration, ils donnent lieu à des phénomènes fébriles, à la pyémie, par exemple, que nous étudierons bientôt. Les affections que l'on regardait autrefois comme résultant du mélange du pus avec le sang, et de l'entrée des globules de pus dans ce liquide, doivent être considérées aujourd'hui comme l'effet de l'invasion de masses plus ou moins grandes de micro-organismes dans la circulation.

Lymphangite. — L'introduction, dans les vaisseaux lymphatiques, des micro-organismes qui infiltrent le tissu cellulaire, est bien simple à expliquer, si l'on admet avec la plupart des histologistes la communication des espaces interfasciculaires du tissu conjonctif avec les vaisseaux lymphatiques. Ainsi, dans les vaisseaux lymphatiques qui siègent au milieu du tissu conjonctif du derme, dans l'érysipèle, les cellules endothéliales de la paroi des vaisseaux sont détachées, tuméfiées et flottent au milieu du vaisseau, avec quelques cellules lymphatiques et des diplococci ou des chaînettes. Comme la circulation de la lymphe s'opère généralement bien, et qu'il ne se produit pas de coagulation de fibrine dans les vaisseaux, les ganglions lymphatiques les plus voisins reçoivent bientôt dans leurs voies lymphatiques les micro-organismes et une grande quantité de cellules lymphatiques qui s'accumulent dans les vaisseaux afférents, dans les sinus péri-folliculaires et dans la substance réticulée, retenant plus ou moins bien ces éléments comme le ferait un filtre. Cette distension, cette hypertrophie des ganglions et l'inflammation qui s'ensuit sont des éléments importants dans l'anatomie pathologique de l'érysipèle. Les écorchures, solutions de continuité, ulcérations, boutons infectieux et abcès développés à l'extrémité ou sur le trajet des membres, s'accompagnent des mêmes accidents. L'inflammation des lymphatiques superficiels se traduit par des trajets rubanés, au niveau desquels la peau est rosée ou rouge vitreux ou de couleur sombre et par des plaques érythémateuses ou des réseaux injectés. Lorsqu'elle est plus intense, la lymphangite donne lieu à de petits phlegmons ou noyaux érythémateux qui finissent souvent par se grouper et se confondre pour constituer un phlegmon diffus superficiel. Les rubans ou réseaux primitifs ne sont plus visibles alors, car ils se perdent dans la rougeur générale. Arrivée à ce degré, la lymphangite ne se distingue plus du phlegmon (voyez page 310).

Seulement les lésions de ce phlegmon consécutif à la lymphangite sont habituellement superficielles et localisées dans les couches papillaires et dermiques.

L'angioleucite profonde est l'inflammation des vaisseaux lymphatiques qui accompagnent les artères et les veines des membres et qui sont situés sous les aponévroses. Elle se développe dans les mêmes conditions, à la suite de plaies ou de suppurations limitées d'abord. Les canaux lymphatiques sont parfois remplis de pus, distendus, en même temps que leur paroi est infiltrée de leucocytes, ainsi que le tissu conjonctif celluloadipeux qui les environne. Il en résulte des cordons blancs, opaques, volumineux et tendus.

Les lymphangites des organes et des séreuses qui les entourent sont très communes et en rapport avec les inflammations du parenchyme de ces organes. Telles sont, par exemple, les lymphangites du poumon dans les pneumonies fibrineuses et catarrhales, quelle que soit leur origine ; telles sont les lymphangites de la plèvre dans la pleurésie, celles du mésentère dans les affections de l'intestin accompagnées d'ulcération (fièvre typhoïde, dysenterie, typhlite), les lymphangites subaiguës qu'on observe dans la tuberculose du poumon et de l'intestin.

Les lymphangites purulentes des organes sont extrêmement graves. Il n'est pas rare de voir les lymphatiques de la surface du poumon, remplis de pus, former un réseau de canaux blanchâtres d'où le pus s'écoule lorsqu'on les sectionne. Cette lésion des lymphatiques accompagne souvent les pleurésies purulentes dans la pyémie. Il est également commun de voir les vaisseaux lymphatiques des ligaments larges et des bords de l'utérus dilatés par du pus dans les métrites puerpérales, et cette lésion est toujours accompagnée de péritonite purulente d'une extrême acuité.

D'une façon générale, dans les maladies infectieuses, les lymphangites sont en rapport immédiat avec les lésions propres à chacune d'elles. Ainsi, dans la pleurésie et la pneumonie fibrineuses, les vaisseaux lymphatiques contiennent un exsudat fibrineux qui les remplit complètement, en englobant dans ses mailles des cellules lymphatiques et des diplocoques de la pneumonie. Dans la pneumonie catarrhale consécutive à la rougeole, on trouve, dans les vaisseaux lymphatiques des cloisons interlobulaires (voyez plus bas la description de la pneumonie rubéolique), des accumulations de fibrine et de diplocoques. Dans la péripneumonie des bêtes à cornes, les lymphatiques péribronchiques et ceux des cloisons interlobulaires sont très dilatés et remplis de fibrine coagulée.

L'exsudat purulent qui remplit les vaisseaux dans les suppurations consécutives aux plaies et dans la pyémie contient une grande quantité de cellules lymphatiques granuleuses et les diverses espèces des micro-organismes du pus.

PHLÉBITE. THROMBOSE. — L'introduction des micro-organismes dans les veines est également très commune et facile à expliquer. Lorsque les capillaires et petites veines sont compris dans un foyer d'inflammation ou de suppuration, quelle que soit son origine, leurs parois se sont déjà laissé traverser de dedans en dehors par le plasma sanguin qui a servi à constituer la partie liquide de l'exsudation, et par les globules blancs et corpuscules rouges du sang qui forment les éléments solides de cet exsudat. Les cellules endothéliales de ces vaisseaux sont plus ou moins désintégrées et tuméfiées, mêlées aux cellules lymphatiques qui se sont accumulées par places dans les vaisseaux où la circulation a été ralentie. A ce niveau, la paroi vasculaire est elle-même molle et perméable aux cellules migratrices. Aussi les micro-organismes n'éprouvent-ils aucune difficulté à passer au travers de ces parois des vaisseaux capillaires et des petites veines.

Le courant de diapédèse de l'intérieur des vaisseaux à l'extérieur, dans le tissu conjonctif, n'est pas le seul qui puisse s'établir; il est probable qu'un courant en sens inverse, du tissu conjonctif dans l'intérieur des vaisseaux, fait aussi pénétrer dans le sang les bactéries qui se trouvent autour des vaisseaux sanguins.

Lorsqu'on examine une coupe de phlegmon en voie d'extension, dans les parties où le tissu conjonctif commence à s'infiltrer de pus, on voit les micro-organismes, soit libres, soit contenus dans les globules blancs au milieu du sang qui circule dans les capillaires. Ces microbes proviennent, suivant toute vraisemblance, des premiers foyers qui se sont développés dans le tissu conjonctif, et ils sont transportés, par le sang de la circulation capillaire, dans les parties voisines, en même temps qu'ils s'avancent dans les espaces interfasciculaires du tissu qui commence à être envahi (voyez page 261).

Ces micro-organismes ne sortent pas tous des capillaires pour se répandre dans le tissu conjonctif. Il en reste aussi dans le sang, de telle sorte qu'il en arrive dans les veines d'où ils passent dans le torrent de la circulation générale.

Leur présence dans les petites veines, au milieu des parties malades, n'est pas sans influence sur la production des coagulations fibrineuses ou thromboses, qui sont facilitées par le ralentissement ou l'arrêt de la circulation dans les capillaires et par l'absence de la *vis a tergo*.

Cette phlébite avec thrombose des radicules veineuses, si elle est un peu étendue, est suivie d'une thrombose et d'une phlébite des veines plus volumineuses, et de la veine principale qui part de la partie atteinte d'inflammation suppurative, de phlegmon ou de plaie par exemple.

Le caillot remplit complètement le calibre du vaisseau; il est adhérent à sa paroi et se termine en pointe ou en gouttière du côté du cœur. S'il est un peu ancien, il est formé d'une série de couches emboîtées dont les plus externes sont les plus récentes; ces dernières peuvent être encore cruoriques, tandis que les centrales et les moyennes présentent une coloration grise ou jaunâtre. Lorsque le caillot est ancien, on trouve souvent à son centre une cavité anfractueuse remplie d'un détritus puriforme, blanchâtre et opaque. La section de ces caillots, examinée au microscope, montre des globules rouges encore reconnaissables dans les couches périphériques, au milieu d'un réseau de fibrilles de fibrine, tandis que, dans les couches centrales, la fibrine lamellaire et les globules blancs dominent. Ces globules blancs ne sont autres que ceux qui se sont accumulés dans l'intérieur des vaisseaux capillaires et veineux pendant que la circulation y était ralentie. L'extrémité du caillot, tournée du côté du cœur, est limitée par une pointe formée par un caillot cruorique. Des parties plus ou moins volumineuses de ces caillots peuvent se détacher et former des embolies qui oblitéreront les branches de l'artère pulmonaire.

En même temps que cette thrombose remplit le calibre des veines, leur paroi subit une série d'altérations variables suivant l'intensité de l'inflammation suppurative du tissu qui les entoure et suivant le stade du processus où on les examine.

Il peut se faire que, sous l'influence de l'inflammation qui détermine la formation rapide d'un abcès, la tunique externe, la tunique moyenne et la tunique interne de la veine soient ramollies et détruites. Cette ulcération des veines, qu'on observe en particulier dans les abcès de l'aisselle et de la région inguino-crurale, est accompagnée de la coagulation du sang dans l'intérieur du vaisseau. Le danger de l'introduction directe d'une grande quantité de pus dans le torrent circulatoire est ainsi évité. Cependant il arrive que le caillot soit insuffisant et l'on voit éclater alors les accidents de la pyémie. D'autres fois le caillot déjà formé subit des modifications ultérieures, se ramollit à son centre et se transforme, du côté du cœur, en un canal anfractueux, qui fait communiquer le foyer de l'inflammation suppurative avec le sang de la circulation générale.

Les pertes de substance observées en pareil cas, dans la paroi des veines, sont plus ou moins étendues ; la veine est confondue par sa tunique externe avec le tissu phlegmoneux qui l'entoure, elle ne peut plus revenir sur elle-même et reste béante quand on la coupe. Le bord externe de la perte de substance se confond avec la couche indurée ou fongueuse qui limite le foyer purulent. Du côté de la cavité de la veine, la perte de substance présente un bord plus net formé par la tunique interne et la tunique moyenne infiltrées de pus, épaissies, souvent nécrosées.

Dans les phlébites moins intenses, en rapport avec des inflammations phlegmoneuses d'une moindre gravité, la paroi des veines s'épaissit ; leur membrane interne présente un épaississement régulier ou des bourgeons dus à la néoformation de nombreuses cellules rondes, fusiformes ou aplaties. Cinq à six jours après le début de cette endophlébite, on voit déjà des capillaires de nouvelle formation qui naissent vraisemblablement de grandes cellules fusiformes vaso-formatrices unies par leurs prolongements protoplasmiques en réseau ou en boyaux allongés. Les capillaires s'anastomosent avec les vaisseaux de la tunique moyenne, et la circulation sanguine s'établit dans la tunique interne et dans les bourgeons (1). Les vaisseaux pénètrent à un moment donné dans le thrombus qui finit par s'organiser lui-même en tissu fibreux.

La tunique externe s'épaissit de la même façon que l'interne et subit les mêmes lésions que le tissu enflammé qui l'avoisine; la tunique moyenne est moins altérée ; cependant elle peut aussi être envahie par une suppuration limitée.

Dans toutes les parties de ces veines altérées à la suite d'inflammations accompagnées de bactéries, dans le caillot aussi bien que dans les parois, on peut trouver les mêmes micro-organismes que dans le foyer primitif.

Cependant, parmi les formes de phlébites bactériennes accompagnées de thrombose, il en est une spéciale observée par Doléris (2), bien figurée par Orth (3), qui est analogue à l'endocardite diphthéroïde et qui se caractérise par une teinte noirâtre ou gris-sale de la tunique interne; dans cette phlébite diphthéroïde, la coupe de la tunique interne est très épaissie, infiltrée de petites cellules et, tout près de la limite de la membrane interne, on voit une série de petits îlots ronds constitués par des bactéries et formant une couche parallèle sous-jacente à la membrane interne. Ces îlots se colorent avec les couleurs d'aniline et, par la coloration qu'ils prennent, ils peuvent être reconnus facilement avec un faible grossissement. Ils offrent la même disposition que dans l'endocardite, où nous les décrirons en détail.

§ 11. — Métrite et inflammations puerpérales.

Étiologie. — La plaie qui résulte de l'accouchement est prédisposée, comme toute autre grande surface exposée à l'air, contenant du sang et des débris organiques, à la putréfaction et à la pénétration des bactéries ; mais l'utérus et tout l'organisme sont

(1) Voir pour le détail de ces faits le *Manuel d'histologie pathologique* de Cornil et Ranvier, t. I, p. 626 et suiv.

(2) Doléris, *La fièvre puerpérale et les organismes inférieurs*, 1880, in-8, thèse de Paris.

(3) *Lehrbuch der path. Anatomie*, p. 262.

placés alors dans des conditions de réceptivité toutes spéciales.

L'utérus est profondément modifié par la parturition dans toutes ses parties, dans sa muqueuse, dans ses vaisseaux, et il est prédisposé, par ce surcroît d'activité physiologique de tous ses éléments, à l'inflammation aiguë qui n'en est qu'une exagération. L'économie est profondément troublée et elle est apte, plus que dans tout autre état physiologique, à se laisser envahir par les bactéries qui accompagnent les inflammations purulentes. Les efforts, le traumatisme, les manipulations et opérations subies pendant l'accouchement, la plaie qui résulte du décollement du placenta, les fissures ou déchirures de la vulve, du vagin et du col, qui constituent les portes d'entrée des bactéries, sont les causes occasionnelles et adjuvantes de l'inflammation. La putridité du contenu de l'utérus, les phlébites, lymphangites, l'état du sang qui transporte les germes infectieux, sont les causes des phénomènes fébriles si rapidement terminés par des abcès métastatiques multiples, par la péritonite généralisée et par la mort.

Pasteur et Doléris ont étudié les micro-organismes qui circulent dans le sang des femmes atteintes de fièvre puerpérale et ils les ont cultivés. Doléris en signale quatre variétés qu'il divise en deux catégories :

1° Des bactéries cylindriques septiques, grands filaments qui se trouvent peu de temps avant la mort ou seulement après la mort (bactéries septiques de Pasteur) ; il les a trouvées dans les septicémies rapides ;

2° Des micrococci sous forme de chapelets (septicémie atténuée) ;

3° Des micrococci sous forme de couples (suppuration) ;

4° Des micrococci sous forme de points.

Doléris a constaté aussi l'existence d'amas de microcoques dans la tunique interne des veines, sous la couche endothéliale des grosses veines comme la crurale.

Chauveau [cité par Arloing (1)] croit que toutes les variétés de la septicémie puerpérale peuvent être produites par un seul

(1) Arloing, *Recherches sur les septicémies*, Lyon, imprimerie Le Bourgeon, 1884.

organisme qui affecte la forme de points simples, de points doubles ou de chaînettes, agents qui se rencontrent aussi en dehors de la puerpéralité. Nous avons pour notre compte trouvé d'une façon prédominante le streptococcus pyogenes.

Dans des recherches récentes, l'un de nous a trouvé dans le péritoine le staphylococcus pyogenes. On arrive souvent à isoler par culture ou par inoculation chez le lapin différentes espèces de bactéries entre lesquelles les plus importantes semblent être les microbes capsulés qui tuent les lapins et une bactérie fétide. Cette bactérie fétide est très virulente; elle tue les lapins en quelques jours, surtout à la suite de l'inoculation dans une articulation. Cette bactérie ne liquéfie pas la gélatine. Elle détermine la formation de grandes bulles d'air le long de la piqûre. Elle se développe à la surface sous forme d'une large plaque blanche dont le centre est jaunâtre. Dans ce point il s'élève toujours une végétation saillante. Elle a l'odeur de l'urine ammoniacale. Elle est formée de bactéries courtes de 0μ,5 à 0μ,6 d'épaisseur souvent sous forme de diplococci. Elles ne se colorent pas par la méthode de Gram.

Arloing a constaté que le sang des femmes atteintes de pyémie puerpérale contient simplement de rares microcoques isolés ou de courtes et grêles chaînettes mobiles. Il a inoculé les liquides virulents dans le péritoine des lapins. Ces animaux ont toujours succombé à l'inoculation avec de la diarrhée et une péritonite fibrineuse ou purulente, tandis que le rat blanc, le cobaye, le chien, le chat, le poulet, n'ont jamais été atteints mortellement. Il a cultivé le virus puerpéral dans le bouillon de bœuf salé (viande de bœuf 1 kilo; eau 1 litre; sel marin 40 gr.), à l'air libre, dans l'oxygène, dans l'acide carbonique et dans le vide. Il a obtenu une culture en série de 32 générations avec une goutte de sang de la veine sus-hépatique d'un lapin mort de péritonite puerpérale. Ces micro-organismes, après avoir passé par le lapin, sont plus actifs que ceux qui proviennent de la femme. On n'y retrouve plus les grandes chaînettes, mais seulement des diplocoques ou tout au plus et rarement des chaînettes de 4 à 5 cocci.

Les cultures ont pu se développer dans le vide et dans l'acide carbonique, mais avec moins de force qu'à l'air ou dans l'oxygène, mais elles avaient une plus grande virulence.

De ses recherches, Arloing conclut que les accidents de métrite puerpérale sont produits par un seul microbe, mais qu'il n'est pas prouvé qu'il soit spécial à l'état puerpéral.

Il a constaté que la chaleur à 47° empêche son développement, d'où la possibilité de l'atténuer.

Les lapins inoculés avec le virus très actif cultivé dans le vide meurent en présentant les signes d'un empoisonnement septique sans suppuration; avec le même agent cultivé à l'air, la maladie évolue plus lentement; s'ils ont reçu un virus atténué, la maladie est encore plus longue, et la suppuration s'établit dans les séreuses, parfois même sous forme de nombreux abcès dans les muscles. Dans tous les cas, c'est le même microbe qui produit ces formes morbides différentes.

Fraenkel (1) a trouvé dans la rate des malades mortes de fièvre puerpérale un bacille gros, court, qui ne se colore pas par la méthode de Gram. Sur la gélatine il se développe sous la forme d'un clou jaunâtre; il se cultive sur la pomme de terre en forme d'une masse grisâtre. Introduits dans le sang de la souris, du lapin, du cobaye, ces bacilles produisent une septicémie foudroyante. Les animaux présentent à l'autopsie une tuméfaction des ganglions lymphatiques et des plaques de Peyer. L'inoculation cutanée ne suffit pas pour tuer les animaux. Dans le vagin d'une femme saine il a trouvé un bacille qui ressemblait beaucoup à celui de la fièvre puerpérale et qui est encore plus virulent. Celui-ci forme sur la gélatine une plaque blanche. Il tue rapidement les cobayes par inoculation péritonéale. A l'autopsie il n'y a pas de tuméfaction des ganglions. Il trouva enfin dans la sécrétion vaginale des femmes saines un troisième bacille plus court et plus gros que le précédent, qui donne sur la gélatine une culture analogue à celle du tétragenus. Il est aussi fétide, immobile, il ne se colore pas par la méthode de Gram. Il tue les animaux par injection dans le péritoine ou dans le sang. Les souris blanches meurent aussi si on les inocule sous la peau. Les lésions causées par ce bacille sont diffuses. La rate et le foie sont tuméfiés. On observe une

(1) Z. Aetiol. d. Puerperalfieber. D. med. Wochenschr. 1885, nos 34 et 35.

tuméfaction des ganglions lymphatiques et parfois des ecchymoses des séreuses.

Anatomie pathologique. — A l'autopsie des nouvelles accouchées mortes de métro-péritonite, on trouve l'utérus flasque et dilaté; ses parois sont molles, imbibées de sucs, ses sinus veineux sont habituellement plus ou moins remplis de pus ou d'un coagulum fibrino-puriforme.

La muqueuse de l'utérus présente une coloration rouge lie de vin; elle est imbibée d'un liquide puriforme sanieux, et la caduque utérine est pulpeuse, ramollie. Au niveau de l'implantation placentaire, on voit une surface végétante, formée par les cotylédons de la muqueuse. A la partie saillante des cotylédons, il existe souvent de petits caillots fibrineux. Tout le disque placentaire est mou, infiltré de liquide sanieux et puriforme d'une odeur fétide. Souvent, toute cette partie de la muqueuse est gangrenée, de couleur brun noirâtre, et lorsqu'on y laisse tomber un filet d'eau, on en détache des lambeaux. D'autres fois, il existe au même point une pseudo-membrane grisâtre, qui se détache par fragments et sous laquelle le tissu de la muqueuse est rouge brun. Cette pseudo-membrane diphthéroïde ou gangréneuse est quelquefois étendue sur toute la muqueuse utérine. Lorsqu'on examine au microscope le liquide obtenu par le raclage de la surface, on y trouve un grand nombre de cellules lymphatiques. Ces cellules présentent à leur surface et dans leur protoplasma une quantité plus ou moins grande de diplococci ou de chaînettes de microbes ronds. Dans les couches profondes de la muqueuse et du chorion infiltrées de sérosité, on obtient par le raclage un peu de liquide qui contient des cellules lymphatiques et de grandes cellules du tissu conjonctif tuméfiées et granulo-graisseuses.

Le col de l'utérus est ramolli, rouge, violacé, pulpeux, souvent couvert de pseudo-membranes grises sous lesquelles le tissu est fortement congestionné. La même lésion gangréneuse existe par places sur la muqueuse vaginale et sur la vulve.

La cavité des sinus veineux est libre, ou bien elle contient, comme nous l'avons déjà dit, un liquide puriforme ou de la fibrine coagulée ou ramollie, semi-liquide, mêlée à des cellules lymphatiques et à des cellules endothéliales tuméfiées et granuleuses. La paroi de ces sinus présente les caractères très manifestes d'une endo et d'une périphlébite.

Les grosses veines sont souvent remplies de pus ou de fibrine, et le tissu conjonctif des ligaments larges contient toujours une quantité plus ou moins grande de pus, si bien que, lorsqu'on coupe par tranches le tissu des ligaments larges le long de l'utérus, on tombe généralement sur un ou plusieurs petits

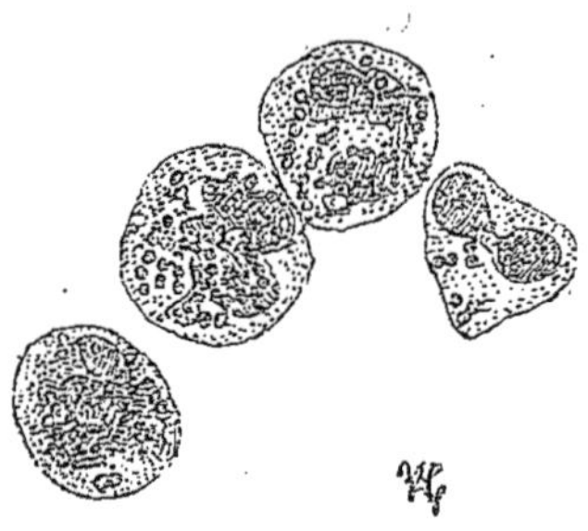

Fig. 185. — Globules de pus provenant de fausses membranes fibrineuses dans un fait de péritonite puerpérale et remplis de micrococci en chaînettes (objectif 12 à immersion homogène de Vérick oc. 2. — 800 diamètres environ).

foyers purulents situés dans le tissu conjonctif, dans les lymphatiques ou dans les veines.

Les vaisseaux lymphatiques superficiels de l'utérus sont quelquefois remplis de pus et, dans tous les cas, le péritoine qui entoure l'utérus est le siège d'une inflammation intense avec rougeur, vascularisation, formation de fausses membranes fibrino-puriformes à sa surface et avec une infiltration purulente de son tissu conjonctif.

Les coupes du ligament large, dans les points où il est infiltré de sérosité ou de pus, colorées au violet de méthyle B, placées ensuite dans la solution d'iodure de potassiun iodé, puis décolorées par l'alcool et l'essence de girofle, montrent une grande quantité de cellules migratrices et de cellules fixes tuméfiées interposées aux faisceaux fibreux. Le liquide et les cellules présentent une masse de microbes en chaînettes ou associés deux par deux.

Les fausses membranes fibrineuses, examinées sur des coupes et colorées par le même procédé, offrent entre les faisceaux de fibrine et à leur surface un grand nombre de cellules lymphatiques couvertes et remplies des mêmes microbes en chaînettes.

La trompe et l'ovaire sont atteintes de la même façon ; la péritonite se généralise avec une effrayante rapidité, et des abcès métastatiques se forment dans les poumons, le foie et les reins, etc.

§ 12. — Pyémie. — Septicémie. — Saprémie.

Pyémie. — Septicémie. — Nous avons étudié jusqu'ici une série de lésions et d'affections consécutives aux plaies et aux traumatismes et qui sont du ressort de la chirurgie en tant que maladies locales en rapport avec la présence des bactéries, le furoncle, l'anthrax, l'érysipèle, l'ostéomyélite, les abcès, les phlegmons, les phlébites et les lymphangites, la métrite puerpérale. Ces lésions, locales d'abord ou plus ou moins étendues, peuvent être le point de départ d'accidents généraux graves accompagnés de fièvre, de subdélirium, de prostration, d'un empoisonnement de tout l'organisme, et se terminer plus ou moins rapidement par la mort. Ces accidents généraux graves ont été classés par les chirurgiens en des groupes distincts sous les dénominations de pyémie et de septicémie.

Historique. — L'histoire de la pyémie et de la septicémie est relativement récente. Gaspard (1) (de Saint-Étienne) est le premier qui ait étudié expérimentalement la résorption des poisons septiques contenus dans le pus et dans les matières animales en putréfaction, dans ses rapports avec les symptômes et les lésions de la septicémie.

En injectant du pus en petite quantité dans la jugulaire des chiens, il a constaté qu'après un trouble considérable des fonctions, la guérison pouvait survenir au moyen d'une excrétion critique par les urines ou par les matières fécales ; mais si le pus est introduit plusieurs fois de suite en petite quantité chez le même animal, il finit par donner la mort. A plus forte

(1) Mémoire physiologique sur les maladies purulentes et putrides et sur la vaccine (*Journal de Magendie*, 1822, p. 1, et 1824, p. 1).

raison s'il est injecté à dose plus forte. Il cause alors des phlegmasies graves, des péripneumonies, des cardites, des dysenteries, etc. Magendie répéta et contrôla ces expériences (1). Plus tard les recherches anatomo-pathologiques et cliniques de Bouillaud (2) sur la phlébite, sur les fièvres putrides ou adynamiques, de Bayle (3) sur la pyrétologie dans ses rapports avec les altérations putrides du sang, de Velpeau (4) sur l'infection purulente, de Dance (5), Reynaud (6), Tonnelé (7), Sédillot (8), Boyer (9), sur la phlébite dans ses rapports avec l'infection purulente, de d'Arcet (10) sur les abcès multiples, ont constitué l'anatomie pathologique à l'œil nu de la pyémie.

Sédillot avait très bien posé les conditions pathogéniques de la pyémie qui résultaient de ces premiers travaux. Avant le développement de la pyémie il existe toujours une suppuration dans une partie du corps; la phlébite, en rapport avec cette suppuration, est la cause déterminante de la pyémie par l'introduction directe du pus dans le sang. On reproduit la pyémie chez les animaux en injectant du pus dans le sang. Cruveilhier (11) (*De l'infection purulente ou pyémie*, Paris, 1849) considérait la phlébite comme dominant toute la pathologie de la pyémie, et l'inflammation suppurative comme toujours causée par des phlébites capillaires.

Dans ses belles recherches sur la coagulation de la fibrine, sur les tromboses et les embolies, Virchow (12) a fait faire un grand pas à la question, en apportant un contingent considé-

(1) *Journal de Magendie*, 1822, t. III, p. 81-83.

(2) Bouillaud, « *Recherches cliniques pour servir à l'histoire de la plhébite ou inflammation des veines.* » *Revue médicale*, 1825, t. II, p. 71 et 418. — *Traité des fièvres dites essentielles*, 1826.

(3) Mémoire sur *la fièvre putride et gangréneuse* (*Revue médicale*, 1826, t. II, p. 117).

(4) *Revue médicale*, 1826.

(5) Nouvelle bibliothèque médicale, 1828, t. III, p. 57 et 62.

(6) *Quelques considérations sur l'introduction du pus dans les voies circulatoires*, thèse. 1828, Paris.

(7) *Mémoire sur les maladies du sinus veineux* (*Académie de médecine*, 1829).

(8) Sédillot, *Thèse d'agrégation*, 1832.

(9) Mémoire sur les résorptions purulentes (*Gazette médicale de Paris*. 1834).

(10) *Recherches sur les abcès multiples et sur les accidents qu'amène la présence du pus dans le système circulatoire*, thèse. Paris, 1842.

(11) *Anatomie path.*, liv. XI, 1833. Art. PHLÉBITE du Dictionnaire en 15 volumes.

(12) Virchow, *Gesammte Abhandlungen zur wissenschaftlichen Medicin*, 1re édition, 1856, 2e édition, 1862.

rable de faits nouveaux. Il s'attacha à montrer que la doctrine, alors en honneur, de l'introduction directe du pus en nature dans les veines n'était pas exacte ; que le sang se coagulait dans les veines avant que leur paroi ne fût notablement modifiée; que le ramollissement des caillots était dû à une action chimique et qu'on avait pris à tort pour du pus, dans les phlébites, la fibrine désintégrée et les globules blancs du sang qui s'y trouvent. Cependant Billroth (1), qui a fait d'importantes recherches expérimentales sur la fièvre et les inflammations traumatiques, sur la septicémie et la pyémie, était resté partisan de la doctrine de l'infection du sang par le pus. Hüeter (2) soutint aussi que la fièvre pyémique reconnaît pour cause l'entrée des éléments du pus dans le sang. Telle est aussi la définition qu'en donne Gussenbauer. Tels sont les principaux travaux relatifs à la pyémie et à la septicémie avant l'introduction des données nouvelles fournies par la bactériologie. L'historique de ces maladies est exposé dans tous ses détails dans les articles de Chauvel, art. SEPTICÉMIE (*Dictionn. encyclop. des sc. médicales*), et de Jeannel (3). Nous avons parlé déjà des recherches de Davaine, de Coze et Feltz sur la septicémie, de Pasteur sur le vibrion septique, la septicémie et le microbe pyogène et des recherches expérimentales de Koch et de plusieurs autres physiologistes sur les diverses maladies produites avec le sang et les matières organiques en putréfaction (4). Nous avons également indiqué, à propos de chacune des maladies étudiées dans ce chapitre, le furoncle, l'anthrax, l'érysipèle, les abcès, l'ostéomyélite, le phlegmon, la gangrène gazeuse, etc., le rôle

(1) *Beobachtungstudien über Wundfieber und accidentelle Wundkrankheiten* (*Archiv fur klinische Chirurgie*, 1864-65, t. II, p. 325-511; t. VI, p. 372; t. VIII, p. 52-168).

(2) *Handbuch der allgem. und spec. Chirurgie von Pitha-Billroth. die pyemiche Fieber*. Erlangen, 1869.

(3) Articles SEPTICÉMIE et PYÉMIE de l'*Encyclopédie internationale de chirurgie*, t. I, 1883.

(4) Il y a, dans la science, peu de faits bien observés contraires à la théorie bactérienne de la pyémie et de la septicémie. Cependant, Rosenberger (*Zeitschrift*, Würzburg, 1882) a injecté du sang septique bien cuit et stérilisé chez des animaux et reproduit tous les symptômes de la septicémie. A l'autopsie il trouvait, dans le sang des animaux, les mêmes micro-organismes que chez les animaux injectés avec le sang septique non stérilisé. Ces résultats nous paraissent difficiles à comprendre, à moins qu'on ne suppose que l'auteur ait introduit, dans ses injections de sang cuit, quelques germes encore vivants.

des bactéries, leur siège, leur tendance à se multiplier dans le sang. Tous ces documents, sur lesquels nous ne reviendrons pas ici, sont immédiatement applicables à la pathologie de la pyémie et de la septicémie.

Définition. — La pyémie, maladie infectieuse générale fébrile, caractérisée anatomiquement par la formation d'abcès métastatiques, est due à l'absorption et au transport par le sang des micro-organismes qui se trouvaient dans le lieu primitivement affecté. Sa cause, sa terminaison par des abcès multiples, son anatomie pathologique et ses symptômes en font une maladie générale parfaitement définie.

La septicémie, maladie infectieuse générale fébrile sans abcès métastatiques, est plus variable que la précédente au point de vue de ses symptômes, de sa marche et de ses causes. Les septicémies expérimentales assez nombreuses que nous avons décrites dans le chapitre VII, d'après les travaux de Coze et Feltz, Davaine, Pasteur, Koch, Charrin, etc., nous en donnent des exemples parfaitement définis. A ne considérer que les affections chirurgicales, une septicémie peut succéder à un érysipèle, à un phlegmon, à une gangrène gazeuse, à une ostéomyélite, à une lymphangite, à une cystite ou à une pyélonéphrite (infection urineuse), etc. Mais on peut faire entrer, dans le groupe des septicémies, considérées comme résultant du transport par le sang de poisons septiques et de l'intoxication générale de l'économie causée par la fermentation et la putréfaction du sang et des tissus mortifiés, toute la série des accidents qui surviennent dans le charbon, la gangrène, dans les eschares de décubitus, etc. D'après ce que nous connaissons aujourd'hui, la présence des bactéries n'est pas nécessaire pour expliquer la production de la septicémie. Les bactéries se rencontrent souvent, il est vrai, dans le sang des individus qui succombent à la septicémie; c'est ainsi qu'on trouvera les microbes de l'érysipèle ou de l'ostéomyélite dans le sang des malades atteints de septicémie consécutive à ces maladies. Ces microbes s'accumuleront dans la circulation du rein et du foie et détermineront des lésions locales telles que la néphrite; mais dans d'autres cas on ne rencontrera pas de micro-organismes dans le sang. L'intoxication à laquelle succombent les malades est alors le fait de la présence, dans le sang, d'un poison septique, de la sepsine, des alcaloïdes, des ptomaïnes, qui résultent de la décomposition des matières organiques qui s'effectue dans un foyer putride. Les bactéries déterminent, il est vrai, la putréfaction et la fermentation dans le foyer putride primitif et jouent un rôle important, mais certaines d'entre elles, étant anaérobies, ne vivent pas dans le sang et n'y entrent pas. Seules les substances chimiques toxiques y pénètrent et déterminent un véritable empoisonnement avec de la fièvre, des symptômes nerveux, du délire, du subdélirium, de l'abattement, de la prostration, etc.

C'est pourquoi nous définissons la septicémie comme l'ensemble des phénomènes fébriles et nerveux qui succèdent à l'intoxication par les substances septiques, qu'il y ait eu ou non passage des bactéries dans le sang.

Symptômes de la pyémie. — La pyémie débute habituellement par un grand frisson survenu pendant le traitement d'une plaie ou à la suite de l'accouchement, après un ou deux jours de malaise général. Le frisson, qui dure de 15 à 20 minutes, est suivi de chaleur et de sueur. La plaie revêt un aspect blafard et elle est souvent le siège d'hémorrhagies. Le lendemain ou le surlendemain, ou même le troisième jour, un ou plusieurs accès de fièvre avec frisson, chaleur et sueur, se répètent; l'état général s'altère profondément. Il survient un état typhoïde, l'appétit se perd; des épistaxis, des vomissements, de la diarrhée se manifestent; on observe parfois une tuméfaction douloureuse d'une articulation, ou de la congestion et des signes d'hépatisation du poumon, ou une douleur de tête ou tout autre signe d'une localisation pyémique dans un organe. La plaie est blafarde, œdémateuse, couverte de pus sanieux, sans tendance à la cicatrisation.

La courbe de la température est tout à fait caractéristique. Elle offre d'abord une première ascension brusque montant aux environs de 40°, qui correspond au frisson initial, suivie d'une descente progressive, puis une série d'ascensions répondant aux frissons irréguliers et atteignant 40°, 40°,5, jusqu'à

41° et toujours suivies d'une descente rapide à 38°, 37° et même au-dessous de 37°. Ces grandes oscillations de la température, qui s'effectuent une ou deux fois dans la même journée, sont des plus remarquables et appartiennent en propre à la pyémie.

La maladie se termine généralement par la mort en un espace de temps qui varie entre trois et douze jours. Elle peut guérir lorsqu'elle est peu grave au début et lorsque la cause de l'infection purulente est supprimée.

L'examen du sang, dans la pyémie, a permis d'y découvrir des micro-organismes. C'est ainsi que Pasteur et Doléris ont trouvé des microcoques en forme de chapelets (streptococcus) dans le sang des femmes atteintes de pyémie puerpérale. Les cultures faites, soit avec le sang, soit avec le pus des abcès, reproduisaient les mêmes microbes. Orth a rencontré aussi de son côté des microcoques en chapelets et en amas dans le sang de femmes atteintes de fièvre puerpérale. On peut penser que dans toute pyémie le sang contient, en quantité plus ou moins grande, les micro-organismes spéciaux du foyer primitif d'où est partie l'infection purulente.

La conséquence de ces faits est que la pyémie dépend du développement des organismes qui végètent à la surface des plaies, des ulcérations et de la plaie utérine, et qui de là passent dans la circulation sanguine. On doit donc assimiler complètement la plaie utérine consécutive à l'accouchement aux grandes plaies chirurgicales et la traiter comme ces dernières par la méthode antiseptique.

Lésions de la pyémie. — A l'autopsie des individus qui succombent à la pyémie, on constate l'apparence œdémateuse, putrilagineuse de la surface des plaies, l'état gangréneux, diphthéroïde de la surface interne de l'utérus notamment dans les fièvres puerpérales, les phlébites ou les thromboses dont sont atteintes les veines de la région primitivement atteinte, les coagulations sanguines qui se sont faites dans la veine principale de la région et qui souvent se limitent du côté du cœur par un thrombus ramolli, canalisé, anfractueux. On retrouve souvent, dans le cœur ou dans les veines pulmonaires, des embolies détachées du caillot veineux; on constate alors généralement des embolies dans l'artère pulmonaire, parfois aussi une endocardite des valvules auriculo-ventriculaires ou artérielles; une néphrite et enfin des abcès multiples dans divers organes. Ces abcès, qui contiennent des masses de microbes, siègent le plus communément dans les poumons; ils sont assez fréquents dans la rate, dans le foie, les reins et les muscles.

Nous consacrerons des alinéas spéciaux à l'endocardite, aux néphrites en rapport avec les bactéries et aux abcès métastatiques.

Symptômes et lésions de la septicémie. — Bien qu'il y ait des degrés et une gravité variable dans les pyémies observées, elles n'en constituent pas moins des maladies comparables entre elles et appartenant à un seul et même groupe morbide. Mais les septicémies ne sont pas seulement variables suivant le degré d'intensité de l'intoxication; elles diffèrent aussi par leurs causes tout à fait différentes et par leur marche, si bien qu'on leur a considéré en clinique plusieurs variétés distinctes. Ainsi Jeannel (1) décrit dans la septicémie chirurgicale : 1° la fièvre traumatique simple ou fièvre primitive des blessés, qui peut être considérée comme le résultat de l'absorption, au niveau de la plaie, du sang et des tissus contus ou mortifiés; 2° la septicémie suraiguë ou foudroyante, qui est la suite de l'envahissement des plaies par les grands bacilles de la gangrène gazeuse (septicémie gangréneuse, érysipèle bronzé, gangrène progressive, emphysème gangréneux), et dont nous avons donné une description à la page 270; 3° la septicémie aiguë simple ou infection putride, et 4° la septicémie chronique. Encore cette énumération est-elle loin de comprendre tout ce qu'on peut ranger dans les septicémies !

Dans la *septicémie aiguë simple,* la plaie est grisâtre ou violacée, sans tendance à la réparation, et elle donne une suppuration sanieuse. La fièvre fait généralement suite à la fièvre traumatique, et alors il semble que le blessé soit atteint d'une fièvre continue ou typhoïde; quelquefois elle débute par un

(1) *Encyclopédie internationale de chirurgie*, t. I, 1883.

frisson. La tracé thermométrique est tel qu'il se maintient en général dans les degrés élevés de 38°,5, à 40° ou 41° avec une rémission diurne de 1 à 2°, mais sans descendre jamais à la température normale. Il est rare qu'il se produise plusieurs frissons. L'état typhoïde, la sécheresse de la langue, les fuliginosités, la céphalalgie, le subdélirium, l'agitation la nuit, le délire furieux parfois, la dyspnée, les urines rares, rouges et souvent albumineuses, tels sont les symptômes qui se terminent habituellement par la mort au bout de cinq, dix ou quinze jours.

A l'autopsie, on note d'abord une putréfaction hâtive qui a envahi rapidement les cadavres et qui semble avoir commencé même avant la mort. Les lésions viscérales n'ont rien de caractéristique. C'est un ramollissement avec état granuleux ou graisseux des cellules hépatiques, une néphrite parenchymateuse aiguë avec un rein lisse, flasque et anémié, une tuméfaction avec ramollissement de la rate, une congestion de l'intestin, quelquefois une inflammation de la plèvre ou du péricarde.

Cette septicémie chirurgicale diffère donc en général de la pyémie par ses symptômes aussi bien que par l'absence de suppurations métastatiques. Mais il existe de nombreuses variétés dans les faits observés, si bien qu'on a créé, pour les comprendre, des pyo-septicémies dans lesquelles la suppuration s'observe avec les symptômes de la septicémie.

L'examen du sang, dans la septicémie simple, consécutive aux plaies, est loin de révéler habituellement la présence des bactéries. Les symptômes d'intoxication, consécutifs à la putréfaction dont la plaie est le siège, sont parfois trop rapides pour que les bactéries aient le temps de s'introduire dans le sang. Rosenbach a trouvé, dans trois cas de septicémie, le staphylococcus pyogenus aureus. Mais on ne peut encore rien dire de général sur la présence des microbes dans le sang et dans les organes des septicémiques.

Ziemacki (1), ayant examiné un grand nombre de cadavres d'individus morts de septicémie, a toujours trouvé des zooglœes dans les organes. Ces micrococci ou zooglœes étaient toujours

(1) *Beiträge z. Kenntniss der Microc. bei Septicemie*, Prager (*Zeitschrift f. H.* 1883, II).

les mêmes, plus nombreux toutefois dans les septicémies aiguës que dans les chroniques. Il croit, comme Wassilieff, qu'ils se développent souvent après la mort aux dépens des germes qui existent dans le sang pendant la vie. Chez les individus morts de maladies non infectieuses, on ne rencontre pas ces colonies de micrococci.

Les phénomènes dont la plaie est le théâtre sont assurément sous la dépendance des micro-organismes, qu'il s'agisse de métrite puerpérale, de phlegmon, d'érysipèle, d'ostéomyélite, etc., mais les symptômes généraux sont l'expression du passage dans le sang des produits chimiques, sepsine, alcaloïdes, ptomaïnes, qui sont absorbés au niveau de la plaie et produisent une véritable intoxication.

Sous le nom de *septicémie chronique*, Jeannel (1) entend la fièvre lente, souvent peu élevée, que l'on observe à la suite de la rétention de liquides putrides, soit dans les cavités naturelles, soit dans les cavités pathologiques (poches d'abcès). L'infection urineuse, dans ses modalités subaiguës et chroniques, rentre absolument dans cette forme de la septicémie.

Telles sont les diverses espèces de septicémie consécutives aux plaies. Mais le mot de septicémie peut tout aussi bien s'appliquer à une foule d'autres processus. Le charbon, la pustule maligne chez l'homme, peuvent être regardés comme des septicémies. La fièvre typhoïde et beaucoup d'autres maladies infectieuses rentrent aussi dans les fièvres septicémiques causées d'abord par des micro-organismes, puis par la résorption de matières putrides. Il en est de même de la tuberculose pulmonaire qui peut aussi être assimilée, dans sa fièvre hectique spéciale, aux septicémies chroniques.

Saprémie. — Duncan, Ogston, Rosenbach, emploient le mot de saprémie comme synonyme d'une intoxication putride, d'un empoisonnement de l'organisme par des bactéries qui produisent, par leur multiplication dans une plaie ou dans une cavité naturelle ou pathologique, des poisons à odeur nauséeuse,

(1) *Encyclopédie internat. de chirurgie*, t. I, p. 381, 1883.

comme cela a lieu dans certaines putréfactions à l'air libre. Les bactéries elles-mêmes ne pénètrent pas dans le sang, ou si elles y pénètrent accidentellement, elles ne s'y multiplient pas. Mais les poisons de nature chimique, formés dans cette putréfaction, sont absorbés et déterminent des accidents généraux graves. La saprémie n'est en somme qu'une variété de la septicémie simple. Rosenbach a cherché les parasites des putréfactions à odeur repoussante. Il a fait des cultures avec du sang putréfié exhalant une très mauvaise odeur, avec le sebum des amygdales, avec de la moelle osseuse d'un fragment d'os mortifié compris dans un membre gangrené, avec la sueur des pieds, etc. Il a obtenu ainsi des cultures à l'état de pureté de trois bacilles saprogènes, qui ont la propriété de décomposer les bouillons et substances nutritives solides avec lesquelles ils sont en contact, de façon à produire des odeurs repoussantes semblables à celles observées dans les putréfactions d'où ils proviennent. Nous avons décrit ces bacilles saprogènes dans les pages 155 et 287, auxquelles nous renvoyons pour tout ce qui touche leur histoire naturelle. Les grands bacilles saprogènes n° 1, déposés dans un ballon qui contient de l'albumine, la liquéfient rapidement en lui donnant une couleur jaunâtre; Rosenbach en a fait quarante cultures successives dans lesquelles la même odeur nauséeuse existait constamment, dans les dernières cultures comme dans la première. Cultivés dans le vide ou dans un milieu nutritif sans air, ils se multiplient, mais ils n'engendrent aucune mauvaise odeur. Ils ne sont pas pathogènes en ce sens qu'injectés chez un animal, ils n'occasionnent que des accidents locaux. Injectés dans le genou ou dans la plèvre, ils se multiplient dans ces séreuses. Le genou, par exemple, se tuméfie, mais il n'en résulte aucun désordre de la santé générale de l'animal.

Le bacille saprogène n° 2 provenant de la culture de la sueur des pieds et que Rosenbach a cultivé sur l'agar-agar, détermine aussi, dans la série des cultures, la même odeur que la sueur d'où il provient. Il est pathogène. En l'injectant dans le tissu cellulaire d'un lapin, l'animal mourut d'une pneumonie, et on a obtenu des cultures pures du bacille pris chez cet animal.

Le bacille saprogène n° 3 provenant de la moelle osseuse d'un os mortifié a donné également des cultures sur l'agar-agar, qu'il liquéfie, et sur l'albumine qui se putréfie et exhale une très mauvaise odeur. Il donne de la putréfaction, même dans les cultures sans air. Il est pathogène, et une injection dans le genou détermina la mort en vingt-quatre heures. A l'autopsie de l'animal on trouva une infiltration jaunâtre de la partie injectée. Chez un autre lapin injecté à la fois dans le genou et l'abdomen, il y avait une infiltration jaunâtre avec des globules de pus. Un troisième animal injecté de la même façon a guéri (1).

§ 13. — Abcès de la pyémie.

Dans les abcès de la pyémie, comme il s'agit le plus souvent de plaies des membres, de maladies osseuses, de plaies de tête ou de suppurations d'organes déterminant des phlébites des veines de la circulation générale, les caillots ou fragments détachés du sang coagulé dans la veine enflammée vont se loger, par l'intermédiaire du cœur droit, dans une branche de l'artère pulmonaire et donnent lieu à une embolie ou à de petits abcès miliaires du poumon.

Aussi, d'après la statistique de Billroth, sur 83 cas de pyémie, existait-il 75 fois des abcès dans le poumons, 17 fois dans la rate, 8 fois dans le foie et 4 fois dans les reins. Sédillot, sur 100 cas, a trouvé des abcès miliaires 99 fois dans les poumons, 8 fois dans la glande hépatique, 6 fois dans les muscles et 4 fois dans le cœur. Cependant les abcès du foie sont incomparablement plus fréquents que ne l'indiquent ces statistiques, car ils sont prédominants lorsque le lieu primitivement affecté se trouve le long des radicules veineuses afférentes de la veine-porte. Ainsi Braidwood les a vus dans la moitié des cas, et Waldeyer 80 fois sur 100. En même temps que des abcès ou à leur place, on peut rencontrer des infarctus. Lorsque la doctrine de l'embolie artérielle et capillaire était la seule qui pût expliquer les abcès métastatiques, on avait beaucoup de peine à comprendre leur genèse dans les organes tels que le foie et les reins,

(1) On peut adresser à ces recherches de Rosenbach les mêmes critiques que nous avons formulées déjà à la page 269 à propos du phlegmon.

si la phlébite primitive siégeait dans un membre. Les fragments détachés de la veine ne pouvaient en effet arriver aux reins et au foie qu'après avoir traversé les capillaires du poumon. D'un autre côté on recherchait souvent inutilement les fragments emboliques dans les artérioles ou les capillaires de l'abcès métastatique. Aujourd'hui qu'il est reconnu que les fragments emboliques consistent essentiellement dans des micro-organismes et dans des cellules lymphatiques souvent chargées de ces micro-organismes, on n'éprouve plus ces difficultés d'interprétation. Les micro-organismes qui pénètrent dans la circulation des organes peuvent venir directement du foyer purulent primitif ou du détritus formé au milieu d'un caillot concrété dans une veine enflammée ou d'une endocardite de la valvule mitrale ou des sigmoïdes de l'aorte. Les emboles ou fragments détachés de la surface d'un thrombus formé dans une veine, ou d'une valvule, ou d'une artériole atteinte d'endartérite, seront le point de départ de suppurations, de ramollissement ou de gangrène, si les fragments contiennent des micro-organismes de la pyémie. Ils seront au contraire inoffensifs ou suivis d'infarctus simples, non suppurés, s'ils proviennent de lésions athéromateuses du cœur ou des artères. On sait en effet que les corps étrangers stérilisés et mousses, injectés dans la circulation des animaux, ne déterminent pas d'abcès métastatiques.

Les infarctus et abcès du *poumon* se présentent sous la forme de nodules isolés ou confluents caractérisés au début par de petits noyaux de pneumonie catarrhale congestive gros comme une tête d'épingle, siégeant le plus souvent à la surface de la plèvre qu'ils soulèvent. A mesure qu'ils grossissent, ils présentent à leur centre une gouttelette de pus qui augmente rapidement et devient un petit abcès par la destruction des cloisons pulmonaires de la partie atteinte. Ces noyaux peuvent devenir confluents et former des abcès plus volumineux. D'autres fois ils ne sont pas suppurés et sont caractérisés simplement par un noyau d'hépatisation à surface grise et presque sèche. Presque constamment on trouve dans tous ces faits une congestion intense de la plèvre avec de petites ecchymoses. Auniveau des abcès déjà formés, la plèvre est le siège d'un exsudat fibrineux infiltré de pus, formant une couche plus ou moins épaisse. Quelquefois les vaisseaux lymphatiques de la plèvre viscérale sont remplis de pus. En même temps, la cavité pleurale contient un liquide séro-fibrineux ou puriforme en quantité variable. On est surpris de la rapidité avec laquelle des épanchements pleuraux puriformes peuvent se développer dans de pareilles conditions.

Les vaisseaux du poumon, artérioles, capillaires, veinules, charrient des quantités de micro-organismes qui s'accumulent par places sous forme de zooglœes.

Les abcès métastatiques du *foie* s'accompagnent généralement d'une hypertrophie de l'organe dont la surface présente le relief d'éminences hémisphériques, régulières, jaunâtres, qui soulèvent la capsule de Glisson. Sur une section du foie, on aperçoit un nombre plus ou moins grand de petits îlots jaunes opaques, miliaires ou plus volumineux, sur un fond rouge formé par le foie congestionné. Les plus grands îlots résultent de la confluence d'îlots très petits, car leur bord est sinueux et festonné. Les lobules hépatiques qui vont se transformer en abcès montrent d'abord une tache jaune et opaque donnant par le raclage une gouttelette de pus. A côté de ces lobules il s'en trouve d'autres qui sont jaunes et infiltrés de pus dans leur totalité. De cet examen à l'œil nu on peut induire que l'abcès débute par les lobules hépatiques.

A l'examen histologique, on constate que les capillaires de l'îlot sont plus ou moins remplis, par places, de micrococci agglomérés en masses zooglœiques qu'il est facile de mettre en évidence, soit en traitant la coupe non colorée par l'acide acétique cristallisable, soit en la colorant avec le violet de méthyl B. Les capillaires contiennent en outre des globules blancs plus ou moins altérés et un petit nombre de globules rouges. A la périphérie des îlots, le long des veines-portes et autour de la veine centrale, on voit des cellules migratrices. Toutes les travées des cellules hépatiques de l'îlot malade sont devenues pâles, granuleuses ; elles sont mortifiées, se colorent mal ; leurs noyaux sont moins visibles ou détruits, et finalement elles s'atrophient et se réduisent en granulations ; leurs débris se mêlent à des cellules migratrices pour former le liquide puriforme qu'on constate dans l'îlot. Les îlots voisins de celui qui

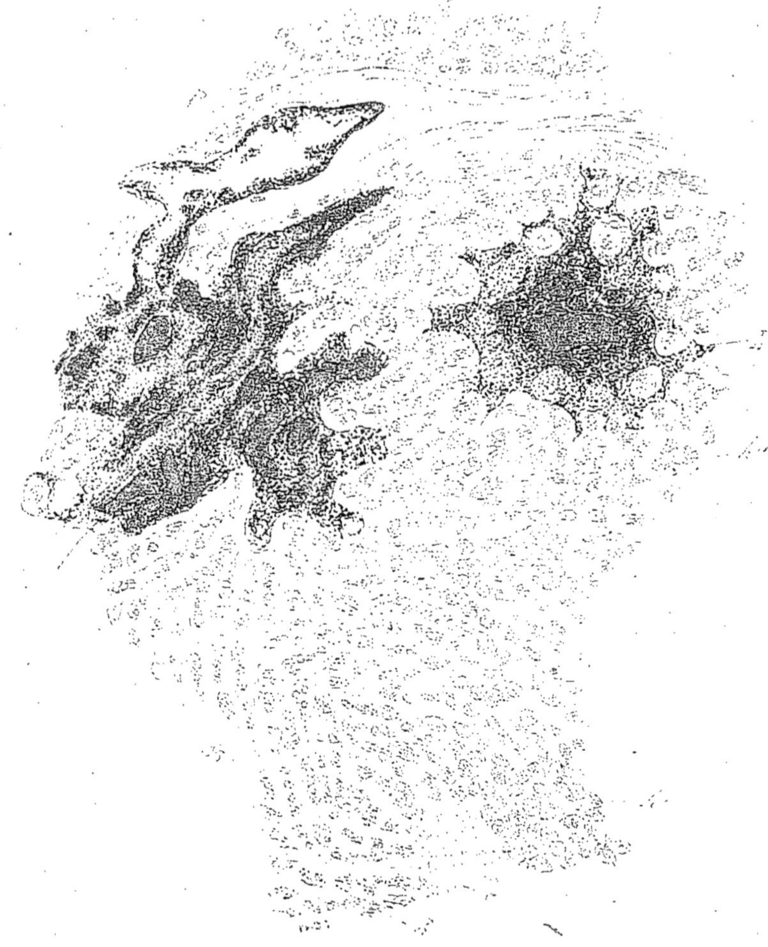

Fig. 186. — Coupe du foie au début de la formation d'un petit abcès, dans un cas d'abcès métastatiques de cet organe consécutifs à une pneumonie.

Dans l'espace interlobulaire *i*, les branches de la veine-porte extrêmement dilatées, *p*, *v*, sont remplies de bactéries ; le tissu conjonctif *b* est infiltré de cellules migratrices ; *h*, cellules hépatiques présentant souvent deux noyaux comme en *l*, ou vitreuses comme en *h'* ; *c*, centre du lobule.

est ainsi abcédé présentent simplement une congestion, un remplissage et une distension de leurs vaisseaux capillaires par du sang et une inflammation du tissu périlobulaire marquée par un épanchement de cellules rondes dans les espaces portes.

Le lobule malade, après la destruction de son tissu conjonctif et le ramollissement de la paroi de ses vaisseaux, se transforme en une petite collection purulente. Les petits abcès voisins se réunissent, se remplissent d'un pus bien lié en même temps que le parenchyme hépatique subit tout au pourtour une dégénérescence graisseuse et qu'il se forme à la limite des abcès une membrane pyogénique qui les isole du tissu voisin.

Il est peu de lésions dont la pathogénie ait donné lieu à autant d'hypothèses que les abcès du foie. On a même invoqué, pour interpréter leur fréquence si grande dans les plaies de tête, le reflux du sang de la veine cave supérieure dans l'inférieure et dans la veine porte à travers l'oreille droite (Magendie). De toutes ces explications que nous n'entreprenons pas d'énumérer, il n'en est qu'une qui cadre avec nos connaissances actuelles, c'est le transport des bactéries par les vaisseaux capillaires, que ces bactéries proviennent de la circulation générale par les artères hépatiques ou de la circulation abdominale par la veine-porte (voy. fig. 186).

La thrombose et la phlébite de la veine-porte sont aussi quelquefois le point de départ des abcès hépatiques qui affectent alors une disposition anatomique en rapport avec la distribution de cette veine. Telle est la pyléphlébite suppurative. Le tronc de la veine-porte est rempli d'un caillot fibrineux ramolli puriforme qui se continue dans une plus ou moins grande étendue de ses branches. La paroi de la veine et de ses ramifications est épaisse et enflammée, infiltrée de cellules rondes ; leur calibre paraît agrandi. L'inflammation se propage à tout le tissu conjonctif périphérique dont les faisceaux sont séparés par des cellules lymphatiques ; la destruction de la paroi des petites veines par la suppuration fait que leur intérieur communique avec les abcès qui les entourent et qui comprennent en même temps un ou plusieurs lobules voisins. Ces pyléphlébites ont le plus souvent pour point de départ des ulcères dysentériques de l'intestin ou une typhlite. Les lésions des veines sont les mêmes au point de vue des bactéries que celles dont nous avons donné plus haut l'analyse.

Pus bleu. — Différents liquides organiques, comme les sucurs et le pus, peuvent prendre une coloration bleue. Ce sont surtout les linges à pansements, la charpie en rapport avec le pus qui deviennent bleus, car le pus lui-même ne présente pas cette couleur au moment où il sort de la plaie ou de l'abcès qui le fournit.

Depuis longtemps on a reconnu que cette coloration du pus était en rapport de cause à effet avec des micro-organismes. Robin (1), Chalvet (2), Bimber (3), Billroth, Lucke (4), Eberth (5), Girard (6), ont démontré la constance des schizomycètes dans le liquide du pus bleu. D'un autre côté Fordos (7) a isolé le principe chimique colorant et lui a donné le nom de pyocyanine. L'action des acides qui font passer au rouge la couleur bleue sert à le caractériser. Gessard (8), qui a fait plus récemment un intéressant mémoire sur cette question, a vérifié les réactions du principe chimique, en a ajouté de nouvelles et le rapproche par ses propriétés des alcaloïdes cadavériques. Il a cultivé les organismes du pus bleu dans la salive et la sueur et montré que la pyocyanine était le produit de leur accroissement. Charrin (9) a isolé ce micro-organisme, qui est d'après lui un micrococcus rond et aérobie, à protoplasma incolore. D'après nos examens il s'agit d'un petit bâtonnet court, un peu courbé, à extrémités arrondies de 0μ,5 à 0,6 ou 0,7 d'épaisseur. Charrin a inoculé à deux lapins la septième culture ; l'injection a été faite dans les veines chez l'un d'eux, dans le tissu cellulaire sous-cutané chez l'autre. Les tissus des organes et surtout les matières fécales contenaient ces mêmes micro-organismes. Charrin s'en est assuré en cultivant les matières fécales. Il a ainsi réussi à isoler des microbes qui donnaient au bouillon de culture une coloration verte d'où il était facile d'extraire par le chloroforme la couleur bleue caractérisée par toutes ses réactions. Ainsi il est démontré que le micrococcus du pus bleu a pour fonction de fabriquer la

(1) Robin et Verdeil, *Traité de chimie anatomique et physiologique*, 1853.

(2) *Gazette médicale*, 1860.

(3) Thèse de Paris, 1879.

(4) *Archiv f. k. Chirurgie*, 1862.

(5) *Med. Centralblatt*, 1863 et *Virchow's Archiv*, t. LXXII, 1875.

(6) *Chirurg. Centralblatt*, 1875.

(7) *Travaux de la Soc. d'émulation pour les sciences pharmaceutiques*, t. III, 1859, et *Comptes rendus de l'Acad. des sc.*, t. LI.

(8) *De la pyocyanine et de son microbe*. Paris, thèse, 1882.

(9) Communication faite à la Société anatomique dans sa séance du 26 déc. 1884.

pyocyanine, et qu'après les cultures successives et le passage de ce microbe à travers le corps d'un animal, il a conservé sa propriété de donner lieu à la pyocyanine. Il ne produit pas d'abcès ni de suppuration quand on l'injecte aux animaux.

Nous avons cultivé le microbe du pus bleu sur des pommes de terre où il forme une couche d'un brun verdâtre foncé. Il liquéfie en quelques jours la gélatine en la colorant en vert. Sur l'agar-agar, il constitue une couche blanchâtre sous laquelle la substance nutritive, restée transparente, prend une jolie couleur verte.

Il est possible qu'il se développe dans le pus plusieurs espèces de bactéries donnant des cultures vertes.

§ 14. — **Arthrites.**

Les polyarthrites rhumatismales et suraiguës nous paraissent devoir être considérées comme l'expression d'une maladie générale infectieuse. Il s'agit, à n'en pas douter, d'une affection généralisée, fébrile, dont les localisations multiples siègent sur les séreuses articulaires, sur les grandes séreuses, comme les plèvres, le péricarde, les méninges; quelquefois, et dès le début de la maladie, sur la muqueuse du pharynx; quelquefois aussi sur la muqueuse des bronches et sur le parenchyme pulmonaire; enfin sur l'endocarde. Il est certain aussi que dans ces faits de rhumatisme aigu terminé par la mort, on trouve souvent des micro-organismes, des micrococci surtout, en grande quantité dans le liquide muqueux ou mucopurulent qui remplit les articulations enflammées, dans les exsudats séro-fibrineux ou puriformes des grandes séreuses et à la surface des valvules du cœur, sous la forme de végétations fibrineuses et pultacées, lorsqu'il existe une endocardite végétante et ulcéreuse (voyez plus bas l'endocardite). Il est impossible de comprendre de pareilles endocardites autrement que par l'existence de bactéries circulant avec le sang; leur transport dans les grandes séreuses parle aussi en faveur d'une maladie infectieuse caractérisée par la présence des bactéries dans le sang. Dans ces rhumatismes aigus, en quelque sorte foudroyants, où il existe une endocardite ulcéreuse, on trouve même des infarctus ou des métastases dans divers organes tels que le foie et le rein, avec des bactéries situées dans les vaisseaux sanguins. Ces rhumatismes ressemblent si bien à la septicémie et à la pyémie, que certaines infections septiques d'origine traumatique reproduisent des lésions de tout point comparables, lorsqu'elles se terminent par de l'endocardite, des infarctus ou abcès métastatiques, des inflammations des grandes séreuses et des arthrites. Si le rhumatisme suraigu affecte cette forme comparable à une maladie septicémique, il n'en est plus de même du rhumatisme subaigu ou chronique. Dans cette dernière

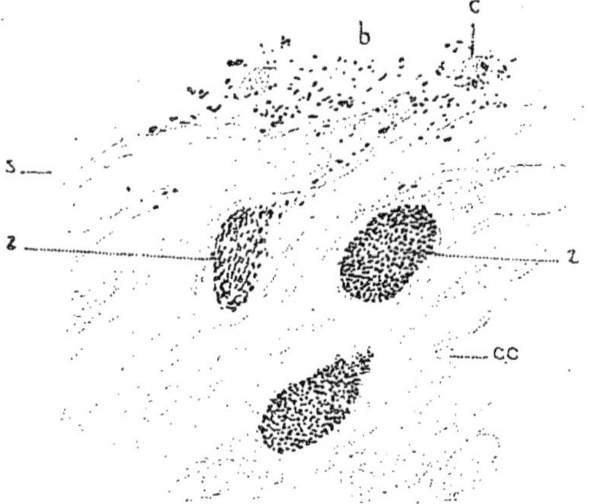

Fig. 187. — Cartilage altéré dans un cas de polyarthrite rhumatismale (grossissement, $1^{mm} = 5\ \mu$).

s, surface du cartilage; *c*, cellules endothéliales libres; *b*, bactéries dans le liquide synovial; *f*, fibres du tissu cartilagineux altéré; *c*, capsules contenant des cellules cartilagineuses; *z*, capsule remplie d'une zooglœe formée de microbes ronds; *z'*, capsule remplie d'une zooglœe formée de bactéries allongées.

affection, on ne suppose pas qu'il existe des micro-organismes.

Nous avons surtout en vue, en ce moment, les arthrites solitaires ou les polyarthrites aiguës qui s'accompagnent de symptômes infectieux ou qui surviennent comme complications d'une maladie infectieuse. Encore leur histoire est-elle loin d'être complètement faite au point de vue de la clinique non plus qu'à celui de l'anatomie pathologique, et nous avons à citer des observations isolées plutôt qu'un ensemble de faits constituant une monographie.

Dans la relation d'une autopsie se rapportant à un malade mort à l'hôpital Saint-Roch avec un rhumatisme articulaire suraigu, avec une néphrite parenchymateuse et des abcès métastatiques, l'un de nous (1) a donné l'anatomie et l'histologie pathologiques des lésions articulaires. Comme les symptômes du rhumatisme avaient semblé disparaître avant la mort, il y avait peu de liquide dans les articulations. Cependant ce liquide de l'articulation altérée, examiné huit heures après la mort, était rempli d'une masse énorme de petits bacilles mobiles, d'une épaisseur de 0,5 μ et d'une longueur de 2 μ

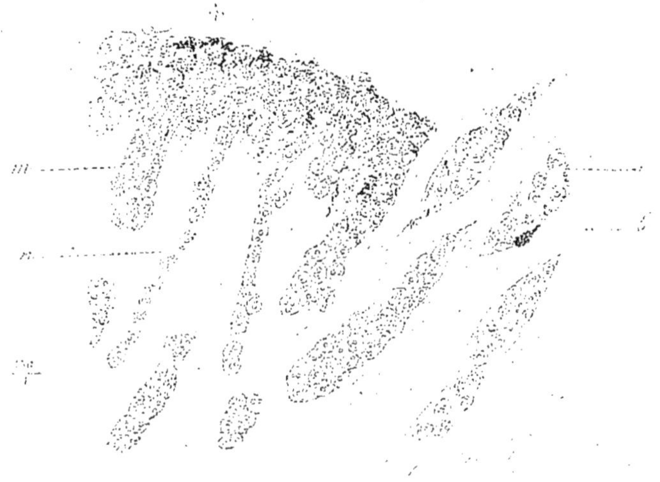

Fig. 188. — Arthrite purulente. *a*, capsule cartilagineuse remplie de petites cellules rondes; *n*, *m*, boyaux de cellules rondes dans des capsules cartilagineuses ouvertes à la surface *p* du cartilage articulaire; *b*, substance fondamentale fibrillaire. La partie superficielle du cartilage contient des micro-organismes au milieu d'une couche de leucocytes. (Grossissement de 300 diamètres.)

environ (fig. 187, *b*). Auprès de ces bacilles il y avait des grains ronds, du même diamètre. Le cartilage ramolli est devenu fibrillaire, et les capsules des cellules cartilagineuses (*cc*) sont peu distinctes, de telle sorte qu'on a l'aspect d'un tissu fibreux à fibres gonflées, avec des cellules placées deux à deux dans des intervalles réguliers. Mais souvent ces cellules sont remplacées par des masses oblongues fortement colorées par les couleurs d'aniline et consistant en zooglœes. Ainsi ces zooglœes se trouvent dans les capsules gonflées des cellules cartilagi-

(1) Babes, *Lésions du rein liées à la présence des microbes* (*Archives de physiologie*, novembre 1883).

neuses. On peut distinguer deux espèces de zooglœes voisines, les unes constituées par des bacilles (z'), les autres formées par des micrococci (z).

Les micro-organismes ronds et ovoïdes, qui existaient dans ce fait de polyarthrite rhumatismale, se rapportent bien à ce que nous décrirons bientôt à propos de l'endocardite.

Krause a observé, dans la synovite aiguë des enfants (1), un microbe en chaînettes qu'il a cultivé et qui donne des formes semblables au streptococcus pyogenus de Rosenbach ou au microbe en chaînettes de Löffler (chaînettes du phlegmon). Seulement l'injection de ces micro-organismes dans le tissu conjonctif et dans les jointures n'a pas donné d'accidents graves aux animaux ni d'arthrites généralisées analogues à ce que Löffler avait obtenu.

Mais le streptococcus n'est assurément pas le seul micro-parasite qu'on trouve dans les articulations enflammées et suppurées, car Rosenbach cite un fait de suppuration spontanée du genou dans le pus de laquelle il a cultivé le staphylococcus albus. Dans un cas d'arthrite puerpérale, l'un de nous a trouvé une bactérie fétide en même temps que le streptococcus. En inoculant cette bactérie fétide dans les articulations des lapins il se développe une arthrite.

Les arthrites suppuratives secondaires aux infections généralisées montrent, dans le liquide puriforme qu'elles contiennent, les micro-parasites propres à ces maladies générales. Ainsi dans les arthrites consécutives à la blennorrhagie, à la pyémie chirurgicale, à la morve, à la fièvre puerpérale, à l'ostéomyélite, on trouvera, d'une façon générale, les microbes de la blennorrhagie (voyez plus bas), de la pyémie (staphylococci, streptococci), de la fièvre puerpérale (streptococci), de la morve (voyez plus bas), etc.

Les lésions inflammatoires de la synoviale et du cartilage sont peu accusées lorsque l'arthrite s'est produite très rapidement. Elles sont au contraire très intenses, cararactérisées par l'infiltration puriforme de la séreuse, par des pseudo-membranes de sa surface, par le ramollissement de la substance

(1) *Berliner klin. Wochensch.*, 27 octobre 1884.

cartilagineuse, par la destruction des cellules cartilagineuses, par la présence de cellules migratrices dans les capsules superficielles ouvertes du cartilage, et par les micro-organismes accumulés dans les capsules, si l'arthrite a duré plusieurs jours

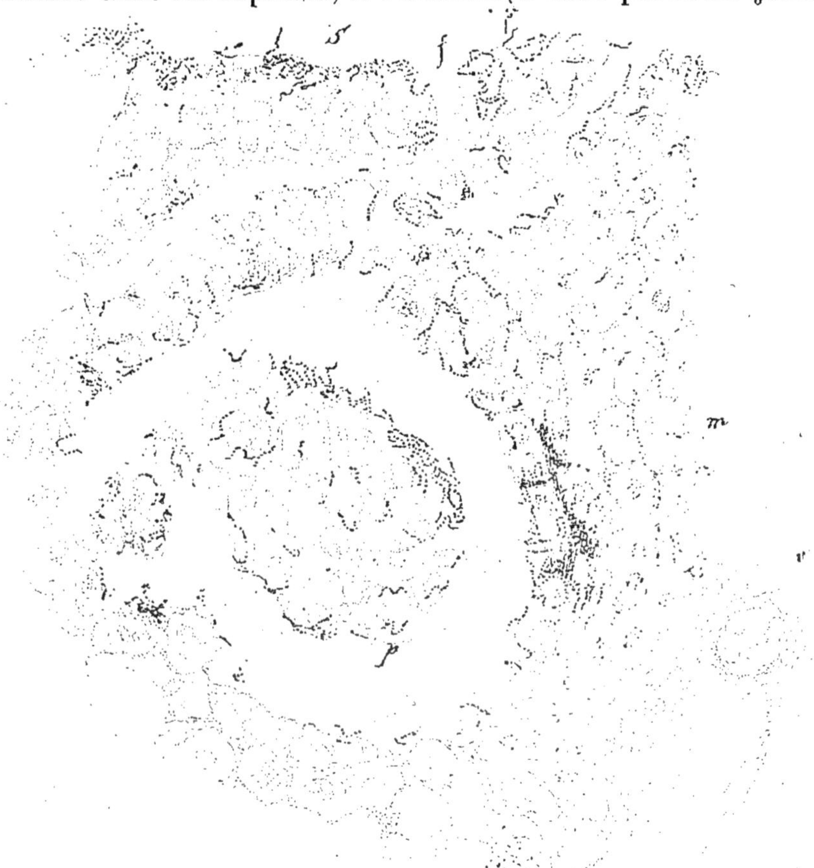

Fig. 189. — Pseudo-membrane de la surface de la synoviale dans une arthrite purulente.

v, vaisseau situé à la surface de la synoviale; *st*, streptococci; *p*, partie de la pseudo-membrane isolée par l'accumulation des microbes; *f*, partie superficielle; *s*, surface de la pseudo-membrane; *m*, tissu pâle, mortifié.

(voyez fig. 187 et 188). (Voyez, pour ce qui concerne les lésions des cartilages dans l'arthrite aiguë, le *Manuel d'histologie path.* de Cornil et Ranvier, 2e édit., t. I, p. 452.)

Dans un fait d'arthrite purulente du genou provenant du service du professeur Richet, et consécutive à une plaie pénétrante de l'articulation, l'un de nous a trouvé uniquement des streptococci en quantité considérable (fig. 189). La malade avait succombé à une phlébite suivie de pyémie. La synoviale très enflammée, épaissie, doublée d'un tissu conjonctif phlegmoneux, était couverte par places d'une fausse membrane grise, épaisse, formée par une mortification du tissu enflammé. Les streptococci étaient présents partout dans les tissus malades, mais ils se trouvaient en quantité considérable dans la fausse membrane. Sur les coupes de la séreuse au niveau de ces fausses membranes, les microbes en chaînettes formaient des amas serrés au milieu de fibres et de cellules mortifiées (fig. 189).

§ 15. — Ostéomyélite.

L'ostéomyélite (ostéite phlegmoneuse, ostéite épiphysaire, disjonction des épiphyses, dénominations en rapport avec l'idée que chaque observateur s'est faite sur son siège et sa nature), sévit surtout chez les enfants et les jeunes sujets. Ces derniers y sont prédisposés en raison des phénomènes physiologiques d'accroissement des os qui se passent au-dessous du périoste et au niveau des épiphyses. L'ostéomyélite est caractérisée par une inflammation suppurative diffuse qui peut siéger dans toutes les parties de l'os, sous le périoste, dans les couches superficielles, dans le corps même de l'os, dans la moelle centrale ou au niveau des épiphyses. Le pus s'y forme avec une rapidité extrême, si bien qu'au bout de vingt-quatre ou quarante-huit heures après le début de l'affection, une incision pratiquée au-dessous du périoste peut ouvrir un foyer purulent. L'infiltration purulente du tissu spongieux des extrémités et de la moelle centrale, la nécrose plus ou moins étendue de la diaphyse consécutive à l'oblitération des canaux de Havers par du pus, la perforation de la diaphyse par des trous comme taillés à l'emporte-pièce, les phénomènes généraux qui indiquent une infection de tout l'organisme, les néphrites bactériennes (voyez plus bas), etc., en font une maladie presque constamment mortelle.

Les accidents généraux aigus causés par l'ostéomyélite sont ceux de la septicémie et de la pyémie. Ces lésions, qui peuvent s'amender et guérir dans des cas malheureusement assez rares, sont toujours suivies de grands désordres locaux, de nécroses plus ou moins étendues, de périostite subaiguë, d'ostéite, etc., qui durent plusieurs années et qui peuvent longtemps après se réveiller à l'état d'acuité et nécessiter de nouveau l'intervention du chirurgien (Verneuil).

L'ostéomyélite est une des affections dont l'origine bactérienne est des mieux établies. Pasteur (1) a trouvé dans le pus retiré d'un os par Lannelongue, à l'hôpital Trousseau, les micro-organismes isolés ou associés par deux ou en petits amas, qu'il a regardés comme étant les mêmes que ceux du furoncle. Il en a conclu que l'ostéomyélite était une sorte de furonculose osseuse. La description de Pasteur et l'assimilation qu'il avait faite de ce microbe à celui des furoncles ont été vérifiées depuis par tous les observateurs. Ogston l'a décrit comme un staphylococcus. Rosenbach (2) a fait des cultures sur des milieux solides, gélatine-peptone et agar-agar, et il a à peu près constamment vu se développer le staphylococcus pyogenes aureus. La culture liquéfie assez vite la gélatine et donne un sédiment de couleur jaune orangée ainsi que nous l'avons vu précédemment. La

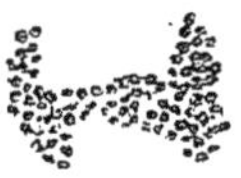

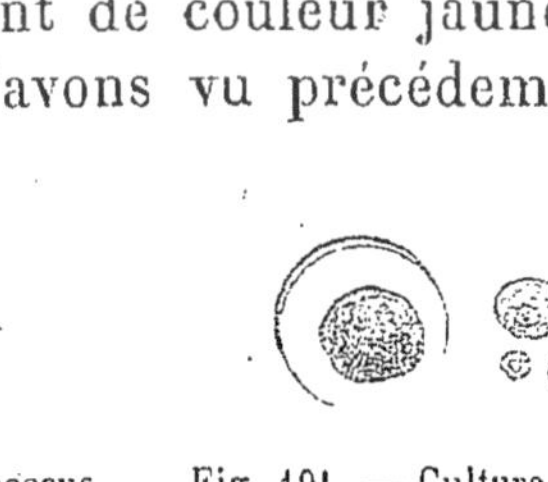

Fig. 190. — Staphylococcus *pyogenes aureus* (Rosenbach).

Fig. 191. — Culture, sur la gélatine, du staphylococcus aureus.

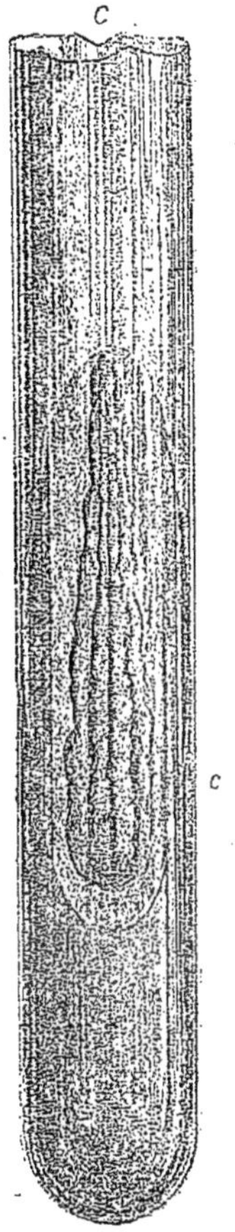

Fig. 192. — Culture pure du staphylococcus aureus sur l'agar-agar; *c*, culture.

culture sur la pomme de terre présente la même coloration. Sur quinze cas d'ostéomyélite dont il a ainsi cultivé le pus, il a obtenu quatorze fois le staphylococcus pyogenes aureus; dans l'un de ces faits il y avait en même temps des strepto-

(1) *Comptes rendus de l'Ac. des Sc., loc. cit.*, 1880.
(2) *Centralblatt für Chirurgie*, février 1884, n° 4.

coccus pyogenes. Dans le dernier cas, il n'existait que le staphylococcus albus.

Les expériences pratiquées chez les lapins avec le pus de l'ostéomyélite lui ont donné les mêmes résultats qu'avec l'injection d'une culture pure de staphylococcus aureus. C'est ainsi qu'il a inoculé ce pus dans la plèvre, dans le genou. La mort survenait vingt-quatre heures après, avec des infiltrations, des adénites, des hémorrhagies. Le sang des animaux contenait les microbes de l'ostéomyélite, si bien que Rosenbach a pu réaliser avec ce sang des cultures pures. Un chien à qui il avait injecté du pus d'ostéomyélite dans la plèvre est mort le lendemain; un autre chien injecté dans le genou avait, le second jour, un grand abcès. Si l'on fracturait un os à un animal, après avoir injecté du pus d'ostéomyélite ou une culture pure dans son sang, il survenait des abcès autour de l'os fracturé. Il y avait en même temps des embolies bactériennes dans les reins.

Becker (1) a obtenu des résultats analogues, soit par les cultures, soit par des injections dans différents tissus et organes et dans le sang. Il a obtenu aussi une intoxication aiguë par l'injection dans le sang de la veine jugulaire ou de la veine de l'oreille des lapins, une péritonite par l'injection dans le péritoine. Si l'on fait une contusion ou une fracture à un animal à qui on injecte ensuite dans le sang le microbe de l'ostéomyélite, il devient malade quinze jours après l'injection et meurt bientôt. A l'endroit contus ou fracturé, on trouve une grande quantité de pus. Il existe en outre des infarctus du foie, des poumons ou des reins dans lesquels on décèle, par les couleurs d'aniline, de grandes masses de microcoques. Le sang de ces animaux a fourni des cultures pures.

Fedor Krause (2) a fait aussi des cultures du microbe de l'ostéomyélite sur la gélatine peptone, sur l'agar-agar et sur du sérum sanguin, et il est arrivé aux mêmes résultats; il a constaté la liquéfaction de la gélatine et l'odeur d'amidon putréfié qu'elle exhale; ces microcoques déterminent la fermentation du lait. Par l'injection les lapins, il a vu la mort survenir en sept jours environ, avec des foyers de pus et de micro-orga-

(1) *Deutsche med. Wochenschrift* et *Fortschritte der Medicin*, 1834.
(2) *Fortschritte der Medicin*, 1er avril 1884.

nismes dans les articulations, la moelle osseuse et les reins. Sa conclusion est que la maladie infectieuse ainsi déterminée se localise surtout dans les muscles, les articulations, les os et les reins.

Peyroud (1) a eu l'intention de montrer d'une façon indubitable que le microbe de l'ostéomyélite était avant tout un générateur d'ostéite; il a vu que dans les cas très aigus d'intoxication la mort survenait deux ou trois jours après l'injection, avec des points d'épaississement du périoste, de petits foyers de quelques millimètres localisés sur la diaphyse des os longs, ordinairement près du cartilage de l'éphyse; il a vu en outre, dans l'intoxication plus lente, une raréfaction et une friabilité du tissu osseux, qui permettent d'arriver presque sans effort jusqu'au canal médullaire, et enfin une suppuration osseuse.

Ces travaux tout à fait concordants sur l'ostéo-myélite établissent assurément qu'elle est causée par un micro-organisme constant, facile à obtenir à l'état de pureté, car il est souvent le seul microbe contenu dans le pus de l'ostéomyélite au moment où l'on fait l'ouverture de l'abcès sous-périostique ou osseux par la trépanation. Les microbes obtenus par une série de générations, qu'on peut renouveler successivement pendant un an dans des milieux de culture, donnent aux animaux une maladie tout à fait comparable à l'ostéomyélite de l'homme. Il n'y a pas de maladie parasitaire mieux déterminée.

Mais il est plus difficile d'expliquer comment les micro-organismes pénètrent dans l'économie humaine. On ne voit généralement pas, en effet, de solution de continuité de la peau qui permette leur introduction. Les causes de l'ostéomyélite sont surtout les grandes fatigues, les marches forcées, le surmenage, quelquefois les contusions profondes; il est vrai qu'on peut penser que, par les talures des pieds ou les écorchures de la peau, il peut s'introduire des bactéries, mais le plus ordinairement il est impossible de constater ces talures ou fissures. C'est là un désidératum que l'on peut aussi constater à propos de l'étiologie des phlegmons profonds qui résultent souvent de contusions sans aucune plaie extérieure.

(1) Étude expérimentale sur l'ostéomyélite infectieuse, *Comptes rendus de l'Ac. des sc.*, octobre 1884.

§ 16. — Endocardite et myocardite d'origine bactérienne.

L'endocardite est presque constamment une maladie secondaire. Nous l'étudions avec les maladies consécutives aux plaies parce qu'elle peut se montrer à la suite d'une plaie, dans le cours d'une pyémie, d'une infection puerpérale, d'une septicémie et parce qu'elle est parfois l'accident anatomique intermédiaire entre la phlébite ou la thrombose d'origine traumatique et les métastases ou abcès et infarctus des différents organes. La plupart des endocardites succèdent, comme on le sait, au rhumatisme articulaire aigu de grande ou de moyenne intensité, aux pneumonies, à la péricardite, à la fièvre typhoïde, à la variole, etc. Bouillaud, qui a le premier bien décrit les endocardites, a parfaitement établi cette étiologie. Or la pneumonie, le rhumatisme aigu, la fièvre typhoïde, etc., sont liés à la présence de microorganismes et sont en réalité des maladies infectieuses, en sorte que nous pouvons considérer l'endocardite comme étant également en relation avec les bactéries qui circulent dans le sang.

L'endocardite se localise presque constamment sur les valvules, replis saillants au milieu du sang, que leur position même prédispose aux inflammations. Il est possible aussi que des dispositions congénitales des valvules, des villosités, des irrégularités de la surface, l'inégalité de l'abondance des vaisseaux capillaires dans leur intérieur suivant les individus (Luschka) constituent une prédisposition à l'inflammation. En général, pour qu'une endocardite se développe et que de la fibrine se dépose à la surface d'une valvule, il est nécessaire que l'endothélium soit partiellement desquamé.

Rokitansky (1) a indiqué pour la première fois, en 1855, les bactéries de l'endocardite. A propos de l'endocardite ulcéreuse, il décrit des masses grises ou jaunâtres, granuleuses, composées de petits granules tout à fait égaux et serrés, contenus dans une substance gélatineuse ; ces granules résistent à l'acide acétique, à la potasse, et, en somme, aux acides et aux

(1) *Lehrbuch der path. Anat.*, t, I, p. 387.

bases. Cette description était parfaite ; nous y retrouvons les caractères des micrococci, bien que Rokitansky ne les connût pas.

Plus tard, Beckmann et Virchow (1) concluent à l'existence de zooglœes, et regardent les granulations égales, très fines, qui résistent aux bases et aux acides, comme des micro-organismes développés dans le tissu ramolli des valvules.

Il faut, après ces mémoires déjà bien anciens, arriver aux travaux plus récents de Mayer (2), Klebs (3), Eberth (4), Köster (5), Weigert, etc., pour avoir une notion exacte de cette affection ; Orth (6) en a donné une bonne description.

On distingue deux formes d'endocardite, l'endocardite granuleuse ou verruqueuse et l'endocardite ulcéreuse.

1° *Endocardite granuleuse.* — Elle est constituée par des végétations, dont le siège ordinaire est sur les valvules mitrale, tricuspide ou aortique ; quelquefois on peut les trouver sur l'endocarde qui tapisse les oreillettes et les ventricules, mais c'est le plus souvent sur la valvule mitrale ou les valvules sigmoïdes de l'aorte, plus rarement sur la tricuspide et l'artère pulmonaire qu'on les rencontre.

Ces petits grains, arrondis comme de petites perles, et les végétations qui ressemblent à de petits choux-fleurs des organes génitaux, se trouvent ordinairement dans les parties de la valve, rapprochées du bord libre, qui entrent en contact lorsqu'elle se referme. Ce point est toujours le siège de la lésion primitive qui est probablement amenée par l'irritation que cause l'occlusion valvulaire.

Les végétations sont constituées par de petits grains saillants, ou par des pointes irrégulières, avec ou sans prolongements, ressemblant parfois à la langue de certains animaux ; d'autres fois elles sont formées par des bourgeons irréguliers, transformant la membrane en un tissu épais, mou, friable.

(1) *Virchow's Archiv*, 1856.
(2) Mayer, *Virchow's Archiv*, t. LVII.
(3) *Archiv f. experim. Pathologie*, t. LVII.
(4) Sur l'endocardite diphthéritique. *Virchow's Archiv*, 1873, t. LVII.
(5) Köster, *Virchow's Archiv*, t. LXXII.
(6) *Lehrbuch der path. Anat.*, 1883, t. I, 1er fasc.

Dans d'autres cas, on trouve des ulcérations.

Si l'on examine la coupe d'une végétation d'endocardite granuleuse, on trouve souvent à sa surface une couche formée par de fines granulations qui sont peut-être des bactéries, puis par de petites cellules et par des faisceaux de fibrine hyaline au-dessous de laquelle il existe une zone formée de petites cellules rondes fortement serrées les unes contre les autres; cette dernière se continue directement avec le tissu endocardique enflammé et infiltré de jeunes cellules.

Klebs a décrit des bactéries dans ces végétations de l'endocardite verruqueuse, et il les a appelées des monadines (cocci animés de mouvements). Il les distingue des bactéries de la forme ulcéreuse de l'endocardite.

Cette endocardite granuleuse s'observe dans le rhumatisme, la pneumonie, la chorée, la fièvre typhoïde, la variole, la pyémie, la septicémie, etc. Le danger de cette lésion consiste dans les modifications des valvules (insuffisance, retrécissement) et dans les coagulations de fibrine qui peuvent se déposer à la surface des valvules et de là être détachées et lancées dans le sang pour produire des embolies. Les embolies de l'endocardite granuleuse simple ne déterminent généralement pas d'abcès ni de phénomènes d'infection septique. Nous avons eu souvent l'occasion d'observer cette lésion et nous y avons trouvé des granulations très petites qui ont, il est vrai, la forme de bactéries; mais elles se colorent difficilement par les couleurs d'aniline; en sorte qu'on pourrait croire qu'il s'agit de zooglœes de microcoques morts; mais la constance des bactéries dans cette forme d'endocardite ne nous paraît pas encore prouvée. Cette maladie est souvent le point de départ de lésions chroniques des valvules, de sclérose de leur tissu accompagnée de rétraction, de rétrécissement ou d'insuffisance. La valvule affectée est le siège d'un travail inflammatoire à poussées successives alternant avec des périodes d'accalmie et de santé apparente plus ou moins complète, jusqu'à ce que les lésions permanentes, aboutissant à l'athérome et à la calcification, déterminent des symptômes de plus en plus graves.

Dans un cas d'endocardite granuleuse tout à fait récente, l'un de nous a vu des bacilles de la tuberculose. Rindfleisch et Kundrat ont publié des faits de ce genre.

On observe tous les intermédiaires entre la forme granuleuse et la forme ulcéreuse de l'endocardite.

2° *Endocardite ulcéreuse.* — Nous donnons ici l'histoire de cette lésion dans un chapitre à part, bien qu'elle soit le plus souvent secondaire. On peut, il est vrai, la décrire comme une maladie spéciale, parce que sa cause nous échappe souvent et parce qu'elle domine la scène pathologique.

L'endocardite typhoïde (Bouillaud) (1), ulcéreuse, maligne ou diphthéroïde, est le résultat presque mécanique du dépôt d'un nombre considérable de bactéries. Ces bactéries, contenues dans le sang, proviennent le plus souvent de foyers consécutifs aux plaies, à la métrite postpuerpérale, à l'ostéomyélite. L'endocardite ulcéreuse accompagne ou suit l'ostéomyélite, la septicémie, la pyémie et le rhumatisme articulaire suraigu compliqués de suppuration articulaire ou pleuro-pulmonaire.

La lésion constatée à l'œil nu siège aux mêmes points que l'endocardite simple ou granuleuse ; mais elle envahit souvent aussi la base des valvules en même temps que leurs bords. On constate un boursouflement irrégulier de la valvule au niveau de sa base, à son union avec l'endocarde pariétal. Il semble, par la régularité qu'elle affecte, qu'elle se propage par le contact des valvules voisines et contiguës. Il se forme rapidement des tuméfactions, des végétations bourgeonnantes, des érosions, des ulcérations sinueuses, des perforations, non seulement des valvules, mais du septum interventriculaire, des mortifications envahissantes de l'endocarde ventriculaire et de la paroi musculaire et des anévrysmes valvulaires.

Les lésions ulcéreuses commencent parfois par une petite plaque jaunâtre avec ou sans perte de substance, recouverte d'une mince couche de fibrine. Plus tard on observe une ou plusieurs perforations des valvules par une sorte de nécrose qui ressemble à la diphthérie : une partie de la valvule peut se détacher, se fragmenter, ou bien une valvule se ramollit et se transforme en un anévrysme. Ces anévrysmes, qui ont été décrits par

(1) Bouillaud, *Traité des maladies du cœur*, t. II, 2e édit. 1841.

Cruveilhier (1), Thurnham (2), Fœrster (3), Pelvet (4), etc., sont presque toujours couverts de fibrine; la valve altérée est tellement friable à un moment donné qu'elle se laisse perforer mécaniquement dans le sens de la pression la plus grande du sang.

Ils se montrent sous deux formes : *a*, une valvule ramollie par le processus inflammatoire s'est laissé distendre tout d'abord dans sa totalité et est restée dans cet état parce que plus tard, l'inflammation étant moins intense, les tissus se sont raffermis; *b*, une ou plusieurs valves présentent, sur une partie de leur surface, des poches anévrysmales rompues. Celles-ci sont en forme de cupule ou d'entonnoir et leurs déchirures sont irrégulières et déchiquetées. Les lèvres de ces déchirures offrent des lambeaux grisâtres, recouverts d'une mince couche de fibrine. L'extrémité déchirée, irrégulière ou conique, de l'infundibulum se montre du côté du ventricule pour les valvules sigmoïdes de l'aorte, du côté de l'oreillette pour la valvule mitrale, c'est-à-dire dans le sens de la pression du sang pendant l'occlusion des valvules.

Au début de l'endocardite ulcéreuse, le tissu valvulaire est devenu semi-transparent. On y constate une multiplication de cellules, une hypertrophie des cellules fixes et une infiltration par des cellules migratrices; la couche endothéliale est desquamée et remplacée par des cellules en dégénérescence graisseuse ou hyaline. La surface de la valvule présente le plus souvent une couche de fibrine homogène, fasciculée ou réticulée, très fortement colorée en rouge par le carmin. Dans les mailles de ce réticulum, il existe une grande masse de bactéries. Celles-ci forment à la surface ou un peu au-dessous et parallèlement à la surface, une couche dont l'épaisseur variable peut atteindre jusqu'à 1 millimètre. Ces bactéries pénètrent par des fentes plus ou moins larges dans l'intérieur des valvules. En même temps on trouve, dans la profondeur de la valvule, autour des vaisseaux, beaucoup de cellules migratrices qui se prolongent jus-

(1) Cruveilhier, *Atlas*, liv. 21.
(2) Thurnham, *Med. chirurg. transactions*, vol. XXI, p. 187.
(3) Fœrster, *Handbuch der path. Anat.*, 2e édit. 1863, t. II, p. 692.
(4) Thèse de Paris, 1867.

qu'à la surface de la valvule. Cette prolifération arrive jusqu'à la limite de l'anneau fibreux. Plus tard on voit souvent, comme dans l'endocardite papillaire, des bourgeons saillants formés à leur base par du tissu embryonnaire, et dont la surface se continue, sans limite bien marquée, dans une masse fibrineuse renfermant parfois des cellules ou des globules rouges. Presque toujours on peut distinguer, dans cette masse granuleuse, des faisceaux de fibrine limitant entre eux des espaces arrondis.

Dans ces végétations on trouve toujours un grand nombre de bactéries. Leur surface est souvent couverte d'une couche de fibrine molle qui se détache facilement. A la surface de la végétation on trouve des bactéries disséminées, mais celles-ci existent surtout dans les espaces limités par le réseau fibrineux où elles constituent des amas arrondis. La végétation papillaire est en effet souvent couverte de couches concentriques de fibrine réticulée dans les intervalles de laquelle il y a des zooglœes de bactéries qui se colorent moins bien que les bactéries isolées.

Le tissu de la base des végétations ou villosités, formé de tissu embryonnaire, de fibrine et de bactéries, se détache parfois de la couche profonde de la vavule. Au bord de la perte de substance ainsi produite, il y a toujours une grande quantité de bactéries.

Dans la figure 193, qui représente, à un faible grossissement, une coupe complète d'une valvule aortique comprenant ses deux surfaces, on peut constater les lésions d'une endocardite très intense. Les parties superficielles de la valvule, devenues embryonnaires, sont couvertes de fibrine qu'il est difficile de distinguer du tissu valvulaire enflammé. Les végétations en choux-fleurs, avec des villosités secondaires *p*, *s*, couvertes de fibrine, montrent une couche profonde de bactéries parallèles à la surface. Dans une partie *g*, *f*, de la valvule, les bactéries sont très nombreuses, en masse colossale. Au-dessous, à la partie centrale de la figure, le tissu de la végétation se sépare de la partie profonde de la valvule. Il en résulte une grande fente horizontale qui était pleine de bactéries dont un certain nombre forme encore une bordure colorée le long des bords de la perte de substance. Les bactéries n'existent pas seulement à la surface et dans la profondeur des villosités, mais elles sont en même temps disséminées dans la partie centrale de la valve. On y trouve des amas de bactéries dans des espaces lymphatiques ou même dans des vaisseaux sanguins. Elles sont entourées de tissu embryonnaire. En *a* se trouve l'anneau fibreux, et à côté de lui, dans la valvule, des amas de

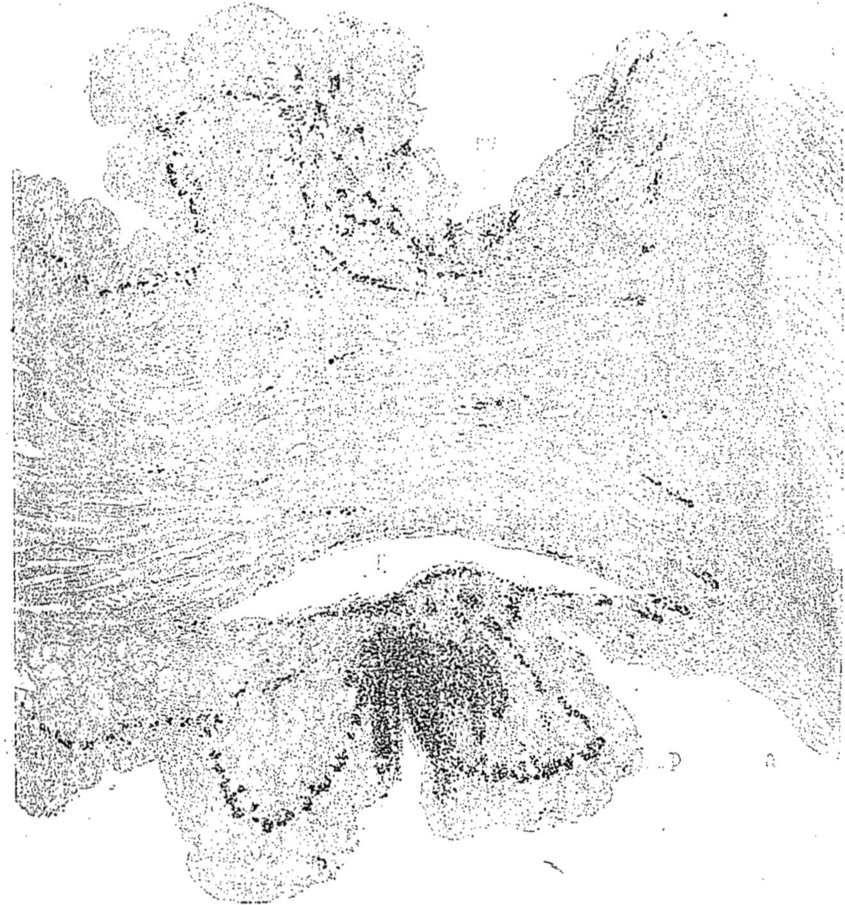

Fig. 193. — Coupe d'une valvule sigmoïde de l'aorte près de son implantation à l'anneau fibreux. Des colonnes de microbes se montrent dans les bourgeons développés sur les deux faces de la valvule. Grossissement de 40 diamètres.

bactéries qui s'arrêtent auprès de l'anneau. En *m* on observe la musculature du cœur dont les vaisseaux sont entourés de tissu embryonnaire.

La figure 194, qui représente une portion superficielle de la valvule à un fort grossissement (1000 diamètres), montre un réseau fibrineux hyalin bien coloré avec des espaces ronds assez petits à la surface, plus grands à la portion profonde de la végétation. A la surface il existe des bactéries disséminées, mais leurs agglomérations se trouvent surtout dans les petits espaces pré-

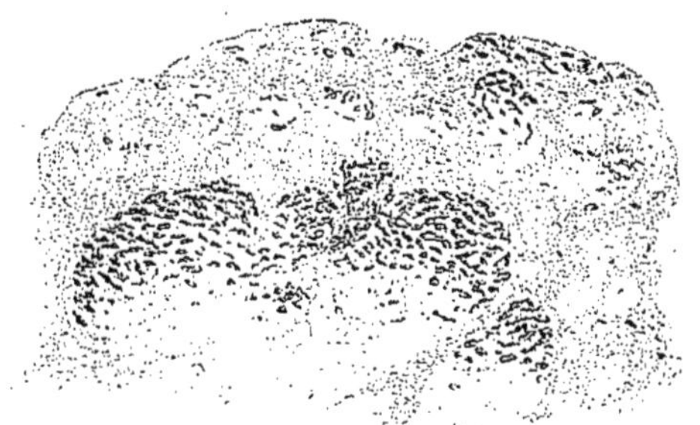

Fig. 194. — Une portion d'un bourgeon de la même préparation que la figure 182 vue à un fort grossissement.

cédents. La partie de ces cavités où les bactéries sont le plus denses et le mieux colorées est toujours tournée du côté de la surface de la valvule.

La forme de ces bactéries est dessinée avec un très fort grossissement, à environ 3000 diamètres, dans la figure 195. Les bactéries figurées en *o* sont des bâtonnets assez gros, courts, parfois étranglés en leur milieu, de 1 μ d'épaisseur, de 2 à 2 ou 4 μ de

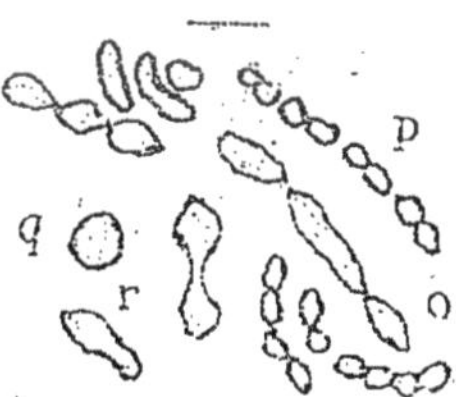

Fig. 195. — Diverses formes de bactéries trouvées dans l'endocardite, dessinées à un très fort grossissement (2000 diamètres environ).

o, *p*, *q*, diverses formes de bactéries prises dans une autopsie d'endocardite ulcéreuse de la valvule mitrale quelques heures après la mort.

longueur; elles se disposent parfois en chaînettes; les bâtonnets se changent en diplococci ou en microcoques plus ou moins arrondis. Ces bâtonnets ont de la tendance à devenir fusiformes; leurs extrémités sont terminées par un angle obtus. Les plus petits ne sont pas ronds ou ovoïdes, mais souvent terminés par une extrémité en grain d'orge. Parmi ces chaînettes on trouve aussi des grains ronds colorés de la même façon, plus gros, de 1 μ, 5 de diamètre. Il est utile, pour les voir, de traiter les préparations colorées par la solution d'iodure de potassium iodé avant de les déshydrater. On voit en outre, avec les micro-organismes, des bactéries plus pâles et plus petites, formant des chaînettes dont les cellules sont serrées au point de se confondre et d'être au contact les unes des autres. Leurs extrémités sont souvent aussi effilées en pointe. Entre ces bactéries, il existe de courts bâtonnets de la même dimension. Dans d'autres cas, les bactéries sont plus rares, forment de petits amas dans l'intérieur des villosités constituées par du tissu embryonnaire; on peut aussi constater leur présence dans la partie centrale de la valvule.

Dans un fait d'endocardite ulcéreuse compliquée de pneumonie aiguë, de péricardite et de pleurésie, la lésion histologique était un peu différente. Il n'y avait pas de gros bourgeons ni de villosités, mais l'épaississement de la valvule était plus uniforme. Il existait une ulcération dont les bords étaient épaissis et couverts de fibrine ne contenant pas de bactéries. Ce tissu se continuait avec une couche épaisse d'éléments embryonnaires dans le tissu fibreux de la valvule, qui était parsemé d'une masse énorme de bactéries. Celles-ci formaient des amas, des stries suivant la direction des fibres du tissu profond de la valvule.

Dans un autre fait d'endocardite consécutive à la pneumonie, les bactéries étaient d'un volume plus uniforme que celles qui précèdent. Elles formaient des chaînettes de cocci, parfois de courts bâtonnets. Les cellules étaient rhomboédriques ou en fer de lance comme celles des micro-organismes de la pneumonie; certaines d'entre elles étaient moins faciles à colorer.

Nous devons nous demander maintenant comment et par quelle voie les bactéries de l'endocardite arrivent à la surface de l'endocarde. Proviennent-elles du sang qui passe dans le cœur ou de celui qui circule dans les vaisseaux de la base des valvules ? Nous avons vu qu'elles siègent superficiellement dans les végétations de l'endocarde et qu'elles sont déposées par couches, englobées pour ainsi dire dans des fibres ou des couches de fibrine ; qu'elles sont situées dans un réseau fibrineux, de telle sorte que chaque colonie est au milieu d'une maille de fibrine.

Dans une de ces colonies, les microbes qui se colorent le mieux et qui sont le plus récemment formés se trouvent toujours à la périphérie, ce qui fait croire qu'ils se développent habituellement du centre à la périphérie. Il est certain, d'un autre côté, que les bactéries se déposent aussi à la surface des végétations et de la fibrine qui les recouvre. Elles s'arrêtent à la base des valvules au niveau de l'anneau fibreux. Elles se rencontrent très rarement sur l'endocarde ventriculaire.

Il semble que les bactéries se déposent surtout dans les fentes du tissu conjonctif et qu'elles se propagent ainsi de la surface à la partie centrale des valvules. Les fragments qui s'en détachent sont limités à leur base par un amas de bactéries comme si ces dernières avaient ramolli la valvule et facilité ainsi sa rupture. La figure 193 montre cette disposition en *f*.

Toutefois, la partie centrale des valvules contient des bactéries situées entre les fibres et parfois aussi dans les vaisseaux. On peut les suivre quelquefois de la surface à la partie centrale, mais souvent les amas qu'elles forment sont isolés au milieu du tissu embryonnaire. Les lésions du tissu sont toujours plus prononcées à la surface que dans la partie centrale.

Mais, à côté de ces lésions, on trouve parfois des embolies bactériennes dans les vaisseaux des valvules, accompagnées d'un ramollissement du tissu périphérique et de petits abcès.

Dans le fait que nous avons rapporté plus haut les grandes masses bactériennes siégeaient surtout dans la partie centrale des valvules, tandis que leur surface végétante en contenait un petit nombre. Il est possible qu'il se soit agi là d'une invasion primitive de la partie centrale des valvules. Cependant on pourrait dire aussi que les bactéries ont pénétré profondément, après que celles des végétations ont été détruites par le processus ulcératif.

Ces dispositions anatomiques font penser qu'il existe deux modes d'invasion des bactéries : l'un, soutenu par Klebs et Orth, en vertu duquel les bactéries provenant du sang du cœur forment des couches successives et stratifiées à la surface des valvules ; l'autre, moins commun, dans lequel les bactéries pénétreraient d'abord dans la partie centrale des valvules par l'intermédiaire de leurs vaisseaux propres, suivant l'opinion de Köster. Les embolies bactériennes, siégeant primitivement dans les vaisseaux des valvules, seraient suivies des lésions valvulaires superficielles amenant une fragmentation de leur tissu. On peut rencontrer des bactéries dans les vaisseaux des valvules, mais cela est moins commun que de les voir dans les fentes lymphatiques. Les bactéries peuvent aussi pénétrer secondairement dans les vaisseaux sanguins, dont les parois sont altérées quand une valvule est profondément atteinte. L'opinion de Klebs et Orth nous paraît légitimée par le plus grand nombre des faits.

Nous avons vu que la forme et la grandeur des bactéries sont très variables, ainsi que leur mode de coloration. Mais cependant, celles qu'on observe dans un fait donné ont toujours des caractères communs. Dans celles qui ont été dessinées dans la figure 195 les plus grosses forment des chaînettes où elles sont très fortement colorées ; mais on peut se convaincre par leur forme qu'elles représentent divers degrés de développement d'une même espèce. Il existe des intermédiaires entre les plus grosses et les plus petites.

La même chaînette présente des bâtonnets uniformes ou étranglés en leur milieu, des bactéries courtes de différentes grandeurs, fixant plus ou moins bien la matière colorante. La même variété de formes se constate dans un même amas bien limité de ces bactéries, comme cela est représenté dans la figure 195.

Nous avons observé ces bactéries dans la chambre humide pour suivre leur développement, mais nous n'avons pas réussi à en constater les phases, de telle sorte que nous n'avons pas la preuve directe de leurs modifications.

Dans d'autres observations, au contraire, les bactéries sont égales entre elles ; nous avons vu des chaînettes plus ou moins longues de microbes ronds.

Dans une autopsie provenant du service de Vulpian, où il y avait une endocardite ulcéreuse et un infarctus splénique dont le centre mortifié était entouré par un sillon plein du pus crémeux, nous avons fait des cultures sur la gélatine peptonifiée d'un fragment de la valvule et du liquide de l'infarctus de la rate. Nous avons vu des organismes ronds en amas et en zooglœes se développer dans la culture de le valvule, tandis qu'il y avait aussi des bactéries allongées dans la culture de la rate. La culture des bactéries rondes, assez grandes, se développa sur l'agar-agar dans l'espace de huit jours, et elle ressembla à la culture de l'érysipèle (streptococcus). En injectant 2 centimètres cubes dans le sang du cobaye, l'animal mourut deux jours après, avec des symptômes septiques.

Depuis la première édition de notre livre des bactéries, M. Ziegler (1) a trouvé le staphylococcus aureus dans l'endocardite; MM. Orth (Vortrag auf d. Naturf. Vers. in Strassburg) et Weichselbaum ont signalé, sans connaître notre travail antérieur, les diverses formes des bactéries du pus dans les endocardites ulcéreuses. Wyssokovitsch (2) a constaté après nous que les bactéries de l'endocardite aiguë sont variables et constitués habituellement par les microbes du pus, dans un cas par le staphylococcus aureus. Il a reproduit expérimentalement l'endocardite en faisant d'abord une lésion des valvules aortiques par l'introduction d'une canule par l'artère carotide jusque dans le cœur du lapin, ce qui est une opération facile. Après quoi il injecte dans une veine de l'oreille le staphylococcus ou le streptococcus. Tandis que les animaux à qui on a lésé les valvules sans leur faire d'injection restent sains, ceux qui ont subi successivement la déchirure valvulaire et l'injection des microbes présentent à l'autopsie une endocardite semblable à celle de l'homme, des nodules grisâtres, miliaires sur la surface interne de l'aorte et des infarctus de la rate et des reins. L'inoculation du micrococcus tetragenus et des autres bactéries septiques produisent le même résultat. Le microbe de la pneumonie et celui de la septicémie du lapin, inoculés de la même façon après destruction des valvules, ne lui ont pas donné d'endocardite.

Dans d'autres faits, nous avons vu des diplocoques, tout à fait semblables à ceux de la pneumonie aiguë, quelquefois même entourés d'une capsule. Enfin nous avons rencontré une fois,

(1) *Lehrbuch der path. anat.* 4e édit. 1885.
(2) *Centralblatt f. d. med. Wiss.* 1885.

ainsi que cela a été dit plus haut, des bacilles de la tuberculose. La forme et la nature des bactéries qu'on trouve dans l'endocardite sont, d'une façon générale, en rapport avec la maladie infectieuse qui en est la cause.

Le plus ordinairement, les microbes de l'endocardite sont si nombreux et disposés de telle sorte qu'on ne peut douter de leur rôle essentiel. Plus rarement on en trouve un petit nombre qui siègent seulement dans les cellules migratrices ; leur rôle est alors moins bien démontré.

Myocardite bactérienne. — La myocardite aiguë secondaire s'observe quelquefois dans les maladies infectieuses. Nous n'avons en vue que la myocardite caractérisée par des altérations des faisceaux musculaires (myocardite parenchymateuse de Virchow). Les altérations des muscles sont variables. Ainsi Leyden (1), Zenker, Hayem, Rosenbach (2), ont décrit des lésions des faisceaux musculaires caractérisées par un état granuleux dans la fièvre typhoïde, la diphthérie, etc. ; quelquefois on constate que les faisceaux sont pâles, homogènes, qu'ils se colorent peu et paraissent mortifiés ; d'autres fois il s'agit d'une dégénérescence hyaline ou vitreuse, dans laquelle le muscle friable offre des cassures et des parties altérées qui se colorent très fortement par l'aniline. Il y a toujours des désordres de la circulation, une hypérémie ou un œdème périvasculaire, une exsudation de fibrine et des ecchymoses autour des vaisseaux.

Ces lésions sont localisées ou plus ou moins étendues ; elles se présentent quelquefois sous la forme de taches semi-transparentes ou jaunâtres.

On rencontre souvent, dans tous ces faits, des infarctus de micro-organismes dans quelques vaisseaux. Les lésions les plus nettes de la myocardite consistent dans des îlots inflammatoires qui apparaissent parfois sous forme de petits points jaunâtres à la surface du muscle cardiaque, sous le péricarde. La myocardite infectieuse est caractérisée par ces îlots inflammatoires qui sont déterminés par la présence des bactéries dans les

(1) *Zeitschr. f. Klin. med.* IV.
(2) *Virchow's Archiv*, t. LXXIX.

vaisseaux. D'autres fois la myocardite est en rapport avec une endocardite valvulaire ulcéreuse propagée à l'endocarde ventriculaire et à la paroi musculaire par continuité du tissu. On observe alors des pertes de substance quelquefois ouvertes à la surface interne du cœur sous forme d'ulcérations et de petits abcès.

La myocardite disséminée apparaît sous forme de points jaunâtres qui s'agrandissent, deviennent confluents, forment des abcès miliaires ou sinueux entourés d'une zone hypérémique. Exceptionnellement il se développe des abcès plus volumineux qui, s'étendant du côté du péricarde, deviennent le point de départ d'une péricardite.

Des anévrysmes de la paroi du cœur peuvent se développer à la suite d'un ulcère ou d'un petit abcès primitif ouvert dans

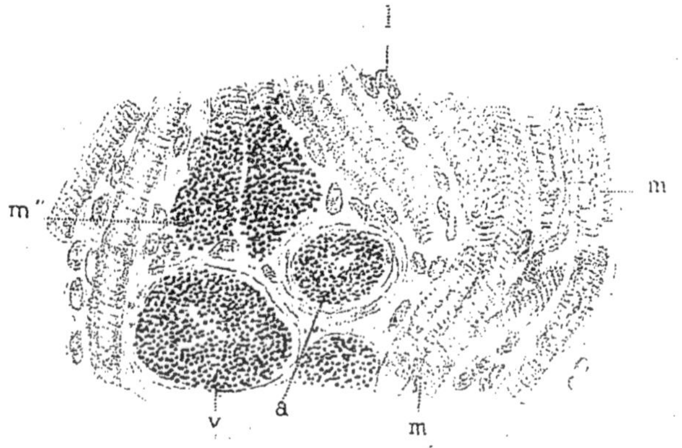

Fig. 196. — Myocardite pyémique (grossissement, $1^{mm} = 5\ \mu$).

m, fibres musculaires normales; *m'*, fibres musculaires pigmentées; *l*, leucocytes; *m''*, fibres musculaires gonflées par la présence d'une zooglœe dans leur sarcolemme; *a*, artère remplie d'une zooglœe; *v*, veine.

l'endocarde. Ces anévrysmes sont souvent liés à une lésion primitive des valvules, à une endocardite valvulaire ulcéreuse avec anévrysmes valvulaires, accompagnés d'une myocardite de même nature qui produit une perforation du septum interventriculaire.

Dans tous ces faits d'ulcère, d'abcès, de perforation, on trouve toujours une grande quantité de micro-organismes dans la paroi et dans le contenu des abcès. Nous avons représenté (fig. 196) le début de l'un de ces petits îlots de la grandeur d'une pointe d'épingle dans le cœur. Les vaisseaux, artères et veines sont très distendus et remplis de bactéries en zooglœes. Le sarcolemme des fibres musculaires m'' est rempli de microbes disposés en zooglœes. Autour de ces bactéries, le tissu musculaire est pâle et il a perdu sa structure ; tous ces petits îlots de bactéries et de tissu altéré sont entourés de cellules migratrices qui pénètrent entre les faisceaux du tissu musculaire voisin m^1. Ces faisceaux ne sont pas très modifiés ; ils peuvent avoir conservé leur striation, bien qu'on y voie aussi un grand nombre de granulations protéiques.

Plus tard, le foyer inflammatoire s'étend. Il s'y forme un très grand nombre de cellules embryonnaires, mêlées à des masses bactériennes libres, faciles à colorer avec l'aniline. La périphérie de ces nodules présente un tissu embryonnaire ou inflammatoire. Les faisceaux musculaires voisins sont homogènes ou vitreux, entourés de cellules migratrices. Dans l'abcès lui-même on trouve, avec les cellules libres et les bactéries, des fragments de tissu musculaire.

On constate parfois, sur l'endocarde du ventricule gauche, de petites taches opaques, grisâtres, rugueuses, qui se trouvent dans les points de la paroi du cœur qui viennent au contact des valvules atteintes d'endocardite ulcéreuse. Ponfik explique la lésion de l'endocarde consécutive à ce contact des valvules par une action traumatique ; mais nous préférons y reconnaître une contagion de bactéries.

On voit, au début de ces taches, que la partie superficielle est constituée par des masses zooglœiques denses et arrondies, qui pénètrent entre les muscles, dans les muscles mêmes, et qui sont l'avant-garde des lésions inflammatoires ou dégénératives du tissu musculaire. Plus tard la surface de ces taches s'ulcère et le petit nodule bactérien se transforme en un foyer puriforme.

Qu'il s'agisse de ces abcès du cœur ouverts dans l'endocarde ou de fragments détachés des valvules atteintes d'endocardite ulcéreuse, des grumeaux de fibrine, remplis de microbes, lancés dans la circulation générale, deviendront le point de départ d'infarctus métastatiques et d'abcès.

§ 17. — Néphrites d'origine bactérienne (1).

On doit distinguer dans le rein deux catégories de lésions en rapport avec les bactéries. Dans la première, les lésions rénales constituent une complication d'une maladie générale infectieuse, traumatique (plaies, ostéomyélite, érysipèle, pyémie, septicémie traumatique) ou d'une maladie infectieuse non traumatique comme la fièvre typhoïde, la scarlatine, la variole, etc. Dans la seconde il s'agit d'une véritable maladie rénale.

A. Néphrites consécutives a une maladie générale d'origine bactérienne. — Pour bien montrer comment les bactéries pénètrent dans un organe, s'y déposent, y séjournent en produisant des lésions diverses, et comment elles sont en définitive éliminées; pour étudier les différentes façons dont s'y comportent les diverses espèces de bactéries, il est peu d'organes qui soient aussi avantageux que le rein. C'est pour cela que nous donnons à cette étude de la bactériologie du rein plus de place qu'à celle d'autres organes. Lorsque le sang charrie des micro-organismes, ils passent à un moment donné dans la circulation rénale, qui offre des dispositions très favorables à leur arrêt et à la production des néphrites. Cependant, certaines formes de bactéries circulent dans le sang du rein sans produire de coagulation fibrineuse ni d'infarctus, ni même de lésions du parenchyme rénal. Tels sont les bacilles du charbon, les bactéries de la septicémie des souris étudiées par Koch, celles de la septicémie du lapin décrites par le même auteur (voyez page 220), etc. L'examen de l'urine au microscope, dans ces cas, ne montre pas toujours de bactéries. Lorsqu'il y en a trop peu pour qu'elles soient reconnaissables à l'examen microscopique, la culture de l'urine peut en démontrer l'existence. Nous rappelons que l'urine ne renferme pas de micro-organismes à l'état normal, mais elle en contient habituellement lorsque le sang du rein en charrie des quantités notables.

(1) Cet alinéa est en partie tiré d'un article de Babes (*Budapest, orvosi hetilap*, 1883).

L'un de nous a étudié, en commun avec Berlioz (1), les conditions du passage dans le rein des bacilles de l'infusion du jéquirity. Ce liquide, injecté à très petite dose, 2 ou 3 gouttes, sous la peau d'une grenouille, donne lieu à une généralisation de bacilles dans le sang, terminée par la mort au bout d'une huitaine de jours. Les coupes du rein montrent alors une quantité colossale de bacilles dans tous les vaisseaux et quelques-uns de ces organismes, soit dans la cavité des glomérules, soit dans la lumière des tubes urinifères. L'urine recueillie dans la vessie contient aussi des bactéries. Cependant, bien que la présence dans le sang et l'élimination de ces organismes par l'urine aient duré pendant plusieurs jours, les cellules des tubes urinifères paraissent normales; la cavité des tubes n'est pas dilatée et ne renferme pas de produits de sécrétion pathologique. Si l'on injecte une grande quantité, 2 ou 3 centimètres cubes, de l'infusion du jéquirity dans une veine apparente de l'oreille d'un lapin, on pourra déterminer le moment précis où se fait l'élimination des bactéries par les urines. Celles-ci apparaissent dans la vessie une heure et demie après l'injection.

Dans les maladies d'origine traumatique, comme dans les maladies bactériennes spontanées, on trouve souvent des zooglœs ou diverses formes des bactéries dans les vaisseaux sanguins du rein. Les zooglœes sont très communes dans l'érysipèle, l'ostéomyélite, la variole. Souvent on les observe dans la diphthérie, l'ostéomyélite, les arthrites, la rougeole et la pneumonie.

Elles sont plus rares, au contraire, dans la fièvre typhoïde, la fièvre typhoïde bilieuse et dans la scarlatine.

Si l'on n'en découvre pas plus souvent dans le rein des scarlatineux, cela provient vraisemblablement de ce qu'on fait l'autopsie longtemps après le début du mal, alors qu'il reste seulement des lésions du parenchyme consécutives à l'action des micro-organismes.

Dans la septicémie et la pyémie, les vaisseaux du rein présentent des micro-organismes de formes variables, qui sont,

(1) Cornil et Berlioz, *Archives de physiologie*, 1884.

d'une façon générale, en rapport avec la maladie originelle. Ce sont tantôt des chaînettes, des cocci ou des zooglœes ; quelquefois des masses confluentes extrêmement denses de bactéries, ou bien des bacilles et des filaments.

Quelquefois les bactéries observées dans le rein, au lieu de reproduire celles de la maladie infectieuse primitive, se rapportent à une gangrène ou à une suppuration consécutives à la maladie première. Par exemple, la fièvre typhoïde terminée par des ulcères de décubitus et de larges plaies gangréneuses, la tuberculose, la lèpre, donnent parfois lieu, dans leurs stades ultimes, à des suppurations étendues, collectées ou superficielles, présentant les micro-organismes de la pyémie ; ceux-ci pourront se généraliser dans le sang et déterminer des thromboses dans les vaisseaux du rein et des abcès où les microbes de la suppuration se rencontreront en proportions variables avec les bactéries spéciales de la tuberculose et de la lèpre. Il en est de même du choléra terminé, après un certain nombre de jours ou de semaines, par des ulcères intestinaux donnant lieu à une résorption locale et à de la pyémie. On ne verra plus les bacilles spéciaux du choléra, mais bien ceux de la suppuration.

Au lieu de pénétrer avec le sang contenu dans les vaisseaux, les bactéries peuvent suivre un chemin différent et passer par l'uretère, la bassinet et les tubes urinifères en remontant de la vessie atteinte de cystite purulente, à la suite de calculs par exemple. A cette catégorie de faits se rattachent certaines pyélo-néphrites en rapport avec la compression des uretères par des tumeurs ovariennes, des cancers du col utérin, du corps de l'utérus et de la vessie, des ulcérations cancéreuses des uretères.

Dans tous ces faits de rétention de l'urine et de suppuration de la vessie spontanée ou consécutive à un cathétérisme qui a introduit des microbes, on devra s'attendre à l'explosion, à un moment donné, des troubles fébriles et inflammatoires de la néphrite infectieuse coïncidant avec la formation d'abcès miliaires ou de suppuration diffuse du rein et de catarrhe puriforme du bassinet et des uretères.

La blennorrhagie simple s'accompagne très exceptionnellement de néphrite due aux bactéries de la gonorrhée.

Dans les autopsies, on trouve parfois, dans les vaisseaux du rein, des bactéries qui s'y sont vraisemblablement développées pendant les vingt-quatre heures qui séparent le moment de la mort de celui où l'ouverture des cadavres a lieu. Mais alors les vaisseaux ne sont pas dilatés et on n'observe, ni dans leur voisinage immédiat ni dans leur territoire nutritif, de lésions appréciables, tandis que lorsque le dépôt des bactéries a eu lieu pendant la vie, il existe presque constamment des congestions, des ecchymoses, des lésions très manifestes du tissu conjonctif et des cellules épithéliales, une mortification des cellules, de la diapédèse des globules sanguins, des inflammations consécutives à l'action des bactéries.

Les expériences démontrent que l'action locale, sur le rein, des bactéries injectées dans la circulation générale, est plus intense lorsqu'il existe déjà dans cet organe un trouble de nutrition. Il suffira, pour le démontrer, de faire expérimentalement chez les animaux une néphrite, soit par une intoxication cantharidienne, soit de toute autre façon, et ensuite d'injecter dans le sang un microbe pathogène. C'est en vertu d'un mécanisme analogue que Heubner a lié les vaisseaux de la vessie, provoqué ainsi une sorte de mortification locale de la muqueuse vésicale chez des animaux, puis injecté le virus diphthéritique et provoqué l'apparition d'une diphthérie localisée à la vessie. De même on obtiendra très sûrement une néphrite bactérienne en liant d'abord pour quelques heures les vaisseaux du rein, puis en injectant à l'animal ainsi préparé des microbes pathogènes.

La fonction physiologique des reins, qui sont alimentés par des artères très grosses relativement à leur volume, et émanant directement de l'aorte abdominale, qui sont irrigués par une quantité considérable de sang, ce qui fait que le rein sert en quelque sorte de filtre pour tous les matériaux solubles du sang, les prédipose aux néphrites bactériennes. En même temps que la pression latérale du sang est très grande dans les artérioles du rein, l'appareil glomérulaire en ralentit le cours, et c'est là, dans les petits vaisseaux des glomérules ou dans leurs artères afférentes, que les bactéries s'accumulent de préférence.

Dans le passage des éléments venus du sang à travers le rein, ces organes sont admirablement placés pour retenir accidentellement, pendant un temps variable, les particules salines et les corps étrangers, les micro-parasites du sang. Ces derniers ont toujours une tendance à s'éliminer par l'urine.

Mais si la sécrétion est arrêtée par une raison quelconque, les bactéries se déposent dans les vaisseaux et elles peuvent s'y multiplier et causer des lésions des tissus. Il est facile de remarquer que, dans certaines maladies infectieuses, les bactéries caractéristiques se déposent surtout autour des cicatrices des glomérules oblitérés ou calcifiés. On peut aussi supposer qu'il y a des bactéries dont l'élimination est plus difficile que d'autres et qui causent plus facilement des maladies rénales.

Un autre motif du dépôt des bactéries consiste dans la grande masse des micro-organismes qui envahit à un moment donné l'organisme et dont le rein ne peut se débarrasser assez vite. Le parenchyme et les vaisseaux se remplissent alors d'une grande quantité de bactéries.

Chez l'homme, il existe souvent des obstacles pathologiques à l'excrétion urinaire. Si, dans de pareilles conditions, il survient une maladie infectieuse, le rein sera surtout le siège des bactéries. C'est pourquoi l'on trouve si souvent des néphrites aiguës avec des accumulations de bactéries à la fin de la grossesse pendant laquelle les uretères subissent souvent une compression, et où il y a parfois rétention d'urine. Il se développe aussi des néphrites comme complication des tumeurs ovariennes et utérines, du cancer en particulier lorsque ces néoplasmes empêchent l'excrétion de l'urine.

En général, la rétention de l'urine constitue une prédisposition manifeste du rein à toutes les maladies infectieuses et un très grand danger pendant le cours de toute infection septique ou empoisonnement. En face de ces nombreuses causes de néphrites bactériennes, on est étonné de ne pas en trouver toujours dans les maladies infectieuses, et l'on se demande pourquoi il n'y a pas plus de néphrites permanentes à la suite de ces maladies terminées par la guérison.

Pour ce qui est des néphrites infectieuses dans lesquelles on ne trouve pas de bactéries dans le rein au moment de la mort, il faut supposer que, pendant une période donnée, il y a eu des bactéries qui ont eu une influence délétère directe sur les reins et qui ont produit une néphrite par leur action chimique ou par leur passage. On peut supposer que les glomérules ont été atteints alors de glomérulite et d'inflammation périvasculaire, et que les cellules ont subi une dégénérescence consécutive au passage des bactéries dont on ne trouve plus la trace au moment de la mort. C'est ce qui arrive en particulier, comme nous l'avons dit, à l'autopsie des individus morts de néphrite scarlatineuse. Il n'y a plus, à ce moment, de bactéries dans le rein, tandis qu'auparavant on avait pu en reconnaître un grand nombre à l'examen des urines pendant la vie.

Observations de néphrites infectieuses. — Dans deux faits de néphrites scarlatineuses, compliquées, la première par une diphthérie, la seconde par une fièvre typhoïde antérieure à la scarlatine, avec anasarque et urémie mortelle, nous avons vu, dans le sang des vaisseaux capillaires du rein, une quantité énorme de petits diplococci un peu allongés de 0 μ, 25 à 0 μ, 3 d'épaisseur, fortement colorés par les couleurs d'aniline, et réunis quelquefois en chaînettes de quatre grains. Il y avait très peu de bactéries dans les autres organes. Ces micro-organismes n'étaient caractéristiques ni de la fièvre typhoïde, ni de la scarlatine, ni de la diphthérie (1).

Nous donnons ici comme exemples des observations de néphrites survenues dans le cours d'un rhumatisme et une observation de néphrite consécutive à une scarlatine. Weigert (2) a signalé l'existence d'amas de bactéries rondes dans les vaisseaux du rein dans quelques faits de variole.

Bouchard (3) et Kannenberg (4) ont trouvé habituellement

(1) Babes, Contribution à l'étude des lésions aiguës des reins liées à la présence des microbes. *Arch. de physiologie*, 15 nov. 1883.

(2) Weigert, *Anatomisch Beitrage zur Lehre von den Pocken*. Breslau, 1874. 2e partie. *Ueber pockenänhliche Gebilde in parenchymatosen Organe und deren Beziehung zu Bacteriencolonien*, Breslau, 1875.

(3) Bouchard, *Bulletin de la Société clinique de Paris*, 25 juin 1880. Société de biologie, 6 nov. 1880, et *Transactions du congrès médical international de Londres*, vol. I, p. 346. *Des néphrites infectieuses*.

(4) Kannenberg, *Zeitschrift für klin. Medic. von Frerichs u. Leyden.*, fasc. 3, 1881.

des bactéries dans les urines des individus atteints de fièvre typhoïde; sur 21 typhiques dont 9 ont succombé, Bouchard a vérifié, à l'autopsie de ces derniers, la présence de bactéries bacillaires dans le tissu rénal en même temps qu'il y avait des lésions épithéliales des tubes urinifères.

L'un de nous (1) a donné l'analyse d'un fait de néphrite de la fièvre jaune avec des bactéries dans les reins et le foie. Nous reviendrons sur ce point à propos de la fièvre jaune.

Voici d'abord deux observations de néphrite consécutive à un rhumatisme articulaire :

Obs. I. — F. L..., âgé de 32 ans, boucher, est entré dans le service de M. Millard, à l'hôpital Beaujon, pour un rhumatisme subaigu. Deux jours avant son entrée, il se développa spontanément une anasarque de la face, des mains, du tronc, suivie d'oppression, mais sans fièvre. Le 24 février 1882, jour de son entrée, on note cet œdème généralisé, un peu de fièvre, température 39°, pouls 104, frissons. A l'auscultation, râles muqueux à la base du poumon droit.

La quantité d'urine rendue pendant vingt-quatre heures est de 1,100 c.c.

L'urine est de couleur brune, foncée, comme colorée par le pigment sanguin, d'une densité de 1.24, avec beaucoup d'albumine, de cylindres hyalins et de globules blancs.

Le 26 février, signes d'une pneumonie du lobe moyen droit : fièvre, 39°,5, pouls 106 ; 32 inspirations, matité et souffle à la région indiquée.

La quantité d'urine diminue.

Le 1er mars, vomissements, diarrhée, douleur de ventre, signes d'une péritonite légère, œdème de la paroi abdominale. Un peu d'ascite.

2 mars, pas de fièvre ; température 38°, pouls 72.

3 mars, vomissements, diarrhée ; pas de fièvre.

4 mars, hoquet, diarrhée ; pas de fièvre.

6 mars, un peu de dyspnée, râles pulmonaires, sueur. Commencement d'un état d'asphyxie. Mort le 7 mars.

A l'*autopsie*, il y avait une pneumonie fibrineuse avec hépatisation gris-rougeâtre de la partie inférieure et moyenne du poumon droit.

Les reins sont volumineux, blanc grisâtres, lisses ; leur capsule n'est pas adhérente ; leur surface est légèrement pointillée par de petites hémorrhagies.

La substance corticale est large, pâle, molle ; la substance médullaire hypérémique ; des ecchymoses existent sur la muqueuse du bassinet.

(1) Babes, *loc. cit.*

Examen du rein. — La capsule est embryonnaire dans sa partie profonde et entre les tubes les plus superficiels. Le tissu conjonctif est plus riche en cellules qu'à l'état normal.

Les épithéliums de certains tubes sont petits, mieux colorés que normalement, tandis que d'autres tubes, dilatés, montrent une dégénérescence de l'épithélium, qui est devenu confluent, sans noyaux et sans limites nettes du côtés de la lumière (fig. 197, *t*).

Leur protoplasma est granuleux, avec des vacuoles, et il renferme souvent de petites gouttes, fortement colorées par les couleurs d'aniline. Dans

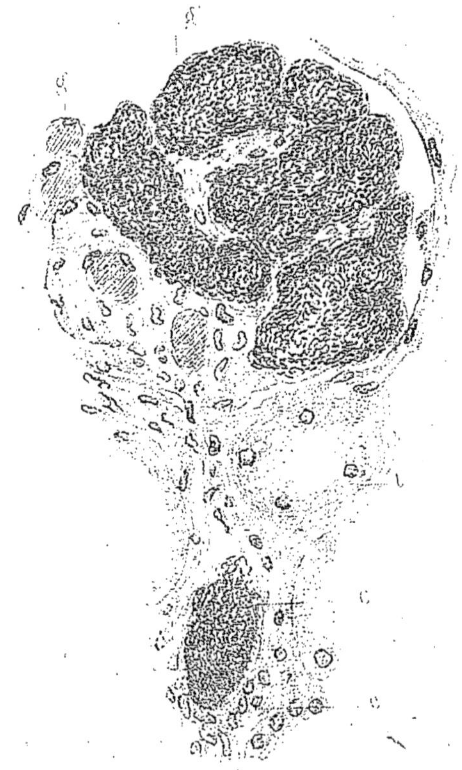

Fig. 197. — Néphrite bactérienne.

e, état inflammatoire du tissu conjonctif; *t*, tubuli dont les cellules sont confluentes et manquent souvent de noyaux; *g*, glomérule; *g'*, la plus grande partie du glomérule dont les anses très dilatées sont remplies de zooglœes de bacilles; *c*, vaisseau capillaire rempli des mêmes bactéries.

l'intérieur de ces tubes, on trouve des masses granuleuses vacuolaires ou des cylindres. En général, tous les tubes contournés montrent un état de dégénérescence parenchymateuse très prononcé. Les cellules sont gonflées, granuleuses, confluentes, vasculaires; les noyaux ont disparu ou sont réduits à quelques points encore bien colorés. Dans leur partie centrale ou dans tout le protoplasma, on trouve souvent des gouttes colorées. La lumière des tubes est dilatée ou diminuée, vide ou contenant des masses irrégulières, granuleuses, des cylindres hyalins peu colorés, un exsudat réticulé formé par un réseau de filaments assez épais, homogènes, bien colorés ou des cylindres framboisés.

La substance médullaire est moins altérée. Les cellules des tubes droits sont multipliées; elles remplissent par places les canalicules. Dans leur protoplasma, on trouve des gouttes colorées; il existe entre elles des leucocytes en migration. Dans le tissu conjonctif œdémateux, dont les cellules fixes sont gonflées, on rencontre par places de petits îlots de cellules rondes.

Les glomérules, remplis de sang, montrent souvent une multiplication des cellules qui les tapissent; il existe aussi une multiplication des cellules de la capsule de Bowmann qui contient souvent des masses granuleuses.

Beaucoup des vaisseaux du rein sont dilatés et pleins de sang. Un grand nombre des capillaires interlobulaires sont distendus par des masses denses de bactéries bien caractérisées consistant en bacilles qui se colorent en violet plus pâle, par exemple, que ceux du charbon (fig. 198). Leur épaisseur est de 0,8 à 1 μ environ; leur longueur est très variable, les uns mesurant de 1,6 à 2 μ, les autres de 20 à 60 μ, et alors ils sont courbés.

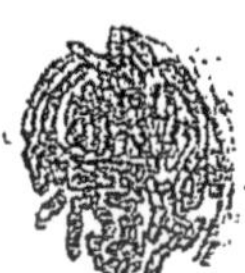

Fig. 198. — Les mêmes microbes que ceux de la figure précédente, plus grossis.

Leur aspect est homogène; leurs extrémités sont arrondies. Ils forment des paquets denses qui remplissent les vaisseaux, surtout ceux de la substance corticale et souvent une grande partie des anses extrêmement dilatées des glomérules (fig. 197, *g'*).

Le tissu rénal est un peu altéré autour d'eux. Il est toujours plus pâle, plus homogène, et il montre quelquefois une multiplication des cellules du tissu conjonctif (fig. 197, *e*) et une dégénérescence plus prononcée des tubuli.

Obs. II. — Néphrite et abcès métastatiques consécutifs à un rhumatisme articulaire très aigu.

B. Q..., homme de 18 ans observé à l'hôpital de Saint-Roch, à Budapest, fut atteint, sans antécédents, d'un rhumatisme qui commença aux jointures des extrémités supérieures et qui fut suivi de rhumatisme généralisé. Pendant ce temps, il existait une fièvre intense avec un état de faiblesse extrême, tandis que les douleurs articulaires étaient modérées. Après l'action de fortes doses de salicylate de soude, il se produisit une amélioration qui dura un ou deux jours, et après quinze jours l'état du malade était meilleur.

Les jointures étaient peu douloureuses; il existait cependant toujours une fièvre lente, des palpitations, un peu de dyspnée, et l'urine, qui pendant la maladie contenait un peu d'albumine, diminua de quantité (600 grammes par jour); elle était mêlée avec du sang et contenait beaucoup d'albumine. Le malade est mort un mois après le commencement de sa maladie, avec des signes d'urémie. Les organes étaient peu altérés, la musculature du cœur pâle et molle, la partie inférieure des poumons œdémateuse et hypérémique.

Les jointures ne contenaient plus de sérosité; la surface du cartilage de l'articulation du genou droit était devenue jaunâtre, transparente. Les reins étaient volumineux, la capsule adhérente par places; leur surface, inégalement injectée, montrait quelques taches hémorrhagiques sur un fond lisse gris jaunâtre. La substance corticale était épaissie, pâle, avec des stries longitudinales rouges quelquefois, avec un centre gris jaunâtre ou

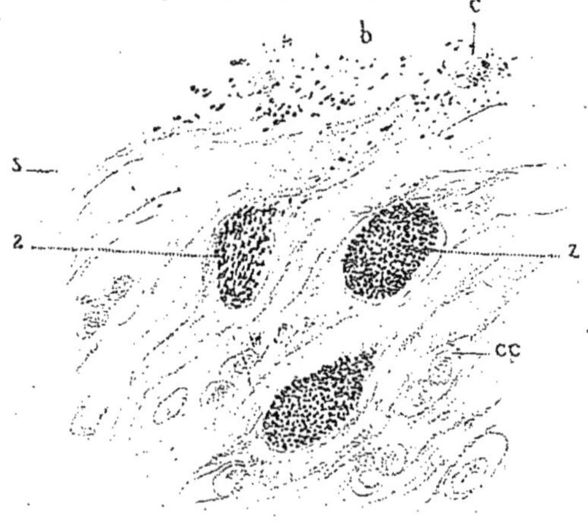

Fig. 199. — Cartilage altéré dans un cas de polyarthrite rhumatismale (grossissement, 1mm = 5 μ).

s, surface du cartilage; *c*, cellules endothéliales libres; *b*, bactéries dans le liquide synovial; *f*, fibres du tissu cartilagineux altéré; *c*, capsules contenant des cellules cartilagineuses; *z*, capsule remplie d'une zooglœe formée de microbes ronds; *z'*, capsule remplie d'une zooglœe formée de bactéries allongées.

jaune. Immédiatement sous la capsule, il y avait plusieurs petits îlots d'un rouge foncé avec un centre jaune, dur ou ramolli. On trouvait aussi dans la substance médullaire, très hypérémique, quelques stries hémorrhagiques.

Le liquide de l'articulation altérée, examiné huit heures après la mort, était rempli d'une masse énorme de petits bacilles d'une épaisseur de 0μ,5 et d'une longueur de 2 μ environ (fig. 199, *b*).

Auprès de ces bacilles, il y avait des grains ronds également mobiles, du même diamètre. Le cartilage ramolli est devenu fibrillaire, et les capsules des cellules cartilagineuses (*cc*) sont peu distinctes, de telle sorte qu'on a l'aspect d'un tissu fibreux à fibres gonflées avec des cellules placées deux à deux dans des intervalles réguliers. Mais souvent ces cellules sont remplacées par des masses oblongues fortement colorées par les couleurs d'aniline et consistant en zooglœes. Ainsi ces zooglœes se trouvent dans les capsules gonflées des cellules cartilagineuses. On peut distinguer deux espèces de zooglœes voisines, les unes constituées par des bacilles (*z'*), les autres formées par des microbes ronds (*z*).

Les *reins* montraient un état très prononcé de dégénérescence parenchymateuse, mais en outre ils étaient parsemés d'îlots inflammatoires avec un état embryonnaire de tous les éléments du rein. Un grand nombre des capillaires étaient remplis de zooglœes formées des mêmes microbes ronds que ceux du cartilage. Autour de ces microbes, il s'était développé un état vitreux des éléments ou bien de grands îlots inflammatoires; dans ces dernières, les microbes siègent au milieu même du foyer, et parfois ils ne sont pas absolument dans les capillaires dilatés, mais on trouve de petites zooglœes bien colorées dans des espaces lymphatiques du tissu de nouvelle formation (fig. 200).

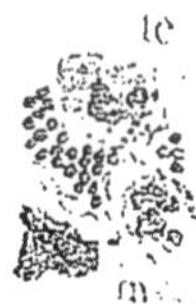

Fig. 200.

Dans les petits abcès il n'y avait pas de bactéries. Dans les autres organes, il n'y avait ni lésions semblables ni microbes.

Il est très probable que dans ce fait les bactéries qui ont causé une polyarthrite rhumatismale et une maladie infectieuse s'étaient aussi localisées en dernier lieu dans les reins, et que c'est la néphrite qui a été la cause de la mort.

Dans un autre cas de localisation des bactéries dans les reins, leur disposition et la maladie produite étaient tout à fait différentes.

OBS. III. — Il s'agissait d'un jeune homme de vingt-quatre ans qui, après une fièvre typhoïde à peine guérie, avait été atteint d'une scarlatine avec de l'angine et une éruption intense granitée de toute la surface du corps durant six jours. Après cette scarlatine, on observa une néphrite parenchymateuse.

Il faut néanmoins remarquer qu'il y avait déjà de l'albumine dans l'urine pendant la fièvre typhoïde. L'urine, peu abondante, contenait beaucoup d'albumine avec du sang. Il survint un peu d'anasarque et des symptômes d'urémie.

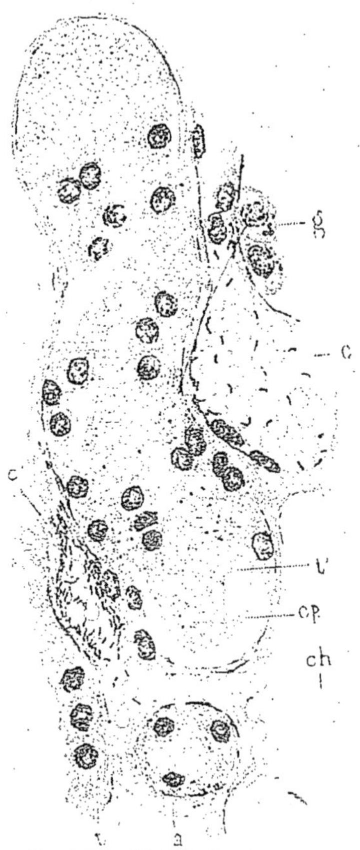

Fig. 201. — Néphrite bactérienne.

c, capillaire rempli de sang et de diplocoques formant, par places, de petites chaînettes entre les globules rouges; c', accumulation des microbes tapissant la paroi d'un petit vaisseau; a, coupe d'un tube en anse de Henle; t, tubule contourné, dilaté, montrant une multiplication, un état granuleux des cellules épithéliales et un cylindre granuleux cp.

Pendant le dernier stade de la maladie il existait une fièvre lente semblable à celle de la septicémie.

Cette maladie complexe dura pendant vingt-trois jours.

A l'autopsie, les organes étaient peu altérés, les reins étaient hypertrophiés, mous, gris-jaunâtres, avec beaucoup d'ecchymoses punctiformes; la capsule était plus adhérente qu'à l'état normal; la substance corticale, épaissie, était plus pâle que la substance médullaire.

Ici, comme dans les deux cas précédents, il y avait des signes de prolifération sous la capsule fibreuse; les épithéliums des tubuli contorti sont gonflés et multipliés par places et souvent tombés. La lumière des tubes renferme différentes espèces de cylindres jaunes colorés par le pigment du sang, formés par des grains arrondis d'un diamètre très inégal, renfermant quelques cellules épithéliales granuleuses dont le protoplasma est quelquefois jaune (fig. 201, *t'*).

L'épithélium des tubuli qui renferment ces cylindres est en partie multiplié, ou dégénéré, ou tombé. Par places, on trouve de petites hémorrhagies ou de petits amas de pigment dans le tissu conjonctif interstitiel.

D'ailleurs, le tissu interstitiel est peu altéré et les glomérules sont presque sains. Mais le sang qui remplit les vaisseaux, et dont les globules rouges sont bien conservés, est le siège d'une quantité énorme de parasites. Ce sont de petits diplococci formant quelquefois des chaînettes de quatre individus.

Ils sont un peu allongés, d'une épaisseur de 0,25 à 0,3 μ, très fortement colorés par les couleurs d'aniline. Leur disposition les rapproche beaucoup de ceux qui sont décrits par Koch comme les bacilles de la septicémie des souris.

Seulement on en trouve peu dans le sang des autres organes, ils se sont accumulés dans les reins; mais ils ne déterminent pas là non plus de coagulations sanguines intravasculaires; ils se trouvent partout à l'état de liberté entre les globules rouges (fig. 202, *c*), ou bien ils tapissent la paroi

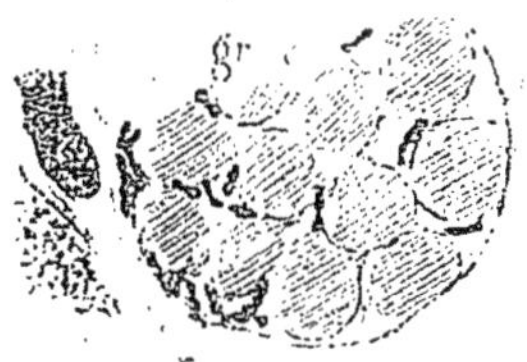

Fig. 202. — Bactéries de la figure précédente dessinées à un fort grossissement. *gr*, globules rouges situés dans un vaisseau, les diplocoques se voient entre les globules.

des vaisseaux; mais partout on rencontre entre eux des globules rouges sains, tandis que dans les petits capillaires de la substance corticale ils se trouvent en si grande quantité que presque tous sont tapissés par eux; ils sont rares dans les vaisseaux plus grands et dans les glomérules. Il est très probable que ces bactéries ont été la cause de la maladie du rein, des lésions anatomiques observées et des troubles fonctionnels de cet organe.

Il faut remarquer cependant qu'on ne trouvait nulle part, dans les reins, autour des capillaires contenant des masses bactériennes, des lésions inflammatoires ou nécrobiotiques qu'on pût expliquer par l'action immédiate de ces organismes.

Dans plusieurs observations d'*érysipèle*, nous avons observé pendant la vie le passage, dans les urines albumineuses, de microbes en chaînettes plus ou moins longues (streptococcus de l'érysipèle). Ces microbes et ces chaînettes, tout à fait semblables à ce qu'on trouve dans les lésions cutanées de l'érysipèle, siègent parfois dans les cellules migratrices ou épithéliales ou à la surface des cylindres hyalins. A l'autopsie de l'un de ces malades morts dans le service de l'un de nous à la Pitié, nous avons constaté les signes anatomiques d'une néphrite aiguë avec dégénérescence parenchymateuse des cellules et un certain degré de néphrite interstitielle. Un grand nombre des vaisseaux glomérulaires, de leurs artérioles afférentes et des capillaires du rein présentaient dans leur intérieur des microbes en chaînettes sinueuses tout à fait caractéristiques et égaux entre eux. Ces microcoques étaient tantôt peu nombreux et mélangés aux globules rouges du sang dont le cours n'était pas interrompu, tantôt réunis en amas et agglomérés dans certaines veinules, de telle sorte qu'ils en remplissaient toute la lumière. Sur les préparations doublement colorées, le tissu en rouge par le picrocarmin, les bactéries en violet par le violet de méthyl, après l'action de la solution d'iodure de potassium iodé, ces vaisseaux paraissaient violets à un faible grossissement. Malgré cette oblitération partielle de certains vaisseaux, il n'y avait pas d'infarctus ni d'abcès visibles à l'œil nu.

Dans un autre cas d'érysipèle observé à l'Hôtel-Dieu, et dans lequel les urines albumineuses examinées aussitôt après l'émission contenaient des streptococci, la maladie s'est terminée par la guérison.

Les néphrites infectieuses sont assez fréquentes dans la pneumonie aiguë (1).

(1) Bozzolo (*Centralblatt J. Klin. med.* 1885, 11) a trouvé aussi les diplococci capsulés de la pneumonie dans une néphrite (rein blanc) concomitante d'une pleurésie et d'une péritonite.

Dans un fait de méningite cérébro-spinale, observé par MM. Rigal et Chantemesse, le malade étant mort avec de la pneumonie, les reins étaient gonflés, gris jaunâtres, et leur substance corticale était parsemée de petits foyers inflammatoires. Leur tissu interstitiel était épaissi, embryonnaire, leur parenchyme était très altéré. Une grande partie des vaisseaux du rein était remplie de zooglœes sous forme de cylindres (fig. 203, *z*, et fig. 204), si bien qu'avec un faible grossissement on aurait pu les prendre pour des cylindres hyalins. Avec les plus forts grossissements, il était même

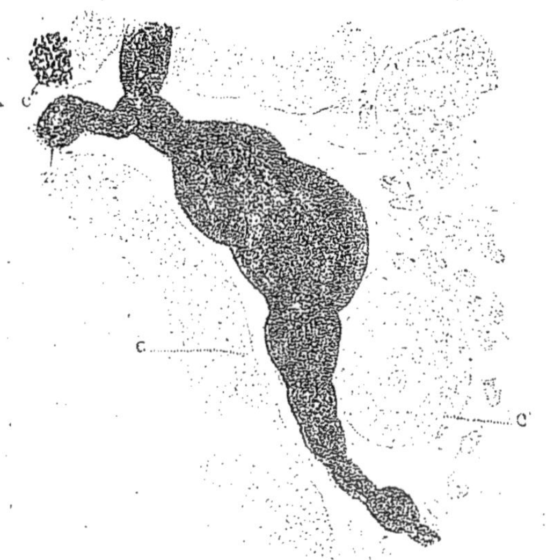

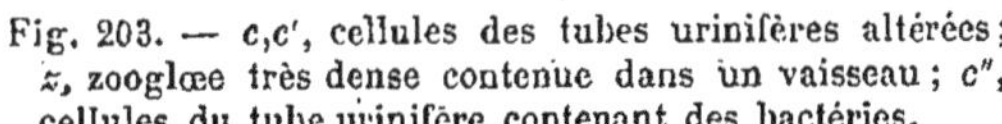

Fig. 203. — *c*,*c'*, cellules des tubes urinifères altérées; *z*, zooglœe très dense contenue dans un vaisseau; *c"*, cellules du tube urinifère contenant des bactéries.

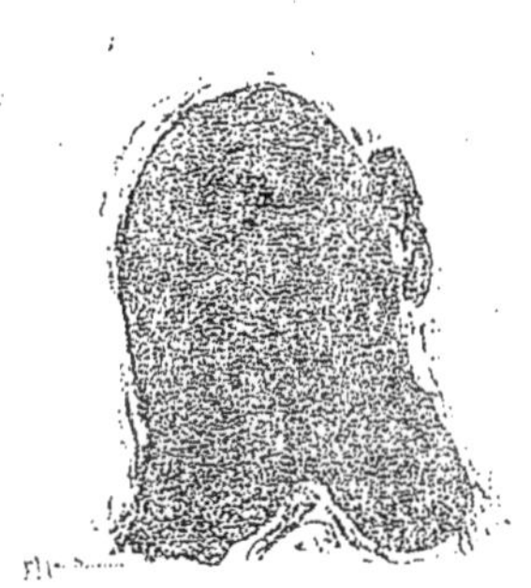

Fig. 204. — Anses des bactéries précédentes à un plus fort grossissement.

impossible d'analyser ces masses. Cependant leur disposition, leur forme renflée, variqueuse par places, et parfois leurs ramifications, permettaient d'affirmer qu'il s'agissait de masses zooglœiques contenues dans les vaisseaux. Il suffisait d'ailleurs de les traiter avec l'acide acétique glacial pour distinguer les individus et pour se convaincre qu'on avait affaire à des bâtonnets composés de grains allongés serrés d'une grandeur de 0,4 μ environ.

Auprès de ces cylindres, autour desquels le tissu conjonctif était peu altéré, il y avait de petits îlots inflammatoires dans lesquels, comme dans le cas précédent, les bactéries formaient de petites zooglœes dans les espaces du tissu de nouvelle formation. Les jeunes individus de ces zooglœes étaient bien visibles en les traitant par les couleurs d'aniline. C'est un des rares cas dans lesquels nous avons trouvé des bactéries dans quelques cellules épithéliales des canalicules autour des vaisseaux remplis de bactéries. Parfois le protoplasma des cellules était totalement rempli de ces courts bâtonnets (fig. 204, *c''*).

Le cœur, le foie et le poumon présentaient aussi quelques amas du même microbe.

Nous avons observé aussi un fait d'ostéo-myélite gangre-

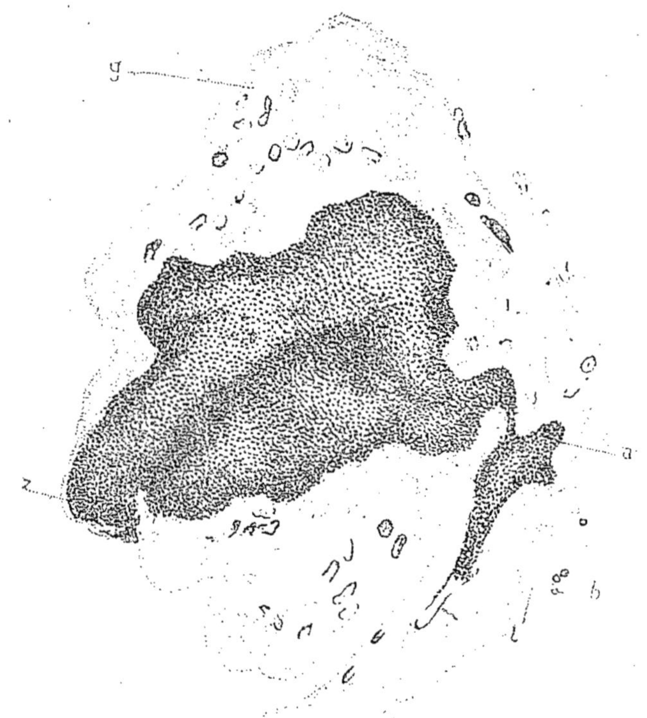

Fig. 205. — Glomérule dans la néphrite de l'ostéomyélite. L'artère afférente et des anses très dilatées du glomérule sont remplies par une zooglœe de gros microcoques *z*.

g, grains fortement colorés dans la partie centrale des cellules épithéliales des tubuli.

neuse chez un enfant du service Lannelongue, où la lésion rénale était très prononcée.

L'affection consistait dans le dépôt d'une masse colossale de microbes formant des foyers entourés de tissu hémorrhagique et mortifié. On les trouvait dans les vaisseaux, par exemple dans les vaisseaux des glomérules (fig. 205, *z*), mais ils formaient aussi des masses confluentes dont on ne reconnaissait plus l'origine.

Il y avait de petits abcès qui siégeaient dans la substance médullaire. Ces abcès contenaient parfois des masses énormes de microbes ronds tous égaux entre eux, formant des zooglœes serrées. On pouvait suivre, dans ce cas, la formation des abcès autour des vaisseaux remplis de bactéries. Les bactéries altéraient en effet la paroi des vaisseaux et se répandaient en zooglœes autour d'eux, de sorte qu'il n'était pas toujours possible de distinguer si ces bactéries étaient primitivement renfermées dans les vaisseaux. Tandis que d'autres microbes, arrivés à une certaine période de leur existence, ne se colorent plus au milieu de la zooglœe, celle-ci, malgré les masses colossales qu'elle for-

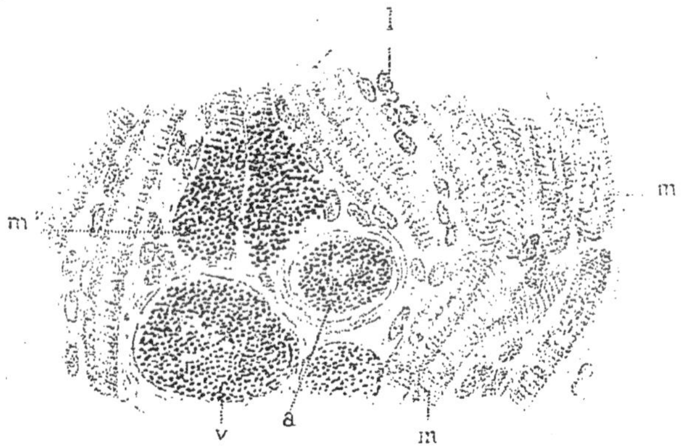

Fig. 206. — Myocardite pyémique (grossissement, 1mm = 5 μ).

m, fibres musculaires normales; *m'*, fibres musculaires pigmentées; *l*, leucocytes; *m''*, fibres musculaires gonflées par la présence d'une zooglœe dans leur sarcolemme; *a*, artère remplie d'une zooglœe; *v*, veine.

mait, se colorait partout, même dans l'intérieur des abcès constitués par des masses zooglœiques. Il y avait aussi des amas de bactéries dans le cœur et dans le foie. Un des foyers du cœur est dessiné dans la figure 206. On y voit des bactéries dans les vaisseaux et dans le sarcolemme des muscles.

Si nous nous demandons maintenant quel est le rôle des bactéries décrites dans nos observations et en général dans les inflammations et dégénérescences diffuses du rein, nous croyons que la réponse ne peut pas être douteuse. Les différentes espèces de bactéries sont renfermées dans les vaisseaux qui arrivent au mileu des îlots inflammatoires, et leur situation explique l'inflammation, la dégénérescence ou la nécrobiose. On peut bien suivre le développement des lésions et s'assurer qu'elles dépendent des microbes.

Au début du processus, des bactéries bien colorées, jeunes, n'ayant pas encore produit une dilatation des vaisseaux, s'accumulent surtout au niveau des rétrécissements du calibre des vaisseaux ou de leurs changements de direction, comme, par exemple, dans les glomérules ou dans leur artère afférente. A ce moment, le tissu voisin du vaisseau oblitéré est encore peu altéré ; on y trouve simplement une multiplication des cellules. Plus tard, les microbes se multiplient, ils forment de grandes masses qui dilatent le calibre des vaisseaux. Dans le centre de la zooglœe, ils sont moins colorés, ou, comme dans la fièvre jaune, certains groupes ou filaments de bactéries deviennent plus pâles. Autour d'elles, le tissu devient quelquefois pâle, homogène, comme cela a été décrit par Weigert pour la variole ; mais très souvent il se développe autour des bactéries une inflammation du tissu conjonctif, ou une dégénérescence des épithéliums, sans nécrose initiale. Dans d'autres faits, l'oblitération des vaisseaux détermine une inflammation et une dégénérescence parenchymateuses du territoire vasculaire sous la forme d'un infarctus.

Abcès métastatiques du rein. — On peut étudier les abcès métastatiques à différents états de développement sur le même rein. Lorsqu'ils sont récents, on découvre, à la surface du rein, après avoir enlevé la capsule fibrineuse, des îlots isolés ou des agglomérations circulaires de petites saillies miliaires, les unes d'un rouge foncé, les autres blanches ou jaunes à leur centre ou dans toute leur masse, ces dernières étant entourées d'une zone de congestion. Lorsqu'on coupe le rein suivant son grand diamètre au milieu d'une agglomération de pareils petits foyers miliaires, on voit qu'ils se continuent dans la substance corticale et médullaire en suivant la disposition des artérioles rénales. Souvent ces agglomérations de petits abcès présentent la forme d'un cône dont la base est à la périphérie du rein. Sur la section de ces petits îlots, on voit d'abord un liquide séro-purulent infiltré dans le tissu rénal ; plus tard le pus se collecte sous forme d'une gouttelette située au centre de l'îlot, et l'abcès s'étend et s'agrandit de façon à avoir le volume d'une lentille ou d'un petit pois. Quelquefois on trouve en même temps de petits kystes qui existaient antérieurement à la pyohémie et qui contiennent un liquide puriforme. Par suite de l'agrandissement et de la liquéfaction de chacun des petits îlots voisins, il se forme un abcès plus ou moins volumineux.

Lorsqu'on examine au microscope une coupe d'un îlot récent où les bactéries sont colorées avec le violet B de méthyl, on voit que les vaisseaux capillaires, les anses des glomérules et les artérioles afférentes des glomérules sont remplis par places de micrococci souvent réunis en zooglœe et oblitérant partiellement les vaisseaux. Souvent une ou plusieurs anses des glomérules en sont entièrement distendues. La lumière des vaisseaux présente en même temps de la fibrine coagulée en réseau et contenant dans ses mailles quelques cellules lymphatiques et des micrococci disséminés. Au pourtour des vaisseaux capillaires intertubulaires, dans la cavité des glomérules et dans la lumière des tubes compris dans l'îlot inflammatoire, il existe des cellules lymphatiques migratrices. Les cellules épithéliales des tubuli sont devenues granuleuses et sont en voie de mortification. Bientôt il se développe, au pourtour du point où la circulation est arrêtée, une congestion et une inflammation suppurative.

Telles sont les lésions caractéristiques observées au début de la formation des abcès métastatiques dus à la pyohémie consécutive aux opérations chirurgicales et à la puerpéralité. Les mêmes lésions peuvent se présenter dans l'endocardite ulcéreuse ou végétante, et quelquefois dans la fièvre typhoïde, en connexion surtout avec les ulcères profonds et gangreneux dus au décubitus. A la place d'abcès miliaires, on peut rencontrer en pareil cas des infarctus non suppurés, dus aux mêmes lésions des vaisseaux et à des thromboses liées à la présence de bactéries.

Dans l'ostéomyélite, il existe aussi quelquefois des abcès entourés d'un tissu hémorrhagique et nécrosé. Les vaisseaux et en particulier les anses des glomérules contiennent des zooglœes de micrococci.

Les *foyers purulents*, consécutifs aux petits abcès miliaires, contiennent un pus bien lié, jaunâtre, épais, et leur paroi est formée par le tissu du rein congestionné. Lorsqu'ils sont plus anciens, le pus est plus ou moins altéré, quelquefois épaissi par son mélange avec des sels calcaires, ou au contraire séreux et grisâtre, ou fétide. La paroi de la poche est formée alors d'une véritable membrane conjonctive. Il peut se faire que des foyers purulents, après la résorption du pus, laissent à leur place un kyste séreux ou une cicatrice avec condensation atrophique du tissu voisin. Les abcès du rein s'ouvrent quelquefois dans les calices ou le bassinet et donnent lieu à une ulcération tomenteuse, irrégulière, suppurative de la muqueuse de ces derniers.

Les grands abcès du rein peuvent s'ouvrir : *a*, dans le bassinet, ce qui est une voie relativement favorable, car ils sont alors évacués par les urines; *b*, dans une partie de l'intestin, le côlon, le duodénum (Rayer, *Atlas*, pl. I; Cintrac, *Journal de Bordeaux*, avril 1867); *c*, à l'extérieur, à travers les parois abdominales et particulièrement au niveau de la région lombaire; *d*, dans le péritoine, où ils déterminent une péritonite rapidement mortelle; *e*, à travers le diaphragme, le poumon et les bronches (Rayer, *Atlas*, pl. LI); *f*, dans un cas de Rayer (Rayer, *Atlas*, pl. XX, fig. 2) le foie était ulcéré et formait la paroi d'un abcès qui lui était commun avec le rein. On a vu aussi un abcès splénique communiquer avec une poche purulente du rein (Rosenstein).

Dans plusieurs cas, la néphrite suppurée paraît s'être terminée par une véritable gangrène du rein. Mais il faut bien se garder de confondre avec la gangrène la décomposition cadavérique si hâtive dans les inflammations suppuratives.

Suppuration diffuse du rein. — Elle survient à la suite des contusions, des traumatismes, à la suite des inflammations propagées par l'intermédiaire des conduits excréteurs, causées par des calculs du bassinet et des uretères, à la suite de la rétention d'urine, dans le carcinome utérin, dans le cours des maladies de la moelle épinière, etc. La lésion est plus ou moins étendue; elle peut affecter un point très circonscrit de l'un des deux reins, ou bien envahir plus ou moins les deux glandes à la fois.

Elle débute par la congestion et la tuméfaction du rein et, sur une coupe de l'organe, du sang s'en écoule en assez grande abondance; lorsqu'on a lavé, la rougeur générale diminue, mais on peut voir de véritables ecchymoses, soit rouges, soit ardoisées, dues à des apoplexies sanguines dans le tissu conjonctif du rein, dans la capsule des glomérules et dans les tubes urinifères. Dans les points correspondants, la capsule fibreuse du rein est fortement injectée et présente des arborisations vasculaires et même des ecchymoses rouges ou de couleur ardoisée. Lorsque, dans une autopsie, on observe une congestion aussi prononcée du rein, il est rare que dans un point quelconque on ne trouve pas du pus formé, soit qu'il existe un ou plusieurs petits abcès, soit que la cavité préexistante d'un kyste rénal se soit remplie de pus. Très souvent, en effet, la suppuration est un état aigu surajouté à une lésion chronique du rein, surtout à une affection calculeuse ou à une rétention d'urine.

Le rein, dont la forme générale est conservée, est augmenté de volume et il peut être complètement infiltré de pus aussi bien dans la substance corticale que dans les pyramides; il apparaît jaune et opaque à sa surface lorsqu'on a enlevé sa capsule. Sur une surface de section, sa couleur présente les mêmes caractères; par une pression latérale on fait écouler du pus en nappe; ce pus est épais et bien lié. Lorsqu'on a lavé la surface de section, on voit que le tissu rénal est infiltré par le pus et qu'il est devenu friable. Dans ce cas, lorsqu'on examine une mince section au microscope, on distingue un grand nombre de corpuscules de pus, aussi bien dans le tissu cellulaire que dans l'intérieur des tubes du rein.

Le plus souvent l'infiltration puriforme occupe la substance corticale, mais elle peut aussi se limiter aux mamelons et aux pyramides de Malpighi.

Dans la suppuration diffuse comme dans les foyers métastatiques, que l'inflammation rénale soit primitive ou consécutive à la suppuration de la vessie et des uretères, on trouve dans les vaisseaux ou dans le parenchyme des micrococci qui sont l'agent essentiel de cette suppuration.

B. Néphrite bactérienne primitive. — Nous avons jusqu'ici passé en revue les néphrites bactériennes secondaires aux maladies infectieuses, à la septicémie et à la pyémie. Mais il en est un autre groupe qui se borne jusqu'ici à un petit nombre de faits connus et bien observés, dans lesquels toute la maladie paraît constituée par une néphrite parenchymateuse très grave et très rapide, foudroyante, terminée par l'anurie et la mort. A l'autopsie on trouve de grandes masses de bactéries dans les reins. On a affaire à une invasion de micro-organismes dont le point d'entrée et l'origine nous échappent et qui sont éliminés en masses par les reins; ceux-ci en sont encombrés au point que leur fonction est arrêtée et que les malades meurent d'anurie.

Voici les observations connues qui se rapportent à cet ordre de faits :

Bamberger est le premier qui ait signalé une néphrite foudroyante terminée par la mort. Le rein était très volumineux et ses vaisseaux remplis de bactéries.

Aufrecht (1) a décrit un cas de parenchymotosis ou néphrite parenchymateuse foudroyante, terminée en peu de jours par la mort avec urémie. Les vaisseaux étaient remplis d'une masse énorme de bactéries.

Litten (2) a publié deux cas de ce genre. Le premier se rapportait à une jeune fille atteinte de gastralgie avec vomissements, diarrhée, frissons, fièvre à 41°. La sécrétion urinaire, très peu abondante, se bornait à 100 ou 200 grammes d'urine dans la journée. La malade mourut 50 heures après, avec des symptômes urémiques. Dans l'urine, il y avait beaucoup d'albumine, de grands cylindres composés de petits grains ou bactéries rondes qui se coloraient par le violet d'aniline. La rate et le foie étaient tuméfiés; les reins se montraient volu-

(1) *Patholog. Mittheil.*, I, 1881.
(2) *Zeitschr. klin. Med.*, IV.

mineux, mous, fortement injectés. Le tissu interstitiel était épaissi, les vaisseaux élargis, remplis de bactéries rondes Les cellules offraient les lésions de la dégénérescence parenchymateuse. Les conduits urinaires étaient remplis de bactéries.

Un second malade présenta les même symptômes, de l'anurie, de l'hématurie, beaucoup d'albumine et de cylindres. Il mourut quatre jours après ; les glomérules et les canalicules urinaires étaient remplis de micrococci. Ce qu'il y a de plus étonnant dans ces cas, c'est le remplissage total des vaisseaux et des tubes par des bactéries. Litten avait décrit en 1881 des cas de ce genre se rapportant à la septicémie compliquée de symptômes urémiques avec mort rapide.

Ziemacki rapporte des faits dans lesquels il y avait une maladie ancienne du rein. A un moment donné, un phlegmon, un érysipèle, amenaient une néphrite foudroyante avec albuminurie et une masse énorme de bactéries dans les vaisseaux du rein. Dans un de ces faits, un seul était malade, et celui-là seul était rempli de bactéries.

L'un de nous (1) a publié un extrait de plusieurs faits qui montrent qu'une infection généralisée offre parfois une localisation rénale tellement prononcée qu'il est difficile de distinguer la maladie générale primitive de la lésion rénale qui conduit à la mort. La lésion rénale paraît primitive, comme une néphrite parenchymateuse aiguë, typique, et elle est causée par des bactéries. Il est probable que ces faits ne sont pas aussi rares qu'on pourrait le croire.

Nous ne parlons ici que des faits dans lesquels les bactéries siègent exclusivement ou presque exclusivement dans les vaisseaux ou dans le parenchyme du rein ; ces bactéries étaient caractéristiques par leurs formes et leurs dispositions, si bien qu'on peut expliquer par l'histologie pathologique la cause et les symptômes de la maladie.

La première observation se rapporte à une blanchisseuse de dix-huit ans, morte à l'hôpital de Saint-Roch à Budapest. Quelques jours après sa maladie elle ressentit, après un refroidissement, des douleurs d'estomac, de la faiblesse. La maladie commença par des frissons, de la fièvre, 40°,5, des

(1) Babes, *Orv. hetylap*, déc. 1883.

nausées, des douleurs au sacrum, une irritation vésicale. Elle rendait une très petite quantité d'urine semblable à du bouillon. Les extrémités étaient œdémateuses. L'urine d'un jour n'était que de 300 grammes et contenait tellement d'albumine qu'elle se coagulait presque complètement. On y trouvait de l'épithélium rénal, des cylindres épithéliaux, des cylindres granuleux se colorant avec les couleurs d'aniline et des amas isolés de ces granulations. Le lendemain, la fièvre tomba, l'urine était aussi peu abondante. Le 3e jour, après avoir bien lavé l'orifice de l'urèthre, l'urine a été prise avec un cathérer chauffé d'abord dans l'eau bouillante. L'urine rouge sale, examinée au microscope, montrait un nombre étonnant de bâtonnets très courts, larges, arrondis à leurs extrémités. Leur longueur est de 1 μ; leur épaisseur de 0,5. Ils formaient quelquefois de petits amas. On les trouvait aussi par places, dans des cellules des canalicules du rein remplies parfois totalement de bactéries. Il y avait aussi une grande masse de cylindres granuleux couverts parfois de bactéries à leur surface. Ces cylindres étaient composés de masses jaunes rougeâtres formées par des globules rouges et du pigment sanguin. Dans les préparations desséchées et colorées avec le violet de méthyl, il y avait, au milieu de ces cylindres, des bactéries très denses, très serrées. Le 4e jour la malade mourut avec des symptômes cérébraux urémiques, tandis que la fièvre était légère. A l'autopsie, la musculature du cœur est jaunâtre, très fragile, la rate est plus grosse et plus molle qu'à l'état normal ; la muqueuse de l'estomac est œdémateuse, injectée, avec un grand nombre d'ecchymoses hémorrhagiques lenticulaires, siégeant surtout à la région pylorique. Les reins sont plus volumineux qu'à l'état normal, leurs capsules s'enlèvent facilement, ils sont parsemés d'ecchymoses. La substance corticale est agrandie, de couleur jaune-grisâtre, ses striations sont plus accusées ; il s'écoule de la surface de section un liquide trouble et jaunâtre. On voit sur la coupe de petites stries jaunâtres et des ecchymoses. Les pyramides sont très congestionnées. Les papilles laissent échapper par la pression un liquide jaune rougeâtre, comme puriforme. La muqueuse de la vessie est injectée, l'urine qui y est contenue ressemble à du pus.

La recherche des bactéries dans le sang et dans divers organes est restée infructueuse.

Examen histologique du rein. — Dans le rein, immédiatement sous la capsule, le tissu interstitiel est œdémateux et infiltré d'un grand nombre de cellules migratrices, surtout autour des glomérules et des vaisseaux. Beaucoup de vaisseaux, dans l'écorce du rein, sont variqueux et complètement remplis de masses extrêmement denses de petits bâtonnets qui correspondent, comme groupement et comme forme, à ceux qui existaient dans l'urine. Des vaisseaux également remplis s'observent dans les pyramides. Partout où l'on trouve de ces vaisseaux dilatés, ils sont pleins de bactéries. Autour de ces vaisseaux le tissu cellulaire interstitiel est épaissi, pâle et ne se colore ni par le carmin ni par l'aniline ; autour de cette zone pâle, on trouve une zone formée par du tisssu embryonnaire plus ou moins dense.

Les canalicules contournés, surtout autour des vaisseaux, sont remplis d'une masse granuleuse dans laquelle on ne peut plus distinguer la limite des cellules. La lumière des canalicules situés autour des vaisseaux est remplie de cellules épithéliales détachées et des mêmes bactéries. D'autres canalicules droits ont perdu leur revêtement épithélial, et leur lumière est tout à fait remplie de globes ou de cylindres contenant de ces bactéries. Les vaisseaux d'une grande partie des glomérules sont pleins de ces mêmes bactéries. Les vaisseaux qui n'en contiennent pas renferment du sang ou sont comprimés et entourés par des foyers hémorrhagiques dans lesquels des groupes de canalicules sont remplis de sang. En ce qui concerne les lésions du parenchyme épithélial, on trouve une dégénérescence parenchymateuse. La capsule de Bowmann est remplie d'épithéliums détachés et gonflés en plus ou moins grande quantité. L'épithélium des canalicules contournés est tuméfié ; le protoplasma des cellules est parfois remplacé par des vacuoles ; leur noyau est très mal coloré et quelquefois on ne voit qu'une partie de leur contour qui se teigne. Le protoplasma des cellules mal limitées contient des granulations graisseuses et des vacuoles qui se continuent dans la partie centrale des canalicules. Souvent on y trouve des cylindres de diverses espèces formés de gouttes hyalines ou des cylindres hyalins jaunes. L'épithélium des anses de Henle détaché, gonflé, ou devenu cubique possède un protoplasma granuleux avec des grains qui se colorent par les matières d'aniline. On y trouve aussi des cylindres formés par des globules rouges ou par des masses confluentes de pigment brun.

Dans ce fait, il n'est pas douteux que les lésions du rein ne soient causées par les bactéries, car ces dernières, semblables à celles de l'urine, étaient toujours entourées d'un tissu mortifié ou embryonnaire, et de lésions parenchymateuses. Comme cette lésion rénale et l'examen des urines opinent dans le même sens et que la malade est morte d'une maladie infectieuse qui n'avait laissé de traces que dans le rein, nous croyons qu'il est prouvé que nous avons eu affaire à une infection généralisée d'abord, puis localisée aux reins et suivie de mort par néphrite. On n'a pas trouvé le lieu d'entrée de ces bactéries, mais, comme la malade a éprouvé des douleurs gastriques au début, il est possible que l'infection ait eu lieu par le tube digestif.

On ne peut pas supposer que les bactéries se soient développées après la mort, car elles occupaient toujours le centre de lésions qui ne peuvent se produire que pendant la vie. D'ailleurs les urines en contenaient des masses du vivant de la malade.

D'après la relation de ces différentes observations, on voit que l'action des bactéries est variable comme leurs espèces, soit qu'on examine leurs effets dans les diverses maladies infectieuses, septiques, pyémiques, soit qu'on les considère dans les néphrites bactériennes foudroyantes que nous venons de rapporter en dernier lieu.

Leur effet constant, plus ou moins accentué suivant leur nombre, est de dilater les vaisseaux sanguins dans lesquels elles existent, de déterminer une congestion ou une oblitération partielle des vaisseaux, une mortification des cellules d'épithélium ou une inflammation parenchymateuse, des ecchymoses, des hémorrhagies, de l'hématurie et de l'albuminurie. Quand le processus est rapide et intense, leur abondance dans les vaisseaux explique l'anurie et les phénomènes urémiques. Dans les faits où leur action est moins énergique, il se produit soit des abcès consécutifs à des thromboses locales, soit une dégénérescence vitreuse des tissus (Weigert) et une inflammation consécutive portant sur l'épithélium des tubuli et sur le tissu conjonctif.

Il est probable que, dans toutes ces maladies, les bactéries qui occupent le rein passent aussi dans les urines, comme par exemple dans la scarlatine, dans la fièvre typhoïde, la pyémie, l'érysipèle, etc.

Il existe des poussées de néphrite intermittente qui se manifestent par la présence de bactéries dans l'urine, accompagnées de cylindres hyalins.

Il est probable que plus tard, avec de bonnes méthodes, on arrivera à diagnostiquer certaines maladies bactériennes par l'examen des urines.

§ 18. — Gangrène.

On s'accorde généralement à considérer, dans la gangrène, deux phases successives, la mortification des tissus et la putréfaction qui en est la suite. La mortification des cellules et des tissus peut ne pas être suivie de putréfaction. C'est ce qu'on observe par exemple dans une infinité de circonstances pathologiques où des cellules mortifiées sont simplement résorbées au milieu de tissus presque normaux ou enflammés. C'est ce qu'on voit dans les infarctus consécutifs à l'oblitération des vaisseaux dans des organes comme la rate et le cerveau qui sont soustraits au contact de bactéries provenant de l'air extérieur. Le type le plus démonstratif de ces mortifications étendues sans putréfaction, sans l'intervention des bactéries de la putréfaction, nous est fourni par les fœtus inclus dans les trompes ou dans le péritoine à la suite de grossesse extra-utérine et transformés en lithopædions.

Mais si la partie mortifiée se trouve en contact avec les bactéries provenant de l'air ou du tube digestif, on voit apparaître, dans des conditions déterminées, une putréfaction déterminée par ces bactéries et accompagnée de la production de substances fétides, de poisons putrides, de ptomaïnes, etc. Une inflammation périphérique souvent éliminatrice se développe dans les tissus non mortifiés qui entourent le tissu gangrené.

Il n'est pas nécessaire à la production de la gangrène que la partie gangrènée soit primitivement enflammée ou mortifiée et que la circulation sanguine y soit arrêtée dans un territoire plus ou moins étendu. Il suffit en effet parfois de la présence et de la multiplication de certaines bactéries pour arriver à ce résultat. C'est ainsi que nous avons vu (page 216) la gangrène ou nécrose progressive des souris causée uniquement par la présence de microbes en chaînettes. C'est ainsi que la pustule maligne et la gangrène qui en forme la base sont uniquement en rapport avec les bacilles du charbon (voyez plus bas l'article consacré à la pustule maligne).

Plusieurs autres espèces de bactéries possèdent cette propriété de décomposer, de gangrèner les tissus où elles se développent en grande quantité. Nous citerons, par exemple, les bacilles de la gangrène gazeuse qui, dans leur multiplication si rapide, produisent un œdème gangréneux accompagné de gaz fétides en abondance, les bacilles du charbon symptomatique qui déterminent des tumeurs emphysémateuses avec mortification des tissus cellulaires ou musculaires profondément situés. Les micro-organismes de la diphthérie, qu'ils siègent sur une muqueuse ou sur la peau, produisent aussi une mortification superficielle du chorion des muqueuses ou du derme qui se termine parfois par une véritable gangrène superficielle comme cela s'observe, par exemple, dans la diphthérie cutanée siégeant à la vulve.

Dans d'autres circonstances, la gangrène est précédée par une inflammation ulcéreuse de la peau et du tissu cellulaire causée par le décubitus dans des affections telles que la fièvre typhoïde, les maladies de la moelle, l'incontinence d'urine, etc., alors que l'innervation et la nutrition des parties enflammées sont compromises et que ces parties se trouvent dans de mauvaises conditions de résistance aux micro-organismes. La décomposition du pus au contact de l'air, l'action de l'urine décomposée, déterminent une véritable putréfaction superficielle ou profonde, une gangrène plus ou moins étendue.

A plus forte raison la gangrène s'observera dans les segments des membres, aux extrémités surtout, lorsque la circulation sera interrompue complètement par suite de thromboses artérielles et veineuses consécutives à l'athérome très prononcé des artères ou à des embolies liées à l'athérome (gangrène sénile ou gangrène sèche). La partie mortifiée se séparera par un sillon inflammatoire des tissus qui sont encore vivants. Les micro-organismes venus de l'air déterminent une putréfaction de la partie mortifiée, des bulles superficielles remplies de liquide ichoreux, des gaz fétides, etc. La résistance des cellules des parties vivantes empêche la pénétration dans le reste de l'économie des bactéries communes qui déterminent la putréfaction. Cette résistance des cellules vivantes aux bactéries est vraisemblablement due à leur avidité pour l'oxygène, qui fait que les bactéries non pathogènes ne peuvent pas vivre à leur voisinage.

Dans ces gangrènes des extrémités, le liquide puriforme et ichoreux qui se trouve à la limite de la partie mortifiée contient une quantité considérable de bâtonnets, de chaînettes, de microcoques de grandeur variable et de zoogloees. Ogston a donné le nom de saprogènes à ces microbes qui sont en relation avec ces putréfactions. Rosenbach (voyez page 155 et page 287) a isolé plusieurs de ces bactéries et en particulier celle qu'il appelle le bacille saprogène n° 3, qu'il a recueilli dans la moelle d'un os compris dans un segment de membre gangréné.

Fraenkel a décrit dans ses recherches sur la fièvre puerpérale, trois espèces de bacilles fétides. Passet en a décrit un ; l'un de nous a décrit deux espèces qui déterminent la putréfaction et des gaz. Toutes ces bactéries sont pathogènes pour certains animaux. Lorsqu'elles pénètrent dans les tissus, elles déterminent la formation de gaz et de poisons

La gangrène de la bouche, ou noma, succède aux maladies infectieuses, surtout à la rougeole et à la coqueluche chez les enfants. Dans les parties gangrenées on trouve de petites chaînettes courtes et très serrées formées par des microcoques libres ou réunis en zoogloees (pl. I, 3e rangée) et dans certains cas des bâtonnets comme dans la gangrène pulmonaire.

La gangrène du poumon est due à diverses causes. Des parcelles alimentaires entraînant avec elles des bactéries de la bouche, le leptothrix buccalis, en particulier, peuvent s'introduire dans le larynx, la trachée et les bronches chez des personnes qui ont une paralysie de la sensibilité du larynx ou une paralysie des muscles de la déglutition, chez les aliénés, dans les laryngites ulcéreuses de la phthisie, dans le croup laryngien, dans la fièvre typhoïde. Le mucus salivaire contenant des fragments de tissu mortifié ou putride, du pus septique, etc., peuvent aussi entrer dans les voies aériennes.

Il résulte de l'introduction de ces diverses substances une inflammation spéciale des extrémités bronchiques et une mortification avec décomposition putride de parties plus ou moins étendues du poumon transformé alors en une ou plusieurs cavernes gangréneuses (voyez G. Sée, *des Maladies spécifiques non tuberculeuses du poumon*, in-8°, 1885, p. 412 et suiv.). Dans les crachats à odeur nauséeuse qui proviennent du foyer gangréneux, on trouve des leptothrix et une série d'autres micro-organismes (Leyden).

Dans une gangrène du service de Bucquoy, observée dans le cours d'un laryngo-typhus, nous avons vu, dans les extrémités bronchiques, des grumeaux grisâtres presque uniquement composés de bactéries parmi lesquelles il se trouvait même des spirochætes de la bouche.

Presque constamment, lorsque ces foyers arrivent à la surface de la plèvre, même lorsqu'ils ne se sont pas ouverts dans cette séreuse, ils déterminent une pleurésie dans laquelle les fausses membranes et le liquide épanché offrent les caractères de la pleurésie gangréneuse. Ce liquide est gris, grumeleux, opaque, et possède une odeur nauséeuse. Il contient habituellement des bacilles et microcoques analogues à ceux de la caverne gangrèneuse du poumon.

D'une façon générale, lorsque le foyer gangréneux est en communication avec la bouche ou le tube digestif on y constate, aussi bien que dans le tissu voisin, une quantité considérable de bactéries de la bouche et du tube digestif (leptothrix, spirochætes, etc.). Il paraît évident que ces micro-organismes se multiplient dans les parties atteintes.

Des embolies, des infarctus gangréneux s'observent quelquefois dans les poumons à la suite de maladies infectieuses telles que la fièvre typhoïde et la rougeole. Ces infarctus, de couleur gris ardoisé, le plus souvent ramollis à leur centre ou transformés en une cavité gangréneuse à parois irrégulières, s'accompagnent aussi habituellement d'une pleurésie puriforme ou gangréneuse.

La perforation de l'œsophage, à la suite de rétrécissements, de poches œsophagiennes, de cancer, lorsque l'œsophage communique par un orifice fistuleux avec le poumon, les bronches ou les plèvres, donne aussi lieu à une gangrène du poumon ou à une pleurésie fétide par suite de l'introduction de fragments alimentaires qui se putréfient. Il en résulte une mortification avec putréfaction, une véritable gangrène. Il en est de même de tout foyer inflammatoire en communication avec l'intestin.

§ 19. — Gangrène gazeuse.

Cette complication chirurgicale des plaies ou des inflammations phlegmoneuses, appelée aussi gangrène foudroyante, gangrène progressive, gangrène traumatique envahissante, érysipèle traumatique, enphysème gangréneux (Rosenbach, etc.), est de la plus grande rareté à Paris. Elle était encore assez fréquente, pendant ces dernières années, à l'Hôtel-Dieu de Lyon, d'où elle sera aussi sans nul doute éliminée par les progrès de l'antisepsie. Elle est caractérisée par le gonflement, par la tension, par la couleur bronzée de la peau, par la crépitation gazeuse qu'on perçoit par la vue, par la pression et la palpation des parties affectées.

Cette gangrène gazeuse est transmissible par l'inoculation aux animaux à l'aide de l'œdème putride qui s'écoule à l'incision et qu'on recueille sur l'homme qui en est atteint. Elle a été inoculée pour la première fois par Bottini, qui l'a rapportée à une zymase spéciale.

Chauveau et Arloing (1) croient qu'elle est produite par des micro-organismes qui répondent par leur forme et leurs propriétés au microbe septique de Pasteur (Voyez p. 158). Dans l'œdème d'un foyer septicémique, ces microbes se présentent : 1° avec les caractères d'un bacille de 6 μ à 5 μ de longueur sur 1 μ, 2 à 1 μ, 5 d'épaisseur, pourvu d'une spore à l'une de ses extrémités, laquelle est parfois légèrement renflée ; 2° comme des bacilles à protoplasma homogène plus allongés que le précédent (12 à 30 μ). Dans les séreuses, ces bacilles prennent une longueur considérable (35 à 65 μ) et se segmentent en articles plus ou moins courts et nombreux, sans spores.

Chauveau et Arloing ont constaté que si on l'injecte dans le sang d'un animal, on le retrouve dans toutes les séreuses ; lorsque l'inoculation a eu lieu dans le tissu conjonctif profond de la cuisse, il envahit le péritoine ; si l'injection est faite à la nuque, on le rencontre dans la plèvre et le péricarde. Il n'en-

(1) Académie de médecine, séance du 6 mai 1884.

vahit le système circulatoire sanguin que peu de temps avant la mort ou même après la mort. Il est inoculable à la plupart des animaux à sang chaud, cheval, âne, mouton, porc, chien, chat, cobaye, rat blanc, lapin, poulet, canard; le bœuf est insensible à l'inoculation, ce qui établit une différence tranchée entre la gangrène gazeuse et le charbon symptomatique qui détermine aussi des œdèmes inflammatoires et gangrèneux, avec production d'emphysème. Nous avons vu que le bœuf était souvent atteint spontanément par le charbon symptomatique. Inversement, le lapin, le chien, le chat, le porc, le poulet, le canard, ne sont pas sensibles à l'inoculation du charbon symptomatique.

Le tissu conjonctif profond est le point le plus favorable à l'inoculation du virus; l'injection est faite à la dose de $\frac{1}{5}$ de goutte à 5 goutttes ; le résultat en est d'autant plus rapide et intense que la quantité injectée est plus considérable. La sérosité provenant du tissu conjonctif et des muscles est plus active que celle des séreuses. L'injection directe dans le sang est relativement inoffensive. Tandis que les animaux meurent en un jour ou quatre ou cinq jours, avec les symptômes de la gangrène gazeuse si on injecte de 1 à 5 gouttes de virus dans le tissu cellulaire, ils survivent à la même dose injectée dans une veine, après avoir toutefois présenté de la fièvre et même des frissons. Le lapin supporte une injection de 3 gouttes de sérosité virulente dans la jugulaire, le mouton de 1 à 5 centimètres cubes, l'âne de 10 à 35 centimètres cubes. Toutefois cette tolérance peut être vaincue par des doses plus fortes de poison. L'ingestion par les voies digestives est inoffensive.

Le virus ne fructifie pas sur les surfaces ulcérées des plaies exposées à l'air. Au contraire les tissus profonds et surtout les parties contuses ou mortifiées donnent un aliment à sa multiplication.

Ainsi, lorsqu'après avoir injecté quelques gouttes de sérosité virulente dans la jugulaire d'un bélier, on pratique l'opération du bistournage qui interrompt l'arrivée du sang dans un testicule, cet organe devient le point de départ d'un processus gangréneux mortel, auquel l'animal aurait échappé si le cordon testiculaire fût resté libre. On s'explique ainsi les accidents que cause cette bactérie dans les plaies contuses ou les phlegmons dans lesquels les tissus sont plus ou moins mortifiés au moment où il les envahit.

La gangrène gazeuse, étudiée par Chauveau et Arloing sur les animaux, est assimilable aux maladies infectieuses par l'immunité que confère une première atteinte non suivie de mort; l'injection dans les veines est un moyen d'atténuer le virus et de conférer l'immunité, qui peut être renforcée du reste par des inoculations successives.

Dans une communication plus récente à l'Académie de médecine, Chauveau et Arloing (1) affirment que le vibrion de la septicémie gangréneuse est le même que le vibrion septique de Pasteur et qu'il ne peut en être distingué par ses effets pathogènes. Ils l'ont cultivé à l'abri de l'air et sous le vide suivant la méthode du Pasteur, dans des bouillons qui sont inactifs et inoffensifs pendant les premiers jours de la culture. Le liquide des bouillons, filtré sur le plâtre et la porcelaine, est inactif, tandis qu'avec les bactéries il donne les accidents de la gangrène gazeuse. Les micro-organismes existent dans les séreuses et dans le sang de la veine porte des animaux en expérience. C'est dans cette dernière qu'il faut les prendre pour les cultiver.

Le virus, à l'état frais, oppose une grande résistance aux antiseptiques. Les antiseptiques les plus puissants, le sublimé corrosif en solution de $\frac{1}{10000}$ à $\frac{1}{500}$, le nitrate d'argent à $\frac{1}{100}$, les vapeurs de brome, d'iode, le chlorol à $\frac{1}{5}$, la solution alcoolique d'eucalyptus, etc., mis pendant vingt-quatre heures à la température de 15°, en contact avec lui restent sans action ; l'acide sulfureux seul détruit constamment et sûrement ses propriétés pathogènes. Le virus desséché, puis porté de 60 à 90°, est encore actif. A 100° et au-dessus, il ne l'est plus. Ces données sur la désinfection, qui diffèrent de ce que nous savons des autres bactéries, méritent d'être contrôlées.

Rosenbach, qui ne paraît pas avoir eu connaissance du mémoire de Chauveau et Arloing, a observé une fois une gangrène gazeuse dans le foyer d'une fracture. Il a trouvé dans le liquide

(1) Séance du 19 août 1884.

de gros bâtonnets possédant des spores à leurs extrémités. La description de ces bâtonnets répond à celle des physiologistes français. Dans un autre fait de gangrène gazeuse de la peau du bras caractérisée par le gonflement, la couleur brune et la perception de la crépitation gazeuse, il a retrouvé dans la sérosité phlegmoneuse et hémorrhagique qui s'écoula des incisions, une grande quantité des mêmes grands bacilles pourvus de spores. Dans le premier fait, les cultures ont complètement échoué; dans le second il n'a obtenu que des streptococci du phlegmon sans les bacilles de la gangrène gazeuse.

Parvenus à la fin de cet important chapitre des maladies consécutives aux plaies, nous pouvons jeter un coup d'œil en arrière et nous assurer qu'il a été fait de grands progrès dans l'étude de leur étiologie et de leur anatomie pathologique. Après les premières découvertes de Pasteur, Koch, par son travail sur les maladies expérimentales et par ses méthodes nouvelles, nous a donné la clef de cette étiologie. Fehleisen, Rosenbach, Passet, etc., ont réussi à isoler, d'après les procédés de Koch, certaines espèces des micro-organismes pathogènes, qu'on rencontre dans l'érysipèle, la pyémie et la septicémie. Mais il ne faut pas croire que tout soit dit sur la question. Le travail de Rosenbach, bien qu'il marque un progrès important et qu'il ait spécifié plusieurs espèces de bactéries pathogènes, n'est pas complet. La méthode employée par cet auteur pour isoler les microbes de la septicémie et de la pyémie n'est pas absolument irréprochable. L'expérimentation sur les animaux ne permet pas toujours non plus de les isoler.

Les lésions produites par les micro-organismes isolés par Rosenbach ne sont pas non plus bien décrites au point de vue histologique. Il y a donc lieu de continuer les recherches relatives aux maladies consécutives aux plaies, d'isoler par les meilleures méthodes les micro-organismes qui les causent, d'étudier le mode d'introduction de ces microbes, et les lésions histologiques qui en sont le résultat.

Une autre question qui se pose, c'est la connaissance exacte des substances chimiques dont la présence est constante dans les septicémies. Il s'agit de savoir quelle est leur action et si leur genèse est liée constamment au développement et aux phénomènes de nutrition des bactéries.

Nous nous sommes efforcés d'étudier, dans ce chapitre, les lésions histologiques de ces diverses maladies et de déterminer leur relation avec la présence des micro-organismes dans les divers organes affectés. Nous croyons avoir montré que le siège, la nature et la distribution des lésions pathologiques sont en rapport avec les bactéries et que celles-ci sont bien réellement la cause de celles-là. Nous avons pris comme exemple et étudié surtout dans ce but les altérations du rein consécutives aux maladies infectieuses et en particulier aux maladies déterminées par les plaies.

CHAPITRE III

PNEUMONIES.

Ce chapitre comprend la pneumonie aiguë primitive ou lobaire, les broncho-pneumonies qui sont le plus ordinairement secondaires et la péripneumonie du gros bétail.

§ 1. — Pneumonie aiguë, primitive, lobaire.

Historique. — Avant la découverte de l'auscultation, les phénomènes locaux passant souvent inaperçus en clinique, les médecins avaient surtout été frappés de l'état général fébrile et donnaient à la pneumonie le nom de fièvre péripneumonique. Depuis la découverte de Laënnec, depuis les études anatomiques qui ont rangé la pneumonie dans les inflammations les plus aiguës, la majorité des médecins attachés à l'école organicienne rangeaient la pneumonie dans les pyrexies ou dans les inflammations simples. Cependant plusieurs des représentants de l'école de Montpellier, Cayol et Marrotte à Paris, Traube en Allemagne, la considéraient comme une maladie fébrile générale et non locale. Jurgensen (1), Mendelsohn, Purjes, etc., professèrent, dans ces dernières années, que la pneumonie appartient au groupe des maladies infectieuses dont l'inflammation pulmonaire est simplement la principale manifestation. Ces auteurs se basaient, pour soutenir cette opinion, sur les recherches telluriques, sur les symptômes, sur la marche, sur le désaccord qui existe entre la fièvre et les lésions locales, sur l'impuissance où l'on est de produire expérimentalement une véritable pneumonie avec ses caractères anatomiques et cliniques par la section des nerfs pneumogastriques, pas plus que par les injections de substances irritantes ou par l'action du froid. Mais

(1) Ziemssen, *Handbuch der speciellen Pathologie und Therapie.*

la véritable démonstration de la nature infectieuse de la pneumonie n'a été donnée que par la connaissance des micro-organismes spéciaux de cette maladie.

Klebs (1) a décrit dans l'exsudat et dans les crachats pneumoniques, aussi bien que dans le sang, des microcoques arrondis, très mobiles, qu'il a regardés comme des monadines isolées ou associées ou formant des bâtonnets. Il a fait avec ces exsudats des injections chez les animaux, mais il est douteux que Klebs ait vu réellement les véritables parasites de la pneumonie. Eberth (2) a observé dans les fausses membranes pleurales d'un pneumonique des microbes ronds, isolés ou en colonies. Koch (3) a le premier indiqué leur forme ovalaire. La question est entrée dans une nouvelle voie avec les travaux de Friedländer (4). Dans huit autopsies de pneumonie franche, il constata la présence de bactéries ellipsoïdes, isolées ou accouplées deux par deux ou en chapelets. Plus tard Günther et Leyden (5) ont constaté la présence de microcoques dans le suc du poumon pris chez un homme vivant à l'aide de la seringue de Pravaz. Marchiafava, Cambria et Griffini (cités par Salvioli et Zäslein) ont retrouvé les microcoques dans le sang des sujets atteints de pneumonie franche. Salvioli et Zäslein (6) (1883) ont cultivé la sérosité des vésicatoires de sujets atteints de pneumonie, dans des bouillons de veau et de bœuf liquides à la température de 37 à 39°. Ils ont trouvé des microcoques mobiles qu'ils paraissent avoir inoculés avec succès à différents animaux.

Définition. — La pneumonie aiguë franche ou lobaire, fibrineuse, croupale, est une maladie générale infectieuse, fébrile, à marche cyclique, caractérisée anatomiquement par une inflammation très intense du poumon dans laquelle les alvéoles de la partie malade sont remplis d'un exsudat fibrineux. Sou-

(1) *Beiträge zur Kenntniss der pathogenen Schizomyceten* (*Archiv für experim. Pathol.*, t. IV, 1877).

(2) *Zur Kenntniss der mykotischen Process* (*Deutsches Archiv f. kl. Med.* 1881).

(3) *Mittheilungen aus d. k. Gesundheitsamte*, t. I, 1881.

(4) *Ueber die Schizomiceten bei acuter fibrin. Pneumonie* (*Virchow's Archiv*, t. LXXXVII, 1882).

(5) *Sitzungsberichte des Vereins fur innere Medicin.* Berlin, 20 novembre 1882.

(6) *Ueber die Mikrokokken der crouposer Pneumonie* (*Centralblatt f. d. med. Wissenschaft*).

vent aussi le tissu conjonctif des cloisons interlobulaires, de la plèvre et des bronches présente la même exsudation.

Étiologie. — Friedländer (1), dans une nouvelle communication sur le même sujet, a donné l'histoire presque complète des micro-organismes de la pneumonie. Il les a cherchés et constamment trouvés dans cinquante cas de pneumonie, sauf dans un fait où la lésion remontait à plus de douze jours. Il a réussi, suivant le procédé de Gram (voyez page 74), à conserver la coloration des microcoques, tandis que la fibrine et les noyaux étaient à peine colorés. Il mettait les lamelles recouvertes de l'exsudat desséché et les coupes du poumon dans la solution de violet de gentiane additionnée d'huile d'aniline, puis pendant quelques minutes dans l'iodure de potassium iodé et décolorait par l'essence de girofle après les avoir passées pendant une minute dans l'alcool. Pour Friedländer, la caractéristique des microbes de la pneumonie gît surtout dans la présence d'une capsule qui avait été vue déjà par Günther (2). Cette capsule, qui prend une couleur bleue ou un peu rouge par le violet de gentiane, est habituellement deux, trois ou quatre fois plus grande que le microcoque. Si le microcoque est isolé, la capsule prend sa

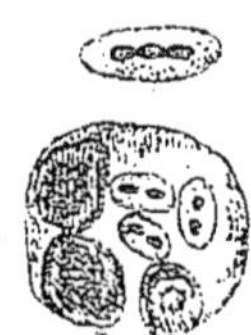
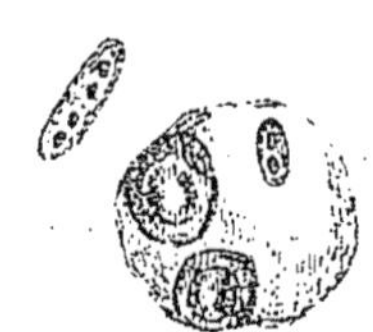

Fig. 207. — Dessin, d'après Friedländer, représentant les microbes et leurs capsules, les uns libres, les autres dans des cellules.

forme et est arrondie. Si les microcoques sont associés par deux ou en chaînettes, la capsule prend la forme ellipsoïde. Quelquefois, au lieu d'une chaîne de cocci, on a affaire à un bâtonnet et alors la capsule est plus allongée. On trouve même des capsules vides. Jamais les cocci de la pneumonie ne sont réunis en zooglœes et jamais non plus ils ne présentent de mouve-

(1) *Die Mikrokokken der Pneumonie* (*Fortschritte der Medicin*, 1883, n° 22 et n° 10, 1884).
(2) *Loc. cit.*

ments. La capsule des microcoques est, d'après Friedländer, composée par de la mucine. Elle est soluble en effet dans l'eau et les alcalis, insoluble dans les acides.

Friedländer recommandait primitivement, pour voir les capsules, d'employer une solution de violet de gentiane dans la solution d'aniline. Après la coloration, on traite pendant une demi-minute par l'alcool. La capsule se décolore alors moins que la substance fondamentale voisine. On peut examiner la préparation dans l'eau distillée ou dans le baume de Canada après l'avoir desséchée. Friedländer a recommandé depuis, pour voir la capsules de ces microcoques, plusieurs méthodes qui sont énumérées aux pages 79 et 83. La rareté des capsules chez les schizomycètes et surtout leur absence dans les espèces qu'on observe chez l'homme le porta à considérer les capsules des microcoques de la pneumonie comme constituant leur caractéristique la plus nette. Elles existent toujours, suivant Friedländer, dans les pneumonies franches mais non dans les autres espèces de pneumonie. Elles sont constantes dans les divers exsudats de la pleurésie et de la péricardite qui compliquent la pneumonie, et dans l'œdème du tissu conjonctif voisin; mais elles manquent dans le sang. Chez les animaux à qui l'on injecte les exsudats de la pneumonie ou les cultures pures des microcoques, on rencontre les organismes entourés aussi d'une capsule.

Friedländer et Frobœnius ont obtenu des cultures pures des microcoques de la pneumonie sur des milieux solides d'après la méthode de Koch, sur la gélatine peptone à la température de 15 à 20°. Ces cultures s'y dévelopent rapidement. La forme caractéristique de la culture a été comparée par lui à celle d'un clou, c'est-à-dire que la surface de la piqûre sur la gélatine présente une excroissance ronde, saillante, pendant qu'au-dessous de cette tête du clou la culture s'enfonce dans la gélatine (fig. 27, pl. IV). L'enfoncement de la culture est la suite du mode d'inoculation sur la gélatine lorsqu'on la pique avec l'extrémité du du fil de platine. Mais la plupart des bactéries ne montrent pas un développement aussi prononcé le long de la culture. Friedländer fit sur la gélatine des séries de cultures sans que la substance fût liquéfiée. Ces cultures présentaient toujours le même aspect; à l'état de pureté elles étaient constituées par les mêmes formes de schizomycètes. Ces microcoques cultivés n'offrent pas de capsule ; mais ils s'entourent de celle-ci lorsqu'on injecte une culture chez les animaux ou lorsqu'on les place dans le bouillon chauffé.

Les expériences pratiquées avec les cultures pures, consistant dans les injections dans le poumon et les plèvres, ne lui ont pas donné de résultats positifs chez le lapin, mais elles ont réussi pleinement chez les souris et les cobayes. Il a obtenu ainsi des pneumonies et des pleurésies avec élévation de la température, et souvent la mort des animaux. Les exsudations contenaient des microbes capsulés qui lui ont paru plus petits chez le lapin que chez l'homme, mais avec des capsules plus grandes, tandis que chez le chien où il n'avait obtenu qu'un résultat positif sur cinq expériences, les cocci étaient plus gros et les capsules plus étroites.

Les lésions observées chez les animaux offraïent à l'œil nu et au microscope tous les caractères anatomiques de la pneumonie aiguë fibrineuse lobaire en même temps que les microcoques spéciaux de la pneumonie humaine. L'inhalation des microbes pulvérisés donnait aussi une pneumonie aux souris. Le travail de Friedländer (1) était tout à fait concluant.

Talamon (2), qui poursuivait des recherches sur la pneumonie dans le laboratoire de G. Sée depuis 1882, en a communiqué le résultat à la Société anatomique peu de temps après la publication de Friedländer. Talamon ne décrit pas de capsule à son microbe. Pour lui, c'est la forme du coccus qui est tout à fait caractéristique. Il est en effet elliptique, en grain de blé ou effilé en grain d'orge, d'où le nom de coccus lancéolé qu'il lui a donné. Il se rencontre dans l'exsudat pneumonique pris directement sur le vivant à l'aide de la seringue de Pravaz, aussi bien qu'après la mort. Une fois seulement il l'a rencontré dans le sang d'une malade au moment de l'agonie. Talamon a injecté, à plusieurs espèces animales, les micro-organismes cultivés dans des bouillons d'extrait de viande. Il a obtenu peu de chose chez les chiens et les cobayes; mais contrairement aux

(1) *Die Mikrokokken der Pneumonie* (*Fortschritte der Medicin*, 1883, n° 22 et n° 10, 1884).

(2) Communication à la Société anatomique de Paris (30 novembre 1883).

résultats de Friedländer, il a presque toujours déterminé chez les lapins des pleurésies ou péricardites fibrineuses et des pneumonies fibrineuses lobaires avec pleurésie, en injectant dans la plèvre et dans le poumon le sang des lapins contenant des cocci (1).

Le Dr Afanassiew a repris cette étude des microbes de la pneumonie et des expériences qui y sont relatives. Il a obtenu trois variétés de micro-organismes : 1° un grand micrococcus rond de 1μ,5 à 1μ,8 ; 2° un micrococcus petit et rond, ayant de 0μ,5 à 0μ,9 de diamètre ; et 3° des microbes ovoïdes de 0μ,9 à 1 μ de longueur. Comme les végétations de ces différents organismes sur la gélatine diffèrent par leur aspect à l'œil nu, on a pu les isoler et obtenir des cultures pures. Le dernier seul est caractéristique de la pneumonie. Par l'expérimentation, on ne réusit à produire des pneumonies qu'en se servant du troisième micro-organisme. Afanassiew l'a injecté dans le poumon, la plèvre, le tissu cellulaire et les veines des cobayes et des chiens. L'injection dans le poumon lui a donné des pneumonies et pleurésies fibrineuses ; le sang des animaux pris à l'oreille contenait des microbes ovoïdes. L'injection sous-cutanée chez le cobaye déterminait la mort si la quantité de liquide dépassait 3 centimètres cubes. Une fois il a trouvé, à la suite de cette opération, une péritonite fibrineuse. L'injection de 0cc,1 à 0cc,3 du liquide de culture pratiquée dans la plèvre droite d'un cobaye donnait tantôt une pleurésie bilatérale, tantôt une hépatisation d'un lobe du poumon, soit à droite, soit à gauche. On peut donc conclure que les microbes doivent être incriminés à l'exclusion du traumatisme. L'injection dans la veine jugulaire donnait lieu tantôt à de la péritonite, tantôt à de la pleurésie. Les exsudats inflammatoires contenaient une grande quantité de microdes ovoïdes dans le liquide et dans les cellules lymphatiques. Il n'y avait ni œdème, ni inflammation du tissu cellulaire, ni abcès au niveau de la piqûre. Les chiens à qui Afanassiew injectait 1 centimètre cube et demi de culture diluée dans l'eau distillée stérilisée avaient de la fièvre le premier jour, mais ils allaient mieux le second et le troisième jour

(1) Société de biologie, séance du 21 mai 1881.

en sorte qu'on aurait pu croire qu'ils n'avaient pas été atteints de pneumonie si on ne les eût sacrifiés le second jour. Avec 2 centimètres cubes les symptômes de la pneumonie étaient très manifestes (60 respirations par minute, 41° de température centrale, submatité et souffle tubaire); mais au bout de 48 heures le chien commençait à se rétablir. En sacrifiant l'animal le second jour, on trouvait, à l'autopsie, une hépatisation très manifeste et des microbes en quantité dans l'exsudat pneumonique, dans le liquide pleural, etc. De ces expériences on peut conclure que la propriété pathogène des microbes de la pneumonie n'est pas également puissante chez tous les individus et qu'en général les animaux bien portants résistent efficacement et guérissent, pourvu qu'ils ne reçoivent pas une dose considérable du virus.

L'un de nous a publié (*Orvosi hetilap*, juin 1884), sur les microbes trouvés dans la pneumonie aiguë, les résultats de ses recherches qui sont les suivants.

Dans 40 cas de pneumonies spontanées ou provenant d'une petite épidémie de maison, il constata toujours la présence des microbes non seulement dans le poumon, mais aussi dans

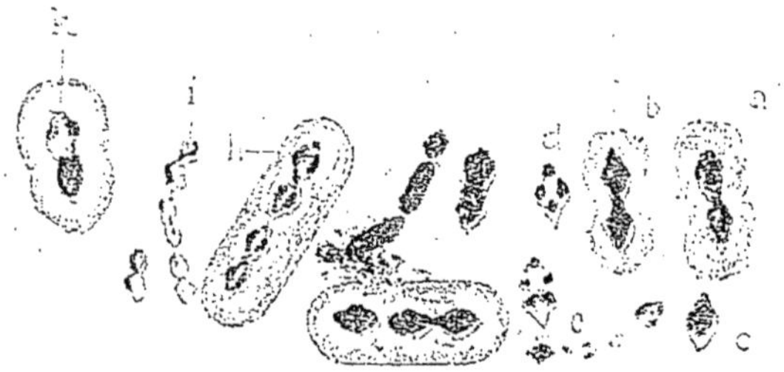

Fig. 208. — Diverses formes de cocci, diplococci et chainettes, capsulés ou non, provenant de l'exsudat pneumonique et des maladies qui compliquent la pneumonie.

l'exsudat pleural. Les cocci sont même plus faciles à reconnaître dans les exsudations inflammatoires concomitantes de la plèvre, du péricarde, des méninges, du médiastin, de l'endocarde atteint d'une inflammation aiguë, du péritoine enflammé et même souvent dans les reins atteints d'une dégénérescence parenchymateuse, que dans le poumon même. D'autre part, la présence des microbes dans les poumons n'est pas aussi démonstrative que la constatation des microbes dans les organes qui ne communiquent pas avec l'air. Si on fait des coupes des séreuses enflammées, on trouve des microbes dans les couches superficielles de l'exsudat fibrineux en petits groupes et quelquefois sous forme de zooglœes rondes et serrées. Souvent les bactéries siègent dans les grandes cellules. La grandeur et la forme des cocci est très variable (fig. 208) ; souvent on trouve, à côté des microbes de la pneumonie, d'autres variétés de micro-organismes. Tantôt les pneumo-cocci correspondent à la forme décrite par Friedländer, c'est-à-dire qu'ils sont ovoïdes et entourés d'une capsule, tantôt les cocci sont plus petits ou plus grands, de 1 μ de diamètre, formant des corpuscules ronds, libres ou entourés d'une capsule. La capsule offre parfois un double contour. Dans les cas anciens, on trouve souvent des capsules vides, ou bien des cocci qui se colorent faiblement par les couleurs d'aniline. Parfois les alvéoles sont remplis de pareils cocci qu'il est difficile de distinguer. Dans les pneumonies traumatiques ou toxiques, on trouve souvent des bactéries analogues, d'une forme un peu différente et généralement privées de capsules.

La forme des cocci isolés de la pneumonie peut être comparée à un fer de lance ; dans les diplococci, les pointes des individus sont en contact. Pour se convaincre de la réalité de cette forme, il faut les regarder avec un fort grossissement.

Cette forme n'est pas toujours bien prononcée, souvent les

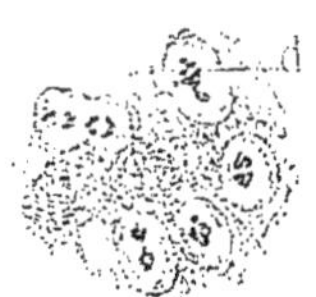

Fig. 209. — Diplococci provenant d'une pleurésie aiguë concomitante d'une pneumonie ; *d*, diplococci.

angles sont arrondis ; souvent les cocci se divisent en deux parties triangulaires (fig. 208). Parfois ils sont plutôt carrés que rhomboédriques ; ils se touchent toujours par leurs angles, tandis que les autres microbes carrés sont ordinairement unis par leurs faces. Si les cocci deviennent pâles, leurs angles seuls restent colorés ; parfois on voit aux angles des gonflements ronds ou rhombiques (fig. 208). De ces parties colorées il semble partir comme un bourgeon. Parfois on trouve, auprès des cocci, des bâtonnets courts dont les extrémités sont coniques.

Si l'on inocule les cocci dans les séreuses ou dans le poumon de certains animaux (cobayes, souris), ils meurent et on constate une inflammation souvent hémorrhagique des séreuses, accompagnée d'une pneumonie plus ou moins étendue. Souvent les lapins succombent aussi avec les mêmes lésions. C'est surtout dans les séreuses qu'on trouve les diplococci disposés en amas et unis par une substance gélatineuse abondante. Ils y forment souvent des chapelets ou bien des bâtonnets avec des gonflements correspondant aux individus qui les composent.

Souvent on rencontre des chaînettes composées par de petits bacilles, et par des cocci plus ou moins rhomboédriques, de grandeur différente (fig. 208, *i*). Les chapelets et chaînettes sont

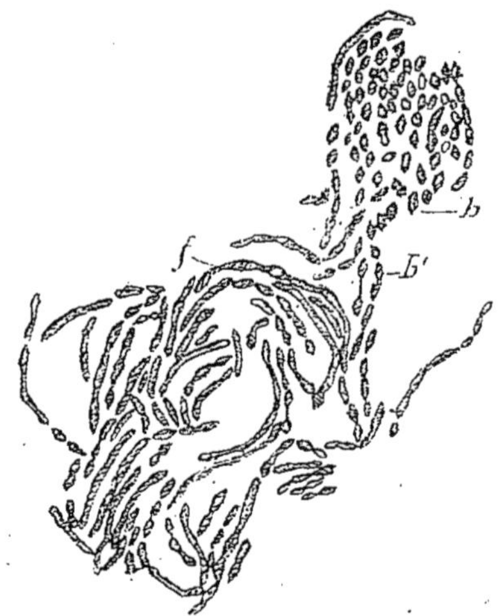

Fig. 210. — Forme des microbes de la pneumonie étudiés sur des cultures dans la chambre humide. *b*, cocci ; *f*, bâtonnets.

plus droits, plus rigides, que les chaînettes du streptococcus. Parfois les cocci restent incolores par la méthode de Gram, à l'exception des points correspondant à leurs angles. Souvent il y avait des stries incolores dans l'axe vertical ou transversal des cocci (fig. 208, *c*).

On peut suivre le développement des microbes dans les séreuses des animaux ou bien en les étudiant dans la chambre humide avec une goutte de bouillon neutralisé (fig. 209). Après plusieurs semaines, on voit, au milieu de la culture, des cocci lancéolés qui possèdent des mouvements peu prononcés; plus en dehors ils sont mêlés avec des bâtonnets caractérisés par leurs renflements et par leurs extrémités pointues. Dans la partie la plus périphérique on ne trouve souvent que des bacilles et des filaments composés de cocci et de bacilles. Ces filaments sont courbés et forment entre eux des paquets pelotonnés (fig. 210). Pour être sûr que la chambre humide contient une culture pure, il faut ensemencer une goutte de bouillon stérilisé mise sur la lamelle flambée d'avance, avec une culture caractéristique de plaque à gélatine. On doit répéter plusieurs fois cette expérience.

Pour l'ensemencement d'une pareille plaque, on touche avec un fil de platine la plèvre enflammée, on la plonge dans un tube à gélatine liquéfiée ; à l'aide de cette dernière on fait un nouvel ensemencement dans un autre tube de gélatine liquéfiée. On verse les deux tubes avec les précautions décrites sur des plaques de verre et on les met dans la chambre humide de Koch. Après deux jours il se développe des colonies, lentement dans la profondeur de la gélatine, et plus vite à sa surface : ces colonies forment des gouttes très proéminentes ou des globules saillants, comme déposés à la surface de la gélatine et d'une couleur blanche brillante.

Si on inocule avec ces colonies un tube à gélatine peptonisée, on obtient les cultures saillantes à la surface, décrites par Friedländer, qui ne liquéfient pas la gélatine (voy. pl. IV, fig. 27). Cette dernière devient brune après quelques semaines. Dans une vieille culture de la pneumonie conservée à 16°, on trouve presque uniquement des bacilles épais dont la partie périphérique correspond aux capsules, et dont l'axe central est formé de cocci et de petits bâtonnets.

Il semble donc que ce microbe, bien caractérisé par sa forme, par sa constance dans les produits pneumoniques, par son action sur des animaux, par ses cultures caractéristiques, soit en effet la cause de la pneumonie fibrineuse aiguë et des lésions qui accompagnent souvent cette maladie. Il est possible qu'il existe aussi d'autres pneumonies semblables causées par d'autres micro-organismes très voisins. Ajoutons toutefois que d'autres pneumonies sont, sans nul doute, dues aux corps étrangers et aux traumatismes. Elles s'accompagnent vraisemblablement aussi de la production de micro-organismes variés.

Certains des faits qui précèdent montrent que le microbe de la pneumonie n'est pas un micrococcus, mais qu'il appartient à une espèce particulière du groupe bactérium.

La capsule des microcoques de la pneumonie, condidérée d'abord par Friedländer comme tout à fait caractéristique, n'a pas été retrouvée avec la même constance par tous les histologistes qui l'ont cherchée. On la rencontre principalement sur les préparations de lamelles où l'on a fait dessécher du liquide exsudatif du poumon ou de la plèvre, et on pourrait croire qu'il s'agit simplement d'une coagulation du liquide qui se rétracte autour des micro-organismes. Cependant ces capsules peuvent se montrer et être colorées autour des microcoques contenus dans les cellules lymphatiques. Friedländer du reste a été moins affirmatif dans une communication plus récente (*Fortschritte*, 1884). Il pense que la présence des capsules (1) et la forme en clou des cultures ne sont pas caractéristiques et ne suffiraient pas pour assurer le diagnostic. Ce qui caractérise la pneumonie, c'est, suivant lui, l'ensemble des phénomènes observés, les capsules, la forme des cultures en clou, la non liquéfaction de la gélatine dans la série de cultures toujours identiques et l'action des micro-organismes injectés chez les animaux. Dans ce dernier travail, Friedländer et Gram ont recueilli avec toutes les précautions nécessaires le sang de six malades atteints de pneumonie et l'ont cultivé. Ils n'ont eu de résultat positif qu'une seule fois.

Fraenkel (2) a cultivé les microbes provenant de trois cas de pneumonie. Dans le premier, il a trouvé des cocci fusiformes. Il a observé, avec l'injection des cultures du premier fait chez les lapins, que ces animaux mouraient rapidement avec une tuméfaction de la rate, des exsudats pleurétiques et des noyaux inflammatoires des poumons. Il y avait des cocci capsulés dans

(1) Dans le n° 23 des *Fortschritte* du 1er décembre 1885, Friedländer donne le procédé suivant pour la coloration des capsules : il dessèche le liquide placé sur la lamelle et il la chauffe sur la lampe. Il trempe la lamelle dans l'acide acétique à 1/00 pendant une ou plusieurs minutes. Il dessèche de nouveau en soufflant sur la lamelle. Puis il colore au violet de gentiane en solution dans l'huile d'aniline pendant quelques secondes.

(2) *Fortschritte d. med.* Nov. 1884.

le sang et dans les exsudats. Dans le second fait, les lapins ne sont pas morts. Dans le troisième, les lapins inoculés ont eu de la fièvre, mais ils ont guéri. Le sang des lapins inoculés avec des crachats de pneumonie contenait des cocci avec des capsules. La forme des micro-organismes était différente dans ces trois cas. Les cultures n'ont présenté qu'une seule fois la forme de clou.

Sternberg (1) a vu que certains microbes de la salive sont capsulés et semblables à ceux de la pneumonie. Il est certain que la salive des individus sains contient quelquefois un microbe pathogène qui donne à la plupart des animaux et même au lapin s'il est injecté dans les séreuses, une inflammation avec des pseudo-membranes. Babes a constaté qu'en inoculant des crachats tuberculeux dans les séreuses, les animaux mouraient parfois au bout de deux ou trois jours, et ils succombaient à une inflammation des séreuses causée, non par les bacilles de la tuberculose, mais bien par des bactéries capsulées des crachats. De même, si l'on injecte les produits de la diphthérie pharyngienne de l'homme, on détermine souvent chez les animaux des inflammations mortelles des séreuses dues au même microbe capsulé. Ce microbe se rapproche de celui qui a été décrit par Passet (voyez page 144). D'après les recherches de Fraenkel, on trouve souvent dans la pneumonie aiguë, un microbe capsulé qui semble être analogue à celui de la salive. Comme tous les observateurs, à l'exception de Friedländer, ont observé le microbe capsulé qui tue les lapins, on doit admettre qu'il est au moins aussi important pour la production de la pneumonie que celui de Friedländer. On peut par conséquent penser avec Fränkel que le microbe de Friedländer est une variété atténuée du microbe de la salive.

Brieger (2) a cultivé le microbe de Friedländer sur une solution sucrée et il a vu se développer au bout de trois jours une fermentation avec beaucoup d'acide carbonique et d'acide acétique. Le parasite cultivé avec du sucre semble avoir épuisé par la fermentation ses propriétés pathogènes, car il ne tue plus les animaux. Mais si on l'inocule de nouveau sur la gélatine,

(1) *Americ. Journal of med. Science*, juillet 1885.
(2) *Zeitschrift für ph. Ch.*, t. VIII.

il reprend son activité première et, injecté à des animaux, il reproduit la pneumonie.

Les controverses qui se sont élevées à propos des recherches de Friedländer sont surtout dues, comme on le voit, aux erreurs contenues dans sa première communication et à son exclusivisme. Il avait cru d'abord en effet que son microbe était le seul qui possédât des capsules, ce qui n'est pas exact; il pensait que ces bactéries ne se trouvent pas dans la salive et dans le sang, ne forment jamais de zooglœées et qu'elles n'existent pas dans les cellules de l'exsudat pneumonique de l'homme. Il pensait que la forme de clou est tout à fait caractéristique, et que la couleur brune que revêt plus tard la gélatine appartient en propre à son microbe, ce qui est loin d'être aussi absolu. Enfin il croyait que ce microbe ne se trouve jamais dans le sang de l'homme ni dans les crachats. Aujourd'hui M. Friedländer a abandonné une partie des caractères et des propriétés qu'il avait attribués d'abord à son microbe. Il faut espérer qu'il reconnaîtra aussi que la bactérie qui tue les lapins et qui est probablement celle de la salive (Talamon, Sternberg, Babes, Frankel, Passet, etc.) peut être la cause de la pneumonie.

Il est bien démontré, par le nombre considérable d'examens histologiques qui ont été faits de l'exsudat fibrineux de la pneumonie ou de la pleurésie qui l'accompagne, par Friedländer, Talamon, Afanassiew, par nous-mêmes, par tous les anatomo-pathologistes, et journellement par tous ceux qui veulent l'examiner, qu'on trouve toujours, dans la pneumonie aiguë, les microcoques dont nous venons de donner l'histoire. De l'amphithéâtre et du laboratoire, ces données ont passé dans les salles des malades. Les cliniciens s'en sont emparés : Friedländer, Ziehl, Glies George, Matray, Mendelsohn, Lichtheim, Afanassiew, etc., ont cherché et trouvé les microcoques de la pneumonie dans les crachats, en isolant et examinant après coloration les petits filaments fibrineux qui s'y trouvent. Germain Sée a consacré à ces acquisitions nouvelles de la science une série de leçons dans lesquelles il en a adopté pleinement toutes les conséquences et déductions cliniques. L'histoire très complète de la pneumonie envisagée au point de vue de son étiologie, de son anatomie pathologique et de ses symptômes, se trouve décrite dans son livre des maladies spécifiques du poumon (1). Mais la compréhension nouvelle de la nature de la pneumonie est en général difficilement acceptée par les cliniciens purs. L'objection la plus valable qu'on adresse à la doctrine parasitaire de la pneumonie est qu'elle résulte très souvent, d'une façon très manifeste, de l'action du froid. Un homme en excellent état de santé s'expose à un vent froid très intense, rentre en frissonnant à son domicile et est pris dans la même soirée de point de côté, des frissons intenses et de la fièvre qui annoncent le début de la pneumonie. Il est vrai qu'en interrogeant les malades on apprend souvent qu'ils souffraient depuis quelques jours de malaise, d'embarras gastriques; et que l'impression du froid suivi de frisson a pu simplement révéler le début d'une fièvre infectieuse dont ils possédaient déjà les germes. D'un autre côté, beaucoup de pneumonies débutent sans avoir été précédées d'un refroidissement. Le refroidissement est accusé comme la cause banale de beaucoup de maladies, et l'on ne peut pas produire de pneumonies chez les animaux par son action isolée. Il n'en est pas moins certain que l'action du froid dans la pneumonie est démontrée par l'observation. Reste à expliquer la façon dont il agit. Nous savons que les personnes les plus prédisposées à la pneumonie sont les vieillards des deux sexes et les individus affaiblis, mal nourris, qui vivent en commun dans les asiles de la vieillesse, dans les prisons, dans certains hospices. Il est possible que l'action du froid détermine une dépression des forces, un affaiblissement qui met le malade dans des conditions où les micro-organismes de la pneumonie végéteront plus facilement que sur un individu bien portant. Telle est l'hypothèse qu'il nous semble permis de présenter.

On objecte aussi que la pneumonie n'est pas contagieuse, qu'elle ne se transmet pas d'individu à individu comme il serait naturel de le supposer si l'on admettait sa cause parasitaire. Il est vrai que la contagion directe de la pneumonie n'est pas prouvée; mais nous savons combien sont variés les degrés de contagion des maladies infectieuses dues à des micro-organismes et nous ne sommes pas étonnés de sa non-contagiosité. Pour

(1) *Médecine clinique*, par le prof. G. Sée et Labadie-Lagrave. *Des maladies spécifiques (non tuberculeuses) du poumon*. Paris, 1885.

concevoir la production d'une maladie infectieuse, il faut tenir compte, non seulement des microbes, mais aussi du terrain où ils germent et l'invasion de la pneumonie chez l'homme paraît tenir surtout aux mauvaises conditions individuelles des malades. Les organismes tout à fait sains ont une grande tendance à résister aux bactéries de la pneumonie, ainsi que le démontrent les expériences. Si la contagion directe est douteuse, il n'en est pas de même de l'apparition simultanée de la pneumonie chez plusieurs personnes vivant, soit dans un même appartement, soit dans une même maison, dans la salle d'un asile de vieillards, dans une caserne, dans une infirmerie. Dans cet ordre d'idées, les faits abondent. Il est naturel de supposer, comme l'a fait Mendelsohn (1), que la cause en est alors dans la malpropreté, dans l'infection des locaux où sont réunies plusieurs personnes. Emmerich (2) a même analysé la poussière des parquets d'une prison dans laquelle on avait observé 161 cas de pneumonie fibrineuse du mois de janvier au mois de juin, dont 46 décès. Il a fait des cultures sur la gélatine peptone avec la poussière, et il a trouvé des diplococci qu'il a obtenus en culture pure et qui ressemblaient à ceux de Friedländer. Il les a inoculés à des animaux et il a produit une pneumonie avec des diplocoques capsulés. Il a fait des inhalations à des animaux, qui sont morts aussi de pneumonie. Il a recherché sans résultat ces mêmes bactéries sur les planchers de plusieurs maisons où il n'y avait pas eu de malades atteints de pneumonie. A la suite de cette constatation, on a lavé et désinfecté les parquets de la prison, et la pneumonie ne s'est pas reproduite. Il est vrai que l'expérience est récente et qu'elle mérite confirmation ; mais la prophylaxie serait simple si elle donnait d'aussi beaux résultats.

S'il est des médecins comme le professeur Hardy (3) qui nient le rôle des micro-organismes dans la pneumonie aiguë franche, il en est d'autres qui distinguent diverses formes dans cette pneumonie aiguë. Ainsi Leichenstern et Liebermeister décrivent deux formes de la pneumonie aiguë fibrineuse, la première

(1) *Die infectiöse Natur der Pneumonie* (*Zeitschrift f. klin. Med.*, t. VII).
(2) *Fortschritte der Medicin*, mars 1884.
(3) Leçon publiée dans l'*Union médicale*, nº du 25 décembre 1884.

succédant à un refroidissement et non infectieuse, la seconde qu'ils nomment *pneumo-typhus*, pneumonie asthénique et infectieuse de sa nature, qui est spécifique et pourrait même remplacer la fièvre typhoïde suivant Langer (1). Nous ne nous arrêterons pas à discuter l'analogie de la pneumonie et de la fièvre typhoïde. Ces deux maladies n'ont de commun que les signes généraux des maladies infectieuses, et elles n'ont rien de commun ni dans leur marche, ni dans leurs lésions, ni dans les micro-organismes qu'on y rencontre.

Unité de la pneumonie. — La distinction entre les pneumonies franches considérées comme le résultat d'une inflammation simple et les pneumonies infectieuses semblent au premier abord mieux fondée; elle est adoptée par le professeur Hayem (2); nous devons l'examiner attentivement. Tout d'abord il est certain qu'on rencontre constamment les mêmes lésions du poumon et de la plèvre dans toutes les pneumonies aiguës franches aussi bien que dans celles qui pourraient mériter le nom d'infectieuses. Il est bien entendu que nous ne parlons ici que des pneumonies primitives, nous réservant d'examiner plus tard les pneumonies secondaires qui succèdent à la variole, à la fièvre typhoïde, à l'érysipèle, à la rougeole, qu'elles soient fibrineuses et lobaires, ou lobulaires et catarrhales. Les mêmes lésions caractérisent, disons-nous, toutes les pneumonies aiguës lobaires primitives, franches ou d'apparence infectieuse. Elles ne diffèrent au point de vue anatomique que par leur étendue et par les lésions qui les accompagnent.

Les premières, qui guérissent spontanément chez les jeunes sujets, s'étendent généralement à un seul lobe; elles déterminent un exsudat fibrineux sur la plèvre, lorsque l'hépatisation arrive à la surface du poumon. Les secondes, plus graves, souvent mortelles, sont généralement plus étendues; elles envahissent tout un poumon, par exemple (pneumonies massives de Grancher), en même temps que la plèvre qui se recouvre d'exsudats fibrineux; elles s'étendent au poumon opposé en déter-

(1) *Wien. med. Wochensch.*, nos 26 et 27, 1883.
(2) Congrès de l'Association scientifique de France tenu à Blois, août 1884.

minant une hépatisation lobaire ou pseudo-lobaire et une pleurésie; le péricarde est parfois enflammé lui-même et le tissu conjonctif du médiastin infiltré de sérosité; quelquefois on observe une endocardite valvulaire, et dans ces mêmes faits la scène pathologique peut se terminer par une méningite aiguë, puriforme ou caractérisée par de l'œdème inflammatoire de la pie-mère et par des suppurations de la parotide ou de la sous-

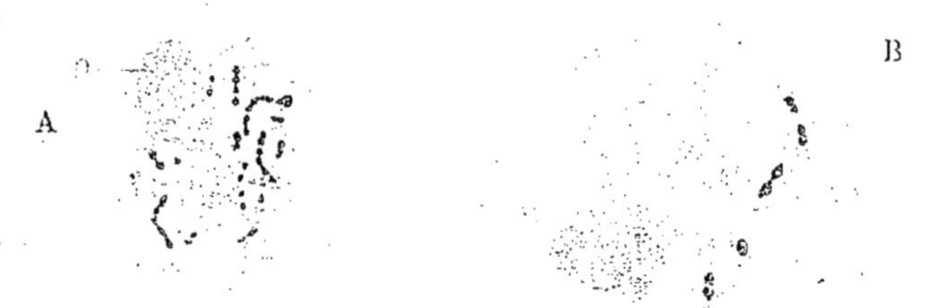

Fig. 211. — A. Exsudat obtenu par le raclage de la surface du poumon hépatisé; *f*, fibres; *n*, cellule granuleuse; *bc*, bactéries (600 diamètres).

B. Cocci trouvés dans un cas de méningite accompagnée de pneumonie (400 diamètres).

maxillaire (1). Péricardite, méningite, endocardite, parotidite, sont alors absolument de la même nature que la pneumonie, et on y rencontre les mêmes micro-organismes caractéristiques par leur forme lancéolée et parfois par leurs capsules. De plus, on observe exceptionnellement, il est vrai, mais d'une façon certaine, les mêmes microbes dans le rein, en même temps que de l'albuminurie et les lésions d'une néphrite aiguë. La rate est aussi ramollie et tuméfiée. Cet ensemble de phénomènes pathologiques et de constatations anatomiques démontre que les microcoques ont franchi, en grande quantité, les limites du lieu primitivement affecté et se sont répandus dans les séreuses, dans la circulation générale des plasmas, et qu'ils s'éliminent par le rein. La différence qui sépare ces faits de pneumonie d'apparence infectieuse d'avec la pneumonie franche qui guérit nous paraît tenir uniquement à la quantité des micro-organismes, à la réceptivité morbide du sujet qui en est envahi et peut-être à la différence de l'espèce du micro-organisme capsulé.

Si l'on se reporte aux autopsies de pneumonie qu'on pourrait

(1) Pour ce qui concerne les méningites qui compliquent la pneumonie, voy. l'article consacré à la méningite.

appeler aiguës simples ou franches, on voit qu'il existe presque toujours des troubles organiques du même ordre que ceux qu'on observe dans les maladies infectieuses, c'est-à-dire un peu d'albuminurie, coexistant avec un certain degré de néphrite aiguë légère, un état granuleux ou graisseux des cellules hépatiques, une tuméfaction assez fréquente de la rate. Nous croyons avec Jürgensen, Mendelssohn, Purjesz, Germain Sée, etc., qu'il n'existe, entre ces deux catégories d'observations, qu'une différence de degré, différence plus spécieuse que réelle, et qu'il s'agit d'une même maladie plus ou moins intense. Plusieurs maladies d'origine bactérienne nous offrent des exemples du même genre. Ainsi la tuberculose est tantôt rapide et galopante, lorsque les lésions sont très étendues, tantôt lente dans son évolution et même curable quand elle est locale. On ne dira cependant pas que la phthisie aiguë est une maladie infectieuse et non la tuberculose locale, car ces deux formes, bien que distinctes, sont sous la dépendance du même microbe. Leur mode d'évolution différent tient surtout à des conditions individuelles des malades. Nous croyons en somme que la pneumonie est causée par des microbes capsulés et que les deux formes de pneumonie franche et infectieuse n'en forment qu'une admises par certains cliniciens, et que nous considérons toujours comme une maladie infectieuse.

Les épidémies de chambre et de maison dans lesquelles les cas varient en gravité parlent en faveur de cette unité. Telle est la relation suivante :

L'un de nous a observé, avec le professeur Koranyi (1), trois cas de pneumonie présentés par des individus logés dans la même chambre. Deux d'entre eux sont morts et le troisième a guéri. Chez les deux premiers, la pneumonie se développa rapidement, accompagnée d'ictère et d'asthénie, tandis que chez le troisième la pneumonie était simple et bénigne. Les crachats examinés montraient des diplocoques entourés de capsules très marquées. On recueillit de suite après la mort le liquide de la plèvre, du poumon et du péricarde pour servir à des cultures et à des expériences sur les animaux.

A l'autopsie du premier de ces malades, on reconnut une péripneumonie

(1) Koranyi et Babes, *Orvosi hetilap*, n°s 12, 14 (23 mars et 6 avril 1884).

du lobe supérieur, une hépatisation grise avec des noyaux hémorrhagiques, une pleurésie fibrineuse, une péricardite et un phlegmon du médiastin postérieur. Dans tous les tissus enflammés on trouva des microbes capsulés situés le plus souvent dans les cellules. Mais la dimension des cocci était inégale, ceux de la péripneumonie, de la pleurésie et de la péricardite était plus volumineux et se coloraient plus facilement que ceux du lobe inférieur hépatisé qui néanmoins étaient caractérisés par leur forme et leur capsule.

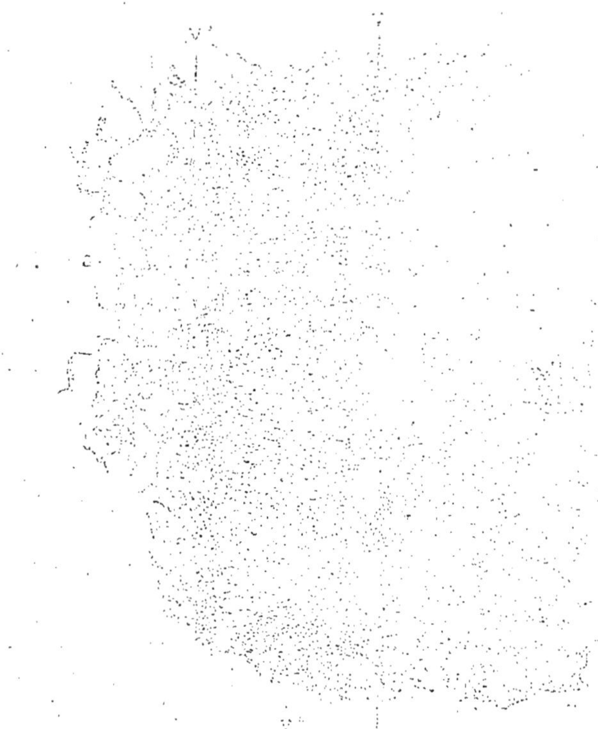

Fig. 212. — Péripneumonie aiguë chez l'homme.

ti, tissu interlobulaire enflammé comme dans le phlegmon ; *v*, vaisseaux sanguins remplis de sang ; *v''*, vaisseaux lymphatiques ; *v'*, vaisseau du poumon entouré de tissu embryonnaire ; *a*, tissu pulmonaire dont les alvéoles contiennent de la fibrine (Grossissement de 60 diamètres).

Les coupes du lobe supérieur atteint de péripneumonie montrent les cloisons interlobulaires très épaissies, atteignant jusqu'à 5 millimètres, remplies de cellules à leur périphérie (fig. 212, *ti*), tandis que la partie centrale des cloisons est formée de cellules étoilées qui se trouvent au centre de fibrilles rayonnantes de fibrine. Le centre des lobules contient des vaisseaux lymphatiques dilatés remplis de cellules rondes (V''), contenant quelquefois des diplococci, ou par des capillaires (V) dilatés et remplis de sang.

Une zone de tissu enflammé unit les gros vaisseaux et les bronches. A la limite du tissu conjonctif des cloisons interlobulaires, commencent les lésions de la pneumonie qui portent sur les alvéoles pulmonaires. Ceux-ci contiennent du sang, de grandes cellules pigmentées ou de la fibrine qui présente souvent l'état hyalin. La paroi des alvéoles et des infundibula montra quelquefois, par places, une dégénérescence sous la forme de croissants hyalins. Beaucoup de vaisseaux sont remplis de masses hyalines dans les parties où l'exsudat intra-alvéolaire contenait du sang. Dans le lobe inférieur, le tissu interstitiel est enflammé et rempli de cellules migratrices autour des vaisseaux, sans qu'il y ait de fibrine. Dans les alvéoles du lobe inférieur, il y avait des microbes pâles difficiles à reconnaître.

Le tissu du médiastin était infiltré de fibrine, les faisceaux conjonctifs étaient séparés par l'exsudat fibrineux contenant des cellules et des microcoques.

On a injecté les liquides recueillis aussitôt après la mort à des grenouilles, des lapins et de cobayes. Les grenouilles n'ont pas été malades. Les mammifères injectés sont tous morts avec une fièvre intense (41°). L'inoculation était plus délétère quand elle avait lieu dans les séreuses. Une inoculation dans le bulbe de l'œil a donné une panophthalmie dans laquelle l'exsudat était rempli de microcoques capsulés.

Dans quelque point qu'on fît l'inoculation on faisait naître une inflammation des séreuses et une pneumonie. Dans un cas il y eut aussi des noyaux inflammatoires du foie. Les animaux mouraient de 24 à 48 heures après l'injection. Le même résultat était obtenu en inoculant des cultures. Après l'injection dans la plèvre, la surface hyperémique était couverte d'une couche sanguinolente contenant beaucoup de petites cellules devenues homogènes et pâles et des diplococci. Dans le poumon on observa diverses lésions. Les alvéoles étaient ou très dilatés ou plus petits par suite de l'extrême distension des vaisseaux pulmonaires. Ils apparaissaient remplis de sang ou d'un réseau fortement coloré par l'aniline ou de globes confluents de diverses grandeurs fortement colorés même après la méthode de Gram. Au début de la pneumonie, on observait aussi dans les alvéoles, chez les animaux, les croissants hyalins que nous avons signalés plus haut; dans le poumon même il y avait peu de microbes.

Les îlots superficiels du foie, observés chez les animaux, ont montré de petits amas où les cellules hépatiques étaient tantôt multipliées, tantôt pâles, comme détruites, granuleuses. La lésion la plus manifeste consistait en ce que les capillaires intra-glandulaires étaient dilatés, remplis de cellules lymphatiques ou de grains violacés de grandeur différente, plongés dans un réseau coloré par l'aniline.

Dans les exsudats observés chez les animaux (lapins, cobayes, souris), les micrococci formaient d'énormes amas dans lesquels les capsules se touchaient.

Le liquide des exsudats provenant de l'homme, des animaux ou des cultures, a été injecté dans le péritoine d'animaux et examiné deux ou trois heures après, pour étudier le premier stade du développement des micrcoques. Les cultures faites sur la gélatine et sur l'agar-agar ont montré les formes caractéristiques. Les microcoques cultivés sur la gélatine ne possédaient pas de capsules. Pour les observer on les colore à l'état frais avec du violet de méthyl, après quoi on peut les monter dans la gélatine glycérinée.

On voit que, d'après la relation de cette petite épidémie de pneumonie localisée dans une chambre et ayant atteint trois personnes, deux sont mortes, l'une avec des lésions multiples du poumon, de la plèvre, du péricarde et du médiastin, tandis que la troisième a guéri. Il y avait dans le poumon de la première une péripneumonie, lésion qui s'observe assez rarement chez l homme.

Dreschfefd (1) a donné la relation de diverses observations de pneumonies intermittentes, migratrices et infectieuses, qui sont souvent endémiques. Il décrit trois séries d'observations. Dans la première, le père, le fils ou le mari et la femme ont été atteints simultanément; dans la seconde, dix-sept habitants de la même rue ont été pris en même temps; dans la troisième, deux frères sont tombés malade, l'un d'une pneumonie, l'autre d'une méningite avec pleurésie et péricardite. De ces deux enfants, le dernier est mort. Les exsudats pathologiques montraient des cocci capsulés caractéristiques. Par les cultures il s'est assuré que les liquides contenaient en même temps que le pneumococcus un streptococcus.

Massalongo (2) a également publié la relation d'épidémies locales de pneumonie.

Artigalas (*Les bactéries pathogènes*, 1885) a aussi relaté plusieurs épidémies de maison, de chambre et de quartier.

Anatomie pathologique de la pneumonie aiguë. — Nous n'avons nullement l'intention d'exposer ici l'anatomie pathologique complète de la pneumonie aiguë qui est bien connue et à laquelle nous n'avons rien à ajouter. Nous renvoyons pour cette description aux traités classiques d'anatomie et d'histologie pathologiques (voyez en particulier le *Manuel d'histologie pathologique* de Cornil et Ranvier et le *Lehrbuch der allgemeinen und speciellen pathologischen Anatomie* de Ziegler).

(1) *Fortschritte d. Med.*, 1885, 15 juin.
(2) *Archives générales de médecine*, juillet 1885.

La pneumonie fibrineuse commune consiste essentiellement dans l'exsudation, dans les alvéoles, les bronchioles terminales et les petites bronches, d'un plasma contenant des globules rouges et des globules blancs et dans lequel la fibrine se coagule sous forme fibrillaire. Au début du processus, le poumon est très congestionné et les vaisseaux capillaires des alvéoles fortement distendus; les cellules épithéliales des alvéoles deviennent granuleuses, se tuméfient et tombent en se mêlant au liquide exsudé. Les globules rouges sont très nombreux dans ce liquide. Plus tard prédominent au contraire les globules blancs et les grandes cellules souvent pigmentées situées au voisinage de la paroi des alvéoles. Ces éléments siègent au milieu de la fibrine coagulée. Toutes les cavités perméables à l'air sont remplies par un exsudat semi-liquide, presque solide, qui, se moulant sur les cavités, constitue les petites granulations visibles à l'œil nu. Les petites bronches et les bronches de 1 à 3 millimètres de diamètre présentent des bouchons fibrineux qui ne les remplissent pas complètement. Dans la majorité des cas, le tissu conjonctif du poumon est atteint, tantôt d'un œdème simple ou inflammatoire, tantôt d'une exsudation fibrineuse dans le tissu interlobulaire qui s'accompagne de l'extravasation de cellules embryonnaires autour des vaisseaux. Cette distension de toutes les cavités du poumon lui donne un aspect turgide, tuméfié; l'absence d'air fait qu'il plonge au fond de l'eau, qu'il ne crépite plus, qu'il est en un mot hépatisé. Presque constamment la plèvre est couverte de couches plus ou moins épaisses de fibrine jaunâtre, imbibée de liquide louche, puriforme, dans tous les points où la pneumonie affleure à la surface pleurale, et souvent dans toute la plèvre du côté malade. Le poumon hépatisé, après ce stade de l'engouement et de l'hépatisation rouge, devient épais et incolore; l'hépatisation prend une teinte puriforme, on trouve à la surface de section une couche de pus. Le râclage enlève ce pus avec des grumeaux fibrineux.

Les micro-organismes sont examinés en étalant sur une lamelle un peu du liquide obtenu par le raclage de la surface de section du poumon ou de l'exsudat pleural. On peut les colorer à l'état frais par le violet de méthyl au moment ou le liquide étalé sur la lamelle est à moitié desséché. On peut aussi, après la coloration par le violet de méthyl B, laisser les lamelles pendant quelques minutes dans la solution d'iodure de potassium iodé, puis les laver à l'eau distillée et les décolorer par l'alcool et l'essence de girofle. On les monte ensuite dans le baume. On observe ainsi des micro-organismes ovoïdes ou lancéolés, tantôt entourés de capsules, tantôt sans capsules. On y reconnaît cependant souvent plusieurs espèces de microbes. Les uns petits et ronds, associés souvent deux par deux, mesurant 0μ,3 à 0μ,5 ; les autres plus volumineux, ovoïdes ou lancéolés, ont de 1μ à 1μ,5 de longueur sur 0μ,5 à 1μ de largeur

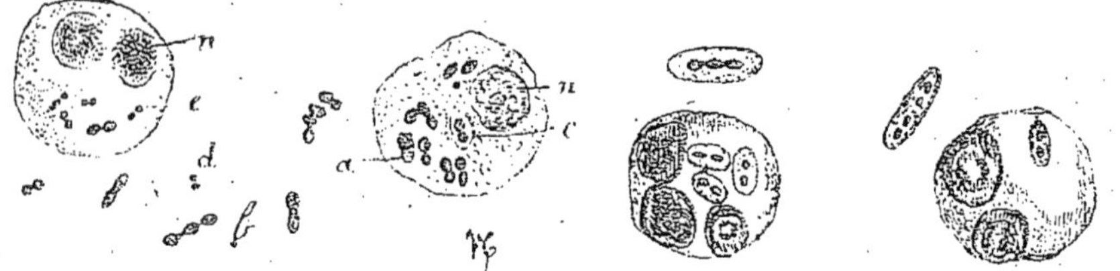

Fig. 213. — Micro-organismes de la pneumonie.

n, *n*, noyaux des cellules lymphatiques de l'exsudat ; *b*, micrococci ovoïdes accouplés par deux ou par trois ; *a*, micrococci ovoïdes dans les cellules ; *c*, micrococcus qui parait encapsulé ; *e*, *d*, micrococci petits et ronds (obj. 12 de Verick, oc. 3). Les éléments de la droite de la figure sont empruntés à un dessin de Friedländer.

Ce sont ces derniers qui sont le plus caractéristiques par leur forme, mais leur grandeur est loin d'être toujours identique ainsi qu'on le voit par les chiffres précédents et par la figure ci-dessus. Ces bactéries sont libres dans le liquide ou incluses dans les cellules lymphatiques. On en trouve plusieurs, de 4 à 12, par exemple, ou davantage dans une seule cellule.

Sur les coupes du poumon durci par l'alcool, les micro-organismes sont un peu plus petits. On réussit toujours à les voir en quantité colossale sur les coupes colorées par le violet de méthyl en solution dans l'eau d'aniline, traitées ensuite par le procédé de Gram dans l'eau iodée pendant huit minutes. On porte ensuite directement ces coupes dans l'alcool faible, puis on déshydrate par l'alcool absolu et l'essence. Le procédé que nous avons indiqué (voyez page 79) d'après Friedländer, et dans lequel on traite les coupes colorées par une solution faible d'acide acétique, permet aussi de voir les microbes sur les coupes du poumon durci par l'alcool.

D'après nos recherches, la grandeur, la forme, la culture et l'effet des microbes qu'on trouve dans la pneumonie sont différents dans les différents cas que nous avons examinés. Fränkel et Afanassieff ont trouvé aussi diverses espèces de microbes possédant une action différente sur les animaux. Talamon a reconnu en 1883 un microbe en fer de lance. Fränkel prétend également que telle est la forme des microbes de la pneumonie. Indépendamment de ces observateurs, l'un de nous a décrit en juin 1884 la forme et le développement des microbes trouvés dans la plupart des cas de pneumonie aiguë (1). Dans la figure 200, B, nous avons représenté le raclage du poumon avec un grossissement de 1,500 diamètres environ. On y voit à côté de la fibrine des noyaux et des grandes cellules, des microbes capsulés presque rhomboédriques d'un diamètre un peu inégal.

Dans une autre pneumonie, dans le stade de l'hépatisation rouge, le liquide de la plèvre enflammé, pris sur le vivant, montrait diverses formes de microbes qui semblent être les divers

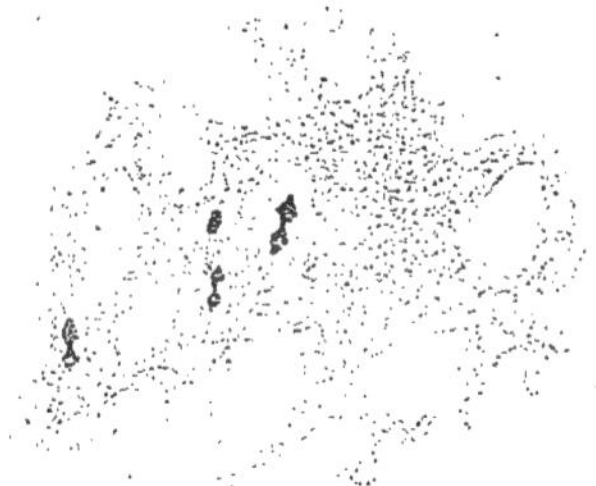

Fig. 214. — Une partie du tissu conjonctif interlobulaire enflammé dans la pneumonie. Au centre de ce dessin se trouve une cellule d'où part un réseau de fibrilles de fibrine qui renferme dans ses mailles des diplocoques lancéolés et capsulés caractéristiques.

stades du développement de la même espèce. Parfois, par la division des cocci rhomboédriques, il se produit des triangles; les cocci en fer de lance montrent des épaississements à leurs angles (fig. 208), tandis que d'autres microbes de la même figure (*a*, *b*, *d*, *e*, *h*, *l*, *k*) sont lancéolés ou plus ou moins arrondis (*d*). La figure 214 représente le tissu interlobulaire enflammé avec des microbes dans l'intérieur d'une cellule située au centre

(1) Babes, *Orvosi hetilap*, juin 1884.

d'une masse fibrineuse. La figure 215 montre une coupe de la surface viscérale du péricarde, on voit en *bv* un bourgeon vasculaire et des noyaux de cellules situés aux points de croisement des fibres de fibrine. Dans des fentes situées entre les fibrilles

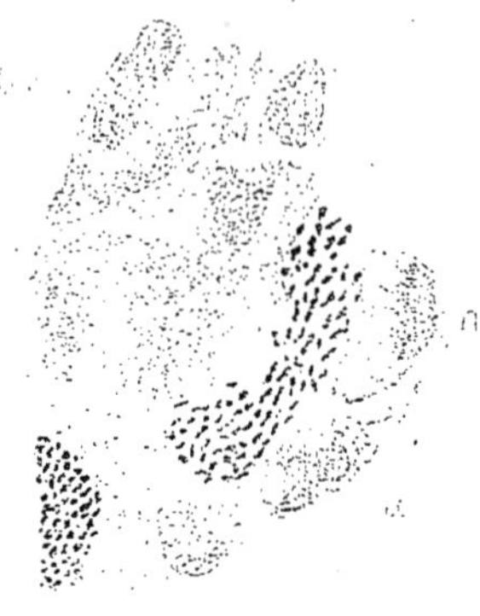

Fig. 215. — Pseudo-membrane attenant au péricarde viscéral dans un fait de péricardite compliquant une pneumonie aiguë.

bv, bourgeon vasculaire pénétrant dans la masse fibrineuse ; *m*, noyau d'une cellule embryonnaire ; *a*, zooglœe ronde formée de bactéries ; il existe une autre zooglœe allongée formée de cocci et diplococci ovoïdes au milieu de cette figure (400 diamètres).

de fibrine, on trouve des masses assez serrées de diplococci plus petits que dans le poumon enflammé ; en un point ils forment une véritable zooglœe. Nous avons trouvé les mêmes bactéries dans le liquide péritonéal d'une péritonite latente compliquant la pneumonie.

Une autre forme anatomique de la pneumonie, qui est relativement rare, est la péripneumonie dont nous avons cité une observation à la page 419. Dans cette forme, qui a beaucoup d'analogie au point de vue anatomique avec la péripneumonie des bêtes à cornes (voyez plus bas), on observe toujours une pleurésie très intense et un épaississement inflammatoire des cloisons interlobulaires. Rokitansky (*Lehrbuch der path. Anat.*, p. 72, t. III) l'a décrite sous le nom de péripneumonie disséquante. Weber (*Virchow's Archiv*, 1854) l'a vue dans certains faits de rougeole et de septicémie. Ziegler (*Lehrbuch der path. Anat.*, 3ᵉ édit., t. II, p. 483 et suiv.), qui la mentionne également, la regarde comme une lésion secondaire consécutive à la pleurésie et à la pyémie. La figure 213 représente ce qu'il y a de plus caractéristique dans cette forme de pneumonie, c'est-à-dire l'épaississement inflammatoire des cloisons interlobulaires. Dans la cloison dessinée verticalement qui occupe le centre de la figure, on voit une grande quantité de cellules et de filaments de fibrine épanchés entre les fibres du tissu préexistant. Les vaisseaux sanguins et lymphatiques sont surtout abondants à la limite de la cloison, au niveau des alvéoles. Ces derniers présentent un exsudat fibrineux avec des cellules rondes.

En étudiant un grand nombre de faits de pneumonie aiguë, l'un de nous a trouvé assez souvent une lésion inflammatoire du tissu interlobulaire, notamment chez un enfant de cinq ans qui mourut avec des symptômes d'une pneumonie asthénique dans une petite épidémie locale observée à l'hôpital de Saint-Roch à Buda-Pesth; dans ces faits, la pneumonie était souvent compliquée de péricardite, de péritonite, ou de méningite simple ou cérébro-spinale, une fois d'endocardite aiguë. Les reins étaient atteints d'une néphrite aiguë, avec des îlots inflammatoires.

Il semble, d'après ces faits, que la pneumonie aiguë se montre sous diverses formes, avec des complications variées, et comme dans la même épidémie il y avait des cas de méningite sans pneumonie ou de péricardite sans pneumonie bien nette, on pourrait croire que ces dernières maladies sont aussi la conséquence d'une maladie virulente. En ce qui concerne la nature de ce virus, il est infiniment probable, d'après les recherches de Friedländer, Frobenius, Talamon, Babes, Frankel, Afanassieff, qu'il s'agit toujours d'un diplococcus ovale ou lancéolé, tantôt encapsulé, tantôt libre, appartenant au groupe des bactéries qui peuvent se présenter aussi sous la forme de bacilles et de filaments.

Il paraît certain que la pneumonie peut être causée par deux variétés de microbes capsulés, de forme semblable, mais qui se distinguent par leurs propriétés pathogènes et par leur variété d'action sur les divers animaux. L'un de ces microbes se trouverait à l'état normal dans la salive de l'homme.

§ 2. — Broncho-pneumonies.

Les broncho-pneumonies sont toujours secondaires, soit à la grippe, soit à une bronchite due à l'impression du froid, soit à une maladie générale infectieuse, diphthérie, coqueluche, rougeole, scarlatine, variole, érysipèle, fièvre typhoïde, etc. Pas plus que pour la pneumonie aiguë, nous n'en ferons l'anatomie pathologique complète, et nous nous contenterons de renvoyer aux monographies spéciales de Vulpian (1), Damaschino (2), Joffroy (3), Charcot (4), Balzer (5), G. Sée (6), et au *Manuel d'anatomie pathologique* de Cornil et de Ranvier, où tous ces travaux sont résumés. Leur mode de production est variable. Tantôt il s'agit d'une propagation de l'inflammation qui a débuté par les bronches et qui gagne les plus petits de ces canaux et ensuite le parenchyme pulmonaire; tantôt on a affaire à des broncho-pneumonies déterminées par des corps étrangers introduits dans les voies aériennes, comme par exemple des parcelles d'aliments et de boissons, la salive qui coule par le larynx et la trachée lorsque la sensibilité du larynx est compromise. Les corps étrangers fermentescibles et putréfiés, les bactéries de la bouche qui les accompagnent, l'inflammation à tendance gangréneuse qui s'ensuit au niveau des terminaisons bronchiques, sont l'origine de désordres inflammatoires aussi graves qu'étendus. En troisième lieu, les bactéries venues de la plèvre peuvent entrer dans les voix lymphatiques du poumon et dans le tissu pulmonaire et produire des broncho-pneumonies, comme nous le verrons pour la rougeole. Enfin ces broncho-pneumonies résultent souvent du transport, par les vaisseaux, des micro-organismes en rapport avec l'une des maladies infectieuses qui les causent. Il se forme dans le poumon des foyers d'inflammation lobulaire qui sont en rapport avec le transport et l'arrêt de ces bactéries dans un terri-

(1) Vulpian, Thèse d'agrégation sur les pneumonies secondaires, 1860.

(2) Damaschino, *Des différentes formes de la pneumonie des enfants*. Thèse de doctorat, 1867.

(3) Thèse d'agrégation, 1880.

(4) Charcot, *Leçons cliniques sur les maladies des vieillards*, 1867, 2e édit. 1874.

(5) Balzer, *De la broncho-pneumonie*. Thèse, 1878, et article du *Dictionn. encyclop. des sciences médicales*.

(6) G. Sée, *Les maladies spécifiques (non tuberculeuses) du poumon*. 1885.

toire vasculaire du poumon. Ce sont en réalité des métastases sans qu'il y ait oblitération complète des vaisseaux ni suppuration. Cependant on trouve quelquefois, dans la fièvre typhoïde, par exemple, de véritables infarctus dans lesquels les vaisseaux sont tout à fait oblitérés et qui ont une tendance à se ramollir et même à se gangrener. Ces infarctus gangréneux s'accompagnent de pleurésie purulente ou putride, tandis que les nodules superficiels, sous-pleuraux, de broncho-pneumonie donnent simplement lieu à une exsudation fibrineuse de la plèvre et quelquefois à une pleurésie séro-fibrineuse avec un épanchement plus ou moins abondant.

D'après ce qui précède, il est facile de comprendre qu'on retrouvera, en général, dans les broncho-pneumonies, les micro-organismes des différentes maladies infectieuses qui les causent.

Nous indiquerons ces lésions en rapport avec la diphthérie, la rougeole, etc., à propos de celles-ci prises en particulier. Mais en même temps, on peut trouver dans les parties du poumon hépatisées et dans les nodules de la broncho-pneumonie les microcoques de la pneumonie aiguë. Ainsi l'un de nous (1) a vu, dans la broncho-pneumonie pseudo-lobaire de la rougeole, de la fièvre typhoïde, et dans un cas de pneumonie survenue pendant le cours d'un érysipèle mortel, des diplocoques lancéolés parfaitement caractérisés appartenant à la pneumonie aiguë. Les cultures de ces bactéries prises dans des pneumonies consécutives à la rougeole, à la diphtérie et à la scarlatine faites par l'un de nous (Babes) et les expériences sur les animaux, ont montré qu'il s'agissait du microbe capsulé qui tue le lapin. Giacomo Lumbroso (2) et Massalongo ont vu également des diplococci lancéolés dans la broncho-pneumonie de la rougeole, de la diphthérie, etc. Ces bactéries peuvent même se rencontrer dans l'exsudat fibrineux de la broncho-pneumonie sans qu'on puisse retrouver les traces des bactéries spéciales à la maladie infectieuse qui a déterminé l'inflammation pulmonaire.

Dans d'autres faits de pneumonie catarrhale, on trouve dans l'exsudat intra-alvéolaire un streptococcus qui est semblable, par sa forme et ses cultures, au streptococcus pyogènes.

(1) Cornil, Société anatomique, 1884.
(2) Société anatomique, 1884 et *Progrès médical*, n° du 11 octobre 1884.

Dans la *pneumonie consécutive à la section du nerf vague*, Jens Schou (*Fortschr. d. Med.*, 1885, n° 15) a constaté la présence d'un microbe elliptique, sous forme d'un bacille court et épais ou de diplococci mobiles, qui se colorent par les couleurs simples, mais non par la méthode de Gram. Ils forment sur la gélatine des colonies rondes, grenues, de couleur foncée dans lesquelles on voit des mouvements à un faible grossissement. La colonie est entourée d'une couronne de rayons. Quelques jours après, la gélatine se dissout et présente des grains blancs. Sur la pomme de terre, les colonies sont de couleur chamois et s'étendent rapidement. Sur le sérum du bœuf les colonies se développent très lentement en liquéfiant un peu le sérum. L'injection dans la trachée, la plèvre, le poumon, aussi bien que l'inhalation des cultures donnent aux lapins une pneumonie mortelle.

Il nous paraît probable que la pneumonie consécutive à la section du nerf vague doit être produite aussi par les microbes de la pneumonie.

§ 3. — Péripneumonie contagieuse du gros bétail.

Historique. — Des micro-organismes ont été pour la première fois signalés dans l'exsudat de la péripneumonie par MM. Willems et Van Kempen en 1852. Plus récemment, MM. Bruylants et Verriet (1), professeurs à l'université de Louvain, les ont décrits et prétendent les avoir cultivés.

Définition et symptômes. — On désigne sous les noms de péripneumonie contagieuse, maligne, épizootique, gangréneuse, exsudative, une affection générale, contagieuse et virulente, transmissible par cohabitation et inoculable, épidémique, localisée sur les poumons et les plèvres quand elle résulte de la contagion par l'air, sur la partie inoculée quand elle a été transmise par inoculation.

Elle est caractérisée par la tristesse, la perte d'appetit et tous les autres symptômes généraux d'une maladie fébrile, et par des symptômes locaux qui sont la toux sèche et douloureuse, l'accélération de la respiration, qui devient plaintive à l'expiration ; bientôt la toux s'accompagne d'un jetage blanchâtre et écumeux souvent strié de sang ; la douleur provoquée par la palpation ou la percussion, le bruit de souffle bronchique et la

(1) Travail analysé dans le *Recueil de médecine vétérinaire*, 1881.

matité, si les parties hépatisées, sont accessibles à la percussion et à l'auscultation, et la matité absolue, si la plèvre est le siège d'un épanchement, en constituent les signes caractéristiques (1).

Suivant que la lésion est plus ou moins étendue, la maladie entraîne plus ou moins rapidement la mort ; elle est toujours grave, et lorsqu'elle envahit une localité, elle entraîne la mort du cinquième, du quart et même parfois de la moitié des animaux.

Étiologie. — Poels et W. Nolen, de Rotterdam (2), ont trouvé, sur des préparations par dessiccation, colorées au violet de gentiane, des capsules et des microcoques isolés, deux par deux ou en chaînettes, semblables aux micro-organismes de la pneumonie humaine. Ils en ont aussi fait des cultures, soit à 20°, soit à 37° sur le sérum du sang, qu'ils ont regardées comme analogues de celles de la pneumonie. L'injection de ces cultures leur a donné des résultats positifs.

Notre expérience personnelle est loin de confirmer les recherches de Poels et Nolen. Nous avons trouvé, dans le liquide contenu dans les cloisons interlobulaires enflammées et œdémateuses, diverses espèces de microbes et quelquefois des bacilles.

Lustig (3) a trouvé dans les parties enflammées du poumon et dans le tissu interlobulaire œdémateux, quatre espèces de micro-organismes : 1° des bacilles courts et épais, dont les cultures liquéfient lentement la gélatine, et dont les colonies ressemblent à une poudre blanche ; 2° des microcoques qui se cultivent sur la gélatine, sans la liquéfier, et dont les colonies ressemblent au blanc d'œuf cuit ; 3° des microcoques analogues dont la culture est de couleur jaune d'or ; 4° des microbes consistant en très petites cellules rondes formant des cultures orangées, épaisses, ne liquéfiant pas la gélatine.

Plus tard, Lustig a vu, dans une de ses cultures, de gros bacilles courts. Les cultures 1, 2 et 3 ne sont pas pathogènes. Seule la dernière injectée à la base de la queue d'une vache a donné des abcès qui ont guéri rapidement. Les conclusions de ce travail ne sont pas nettes.

(1) Consulter pour les symptômes, la marche, le diagnostic et d'une façon générale l'histoire de cette maladie, la relation faite par Bouley dans le *Recueil de médecine vétérinaire*, 4e série, t. III, p. 801, la chronique du même *Recueil* du 25 avril 1884 et l'article de Trasbot dans la *Police sanitaire* de Raynal, p. 402.

(2) *Centralblat f. med. Wissensch.*, 1er mars 1884.

(3) *Centralblatt f. d. med. Wiss.*, 1885, n° 12.

Nous croyons que toutes les recherches faites jusqu'ici sur les micro-organismes de la péripneumonie, sans en excepter les nôtres, sont insuffisantes et à refaire.

Bien qu'on ne connaisse pas d'une façon précise l'histoire bactérienne de la péripneumonie, on a depuis longtemps déjà pratiqué des inoculations en vue de la prévenir. L'inoculation se fait avec le liquide pneumonique pris à la surface d'une coupe du poumon hépatisé ; on choisit comme lieu d'inoculation la queue de l'animal qu'on retourne sur son dos pour faire la piqûre. Cette opération peut ne déterminer aucune réaction des tissus, tandis que d'autres fois il se développe, après un temps variable, après quinze jours, par exemple, une tuméfaction et de la gangrène localisée ; si la gangrène offre une marche envahissante, on est obligé d'amputer la queue de l'animal pour l'arrêter. Qu'elles aient été atteintes ou non de cette gangrène, les bêtes à cornes sont généralement préservées de la péripneumonie par l'inoculation ; mais l'immunité est loin d'être conférée ainsi d'une façon absolue et il est utile de faire deux vaccinations successives.

Anatomie pathologique. — A l'ouverture du thorax, on constate l'existence d'une pleurésie fibrineuse et exsudative plus ou moins étendue ; la plèvre viscérale et pariétale sont tapissées d'épaisses fausses membranes fibrineuses ; la cavité pleurale contient un liquide séreux, et le tissu conjonctif sous-pleural est épaissi et infiltré de sérosité ; les cloisons fibreuses interlobulaires qui en partent sont également épaissies ; elles atteignent 2 à 3 millimètres d'épaisseur ou davantage, et sont infiltrées d'une sérosité qui s'écoule en quantité sur une coupe. Au début, le tissu pulmonaire est congestionné, de couleur acajou, mais encore crépitant ; bientôt il est lui-même engoué et hépatisé, non crépitant, et il revêt alors une couleur rouge ou rosée ou grise, surtout après le lavage. L'épaississement progressif des cloisons interlobulaires comprime le tissu pulmonaire et rétrécit les lobules. A un degré plus avancé, ceux-ci prennent une teinte jaunâtre ou jaune roux. Comme les lésions débutent habituellement par la partie inférieure des poumons et envahissent progressivement les parties moyennes et supérieures, on a souvent, sur une coupe de tout l'organe, un aspect marbré caractéristique, les cloisons interlobulaires épaisses et grises entourant à la partie inférieure des lobules polygonaux de couleur jaune ou brune, à la partie moyenne et à la région supérieure des lobules grisâtres ou rouges.

Les bronches dilatées sont plus ou moins remplies d'une exsudation fibrineuse grise où jaunâtre ou de mucus; les vaisseaux sanguins présentent quelquefois des caillots décolorés et adhérents à leur paroi. Aussi, lorsque la lésion est subaiguë ou déjà ancienne, trouve-t-on assez souvent des îlots du poumon mortifiés, ayant une teinte grise feuille morte, transformés en un séquestre imbibé de liquide grisâtre et siégeant au milieu d'une loge kystique pleine de pus.

Ces loges plus ou moins considérables peuvent exister pendant longtemps après que les symptômes généraux et locaux de la pneumonie ont disparu, et alors les vaches reprennent leur embonpoint et leurs fonctions lactifères. Mais de pareilles poches s'ouvrent parfois dans les bronches, d'où il résulte une vomique, une sécrétion de pus, qui constituent des complications graves suivies de septicémie.

Lorsque le tissu interlobulaire infiltré au plus haut degré subit une liquéfaction purulente, la plèvre est détruite de telle sorte que tous les lobules malades de la pneumonie s'isolent et se nécrosent parfois. Ils pendent alors comme des grappes soutenues par les bronches. Cette lésion, décrite par Rokistansky, rare chez l'homme, est plus fréquente dans la péripneumonie bovine.

Nous avons examiné un assez grand nombre de faits de péripneumonie grâce à l'obligeance de MM. Bourzès et de Laquerrière. Sur les coupes très étendues, examinées à un faible grossissement, on voit, à la partie centrale des lobules, la section d'une bronchiole entourée d'une ou deux branches de l'artère pulmonaire, et à leur pourtour, une zone très large qui représente le tissu conjonctif périlobulaire enflammé. La figure 216 montre, à un très faible grossissement, un segment d'un lobule ainsi altéré. Au centre du lobule se trouve la coupe transversale d'une bronchiole bien caractérisée par le relief comme papillaire de ses plis longitudinaux et par son cartilage *c*; de chaque côté de la bronche se trouvent deux branches de l'ar-

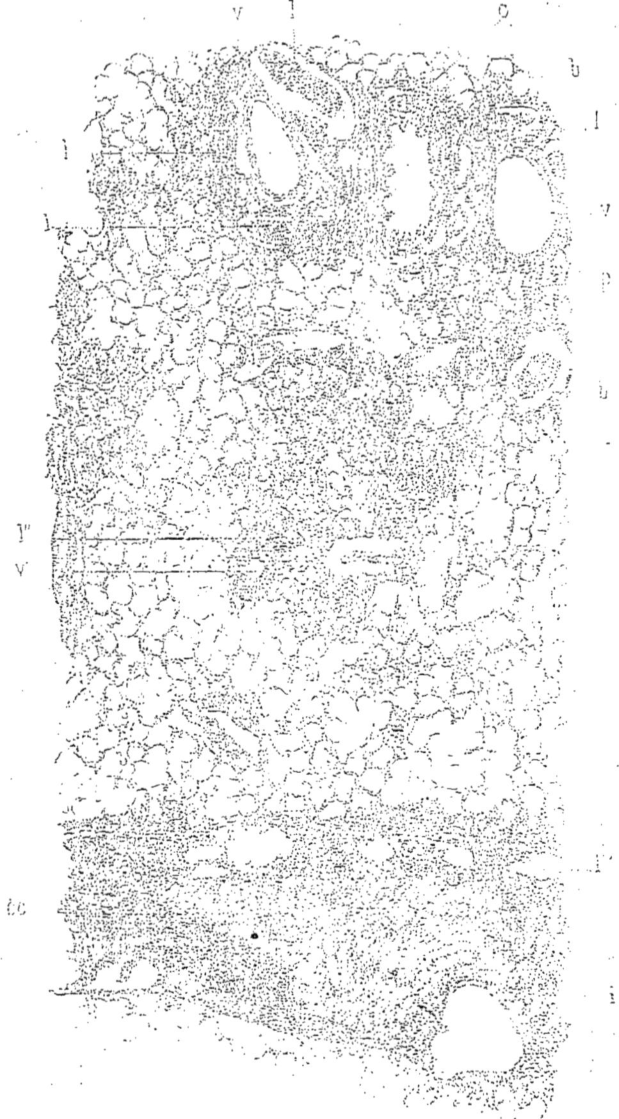

Fig. 216. — Coupe du poumon dans la péripneumonie bovine.

b, bronche ; *c*, cartilage de la bronche ; *v*,*v*, vaisseaux entourés de leurs lymphatiques *l*,*l*,*l*. Les vaisseaux lymphatiques sont remplis d'un exsudat contenant de la fibrine et des globules blancs. *b*, bronche remplie de cellules ; *v'*, petite artériole entourée de son vaisseau lymphatique *l''* ; *i*, coupe du tissu conjonctif périlobulaire dans lequel on voit, au bord de cette travée, des vaisseaux lymphatiques *l'''*, *l'''* (Grossissement de 20 diamètres).

tère pulmonaire *v*, *v*. Ces vaisseaux sont entourés de plusieurs coupes de vaisseaux lymphatiques l, l, l, qui leur forment comme une couronne.

Ces vaisseaux lymphatiques sont remplis de cellules lymphatiques et de granulations dont nous déterminerons bientôt la nature. Autour de ce groupe de vaisseaux coupés en travers, on voit une zone de tissu conjonctif enflammé et ensuite les alvéoles pulmonaires. Dans la bande de tissu conjonctif périlobulaire, extrêmement élargie i, on trouve, aux deux bords de cette bande, des vaisseaux lymphatiques l''', l''' qui sont coupés transversalement ou obliquement. Ces vaisseaux sont plus ou moins remplis de cellules lymphatiques et de fibrine. Dans la zone moyenne de cette bande de tissu conjonctif enflammé on voit, entre les faisceaux du tissu conjonctif préexistant, des filaments minces de fibrine, des cellules lymphatiques et une grande quantité de fines granulations.

Dans tout le tissu pulmonaire compris entre la bronche centrale du lobule et sa périphérie marquée par le tissu conjonctif interlobulaire dont nous venons de parler, les alvéoles pulmonaires sont presque tous remplis par un exsudat contenant de la fibrine, des globules rouges et des globules blancs, en quantité variable suivant le stade de la pneumonie. De distance en distance, dans ce tissu pulmonaire du lobule, on trouve soit des bronches remplies d'un exsudat inflammatoire, soit des vaisseaux artériels ou veineux.

Dans la paroi du petit vaisseau représenté en v', on aperçoit le lymphatique l'' qui lui forme une demi-lune, qui le borde et qui est rempli lui-même par un exsudat. On peut apprécier, même à un faible grossissement, tel que celui employé dans le dessin de la figure 216, que les alvéoles voisins soit des bronches et des vaisseaux, soit des bandes de tissu conjonctif périlobulaire, contiennent plus de cellules migratrices, plus de fibrine, sont plus enflammés que les alvéoles du reste du lobule.

La section de la plèvre viscérale offre les mêmes lésions que le tissu interlobulaire. Elle est recouverte de couches épaisses de fibrine et de cellules rondes; ses vaisseaux lymphatiques sont également remplis. Cet aspect de la péripneumonie envisagée dans son ensemble, à un faible grossissement, est suffisant pour observer la répartition des lésions dans les éléments constituants de chaque lobule. Si l'on étudie les coupes colorées au picrocarminate d'ammoniaque avec un grossissement de 300 diamètres, les bronches enflammées possèdent encore, en grande partie, leur revêtement épithélial, et elles sont plus ou moins remplies par un exsudat contenant des cellules rondes et de la fibrine ; les vaisseaux lymphatiques, péribronchiques et périvasculaires du centre du lobule sont extrêmement distendus et remplis de cellules lymphatiques, de fibrine et de granulations arrondies de 2 à 3 et 4 μ colorées en rouge et résultant de la destruction des noyaux. Ces grains arrondis, souvent plus clairs à leur centre qu'à leur bord, lequel est plus coloré, sont habituellement disposés par petits groupes, soit allongés dans le sens d'un noyau ovoïde, soit en forme d'amas sphéroïdes ou

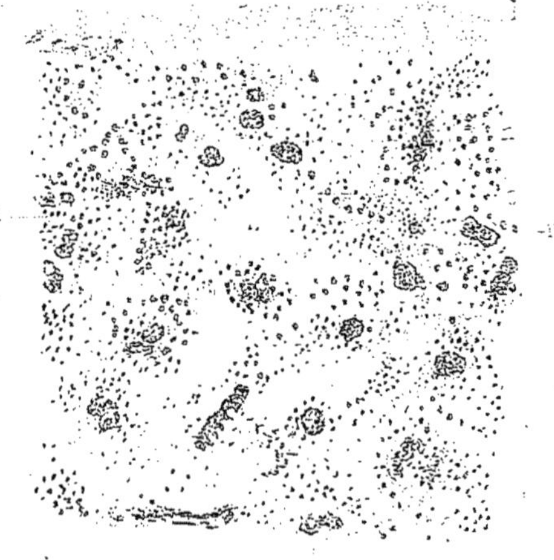

Fig. 217. — Section longitudinale d'un vaisseau lymphatique du poumon dans la péripneumonie bovine.

l, paroi ; *m*,*m*, cellules endothéliales du vaisseau ; *n*, noyau d'une cellule lymphatique ; *a*, amas de granulations provenant de débris de noyaux de cellules lymphatiques ; *b*, granulations colorées rondes et égales entre elles (microbes ?).

irréguliers. Il existe, en outre, dans ces vaisseaux lymphatiques, des granulations qui restent incolores sous l'influence du picrocarminate, granulations que nous avons considérées comme des micro-organismes. Ces grains, d'égal diamètre, sont isolés ou groupés en 8 qui sont des microcoques, et il existe aussi des bâtonnets courts. Nous n'avons pas réussi à les isoler. La coloration des coupes avec la safranine, avec le violet B ou avec la fuchsine, permet de colorer et de voir ces granulations (fig. 217). Ces coupes ont été, après coloration, traitées par l'alcool, l'essence de girofle et conservées dans le baume du Canada. Lorsqu'on fait agir l'acide acétique cristallisable sur la coupe colorée et qu'on la traite ensuite par l'alcool, l'essence de girofle et le baume, on obtient les mêmes résultats.

Dans les pneumonies spontanées des autres animaux domestiques, nous avons trouvé des micro-organismes caractéristiques qui consistent surtout en bacilles.

Ainsi nous avons vu de très fins bacilles, difficiles à colorer dans certaines pneumonies du veau et du porc. Dans ces derniers, il s'agissait de pneumonies déterminées par les bacilles du rouget.

Lustig a trouvé diverses espèces de microbes dans la pneumonie des chevaux due a l'influenza (1). On les trouve aussi dans les sécrétions nasales. Par les cultures, il a isolé sur la gélatine diverses espèces de bactéries. Il a employé les exsudats de la pleurésie et de la pneumonie. Il a vu six espèces de microbes.

La sixième est une culture jaune clair sèche, mate, à surface grenue qui se développe en largeur. Elle a la forme d'une cocarde, elle se développe très lentement; elle ne fructifie pas sur la pomme de terre. Si on fait une piqûre dans la gélatine, la culture ne réussit pas dans la piqûre, mais seulement à la surface. Ce sont des bacilles ovoïdes très petits. Avec le violet de gentiane, on ne voit que des diplococci, mais avec une solution concentrée de dahlia (100 eau, 52 alcool, 12 1/2 acide acétique glacial), on trouve des bacilles très petits partout et surtout dans les sécrétions nasales, le parenchyme pulmonaire, l'exsudat pleural.

Dans la culture du sang des chevaux qui ont la fièvre, on trouve seulement ces dernières bactéries.

Il a inoculé un cheval de 4 ans. Il s'est développé un œdème très douloureux, un abcès. C'est un microbe pathogène qu'il croit être la cause de la maladie.

Il n'a pas fait de coupes et n'a pas constaté le siège de ces bacilles dans le tissu pulmonaire.

(1) *Centralblatt f. d. med. Wissenschaften*, 6 juin 1885.

§ 4. — Pleurésies. — Péricardites. — Péritonites d'origine bactérienne.

Nous venons de voir que la pleurésie, caractérisée par une exsudation et des fausses membranes fibrineuses plus ou moins épaisses, était à peu près la règle dans la pneumonie et dans la broncho-pneumonie qui arrivent à affleurer à la surface de la plèvre. Les exsudats pleuraux contiennent les mêmes micro-organismes que ceux qu'on trouve dans les alvéoles pulmonaires. Il en est de même des péricadites qui compliquent la pneumonie.

Nous sommes moins bien renseignés sur ce qui touche les pleurésies simples survenues sous l'influence seule du froid, et sur la péricardite aiguë fibrineuse non infectieuse. L'existence de la pleurésie simple ainsi comprise, indépendante de la pneumonie, de la tuberculose et d'autres maladies bactériennes n'est peut-être même pas bien établie. Bouchard a constaté la présence de micro-organismes dans un cas de pleurésie simple (1) et inspiré la thèse de Laussedat sur ce sujet (Paris, 1881). Dans deux pleurésies simples séro-fibrineuses que nous avons examinées à ce point de vue, le liquide de la plèvre ponctionnée n'a pas donné de culture sur la gélatine, ni sur l'agar-agar.

Il existe des épanchements qui paraissent d'abord appartenir à des pleurésies simples, dont la marche est lente, mais qui se résorbent finalement en laissant après elles des fausses membranes organisées, comme cela a lieu pour toute pleurésie, et qui n'en sont pas moins d'origine tuberculeuse. Gombault et Chauffard, en inoculant le liquide séreux d'un certain nombre de pleurésies à des animaux, leur ont souvent donné la tuberculose, alors que rien ne faisait soupçonner cette affection chez leurs malades, et sans qu'ils aient pu trouver de bacilles dans le liquide injecté. Cependant on observe quelquefois des bacilles de la tuberculose dans le liquide pleural, ainsi que nous le verrons en étudiant la tuberculose.

(1) Note sur l'existence d'une pleurésie primitive aiguë, infectieuse (*Société clinique*, 3 décembre 1880).

Un fait expérimental simple rend bien compte de la production des pleurésies et des péritonites à la suite d'une plaie. Babes a déterminé des inflammations des grandes séreuses en injectant sous la peau les bactéries capsulées de la pneumonie qui tuent les lapins. Il suffit d'une minime injection sous-cutanée bactérienne pour arriver à ce résultat.

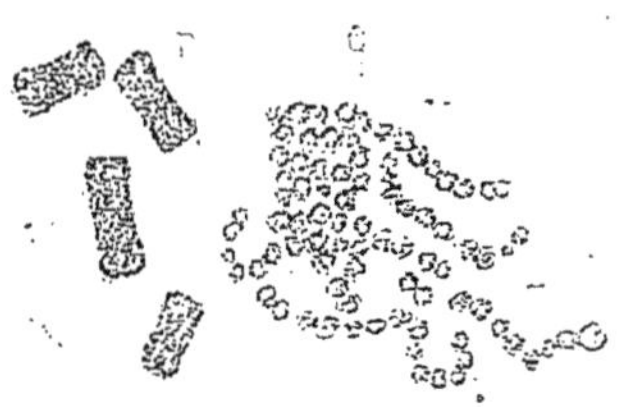

Fig. 218. — Organismes de la pleurésie purulente et de la pleurésie septique. Les chaînettes *e* qui sont à la droite du dessin appartiennent aux streptococci de la pleurésie purulente. Les bâtonnets *r* qui sont à gauche proviennent d'une pleurésie gangrèneuse.

Les pleurésies et péricardites sont souvent de nature septique ou consécutives à la pyémie. On y trouve alors presque constamment des micro-organismes. Telles sont les pleurésies qui succèdent aux infarctus, à la gangrène du poumon, aux broncho-pneumonies infectieuses ou gangrèneuses, aux abcès du poumon, à la rupture d'une caverne, à l'infection purulente, à la lymphangite septico-pyémique, à une péritonite de même nature dont la propagation se fait vraisemblablement par les lymphatiques du diaphragme. La ponction thoracique pratiquée avec un trocart qui n'est pas rigoureusement aseptique, un pansement mal fait à la suite de l'opération, suffisent parfois pour transformer un épanchement séreux en épanchement purulent. Le liquide puriforme, obtenu par la première ponction d'une pleurésie purulente, contient toujours une quantité considérable de micro-organismes, en rapport plus ou moins évident avec la cause de la pleurésie. Ainsi, on trouve des organismes en chaînettes dans la pleurésie purulente qui succède à la pyémie, à la fièvre puerpérale, aux traumatismes, aux plaies pénétrantes, etc. (voyez la figure 218). La culture du liquide ponctionné sur l'agar-agar nous a donné deux fois l'aspect caractéristique du pus bleu. Les bacilles réprésentés en *r* ont été trouvés en culture pure dans le liquide d'une pleurésie consécutive à la gangrène pulmonaire. Nous avons vu déjà que Rosenbach a trouvé le *micrococcus pyogenes tenuis* dans plusieurs faits d'empyème.

Dans la péricardite, on observera les mêmes micro-organismes que sur l'endocarde valvulaire lorsque cette affection viendra compliquer l'endocardite ulcéreuse, lorsque le cœur sera le siège de petits foyers bactériens affleurant la séreuse; on y trouvera des streptococci lorsque la péricardite succédera à un phlegmon des médiastins.

Les conditions de la production de la péritonite sont tout à fait semblables, à cette considération près, qu'il est plus facile de constater ici que la péritonite est constamment secondaire à une lésion qui prend son point de départ dans une inflammation des organes contenus dans la cavité abdominale. Ainsi les opérations pratiquées dans le ventre, les lymphangites et phlébites utérines, les abcès du foie, etc., en seront l'origine la plus commune. Les micro-organismes, observés alors, répondent à ceux que nous venons de décrire et l'on peut dire qu'il existe des microbes dans toute péritonite aiguë fibrineuse ou puriforme.

A ces causes de péritonite, viennent s'ajouter les *perforations* de l'estomac, de l'intestin, de l'appendice iléo-cœcal à la suite des ulcères cancéreux, de l'ulcère simple de l'estomac, des ulcérations de la fièvre typhoïde, de la dysenterie, de la typhlite, de la gangrène consécutive à l'étranglement intestinal, etc. Ces ulcérations laissent passer dans le péritoine des substances alimentaires, ou des liquides intestinaux qui contiennent les uns et les autres une grande quantité de bactéries et des matéraiux propres à la putréfaction. Il en résulte des péritonites suraiguës, accompagnées de fermentation putride qui dégage des gaz extrêmement fétides dans la cavité péritonéale et qui causent une intoxication septique ou une véritable saprémie. C'est ainsi que l'un de nous a fait, dans le courant des mois de décembre 1884 et janvier 1885, à l'Hôtel-Dieu, trois autopsies de perforation de l'estomac et de l'intestin causées par un ulcère simple. Les deux ulcères simples siégeaient à la face postérieure de cet organe, près de la petite courbure, et s'accompagnaient de péritonite fibrino-purulente à odeur fétide.

Le premier fait se rapportait à un homme robuste, qui s'était trouvé mal dans la rue, qu'on avait porté le soir dans le service de Vulpian. Cet individu avait présenté un gonflement du ventre, de la fièvre, de l'agitation, du délire, et il était mort le lendemain de son entrée. A l'autopsie faite vingt-quatre heures après la mort, par une température assez froide, nous avons trouvé de l'emphysème du cou et de la paroi abdominale. Le ventre était tendu, météorisé, et il s'échappa du péritoine une grande quantité de gaz d'une odeur aigrelette et d'une fétidité repoussante. La cavité péritonéale était remplie d'un liquide roux, coloré par le vin, dans lequel on reconnaissait des fragments d'aliments, pépins de pommes, petits fragments de viande, pain ramolli, etc. Une perforation en boutonnière à lèvres minces, de 2 centimètres de longueur, siégeait au-dessous du foie, au niveau de la petite courbure de l'estomac et conduisait à un large ulcère simple, arrondi, profond, limité par les acini glandulaires du pancréas. Les intestins et le grand épiploon étaient agglutinés entre eux par des fausses membrannes fibrineuses, semblables à du mastic, au-dessus desquelles il y avait un peu de pus. Le foie était couvert d'un pus épais mélangé à de la fibrine. Les deux plèvres contenaient un peu de liquide séreux et un exsudat fibrineux récent et mou. La pie-mère était épaissie et infiltée d'une sérosité louche. Le sang du cœur et celui de tous les vaisseaux était en pleine décomposition putride et rempli de gaz fétides. L'examen du liquide fibrino-puriforme du péritoine et des plèvres, celui de la sérosité louche contenue dans la pie-mère, a montré de grands filaments, et des bacilles en quantité considérable dont la longueur variait de 5 à 15 μ et dont l'épaisseur était de $0\mu,8$ à $1\mu,5$. Comme la cavité stomacale avait vidé dans le péritoine la substance d'un repas non encore digéré, ni modifié par l'acide gastrique, il s'y trouvait assurément une grande quantité de bactéries provenant de la bouche : leptothrix, bactérium termo, etc., qui avaient dû se multiplier dans le péritoine en produisant une putréfaction des aliments, une péritonite avec du pus et de la fibrine, et un dégagement de gaz fétides en grande quantité. Vraisemblablement, ces gaz avaient pénétré dans le sang pendant la vie, et leur absorption, ainsi que le transport des micro-organismes, avait déterminé dans les plèvres et dans les méninges la pleurésie et la méningite qui avaient compliqué la péritonite, en même temps qu'on observait une intoxication générale avec des gaz fétides, une saprémie.

Le second fait, qui se rapporte à un malade du service de G. Sée, a succombé également à une péritonite causée par la perforation de l'estomac au niveau d'un ulcère simple siégeant à peu près au même point que le précédent. L'estomac n'était pas rempli d'aliments au moment de la mort, et l'odeur du contenu du péritoine était beaucoup moins fétide. Le liquide épanché dans cette cavité était teinté en jaune par la bile. Les intestins étaient agglutinés par de fausses membranes fibrineuses assez épaisees ; le foie en était couvert ainsi que de pus épais. La plèvre gauche présentait, au niveau du diaphragme et sur le lobe inférieur du poumon gauche, une congestion intense et une exsudation fibrineuse molle et récente. Le sang n'était pas décomposé, liquéfié comme dans le fait précédent et ne contenait pas de gaz. L'exsudat du péritoine et celui de la plèvre ont montré une grande quantité de bactéries allongées, filaments ou bacilles, de même que dans le cas précédent, et en même temps des filaments contenant des spores et de gros cocci. Il n'y avait pas de chaînettes comparables au streptococcus.

Dans le troisième fait, il s'agissait d'un abcès fétide de la fosse iliaque communiquant avec le cæcum et limité de toutes parts par des adhérences. Loin de cet abcès, dans le grand épiploon et à la surface du foie, il y avait deux petites collections purulentes de la grosseur d'une cerise et contenant un pus bien lié. Le liquide de ces deux abcès contenait les mêmes bactéries que l'abcès de la fosse iliaque, c'est-à-dire de grands bacilles semblables à ceux de l'intestin.

Ces trois observations présentent des exemples très nets de la facilité avec laquelle une suppuration septique d'une grande séreuse se transmet aux autres grandes séreuses, et elles établissent aussi le rôle des bactéries du tube digestif dans les inflammations aiguës septiques.

Nous rapprocherons de ces faits une observation de Netter (Société clinique, 1882), dans laquelle il existait un abcès du foie. Une ponction faite avec un trocart capillaire a ramené du pus dans lequel il existait de grands bacilles. On pensa alors que l'abcès hépatique résultait d'une lésion de l'intestin. Il y avait en effet, comme l'autopsie l'a démontré, une perforation de l'appendice iléo-cæcal.

§ 5. — Méningite d'origine bactérienne.

L'inflammation des méninges porte le plus souvent sur la pie-mère (leptoméningite cérébrale et spinale), plus rarement sur la dure-mère qui est moins vascularisée et formée d'un tissu plus serré, plus résistant aux causes d'inflammation (pachyméningite).

Étiologie des méningites. — La méningite purulente, qui paraît toujours contenir des micro-organismes, est rarement spontanée ; elle résulte le plus ordinairement, sinon constamment, d'une lésion traumatique ou d'une inflammation préexistante des os ou des organes et tissus qui pénètrent dans l'intérieur du crâne. Les méningites qui paraissent être spontanées sont habituellement dues, soit à une insolation, soit à une infection purulente consécutive à une suppuration siégeant dans une autre partie du corps. Le plus grand nombre des méningites purulentes est sans doute d'origine traumatique avec ou sans lésion des os du crâne, plaies, inflammations osseuses, carie ou nécrose, siégeant dans le rocher, dans les cavités et sinus naso-frontaux, dans la lame criblée de l'ethmoïde ; la tuberculose elle-même donne parfois lieu à une suppuration, au milieu de laquelle les granulations caractéristiques très fines, situées le long des vaisseaux, passent inaperçues. Dans d'autres faits, il s'agit d'un érysipèle de la face et du cuir chevelu, quelquefois même d'un eczéma, d'un noma, d'une phlébite de la face et des sinus consécutive à un anthrax de la lèvre, d'une ophthalmie profonde, d'une énucléation du globe de l'œil, d'une opération dans l'oreille ou le pharynx, etc. Beaucoup de méningites sont liées à une affection aiguë généralisée, à une pneumonie, à une pyémie, à une maladie septicémique.

Les méningites, considérées dans leurs rapports avec la pneumonie, ont été, dans ces derniers temps, l'objet de nombreux travaux. Signalées par Grisolle (1), elles ont servi de thème aux dissertations inaugurales de Verneuil (2) et de Surugue (3) inspirées par Vulpian, aux mémoires de Laveran (4), de H. Barth et Poulin (5), aux recherches d'Immermann et Heller (6), de Huguenin, de Firket (7), à la thèse de Salvi (8) et à de nombreuses présentations faites à la Société anatomique. H. Barth (9)

(1) *Traité de la pneumonie*, 1re édit. 1841, 2e édit. 1864.
(2) Thèse de Paris, 1873.
(3) Thèse de Paris, 1875.
(4) Laveran, *Gazette hebdomadaire*, 1875, p. 723.
(5) Barth et Poulin, *Gazette hebdomadaire,* 1879, p. 310.
(6) Immermann et Heller, *Deutsche Archiv für klin. Medic.*, t. V.
(7) Firket, *Annales de la Société de médecine de Liège*, 1880 et 1883.
(8) Thèse de Paris, 1881.
(9) H. Barth, *Union médicale.* 20 décembre 1884.

a exposé leur historique dans un article de l'*Union médicale* (1884). D'après Huguenin, la méningite serait due à une métastase pyémique causée par la phlébite des petites veines de la partie hépatisée du poumon. Mais, comme le fait remarquer H. Barth, on ne trouve pas d'autres foyers métastatiques dans les organes à la suite de la pneumonie. Nous croyons qu'il n'y a pas lieu de faire intervenir la phlébite en pareil cas, mais simplement le transport, par la circulation générale des plasmas, des microbes spéciaux à la pneumonie.

On pourrait supposer aussi que les microbes qui pénètrent par les voies respiratoires pour entrer dans le poumon, au lieu de pénétrer dans les bronches, sont restés dans les sinus frontaux et ont déterminé une méningite. Strümpell (*Arch. f. klin. Med.*, XXX) et Weigert croient aussi que, dans la méningite cérébro-spinale, il s'agit d'une inflammation primitive des parties supérieures des sinus annexés aux cavités nasales. Ziegler admet également que certaines méningites sont la conséquence des inflammations des cavités nasales. Cependant la disposition des lésions méningées, les métastases et les complications de la méningite cérébro-spinale ne sont pas toujours en rapport avec une telle hypothèse. L'inflammation des cavités nasales pourrait bien être considérée aussi comme une complication de la maladie.

Insolation. — Il existe des faits d'insolation dont les symptômes ressemblent à la fois à ceux d'une méningite foudroyante et d'une maladie infectieuse. Ces accidents sont consécutifs à l'action combinée d'une température élevée et de grandes fatigues, et ils surviennent parfois en même temps chez plusieurs individus soumis à la même influence. L'un de nous a eu l'occasion d'en observer un certain nombre à Buda-Pesth pendant l'été. On note de la céphalalgie, une perte de connaissance, des convulsions, de la raideur des membres, des vomissements et de la diarrhée, et enfin un coma qui peut se terminer en quelques heures par la mort. Certains malades semblent atteints d'une méningite cérébro-spinale très intense, d'autres d'un choléra foudroyant. A l'autopsie, on trouve une hyperémie et un état trouble de la pie-mère, des ecchymoses, un épanchement liquide dans l'arachnoïde, de la congestion du cerveau et des viscères, quelquefois des ecchymoses à la surface de la plèvre et du péricarde; l'intestin congestionné renferme souvent une grande quantité de liquide analogue aux selles du choléra. Si la maladie marche plus lentement, on trouve, dans la pie-mère, des stries jaunâtres qui accompagnent les vaisseaux des méninges et accusent une inflammation plus localisée. Les poumons sont souvent splénisés. Les méninges ne contiennent pas de bactéries. La diarrhée séreuse renfermait, en outre des bactéries normales de l'intestin, des vibrions courbés, formant parfois des filaments ondulés, contenant de grandes spores.

Méningite aiguë. — La méningite aiguë spontanée est très rare, surtout si l'on excepte les cas dont l'étiologie n'est pas bien établie, ceux qu'on observe chez les enfants, où la cause traumatique peut rester cachée, et les méningites tuberculeuses masquées par une suppuration. Le plus souvent la méningite aiguë, séreuse ou purulente, est la suite d'une maladie infectieuse.

Le siège de la méningite est variable. Consécutive à un traumatisme, elle répond à cette lésion. Celle qui succède aux altérations du rocher siège à la base. Toute méningite ancienne se généralise d'habitude sur une grande surface du cerveau, avec une certaine prédilection toutefois pour la base et les scissures de Sylvius, au niveau des pédoncules, sur le pont de Varole, etc.

Les voies de pénétration de l'inflammation sont, pour l'otite, les ouvertures naturelles du nerf auditif et du foramen; pour les affections de l'œil et de l'orbite, le nerf optique, les sinus caverneux; pour les affections du nez, la lame criblée de l'ethmoïde, les sinus frontaux et les fentes par où passent les vaisseaux, etc.

1° La lepto-méningite aiguë séreuse est caractérisée par une exsudation liquide dans le tissu cellulaire sous-arachnoïdien, un épanchement dans les ventricules et un ramollissement de la membrane de l'épendyme. Les plexus choroïdes sont congestionnés. Le liquide contenu dans les ventricules renferme de petits flocons muco-fibrineux. On l'observe chez les enfants au début des maladies infectieuses comme la pneumonie et la rougeole. Elle guérit ou laisse à sa suite une affection chronique comme l'hydrocéphalie. Cette méningite séreuse des enfants est parfois liée à des lésions du crâne et de la face, ophthalmie, otite moyenne, noma, etc. Il existe alors des microbes dans le liquide arachnoïdien, des microcoques ronds en chaînettes serrées, par exemple, à la suite du noma. Dans la méningite consécutive à l'otite nous avons vu aussi de grands microbes ronds en chaînettes, tandis que, dans les parties nécrosées du cerveau devenues vertes, nous n'en avons pas rencontré. Le tissu conjonctif, dans ces méningites séreuses, montre une accumulation de cellules autour des vaisseaux.

Dans certains cas observés chez les enfants, on trouve des bactéries dans le liquide des ventricules. Ainsi, dans la rougeole et la scarlatine, nous avons vu des micrococci et des diplococci dont les cellules sont pressées transversalement et aplaties les unes contre les autres.

La lepto-méningite purulente proprement dite montre une hyperémie des petits vaisseaux de la pie-mère, une exsudation séreuse et une accumulation de leucocytes autour des vaisseaux. Ce sont surtout ces cellules qui forment les stries jaunes observées à l'œil nu autour des vaisseaux, quand la pie-mère et l'arachnoïde sont séparées par une masse dense de pus opaque. Dans cette exsudation puriforme périvasculaire, il existe en même temps une grande quantité de fibrine répandue partout. Ce sont surtout les masses gélatineuses épaisses qui sont formées par des fibrilles de fibrine devenues hyalines et disposées en réseau. Les vaisseaux sont souvent remplis d'un thrombus fibrineux ou hyalin. Leur membrane interne se confond avec leur contenu, dont elle est seulement séparée par des couches de cellules rondes. Les fibres du tissu sont dissociés et dégénérées.

L'inflammation se poursuit le long des vaisseaux dans le tissu cérébral, et l'on trouve, dans la substance du cerveau, de petits foyers de leucocytes ; les petits vaisseaux des circonvolutions sont aussi souvent remplis de fibrine. Les circonvolutions cérébrales montrent parfois des cellules nerveuses tuméfiées et vacuolaires.

Dans les plexus choroïdes, on note une exsudation purulente ou fibrineuse. L'épendyme est ramolli par un œdème, parfois par une inflammation du tissu macéré. Dans tous les faits de méningite purulente aussi accusée, on observe constamment des microbes. Ainsi, chez les enfants atteints de gangrène de la bouche, par exemple, on trouve des chaînettes et des bactéries rondes qui siègent dans les liquides et exsudats de la surface de la pie-mère ou des ventricules. Dans la méningite consécutive à l'érysipèle, on voit les chaînettes caractéristiques de cette maladie.

La fièvre puerpérale est souvent l'origine de méningite généralisée, d'abcès au cerveau, de méningite circonscrite, présentant des chaînettes semblables à celles de la fièvre puerpérale.

Dans la pyémie, dans l'infection putride ou gangrèneuse, dans le rhumatisme aigu, la pleurésie, la fièvre typhoïde, le décubitus gangréneux, le phlegmon, on peut rencontrer, soit une lepto-méningite, soit une pachyméningite caractérisée par des ecchymoses, par une exsudation séreuse ou puriforme accompagnée de bactéries variables.

Chez un malade atteint d'une otite bilatérale avec perforation du tympan, Leyden (1) a noté des maux de tête, des vomissements, de la contracture du cou et du coma. A l'autopsie il y avait une méningite cérébro-spinale très étendue, dont l'exsudat renfermait une quantité de grands microbes ovalaires et de diplococci. A l'état frais, ces bactéries possédaient un mouvement de tremblotement. Elles ressemblaient beaucoup à celles de la pneumonie, mais elles étaient un peu plus grosses.

2° En outre de ces méningites dont l'étiologie est bien établie, et dont les microbes sont en rapport avec une maladie primitive, il existe des méningites qu'on regarde comme spontanées, et qui sont endémiques ou épidémiques ; telle est la *méningite cérébro-spinale*.

On peut distinguer différentes formes de cette maladie pendant la même épidémie. Telles sont la méningite abortive, bénigne, avec des symptômes peu prononcés et la méningite foudroyante, qui ressemble à une insolation, dans laquelle des individus bien portants tombent comme foudroyés. Le plus

(1) Leyden, *Cerebrospinal Meningitis Centralbl. f. kl. Med.* 1883, n° 10.

grand nombre des cas se présente sous la forme d'une méningite aiguë ou subaiguë.

Cette méningite donne lieu à des épidémies locales; elle se caractérise par une exsudation séro-purulente à la surface et plus souvent à la base du cerveau ou au niveau du cervelet, dans la moelle, au niveau de la queue de cheval. Au début, l'exsudat est séreux; plus tard il y a du pus superficiel sur les méninges à la surface du cerveau et de la moelle. Si le malade succombe plus tardivement, on voit une infiltration plus épaisse des méninges avec des ecchymoses.

Si le malade meurt de méningite foudroyante, la lésion, très minine, ne peut être constatée qu'au microscope; elle consiste simplement dans la présence de cellules migratrices situées le long des vaisseaux. Les ventricules cérébraux sont remplis de liquide (hydrocéphalie interne). L'écorce cérébrale présente des cellules rondes de nouvelle formation, de petites infiltrations hémorrhagiques avec accumulation de cellules lymphatiques dans la gaine des petits vaisseaux. Les noyaux plus considérables sont formés par une agglomération des cellules dans la substance cérébrale elle-même, avec ramollissement de celle-ci et tendance à la production de petits abcès. Il y a toujours alors un peu d'encéphalite ou de myélite, et les individus, lorsque la maladie générale guérit, conservent parfois un petit abcès dans la substance cérébrale.

Il existe des méningites plus lentes, où les ventricules restent dilatés, où les membranes sont épaissies, si bien qu'on a affaire à une méningite chronique avec atrophie partielle du cerveau ou de la moelle.

L'étiologie de cette méningo-encéphalite fait penser à une maladie générale qui se fixe sur les méninges, mais qui est aussi très prononcée sur les autres organes. Il y a par exemple des méningites cérébro-spinales qui sont liées, dès le début, à des arthrites aiguës avec du pus dans les articulations. Il est possible aussi qu'il existe des lésions du côté des articulations de la colonne vertébrale. A l'autopsie des individus qui succombent à cette maladie, les organes internes, le foie, les reins, offrent des lésions qui ressemblent à celles de la fièvre typhoïde. Très souvent on observe une hyperémie du poumon.

A l'examen des méninges, on trouve un très grand nombre de microbes, cocci ou diplococci en chaînettes. Ils sont tantôt ronds, tantôt lancéolés, en forme de citron comme ceux de la pneumonie. On trouve aussi des amas de bactéries dans les glomérules du rein, qui présentent une dégénérescence parenchymateuse avec des hémorrhagies. Il existe quelquefois aussi de petits amas superficiels jaunâtres avec accumulation de cellules migratrices entre lesquelles les vaisseaux sont remplis de microbes et de diplococci. C'est tout particulièrement au niveau

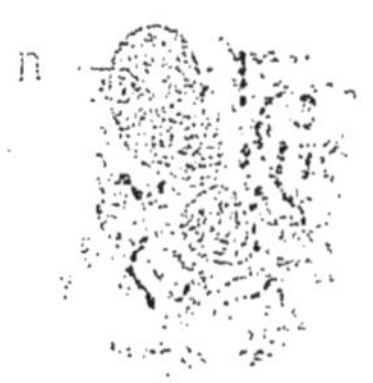

Fig. 219. — Cocci en chaînettes dans un cas de méningite avec pneumonie aiguë. Grossissement de 400 diamètres.

de la queue de cheval que ces bactéries sont le plus nombreuses.

Dans l'arthrite qui complique la méningite cérébro-spinale, le liquide trouble ou plus épais qu'à l'état normal, parfois purulent, ne renferme pas toujours des microbes. Quand on a affaire à une arthrite purulente avec état rougeâtre, rosé, transparent des cartilages, accompagné d'une hyperémie et d'une tuméfaction bourgeonnante de la synoviale, on trouve toujours un grand nombre de bactéries rondes et de zooglœes.

Ces méningites cérébro-spinales sont le plus souvent épidémiques, mais on observe des méningites cérébrales et cérébro-spinales, également sous forme d'épidémies locales, qui sont liées à une pneumonie aiguë ou qui constituent à elles seules toute la maladie. Ainsi on a tantôt des méningites avec des pneumonies, tantôt des pneumonies sans méningites. C'est surtout en été qu'elles se montrent. Elles sont liées à l'habitation dans une maison, dans un quartier donné de la ville. Il arrive souvent qu'une méningite cérébro-spinale est larvée, qu'on ne voit que les symptômes de la pneumonie, tandis qu'à l'autopsie on rencontre, avec la pneumonie, les lésions de la méningite. Dans ces faits, les méninges offrent les mêmes microbes que l'exsudat de pneumonie, de nombreux diplococci en fer de lance, aussi bien dans la couche superficielle de la séreuse que sur les coupes de la pie-mère. Les microbes siègent surtout à la surface, où ils sont libres, placés dans des cellules plus grandes que les cellules migratrices ordinaires et ressemblant à de l'endothélium. On trouve aussi des bactéries, mais en moins grand nombre, dans les espaces sous-arachnoïdiens remplis de fibrine granuleuse. Nous avons obtenu des cultures pures de ces microbes qui ressemblent par leur forme et par leur action pathogène à ceux de la pneumonie qui tuent les lapins. Dans deux cas de méningite cérébro-spinale aiguë observés à Berlin par l'un de nous, il n'y avait aucun microbe isolable, tandis que dans un autre fait il y avait un micrococcus pyogenes aureus et un staphylococcus citreus ne liquéfiant pas la gélatine et n'étant pas pathogène. Dans un autre fait, il se trouvait un petit bacille court formant des cultures grises sur l'agar-agar et ne liquéfiant pas la gélatine. Dans une méningite tuberculeuse aiguë avec beaucoup de pus à la surface de la convexité du cerveau, il y avait un bacille court et épais, arrondi à ses extrémités, de 0μ, 7 à 0μ, 8 d'épaisseur, en très grande quantité dans le pus et qui a été cultivé sur la gélatine, l'agar-agar et le sérum sanguin. Il formait des couches grisâtres à surface lisse et pénétrant aussi dans la profondeur. Ce bacille n'était pas pathogène pour les souris et les cobayes. Les cultures sont devenues plus tard un peu jaunâtres sans liquéfier la gélatine. Dans une méningite simple, ce microbe existait aussi en grande quantité. Il semble résulter de ce qui précède que les méningites, y compris la méningite cérébro-spinale, peuvent être dues à plusieurs espèces différentes de micro-organismes.

CHAPITRE IV

DIPHTHÉRIES.

§ 1. — Diphthérie de l'homme.

Historique. — La spécificité de cette affection a été bien établie par Bretonneau et Trousseau.

On a cherché les caractères spécifiques de cette maladie dans les fausses membranes, et on y a rencontré une grande quantité de micro-organismes. Aussi, les premières recherches faites dans ce sens ont-elles donné des résultats positifs. Laboulbène (1) avait trouvé des spores et des vibrioniens du genre bacterium et vibrio, mais sans leur attribuer d'importance. Tigri, Hallier, Max Jaffé, Demme, Letzerich (2), etc., ont observé divers schizomycètes. Ces travaux analysés par Homolle (3), pas plus que ceux de Duchamp (4), Cohn (5), Zahn (6) et Talamon (7), n'avaient pas fait avancer beaucoup la question de la diphthérie. Talamon avait considéré le microbe de la diphthérie comme formé de filaments, de bacilles ayant jusqu'à 15 et 40 μ de longueur, de spores et de mycélium à tubes cloisonnés de 2 à 4 ou 5 μ de largeur. L'un de nous avait vu surtout des microcoques isolés et en zooglœes (8); Formad (9) croyait que le

(1) Laboulbène, *Recherches cliniques et anatomiques sur les affections pseudomembraneuses* (1861).

(2) Letzerich, *Uber Diphtheritis*. Berlin, Hirschwald, 1872.

(3) Homolle, *Revue générale*, in *Revue des Sc. méd.* de Hayem, 1876.

(4) Duchamp, *Thèse de Paris*, 1874.

(5) Cohn. Analysé dans la *Revue* de Lanessan, nº du 23 mars 1880, d'après le recueil de Cohn intitulé *Beiträge sur Biologie der Pflanzen*, t, II, Heft 3.

(6) Zahn, *Beiträge zur Pathologie u, Histologie der Diphterie*. Liepsig, Vogel, 1878.

(7) Talamon, *Progrès médical*, 1881.

(8) Cornil, *Observations sur l'inflammation diphthéritique des amygdales*, *Archives de physiologie*, 1881, p. 372.

(9) Formad, *Boston med. and surgical journal*, 1880. *National board of health reports*.

parasite de la diphthérie n'est autre que le leptothrix buccalis. Œrtel (1) considère la fausse membrane comme un amas de micrococci et de bacterium termo.

Klebs (2) a donné la première description exacte des micro-organismes de la diphthérie. Son microsporon diphthericum présente des bâtonnets et des microcoques. Les bâtonnets sont placés perpendiculairement et très serrés à la surface de la pseudo-membrane fibrineuse. On les voit, à la surface des coupes de la membrane durcie, ayant à peu près la longueur des cils vibratiles. Les microcoques sont petits, tantôt isolés, tantôt en groupes où ils sont serrés les uns contre les autres. Tels étaient pour Klebs les parasites de la diphthérie vraie : mais Klebs admettait en outre, avec Eppinger, que la diphthérie bénigne des amygdales reconnaît pour cause la présence des monadines. Dans cette forme, les pseudo-membranes sont blanchâtres et plus friables que dans la vraie diphthérie, les ganglions du cou ne sont pas tuméfiés et les symptômes généraux font défaut.

Hueter et Tommasi Crudeli (1868) ont signalé la présence des microcoques dans le sang.

Les recherches plus récentes de Klebs et de Löffler ont apporté un contingent précieux à l'histoire bactériologique de cette maladie.

Définition et symptômes. — La diphthérie est une maladie infectieuse, épidémique ou endémique, caractérisée par une infiltration fibrineuse suivie de mortification des parties superficielles et par l'existence de fausses membranes fibrineuses contenant beaucoup de bactéries, qui se développent sur la muqueuse du pharynx (amygdalite et pharyngite diphthérique), et du larynx (croup ou laryngite diphthérique des bronches, etc.). Les ganglions sont fréquemment envahis et les malades succombent souvent avec des phénomènes d'empoisonnement septique ou d'asphyxie, ou avec des accidents nerveux. L'in-

(1) *Ziemssen's, Handbuch*, t. II; *Archiv. f. experiment. Path.*, t. II.

(2) *Beiträge zur Kenntniss der Micrococen*, 1873. — *Realencyclopedie der gesammt. Heilkund.* — Voyez aussi, pour l'histoire générale de la diphthérie, l'article de Sanné dans le *Dictionnaire encyclopédique des sciences médicales.*

toxication générale de l'économie se traduit aussi par l'albuminurie, par les broncho-pneumonies, par l'envahissement des fosses nasales, et même quelquefois par la diphthérie cutanée.

Bien que l'inoculabilité d'homme à homme ne soit pas démontrée, personne ne met en doute le caractère contagieux de la maladie, qui atteint si souvent les parents des enfants, les gardes-malades et les médecins. L'inoculation des fausses membranes sur le lapin, soit dans la cornée, soit sur la muqueuse vulvaire, donne des résultats positifs.

Les fausses membranes diphthéritiques débutent sur la muqueuse enflammée et tuméfiée du voile du palais, de la luette, des amygdales, etc., sous la forme de petites taches blanches

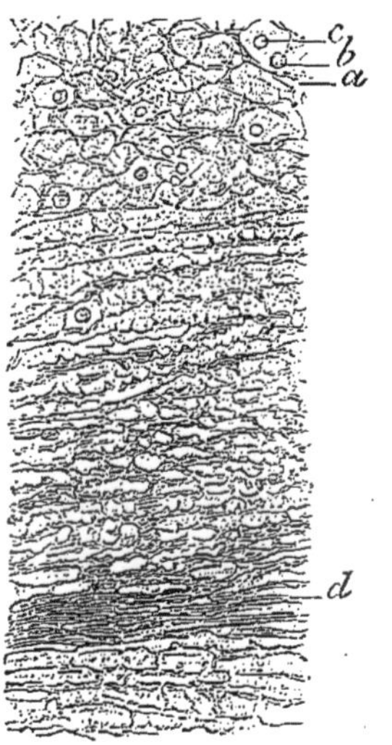

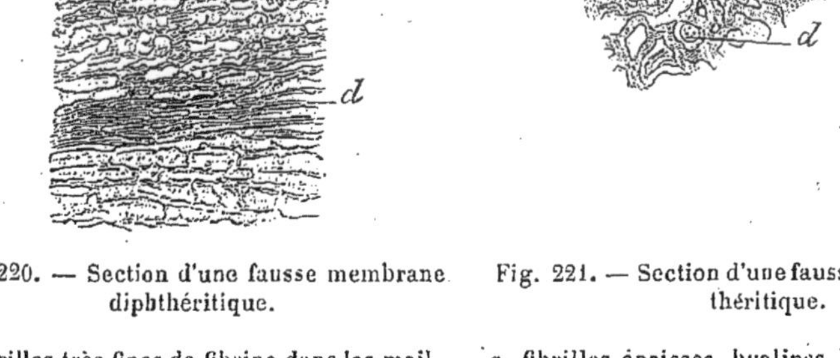

Fig. 220. — Section d'une fausse membrane diphthéritique.

a, fibrilles très fines de fibrine dans les mailles desquelles se trouvent des cellules lymphatiques *b* et des globules rouges. En *d*, les fibrilles sont plus épaisses. Grossissement de 200 diamètres.

Fig. 221. — Section d'une fausse membrane diphthéritique.

a, fibrilles épaisses, hyalines, laissant entre elles de petits espaces *b* dans lesquels se trouvent de rares cellules lymphatiques. Grossissement de 200 diamètres.

qui s'épaississent et se réunissent pour former une couche plus ou moins épaisse, semi-transparente ou opaque, adhérente, qui se désagrège bientôt en même temps que de nouvelles couches pseudo-membraneuses se forment sous la première à la surface de la muqueuse enflammée. La fausse membrane est plus adhérente au chorion dans les muqueuses couvertes d'un épithélium stratifié épais, que sur les muqueuses à épithélium simple ou mince comme celui des voies aériennes.

Ces fausses membranes sont constituées, comme on le sait, par de la fibrine formant un réseau plus ou moins dense, et par des cellules, qui sont soit des cellules lymphatiques migratrices, soit des globules rouges, soit des cellules épithéliales modifiées. Ces éléments sont placées dans les mailles du reticulum fibrineux. Ils sont généralement mortifiés ; leur noyau ne se colore plus par le picrocarmin et les cellules épithéliales sont transformées en des masses réfringentes à prolongements multiples ou ramifiés (dégénérescence fibrineuse de E. Wagner, nécrose de coagulation de Weigert). Souvent les travées de fibrine sont épaisses, très rapprochées les unes des autres, homogènes, réfringentes, et elles laissent entre elles de tout petits espaces à peine suffisants pour loger de loin en loin un globule rouge ou un globule blanc (fig. 221) ; d'autres fois, les espaces sont plus larges. Au-dessus de la fausse membrane qui fait corps avec le chorion, on ne retrouve plus l'épithélium, et la fausse membrane remplace le revêtement épithélial.

Étiologie, culture des bactéries de la diphthérie, et expérimentation avec les cultures pures. — L'examen histologique de la fausse membrane et des diverses manifestations de la diphthérie montre, soit des micrococques réunies en zooglœe, ou en chaînettes, ou isolés, souvent encapsulés, soit de petits bacilles isolés ou en amas. Ces bactéries sont toujours en plus grand nombre, dans les fausses membranes des muqueuses et dans la diphthérie cutanée, dans la partie la plus superficielle des membranes et du chorion. Ces examens avaient donné tous les renseignements qu'on pouvait leur demander, mais par eux seuls il était impossible de savoir exactement si les bacilles et les micrococques appartenaient à un seul genre, le *microsporon diphthericum* de Klebs, ou si l'on avait affaire à plusieurs espèces distinctes ; on ne savait pas non plus quel était le rôle pathogène de ces bactéries, si l'une d'elles ou toutes pouvaient engendrer la maladie. Il fallait pour cela isoler et cultiver à l'état de pureté ces variétés de micro-organismes.

Lœffler (1) est le premier qui ait tenté cette culture avec succès. Après avoir examiné beaucoup de coupes de muqueuses recouvertes de fausses membranes qu'il colorait par un séjour de plusieurs heures dans un bain de bleu de méthyl en solution dans de l'hydrate de potasse à 1 pour 1000, puis qu'il décolorait dans une solution faible d'acide acétique, Lœffler a vu qu'il y avait, dans ces coupes, des bacilles et des micrococques en chaînettes. Il a cru remarquer que lorsqu'on examine les fausses membranes à leur début, ce sont les bacilles qui dominent, mais au bout de quelques jours, lorsqu'il s'est produit une mortification superficielle de la muqueuse, les bacilles sont beaucoup moins nombreux que les micrococques et que même ils peuvent manquer complètement. Les chaînettes de micrococques existent seules dans la diphthérie profonde et gangréneuse. Pour Lœffler, la diphthérie constitue un processus d'abord local et superficiel, puis plus profond et qui se généralise ensuite.

A. — Il a pu isoler des fragments d'organes ou de fausses membranes ne contenant que des chaînettes et les ensemencer sur la gélatine peptone en cultures successives, de façon à avoir des cultures pures.

L'inoculation, faite à des animaux avec ses cultures, donnait lieu à des inflammations parfois très intenses, mais sans qu'il y eût production de fausses membranes. Il en résulte que les micrococci en chaînettes ne produisent pas la diphthérie. D'un autre côté, ces microbes ronds n'existent pas toujours dans la diphthérie et ils se retrouvent dans d'autres maladies infectieuses. D'après nos recherches, ce micrococque est sans doute le microbe isolé par Rosenbach sous le nom de streptococcus pyogenes. Ces bactéries inoculées dans les veines du lapin déterminent souvent une arthrite purulente du genou ou d'une autre articulation. Dans ces jointures on obtient une culture pure du microbe.

B. — Lœffler n'a pas réussi à obtenir la reproduction des bacilles de la diphthérie dans la gélatine peptone : il a placé sans succès, sur cette substance, des fragments de fausses mem-

(1) *Mittheilungen des k. Gesundheitsamte*, t. II, Berlin, 1884.

branes dans lesquelles il s'était assuré qu'il y avait des bacilles. Il a cultivé les bacilles dans le sérum sanguin gélatinisé, mais non sans difficulté. C'est avec des fragments de fausses membranes du pharynx que la culture a été faite. Il s'y développe à la fois des bâtonnets et des chaînettes. Dans les cultures successives, les îlots formés par les agglomérations de bâtonnets étaient blancs, opaques, assez larges, tandis que les colonies des micrococci restaient petites et transparentes. Dès lors il devint facile de séparer et de cultiver isolément les colonnes de bacilles. Après les avoir cultivés à l'état de pureté, Lœffler a commencé les expériences sur les animaux. Il a pu obtenir aussi des colonies de micrococci et de bâtonnets en employant des fragments du foie et de la rate; mais les fausses membranes réussissent mieux que ces derniers organes.

Lœffler est aussi parvenu à isoler et à cultiver à l'état de pureté des bâtonnets provenant du suc du poumon et des fausses membranes trachéales.

Les bâtonnets ainsi obtenus ne possèdent pas de mouvements; ils se colorent vite et très bien avec le bleu de méthylène. Ils sont rectilignes ou incurvés à une de leurs extrémités. Leur longueur est la même que celle des bacilles de la tuberculose, mais ils sont plus épais. Les plus grands sont composés de plusieurs segments. A leurs extrémités, ils présentent un léger épaississement. Parfois les extrémités sont plus colorées, surtout si l'on a fait agir sur eux une solution iodée après leur coloration en bleu; le bacille se décolore, tandis que ses extrémités restent teintes. A la température de 60°, ces bacilles sont détruits. On peut en induire que les extrémités colorées ne sont pas des spores, car celles-ci vivent à une température supérieure à 60°.

Pour le développement normal des cultures, il est nécessaire d'avoir une température supérieure à 20°. Une culture conservée pendant sept semaines à la température de 37° était aussi fertile qu'une culture fraîche.

Lœffler rapporte qu'en cultivant à 22° son microbe sur la gélatine, il a vu se produire des bacilles sous une forme toute spéciale, en forme de bouteilles, ou de sphères. En ce qui concerne les spores, il n'a jamais réussi à constater leur existence. L'un de nous (Babes) a réussi, en inoculant sur la gélatine des cultures faites sur le sérum et en les plaçant pendant plusieurs semaines à une température de 18° à 22° qui est la limite inférieure de leur germination, a obtenu des spores. La culture devient blanchâtre à sa surface et le long de la piqûre. En examinant à des périodes successives ces cultures, on voit d'abord les formes bizarres décrites par Lœffler (voyez fig. 222).

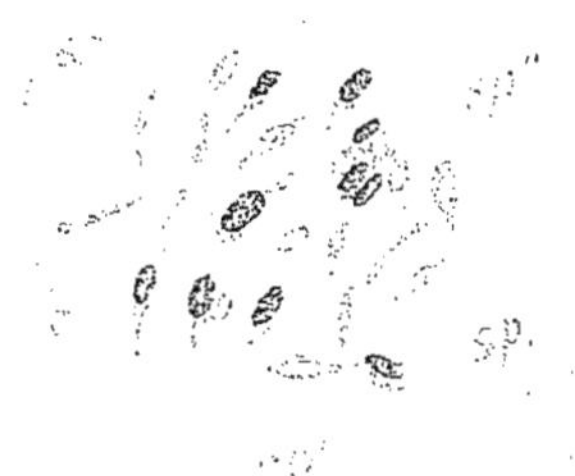

Fig. 222. — Spores des bacilles de la diphthérie d'après Babes.

sp, spores comprises dans un bâtonnet; *sp'*, spore colorée et beaucoup plus épaisse que le bâtonnet qui lui fait suite; *sp''*, spores isolées, sans bâtonnets.

Plus tard, une partie des tuméfactions qui siègent à l'extrémité ou au milieu du bâtonnet et qui se coloraient bien au bleu de méthyle, montre une portion centrale moins colorée. La nodosité, mal limitée d'abord, se limite ensuite et devient beaucoup plus volumineuse que le diamètre du bacille. Elle s'entoure d'une membrane épaisse colorée; elle devient brillante et montre, avec la double coloration, suivant le procédé de Bienstock, toutes les propriétés d'une spore. Ces spores, toujours allongées ou ovoïdes, de façon à donner la figure d'un court bacille, ont un diamètre un peu inégal, de 1 μ à 1 μ,2 environ d'épaisseur. Tantôt on a trouvé encore le bacille à l'une de leurs extrémités ou aux deux pôles de la spore. Ce bacille est pâli, très mince comme s'il s'agissait d'un flagellum ou de cils vibratils mal limités à leur extrémité libre. Le tout ressemble parfois au cercomonas vaginalis. Tantôt les spores sont libres et forment des amas ou des séries dans lesquelles elles sont accolées par leurs bords. Elles se colorent par la méthode de Bienstock ou quelquefois par la coloration d'Ehrlich. Les spores supportent la température de 100°. En les cultivant sur le sérum du sang ils donnent les cultures caractéristiques de Lœffler. La connaissance de ces spores, qui se développent à la température des salles de malades et qui sont durables, a une grande importance au point de vue de l'étiologie et de la contagion de la diphthérie.

Expériences pratiquées sur les animaux avec les bacilles. — Les expériences faites par Lœffler sont nombreuses. En plaçant le liquide contenant des bacilles sur une muqueuse saine, on n'obtient aucun effet. Si la muqueuse est enflammée ou si elle présente une solution de continuité ou une plaie, il se développe, chez certains animaux, au lieu d'inoculation, un œdème, une fausse membrane ou une exsudation hémorrhagique.

Les souris et les rats résistent à cette inoculation. Les cobayes, au contraire, sont très sensibles, quelque soit le lieu inoculé. Les animaux meurent de deux à huit jours après, souvent aver des infiltrations hémorrhagiques autour de la piqûre, mais ordinairement on ne trouve nulle part les bacilles qui ont disparu complètement.

De même les petits oiseaux inoculés meurent le lendemain sans qu'on retrouve les bacilles. Lœffler a inoculé les lapins sur la muqueuse de la conjonctive et des voies aériennes après la trachéotomie. Les inoculations de la cornée ont été aussi, chez le lapin, combinées avec celle d'un muscle. L'inoculation de la cornée donnait une exsudation fibrineuse et l'animal mourait souvent. Mais parfois il survivait. Après l'inoculation trachéale il se développait toujours une diphthérie avec pseudomembrane. Deux lapins dont la plaie trachéale était restée ouverte ont survécu. D'autres dont la plaie était fermée ont succombé à la dyspnée.

Les pigeons sont peu susceptibles; parfois cependant ils meurent après l'inoculation, quelques-uns ont présenté des plaques de nécrose. Chez tous ces animaux, même lorsqu'ils ont succombé, on trouve peu de bacilles, ou des bacilles en voie de dégénérescence, difficiles à colorer.

Il résulte des expériences de Lœffler et des nôtres que les symptômes généraux de la diphthérie sont liés à l'existence d'un poison développé avec des bacilles qui ont souvent disparu au moment de la mort.

Le petit nombre d'animaux qui ont survécu n'ont pas présenté de paralysie diphthéritique.

On a trouvé des bâtonnets semblables à ceux de la diphthérie sur la muqueuse buccale d'un enfant qui n'a pas eu le croup, mais qui vivait dans une pièce où il y avait plusieurs malades atteints de diphthérie.

Chez l'homme, on peut dire que la diphthérie est précédée par un catarrhe pharyngien, ou une inflammation amygdalienne ; de même que chez les animaux, elle ne peut être inoculée que sur une muqueuse déjà lésée.

Lœffler n'a pas pu découvrir de substance absolument désinfectante applicable à la destruction dn virus diphthéritique.

Les recherches récentes de l'un de nous (Babes), sur vingt-quatre cas de diphthérie, ont confirmé d'une façon générale les observations de Lœffler. Voici les données nouvelles qui en résultent :

Dans tous les cas, sans exception, dans la laryngite croupale simple, dans la diphthérie ou dans ces maladies consécutives à la scarlatine et à la rougeole, il y avait des streptococci et des bacilles de Lœffler. Dans les cultures faites avec les fausses membranes du pharynx, du larynx, etc., il se développait toujours plus de streptococci que de bacilles ; mais ces derniers envahissent et couvrent les streptococci qui se développent plus lentement. Les bacilles finissent à la longue par être les seuls maîtres du terrain. En même temps que ces deux microbes, il y avait, comme bactérie pathogène, dans ces pseudomembranes, une fois le staphylococcus aureus et quatre fois le microbe encapsulé ressemblant à celui de la pneumonie et mortel pour les lapins. Les cultures faites avec la rate et le foie n'ont donné aucun résultat (1).

Le bacille se trouvait encore dans la profondeur des amygdales sous la forme d'amas denses ou dans de petits abcès et quelquefois dans les ganglions cervicaux rétro-pharyngiens. Plus profondément, dans les ganglions bronchiques, on trouvait

(1) Ce résultat négatif des cultures faites avec la rate et le foie est en désaccord avec ce qu'a trouvé Lœffler. Nous devons dire que dans nos expériences nous étions placés dans les meilleures conditions, les inoculations étant faites à l'hôpital même à la suite d'autopsies faites deux ou trois heures après la mort.

seulement le streptococcus. Dans le poumon on observait rarement les bacilles ou les streptococcus; souvent au contraire le microbe encapsulé qui était parfois le seul à se développer dans les cultures faites avec les pseudo-membranes de la plèvre enflammée. Dans deux cas, le poumon et la plèvre montraient exclusivement un bacille épais qui donnait des cultures analogues à un bacille fétide.

Pour ce qui concerne les inoculations, en outre de ce que Lœffler a décrit, les souris mouraient souvent par inoculation du bacille, avec les mêmes symptômes que les autres animaux. Les jeunes lapins inoculés sous la peau succombaient aussi.

Dans la diphthérie de l'œil, chez l'homme, on rencontre les mêmes bactéries, streptococci et bacilles.

Deux fois le bacille de la diphthérie a été trouvé dans des lésions du pharynx sans diphthérie. Dans un cas il s'agissait de petits ulcères superficiels à base jaunâtre, bien limités, consécutifs à la rougeole et accompagnés d'angine. Il n'y avait pas de streptococci, mais un staphylococcus donnant des cultures jaunes. Dans la pneumonie qui compliquait cette lésion, il y avait uniqnement des bactéries encapsulées. Dans le second fait il s'agissait d'une dysentérie avec angine.

Anatomie pathologique. — Klebs a décrit l'anatomie pathologique des lésions qu'on trouve dans la diphthérie grave à l'ouverture des cadavres : l'infiltration des ganglions lymphatiques du cou par des schizomycètes et surtout par des bacilles, si bien qu'il ne reste avec eux que la charpente fibreuse des ganglions ; les lésions du rein, qui consistent surtout, d'après lui, dans une néphrite diffuse et interstitielle caractérisée par de petites ecchymoses (néphrite hémorrhagique aiguë) et des lésions analogues du système nerveux central. Les lésions centrales et médullaires sont en rapport avec la prostration des forces et avec la paralysie des muscles périphériques. La paralysie du pharynx en est la première manifestation. Buhl et Œrtel ont signalé l'importance des petites hémorrhagies du système nerveux central. Klebs a constaté, de son côté, qu'il se produit des ecchymoses dans la substance nerveuse, suivant les sillons de séparation des circonvolutions ; le sang peut s'étaler en couche mince à la surface des circonvolutions et il existe toujours des foyers d'apoplexie capillaire dans la substance grise et dans les parties voisines de la substance blanche. Les mêmes lésions s'observent aussi dans la moelle. Partout où l'on constate ces hémorrhagies, il y a un dépôt abondant de bâtonnets en tout semblables à ceux qui se trouvent à la surface de la membrane diphthéritique. Ces bâtonnets sont agglomérés, disposés parallèlement à l'axe du vaisseau ; ils siègent souvent dans la gaine périvasculaire. Klebs suppose que la diapédèse des globules rouges, qui cause ces ecchymoses, est due à une altération légère des parois causée par la présence des schizomycètes dans le sang. La diapédèse des globules blancs, dans les lésions cérébrales, est, suivant ces auteurs, secondaire et peu marquée. Cette description des lésions cérébrales par Klebs n'a pas été vérifiée.

Très rarement les faisceaux musculaires du cœur sont altérés et en dégénérescence granulo-graisseuse d'où il résulte un collapsus de cet organe. L'endocardite y est également rare.

Les lésions pulmonaires, très fréquentes, consistent dans l'atélectasie, la bronchite pseudo-membraneuse et les bronchopneumonies. Buhl et Œrtel ont décrit, dans l'exsudat de la pneumonie diphthérique, les mêmes micro-organismes que dans les fausses membranes.

Dans une communication plus récente (1), Klebs distingue deux formes de la diphthérie : la forme microsporine et la forme bacillaire. La première est celle que cet auteur a observée pendant qu'il était professeur d'anatomie pathologique à Prague, et d'après lui elle domine dans l'est de l'Europe. La seconde est celle qu'il observe dans sa nouvelle résidence en Suisse, et il pense qu'elle est prédominante dans l'ouest. Peut-être cette différence dans l'appréciation de la forme des bactéries de la diphthérie provient-elle surtout de ce que Klebs a eu son attention éveillée en dernier lieu sur la présence des bacilles. Pour lui, la forme microsporine siège surtout sur les amygdales, s'étend rarement sur le larynx et présente moins de gravité,

(1) *Correspondenzblatt der Schweizer Aerzte*, nº 15.

tandis que la forme bacillaire gagne le larynx et la trachée et donne habituellement lieu à des symptômes de septicémie mortelle. Dans cette dernière les bacilles très petits, à peine aussi grands que ceux de la tuberculose, siègent surtout à la surface des fausses membranes et en moins grand nombre dans l'épaisseur de celle-ci, à la surface de la muqueuse enflammée. Nous avons vu avec Lœffler que par une méthode de culture on n'obtient que des streptococcus, tandis que par une seconde méthode les bacilles se développent seuls. On peut supposer que la différence des microbes obtenus par les cultures tient surtout à la méthode employée.

Bien qu'il paraisse logique d'admettre *a priori* que les fausses membranes des muqueuses, qui appartiennent à la diphthérie spontanée, diffèrent de celles qui se développent sur les muqueuses enflammées dans certains faits de scarlatine, de rougeole, de variole et de fièvre typhoïde, cependant nous avons vu que les micro-organismes observés de la diphthérie consécutive à la rougeole et à la scarlatine sont les mêmes que dans la diphthérie vraie. Nous n'avons pas de données précises sur celles de la variole et de la fièvre typhoïde. Cette distinction des micro-organismes des fausses membranes dans les divers cas ou l'on a affaire à des maladies infectieuses de nature différente, n'a pas encore été suffisamment faite. Dans les diphthéries secondaires, les lésions sont en général très accentuées, les fausses membranes plus épaisses et la mortification de la muqueuse plus profonde que dans la diphthérie spontanée.

Les expériences de Heubner ont montré que les microbes injectés dans le sang d'un animal avaient de la tendance à se fixer et à déterminer des fausses membranes dans le point d'une muqueuse qui avait été soumis à un traumatisme. Heubner posait pendant deux heures une ligature sur la vessie. La partie ligaturée est le siège d'une fausse membrane et d'une inflammation nécrosique quatre-vingt-huit heures après. Les produits de cette inflammation, inoculés aux animaux, ne donnent pas de résultat positif; mais si l'on fait, en même temps que la ligature vésicale, une injection de culture de charbon ou de diphthérie des amygdales, les vaisseaux de la partie mortifiée de la vessie se remplissent de bactéries. En inoculant à d'autres animaux les produits de l'inflammation pseudo-membraneuse, nécrosique, consécutive à l'injection des bactéries de la diphthérie; on produit cette maladie, de même qu'on reproduirait le charbon avec les fausses membranes de la partie malade, si après la ligature on avait inoculé le charbon.

Les premiers examens de diphthérie de la muqueuse pharyngienne que nous avons faits nous ont montré seulement des micrococques (1). Dans les cas de diphthérie du pharynx et des amygdales, observés à Budapest (2) avec propagation au larynx, à la trachée et aux bronches, avec des symptômes de septicémie terminés rapidement par la mort, ou de gangrène locale, les fausses membranes et la surface mortifiée des muqueuses étaient remplies de microbes.

Nous avons représenté, dans la figure 223, une pseudo-

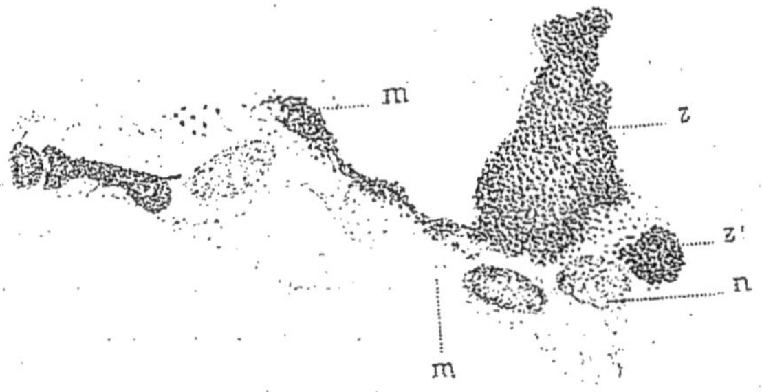

Fig. 223. — Pseudo-membrane diphthérique desséchée et colorée au violet de méthyle, 5 B. *n*, noyaux ; *z*, zooglœe formée par de petits microbes ; *z'*, zooglœe formée de microbes plus gros (500 diamètres).

membrane diphthéritique contenant des micrococques. On y voit, auprès des grands noyaux *n*, des débris de noyaux, dans une masse fibrineuse, des microbes *z* et *z'* en zooglœe formés par des grains inégaux; les petits, entourés de substance intermédiaire, correspondent aux micrococques décrits dans la diphthérie par Klebs.

D'autres microbes isolés, *m*, couvrent les pseudo-membranes. Les bactéries sont ordinairement limitées aux lésions diphthéritiques proprement dites, rarement elles pénètrent, par places, le long des vaisseaux jusqu'aux cartilages.

(1) Cornil, *loc. cit.*, 1881 et thèse de Thomas, Paris, 1881.

(2) Babes, Observations sur la diphthérie, etc. *Journal de l'anatomie* de Robin, janvier 1884.

L'un de nous a observé des faits de mortification diphthéritique avec des symptômes singuliers. Il s'était déclaré parmi les écoliers, dans le département de Bacska (Hongrie), une maladie très virulente qui ressemblait beaucoup à la diphthérie ordinaire. Elle commençait par une tuméfaction des amygdales, avec une hyperémie du pharynx ; en même temps les malades avaient un peu de fièvre ; quelques jours après, il se développait une pseudo-membrane jaune, grenue, adhérente, pénétrant dans les follicules des amygdales et dans les couches superficielles de la muqueuse, et enfin on avait affaire à des ulcérations ou à une mortification de la muqueuse à la place des pseudo-membranes. Dans le cours de cette maladie, qui durait plusieurs semaines, les malades n'avaient que rarement de la fièvre. En examinant les pseudo-membranes sur des préparations desséchées et colorées par la fuchsine, on trouvait constamment des masses énormes d'un bacille d'une longueur de 3 μ environ et d'une épaisseur de 0,6 à 0,7 μ, aminci à ses extrémités. Ses parties terminales étaient plus fortement colorées que les parties intermédiaires. Les mêmes bactéries formaient la masse jaunâtre qui couvrait les ulcérations consécutives. Les bacilles étaient plus nombreux dans l'acmé de la maladie. Les masses pseudo-membraneuses ressemblaient d'ailleurs tout à fait aux pseudo-membranes de la diphthérie ordinaire. Dans un autre cas, un enfant était affecté d'une inflammation aiguë du pharynx, avec tuméfaction des amygdales; celles-ci se couvrirent le second jour d'une pseudo-membrane opaque, lisse, sèche et très adhérente. Il existait en même temps une fièvre simple, sans caractère infectieux; quelques jours après, la pseudo-membrane s'élimina avec une mortification superficielle de la muqueuse. Ces faits n'appartenaient pas à la diphthérie grave.

Les fausses membranes de la diphthérie pharyngienne et laryngienne recouvrent constamment une muqueuse enflammée au plus haut degré. Lorsqu'elles siègent sur les amygdales, ces glandes deviennent volumineuses. On voit sur une section faite suivant leur grand diamètre, que leur tissu est infiltré de sérosité, que leurs dépressions crypteuses présentent à leur surface interne un revêtement membraneux et qu'elles sont très congestionnées. Sur les coupes comprenant toute l'amygdale, on apprécie d'abord l'épaisseur de la fausse membrane dont les couches superposées de fibres et de lames de fibrine occupent la place du revêtement épithélial, et qui se continuent dans les cryptes amygdaliennes. La fausse membrane plus ou moins détachée par places, et irrégulière à sa surface, montre, dans sa couche superficielle, sur les coupes colorées du violet de mé-

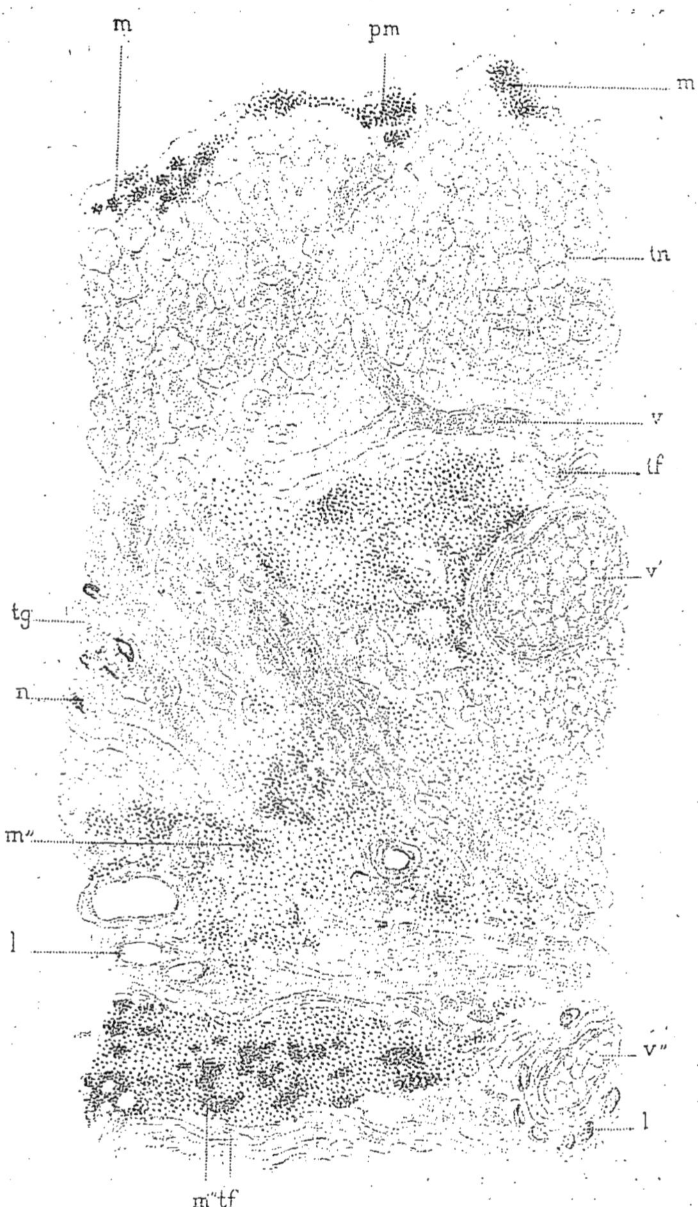

Fig. 224. — Coupe de la partie postérieure du larynx dans la diphthérie. L'épithélium et la couche superficielle sont remplacés par une pseudo-membrane renfermant des masses hyalines (*h*), et des parties superficielles des glandes muqueuses (*g*).

r, réseau brillant autour de la glande; *f*,*f*, tissu fibreux devenu brillant et rigide. Les vaisseaux, dans la profondeur de la muqueuse, sont remplis de masses zooglœiques *z*,*z*.

thyl B, puis traitées par la solution d'iodure de potassium iodé, décolorées et déshydratées, une grande quantité de micro-organismes, de micrococci et de petits bâtonnets; ces éléments existent aussi, mais en très petite quantité, dans les couches profondes de la pseudo-membrane qui renferme aussi des cellules lymphatiques, des globules sanguins et de grosses cellules déformées, hyalines, dépourvues de noyaux, mortifiées, provenant de l'épithélium. A sa partie profonde, au niveau du chorion de la muqueuse, la fausse membrane est appliquée directement et solidement sur la surface de ce dernier. Elle semble se confondre avec le chorion muqueux, si bien qu'il faut une certaine attention pour déterminer ce qui appartient à l'un et à l'autre. Le tissu conjonctif de la muqueuse est tantôt uni à la surface, tantôt irrégulier. Il est toujours profondément altéré, infiltré de cellules lymphatiques et de globules rouges; ses vaisseaux capillaires sont remplis de globules blancs, et cette inflammation, poussée à son maximum, se continue dans toute l'amygdale, aussi bien dans ses couches profondes que dans ses couches superficielles. Il existe parfois des accumulations de micrococci dans les vaisseaux capillaires de la couche superficielle de la muqueuse (voy. *z*, *z*, fig. 224). C'est par ce procédé qu'il se forme une véritable usure gangréneuse de la surface de la muqueuse; dans les cas moins graves connus sous le nom de pharyngite croupeuse ou pultacée, la muqueuse n'est pas altérée au-dessous de la fausse membrane. Le tissu réticulé qui constitue les follicules clos est augmenté de volume, et ses mailles sont remplies de cellules; le tissu périphérique aux follicules est également enflammé et épaissi.

Les lésions sont identiquement les mêmes dans le pharynx, où l'on constate aussi une hypertrophie inflammatoire des follicules lymphatiques si nombreux à la base de la langue et dans la partie postérieure du pharynx.

Sur les parties du larynx, de la trachée et des bronches qui possèdent un revêtement de cellules cylindriques, les fausses membranes sont généralement moins épaisses et moins adhérentes. Elles sont habituellement ramollies et réduites en détritus, ou même tout à fait absentes, vingt-quatre heures après la mort. Elles présentent les mêmes micro-organismes que les précédentes, et aussi des cellules épithéliales qui ont subi la mortification et présentent l'aspect hyalin dont nous avons déjà parlé. A la base de la fausse membrane on trouve quelques cellules qui ont encore la forme cylindrique, qui sont disposées en palissade, mais qui n'adhèrent plus les unes aux autres, qui sont tuméfiées, hyalines, qui se colorent uniformément en jaune orangé par le picro-carmin, et dont les noyaux ne se teignent plus en rouge par le même réactif. Le tissu conjonctif de la muqueuse est très enflammé, tout à fait infiltré de cellules lymphatiques et très épaissi.

Les ganglions lymphatiques du cou, en rapport avec les parties malades, sont tuméfiés. Leur capsule est tendue ; lorsqu'on les coupe, on voit qu'ils sont infiltrés d'un suc séreux louche, mais ils n'ont aucune tendance à la suppuration. Ils renferment les mêmes micro-organismes que les muqueuses, en quantité plus ou moins grande. On trouve quelquefois, dans les ganglions rétro-pharyngiens, de petits abcès qui résultent de la mortification et de la liquéfaction des follicules. Les abcès contiennent alors une masse énorme de bacilles et leur paroi présente une couche continue de ces bacilles.

Les reins sont presque constamment altérés dans la diphthérie grave. Leurs lésions, en rapport avec le passage de l'albumine dans les urines, se rapportent à la néphrite aiguë diffuse. Ces lésions sont des plus accusées (voyez la thèse de doctorat de Brault, 1880, et la *Pathologie des néphrites* de Cornil et Brault, 1884). Bien que Hueter, Tommasi Crudeli et Œrtel aient décrit des microcoques dans le rein des diphthéritiques, Fürbringer (1), dont le travail plus récent a été contrôlé par Weigert, n'a pas réussi à les mettre en évidence.

La diphthérie grave du pharynx et du larynx se termine quelquefois par des plaques de *diphthérie cutanée* qui siègent sur les points excoriés ou humides, au pourtour de la vulve, par exemple, chez les petites filles. Ces plaques pseudo-membraneuses de la peau offrent à l'œil nu beaucoup d'analogie avec les fausses membranes des muqueuses. Elles peuvent s'accompagner de gangrène.

(1) *Virchow's Archiv*. t. XCI, 1883.

L'un de nous (1) a fait plusieurs examens de la peau ainsi altérée sur des fragments très bien conservés. Lorsqu'on examine des coupes de la peau recouvertes d'une pseudo-membrane, on reconnaît, à un faible grossissement, que la fausse membrane est formée par les couches épidermiques modifiées. Cette fausse

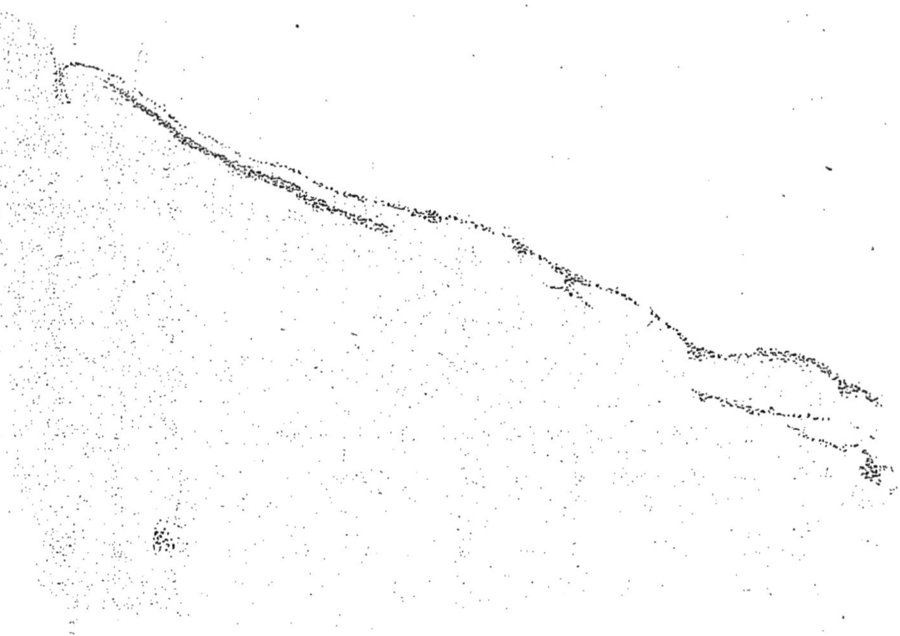

Fig. 225. — Coupe de la peau dans un cas de diphthérie de la vulve.

d, surface de la fausse membrane qui occupe la surface de l'épiderme ; *b*, bactéries superficielles ; *b'*, bactéries profondes (50 diamètres).

membrane est adhérente, par places, aux papilles, tandis qu'elle s'en détache en d'autres points; les papilles ont conservé leur forme et sont seulement plus ou moins œdématiées et infiltrées de cellules migratrices.

Sur les coupes minces colorées à la safranine ou au violet de méthyl B, déshydratées et montées dans le baume du Canada, les micro-organismes colorés forment, à la surface de la fausse membrane, une couche mince ou leur disposition est tout à fait caractéristique. La figure 225 représente une coupe de la peau à un faible grossissement, et dans laquelle ils constituent

(1) *Manuel d'histologie pathologique* de Cornil et Ranvier, t. II, p. 783.

une bordure colorée. Ils se montrent sous forme d'agglomérations zooglœiques, arrondies ou irrégulières, reliées les unes aux autres par une couche de microbes qui tapisse la surface de la fausse membrane. Cette bordure est composée de petits bâtonnets droits ou infléchis, ayant environ de 2 à 3 μ de longueur et 0μ,2 à 0μ,3 en épaisseur. Ils sont presque toujours réunis et enchevêtrés de telle sorte, que la bordure colorée qu'ils forment a de 4 à 10 μ d'épaisseur. Les amas de bactéries qu'on voit de distance en distance dans cette couche sont plus volumineux, de 20 à 40 μ de diamètre. Ils sont formés de bâtonnets enchevêtrés et si rapprochés qu'elles paraissent au premier abord remplies de micrococci. On les voit en *b*, figure 226, dans une fente située entre les filaments de fibrine. Mais il est

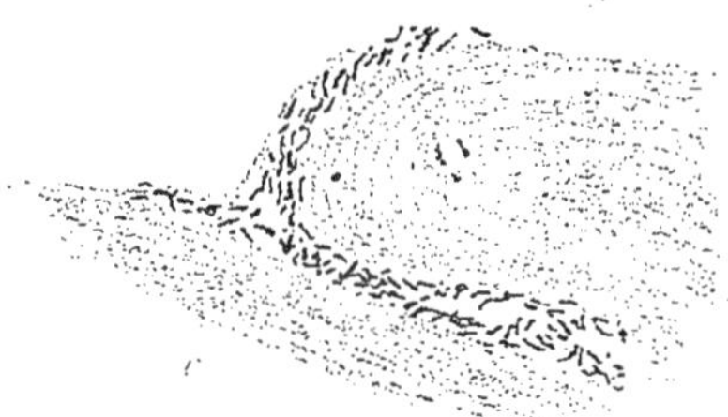

Fig. 226. — Coupe de la partie superficielle de la pseudo-membrane de la figure précédente montrant les bacilles *b* situés à sa surface dans une fente placée entre les fibres de fibrine (Grossissement de 400 diamètres).

facile de constater, avec un grossissement suffisant, qu'il s'agit bien de petits bacilles. L'épaisseur des fausses membranes est plus grande que celle de l'épiderme qu'elles remplacent. Leur substratum est formé par les fibrilles de fibrine, dans les mailles de laquelle sont situées des cellules épidermiques mortifiées, hyalines, des cellules migratrices et quelques globules rouges. Dans toute l'épaisseur de la fausse membrane, on rencontre quelques bacilles isolés ou des micrococci. A sa limite inférieure, du côté des papilles, on voit un plus grand nombre de bacilles. Lorsque la fausse membrane est accolée aux papilles, on trouve, à la limite de celle-ci, une assez grande quantité de ces microorganismes. Dans les points où la fausse membrane est soulevée (*p*. fig. 225), la surface libre des papilles montre un certain nombre de bacilles, les uns isolés, les autres réunis en petits amas. Ces micro-organismes sont adhérents à la surface de la papille. On les voit aussi pénétrer en *f* dans le goulot d'un follicule pileux et on en retrouve dans la profondeur de ce follicule. Un plus petit nombre d'entre eux est situé dans le tissu conjonctif des papilles et beaucoup plus rarement dans le tissu du derme. Nous en avons vu aussi quelques-uns dans les vaisseaux dilatés des papilles. L'inflammation, caractérisée par la présence des cellules migratrices, est très manifeste dans les papilles.

Dans la diphthérie cutanée plus ancienne, la fausse membrane est inégale ou absente, et la couche papillaire est en voie de destruction ainsi que la surface du derme. Dans ces fausses membranes, on retrouve de la fibrine, des cellules migratrices et des bacilles; mais il y existe en même temps des micrococci isolés, accolés deux par deux ou en chaînettes. Ces microbes sont de volume variable; leurs chaînettes sont souvent composées de micro-organismes très volumineux, de 0μ,5 à 0μ,6. Il y a aussi, à la surface, des bâtonnets de la putréfaction. Le derme altéré, mis à nu, présente à sa surface et dans sa couche superficielle les bactéries précédentes. Il est enflammé et nécrosé superficiellement.

Darier (1) et Thaon (2) ont trouvé, dans la *broncho-pneumonie diphthéritique*, des microcoques et des bacilles; Darier a cultivé, dans ces pneumonies, trois espèces de microcoques, le staphylococcus pyogenes aureus, le staphylococcus pyogenes albus et le streptococcus pyogenes. Dans les quatre derniers faits qu'il a communiqués à la Société de Biologie, il a vu trois fois le bacille diphthéritique. Il l'a cultivé sur le sérum gélatinisé et mieux sur le sérum peptonisé et sucré à la température de 37°.

Diphthérie secondaire. — La plupart des auteurs rapportent aussi à la diphthérie les inflammations pseudo-membraneuses qui se développent au pharynx et au larynx à la suite de la scarlatine et de la rougeole et qui ressemblent de tout point à la diphthérie primitive. Cette opinion paraît fondée en ce sens que

(1) Broncho-pneumonie dans la diphthérie, Thèse, 1885, et Société de Biologie, 7 novembre 1885.

(2) Des broncho-pneumonies infectieuses de l'enfance. Société de Biologie, 17 octobre 1885.

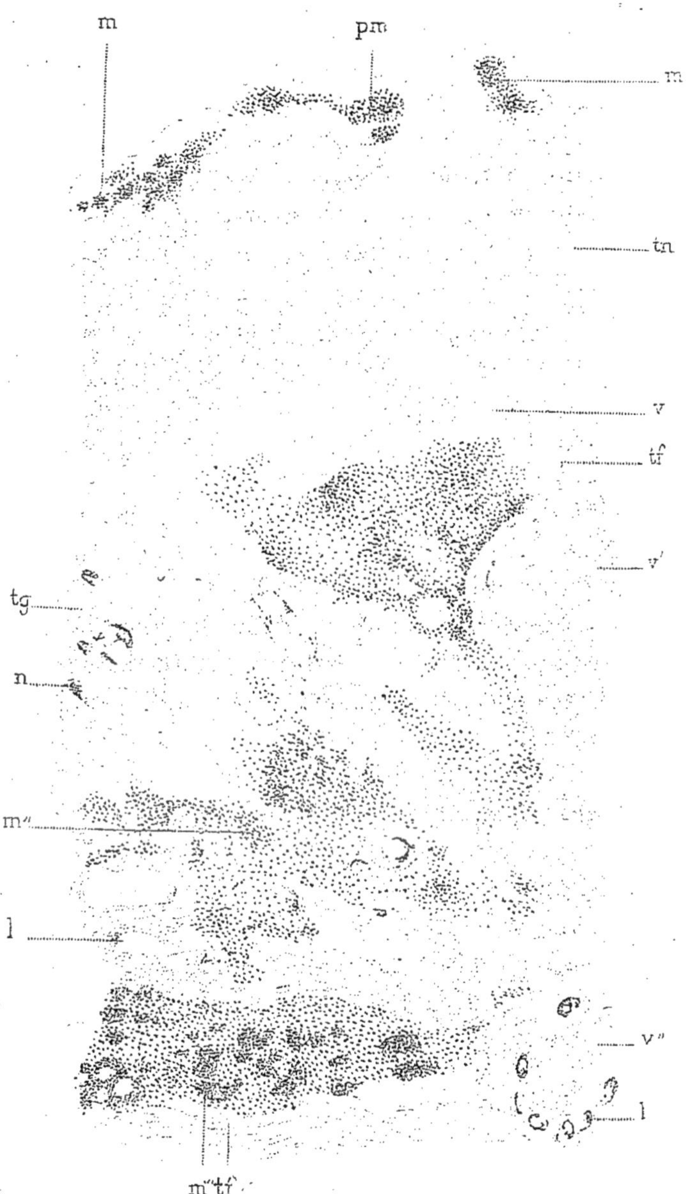

Fig. 227. — Coupe du larynx dans la diphthérie consécutive à la rougeole.

tn, pseudo-membrane présentant des masses homogènes arrondies et montrant des microbes *m*,*m'*; *v*, vaisseau sanguin pénétrant dans la pseudo-membrane et rempli d'une masse hyaline; *v'*, vaisseau sanguin rempli d'un réticulum grenu; *t*,*f*, tissu fibreux sous la pseudo-membrane; *tg*, glande remplie et entourée de grandes cellules homogènes; *m''*, microbes disséminés dans le tissu de la muqueuse; *v''*, vaisseau sanguin du tissu sous-muqueux; *m'''*, microbes en grandes masses à la limite du tissu mortifié diphthéritique.

ces pharyngites ou laryngites pseudo-membraneuses prennent souvent naissance dans les hôpitaux d'enfants, par la contagion d'autres enfants atteints de diphthérie. Nous avons vu, par les cultures de ces fausses membranes, qu'il s'agit des mêmes micro-organismes. La variole s'accompagne aussi d'une inflammation pseudo-membraneuse; mais celle-ci prend souvent son origine dans la confluence des pustules du pharynx et du larynx, et elle est assurément de nature varioleuse; nous la retrouverons à propos de la variole.

En étudiant les inflammations pseudo-membraneuses consécutives à la scarlatine et à la rougeole, nous avons trouvé beaucoup de bactéries dans les pseudo-membranes des muqueuses et dans les organes. La coupe de la muqueuse du larynx dessinée dans la figure 227 se rapporte à un fait de diphthérie consécutive à la rougeole. On y voit en *g* une glande muqueuse contenant un épithélium gonflé, en partie grenu ou hyalin et des masses hyalines dans son intérieur (*h*). La glande est entourée d'un réseau rigide, brillant (*r*). La surface de la muqueuse présente une substance grenue dans laquelle on trouve des masses arrondies, hyalines. On observe aussi dans cette couche des réseaux de fibrine rigides, très brillants, jaunâtres (*t*, *f*). Cette couche superficielle représente la pseudo-membrane diphthéritique mal limitée qui s'est substituée à la partie superficielle de la muqueuse. Le tissu plus profond est formé par des fibres parallèles à la surface, contenant des vaisseaux sanguins dilatés remplis de masses zooglœiques formées de microbes ronds de 0,3 à 0,4 μ de diamètre (*z*, *z'*).

Dans d'autres observations de diphthérie consécutive à la rougeole ou à la scarlatine, la disposition des bactéries était différente. Ainsi, dans la figure 227, la couche pseudo-membraneuse est presque homogène. On voit, à sa surface, des bactéries rondes disséminées ou réunies en petits amas serrés *m*, *m'*. Plus profondément, la pseudo-membrane est formée par des masses arrondies homogènes *tn*, entre lesquelles on peut distinguer un réseau grenu constitué par de fines fibrilles. On trouve aussi, dans ce fait, dans la masse diphthéritique assez épaisse, des tubes sécrétoires des glandes. A la limite inférieure, mal précisée de la pseudo-membrane, on observe des vaisseaux sanguins remplis d'une masse hyaline *v*. Dans la couche située au-dessous, on peut distinguer des fibres du tissu conjonctif épaissies, homogènes, qui se continuent avec le tissu de la pseudo-membrane. Entre ces fibres, il existe parfois des cellules migratrices ; par places, ce tissu est remplacé par une masse grenue, remplie d'une quantité de microbes serrés ou disséminés. On y peut reconnaître des vaisseaux plus grands, *v'*, remplis et entourés d'une masse grenue réticulée. Au même niveau, on rencontre encore des portions de glandes remplies de cellules devenues hyalines, grenues, jaunâtres et entourées de cellules plasmatiques, gonflées, hyalines, grenues ou remplies de granulations graisseuses. Encore plus profondément, on distingue des vaisseaux sanguins et lymphatiques, vides ou dilatés ; puis vient une couche de tissu fibreux et, enfin, une couche bien limitée du côté de la profondeur, formée par une grande quantité de microbes disséminés ou en amas, bien colorés, surtout à la limite du tissu profond, homogènes, avec des extrémités arrondies, *b*.

§ 2. — **Diphthérie spontanée des oiseaux.**

Etiologie. — La diphthérie des oiseaux décrite par Rivolta, Friedberger, Zürn, a paru d'abord résulter de la présence de grégarines (Rivolta, Balbiani, Arloing). Klebs y a trouvé de grands bacilles, vingt fois plus longs que ceux de la diphthérie de l'homme. Lœffler a constaté la présence de bacilles très voisins de ceux de la diphthérie humaine, et il les a cultivés. Quoi qu'on en ait dit, la diphthérie des oiseaux ne paraît nullement contagieuse pour l'homme.

Lœffler a observé en 1881 une épidémie de diphthérie chez les pigeons. Les exsudats pseudo-membraneux contenaient des micrococci et des bâtonnets de grandeur variable. Dans les bronches il y en avait plus que dans la bouche. Ces bâtonnets étaient longs et étroits, arrondis à leurs extrémités et réunis en groupes. Le foie présentait des bâtonnets semblables dans les vaisseaux. Il a inoculé, avec cette substance, des pigeons sur la muqueuse de la bouche et du pharynx, et il a fait des cultures avec les bacilles du foie sur la gélatine peptone. Avec les bacilles du foie, il a obtenu une seule espèce de bacilles dénués de mouvement. Il a inoculé à quatre pigeons les cultures pures des bâtonnets précédents, et il a toujours obtenu une inflammation et une fausse membrane. Deux de ces pigeons ont guéri et les deux autres sont morts avec des phénomènes généraux. Les foyers de pneumonie observés chez ces animaux contenaient des bacilles semblables à ceux qu'on avait inoculés ; il en était de même des foyers hépatiques.

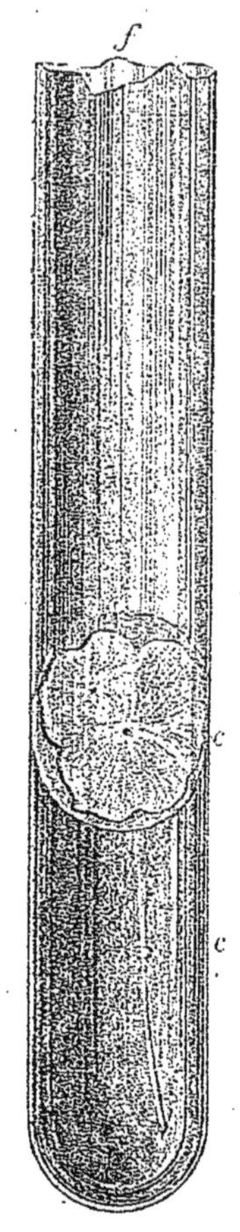

Fig. 228. — Culture du bacille de la diphthérie des pigeons.

c, partie superficielle ; c', partie profonde.

Les cultures pures de bâtonnets, inoculés à la peau, produisent une inflammation avec nécrose ; sur la muqueuse buccale, une fausse membrane diphthéritique identique à la diphthérie spontanée des pigeons. Avec les cultures de ces bâtonnets, Lœffler a pratiqué des inoculations au poulet. Il s'est formé de petites taches lenticulaires qui sont restées localisées, sans empoisonnement général. Aussi croit-il que la diphthérie du poulet n'est pas identique à celle du pigeon.

Il a inoculé des cultures pures de bacilles dans le muscle pectoral de trois moineaux qui sont morts trois jours après. La partie inoculée s'est transformée en masses jaunes contenant un nombre incroyable de bacilles. Chez l'un de ces animaux il y avait des bâtonnets dans le sang, dans le foie et le poumon ; les deux autres n'en présentaient pas.

Les expériences faites avec les cobayes, les souris et les chiens n'ont généralement donné aucune intoxication générale. Chez les cobayes, il s'est développé des ulcères à fond induré qui ont guéri au bout de quatorze jours. Les rats ont présenté une nécrose partielle, les chiens une rougeur légère au point inoculé.

Chez les lapins, il s'est développé de la rougeur inflammatoire au point d'inoculation ; un des lapins est mort avec une péritonite fibrineuse et un gonflement de la rate, dans le sang de laquelle il y avait beaucoup de bâtonnets; ce sang a donné lieu à des cultures pures. Sur les coupes de la rate, on trouvait des bâtonnets disposés en petits foyers comme ceux de la fièvre typhoïde ; le second lapin a guéri.

Quelques-unes des souris inoculées sont mortes; l'une d'elles, morte vers le septième jour, avait la rate gonflée et brune. Le foie était marbré de taches brunes et blanches. Il y avait des bacilles dans le sang du foie. Les taches blanches hépatiques étaient constituées par des travées de cellules hépatiques nécrosées dont les noyaux ne se coloraient plus.

Les capillaires de ces îlots blancs contenaient beaucoup de bacilles. Dans les pièces qui avaient séjourné dans l'alcool, les parties nécrosées présentaient des pertes de substance. Une seconde souris, inoculée avec le sang de la première, est morte au bout de sept jours avec les mêmes lésions. Pour s'assurer que les bâtonnets de la souris sont les mêmes que ceux du pigeon, Lœffler a inoculé des bâtonnets de la souris sur la muqueuse buccale d'un pigeon. Trois jours après, la muqueuse buccale du pigeon a montré des plaques pseudo-membraneuses, et dix jours après un exsudat. La pseudo-membrane s'est détachée le quatorzième jour. A la suite de la mort arrivée spontanément, on a trouvé des bacilles dans le foie et le poumon. Une souris inoculée avec le foie de ce dernier pigeon est morte au bout de cinq jours.

Symptômes. — La diphtérie est une des maladies les plus communes et les plus meurtrières qui sévissent sur les animaux de basse-cour, les poules et les pigeons. Elle est éminemment contagieuse. Elle atteint également les moineaux, les faisans, les perdrix, etc., surtout quand ces oiseaux sont domestiqués. Ce sont les espèces étrangères les plus rares qui en sont le plus facilement atteintes, parce qu'elles ne sont pas acclimatées. Mégnin en a bien décrit les symptômes, et nous renvoyons à son livre (1) pour ce qui est de la pathologie de cette maladie. Elle commence chez les poulets par la muqueuse linguale et buccale (pépie). On voit, sur les bords de la langue, des plaques

(1) Mégnin, *Maladies des oiseaux, causes, nature et traitement*, extrait de l'*Acclimatation*. Paris.

épaisses de couleur grise, jaunâtre, adhérentes, sèches, quelquefois croûteuses, qui se propagent soit du côté des fosses nasales, soit du côté du larynx, qui peut être totalement envahi, ainsi que les poumons et les sacs aériens du péritoine. Lorsqu'on essaye de racler et de détacher la fausse membrane linguale chez le poulet (ce qui est le meilleur moyen de traitement), on éprouve une certaine résistance et on fait saigner la muqueuse. Chez le pigeon, la fausse membrane se détache assez facilement. Le pigeon présente souvent du catarrhe intestinal. Les muqueuses ne sont pas seules atteintes. La surface de la peau, et en même temps le derme, les glandes cutanées, les glandes annexes du tube digestif, le tissu conjonctif de l'orbite, sont le siège de pseudo-membranes ou d'une sécrétion fibrineuse opaque de couleur jaunâtre, pulpeuse, sèche, qui forme de véritables tumeurs de la grosseur d'un petit pois ou davantage. La tumeur orbitaire, volumineuse, s'accompagne d'une exophthalmie ; on est obligé de vider l'orbite pour tenter un traitement qui réussit souvent si, après le raclage des productions morbides, on emploie des lotions antiseptiques. La maladie évolue quelquefois assez lentement.

Anatomie pathologique. — A l'autopsie des oiseaux, on trouve souvent des lésions du foie, des îlots semi-transparents que l'on considérait en France comme des foyers de diphthérie, mais que nous avons (1) reconnus comme appartenant en réalité à la tuberculose. Dans ces tubercules, en effet, les bacilles très nombreux, colorés par le violet B ou le liquide d'Ehrlich, résistent à l'acide nitrique au tiers et ne sont pas décolorés par lui, tandis que le contraire a lieu pour ceux de la diphthérie.

Les lésions sont quelquefois très étendues, de telle sorte, par exemple, que chez les pigeons le tissu conjonctif du cou peut être tout à fait infiltré, épaissi et enflammé, et comprimer le larynx et la trachée dont les muqueuses sont couvertes de pseudo-membranes.

Il existe, en outre de ces lésions, une affection pseudo-membraneuse très caractérisée de la muqueuse intestinale des perdrix.

(1) Cornil et Mégnin, *Société de Biologie*, novembre 1884.

Nous avons examiné au microscope avec Mégnin plusieurs faits de diphthérie de la langue, du larynx, de la peau, du poumon, des sacs aériens et de l'intestin provenant de poules de diverses races, de pigeons et de perdrix.

La diphthérie de la langue et du larynx, à son début, donne les préparations les plus démonstratives, parce que la fausse membrane est bien nette à l'œil nu et bien limitée sur les coupes qui comprennent à la fois la fausse membrane et la muqueuse sous-jacente ; on voit d'abord, à la surface, la section de la pseudo-membrane avec ses couches épaisses de fibrine réticulée. Lorsque la préparation a été colorée au violet de méthyl B, puis passée dans la solution d'iodure de potassium iodé ou dans la solution de sublimé, colorée ensuite au picro-carmin et décolorée et déshydratée par l'alcool et l'essence de girofle, on obtient les bacilles colorés en bleu et le tissu en rouge. Les bacilles de la diphthérie sont très nombreux à la surface de la pseudo-membrane et dans sa couche superficielle. Ils sont à peu de chose près semblables à ceux de la diphthérie humaine, et leur disposition est la même. Ils sont formés de petits bâtonnets ayant à peu près la même longueur et le même diamètre que ceux dont nous avons donné le dessin à propos de la diphthérie cutanée (fig. 226). Ils sont cependant plus lisses, plus uniformes que ceux de l'homme et ils ne présentent ordinairement pas de renflements. Ils peuvent se cultiver à une température inférieure à 20°, ce qui n'a pas lieu pour ceux de l'homme. On n'a pas vu leurs spores et ces derniers ne se développent pas dans les mêmes conditions. Ils sont enchevêtrés les uns dans les autres, droits ou infléchis, très rapprochés par places. Ils sont plus rares ou absents dans la couche moyenne et inférieure de la fausse membrane. Il y a presque constamment avec eux des microcoques isolés. Le tissu conjonctif de la muqueuse, qui ne présente plus de cellules épithéliales à sa surface, adhère intimement à la pseudo-membrane et présente une infiltration inflammatoire de cellules rondes et de globules sanguins, et des vaisseaux distendus, souvent remplis de corpuscules blancs du sang.

La diphthérie cutanée des oiseaux est caractérisée par de petites tumeurs contenant une matière pultacée, dure, sèche, jaunâtre, caséeuse. Les coupes montrent une infiltration du tissu conjonctif par des cellules dont les noyaux se colorent par les matières colorantes à la périphérie de la lésion, mais non dans les parties mortifiées. Il existe, dans ce tissu, des fentes au milieu desquelles on trouve par places beaucoup de bacilles semblables aux précédents. On en observe aussi, mais plus rarement, dans le tissu conjonctif infiltré de cellules.

Dans les fausses membranes du poumon, on rencontre aussi les mêmes bacilles ; mais nous y avons vu en même temps de grands bâtonnets ou filaments accidentellement venus par les voies aériennes. Les fausses membranes pulmonaires et celles qu'on trouve dans les sacs aériens de l'abdomen ont parfois une épaisseur relativement considérable ; elles sont semi-transparentes, formées par des couches de fibrine compacte. Dans un cas où ces fausses membranes des sacs aériens de l'abdomen avaient acquis une épaisseur considérable, nous avons vu très peu de bacilles de la diphthérie, mais il y avait de gros bâtonnets.

Les perdrix et les pigeons sont quelquefois atteints de diphthérie intestinale (Mégnin). La muqueuse intestinale est recouverte, sur une plus ou moins grande étendue, de pseudo-membranes épaisses et adhérentes ; la couche superficielle de la muqueuse, dans la région des villosités et des glandes en tubes, est mortifiée, grise ; la couche conjonctive et la tunique musculaire sont épaissies, infiltrées de cellules lymphatiques et le siège d'hémorrhagies, d'ecchymoses siégeant au-dessous de la couche superficielle mortifiée. Nous avons dessiné dans la figure 229 les lésions de l'intestin. Cette figure représente, avec un faible grossissement, l'ensemble d'une coupe de l'intestin couvert d'une fausse membrane. On voit en *m* la coupe de la pseudo-membrane formée de faisceaux et de filaments rigides de fibrine réticulée. Cette fausse membrane adhère par sa base aux papilles de la muqueuse qui sont gonflées, irrégulières à leur extrémité et mortifiées. Les cellules épithéliales ont disparu, les cellules propres des villosités sont peu visibles et les noyaux des cellules ne se colorent plus par le carmin. La préparation était doublement colorée, en violet pour les bactéries, en rouge par le carmin pour le tissu. On voit, entre les papilles *p*, des fentes étroites qui ne sont autres que les glandes en tube de la muqueuse dont les cellules sont en partie détruites. Dans les fentes ou glandes de Lieberkühn altérées, on voit une quantité de bacilles si considérable qu'ils apparaissent colorés en violet bleu avec le très faible grossissement employé pour dessiner la figure 229. Au-dessous de cette couche, le tissu conjonctif mortifié de la muqueuse était le siège d'une hémorrhagie diffuse. La masse de globules rouges était très compacte, si bien que les noyaux de ces globules retenaient fortement la matière

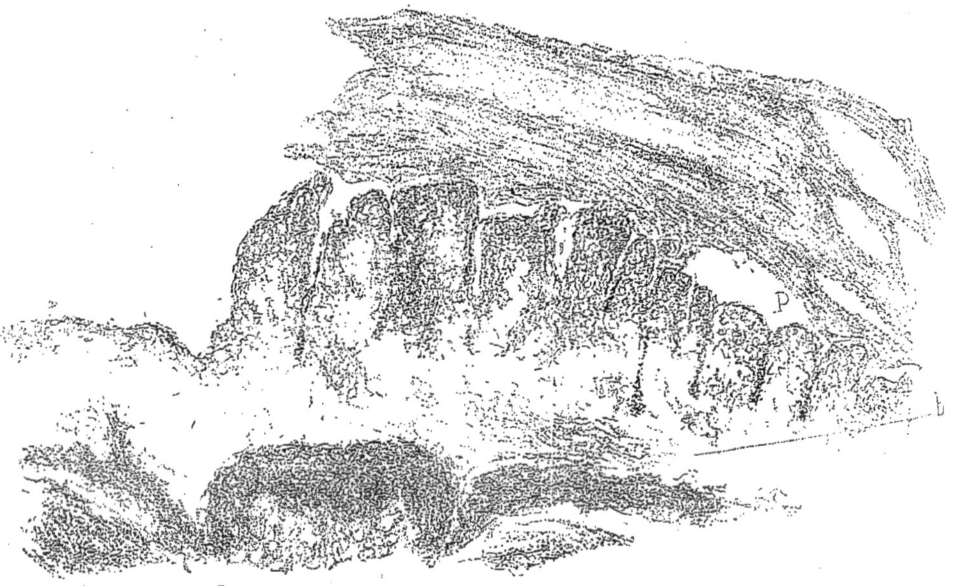

Fig. 229. — Coupe de l'intestin d'une perdrix au niveau d'une plaque diphthéritique.

m, fausse membrane épaisse qui recouvre l'intestin ; *p*, villosités intestinales auxquelles adhère partiellement la fausse membrane comme cela se voit en *b* ; *e*, tunique musculaire. La muqueuse tout entière est mortifiée ; entre les villosités, on voit des fentes qui sont remplies, ainsi que les glandes en tubes, de masses de bacilles colorés en bleu. Grossissement de 20 diamètres.

colorante violette et restaient par places colorés en violet.

En examinant ces mêmes coupes avec une lentille $\frac{1}{12}$ de Zeiss, on reconnaît quelques bacilles minces et courts dans la fausse membrane, mais en petit nombre et surtout à sa surface ou à sa limite inférieure, dans les interstices qui la séparent des villosités. Ces petits bacilles sont parfois mêlés à de grands bâtonnets provenant du mucus intestinal. Les bactéries qui siègent dans les glandes en tube ont toutes la forme et les dimensions des bacilles de la diphthérie. Elles sont très nombreuses, droites ou incurvées et agglomérées.

Comme la diphthérie des oiseaux constitue un processus parfois assez lent et de longue durée, il n'est pas étonnant qu'elle se complique de tuberculose, maladie assez commune chez les mêmes espèces animales, et il est de fait qu'on a souvent pris comme appartenant à la diphthérie des îlots semi-transparents ou des zones superficielles du foie qui doivent être rapportés à la tuberculose. L'examen histologique et bacillaire des coupes examinées après coloration ne permet pas de conserver le moindre doute. Si, en effet, on colore à la liqueur d'Ehrlich violette les coupes de diphthérie et qu'on les passe pendant une ou deux minutes dans la solution d'acide azotique au tiers, les bacilles de la diphthérie se décolorent complètement et ne sont plus visibles, tandis que les bacilles de la tuberculose restent parfaitement colorés. Ces derniers sont en outre beaucoup plus nombreux que ceux de la diphthérie et tout autrement disposés. Ils siègent, ainsi que nous le verrons à propos de la tuberculose des oiseaux, dans des cellules volumineuses et ils sont plus longs, pourvus de spores, flexueux, etc.

§ 3. — Diphthérie du veau.

La diphthérie du veau, qui paraît assez commune en Allemagne, est tout a fait inconnue en France. Elle s'observe souvent d'une facon épidémique, commence par la muqueuse buccale, les joues, la langue, le voile du palais; elle se caractérise par une exsudation jaune pénétrant profondément dans la membrane muqueuse. Les fausses membranes ont une épaisseur assez grande qui peut atteindre un centimètre et demi. Souvent le larynx et les fosses nasales ont été affectés. Les symptômes généraux consistent dans une extrême fatigue avec écoulement de salive, jetage nasal, diarrhée, etc. La maladie, dont la durée est variable, se termine par la mort, en quatre ou six jours ou en quelques semaines.

A l'autopsie, on constate une diphthérie des voies respiratoires, une exsudation dans les alvéoles pulmonaires sous forme de nodules de pneumonie, une pleurésie fibrino-purulente et des fausses membranes de l'intestin.

Damman, qui a étudié cette diphthérie, a trouvé des micrococci et des bâtonnets dans les productions pseudo-membraneuses. Il a cru que les micrococci étaient l'agent contagieux de la diphthérie. Il a inoculé des lapins, qui sont morts le jour suivant. A l'autopsie, il a trouvé des hémorrhagies autour du point inoculé et beaucoup de micrococci. Ces résultats sont analogues à ceux que Tommasi Crudeli a obtenus en inoculant aux lapins la diphthérie de l'homme. Il est probable que ces lapins meurent de septicémie. Des individus employés aux soins des veaux malades ont gagné la diphthérie.

Lœffler a observé sept cas de diphthérie du veau. Il n'a eu à sa disposition que des fausses membranes de la bouche. Il a coloré des coupes de la muqueuse avec du bleu de méthylène additionné de potasse. Sur ces préparations, la surface est fortement colorée en bleu. Au-dessous de cette première zone on a une large couche incolore, et profondément, à la limite des parties saines de la sous-muqueuse, une autre zone colorée en bleu.

La couche superficielle colorée est formée de bactéries variées au milieu desquelles les micrococci dominent. Il n'y en a pas dans la couche incolore, mais dans les parties colorées profondes, on trouve des bacilles unis en longs filaments ondulés. La longueur des bâtonnets est la moitié de celle des bacilles du charbon et cinq à six fois plus grande que leur épaisseur. La longueur des filaments ondulés est variable, mais généralement elle est considérable, et ils forment des touffes épaisses. Lœffler est persuadé que ces bacilles sont la cause de la diphthérie du veau.

D'après l'exposé précédent de ce que nous connaissons sur la diphthérie des animaux, on voit qu'on a affaire, pour chaque espèce animale, à des variations de siège et même de nature, car la diphthérie des veaux diffère complètement, par les caractères du micro-organisme décrit par Lœffler, des parasites de la diphthérie des oiseaux. Ces derniers ont beaucoup d'analogie avec les bactéries de la diphthérie humaine, mais ne se conduisent point absolument de la même façon. La diphthérie du tissu rétrobulbaire de l'orbite des poulets et celle de l'intestin de la perdrix n'ont pas d'analogue dans l'espèce humaine. D'une façon générale, la diphthérie des oiseaux est moins grave que celle de l'homme et ne paraît pas être contagieuse pour lui, ce qui implique une différence marquée comme espèce morbide.

Toutes ces variétés de diphthérie ont ceci de commun qu'elles affectent de préférence les jeunes sujets et qu'elles offrent chez eux une gravité plus grande que chez les individus âgés.

Pour ce qui est des organismes de la diphthérie humaine, nous croyons qu'on peut regarder les bacilles de Klebs et de Lœffler comme les agents les plus importants de la production des fausses membranes de la diphthérie vraie; mais nous ne nous dissimulons pas que les recherches bactériologiques relatives à cette maladie chez l'homme sont loin d'avoir dit leur dernier mot.

CHAPITRE V

BLENNORRHAGIE.

Historique. — Jousseaume (1) avait trouvé, dans le pus blennorrhagique, une algue constituée par de très longs filaments courbés qu'il avait appelés *genitalia*. Hallier (2) avait décrit des cocci contenus dans les globules blancs du pus et aussi dans les globules rouges des personnes atteintes de rhumatisme blennorrhagique. Il est douteux que Hallier ait réellement vu les parasites de la blennorrhagie. Salisbury (1873) avait vu aussi des filaments et des spores. Bouchard (3) a observé en 1878, dans le pus blennorrhagique, des microcoques légèrement effilés ayant l'apparence d'une virgule très courte, associés deux par deux ou en chaînettes. Il a constaté leur mobilité (4). Ces premiers travaux appartiennent à la période de tâtonnements de la découverte du microbe (5) de la blennorragie qui a été trouvé par Neisser.

Définition. — La blennorrhagie virulente, maladie essentiellement contagieuse, consiste, comme on le sait, dans l'inflammation superficielle ou catarrhale de l'urèthre et des glandes annexes chez l'homme, transmise quelquefois aux vaisseaux lymphatiques dorsaux de la verge, et dans le catarrhe de la muqueuse uréthrale ou des membranes vulvaires et vaginales, chez la femme. Elle donne lieu parfois à une légère tuméfaction des glandes lymphatiques ; elle peut se propager par les canaux déférents à l'épididyme chez l'homme, et même,

(1) *Des végétaux parasites de l'homme*, thèse de doct. Paris, 1862.
(2) Hallier, *Zeitschrift für Parasitenkunde*, Iéna, 1859, t. I, p. 179.
(3) *Des maladies par ralentissement de la nutrition*, Paris, 1882.
(4) Bouchard, 2e addition à l'exposé de ses titres scientifiques, p. 11.
(5) Nous n'employons pas le mot gonococcus parce que le mot gonorrhée est tiré du mot de γόνος, semence, et ῥέω, couleur, ce qui signifie écoulement de sperme, spermatorrhée.

quoique très rarement, par l'utérus aux trompes chez la femme. Il est assez commun de voir survenir aussi, dans son cours, des inflammations des bourses séreuses et des gaines tendineuses, ou une véritable arthrite aiguë ou subaiguë d'une grande articulation comme le genou.

Étiologie. — La blennorrhagie virulente paraît être constamment sous la dépendance des micro-organismes arrondis (gonococci) découverts par Neisser (1). L'exactitude de la description de Neisser a été vérifiée par tous ceux qui ont examiné le pus blennorrhagique par les procédés simples de la coloration des micro-organismes avec les couleurs d'aniline, car rien n'est plus facile que de les colorer avec le violet de méthyl ou la fuchsine sur des plaques où l'on a étalé et fait dessécher un peu de pus. Telles sont les publications de Welander, Watson-Cheyne, Bokaï, Haab, Aufrecht, Leistikow, Krause, Marchiafava, Petrone, Gamberini, Arning, Campana, Darier, Martineau, etc. (2). Il est établi aujourd'hui que toutes les suppurations et les liquides inflammatoires formés sous l'influence de la blennorrhagie, tels que les suppurations des glandes de Bartholin, des follicules glandulaires de la vulve (Martineau), de la tunique vaginale dans l'épididymite (Horteloup et Julien), les inflammations des gaines tendineuses et des synoviales articulaires, les inflammations oculaires, etc., contiennent les mêmes micro-organismes.

Dans l'ophthalmie purulente des enfants nouveau-nés, on rencontre ordinairement le même microbe (Neisser). Krause (3), Crédé et Zweifel ont même prétendu que la conjonctivite des nouveau-nés est toujours due à la contagion par la mère au

(1) Neisser, *Ueber eine der Gonorrhoe eigenthümliche Micrococcen Form* (*Centralblatt f. d. Medic. Wissenschaft*, n° 28, 12 juillet 1879), — et *Die Micrococcen der Gonorrhoe* (*Deutsche med. Wochenschrift*, 1882).

(2) On pourra consulter, pour l'historique de la question, la revue de Bricon dans le *Progrès médical*, nos 32 et 34, 1884. Plusieurs thèses ont été faites à Nancy et à Paris sur ce sujet, et en particulier celles de Weiss, *Le microbe du pus blennorrhagique* (Nancy, 1880) sous l'inspiration de Spielmann, de Jamin (thèse de Paris, 1883), d'Andret et de R. Mesnet (Paris, 1884). Le Dr de Pezzer a publié un mémoire sur le même sujet dans les *Annales des maladies génito-urinaires* (février et mars 1885).

(3) Krause, *Die Mikrokokken der Blennorrhoea neonatorum* (*Centralblatt f. d. prakt. Augenheilkunde*, mai 1882).

moment de l'accouchement. Cependant Sehling croit au contraire qu'il existe plusieurs variétés de conjonctivites dont l'une seulement est blennorrhagique. Kroner (1) de son côté a examiné, dans un grand nombre de conjonctivites infantiles, les microbes de l'œil comparés avec ceux de l'écoulement de la mère, et il n'a trouvé, à la fois, chez l'enfant et la mère, le microbe de la blennorrhagie que 63 fois sur 100. Il n'en est pas moins vrai que le lavage des yeux à la naissance des enfants, avec des solutions antiseptiques, et en particulier avec le nitrate d'argent en très faible solution, a donné les meilleurs résultats et mis fin aux épidémies d'ophthalmie purulente si communes dans les maternités.

Ces micro-organismes, examinés à l'état frais, semblent être mobiles; ils sont exactement arrondis s'ils sont isolés; on les trouve souvent associés deux à deux ou par quatre, et alors ils sont aplatis les uns contre les autres. Ordinairement ils ne forment pas de chaînettes. Ils se disposent souvent en petits amas. Leur diamètre varie de 0μ,3 à 0μ,4 ou de 0μ,4 à 0μ,6. Nous avons rencontré souvent deux espèces de cocci dans le pus blennorrhagique, les uns plus volumineux qui siègent dans les cellules, les autres plus petits qui forment des amas arrondis et libres (voyez planche I). Ils se colorent très facilement par le violet de méthyle et par la fuchsine, sur les lamelles où l'on a

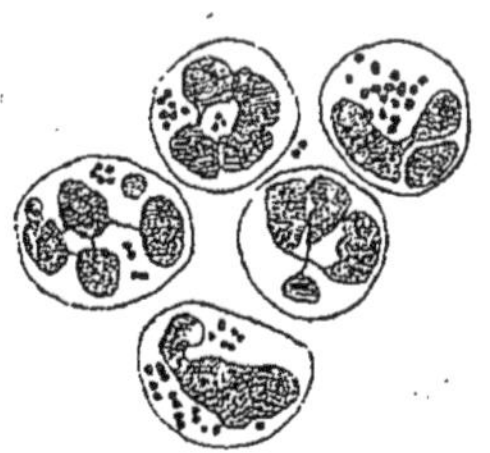

Fig. 230. — Cellules du pus blennorrhagique, vingt-quatre heures après le début de l'écoulement. Ces cellules montrent plusieurs formes de division de leurs noyaux, et, dans leur protoplasma, un nombre plus ou moins grand de microbes. — Grossissement de 600 diamètres.

étalé et fait sécher le liquide de l'écoulement. Ils ne se colorent pas par la méthode de Gram. Lorsqu'on les examine après coloration, on s'assure qu'ils siègent à la fois dans le liquide, où ils

(1) Kroner, 5e et 7e *Versaml. der natur. f. Ærzte*, 1884.

sont libres, et à la surface, aussi bien que dans le protoplasma des globules de pus et dans les cellules épithéliales desquamées de la muqueuse.

Nous avons examiné le pus de la blennorrhagie dès son début, au premier et au second jour chez l'homme, et nous avons vu les microbes en quantité dans les cellules épithéliales et dans les globules de pus ou à leur surface. Il est possible que leur action, se portant d'abord sur les premières, en détermine la chute qui favorise ensuite la sortie des globules de pus, car l'action de ce micro-organisme paraît être locale d'abord sur la muqueuse où s'est fait le contact. La période d'incubation observée entre le contact infectant et l'époque de l'apparition de l'écoulement serait employée à la multiplication des micro-organismes, sans symptômes réactionnels, dans le revêtement épithélial de la muqueuse.

Le pus de la blennorrhagie de l'homme ne contient pas ordinairement d'autres organismes que des cocci ; mais le pus des écoulements de la femme, recueilli à la vulve, à l'orifice de l'urèthre et dans le vagin, contient en outre une quantité de grands bâtonnets ou filaments analogues au leptothrix buccalis, et des amas de grosses spores qui remplissent les cellules pavimenteuses et qui se trouvent à l'état normal à la surface de ces muqueuses.

L'examen direct du liquide des écoulements virulents nous a appris que les microcoques y étaient constants. Cela ne suffisait pas pour montrer le rôle des bactéries ; il fallait encore les isoler et les inoculer. Neisser, Leistikow, Krause, Lœffler, prétendent avoir réussi à obtenir des cultures pures par les procédés de Koch. Constantin Paul (1) paraît être arrivé au même résultat avec les bouillons de Pasteur. Les inoculations entreprises avec ces cultures sur la muqueuse uréthrale et sur la conjonctive des animaux, des singes, des chiens, des lapins, des chats, des souris, etc., n'ont pas abouti. Bouchard a essayé aussi sans succès l'inoculation des cultures sur un malade dont l'œil était atteint de pannus. Cependant l'inoculation des cultures paraît avoir réussi chez l'homme entre les mains de Bokai

(1) Thèse de Chameron, Paris, 1884.

et de Bockhart (1). Ce dernier injecta dans l'urèthre d'un paralytique général presque moribond une seringue de Pravaz pleine d'une culture à la quatrième génération obtenue sur la gélatine. Il en résulta une blennorrhagie typique suivie d'une néphrite avec abcès multiples du rein droit. Le malade était mort en effet dix jours après l'inoculation. Le rein gauche était normal. La muqueuse de l'urèthre était couverte de pus teinté de sang et les vaisseaux lymphatiques contenaient une grande quantité de micro-organismes. On retrouva ces éléments dans les abcès du rein. Dans la muqueuse enflammée, les cellules migratrices contenaient des cocci caractéristiques.

Pour être admise sans conteste, l'inoculation des cultures pures du gonococcus devait être tentée de nouveau avec succès. Welander (2) a réussi, il est vrai, avec des liquides de sécrétion blennorrhagique contenant des microcoques, mais il a échoué avec ces mêmes liquides stérilisés.

D'après ces recherches il était infiniment probable, sinon absolument certain, que la blennorrhagie est causée par un microbe particulier; cet organisme se rencontre toujours dans la blennorrhagie virulente, mais la preuve de la production de cette maladie avec des cultures du gonococcus n'était pas donnée encore d'une façon absolue.

Nous avons souvent obtenu, sur des plaques de gélatine, des colonies plus ou moins pures, mais sans pouvoir distinguer celles qui représentent les microbes de la blennorrhagie ni affirmer même d'une manière absolue que ces colonies ne soient pas étrangères à cette maladie. Aubert (3) prétend qu'il y a plusieurs microbes de la blennorrhagie.

Le travail le plus récent qui ait donné des résultats positifs est celui de Bumm (4) ; cet auteur a essayé d'abord l'isolement des bactéries prises dans l'uretère et portées sur la gélatine peptone. Il a pu cultiver ainsi plusieurs espèces de bactéries ressemblant

(1) Bockhart, *Beiträge zur Aetiologie und Path. des Harnrohrentrippers* (*Vierteljahrschrift für Dermatologie und Syphilis*, 1883, avec planches).

(2) Quelques recherches sur les microbes pathogènes de la blennorrhagie (*Gazette médicale de Paris*, 7 juin 1884).

(3) Aubert, *De l'uréthrite bactérienne* (*Lyon médical*, 13 juillet 1884).

(4) Bumm, *Der Mikro-Organismen der gonorrhoischen Schleimhaut-Erkrankungen*, Wiesbaden, 1885, avec 4 planches.

plus ou moins au microbe de Neisser. L'une de ces cultures, de couleur jaune citron, montrait des amas de microbes semblables au gonococcus. Une autre culture lui semble avoir toutes les propriétés du staphylococcus aureus. Il a été plus heureux par l'inoculation du pus de la conjonctive sur du sérum de bœuf. Il obtint ainsi, vingt-quatre heures après l'inoculation, une bordure grisâtre, comme un petit voile, et en l'inoculant de nouveau il se développa une colonie identique composée d'îlots de microbes tout à fait semblables au gonococcus. Lœffler avait obtenu le même résultat. Bumm, en inoculant une parcelle de cette culture pure dans l'urèthre d'une femme saine, a vu se développer le lendemain une légère tuméfaction avec rougeur de l'urèthre, et quelques jours après une blennorrhagie typique. L'état aigu de cet écoulement dura trois semaines. Le liquide de la blennorrhagie renfermait toujours le microbe nococcus.

Tout récemment, Bumm a recommandé, comme le meilleur milieu de culture, le sérum du sang de l'homme. On recueille le sang d'un placenta au moment où il est encore dans l'utérus. On lave la section du cordon avec le sublimé. A chaque contraction utérine il s'écoule un peu de sang, de telle sorte qu'on peut en recueillir 100 grammes dans un vase stélérisé. Le lendemain on a assez de sérum pur. On en met une couche mince à la surface d'un tube de sérum de bœuf, on stérilise de nouveau et on a une couche mince de sérum humain sur du sérum de bœuf. Nous avons ainsi cultivé non seulement le microbe de la blennorrhagie, mais aussi celui de la vulvo-vaginite des enfants. Ce dernier paraît être le même que celui de la blennorrhagie de l'adulte.

La thérapeutique s'est tout naturellement emparée de cette donnée nouvelle. Le nitrate d'argent paraît être un excellent agent de destruction du gonococcus. On a employé aussi avec succès le permanganate de potassium et le sulfate de quinine.

Anatomie pathologique. — La blennorrhagie de l'homme se localise souvent à la région antérieure de l'urèthre, à la fosse naviculaire, plus rarement à la portion bulbeuse et à la région prostatique. Celle de la femme peut, à l'état subaigu, rester très longtemps localisée dans les glandes et follicules de la région vulvaire.

La formation des cellules lymphatiques, la desquamation des cellules épithéliales, la présence des globules sanguins en plus ou moins grande quantité, la congestion vasculaire, etc., sont les mêmes sur la muqueuse uréthrale que sur toute muqueuse enflammée. D'après Bumm, les bactéries pénètrent entre les cellules d'épithélium jusqu'au corps papillaire de la muqueuse, après quoi on observe une migration de cellules lymphatiques. Les

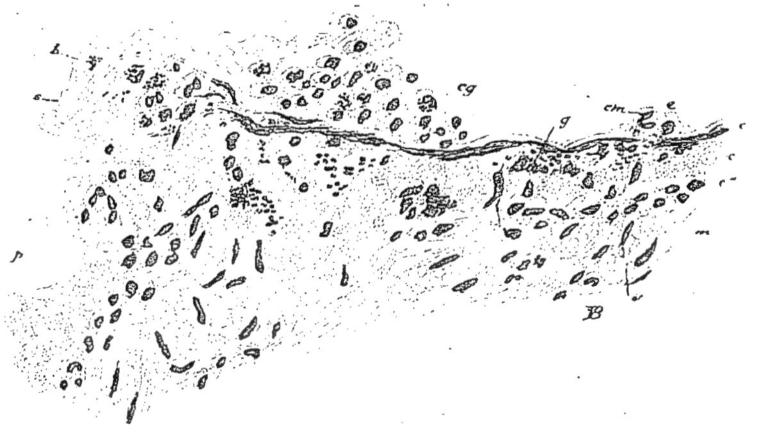

Fig. 231. — Coupe de la conjonctive dans une conjonctivite blennorrhagique chez un enfant.

c, couche superficielle de l'épithélium soulevé en *c* par des cellules migratrices *cm* et de microbes; *c'*, couche muqueuse de l'épithélium parsemé de cellules migratrices et présentant des espaces arrondis remplis de microbes; *p*, pli conjonctival montrant une lésion plus avancée, et en particulier une dissociation des cellules épithéliales; *c''*, surface de la muqueuse couverte de cellules migratrices; *m*, muqueuse parcourue de vaisseaux dilatés.

cellules sont dissociées par cette inflammation, après quoi il se développe une exsudation fibrineuse contenant des cellules lymphatiques et des microbes entre les cellules d'épithélium. Les mêmes lésions se trouvent dans la conjonctive (voyez fig. 231). La guérison arrive à la suite d'une migration plus grande de cellules migratrices chargées de bactéries, de sorte qu'on peut dire que les bactéries pénètrent d'abord le revêtement épithélial et sont ensuite éliminées par les cellules lymphatiques. Bumm pense que le terrain sur lequel les bactéries se sont développées subit une modification chimique qui le rend inapte à la culture des gonococci, et que telle est la raison de la guérison. Lorsque l'inflammation est très intense, elle envahit plus ou moins le tissu conjonctif sous-muqueux et même le tissu érectile des corps spongieux. Il en résulte quelquefois une inflammation des vaisseaux lymphatiques de la région dorsale de la verge, caractérisée par des traînées et des cordons.

Lorsque le tissu conjonctif sous-muqueux, très enflammé, est infiltré de cellules lymphatiques, lorsque le corps spongieux est lui-même atteint, son tissu érectile ne peut plus se prêter à l'érection. Celle-ci, si fréquente et si douloureuse dans la blennorrhagie aiguë, donne alors lieu au gonflement des corps caverneux et du gland. Il en résulte ce qu'on appelle la blennorrhagie cordée, dans laquelle la corde est formée par l'urèthre, l'arc par les corps caverneux et le gland tuméfiés.

Le pus blennorrhagique possède des propriétés irritantes spéciales en vertu desquelles il se développe souvent des végétations papillaires à la surface du prépuce. Lorsque la blennorrhagie est ancienne et qu'elle a duré plusieurs mois ou plusieurs années, le tissu conjonctif de la muqueuse est souvent épaissi par cette inflammation chronique.

Les rétrécissements de l'urèthre sont le plus ordinairement causés par l'organisation fibreuse de ce tissu. Des végétations analogues aux bourgeons charnus, des trajets sinueux ou irréguliers du canal uréthral causés par ces végétations, tels sont les accidents de la blennorrhagie chronique. Des nodules fibreux durs, criant sous le scalpel, sont observés quelquefois autour de l'urèthre, à la base du gland ou au niveau de la fosse naviculaire; ils compriment le canal au point de constituer des rétrécissements qu'on ne peut vaincre qu'avec l'uréthrotomie.

CHAPITRE VI

FIÈVRE TYPHOÏDE.

Historique. — Il n'entre pas dans notre pensée d'exposer ici l'histoire complète de la fièvre typhoïde au point de vue de son anatomie pathologique, de ses symptômes et de son étiologie. Nous renvoyons pour son anatomie pathologique au traité de Louis (1), à l'atlas de Cruveilhier, et pour son histologie pathologique au *Manuel d'histologie* de Cornil et Ranvier.

Nous n'entendons traiter ici que l'histoire des bactéries qui sont en rapport avec la fièvre typhoïde et leur rôle dans l'étiologie, la physiologie et l'anatomie pathologique de cette affection. Recklinghausen (2) avait décrit en 1871 des masses de microbes siégeant dans les abcès consécutifs à la fièvre typhoïde; Klein (3) avait trouvé diverses espèces de micro-organismes dans les lésions de cette maladie; Socoloff (4) avait vu, dans l'intestin et dans les ganglions lymphatiques, des amas de microbes et de bacilles dans les espaces lymphatiques; Brovicz (1875) est le premier qui ait vu bien nettement des bactéries allongées dans la rate; Fischl (5) avait aussi trouvé des bactéries dans la rate, qui semblent se rapporter à celles qu'Eberth a déterminées plus tard, car il les considère comme des micrococci souvent ovoïdes; Maurice Reynaud (6), Letzerich (7) ont vu des colonies de cocci; mais ce furent Eberth (8) et Klebs (9) qui ont en réalité donné la première description dé-

(1) Louis, *Recherches anatomiques, pathologiques et thérapeutiques sur la maladie connue sous le nom de fièvre typhoïde*, 2e édition, 1841.

(2) Recklinghausen, *Wurtzburger Zt.* 10 juin 1871.

(3) Klein, *Report of the med. off. of the Privy Council and Local Gov. board*, VI, 1874. *Centralblatt*, 1874, n° 692, reports 1876.

(4) Socoloff, *Virchow's Archiv*, t. LXVI.

(5) Fischl, *Prager med. Wochenschr.*, 1878.

(6) Maurice Raynaud, Académie de médecine, 1880.

(7) Letzerich, *Archiv f. experim. Path.*, XIV.

(8) Eberth, *Virchow's Archiv*, t. LXXXIII, p. 486.

(9) Klebs, *Handb. der path. Anat.*, fascicule VII et *Archiv f. exp. Path.*, t. XII, p. 381.

taillée et exacte des bacilles qu'on observe dans la fièvre typhoïde. Les travaux de ces deux anatomo-pathologistes ont fait admettre l'existence des bacilles propres à la fièvre typhoïde, qui ont été depuis étudiés par un grand nombre d'auteurs parmi lesquels nous citerons Meyer (1) et Friedlander (2).

Tout récemment, Gaffky a isolé, par la culture, les micro-organismes de cette maladie et les a décrits dans un travail du laboratoire de Koch, inséré dans le second volume des *Mittheilungen des k. Gesundheitsamte*.

Le dernier travail d'ensemble paru sur la fièvre typhoïde est, croyons-nous, l'article *Abdominal-Typhus* de Zülzer (3).

Définition. — La fièvre typhoïde (typhus abdominal, iléo-typhus, dothiénentérie) est une maladie infectieuse, le plus souvent endémique, mais quelquefois aussi épidémique lorsqu'elle débute dans un pays, dans un village ou une ville qui en étaient jusque-là indemnes. Elle est caractérisée par une fièvre à type continu comme une septicémie, et par des lésions anatomiques, par des ulcérations des plaques de Peyer et des follicules clos de l'intestin, une tuméfaction des ganglions lymphatiques du mésentère et de la rate, par un catarrhe pulmonaire et des lésions parenchymateuses du rein et du foie.

Forme et siège des bacilles. — Eberth, pour étudier les bactéries de la fièvre typhoïde, faisait durcir dans l'alcool des morceaux de la rate, des ganglions lymphatiques et de l'intestin. Il traitait les coupes par l'acide acétique cristallisable avant toute coloration, et il les examinait au microscope à un grossissement de 100 à 200 diamètres. Il trouvait alors de petits amas de bactéries. Mais il n'en découvrait pas dans chaque coupe, et il avait classé les 12 faits de fièvre typhoïde où il avait rencontré des bacilles, suivant le nombre des îlots bactériens, de la façon suivante : dans un premier groupe de faits, où il y avait peu de bactéries, il ne trouvait qu'un ou deux îlots bactériens sur cinq ou six coupes examinées ; dans les cas moyens il y avait environ un îlot de bactéries par coupe ; lorsque ces bactéries étaient

(1) Meyer, *Berliner inaug. Diss.*, 1881.
(2) C. Friedlander, *Verhandl. d. Berliner phys. Gesellsch.*, 1881.
(3) *Real-Encyclopedie der gesammten Heilkunde de A. Eulenburg*, seconde édition, Wien et Leipsig, 1885.

abondantes, chaque préparation contenait de deux à trois colonies. Dans un seul fait il a pu voir jusqu'à 25 colonies dans chaque coupe. Quelquefois un ganglion ne présente aucune colonie de bacilles, tandis qu'un ganglion voisin en contient beaucoup. Eberth a pu voir des bacilles colorés par l'hématoxyline ou par le violet de méthyl et le brun de Bismarck, mais la coloration lui a paru difficile à obtenir, et il préférait les coupes non colorées traitées par l'acide acétique. Les colonies, mal limitées, irrégulières et en réseau, avaient de 10 à 100 μ. de diamètre.

Sur 23 autopsies de fièvre typhoïde examinées, Eberth a trouvé 12 fois seulement des bactéries ; les ganglions en présentaient toujours dans ces 12 faits ; la rate ne lui en a offert que six fois. Dans les ganglions lymphatiques, les micro-organismes siègent entre les cellules rondes en multiplication, au milieu du tissu réticulé, quelquefois même dans l'intérieur des vaisseaux. Dans la rate, ils sont libres entre les cellules de la pulpe splénique ; dans l'intestin, ils se rencontrent au milieu du tissu épaissi des plaques de Peyer.

Pour ce qui est de la forme des micro-organismes, on pourrait croire, dit Eberth, en examinant un des îlots qu'ils forment par leur agglomération, qu'il s'agit de cocci arrondis ; mais, dans les points où ils se laissent voir individuellement, on reconnaît que ce sont des bâtonnets ayant à peu près la dimension des bacilles minces qu'on trouve dans le sang putréfié, avec cette différence qu'ils sont ovoïdes, allongés, terminés par des extrémités arrondies, comme des aiguilles émoussées à leurs deux bouts. Il n'a jamais rencontré de cocci sphériques. Ces bacilles ont un contour fin ; leur substance est homogène et difficile à colorer. Ils diffèrent, par cette difficulté de leur coloration, des bacilles du sang putréfié et de ceux qu'on trouve sur les parties mortifiées de l'intestin, car ces derniers sont au contraire très facilement et très fortement colorés par le violet de méthyl. D'après Eberth, les bactéries sont d'autant plus nombreuses qu'on examine les organes à une époque plus rapprochée du début de la fièvre typhoïde.

Nous avons représenté dans la planche I les bacilles de la fièvre typhoïde à un grossissement de mille diamètres ; la figure 232 les montre à un grossissement d'environ 1,500. Leur grand diamètre mesure 2 μ; leur épaisseur est de 0μ,8 en moyenne. Leur extrémité est habituellement un peu plus colorée que leur partie centrale par les couleurs d'aniline.

On arrive à les colorer avec la safranine, la fuchsine (Babes) ou avec le violet de méthyle. Koch et Gaffky se sont servis de bleu de méthylène en solution alcoolique forte. Les coupes doivent y rester vingt-quatre heures, à moins qu'on n'ait placé le bain colorant dans une étuve à 40°. Encore est-il que la coloration bleue des bacilles est peu durable. Gram recommande, pour colorer ces bacilles, de mettre les coupes, après coloration, pendant une ou deux minutes dans la solution de sublimé à 1 p. 100; mais il est douteux que le dessin qu'il en donne dans la seconde édition du *Manuel de technique* de Friedlander se rapporte aux bacilles de la fièvre typhoïde, car les bactéries qu'il a dessinées sont au moins aussi volumineuses et aussi longues que celles du charbon.

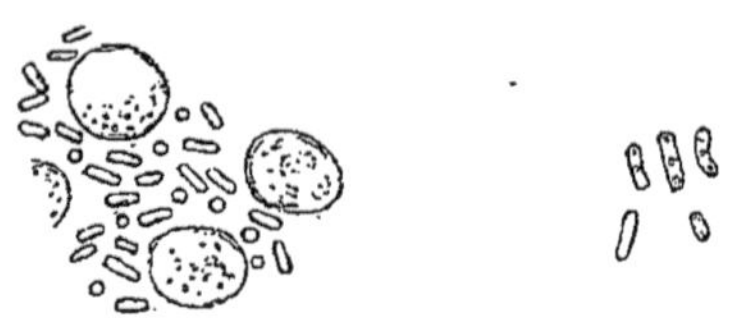

Fig. 232. — Bacilles de la fièvre typhoïde.

D'après nos recherches (1), sur les coupes des plaques de Peyer observées au début de leur tuméfaction, on rencontre les bâtonnets courts à extrémités arrondies, que nous venons de décrire, dans les glandes en tubes ou dans le tissu conjonctif de la muqueuse, surtout autour des culs-de-sac des glandes en tubes. Dans ces plaques qui sont formées, comme on le sait, de cellules rondes analogues aux leucocytes et de grandes cellules en voie de multiplication, ces cellules montrent parfois dans leur intérieur de petits groupes de bâtonnets, associés quelquefois deux à deux et en voie de divi-

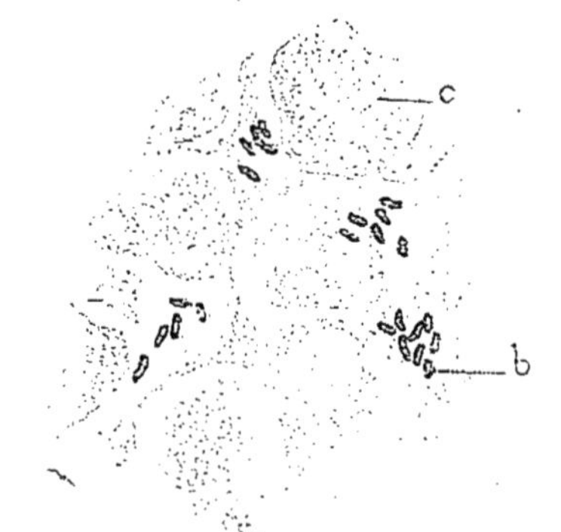

Fig. 233. — Coupe d'une plaque de Peyer (800 diamètres).

c, cellules hypertrophiées et granuleuses ; b, bacilles siégeant surtout entre les cellules.

(1) Babes, *Journal de l'Anatomie*, janvier 1884. — Cornil, *Leçons orales de l'Hôtel-Dieu et de la Faculté de médecine*, 1884-85.

sion. Les bâtonnets représentés en *b* dans la figure 233 siègent surtout en dehors des cellules. Tandis qu'au début des lésions des plaques de Peyer ces bacilles sont nombreux, ils deviennent ensuite plus rares et il survient d'autres bactéries à leur place. On sait en effet que les ulcérations des plaques sont précédées habituellement par une nécrose superficielle plus ou moins marquée, suivant qu'il s'agit des plaques dures ou des plaques molles décrites par Louis. Dans cette période de la nécrose des plaques, on y rencontre des bacilles allongés, minces formant des agglomérations de filaments qui siègent souvent dans les vaisseaux sanguins ou dans les espaces lymphatiques de la muqueuse gangrénée.

A la surface de la partie superficielle mortifiée des plaques de

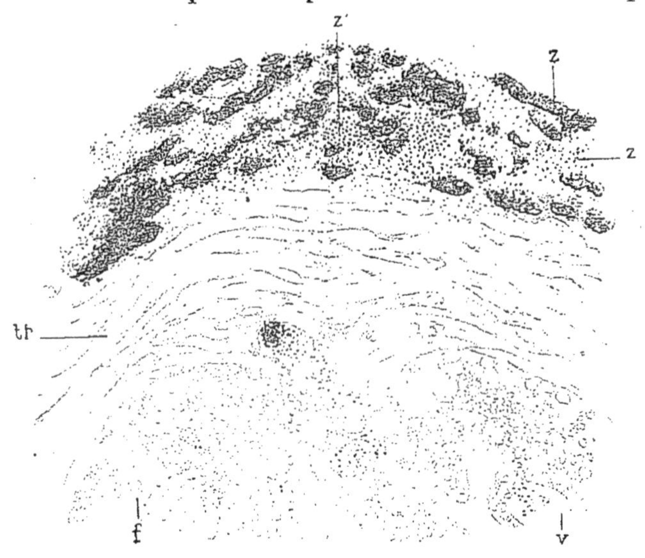

Fig. 234. — Coupe de la partie mortifiée superficielle d'une plaque de Peyer de l'intestin dans la fièvre typhoïde (Grossissement : 200 diamètres environ).

z, couche superficielle du tissu mortifié formée par des masses énormes de microbes disséminés ou en zooglœe plus fortement colorée du côté de la profondeur qu'à la surface ; *z'*, une autre espèce de microbes en zooglœe avec beaucoup de substance gélatineuse intermédiaire ; *tr*, travées de tissu fibreux pâle parallèles à la surface ; *f*, follicules mortifiés. On peut suivre la pénétration des microbes dans les vaisseaux dilatés *v*.

Peyer, on voit souvent une couche épaisse formée de bactéries rondes, infiltrées dans le tissu mortifié ou réunies en zooglœes (fig. 234, *z*). Dans ces zooglœes, les microbes ayant de 0μ,4 à 0μ,5 de diamètre sont plus denses et plus fortement colorés du côté de la profondeur du séquestre que du côté de la surface. Auprès de ces bactéries, il y en a de plus petites formant des zooglœes bien limitées, avec beaucoup de substance gélatineuse intermédiaire *z'*. On peut conclure de la disposition des bactéries, qu'elles pénètrent par la surface et qu'elles envahissent successivement le tissu mortifié ; on distingue souvent une couche superficielle vitreuse, striée, parallèle à la surface *tr*, et dans la profondeur des follicules *f*, composés de petites cellules, de débris de noyaux et de vaisseaux dilatés *v*, contenant des micrococques ou des bacilles. Une autre accumulation de microbes, qui ressemblent à ceux de la surface, existe souvent au-dessous du séquestre, à la surface du tissu embryonnaire qui forme la ligne de démarcation profonde de la partie mortifiée.

Le sang, recueilli pendant la vie des malades, montre parfois des bacilles de la fièvre typhoïde situés entre les globules rouges ; il y a aussi quelquefois des bacilles en voie de division. A côté de ces éléments, on rencontre de gros globes ronds, hyalins, qui se colorent fortement à la périphérie par les couleurs d'aniline, tandis que leur centre reste habituellement incolore, et sur la signification desquels on n'est pas encore fixé. Il n'est pas probable qu'on puisse faire le diagnostic par l'examen microscopique du sang, car les bactéries y sont très rares.

Les bacilles de l'intestin sont si nombreux, et ils se rencontrent parfois avec leurs diverses formes en si grand nombre à la surface des plaques de Peyer, qu'il est difficile de dire quels sont ceux qui appartiennent à la fièvre typhoïde. Mais on n'a plus ce même doute lorsqu'on examine les organes éloignés de l'intestin, tels que les glandes lymphatiques du mésentère, la rate, le foie et les reins.

Les ganglions lymphatiques du mésentère tuméfiés, infiltrés et d'aspect médullaire, offrent souvent, entre les grandes cellules hypertrophiées de la substance corticale, les mêmes globes colorés que nous venons de signaler dans le sang.

La figure 235 montre une coupe d'un ganglion dans lequel, au milieu des cellules tuméfiées *c*, qui sont situées sous la capsule *cp*, on voit des masses arrondies très fortement colorées par l'aniline, tantôt exactement sphériques *gl*, tantôt irrégulières et formées de blocs granuleux dissociés qui, avec un plus fort grossissement, se montrent composés de bacilles.

La rate, qui est constamment hypertrophiée dans la fièvre typhoïde, contient habituellement des bacilles qui y ont très bien été décrits par Eberth. On peut s'assurer de leur présence dans cet organe en y prenant directement du sang pendant la vie par une ponction à l'aide de la seringue de Pravaz. Maragliano (1) a

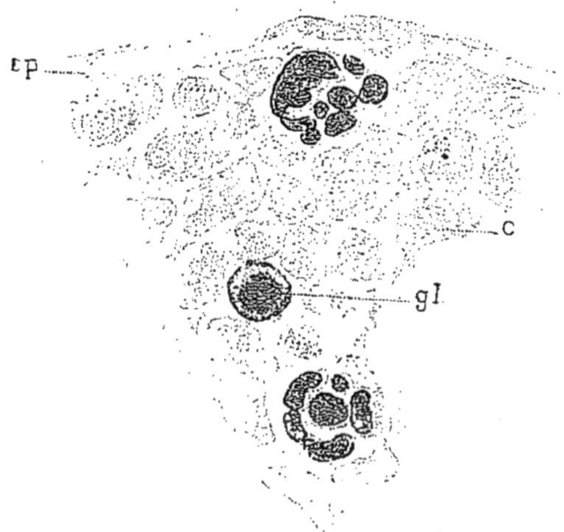

Fig. 235. — Coupe de la périphérie d'un ganglion lymphatique dans la fièvre typhoïde.

c, cellules lymphatiques tuméfiées; entre les cellules il y a des masses hyalines *gl*, formant des globes ou des amas de débris de globes hyalins (100 diamètres).

employé cette méthode de recherche dont le docteur Sciamma de Rome s'était servi déjà et qui paraît être sans danger, lorsque la canule de la seringue a été appropriée et chauffée de façon à être bien stérilisée. Maragliano a vu ainsi dans le sang de la rate des bâtonnets à contours fins et très minces analogues à ceux décrits par Klebs et Eberth. Mais il a rencontré aussi à côté d'eux des bactéries rondes plus nombreuses. A la fin de la maladie, et pendant la convalescence, ces organismes disparaissent du sang de la rate. Il a essayé des cultures avec ce sang et il a obtenu le développement de bacilles de diverses grandeurs. Hein (2) a aussi recueilli, avec la seringue de Pravaz, du sang de la rate sur les malades atteints de la fièvre typhoïde, et il a reconnu les bacilles caractéristiques, qu'il a réussi à

(1) *Centralblatt f. d. med. Wissensch.*, octobre 1882.
(2) *Centralblatt f. d. med. Wiss.*, 4 octobre 1884.

cultiver. Nous ne recommandons pas ce procédé non seulement à cause des dangers qui peuvent en résulter pour le malade, mais aussi parce qu'il est douteux que la recherche microscopique simple puisse toujours faire reconnaître les bacilles de la fièvre typhoïde.

Fränkel et Simmonds (*Centralblatt f. klin. Medicin*, 31 octobre 1885) ont toujours trouvé les bacilles dans les cultures de la rate; mais ils ne les ont pas rencontrés à l'examen microscopique de rates placées dans l'alcool immédiatement après la mort. Si l'on conserve la rate quelques jours avant de la mettre dans l'alcool, les bacilles s'y multiplient de telle sorte qu'on peut alors les voir facilement sur les coupes. Ils n'ont point vu de bacilles dans le sang des malades.

Gaffky (1), sur 22 rates de fièvre typhoïde dont il a examiné les coupes, a trouvé 20 fois des bacilles disposés en petits îlots ou colonies; cette disposition est aussi caractéristique que la forme des bactéries isolées.

Dans les préparations de la rate que nous avons faites (fig. 236), avons pu constater un état embryonnaire du tissu fibreux, une prolifération du tissu réticulé lymphatique *e* autour des artères *a*, une prolifération des cellules endothéliales des petites veines *v* qui se détachent de la paroi et dont le protoplasma granuleux contient souvent des globules rouges. Les cellules de la pulpe *c* sont tuméfiées et contiennent parfois des globules rouges. On trouve aussi beaucoup de globules rouges libres et de granules entre eux. Les foyers de bactéries siègent le plus souvent près de la surface de l'organe, dans les parties centrales de la pulpe correspondant aux lacunes très dilatées *b*. Autour du foyer bactérien, les cellules sont souvent en multiplication indirecte, *m*. Très fréquemment il existe, dans le tissu où siègent les bacilles, des parties nécrosées, dans lesquelles les cellules sont unies en même temps que leurs bords sont effacés; entre les cellules, on voit des grains qui se colorent de la même façon que les bacilles. Nous ne doutons pas qu'il ne s'agisse là d'anciens foyers de bacilles *n*.

D'après Gaffky, le *foie* est, avec la rate, l'organe dans lequel

(1) *Mittheilungen aus der kais. Gesundheitsamte*, t. II.

on trouve le plus constamment les bacilles de la fièvre typhoïde, sous forme d'îlots ou foyers plus ou moins grands et plus ou moins nombreux. Le foie présente toujours dans la fièvre typhoïde des lésions qui consistent dans un état granulo-grais-

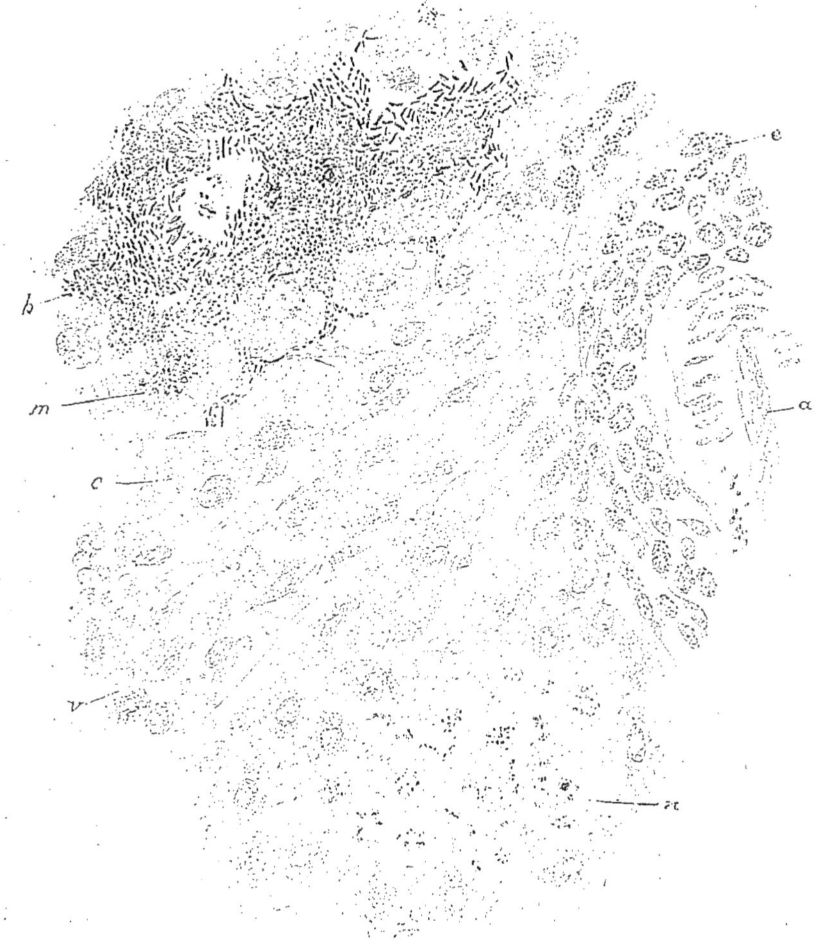

Fig. 236. — Coupe de la rate dans la première semaine de la fièvre typhoïde.

v, vaisseau dont les cellules endothéliales sont gonflées ; *b*, bacilles en foyers dans les cellules de la pulpe splénique ; *c*, cellules de la pulpe contenant des globules rouges ; *e*, tissu réticulé qui entoure l'artère ; *m*, cellule en multiplication indirecte ; *a*, artère autour de laquelle on voit du tissu embryonnaire ; *n*, noyau nécrobitioque.

seux des cellules, qui sont distendues et montrent souvent plusieurs noyaux. Il existe de plus, assez souvent, dans cet organe, de petits noyaux irréguliers qui ont été signalés autrefois par

Friedreich et considérés par lui comme des néoplasmes lymphatiques. Il est possible que ces nodules soient en rapport avec les bactéries. Gaffky ne donne pas sur ce point une solution positive. Il a examiné les coupes de 13 foies de fièvre typhoïde, et dans tous les cas, sans exception, il a observé des colonies de bacilles.

Eberth n'avait pas trouvé ces bacilles dans le *rein* des malades atteints de fièvre typhoïde. Bouchard avait constaté leur présence dans les urines et aussi dans les reins sous forme de bactéries en bâtonnets. Gaffky, sur sept cas examinés, a trouvé trois fois des bacilles. Nous les avons observés aussi dans les vaisseaux du rein ; mais on ne les a pas vus bien nettement dans l'intérieur des tubes urinifères. Il est cependant probable qu'ils passent dans la cavité de ces tubes pour être ensuite éliminés par les urines.

Les lésions du *larynx* et de la *trachée* ont été bien étudiées par Klebs et Eppinger (1) qui ont donné des dessins des ulcérations à divers degrés, qui surviennent chez les individus atteints des complications laryngées de la fièvre typhoïde (laryngo-typhus). Ces auteurs ont rapporté les inflammations laryngiennes observées du côté de la muqueuse et des cartilages du larynx, à la présence des bacilles, et ils ont vu de plus que les altérations nécrosiques de la muqueuse et des cartilages étaient en rapport avec la présence de grandes zooglœes de microcoques ronds. Nous avons vérifié plusieurs fois leur description des ulcérations du laryngo-typhus.

Gaffky a examiné aussi plusieurs *poumons* atteints de congestion et de splénisation dans la fièvre typhoïde, et il a trouvé des bactéries de diverses espèces, dont quelques-unes peuvent passer pour des bacilles de cette maladie ; mais ils étaient isolés et non groupés en îlots, et comme dans les autres organes, dans l'intestin, dans les ganglions mésentériques, la rate, le foie et les reins, ces bactéries sont toujours groupées en petites colonies, il n'ose pas affirmer qu'il s'agisse réellement des bâtonnets de l'iléo-typhus. Il peut en effet pénétrer, dans les voies aériennes, diverses espèces de schizomycètes provenant de l'air extérieur, ou des aliments, ou de la salive, ou d'ulcérations laryngées.

(1) *Handbuch der path. Anatomie*, septième livraison, 1880.

Nous avons vu, dans la gangrène pulmonaire compliquant l'iléo-typhus, une foule de bactéries, le leptothrix et les spirochætes de la bouche entre autres. Il est certain qu'on trouve constamment, soit dans le sang, soit dans les diverses lésions observées, des micro-organismes de diverses espèces. Les lésions des plaques de Peyer, celles des ganglions, de la rate, du foie et du rein présentent, au début et pendant la période d'état de la fièvre typhoïde, une espèce prédominante et qui lui appartient en propre. Ce sont des bacilles de Klebs et Eberth, qui ont une forme spéciale et qui se groupent en petits amas caractéristiques. Mais les ulcérations intestinales sont le siège, à un moment donné, de mortifications, qui s'accompagnent de la formation de zooglœes de microcoques à leur surface; les bacilles qui existent à l'état normal dans le mucus intestinal tapissent aussi ces ulcérations et peuvent pénétrer dans l'intérieur du tissu de la muqueuse enflammée et ulcérée. Les vaisseaux lymphatiques qui partent de l'intestin charrient assurément parfois des microcoques, car on en a trouvé dans les ganglions mésentériques. Gaffky en a rencontré des foyers dans une de ses observations. Divers auteurs ont vu des microcoques dans le sang de la rate et dans le sang pris au bout du doigt. Enfin les pustules d'ecthyma, les inflammations pustuleuses et furonculeuses qui viennent si souvent en divers points, mais surtout sur la région du sacrum, pendant le cours de la fièvre typhoïde, contiennent toujours, soit dans la sérosité louche du début de ces éruptions, soit dans le pus lorsqu'il s'y est formé, des microcoques ronds, des diplocoques ou des chaînettes. Nous avons observé ces micro-organismes à la première piqûre faite au début de l'apparition de ces éruptions cutanées.

Il existe toujours une grande quantité de micro-organismes dans les eschares gangreneuses de la peau. Dans la figure 237, nous avons représenté la ligne de démarcation d'une partie mortifiée de la peau *s*, qui est formée par une substance pâle granuleuse. Dans la région qui est encore en connexion avec le tissu embryonnaire, à la limite de la nécrose, on trouve une grande masse de cellules migratrices et des cellules adipeuses *g*, qui se continuent dans le tissu sous-cutané. Dans ce dernier tissu, on voit un nombre considérable de microbes ronds ou en zooglœes *z*.

Les zooglœes siègent surtout dans des vacuoles qui semblent être des cellules graisseuses, et parfois dans de petits vaisseaux ou fentes lymphatiques. Du côté de la profondeur, ces microbes sont bien limités *t*, *c*, tandis qu'ils pénètrent d'une manière diffuse dans le séquestre. A la surface de la perte de substance

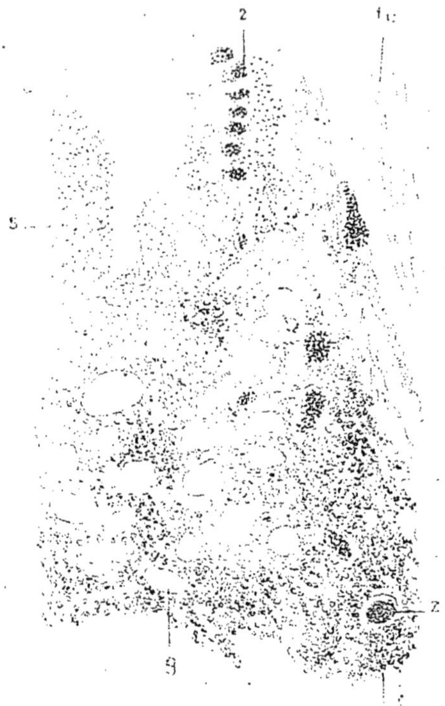

Fig. 237. — Mortification de la peau.

s, tissu mortifié; *g*, cellules graisseuses. A la limite du tissu mortifié, il existe une série de vacuoles allongées et, au-dessous d'elle, des amas de microbes. Entre la partie mortifiée et le tissu vivant, on voit un tissu embryonnaire contenant beaucoup de microbes, surtout dans les vacuoles qui correspondent aux cellules graisseuses; *tc*, tissu conjonctif (Grossissement de 100 diamètres).

dont le séquestre est déjà séparé *z*, on trouve des cellules qui ressemblent beaucoup à celles que nous avons décrites autour du séquestre du choléra des poules. La couche profonde de ces éléments contient beaucoup de bactéries.

Les grands ulcères du décubitus donnent parfois lieu à une véritable septicémie ou pyémie, et on observe alors, à l'autopsie, de petits abcès ou îlots inflammatoires du rein et du foie, ou du poumon. Dans le liquide de ces abcès, on trouve les mêmes micro-organismes que ceux des pustules cutanées.

Brieger et Ehrlich (1) ont observé les bacilles de l'œdème malin dans un fait de fièvre typhoïde, dans les circonstances suivantes : à la suite d'injections sous-cutanées de musc, il se développa chez deux malades, au point où la piqûre avait été faite, un œdème gangréneux accompagné de la production de gaz sous-cutané. Dans le liquide de l'œdème, on trouvait les grands bacilles dont nous avons donné la description à la page 158. L'injection de ce liquide à des animaux leur donnait la maladie expérimentale connue sous le nom d'œdème malin de Koch ou septicémie de Pasteur.

Brieger a obtenu par la culture pure de grandes quantités de bacilles de la fièvre typhoïde, un poison particulier, une ptomaïne, ainsi que nous l'avons dit précédemment (voy. p. 59).

Ainsi, plusieurs formes différentes de bactéries peuvent se rencontrer dans les lésions multiples et de différente nature qu'on observe dans le cours de la fièvre typhoïde, les unes qui paraissent lui appartenir en propre, les autres qui se rapportent aux complications amenées par la nécrose et l'ulcération des plaques, c'est-à-dire la septicémie et la pyémie.

Culture des bacilles de la fièvre typhoïde. — Il restait à isoler, par les cultures, les bacilles de la fièvre typhoïde. De nombreuses tentatives ont été faites dans ce sens. Coze et Feltz (2) avaient essayé avec le sang des malades enfermé dans des ballons, et ils avaient trouvé au bout de trois mois de petites cellules ovoïdes isolées ou en séries. Birch-Hirschfeld (3) n'a pas mieux réussi en employant les liquides de culture de Pasteur. Letzerich (4), en cultivant du sang sur une gélatine de viande de veau, ou de poisson, a obtenu des microcoques possédant un mouvement propre, qu'il a considérés comme la cause de la maladie. Klebs (5) a fait une solution de morceaux de glandes mésentériques et d'autres organes dans l'eau distillée. Ce liquide, qui contenait des bâtonnets et des spores, a été cultivé

(1) Brieger et Ehrlich, *Œdème malin et fièvre typhoïde* (*Berliner Klinische Wochenschrift*, 1882, nº 44).

(2) *Comptes rendus*, t. LXXXI, nº 27. 1879.

(3) *Allgemeine Zeitschrift für Epidemiologie*, t. I, 1874.

(4) *Virchow's Archiv*, t. LXVIII, 1876.

(5) *Archiv f. experimentelle Pathogie u. Pharmak.*, t. XIII.

dans de la gélatine de poisson. Vingt-quatre heures après, la substance nutritive s'est troublée et il s'y est développé des bacilles et des spores. Klebs les a cultivés par sa méthode de cultures fractionnées et il en a injecté à des animaux ; mais il est difficile de savoir s'il a eu une culture pure. Brautlecht (1) croit avoir vu les bacilles de la fièvre typhoïde dans l'eau potable et avoir provoqué par leur injection la fièvre typhoïde chez les lapins. Almquist (2), Maragliano (3) n'ont pas obtenu de résultats plus satisfaisants.

Gaffky a commencé ses expériences en octobre 1881. Voici comment il a opéré : Il a pris la rate dans un bon état de conservation, l'a lavée au sublimé, l'a sectionnée avec un couteau chauffé, et il a pris sur une seconde coupe, avec des aiguilles de platine stérilisées, du sang et de petits fragments qu'il a mis sur des verres de montre dans la gélatine peptone. Les verres ont été placés sous une cloche formant chambre humide à la température de 18 à 20 degrés. D'autres parties de la même rate, examinées au microscope, ont montré des groupes de bacilles d'Eberth. Vingt-quatre heures après, les plaques de gélatine offraient un aspect trouble et une couleur blanchâtre plus intense ; aux points inoculés, cette apparence était encore plus nette au bout de 48 heures, sans que la gélatine fût liquéfiée. A un faible grossissement, on voyait au microscope un grand nombre de colonies rondes, de coloration jaune brun. On a pris un peu de cette culture à la pointe d'une aiguille de platine, et on l'a mêlée à de l'eau distillée stérilisée pour l'examiner au microscope avec un fort grossissement. Les bactéries ainsi obtenues présentaient la même forme que celles de la rate. Cependant leur longueur était quelquefois de deux à quatre fois plus grande. Elles jouissaient, dans le liquide, d'un mouvement propre, nageaient tantôt lentement, tantôt un peu plus vite. Après coloration, on constatait la présence de bâtonnets placés souvent l'un au bout de l'autre. Quatre jours après l'inoculation sur la gélatine, la culture était arrivée à son maximum, après quoi elle restait sans accroissement.

(1) *Virchow's Archiv*, t. LXXXIV.
(2) *Typhoid feberns bakterie*, Stockolm, 1882.
(3) *Loc. cit.*

Gaffky a répété les mêmes recherches sur douze autres autopsies pendant un an et demi. Dans dix de ces faits, il a toujours trouvé les mêmes formes bacillaires. Dans les deux autres observations où la rate n'était pas très fraîche, il a vu des colonies de micrococci et des bacilles qui ont liquéfié la gélatine, à l'inverse de ce qui se passait pour les bacilles de la fièvre typhoïde, dans les inoculations positives. Une rate, dans laquelle les bacilles étaient très peu nombreux et dans laquelle on ne les avait vus qu'une fois sur cinq coupes, lui a donné une inoculation positive sur la gélatine. Il a réussi à répéter ces cultures avec deux foies.

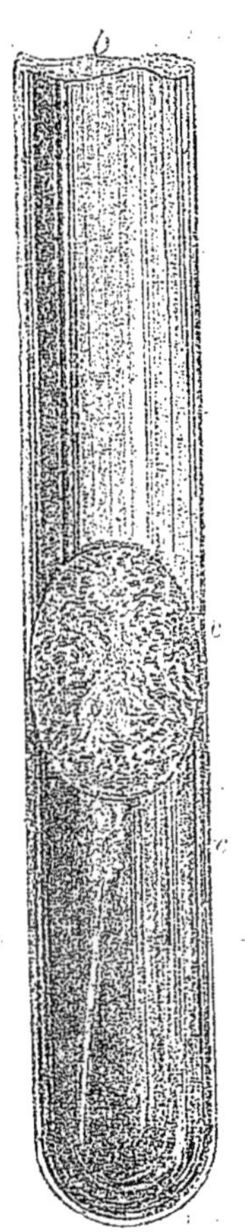

Fig. 238. — Culture pure du bacille de la fièvre typhoïde sur la gélatine.

c, surface souvent réticulée de la culture ; c', culture développée le long de la piqûre pratiquée dans la gélatine.

Gaffky fait remarquer que la forme de ces cultures diffère de celles qui sont connues, en ce sens qu'on obtient des bactéries jouissant d'un mouvement propre sans qu'elles liquéfient la gélatine. Il a essayé aussi de cultiver le bacille de cette maladie sur les pommes de terre. Il a employé pour cela des pommes de terre ayant séjourné une demi-heure dans une solution de sublimé, et coupées avec un couteau stérilisé, qu'il a ensemencées avec des cultures et placées sous des cloches de verre. Vingt-quatre heures après on pouvait remarquer un changement très peu marqué à leur surface ; mais au bout de 48 heures, toute la surface était recouverte d'une membrane mince et lisse comme un vernis. Celle-ci, examinée au microscope, montrait des bacilles animés de mouvements propres. Ces bacilles se coloraient faiblement avec les couleurs d'aniline, comme cela a lieu pour tous ceux qui sont caractéristiques de la fièvre typhoïde (1). Ainsi les cultures réussissent sur les pommes de terre, comme celles de l'érysipèle et du charbon.

A la température de 37°, les bacilles présentent des spores

(1) Ces bacilles se colorent très bien avec le violet 6 B.

dans leur intérieur, vers le troisième et quatrième jour de leur culture. Il ne se forme pas de spores à la température de 18°. Ces spores se présentent sous la forme de corpuscules brillants, ronds, occupant toute la longueur du bâtonnet ou seulement une de ses extrémités ; si deux bacilles sont adhérents et liés l'un à l'autre, il n'existe de spores qu'à l'extrémité libre de chacun d'eux. De même que ces bacilles, les spores ont peu d'affinité pour les matières colorantes de l'aniline ; elles se distinguent

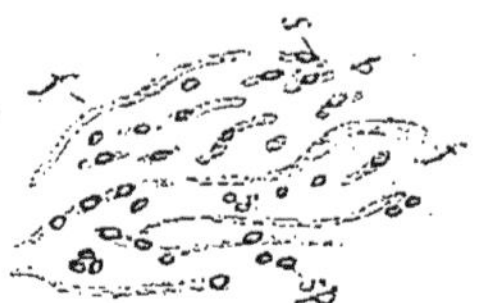

Fig. 239. — Bacilles et spores de la fièvre typhoïde dans une culture sur une pomme de terre (coloration double).

b, bacilles ; *f*, filaments ; *sp*, spores.

par cette difficulté de coloration, par la réfringence et l'uniformité de leur grosseur. A 42°, les spores peuvent encore se multiplier, mais avec moins d'énergie qu'aux températures comprises entre 30° et 40° ; à 25°, on trouve aussi des spores, mais en petit nombre ; à 20°, il ne s'en produit plus.

En résumé, d'après le travail de Gaffky, qui paraît à l'abri de tout reproche, les bacilles de la fièvre typhoïde possèdent un mouvement propre, se cultivent sur la gélatine sans la liquéfier et sur les pommes de terre, et se développent avec le plus d'activité, en donnant naissance à des spores et à des filaments, à la température de 38°.

Pour compléter l'histoire de la fièvre typhoïde, étudiée au point de vue de son origine et de sa nature bactérienne, il ne manque donc plus qu'une preuve, celle qui serait tirée de l'inoculation chez les animaux. Cette preuve est d'autant plus nécessaire que les caractères des bactéries cultivées par Gaffky ne sont pas suffisamment prononcés pour les différencier de toute autre bactérie accidentelle. Plusieurs auteurs ont annoncé qu'ils avaient produit par inoculation et injection la fièvre typhoïde chez le lapin et le cobaye, et même les altérations caractéristiques des plaques de Peyer chez ces deux espèces animales. Mais il faut se méfier beaucoup de ces assertions. Qu'une substance septique ou qu'un liquide contienne des bactéries dans une fièvre continue de deux ou trois jours terminée par la mort de l'animal, cela n'a rien qui doive nous étonner, et c'est ce qui arrive après l'injection des liquides provenant des lésions de la fièvre typhoïde, mais il s'agit tout simplement d'une septicémie expérimentale. Quant aux lésions des plaques de Peyer chez les lapins et les cobayes, on produit une congestion de ces plaques, une tuméfaction et même une infiltration ecchymotique ou hémorrhagique, ou encore, quoique très rarement, une exulcération de la muqueuse, en leur injectant plusieurs espèces de bactéries, en sorte que cette tuméfaction des plaques de Peyer n'est pas par elle-même caractéristique de la fièvre typhoïde. Elle se produit en même temps que la tuméfaction inflammatoire des ganglions lymphatiques. L'un de nous l'a déterminée, par exemple, dans les expériences faites en commun avec Berlioz pour étudier l'action des micro-organismes du jéquirity.

La grosse difficulté, qui rend pour ainsi dire inutiles des expériences sur les animaux qui servent habituellement de contrôle aux recherches de laboratoire, c'est que les espèces vulgaires, le cobaye, le lapin, les souris, le chien, etc., ne sont pas atteintes spontanément d'une maladie analogue à la fièvre typhoïde, bien qu'elles vivent dans les mêmes conditions de milieu que l'espèce humaine.

Nous avons inoculé des cobayes et des lapins avec des cultures pures de bacilles de la fièvre typhoïde sans rien obtenir, bien que l'injection ait été faite dans le péritoine et le duodénum.

Cependant Fraenkel et Simmonds ont annoncé récemment, dans une communication au *Centralblatt fur Klin. medicin* (31 oct. 1885), qu'ils avaient réussi, par l'injection de cultures de la fièvre typhoïde dans le péritoine des souris blanches, à donner une maladie qui ressemble à la fièvre typhoïde. Elle est caractérisée par la diarrhée. Beaucoup d'animaux meurent au bout de six heures ; quelques-uns survivent à l'opération. A l'autopsie, la rate, les ganglions mésentériques et les plaques de Peyer sont tuméfiés, hémorrhagiques ; les plaques de Peyer sont parfois nécrosées. On trouve ordinairement dans les parties altérées des bacilles et on obtient par leur culture des bacilles caractéristiques. Les cobayes présentent aussi quelquefois la même maladie à la suite de l'inoculation. Alfonso di Vestea (1) a obtenu aussi des résultats par l'injection des cobayes et il a pu cultiver des bacilles qui avaient été pathogènes pour ces animaux.

Fièvre typhoide du cheval. — Le cheval seul présente une maladie fébrile à symptômes typhoïdes, et encore cette maladie spéciale est-elle loin de posséder des caractères qui puissent l'assimiler complètement à la fièvre typhoïde de l'homme. En 1881, les chevaux de Paris, de certains régiments et surtout de la compagnie des Omnibus, ont été décimés par une épizootie de la maladie connue sous le nom de la fièvre typhoïde du cheval. Cette maladie fébrile, dans laquelle la température atteint au bout de quatre ou cinq jours un maximum de 40 à 41 degrés, puis descend après une période d'état de quelques jours pour se terminer en un espace de temps très variable, de dix, quinze à vingt ou vingt-cinq jours, présente des symptômes qui prédominent, tantôt du côté du poumon, tantôt du côté du cerveau ou des intestins. La fièvre n'a pas les mêmes allures que celles de la fièvre typhoïde de l'homme, en ce sens qu'elle est beaucoup moins longue et moins continue dans sa courbe élevée. A l'autopsie des animaux, on ne trouve pas non plus de lésions qui soient identiques à celles de l'homme. Servoles (2), qui a établi ce parallèlen et qui soutient l'assimilatio complète de la fièvre typhoïde de l'homme et du cheval, rapporte des autopsies dans lesquelles il y avait des congestions et même quelquefois des ulcérations des plaques de Peyer, avec une sorte d'énucléation des follicules clos, avec une congestion très marquée et une sécrétion catarrhale de toute la muqueuse intestinale ; mais nous n'avons pas vu dans sa description, non plus que dans l'examen histologique fait par Rémy, cet épaississement considérable des plaques de Peyer qui présentent, dans la fièvre typhoïde de l'homme, un aspect médullaire grisâtre, qui sont infiltrées de liquide louche, qui se gangrènent par places, etc., non plus que l'hypertrophie des ganglions lymphatiques et de la rate. Trasbot a noté dans cette maladie une infiltration séreuse du tissu cellulaire et en particulier du mésentère (*Recueil de médecine vétérinaire*, 1880). Les ulcérations surviennent si la maladie est d'assez longue durée. De l'examen histologique de Rémy, il résulte que les follicules clos des plaques de Peyer peuvent s'ulcérer, mais l'ulcération des plaques de Peyer n'appartient pas en propre à la fièvre typhoïde,

(1) Ricerche e Sperimenti sul bacillo del tifo abdominale (il Morgagni, 1885).
(2) Servoles, thèse de doctorat, Paris, 1881 et *la Fièvre typhoïde chez le cheval et chez l'homme*. Paris, Asselin, 1883.

et elle se montre aussi quelquefois dans les diarrhées intenses, le choléra, l'urémie intestinale, etc. La marche très variable de la maladie, qui se termine quelquefois dans les vingt-quatre ou quarante-huit premières heures, diffère essentiellement de la fièvre typhoïde de l'homme. Aussi ces différences expliquent-elles parfaitement la diversité des opinions émises par les vétérinaires; les uns, comme Servoles, affirment l'identité; les autres, comme le professeur Schütz, de Berlin, déclarent qu'ils n'ont jamais observé, chez aucun animal, de fièvre et de lésions intestinales assimilables à celles de l'iléotyphus de l'homme. Il est vrai que parmi les maladies les mieux connues au point de vue de leur étiologie, comme par exemple le charbon et la morve, nous voyons de grandes dissemblances dans les diverses espèces animales ; mais là, nous affirmons l'identité de nature des lésions et des symptômes différents, en nous fondant sur la notion démontrée du même micro-parasite. C'est précisément ce qui nous manque, pour adopter l'assimilation au typhus abdominal de la maladie connue sous le nom de fièvre typhoïde du cheval, car la monographie du Dr Servoles ne contient pas de recherches sur le micro-organisme de cette affection. Il faudrait établir l'identité du microbe de cette maladie du cheval avec celui de la fièvre typhoïde de l'homme.

Pasteur (1) a inoculé à des lapins la matière écumeuse sortant par les naseaux, au moment de la mort d'un cheval atteint de la maladie dont il s'agit; les lapins périrent et leur sang présenta un microbe en forme de huit, avec un étranglement allongé. Inoculé à d'autres lapins, ce microbe les faisait périr en moins de vingt-quatre heures, avec une hépatisation pulmonaire, une pleurésie, et une tuméfaction des plaques de Peyer qui avaient un aspect framboisé et qui étaient hémorrhagiques. La dernière plaque, au niveau de la valvule iléo-cœcale, était toujours la plus altérée. Mais ces expériences ne nous apprennent rien sur la nature du microbe de la fièvre typhoïde du cheval, car on a pu inoculer, avec le mucus des naseaux, un micro-organisme qui n'a rien à faire avec cette maladie, et, d'un autre côté, on ne peut assimiler cette septicémie du lapin (2) à la fièvre typhoïde de l'homme, ni par sa marche ni par l'espèce de micro-organisme observé.

Nous ne connaissons rien de spécial aux bactéries du *typhus fever*.

(1) Pasteur, Communication au congrès d'hygiène de Genève, sur l'atténuation des virus. *Comptes rendus*, t. I, p. 137, 1883.

(2) Koch assimile complètement la maladie du lapin déterminée par Pasteur à la septicémie du lapin dont nous avons donné une description, d'après Koch, à la page 178.

CHAPITRE VII

§ 1. — Typhus à rechutes.

Historique. — Cette maladie ne s'observe pas à Paris ; elle est très commune, au contraire, dans les pays dont les habitants souffrent de la faim et d'une mauvaise hygiène. On l'a observée surtout en Irlande, où le Dr Rutty (de Dublin) en a donné une bonne description dans la première moitié du siècle dernier. On la voit souvent dans le nord de l'Allemagne, où elle est endémique, en Russie, en Pologne et assez souvent dans plusieurs parties de l'Autriche-Hongrie.

Otto Obermeier (1), assistant de Virchow, a trouvé et décrit le premier, en 1873, les *spirilles* que l'on voit en grande abondance dans le sang des malades pendant la durée de l'accès fébrile, et seulement pendant cet accès. Ils sont formés par de longs filaments spiralés jouissant de mouvements. Tous les observateurs ont ensuite constaté le même fait. Weigert les a montrés à Breslau en mars 1873.

Cohn (2), depuis, dans un excellent travail, les a décrits également; il a constaté qu'on les trouve, mais en petit nombre, un ou deux jours avant et après l'accès, et les a appelés *spirochætes;* leur forme les rapproche en effet du spirochæte que l'on rencontre dans le tartre de la base des dents. Ces spirochætes des dents ont été très bien décrits par R. Arndt (*Virchow's Arch.*, 1880). Ils diffèrent des spirilles par leur flexibilité et l'énergie de leurs mouvements.

Définition. — Le typhus à rechutes ou fièvre récurrente est une maladie fébrile, infectieuse, causée par un micro-organisme du sang; on trouve en effet, dans le sang des malades qui en sont atteints, des *spirilles* ou *spirochætes* caractéristiques.

(1) *Centralblatt*, t. X et XI, 1873.
(2) *Beiträge z. Biol. d. Pflanzen*, t. II.

Le typhus à rechutes se montre habituellement sous forme endémique, mais aussi parfois sous forme épidémique, car il est essentiellement contagieux; il se produit des épidémies locales, de faubourg, de maison, de famille.

Il nécessite donc un terrain spécial engendré par la misère, et un agent de contagion que nous allons étudier.

La fièvre récurrente est caractérisée par un accès de fièvre durant ordinairement six jours, qui est suivi d'une période apyrétique de six à dix jours, puis d'un nouvel accès fébrile de même durée, qui peut se reproduire une troisième et une quatrième fois avec les mêmes caractères, si le malade ne meurt pas auparavant. Le pronostic d'ailleurs est loin d'être constamment grave.

Étiologie. — Le spirochæte de la fièvre récurrente est un filament ondulé présentant 8 à 12 courbures d'égal rayon et des extrémités effilées. Ces deux caractères le distinguent, d'après Koch (1), du spirochæte d'Ehrenberg qui présente des séries de courbures interrompues par des courbures de plus grand rayon, et dont les extrémités ne sont pas effilées.

On n'avait pas vu tout d'abord ces spirilles sur les cadavres dans les autopsies de malades morts de fièvre récurrente. Mais Koch les a montrés et photographiés dans la rate, et plus tard Orth, Lübimoff les ont vus dans d'autres organes.

Le spirochæte d'Obermeier est très long; il mesure de 1 μ 1/2 jusqu'à 6 fois le diamètre d'un globule rouge, c'est-à-dire 36 à 40 μ. Engel en a trouvé qui ont 26 fois la longueur d'un globule rouge. Leur nombre est très variable. Ils sont très nombreux pendant l'accès, si bien que dans certains cas une seule goutte de sang en renferme des masses innombrables. Dans l'intervalle des accès, on a décrit dans le sang de petits points brillants et ronds que certains auteurs ont considérés comme des débris de parties de spirochætes ou comme des spores de ces bactéries.

La forme des spirochætes est constante; leurs courbures, leurs ondulations sont toujours les mêmes, mais leur longueur varie et ils sont souvent très longs. Ils se disposent quelquefois

(1) *Ibid.*, p. 120.

en anneau ou en 8 s'ils sont immobiles ; on observe seulement des ondulations suivant leur longueur.

Si l'on conserve des spirochætes dans le sérum sanguin ou dans une solution de sel de cuisine, ils gardent leurs mouvements pendant plusieurs jours. Leur mouvement cesse dans la glycérine. Ils conservent leur forme s'ils sont dans l'acide osmique ou si on fait la préparation d'après le procédé Koch. A 60°, ils sont tués, mais ils résistent à la température de 0°.

Koch les a cultivés et il a observé leur multiplication vers 10 ou 11° ; ils sont alors en forme de faisceaux comme des cheveux. Leur épaisseur uniforme ne dépasse pas 0μ,3 ou 0μ,5. Il y a quelquefois huit ou dix courbures dans un élément.

Ces spirilles se meuvent rapidement dans le sang, progressent par oscillations, tantôt en ligne droite, tantôt par translation latérale ; on observe aussi des mouvements en vrille.

Nous les avons représentés en bas et à droite de la planche I, où ils sont placés à côté de globules rouges, et dans la figure ci-dessous.

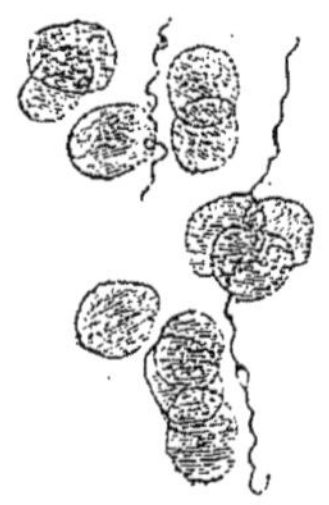

Fig. 240. — Spirochæte d'Obermeier.

Leur sensibilité à la chaleur a conduit à expliquer leur disparition dans les périodes qui séparent les accès fébriles : le micro-organisme introduit dans le sang serait tué par la température élevée de la fièvre, puis laisserait derrière lui des spores qui mettraient huit jours à se développer. La fièvre reviendrait alors sous l'empire des spirochætes adultes, les tuerait de nouveau, et ainsi de suite pendant deux mois.

Nous croyons d'ailleurs qu'il n'est pas nécessaire d'expliquer leur mort par la chaleur, car leur vie est courte. On n'a pas non plus constaté sûrement l'existence de leurs spores. Il est vrai qu'on observe en leur milieu des parties plus brillantes, parfois un peu plus grosses que le milieu des spirochætes, mais rien ne prouve que ce soit des spores.

Ces données sont donc purement hypothétiques, car on n'a rien pu constater qui ressemblât à des spores dans l'intérieur ou en dehors des spirilles.

Guttmann (1) a bien décrit, il est vrai, de petits grains brillants, unis deux à deux, dans le sang de la fièvre récurrente; mais ces éléments n'ont pas une signification précise; on les rencontre dans les autres maladies fébriles, et il est difficile de les considérer comme les spores des spirochætes.

§ 2. — **Fièvre typhoïde bilieuse.**

Cette maladie présente beaucoup d'analogie avec la fièvre récurrente; Griesinger qui l'a observée en Égypte, Ponfick, Obermeier, concluent, en considérant ces deux affections comme étant de même nature.

On l'observe dans les pays chauds et souvent dans certaines contrées où sévit la fièvre récurrente et elle survient dans les mêmes conditions. Elle règne sur la côte méridionale et orientale de la Méditerranée et sur le littoral de la mer Noire.

Griesinger a donné une bonne description clinique de la fièvre récurrente et de la typhoïde bilieuse dont la lecture est facilitée par la traduction française de Lamattre (1868). Il est possible que nous ayons quelquefois en France des cas de cette fièvre typhoïde bilieuse et qu'ils passent inaperçus. Les médecins de la marine ont parfois occasion de l'observer.

Définition. — Elle est caractérisée par des accès fébriles, une coloration ictérique de la peau, des pétéchies, un gonflement considérable de la rate qui est parsemé de petits îlots inflammatoires, des phénomènes intestinaux, et se termine par un ensemble d'accidents qui rappellent l'ictère grave.

Anatomie pathologique. — A l'autopsie, on trouve, d'après Griesinger, deux catégories de lésions, les unes qui existent au summum de la maladie, les autres dans une période plus avan-

(1) *Virchow's Arch.*, 1880.

cée. Les premières consistent dans des pétéchies de la peau qui est un peu ictérique, des ecchymoses des séreuses, une exsudation croupeuse du pharynx ; le cœur est très mou, facile à rompre ; le foie est friable, augmenté de volume et jaunâtre. La rate est cinq ou six fois plus grande qu'à l'état normal. Sa capsule est très tendue et on observe quelquefois une rupture de l'organe dont le parenchyme foncé, friable, est parsemé de mille petits abcès confluents. Parfois on trouve des infarctus. L'intestin est atteint de catarrhe et même d'ulcères dysentériformes.

Si les malades sont morts à une époque ultérieure, on trouve une coloration très foncée de la peau et une inflammation pseudo-membraneuse du larynx, de l'intestin et de la vessie. Le foie est ictérique, petit, parfois tout à fait semblable à celui qu'on observe dans l'atrophie jaune aiguë. La rate, moins volumineuse, présente des infarctus ramollis et des abcès. Il existe aussi des abcès du poumon, du cerveau, des parotides, des glandes mésentériques. D'autres auteurs ont trouvé des hémorrhagies des méninges, un état vitreux ou granuleux des muscles du cœur (Küttner), une exsudation fibrineuse entre les muscles.

Küttner a observé, dans le foie, des îlots blancs, secs, dans lesquels la structure de la glande avait disparu. Ponfick a vu une agglomération de petites cellules rondes autour des branches de la veine porte. Les reins, augmentés de volume aux dépens de leur substance corticale, présentent de petits abcès, une dégénérescence granuleuse des cellules, des cylindres hyalins, des hémorrhagies dans la capsule de Bowman, de petites cellules et des hémorrhagies interstitielles dans le tissu conjonctif. Ponfick a trouvé des lésions diffuses ou en foyers de la moelle des os. Les vaisseaux de la moelle présentaient, à leur périphérie, de petites cellules. Dans les foyers médullaires, on observait des îlots jaunâtres, formés par la substance médullaire graisseuse, en dégénérescence nécrosique. Ces parties sont privées de sang.

Lubimoff (*Virchow's Archiv*, t. XCVIII, 1884), qui a publié un mémoire sur ce sujet, a reconnu dans les vaisseaux un gonflement et une chute des cellules endothéliales qui se mêlent au sang.

Les infarctus grisâtres de la rate consistent d'après Lubimoff dans une masse granuleuse avec des cristaux d'hématoïdine. Par la coloration avec le violet de gentiane, il a trouvé certains vaisseaux remplis de micrococci et de cellules endothéliales désintégrées.

Dans le foie, les lobules sont mal limités, l'épithélium des canalicules biliaires est gonflé et granuleux; une quantité de cellules migratrices entourent les vaisseaux. Dans les capillaires intralobulaires, on voit des masses de micrococci. On trouve aussi des îlots de cellules hépatiques qui ne se colorent plus, qui ne renferment plus de noyaux, qui présentent une nécrose de coagulation.

Il existe quelquefois des abcès dans le foie. Les plus petits de ces abcès sont formés par une masse granuleuse qui se colore comme les bactéries et montre des quantités considérables de zooglœes entourées d'un tissu inflammatoire. Ces masses sont circonscrites, ou mal définies. Entre ces abcès on trouve parfois des canalicules biliaires comprimés.

Dans le rein, Lubimoff a noté de la néphrite parenchymateuse et interstitielle. L'épithélium est trouble ou granulo-graisseux; les tubes contiennent des cellules lymphatiques ou des globules rouges et des cylindres hyalins. Dans la capsule de Bowmann, il existe des masses homogènes ou des globules rouges. Dans les glomérules, dans les vaisseaux et les tubes, il s'était formé des thromboses de micrococci. Dans d'autres cas, de très petits abcès comprimaient les capsules de Bowmann; les vaisseaux de ces petits abcès étaient remplis de microcoques. Nous avons vu aussi, dans un cas de fièvre typhoïde bilieuse, des vaisseaux des glomérules remplis de micrococci en chaînettes (Voy. fig. 241). On a pu suivre ces bactéries dans les vaisseaux afférents qui étaient également remplis, tandis que dans plusieurs autres cas nous les avons cherchées en vain. Autour de ces vaisseaux il y avait un nécrose du tissu devenu tout à fait pale et dont les cellules ne se coloraient pas. Souvent les petits abcès décrits par Lubimoff présentaient trois couches concentriques, une couche centrale colorée en bleu violet dans laquelle se trouvaient des vaisseaux remplis de microcoques, une couche intermédiaire, non colorée et nécrosée, et enfin une couche périphérique infiltrée de leucocytes et formée par du tissu enflammé. Les muscles du cœur sont souvent granuleux et quelquefois infiltrés de graisse : les vaisseaux du cœur sont remplis de bactéries.

Lubimoff a observé dans le cerveau des dégénérescences parenchymateuses des cellules nerveuses; ces cellules sont souvent déchiquetées, et elles contiennent parfois des cellules lymphatiques dans leur intérieur. Les cellules de la moelle peuvent

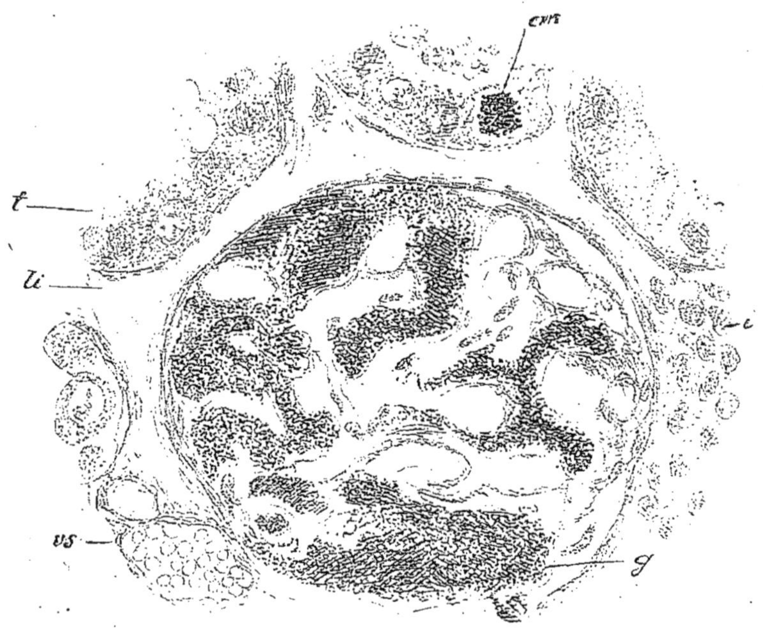

Fig. 241. — Coupe du rein dans la fièvre typhoïde bilieuse. Les vaisseaux des glomérules *g* sont remplis de microcoques en chaînettes.

t, tube contourné contenant des cellules dont le protoplasme est granuleux ; *ti*, tissu conjonctif ; *cm*, cellule épithéliale en voie de multiplication indirecte ; *i*, tissu embryonnaire ; *vs*, veine.

contenir du pigment. Parfois les nerfs offrent une dégénérescence, un gonflement du cylindre-axe. Le tissu interstitiel des nerfs est riche en cellules lymphatiques.

Dans la muqueuse gastro-intestinale, Lubimoff a trouvé des amas de cellules lymphatiques et une dégénérescence parenchymateuse et pigmentaire des cellules du réseau nerveux de Auerbach.

Dans la moelle des os, les îlots secs, de couleur jaune, atteignaient jusqu'à la grosseur d'un petit pois ; ils étaient entourés d'une zone rouge consistant en vaisseaux dilatés et en hémorrhagies interstitielles. A la périphérie de ces îlots nécrosés, il y avait des colonies de micrococci.

Telles sont les lésions observées dans la fièvre typhoïde bilieuse. Elles se décomposent en deux séries.

La maladie est due primitivement, d'après Lubimoff, à une invasion de spirochætes de la fièvre récurrente. Heindenreich et Lubimoff ont rencontré ces spirilles dans le sang de la circulation générale et dans celui des vaisseaux de la rate.

La seconde série des accidents consécutifs est due, d'après Küttner et Lubimoff, à des thromboses veineuses. Les abcès, qu'on observe dans les cas graves, sont causés, dans la rate, par une liquéfaction des corpuscules de Malpighi.

D'après la disposition des microbes, Lubimoff croit que ce sont eux qui sont la cause de la formation des abcès. Il pense que ces organismes déterminent la liquéfaction des tissus de la rate, et que de là partent les éléments des métastases et des abcès observés dans les organes. Il a vu des abcès se former autour des ramifications de la veine porte thrombosée, dans lesquelles la fibrine présentait des micro-organismes.

On peut expliquer par ces lésions les formes cliniques de la fièvre bilieuse. L'ictère est en rapport avec l'angiocholite, avec la nécrose de coagulation et l'inflammation qui se développent autour des canaux biliaires. Les lésions du système nerveux amènent la dépression des forces et le délire ; les lésions de la moelle des os expliquent les douleurs que les malades ressentent sur leur trajet.

La conclusion de Lubimoff est qu'il s'agit là d'une fièvre récurrente compliquée de lésions pyémiques de la rate et du foie, et de métastases dans divers organes.

L'un de nous a examiné avec grand soin, dans le laboratoire de Koch, des organes très bien conservés provenant de cinq cas de fièvre bilieuse, sans trouver de spirochætes. Dans un seul cas il y avait de petits foyers de microbes en chaînettes dans certains des glomérules du rein (fig. 241) et dans la rate.

Nous avons vu aussi, dans les faits que nous avons examinés, d'autres espèces de micro-organismes. Ainsi, dans trois d'entre eux, il y avait de petits bâtonnets à extrémités foncées qui ressemblent à ceux de la septicémie du lapin et qui présentaient, dans les parois de l'intestin, une disposition analogue à celles des microbes du choléra ; dans un autre, une espèce de levure sous forme de cellules fusiformes de volume inégal de 1 μ à 2 ou 3 μ de diamètre. Elles se coloraient en brun foncé par la fuchsine qui existait dans les ganglions mésentériques, etc. On voit donc que dans cette maladie il existe des bactéries de différentes espèces qui ont déterminé des lésions des tissus. Ainsi le tissu rénal voisin des masses de streptococci était pâle, le contour des cellules était effacé.

Dans l'intestin grêle, au point où siègeaient les bacilles précédemment décrits, le fond des glandes était dilaté, les cellules épithéliales étaient gonflées, caliciformes, muqueuses et en multiplication évidente. La surface de l'intestin était enflammée, hémorrhagique et mortifiée.

Dans les pays chauds, dans les maladies infectieuses, lorsque l'organisme est affaibli, des bactéries de différentes espèces peuvent pénétrer dans l'organisme et causer des lésions locales comme celles relatées précédemment. Il est même probable que chez les individus sains il se trouve parfois dans les organes des bactéries qui ne causent pas une maladie généralisée. Là en effet les bactéries sont acclimatées a des milieux dont la température est voisine de celle du corps. Il faut donc, dans l'étude histologique des maladies des pays chauds, se garder de l'erreur qui pourrait être commise et ne pas toujours conclure qu'une bactérie trouvée dans les organes est la cause d'une maladie donnée.

Il nous semble admissible que, lorsqu'on trouve des spirochætes, il s'agit simplement d'une fièvre à rechutes, et que lorsqu'on trouve en même temps des microcoques, on a affaire à des complications pyémiques de cette même fièvre.

Quoi qu'il en soit, nous pensons que le virus de la fièvre bilieuse n'est pas encore trouvé. Il est possible qu'elle soit due à une intoxication causée par des bactéries qui siègent à la surface de l'intestin ou à l'invasion des bactéries que nous avons trouvées dans la paroi de ce conduit.

CHAPITRE VIII

DYSENTERIE.

La dysenterie, endémique ou épidémique, se comporte comme une maladie infectieuse d'origine bactérienne, et tout porte à croire, d'après ses symptômes, qu'elle est due à des micro-organismes. Cependant il n'a pas été fait sur les causes et la nature de cette maladie de recherches suivies qui établissent son origine parasitaire, et tout ce que nous connaissons se borne à des faits isolés où les observateurs ont signalé des bactéries dans les inflammations ulcéreuses et nécrosiques qu'on observe dans le gros intestin.

C'est ainsi que Ziegler (1) rapporte qu'il a vu, dans deux autopsies de dysenterie observées à Fribourg et à Zurich, une grande quantité de micrococci dans les parties nécrosées de la surface de la muqueuse, aussi bien que dans cette membrane non encore ulcérée. Ces bactéries se trouvaient dans les couches de la muqueuse au-dessous des glandes, et dans les vaisseaux lymphatiques de la sous-muqueuse, et il pense que telle était la cause du processus ulcéreux. Prior (2) a fait une observation analogue.

Voici le résultat de nos observations sur cette maladie. L'un de nous (3) a vu les différentes variétés de micro-organismes qu'on rencontre à la surface des lésions intestinales de la dysenterie et qui sont de grands microbes elliptiques mesurant de $0\mu,8$ à $1\ \mu$ de diamètre, et des bacilles pâles et fins. Les mêmes bacilles sont fréquents dans le liquide albumineux qui infiltre la pseudo-membrane. Il y a aussi des chapelets formés par de grands diplococci, des spirilles et des bâtonnets plus grands et plus foncés que la plupart des autres bacilles. Dans le tissu

(1) *Lehrbuch der path. Anat.*, 3e livraison, p. 293, 1884.
(2) *Centralblatt f. klin. Med.*, 1883.
(3) Babes, *Observations sur la diphtérie*, etc. *Journal de l'anatomie*, janvier 1884.

sous-muqueux, on rencontre souvent une seule espèce de micrococci ronds disposés en chapelets ou de bacilles courbés plus épais que ceux du choléra. Dans les îlots de pneumonie catarrhale consécutive à la dysenterie, les alvéoles contiennent des cellules endothéliales gonflées, des globules rouges de sang, des cellules à cils vibratiles provenant des bronches, une masse grenue incolore et un assez grand nombre de diplococci en chapelets formés de microbes d'un diamètre de 0,5 μ de diamètre environ.

Dans la dysenterie épidémique aiguë, on trouve des ganglions lymphatiques hypertrophiés, hypérémiques, tout le long du gros intestin, dans le mésocôlon avec un œdème du tissu conjonctif de cette membrane. Les cultures du liquide de l'œdème et des ganglions sur le sérum de bœuf ont donné lieu deux fois au développement de bacilles courbés, un peu plus gros que ceux du choléra, étranglés en leur milieu, qui liquéfiaient le sérum sanguin.

On peut donc dire que, dans la dysenterie, on trouve aussi parfois des bactéries dans le tissu profond de l'intestin et dans les ganglions ; mais souvent on les cherche en vain. Dans un grand nombre de faits on rencontre, dans les parties superficielles mortifiées, différentes espèces de bacilles ; à la limite de ce tissu il s'est formé une inflammation avec beaucoup de cellules migratrices entre lesquelles il y a des microbes ronds semblables à ceux qu'on observe souvent à la limite de toute partie nécrosée.

Parfois aussi le tissu mortifié, épais, renferme, dans ses couches profondes, des bactéries rondes en zooglœe et, entre ce tissu et le tissu embryonnaire de la profondeur, il s'est formé une couche tout à fait hyaline dont l'épaisseur atteint quatre ou cinq millimètres. Ces lésions correspondent macroscopiquement à un épaississement considérable, inégal, de la muqueuse affectée, qui forme des masses irrégulières, mortifiées, jaunâtres, sèches et fragiles.

Dans plusieurs faits de dysenterie qu'il a observés en Égypte, Koch a trouvé une grande quantité de monades dans les selles.

CHAPITRE IX

FIÈVRE JAUNE.

Il nous paraît presque certain *à priori* que la fièvre jaune, cette maladie terrible des pays chauds, est déterminée par la présence de microbes. L'immunité relative dont jouissent les races humaines colorées, la nécessité d'une certaine humidité, du voisinage de la mer, d'une haute température pour son éclosion, parlent en faveur de cette hypothèse. On dit que les animaux qui ne sont pas acclimatés peuvent gagner la maladie. La marche typique de l'affection correspond bien aux manifestations de la vie d'une bactérie.

Symptômes. — Après le stade d'incubation dont la durée est de quelques jours, il se manifeste une fièvre intense durant 1, 2 et quelquefois même 4 jours, marquée par des frissons au début, par la rougeur de la face, la céphalalgie, la douleur dans la région des lombes et dans les articulations.

La langue est couverte d'une couche jaune, l'haleine est fétide ; il y a souvent des inflammations de la muqueuse buccale avec des hémorrhagies et des ulcérations. Déjà, dans ce stade, on observe un peu d'albumine et des cylindres dans l'urine, et il existe souvent de l'anurie ; après quelques jours, il survient une rémission, comme si les bactéries entrées dans l'organisme, dans le sang par exemple, avaient épuisé leur action et avaient passé à un état dans lequel elles ne produisent plus de symptômes généraux, comme cela s'effectue dans la fièvre à rechutes. On pourrait supposer que ces bactéries se sont déposées dans le foie et les reins, comme cela a lieu dans d'autres maladies infectieuses semblables.

En effet, un ou plusieurs jours après cette rémission, commencent les symptômes d'une dégénérescence parenchymateuse rapide de ces viscères. En même temps les vaisseaux, surtout ceux des muqueuses et des reins, sont altérés. Ces affections parenchymateuses se manifestent par un ictère grave, par l'albuminurie avec des cylindres ou de l'anurie, par une faiblesse extrême du pouls ; les lésions des vaisseaux s'accusent par des hémorrhagies internes, par des pétéchies de la peau, par des vomissements noirs, par de l'hématurie.

Anatomie pathologique. — A l'autopsie, surtout dans un stade plus avancé, on trouve des îlots d'inflammation localisée et même des abcès dans les parenchymes, surtout sous la capsule du foie et des reins. Toutes ces lésions sont faciles à expliquer en supposant que des parasites, déposés dans les petits vaisseaux des organes et peut-être des spores, déterminent une oblitération de ces conduits, une lésion de leur paroi, des hémorrhagies, des mortifications, des dégénérescences, des inflammations dans leur voisinage ; qu'ils produisent en même temps un virus quelconque, et en conséquence une dégénérescence des organes. Les hémorrhagies de l'estomac observées dans cette même période parlent pour une lésion de sa muqueuse, et on pourrait supposer qu'elle est le siège du virus, comme par exemple dans certains cas de charbon. Crevaux (*Arch. de méd nav.*, sept. 1877) a bien décrit les lésions anatomiques de cette maladie, mais sans avoir recherché les microbes qui peuvent les produire. Plusieurs auteurs ont prétendu avoir trouvé des micro-organismes ; mais toutes ces recherches ont été faites sans connaître les méthodes scientifiques appropriées à de pareilles études, et leurs résultats nous ont paru n'avoir aucune valeur. Ils ont cherché des parasites dans les différentes sécrétions, dans la matière des vomissements, dans la bile, etc.

Carmona décrit un microbe qu'il appelle *peronospora lutea;* Domingos Freire (*Rech. sur la cause*, etc., *de la fièvre jaune*, 1880) dans une série de publications couronnée par l'apparition récente d'un très volumineux ouvrage accompagné de nombreuses planches luxueusement imprimées, a étudié les lésions de la fièvre jaune et tenté d'apporter des preuves à sa nature parasitaire. Il donne au prétendu parasite de la fièvre jaune le nom de cryptococcus xanthogenicus. Il ne l'a pas coloré. Les figures qu'il en donne nous paraissent être des corpuscules accidentels et non des bactéries. Quant aux prétendues atténuations du virus et aux vaccinations faites sur l'homme avec des substances aussi dangereuses et aussi mal déterminées, qui ont été annoncées par Domingos Freire et Rebourgeon (*Comptes rendus*, 1884), nous croyons qu'elles ne doivent être acceptées que sous bénéfice d'inventaire.

Alvarez, de San Salvador, nous a donné des renseignements relatifs aux autopsies des individus ayant succombé à la fièvre jaune. Il affirme que l'ictère, dans cette maladie, est plus souvent causé par un catarrhe des voies biliaires que par une dégénérescence du foie; que le rein est presque toujours l'organe le plus malade et que la mort est occasionnée par l'urémie.

De Lacerda nous avait envoyé, pour les examiner, des fragments du foie et des reins provenant d'autopsies de fièvre jaune, enlevés immédiatement après la mort et conservés dans l'alcool fort. De Lacerda avait fait en même temps à l'Académie des sciences une communication sur les parasites de la fièvre jaune. Mais, d'après les dessins joints à cette note, nous nous sommes convaincus qu'il s'était trompé et qu'il avait décrit, comme des parasites, des corps étrangers et du pigment. Sur les coupes du rein et du foie, placées pendant quelques heures dans une solution de méthyl violet B (de la fabrique de Bâle) chauffé à 40° et montées ensuite dans le baume, on constata ce qui suit (1) :

Foie (fig. 242). — Les cellules hépatiques sont tuméfiées, remplies de gouttes de graisse formant une couronne autour du noyau; elles contiennent des grains de pigment jaune. Leur noyau est ordinairement pâle, quelquefois atrophié, irrégulier et fortement coloré. Le contour des cellules montre souvent des dépressions remplies de pigment. Les capillaires intralobulaires, remplis de sang (fig. 242, *s*), contiennent quelquefois de petits grains hyalins, colorés en bleu d'acier, de 1 à 2 μ. Parfois les cellules plasmatiques, au bord des capillaires, sont tuméfiées et multipliées.

Le tissu interlobulaire épaissi, devenu embryonnaire, montre un assez grand nombre de cellules proliférées et de cellules migratrices (*tc*), situées surtout autour des canaux biliaires dont l'épithélium est proliféré (fig. 242).

La capsule de Glisson est épaissie çà et là et devenue embryonnaire; elle se continue par places dans le tissu conjonctif interlobulaire sous forme d'îlots mal limités, formés de petites cellules. La prolifération des cellules se propage le long des vaisseaux capillaires intralobulaires voisins.

Quelques-uns de ces derniers capillaires présentent des dilatations variqueuses, ampullaires ou fusiformes, et renferment un grand nombre de filaments courbés de 0μ,6 à 0μ,8, d'épaisseur et de longueur variable. Ces filaments paraissent lisses et homogènes à un grossissement de 500 à 600 diamètres. Mais, avec un fort grossissement (objectif de Zeiss 1/12, à immersion homogène ou n° 12 de Verick imm. hom. qui correspond au

(1) Babes, *Le rein et le foie dans la fièvre jaune*. *Comptes rendus*, 17 sept. 1883, et *Archives de physiologie*, n° du 15 nov. 1883.

système 1/18 de Zeiss), on peut s'assurer que ces filaments sont composés de grains elliptiques, presque cylindriques, disposés deux à deux, formant

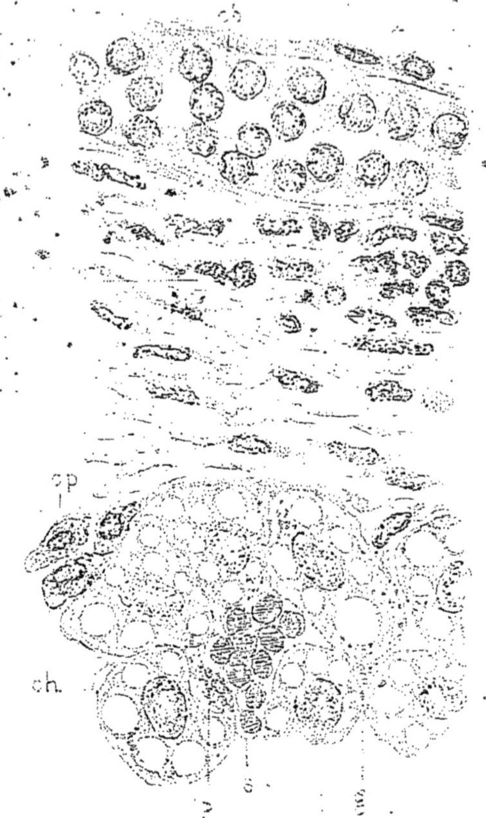

Fig. 242. — Coupe du foie dans un cas de fièvre jaune.

cb, canalicule biliaire contenant des noyaux proliférés; *tc*, tissu conjonctif épaissi, embryonnaire; *cp*, cellules plasmatiques situées à la limite des lobules; *hc*, cellules hépatiques contenant des gouttes de graisse; *p*, pigment jaune à la limite des cellules; *s*, globules du sang dans les capillaires intralobulaires; *g*, grains hyalins dans ces vaisseaux (Grossissement Zeiss, oc. 3, obj. 1/12, imm. homog.).

de petits groupes dans lesquels ils sont unis par une substance intermé-

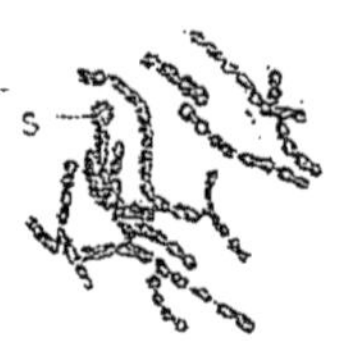

Fig. 243. — Bactéries trouvées dans la fièvre jaune (Grossissement 1000 diamètres).

diaire pâle (fig. 243). Les filaments sont composés ainsi par des diplococci, ou, si l'on veut, par des bâtonnets très courts, à spores terminales. Ces filaments se colorent très bien; ils tapissent en partie la paroi des vaisseaux, ou bien ils forment des pelotons plus ou moins denses dans leur intérieur. On trouve, avec eux, quelques grains ronds de 1 μ. très fortement colorés. Lorsque ces bactéries intravasculaires sont disposées en amas volumineux, les filaments se colorent en violet peu intense; cependant on en voit quelques-uns qui sont plus colorés que les autres. Lorsque les bactéries sont en petit nombre et que le vaisseau n'est pas encore dilaté par elles, les filaments, disposés suivant la direction du vaisseau, sont denses, très fortement colorés, plus courts (de 6 à 12 μ.), et il est nécessaire d'employer le plus fort grossissement pour distinguer les grains qui les composent. Les vaisseaux qui contiennent des bactéries ne présentent plus de globules sanguins dans leur intérieur. Le tissu voisin se colore moins bien. Les cellules de ce tissus sont gonflées et souvent multipliées.

Rein. — Les bactéries sont en plus grand nombre dans le rein que dans le foie. Leur distribution est tout à fait caractéristique. La capsule fibreuse

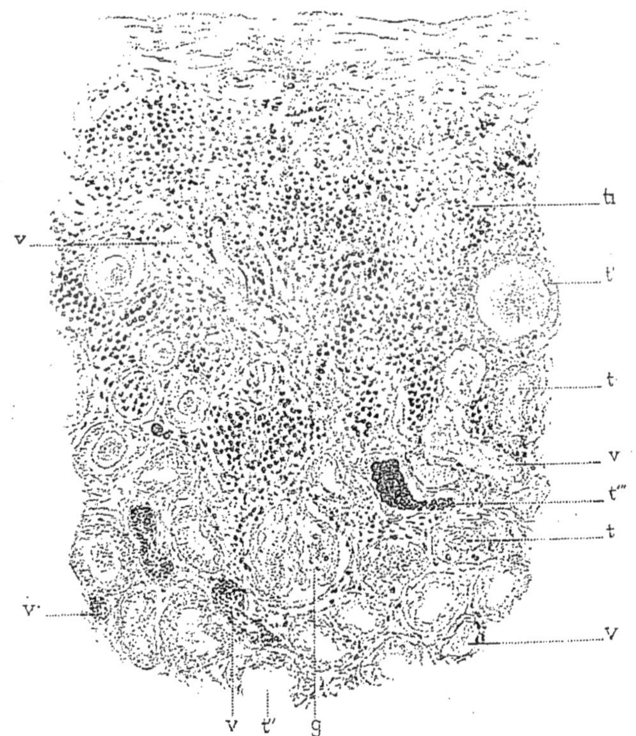

Fig. 244. — Foyer inflammatoire conique de la périphérie du rein dans la fièvre jaune (100 diamètres).

c, capsule du rein ; *ti*, tissu inflammatoire avec des vaisseaux dilatés *v* et des tubes remplis de cylindres hyalins *t*, ou framboisés *t''* ; *g*, glomérules ; *v*, vaisseaux contenant des bactéries.

du rein est épaissie, embryonnaire à sa partie profonde (fig. 244). Ce tissu enflammé se continue par places dans la partie corticale du rein, sous forme de cônes dont le sommet pénètre dans la profondeur et dont la base confine à la capsule (fig. 244, *ti*). Là, les canalicules urinifères, les glomérules, la paroi des vaisseaux et surtout le tissu conjonctif interstitiel enflammés montrent une grande quantité de cellules rondes. Dans le milieu de l'îlot, il y a parfois un vaisseau dilaté rempli de masses granuleuses incolores. On trouve, par places, à la périphérie, mais surtout au sommet de ces îlots coniques de tissu enflammé, quelques vaisseaux capil-

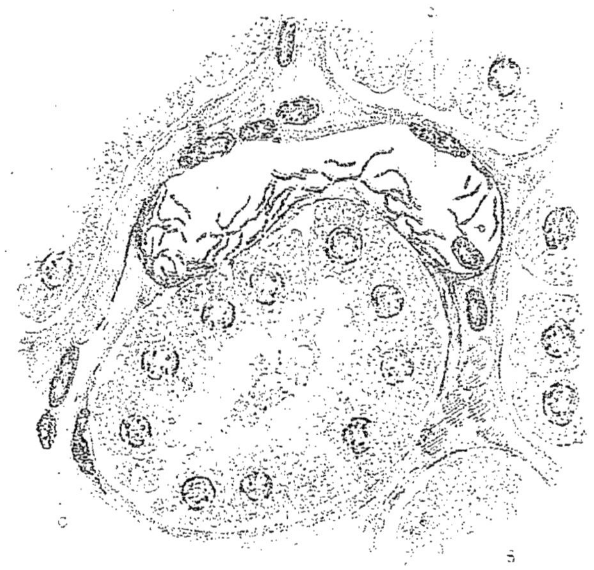

Fig. 245. — Coupe du rein dans la fièvre jaune à la limite d'un petit foyer inflammatoire. Les cellules du tissu conjonctif sont multipliées autour du capillaire *c*.

s, sang contenu dans les capillaires ; *c'*, partie dilatée d'un capillaire qui renferme des diplococci ; *t*, tube contourné dont les cellules tuméfiées, granuleuses, montrent des vacuoles séparées par des granulations.

laires extrêmement dilatés, ampullaires, remplis de filaments de bactéries agglomérés, comme dans les vaisseaux du foie. Dans le foyer même de l'inflammation, on n'en rencontre point. A la limite de ces îlots, les canalicules et les glomérules sont encore très altérés, surtout autour des vaisseaux remplis de bactéries (fig. 245) ; l'épithélium des canalicules est granuleux et leurs noyaux ont souvent disparu.

Auprès de ces canalicules, on en trouve d'autres qui sont extrêmement dilatés et remplis de masses hyalines (*t'*) ou de cylindres (*t*) (fig. 244). Parfois leur épithélium est devenu embryonnaire. L'altération des glomérules, autour des foyers d'inflammation, consiste dans une atrophie avec augmentation relative ou absolue des cellules, avec une prolifération des éléments qui tapissent la capsule de Bowmann ou bien avec une exsudation de masses granuleuses dans cette capsule. Parfois le glomérule est devenu homogène et s'est atrophié.

La surface du rein n'est pas le seul point où l'on trouve ces lésions inflammatoires. Il existe aussi, dans la profondeur, autour de certains glomérules ou de quelques artérioles, des foyers analogues. On peut voir

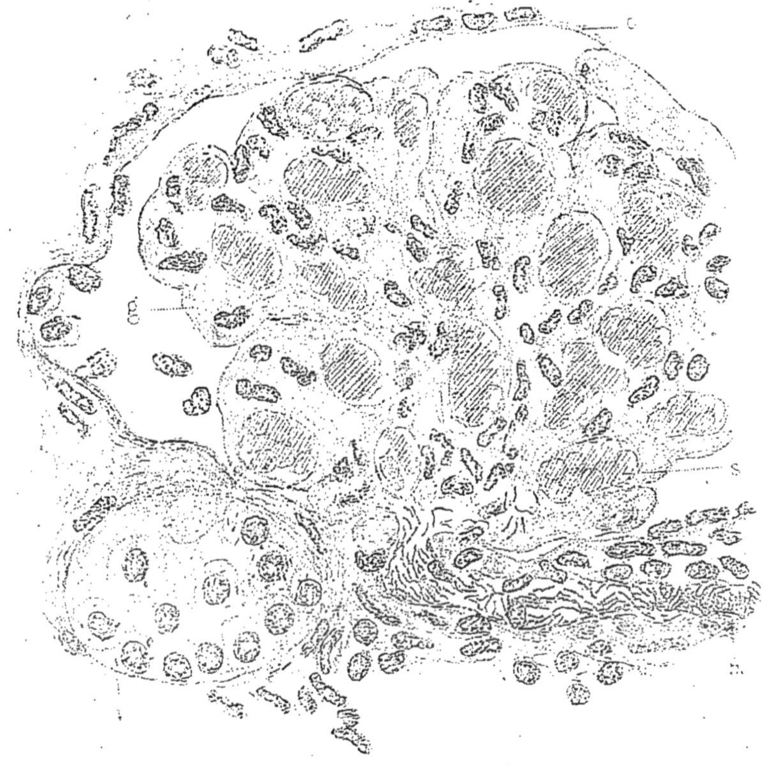

Fig. 246. — Glomérule du rein dans la fièvre jaune.

c, capsule de glomérule; les éléments de la paroi et les cellules qui la tapissent sont gonflés ; *g*, anses de glomérule pleines de sang, montrant une prolifération de leurs noyaux ; *m*, artère afférente remplie de bactéries ; le tissu conjonctif est proliféré autour de ce vaisseau ; *t*, tubule rempli de cellules épithéliales (Grossissement Zeiss, oc. 3, hom. 1/12).

alors, au début par exemple, dans l'artériole afférente du glomérule, une accumulation de bactéries (fig. 246), et l'on en trouve aussi dans les vaisseaux du bouquet glomérulaire. Lorsque les îlots d'inflammation sont plus anciens, on ne rencontre plus de bactéries.

Le foie et les reins ne contenaient pas d'autre espèce de micro-organismes.

Pour ce qui est des altérations histologiques du tissu rénal, elles portaient à la fois sur les glomérules, sur le tissu conjonctif et l'épithélium des tubuli. Le tissu conjonctif intertitiel était œdémateux, embryonnaire par places (fig. 247, *c*), surtout à la périphérie de l'organe, et présentait quelques granulations colorées de 0mm,01 à 0mm,02. Quelques glomérules étaient devenus homogènes ou enflammés; les vaisseaux capillaires remplis de sang (fig. 247, *s*) contenaient des grains extrêmement petits, ronds, mal définis et fortement colorés.

Le parenchyme de la substance corticale était très altéré. L'épithélium des *tubuli contorti* est tuméfié, granuleux; souvent on n'y voit plus de

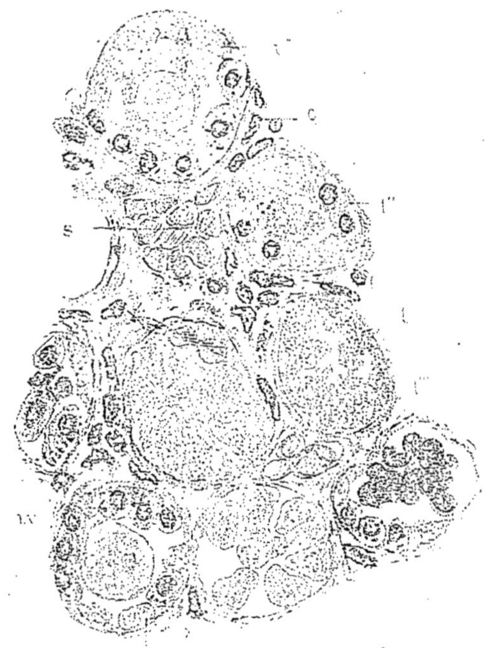

Fig. 247. — Limite d'un petit foyer inflammatoire dans la fièvre jaune.

c, état embryonnaire du tissu conjonctif; *s*, globules du sang dans les capillaires. Entre les globules rouges, on remarque quelques grains très petits, fortement colorés. *t*, tubuli contorti remplis de masses granuleuses, provenant d'une dégénérescence moléculaire des épithélium; *t'*, tube droit contenant un cylindre hyalin; *t''*, tube contenant un cylindre granuleux; *t'''*, cylindre granuleux; *t''''*, tube contenant des masses confluentes framboisées et fortement colorées; *tv*, tube contenant du pigment et de petites masses allongées et colorées.

noyaux (fig. 247, *t*), ou bien ceux-ci sont réduits à certains points ou bâtonnets de leur substance qui se colorent encore par les couleurs d'aniline (fig. 245, *t*); leur partie centrale est parfois vésiculeuse; la lumière des tubes est rétrécie, remplie çà et là d'une masse granuleuse séparée des cellules épithéliales par des vacuoles (fig. 245, *t*); on y voit aussi des gouttes hyalines. Les anses de Henle renferment souvent des cylindres hyalins colorés en bleu pâle. Dans les petits tubes droits des pyramides de Ferrein, l'épithélium est proliféré et remplit quelquefois leur lumière; les noyaux se colorent fortement. Dans le protoplasma de ces cellules, on voit presque toujours de petits grains allongés de 1 μ de diamètre environ, qu'on pourrait prendre au premier abord pour des bactéries. Mais, en les examinant avec un fort grossissement, on peut constater une grande différence dans leur forme, ce qui rend peu probable l'idée de micro-organismes (fig. 247, *t' t''*). Parfois ces cellules renferment des grains de pigment jaune.

Les cylindres, qui occupent souvent la lumière des tubes, sont composés de grandes gouttelettes hyalines à double contour et confluentes, comme framboisées (fig. 247, *t''''*), très fortement colorées; on peut suivre le développement de ces singulières formations. On voit, dans certains tubes à cellules bien colorées, des gouttes ou des corpuscules allongés assez grands et colorés. Les mêmes productions, en partie confluentes, se trouvent dans l'intérieur même de ces tubes (fig. 247, *t''*). Cette substance ne consiste pas dans une concrétion calcaire parce qu'elle ne se modifie pas par l'addition des acides. D'autres cylindres sont formés de gouttes très petites, égales, pâles, isolées (fig. 247, *t'''*); on en voit dont la surface est tout à fait lisse (fig. 247, *t'*); et enfin il existe des cylindres qui réunissent tous ces caractères (fig. 247 *t''*). La substance médullaire des reins est beaucoup moins altérée.

Depuis ces recherches, nous avons eu l'occasion d'examiner plusieurs séries de pièces de fièvre jaune : 1° le foie et le rein de deux individus morts de cette maladie, recueillis par le Dr Alvarez et qui ont été examinés au laboratoire d'anatomie pathologique de la faculté de Paris, sans qu'on pût y trouver de bactéries; 2° les pièces de trois cas de fièvre jaune dont Koch a bien voulu confier l'examen à l'un de nous. Dans ces trois derniers faits, malgré la recherche la plus scrupuleuse et malgré les conseils de Koch, il a été impossible de trouver des chaînettes dans le cerveau, les reins, le foie et la rate. On doit donc supposer que, dans la fièvre jaune, comme dans d'autres maladies infectieuses, on ne trouve de microbes dans les organes parenchymateux que dans certains cas et non dans tous. La question de savoir si ces micro-organismes constituent réellement la cause de la maladie ou simplement une complication n'est par conséquent pas résolue.

D'après les examens auxquels ont donné lieu les trois derniers cas de fièvre jaune, il y avait, dans divers liquides sécrétés, et en particulier dans l'intestin, plusieurs espèces de micro-organismes. Ainsi dans deux d'entre eux nous avons trouvé, dans des parties étendues de la muqueuse de l'intestin grêle, dans les glandes et au-dessous d'elles, des bacilles courts qui ressemblent à ceux de la fièvre typhoïde, mais dont les grosses spores sont souvent terminales. Ils montrent des parties peu colorées dans leur protoplasma et des extrémités un peu amincies.

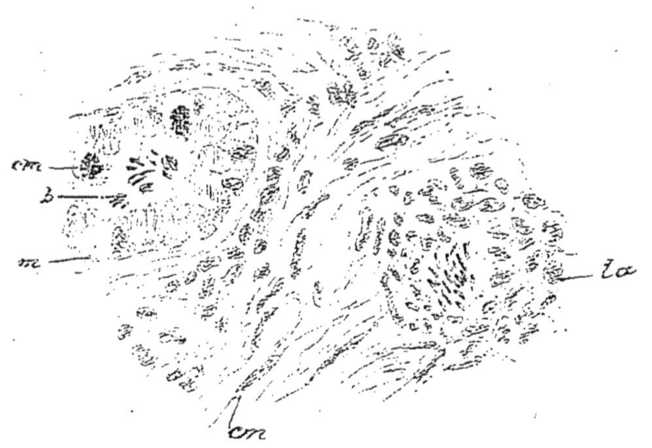

Fig. 248. — Coupe de l'intestin grêle dans la fièvre jaune.

cm, cellules glandulaires en multiplication ; *m*, masses muqueuses dans les cellules glandulaires *ta*, tissu adénoïde ; *m*, cellules musculaires ; *b*, bactéries dans les culs-de-sac glandulaires.

Dans l'un de ces deux faits, la muqueuse de l'intestin était très altérée par places, dépouillée de son épithélium, hémorrhagique ; sa partie superficielle était mortifiée et jaunâtre jusqu'au niveau des culs-de-sac glandulaires, et on n'y distinguait plus la structure de son tissu. Au-dessous de la couche glandulaire, on notait une infiltration de cellules rondes et des culs-de-sac des glandes en tube dilatés renfermaient souvent des masses denses des bacilles décrits ci-dessus.

Dans un autre fait, il y avait des bacilles plus courts, parfois disposés deux par deux, en petit nombre, soit à la surface de l'intestin, soit dans les glandes. Dans le contenu de l'intestin, nous avons trouvé dans deux cas des amas denses de grands microbes ronds, de 1 μ environ, inégaux, auprès desquels il existait toujours du pigment jaune ou brun.

L'urine renfermait, dans l'un de ces faits, les mêmes amas de grands microbes ronds sans pigment jaune et dans les deux autres une quantité de monades piriformes de 2 μ d'épaisseur sur 3 à 4 μ de longueur, possédant une extrémité effilée (fig. 249). Ces monades, libres, isolées les unes des autres, faciles à colorer avec les couleurs d'aniline, renfermaient de grandes vacuoles. Quelques-unes étaient en voie de division. La paroi de la vessie était très épaissie et sa muqueuse dépouillée, par places, de son épithélium, était infiltrée de leucocytes. Les monades pénétraient entre les cellules épithéliales. Aussi est-il probable que la grande quantité de monades observées était en relation avec ces lésions inflammatoires de la vessie.

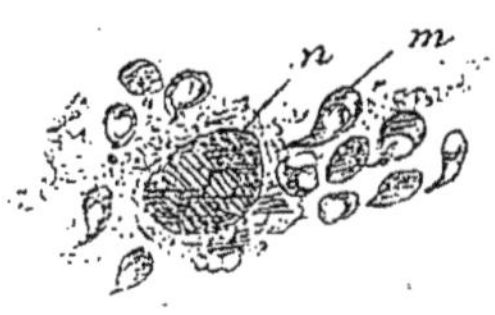

Fig. 249. — Monades trouvées dans la vessie dans un cas de fièvre jaune. *n*, cellule de la vessie; *m*, monades.

Alvarez nous a montré de son côté des dessins de micro-organismes qu'il a observés dans l'urine et qui représentaient de petites chaînettes comparables à celles que nous avons vues dans nos premiers examens du rein.

Nos connaissances sur les micro-organismes de la fièvre jaune se réduisent, comme on le voit, à bien peu de chose : d'après les examens histologiques qui précèdent, on n'est pas sûr que le micro-organisme, observé dans nos premières recherches, soit celui de la fièvre jaune. On ne l'a ni isolé, ni cultivé, et les expériences qui ont été faites jusqu'ici au Brésil ne méritent point grande créance.

L'étude des lésions de la fièvre jaune, de même que celles de la fièvre bilieuse et l'absence des microbes dans le plus grand nombre des viscères examinés, permettent de faire l'hypothèse que les parasites siègent dans le tube digestif. Peut-être ne sont-ils autre chose que les petits bacilles trouvés dans les deux observations ci-dessus, dans la muqueuse intestinale. Mais on comprend facilement que de pareilles recherches ne peuvent être menées à bien que dans le pays où l'on observe la fièvre jaune, et par des hommes bien armés de toutes les méthodes d'investigation modernes appropriées à l'étude des bactéries.

CHAPITRE X

ATROPHIE JAUNE AIGUE DU FOIE.

Tandis que dans la pyémie, la septicémie, les maladies infectieuses et les néoplasmes généralisés, le foie est l'un des organes affectés le plus rapidement et le plus habituellement, soit par les bactéries, soit par des dégénérescences multiples, soit par des tumeurs secondaires, les affections bactériennes et néoplasiques primitives y sont au contraire très rares.

Ces données, en apparence contradictoires, sont en rapport avec la circulation spéciale du foie. Le sang de la veine porte, qui circule lentement, favorise les dépôts secondaires, tandis que la glande est peu accessible aux lésions primitives. Les agents d'une infection ne peuvent arriver au foie que par le sang de la veine porte, les lymphatiques, le péritoine, les voies biliaires ou le sang de la circulation générale.

On peut même se demander si les lésions bactériennes du foie considérées comme primitives ne viennent pas toujours de l'estomac. Il est possible, par exemple, que les altérations de l'estomac et de l'intestin qui sont en rapport avec les vomissements de la fièvre jaune précèdent l'hépatite parenchymateuse que l'on observe dans cette maladie.

Klebs a décrit une maladie bactérienne de l'estomac avec des hémorrhagies, des ecchymoses et des ulcérations caractérisées par la présence de bacilles plus courts, plus gros que ceux du charbon, et présentant des extrémités arrondies. Ces lésions de la muqueuse gastrique sont ordinairement liées à l'atrophie jaune aiguë du foie.

Klebs a trouvé, dans son observation, les mêmes bacilles dans les conduits biliaires et autour des vaisseaux.

Cohn (1) a observé aussi une gastrite diphthérique combinée avec l'atrophie jaune du foie. Dans ses recherches, faites au laboratoire de Recklinghausen, il n'a pas examiné s'il y avait des microbes.

Eppinger (2) décrit des microbes ronds dans l'atrophie jaune aiguë.

Hlava (3) a trouvé, dans une autopsie de femme enceinte qui avait de l'œdème aux jambes avec une ulcération cutanée, puis plus tard de l'œdème

(1) *Gastritis diphtherica mit acuter gelber Leberatrophie. Deutsches Archiv f. klin. Med.* XXXIV, p. 115.
(2) *Prager Virteljarschrift*, 1875.
(3) *Prager medic. Wochenschrift*, 1882, nos 31 et 32.

des extrémités supérieures, la muqueuse de l'estomac un peu œdématiée, et le foie hypertrophié. L'autopsie fut faite six heures après la mort. A l'examen microscopique, le foie présentait une dégénérescence graisseuse, surtout autour du hile, à l'entrée de la veine porte. Les conduits biliaires, à la périphérie du foie, étaient souvent remplis de zooglœes constituées par de grandes bactéries rondes. Ces mêmes microbes n'existaient ni dans le sang ni dans les vaisseaux. Dans les parties périphériques du foie, dans les lobules, autour de la veine centrale, il y avait une zone de cellules hépatiques granuleuses, puis une zone où les cellules n'étaient plus distinctes. La partie périphérique des lobules présentait une grande quantité de cellules en dégénérescence graisseuse, mêlées de cristaux de leucine et de tyrosine. Le tissu conjonctif interstitiel n'était pas enflammé. Dans le tissu interlobulaire, on trouvait parfois des bactéries rondes disséminées. Auprès d'elles il y avait des bacilles, surtout dans les régions centrales du foie. Ceux-ci siégeaient dans les ramifications de la veine porte et autour de ces ramifications. Parfois ces bacilles possédaient des spores terminales. Hlava observa en outre une infiltration cellulaire diffuse de la muqueuse de l'estomac et du duodénum sans bactéries. Il croit que l'infection s'était faite par l'intestin parce que la lésion était surtout localisée dans la veine porte.

Balzer (1) a constaté la présence des microcoques dans un cas d'atrophie aiguë du foie.

D'après ce petit nombre de faits, en l'absence des cultures par lesquelles on aurait pu déterminer l'espèce de bactéries dont il s'agit, en présence des formes diverses qui ont été notées, il est nécessaire de réserver un jugement définitif, bien qu'il paraisse probable que l'atrophie aiguë du foie soit causée par des bactéries parasitaires.

Il est d'ailleurs des faits de pyémie et de septicémie dans lesquels on observe, non seulement des abcès métastatiques du foie avec une grande masse de bactéries, mais aussi une atrophie jaune aiguë du foie, une hépatite parenchymateuse très prononcée.

La pyémie et la septicémie sans abcès du foie déterminent souvent un ramollissement avec atrophie de cet organe, semblable par ses caractères anatomiques à l'atrophie aiguë. Les symptômes ressemblent aussi à ceux de l'ictère grave. Des bactéries remplissent alors par places les ramifications de la veine porte.

(1) *Revue mensuelle*, 1882.

CHAPITRE XI

FIÈVRE INTERMITTENTE.

La fièvre intermittente (*fièvre de malaria, paludisme, fièvre de marais*), qui est si universellement répandue dans toute la terre, partout où se fait sentir l'influence des émanations marécageuses, paraît si bien en rapport avec l'invasion de l'économie par les parasites, que depuis longtemps on a cherché à se rendre compte de l'espèce ou des espèces végétales ou animales qui pouvaient en être les agents. Déjà Lancisi (1), Razori, admettaient que les fièvres intermittentes étaient dues à des animalcules parasites qui pouvaient pénétrer dans le sang. Virey les attribue à des infusoires, Boudin (2) à la flore des marais, Bouchardat (3) aux particules provenant d'animalcules.

J. K. Mittchel (4), Mühry (5), Hammond (6) incriminaient l'atmosphère chargée de spores de certains végétaux microscopiques; J. Lemaire (7) accusait les microphytes et microzoaires sans spécifier une espèce distincte, les bacterium, vibrio, spirillum, etc. Binz (8) constate l'action toxique des sels de quinine sur les infusoires et pense que ces substances agissent de la même façon sur les bactéries du sang; Vulpian a fait remarquer qu'il faudrait une dose de quinine énorme pour tuer les bactéries, si la fièvre intermittente était sous leur dépen-

(1) Lancisi, *De noxiis paludum effluviis*, lib. II. Roma, 1717.

(2) Nous citons l'opinion de Virey et de Boudin et beaucoup d'autres auteurs ci-dessous d'après l'historique très complet donné par Laveran (*Traité des fièvres palustres*, Paris, 1884).

(3) *Annuaire de thérapeutique*, 1866, p. 299.

(4) *On the cryptogamous origin of malarious and epidemic fevers*, 1849.

(5) *Die geographischen Verhältnisse*, etc., ch. VI.

(6) *A treatise on hygiène*, Philadelphia, 1863.

(7) *Comptes rendus de l'Acad. des sciences*, t. LIX, p. 317, 17 août 1864.

(8) *Max Schultze's Archiv*, 1867.

dance (1). Salisbury (2) attribue la fièvre intermittente à des algues du genre palmelles. Les expériences de Wood et Leidy (3), de Quinquaud (4), de Magnin (5) ont montré que Salisbury s'était trompé. Hallier (6), Van den Korput et Hannon (7), Schurtz (8) ont pensé que le parasite devait être une oscillariée. Balestra et Selmi (9) ont conclu en faveur d'une algue.

En 1879, Klebs et Tommasi Crudeli (10) ont analysé l'air, l'eau et le sol des Marais Pontins et ils ont trouvé diverses espèces de bactéries, d'algues, de micrococci, de corpuscules ovalaires, etc. Ils ont ensemencé, avec la terre des marais, divers liquides de culture, et ils ont vu se développer surtout des bacilles, des spores et des filaments. Les spores, ovoïdes et mobiles, mesuraient 0µ,9 ; les filaments, quelquefois très longs, sont segmentés en articles possédant souvent des spores. Les bactéries ont de 4 à 6 µ ; les filaments sont beaucoup plus longs. En chauffant les cultures, les algues ne s'y développaient pas, non plus que les moisissures. Les corpuscules ovales restaient stériles ou donnaient naissance à des filaments. On obtient en quarante-huit heures, dans les cultures, de petits nuages formés de bacilles de 4 à 6 µ de longueur qui sont aérobies, mobiles, souvent avec des spores à leurs extrémités ou dans leur milieu. On peut suivre leur développement sous le microscope. Ce sont là, suivant Klebs et Tommasi Crudeli, les cultures pures du bacille de la malaria. Mais il est douteux qu'ils aient obtenu des cultures absolument pures du même bacille. D'après ces auteurs, l'injection de ces microbes dans le tissu conjonctif sous-cutané des lapins donne une fièvre à marche typique semblable à la

(1) Bochefontaine, *Action de la quinine sur les vibrioniens* (*Archives de physiologie*, 1re série, t. V, p. 390).
(2) *The american journal of the med. sc.*, janvier 1866. *Revue des cours*, 6 nov. 1869.
(3) *Amer. journ. of the med. sc.*, 1868.
(4) *Soc. de biologie*, 15 nov. 1879.
(5) Magnin, thèse de Paris, 1876.
(6) Hallier, *Schmid's Jahrbücher*, 1867 et 1868.
(7) *Journal de méd. et de chir. de la Société des sc. méd. de Bruxelles*, 1866, 42e vol., p. 330 et 497.
(8) *Archiv der Heilkunde.*
(9) Congrès médical de Florence, 1869, et Ac. des sc., 1870.
(10) *Reale accademia dei Lincei*, juin 1879 et *Arch. f. exp. Pathologie*, 1er juillet 1879.

fièvre intermittente. Mais il faut dire que les quantités injectées ont été considérables et qu'avec beaucoup d'autres bactéries on peut aussi donner de la fièvre aux animaux. Le liquide filtré ne produit aucun accident. Les tracés thermométriques de la fièvre artificiellement produite chez les lapins par Tommasi Crudeli et Klebs ont été critiqués par Laveran qui n'y a pas reconnu une courbe comparable à celle de la fièvre intermittente. D'un autre côté les lapins et les autres animaux qui vivent dans les contrées marécageuses les plus infectées par la malaria ne sont jamais atteints spontanément d'aucun accident qui rappelle de prés ou de loin la fièvre intermittente, en sorte qu'il est bien douteux qu'on ait jamais donné cette maladie à des animaux.

Tommasi Crudeli a publié en 1880 (1) le résumé de recherches nouvelles d'où il résulte que les spores du bacillus malariæ se retrouvent dans le sang des lapins inoculés, dans celui des fébricitants et dans la rate où l'on prend, pendant la vie, du sang à l'aide d'une seringue de Pravaz (Marchiafava, Sciammana, etc.). La culture du sang de la rate prise sur le vivant pendant les paroxysmes fébriles donnerait les bacilles de Klebs et Tommasi Crudeli. Le sang des malades, pendant la période du frisson, contiendrait les mêmes bacilles.

Cuboni et Marchiafava (2) ont fait des cultures du sol mala-

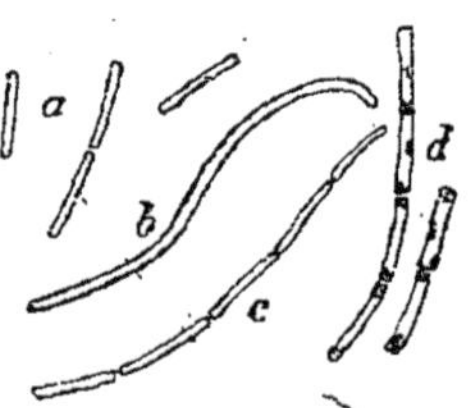

Fig. 250. — Bacilles de la malaria d'après Klebs.

rique et ont toujours obtenu les bacilles de Tomasi Crudeli et Klebs. Ils ont injecté ces cultures et du sang de la rate humaine à des lapins, et ils leur ont donné la fièvre avec un gonflement de la rate. Ils ont trouvé dans le sang des fébricitants, pendant la période algide, des filaments mesurant de une à trois fois le

(1) *The Practitioner*, novembre 1880, p. 321.
(2) *Nouvelles études sur la malaria* (*Arch. f. experim. Pathol.*), t. XIII, p. 265.

diamètre d'un globule rouge avec des spores à leurs extrémités, des chaînettes, des spores mobiles. La culture du sang leur a donné des bactéries analogues.

Plus récemment Cecci (1) a répété, dans le laboratoire de Klebs, la culture des bactéries des terrains malariques et trouvé les mêmes bactéries; il a réussi à donner aussi de la fièvre aux chiens et aux lapins. Ziehl (2) a rencontré les bacilles de Marchiafava et Cuboni dans le sang des paludiques.

Ces expériences ont été reprises avec des résultats différents. Maurel (3) n'a trouvé dans le sang des paludiques aucun microphyte caractéristique. Bacelli, Giovanni et Orsi, Laveran (4), n'ont jamais eu que des résultats négatifs en injectant aux animaux le sang des fébricitants. Ces expériences sont d'ailleurs passibles de deux reproches : le premier, c'est que l'on ne sait pas sûrement si le terreau pris dans les contrées à fièvre paludique contient le germe de la malaria et si les bacilles ainsi obtenus se rapportent bien à la maladie dont il s'agit; en second lieu, si les expériences faites sur les animaux donnent de la fièvre, toute autre bactérie septique en ferait autant, et cette fièvre est d'autant plus difficile à rapporter à la malaria, que les animaux n'en sont pas spontanément atteints.

Les recherches de Laveran (5) nous transportent dans une tout autre série de conceptions relatives à la fièvre palustre. Elles ont été faites à Philippeville, sur le sang des malades examiné uniquement à l'état frais, sans coloration, pendant les premières heures du début des accès. Laveran a décrit trois variétés suivant lesquelles se présentent d'après lui les parasites du paludisme. Nous en donnons ici l'exposé succinct :

1° *Corps kystiques n° 1 ou en croissant.* — Ces éléments, disposés en forme de croissant à extrémités effilées ou un peu arrondies, limités par un contour fin, très transparents, incolores, ayant de 8 à 9 μ dans leur grand diamètre, 3 μ dans leur diamètre transversal, possèdent des granulations pigmentaires dans leur partie centrale, rarement à leurs extrémités (voy. 1,

(1) *Archiv f. experim. Pathologie*, t. XV et XVI.
(2) *Deutsche med. Wochenschrift*, 1883.
(3) Association française. — Congrès de Rouen, 1883, et *Revue d'hygiène*, 1883, p. 813.
(4) Les premières communications de Laveran ont été faites à l'Académie de médecine, 23 novembre et 28 décembre 1880 et 25 oct. 1881, et à l'Académie des sciences, 24 oct. 1881 et 23 oct. 1882.
(5) Académie des sciences, 20 fév. 1882.

fig. 251). Ils se déforment quelquefois, mais d'une façon très lente : ils possèdent parfois un contour qui sous-tend l'arc formé par le croissant ; on observe des formes intermédiaires entre ces éléments et les suivants.

2° *Corps kystiques n° 2 ou sphériques.* — Ces éléments sphériques, de dimension variable entre 1 μ et 9 ou 10 μ, mesurant habituellement de 8 à 9 μ, sont transparents, limités par une ligne très fine parfois double sur les préparations traitées par l'acide osmique et colorées au picro-carmin. Ils renferment des grains arrondis de pigment noir et de couleur rouge feu sombre. Dans les plus petits, les grains de pigment sont en petit nombre ; dans les plus gros, ils sont disposés sous forme de couronne ou sans ordre ; on voit ces grains de pigment agités de mouvements très vifs com-

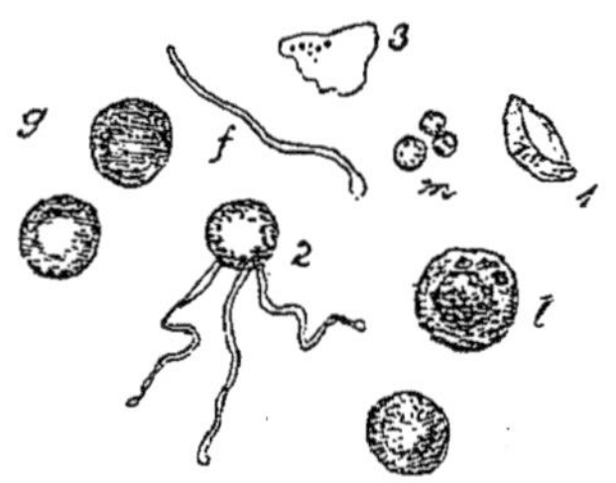

Fig. 251. — Parasites de la malaria d'après Laveran.

1, corps n° 1 ; *g*, globules sanguins ; 2, corps n° 2 avec ses filaments mobiles ; *m*, petits corps n° 2 pigmentés ; *f*, filament libre ; *l*, globule blanc avec des grains de pigment (corps n° 3) ; 3, corps n° 3.

parables à ceux de particules solides dans un liquide en ébullition (mouvement brownien ou mouvement communiqué), mais qui ne s'observent que dans les éléments d'un certain volume et non dans les plus petits. Ces éléments, d'après Laveran, ont souvent le diamètre des globules rouges de sang et peuvent même se montrer à l'état naissant dans ces globules (hématies piquées). Le docteur Richard (1), qui a vérifié les faits découverts par Laveran, a insisté sur cette disposition des corps n° 2 à l'intérieur des globules rouges. Nous verrons bientôt que les dernières recherches de Marchiafava et Celli se rapportent à des figures analogues. Les corps n° 2 de Laveran ne possèdent pas de noyau.

C'est du bord et de la surface des corps n° 2 que Laveran a vu partir des *filaments mobiles* (voy. 2, fig. 251) minces et transparents, ondulés, ayant de 21 à 28 μ de longueur sur 1 μ de largeur, animés de mouvements, si la température est voisine de celle du corps humain ou si la préparation est placée sur une platine chauffante. Ces filaments adhèrent aux grands corps n° 2, au nombre de 1, 2, 3 ou davantage, ou bien ils sont libres dans

(1) *Revue scientifique*, 1883.

le sang et se meuvent comme des anguilles (*f*, fig. 251) ; ils sont effilés à une extrémité, un peu renflés à l'autre ; on peut voir aussi parfois un petit renflement olivaire à leur centre. Leurs mouvements sont le plus faciles à observer et le plus vifs quand ils adhèrent par une de leurs extrémités à un corps n° 2, tandis qu'ils sont libres par l'autre extrémité. Ces mouvements ont été décrits en détail par Laveran et par Richard. Ce dernier a constaté aussi leur persistance dans le liquide sanguin après qu'ils ont été détachés et mis en liberté.

3° *Corps kystiques n°* 3. — Ils sont constitués par de petites masses hyalines, soit sphéroïdes, soit irrégulières, contenant des granules pigmentés, masses analogues aux leucocytes, remplies de pigment noir et de pigment libre (*l*, fig. 251).

Les corps n°s 1 et 2, et surtout les filaments mobiles qui partent de ces derniers, sont considérés par Laveran comme les parasites de la malaria; les corps n° 3 comme les cadavres de ces parasites. Pour lui, les parasites, et en particulier les filaments mobiles, n'ont rien de commun avec les bacilles de Klebs et Tommasi Crudeli : ils ne se colorent pas par les substances colorantes tirées de l'aniline, ils ne sont jamais segmentés en articles ; ils ne ressemblent nullement aux vibrions par leurs mouvements. Laveran en a fait des protistes ou protozoaires, appartenant au règne animal et présentant la double forme enkystée (corps n°s 1 et 2) et libres (filaments mobiles).

Marchiafava et Celli (1) ont contrôlé ces recherches sur le sang des malariques, et ils ont retrouvé non seulement les modifications des globules déjà décrites par eux, mais aussi les filaments mobiles et les corps en croissants de Laveran. D'après leur description détaillée, les corps qui possèdent des filaments mobiles et du pigment montrent un mouvement rapide de leur périphérie et des filaments, qui ressemble beaucoup aux mouvements de certains infusoires. Ces filaments s'observent seulement à l'état frais pendant vingt à trente minutes. Sur vingt malades examinés, ces auteurs les ont trouvés quatre fois en même temps avec les corps en croissant. Ils ont réussi, par l'injection de 1 gramme environ du sang des fébricitants dans les veines d'hommes sains, à donner à coup sûr la malaria avec toutes les lésions caractéristiques du sang.

Dans une communication plus récente, Marchiafava et Celli (*Fortschritte*, 15 décembre 1885) ont constaté de nouveau, dans le sang des individus atteints de fièvre paludéenne, des organismes contenus dans les globules rouges. Ils sont constitués par une particule protoplasmique homogène. Ils possèdent un mouvement amœboïde très vif. On peut les colorer dis-

(1) Marchiafava et Celli, *Neue Unters. üb. Malaria infect, Fortschr. d. Med.*, 1885, n° 11.

tinctement. Ils appellent ces particules plasmodies ou hémoplasmodies.

Dans l'intérieur de ces hémoplasmodies on trouve souvent du pigment rougeâtre ou noir qui n'appartient pas aux organismes, mais qui provient de la transformation de l'hémoglobine des globules rouges qui ont été détruits par les plasmodies. Ce pigment se transforme en mélanine.

S'il y a une production abondante de pigment, il en résulte une mélanémie. Des cas de paludisme très graves peuvent se montrer sans mélanémie.

Les hémoplasmodies se transforment par un processus de division en amas de corpuscules qui n'ont pas de mouvements, mais qui sont néanmoins identiques avec les hémoplasmodies elles-mêmes. Cette division a lieu aussi dans les hémoplasmodies qui ne possèdent pas de pigment. Il est très probable que tel est le mode de multiplication des hémoplasmodies

L'infection malarique est transmissible à l'homme par une injection dans les veines. Il se développe alors une fièvre intermittente tout à fait caractéristique, et on trouve dans le sang de l'individu inoculé des plasmodies qui se multiplient pendant la période d'augment de la fièvre. Ils deviennent très rares et immobiles et disparaissent enfin si le malade guérit spontanément ou sous l'influence du traitement.

Il est certain que la description des éléments trouvés par Laveran n'a rien à faire avec celle de parasites végétaux de l'ordre des schizomycètes, car la coloration des filaments mobiles est impossible avec les couleurs d'aniline, et l'on ne peut en conserver des préparations durables. Ils sont difficiles à voir, ne s'observent que sur le sang examiné de suite à l'état frais, pendant un accès, dans la période d'algidité, et à une température voisine de celle du corps humain.

Nous éprouvons, nous devons l'avouer, une certaine difficulté à critiquer l'interprétation de faits que nous n'avons pas pu contrôler dans les pays à malaria. Cependant il ne nous semble pas que la nature parasitaire et animale des filaments de Laveran puisse être considérée comme démontrée, ni comparable à l'évolution d'un parasite qui se trouverait d'abord dans un kyste et qui serait ensuite mis en liberté. Laveran n'a jamais vu en effet de filaments dans l'intérieur des corps n° 2 qu'il considère comme des kystes ; ses figures nous représentent, au contraire, ces filaments comme émanant du protoplasma périphérique des corps n° 2. La forme de ces filaments les assimile aux expansions protoplasmiques que G. v. Hoffmann (1) a dessinés dans le sang a

(1) G. v. Hoffmann, *Untersuchungen über Spaltpilze in menschlichen Blute*, avec 2 planches, Berlin, 1884.

l'état normal et dans diverses maladies et que cet auteur considère à tort comme des champignons. Les filaments reproduits par Hoffmann avec un grand luxe de dessins et de grossissements énormes ne nous paraissent ressembler en rien à des schizomycètes ni à des parasites, mais simplement à des expansions sarcodiques et à des produits de destruction des globules du sang chauffés à 40°.

Quel que soit le rôle des corps et filaments qui ont été décrits par Laveran et retrouvés par Marchiafava et Celli, nous devons rapporter à Laveran le mérite de les avoir bien spécifiés le premier. Marchiafava et Celli ont simplement ajouté quelques détails de moindre importance.

Voici ce que nous avons pu constater sur des préparations desséchées qui ont été démontrées par Tommasi Crudeli à Copenhague et qui provenaient de Marchiafava et Celli. Ces auteurs ont donné la méthode de coloration et de conservation des globules altérés. On fait sécher rapidement une couche très mince de sang sur une lamelle qu'on colore avec une solution aqueuse ou alcoolique de bleu de méthylène, on lave à

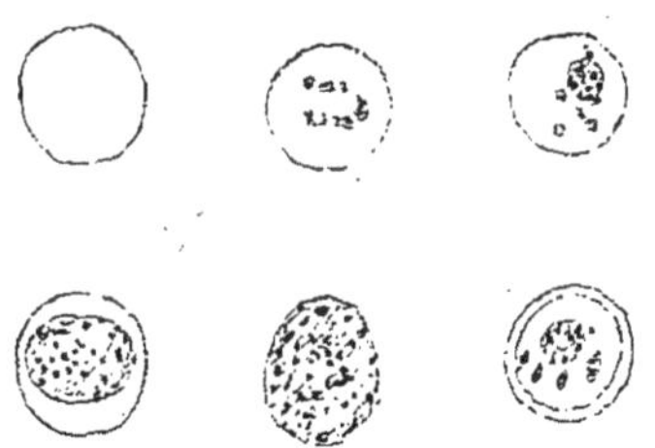

Fig. 252. — Altérations des globules rouges dans la malaria, d'après Marchiafava et Celli.

l'alcool, on dessèche et on monte dans le baume. Les globules blancs du sang sont colorés en bleu clair et leurs noyaux en bleu foncé ; les globules rouges conservent leur couleur normale ou prennent une couleur bleu pâle qui est toujours uniforme quand le sang appartient à un homme sain ou affecté d'une autre maladie que la malaria. Au contraire, dans les accès de paludisme intenses, on voit, dans l'intérieur des globules rouges, un ou plusieurs petits corpuscules ronds colorés en bleu intense. Au milieu de la tache bleue, on voit apparaître de petits vacuoles clairs dont le pourtour possède la coloration bleue et dont le centre contient du pigment noir. Plus tard ces granulations s'accumulent dans l'intérieur des globules avec une augmentation de la matière hyaline dont les masses irrégulières se colorent fortement avec le bleu de méthylène. Il en résulte finalement une destruction plus ou moins rapide et complète des globules dégénérés. Si, avant de colorer le sang, on le traite par l'eau, ou par l'alcool, ou par l'acide acétique, on ne voit rien de net indiquant des spores ou des cellules de champignons.

Marchiafava et Celli, en obtenant des parties sphériques colorées, dans les globules rouges du sang, avaient pensé, d'après la promptitude et la ténacité de leur coloration avec l'aniline, qu'il s'agissait de corpuscules de nature végétale. On a essayé depuis, ainsi que Tommasi Crudeli (1) l'a dit au congrès de Copenhague, une grande variété de cultures artificielles du sang, afin d'instituer avec ces cultures des expériences sur les animaux, mais les résultats ont été le plus souvent nuls. Dans leur dernière communication du 15 décembre 1885, MM. Marchiafava et Celli disent n'avoir obtenu aucun résultat de culture. Il faut donc réserver tout jugement à cet égard. Au congrès de Copenhague, Rosenstein (de Leyde) a dit avoir rencontré, dans le sang des individus atteints de malaria, les figures données comme micro-organismes par Laveran, Richard, Tommasi Crudeli et Klebs, Marchiafava et Celli ; mais il ne lui paraît pas encore prouvé que ces organismes soient les agents producteurs de la malaria.

Nous venons d'exposer les travaux auxquels la recherche des microbes du paludisme a donné lieu dans ces dernières années ; quoique cette maladie nous paraisse devoir être de nature parasitaire, nous ne pouvons présenter à cet égard aucune conclusion positive. Il n'est pas prouvé que les bacilles et filaments décrits d'abord par Klebs et Tommasi Crudeli soient en réalité les parasites de la malaria, et enfin il convient d'attendre, pour se prononcer sur la nature des taches susceptibles de se colorer trouvées par Laveran, Marchiafava et Celli dans les

(1) Tommasi Crudeli, *Les altérations des globules rouges du sang dans l'infection malarique*. Analyse donnée dans la *Semaine médicale* du 21 août 1884, p. 334.

globules rouges du sang. Ces lésions sont bien démontrées, mais on ne sait pas si elles sont en rapport avec des parasites. Nous n'insistons pas sur ces phénomènes de destruction des globules rouges non plus que sur les autres altérations de la rate, du foie, des reins, du cerveau et des autres organes qui en sont la conséquence, car elles ne rentrent pas dans notre sujet spécial. Elles sont d'ailleurs bien connues et elles ont été très bien traitées dans le livre de Laveran, auquel nous renvoyons le lecteur désireux de connaître l'anatomie pathologique de la malaria.

Comme on ne trouve de bactéries ni dans les organes internes, ni dans le sang des malades qui succombent à la fièvre intermittente, on est tenté de supposer que l'agent virulent n'appartient pas à des bactéries ou bien que celles-ci siègent à la surface des muqueuses de la muqueuse du tube digestif par exemple, et que des poisons chimiques nés sous l'influence des micro-organismes pénètrent de là dans le sang. Ils agiraient ensuite sur les globules rouges du sang.

CHAPITRE XII

CHOLÉRA.

Historique. — Endémique dans l'Inde, dans le delta du Gange, le choléra asiatique passe presque constamment par l'Égypte avant de venir en Europe, où il a fait, en Italie, en France et en Espagne en 1884-1885, sa sixième apparition depuis le commencement du siècle. Ses ravages ont toujours été en s'amoindrissant depuis la première grande épidémie de 1832.

Le caractère étiologique de la maladie, le transport de l'élément contagieux par les voyageurs, par la caravane de la Mecque et par les navires infectés, la contagion très évidente des linges salis par les déjections, la formation de milieux contaminés et d'endémies locales de maisons, de grands établissements hospitaliers et de prisons, ont fait depuis longtemps penser à un contage parasitaire.

Virchow, en 1848 (*Virchow's Archiv,* t. XLV), Pouchet, Brittan et Swayne, en 1849, trouvèrent des vibrions en abondance dans les selles des cholériques, mais sans leur attribuer une valeur spécifique, pas plus que Davaine ne le fit pour les cercomonas qu'il avait observés dans les mêmes conditions. Bœhm (cité par Virchow) et Hallier (1) crurent avoir découvert la cause du choléra dans un champignon du genre urocystis, que Hallier pensait devoir exister sur quelque graminée de l'Inde. Klob (2) regarda le choléra comme lié à la présence d'une quantité considérable de champignons siégeant dans l'intestin. Philippe Pacini (3) aperçut aussi des infiniment petits animés

(1) Hallier, *Das Cholera-Contagium*, Leipzig, *Botanische Untersuchungen*, 1867.

(2) Klob, *Studien über das Wesen des Cholera-Processus*, Leipzig, 1867.

(3) Observations microscopiques et déductions pathologiques sur le choléra asiatique. *Gazette méd. ital.* 1 et 4, et *Archives de méd. milit. de Bruxelles*, 1855. — De la cause spécifique du choléra asiatique et de son processus path., in *Cronica med. di Firenze*, 1855. *Journal de la Société des sc. méd. de Bruxelles*, 1855. *Du processus morbide du choléra asiatique*, traduit par le Dr Bos, Marseille, 1881.

d'un mouvement moléculaire très prononcé dans les selles des cholériques. Pacini ayant constaté, comme l'avaient fait avant lui Bœhm (de Berlin) en 1835, puis C. Müller, Gull, Bennett, Grainger (1), etc., la desquamation de l'épithélium de la muqueuse intestinale, attribua cette desquamation à ses microbes cholérigènes et fonda toute une théorie dynamique, physiologique et mathématique du choléra sur cette donnée de la désintégration de l'épithélium suivie d'un excès de transsudation aqueuse.

Les recherches faites sur les bactéries de l'intestin pendant l'épidémie de 1873 n'ont pas donné de résultats nouveaux. Hayem et Raynaud (2) ont compté, dans les déjections, une dizaine d'espèces de vibrioniens. Ce sont surtout des spores qu'ils ont rencontrées dans les selles riziformes, et ils ne se prononcent pas sur l'existence d'un parasite spécial.

Aussi les premières recherches exactes sur les parasites du choléra ont-elles été tentées en 1883 dans les deux missions française et allemande envoyées en Égypte pour y étudier le fléau. Les premiers résultats en ont été publiés dans les rapports de Koch (3), dans sa conférence à l'office sanitaire (4) et dans le rapport de Straus, Roux, Nocard et Thuillier (5). Les nombreuses publications des derniers mois de 1884 sur cette question trouveront bientôt leur place à propos de la description des bacilles de Koch.

Définition. — Le choléra asiatique, maladie essentiellement infectieuse, contagieuse et épidémique, est caractérisé par une invasion brusque, avec ou sans diarrhée prémonitoire, par des évacuations abondantes, vomissements et diarrhée, par des crampes et une algidité qui se terminent par la mort ou par une période de réaction dans laquelle on observe diverses manifestations symptomatiques suivies de la guérison ou de la mort.

(1) Grainger, *Report on the epidemic cholera.* Appendice B. London, 1850, p. 99.

(2) Société médicale des hôpitaux, t. X, p. 265.

(3) Traduction dans la *Semaine médicale*, octobre 1883 et nos du 31 janvier et du 26 mars 1884 du même journal.

(4) Traduction de Ricklin dans la *Gazette médicale de Paris*, nos des 16, 23 et 30 août 1884. *Deutsch. med. Wochensch.*, 1884, nos 32 et 32 A.

(5) *Archives de physiologie,* n° 4, 15 mai 1884.

Le choléra nostras est une maladie saisonnière qui peut présenter tous les symptômes et même, quoique plus rarement, la gravité du choléra indien.

BACTÉRIES DU CHOLÉRA. BACILLE EN VIRGULE DE KOCH. — La recherche spéciale des bactéries se fait dans les selles cholériques caractérisées par un liquide aqueux inodore où nagent des flocons blanchâtres riziformes ; elle donne presque toujours des résultats positifs. On étale pour cette recherche, sur une lamelle, un petit fragment d'un grain riziforme qu'on laisse sécher, puis on colore avec le violet de méthyl ou le bleu de méthylène en laissant la lamelle en contact avec le liquide pendant quelques secondes; on lave la préparation et on l'examine avec un objectif à immersion homogène éclairé par la lumière du condensateur Abbé. Il est quelquefois difficile de découvrir, au milieu du grand nombre de bactéries vulgaires qui se trouvent sur la lamelle, les bacilles en virgule de Koch. C'est ce qui explique qu'ils ne soient pas dessinés dans le mémoire des membres de la mission française en Égypte (*Archives de physiol.*, 15 mai 1884), bien qu'ils aient représenté diverses espèces de bactéries, soit libres dans le liquide intestinal, soit comprises dans les coupes de l'intestin. C'est ce qui explique aussi que Koch ne les ait pas vus dans ses premiers examens en Égypte et qu'il ait dû étudier longtemps les déjections intestinales et faire des cultures nombreuses avant d'arrêter son opinion. Pour voir ces bacilles en quantité, il faut avoir affaire à un cas de choléra foudroyant, très rapproché de son début, et alors les bacilles en virgule de Koch se montrent en aussi grande abondance que dans une culture où ils seraient à l'état de pureté. C'est ce qui est arrivé, par exemple, dans une autopsie pratiquée à Toulon par Koch avec Straus et Roux. Nous avons eu à Paris, au mois de novembre 1884, plusieurs autopsies analogues, et en particulier une autopsie faite à Beaujon par Doyen, avec lesquelles nous avons fait des cultures dans le laboratoire d'anatomie pathologique de la Faculté. Nous avons constaté neuf fois sur dix la présence des bacilles en virgule dans les selles (1).

(1) Une grande partie des faits nouveaux contenus dans cet article ont été communiqués par l'un de nous à la Société anatomique (26 novembre 1884) et insérés

Le meilleur moyen pour les bien voir dans un liquide diarrhéique qui en contient beaucoup, c'est d'étaler sur une lame de verre un petit fragment d'un flocon muqueux, de la laisser sécher à demi et d'y mettre une goutte de solution faible de violet de méthyl B dans de l'eau distillée. On recouvre avec la lamelle, on presse cette dernière avec du papier à filtrer pour enlever le liquide colorant en excès et on examine avec un objectif n° 10 ou n° 12 à immersion homogène de Vérick. Les bacilles virgules sont alors animés de mouvements très vifs qu'ils conservent pendant longtemps, bien qu'ils soient colorés. Ce mode de préparation est bien supérieur, pour un examen délicat, à la dessiccation complète, à la coloration et au montage dans le baume après déshydratation, car, dans les diverses opérations que subissent les bacilles, ils se contractent, diminuent de longueur et d'épaisseur, et on ne peut plus voir leurs mouvements. Ils mesurent en longueur de 1μ,5 à 2μ,5 et 0μ.5, à 0μ.6, en épaisseur. Il sont habituellement un peu courbés en arc; leurs bords sont lisses et leurs extrémités mousses, un peu appointées ou épaisses. Ils sont moins longs et plus larges que ceux de la tuberculose. Souvent deux bâtonnets sont adjacents, l'un placé au bout de l'autre et incurvés tous les deux de telle sorte que la convexité de l'un fasse suite à la concavité de l'autre, de façon à représenter la lettre S. Ce sont ceux-là qui sont les plus caractéristiques ou qui du moins ressemblent le plus à des virgules.

Comme, dans certains cas, surtout si les selles sont déjà teintées par la bile, ce qui arrive au second ou troisième jour du choléra lorsque la période de réaction commence, on ne trouve que très peu de bactéries en virgule ou même point du tout dans une ou deux lamelles, il est nécessaire de faire des cultures, si l'on veut s'assurer de leur présence. Il serait même impossible de les retrouver par les cultures si l'attaque de choléra remontait à plusieurs jours et était en voie de guérison.

Les altérations secondaires de la muqueuse, les ulcérations, la gangrène, s'accompagnent d'une quantité de bactéries de

dans le t. XCIX des *Archiv* de Virchow (Babes, *Untersuch. u. Koch's Komma-Bacillus*).

la putréfaction qui prennent le dessus sur les bacilles du choléra, et ces derniers sont détruits plus ou moins complètement.

Nous avons cultivé les liquides de diarrhée et les liquides intestinaux pris à l'autopsie d'individus ayant succombé très rapidement, suivant le procédé de Koch. Dans le choléra à son début, nous avons fractionné la culture en mêlant d'abord un flocon muqueux à 10 grammes d'eau distillée stérilisée, puis en ensemençant la gélatine liquide avec une gouttelette à peine perceptible de cette eau prise avec une anse de fil de platine. On verse ensuite cette gélatine sur une plaque de verre dans la chambre humide sous la cloche. Nous avons obtenu ainsi des cultures tout à fait caractéristiques, et plusieurs de nos aides et collaborateurs, Chantemesse, Doyen, Berlioz, les ont répétées. La méthode qui est employée à l'office de santé de Berlin est encore préférable. Elle consiste à ensemencer d'abord un tube de gélatine liquéfiée avec un fil de platine. On agite, on prend dans ce premier tube avec un fil de platine recourbé en anses trois petites gouttes de gélatine, qu'on mêle à celle qui est contenue dans le second tube. Ensuite on prend cinq gouttes de ce second tube qu'on mêle à la gélatine renfermée dans un troisième tube. On verse ensuite, suivant le procédé que nous avons indiqué à la page 103, ces trois tubes sur trois plaques superposées dont la première sera la plus inférieure.

Les cultures réussissent aussi très bien sur l'agar-agar, à 1 ou 2 p. 100, qui a l'avantage de pouvoir être chauffé à la température de 37° et sur laquelle les bacilles se développent très rapidement, en dix heures.

Ils ne liquéfient pas l'agar-agar, bien qu'ils présentent leurs mouvements lorsqu'on les examine au microscope après les avoir cultivés dans ce milieu nutritif. La forme des colonies (voy. pl. IV, fig. 5 à 11) sur l'agar-agar est aussi caractéristique.

Lorsqu'on examine à la loupe ou au microscope, à 50 diamètres, la plaque de gélatine, vingt-quatre heures après son ensemencement, on reconnaît les colonies de bacilles en virgule à la figure suivante : au centre de la colonie, il existe un point formé comme par un amas de poussière entouré d'un premier cercle granuleux, puis d'un second cercle clair, non granuleux (voy. fig. 253). Entre le centre et le premier cercle, la gélatine est liquéfiée. Ces cultures ont une apparence jaunâtre; elles sont plus transparentes que la plupart des cultures de bacilles des selles. Les autres bactéries des selles forment ordinairement des colonies plus grandes, rondes, foncées, brunes, qui ne liquéfient pas la gélatine. Nous avons trouvé deux fois, avec les bacilles du choléra, d'autres microbes qui sont décrits dans notre classification. Il existe, par exemple, un organisme dont les cultures liquéfient la gélatine, plus lentement il est vrai,

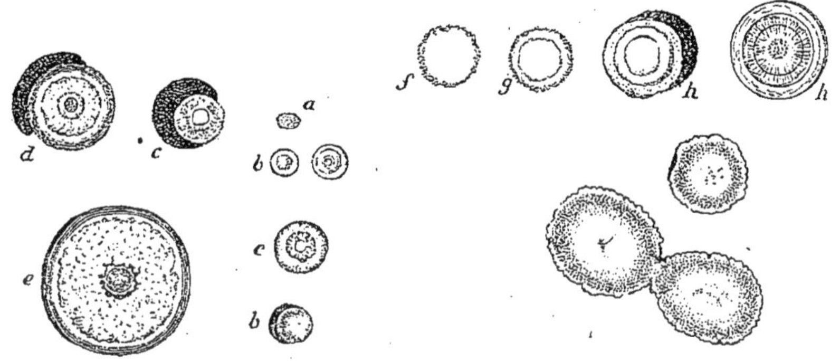

Fig. 253. — Différentes formes de cultures du choléra sur des plaques de gélatine et d'agar-agar à 50 diam.

a, colonie sur gélatine après 24 heures; *b*, colonies après 48 heures; *c*, colonies après 48 heures à une température de 20°; *d*, colonie après 3 jours; *e*, colonie après 4 à 6 jours; *f*, *g*, *h*, colonies développées à 16° pendant 5 à 6 jours; *i*, colonies sur agar-agar à 36° dans les 24 heures.

mais qui se distingue de celui du choléra en ce qu'il n'est ni courbé ni mobile. Si les colonies de bacilles cholériques sont très rapprochées les unes des autres, elles deviennent confluentes et se réunissent en donnant lieu à des figures irrégulières; la gélatine est liquéfiée et dans cette zone liquide nagent de petits flocons plus opaques. Pour isoler ces bacilles et les obtenir à l'état de pureté, on examine à un grossissement de 50 diamètres une colonie en employant pour mieux la voir un diaphragme à petite ouverture et l'éclairage Abbé; on prend au centre de la colonie un petit fragment à la pointe de l'aiguille de platine stérilisée et on ensemence un tube de gélatine ou d'agar-agar. Sur la gélatine, on voit, deux jours après, une masse grise, transparente, à surface excavée, granuleuse, conique, à sommet dirigé vers le fond du tube, où il s'enfonce dans la gélatine par un prolongement blanchâtre. Au bout de quelques jours, une grande partie de la gélatine contenue dans le tube est liquéfiée; la partie liquide, lorsque la culture est en plein développement, est blanchâtre et opaque, comme laiteuse ou granuleuse dans sa partie inférieure. La gélatine située au-dessous de la piqûre reste longtemps solide, tandis que la plupart des autres bactéries qui liquéfient la gélatine déterminent en quelques jours cette liquéfaction sous la forme d'un sac. Avec le bacille du choléra, les choses se passent plus lentement, si bien qu'il faut au moins une semaine pour que la gélatine d'un tube soit tout à fait liquéfiée. Si l'on emploie pour les cultures une gélatine concentrée, à 10 pour 100, la forme des cultures est très caractéristique; il existe toujours à leur surface une rétraction de la gélatine sous la forme d'une bulle d'air, et la colonie se trouve au-dessous de cette bulle (voy. planche IV, les figures 5, 6 et 7 de cultures de bacilles en virgules comparées à celles des autres microbes). Si la gélatine employée est moins concentrée, ou si on l'expose à une plus haute température, la culture se développe plus vite et la gélatine est liquéfiée dans les tubes sous la forme d'un sac.

Si l'on pratique avec un fil de platine trempé dans une culture de choléra une strie sur l'agar-agar gélatinisée obliquement, il se développe dans 24 heures sous la forme d'une bande saillante blanchâtre, transparente, bien limitée, tandis que ce liquide devient laiteux au-dessous de la strie; une colonie du bacille de Finkler serait dans le même temps tout à fait blanche et couvrirait presque toute la surface; une culture du bacille en virgule du fromage se comporterait à peu près comme la culture du bacille en virgule, seulement elle ne serait pas aussi bien limitée et s'étalerait constamment à la surface de l'agar-agar. Sous une vieille culture du choléra, l'agar-agar devient brun, tandis que dans une vieille culture du bacille de Finkler la partie inférieure, liquéfiée, présenterait un précipité brun foncé.

Dans la gélatine liquéfiée, après 24 heures, on constate que les bacilles sont animés de mouvements très marqués. Pour les bien voir, on place une gouttelette du liquide qui les contient, prise au bout du fil de platine, sur une lamelle qu'on applique sur l'excavation d'une lame de verre servant de chambre humide au milieu d'une solution très faible de violet de méthyl à 1 pour 200. La lamelle doit être entourée de paraffine ou d'huile d'olive pour empêcher l'évaporation. Les bacilles se colorent ainsi sans mourir, et nous avons pu les montrer aux élèves dans les démonstrations pratiques du cours et au laboratoire de l'Hôtel-Dieu. Leurs mouvements très rapides, qu'on voit à la température ordinaire ou en chauffant la platine du microscope, sont oscillatoires, quelquefois analogues à ceux des spermatozoïdes. Les bacilles incurvés se contractent en rapprochant leurs extrémités et en diminuant leur courbure, en se retournant. Ils ont aussi un mouvement de progression et de reptation.

« Lorsque, dit Koch (1), un certain nombre de bacilles se sont amassés vers le bord du couvre-objet, en serpentant les uns à travers les autres, il semble qu'on voit danser un essaim de mouches, hors duquel viennent émerger des fils contournés en pas de vis et animés également d'une agitation très vive. »

L'un de nous a communiqué à la Société anatomique le premier résultat de ses recherches sur le développement et la morphologie des bacilles en virgule. Après 10 heures de culture sur l'agar-agar, à 36°, on trouve des bacilles plus petits que le bacille tout à fait développé, mais qui ont déjà de la tendance à s'incurver (*a*, *b*, fig. 254). Si l'on fait, avec des bacilles, une culture dans la chambre humide en les inoculant sur une goutte de bouillon très faiblement colorée par une solution aqueuse de violet de méthyl B, placée sur un porte-objet excavé et entouré de vaseline, on trouve, après 15 à 20 heures, des bacilles ayant 1μ,5 de longueur sur 0μ,4 à 0μ,5 d'épaisseur. Le violet de méthyl se fixe surtout, à un moment donné, aux deux extrémités du bacille (*b*, *c*), ce qui a pu faire croire à l'existence de spores. Mais ces parties foncées sont mal limitées ; elles sont mobiles, se rapprochent du centre et s'y fusionnent à mesure que le

(1) *Loc. cit. Gazette médicale*, n° 33, p. 390.

bacille grandit; puis elles se séparent en laissant entre elles une raie claire qui indique le commencement de la division. Le bacille peut garder cet aspect ou se diviser (voy. *e*, *f*, *i*, *n*, *o*, fig. 254). C'est immédiatement après cette division que les bacilles ressemblent le plus à une virgule (*o*, *p*, *q*); ils offrent une concavité, une convexité, une extrémité plus effilée que l'autre, et deux bacilles restent souvent ensemble, présentant la figure d'un S; souvent aussi un seul bacille offre cette forme.

Les formes des bacilles dans les cultures, aussi bien que dans les liquides diarrhéiques, peuvent encore varier. Dans les cul-

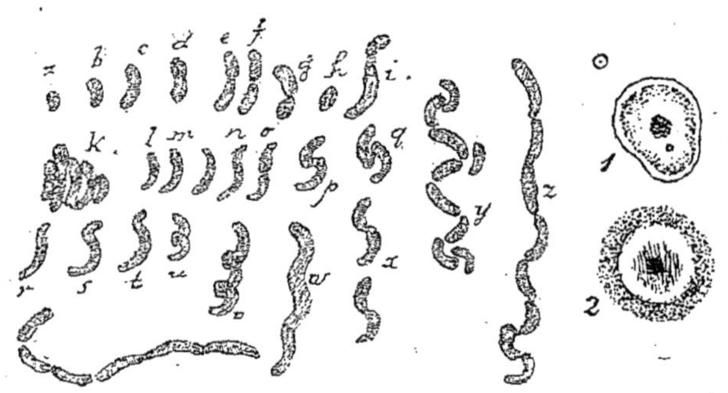

Fig. 254. — Culture vivante colorée par le violet de méthyle.

a, *b*, *c*, *d*, formes que prennent les bacilles dans leur développement et leur accroissement; *g*, *i*, *f*, leur segmentation; *k*, amas de bacilles; *l*, *m*, *n*, formes allongées et en virgule; *o*, *p*, *q*, bacilles qui sont restés unis après leur segmentation; *r*, *s*, *t*, *u*, *v*, filaments ondulés; *y*, *z*, filaments segmentés en bacilles qui restent unis; 1 et 2, aspect des cultures sur gélatine.

tures plus anciennes sur l'agar-agar ou dans la gélatine sur des lames creuses, on rencontre des éléments en spirales (*v*, *w*, *x*, *y*, fig. 254) souvent plus gros que les bacilles en virgule. A côté de ces vrais filaments lisses, constituant un individu unique, il existe des pseudo-filaments formés par des bacilles disposés bout à bout. Les parties chromatiques du protoplasma de ces bacilles associés se voient aux extrémités des individus. Leurs courbures sont quelquefois peu marquées.

La forme en spirale a fait dire à Koch que son bacille en virgule est un intermédiaire entre le genre bacillus et le genre spirillum.

Si l'on tente la culture de selles prises après les premières vingt-quatre heures ou plus tard, on est souvent obligé de faire plusieurs ensemencements successifs sur des plaques de gélatine avant d'avoir des colonies isolées et bien caractéristiques. La figure 255 représente des micro-organismes de deux espèces obtenus après le premier ensemencement que nous avons fait avec des selles d'une malade de la Pitié. Les uns sont caractéristiques et beaucoup plus petits que les autres, qui ont une plus grande affinité que les premiers pour la matière colorante. L'un de nous a prouvé que la forme des bacilles du choléra varie beaucoup suivant le milieu nutritif dans lequel il se développe. Dans certaines conditions et surtout si leur multiplication est empêchée, on obtient des spirilles ou de longs filaments ondulés à la place des bacilles. Les cultures faites avec ces filaments donnent des bacilles et des spirilles. Dans les recherches faites au laboratoire de Virchow, il a montré que le

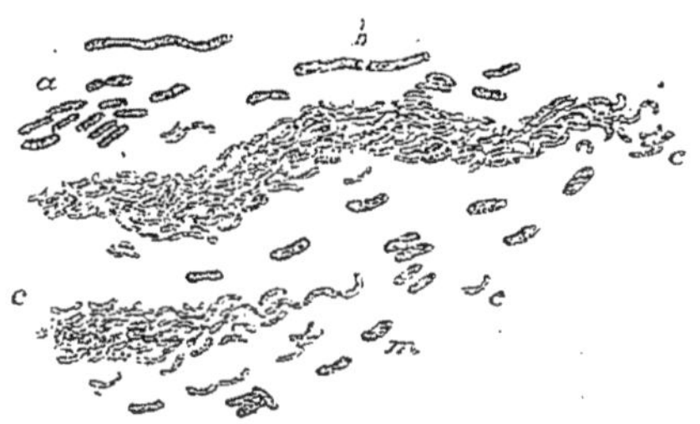

Fig. 255. — Bactéries obtenues après la première culture de selles cholériques.

c, c, bacilles du choléra ; *b*, bâtonnets droits ; *a*, bâtonnets et filaments spiralés plus gros que ceux du choléra ; *m*, bactérie ayant les extrémités plus foncées.

meilleur moyen pour avoir des filaments est de mêler à la gélatine 10 pour 100 d'alcool. On peut avoir ainsi des formes stables de filaments, en faisant des cultures successives sur la même substance ou en exposant les cultures à une température qui soit à la limite de la viabilité des bactéries. Si, au contraire, on place les cultures sur un milieu très favorable à leur développement, comme l'agar-agar à 36°, il se développe des bactéries très courtes, ovalaires, un peu courbées toutefois (voyez *a*, *b*, fig. 254), et on arrive aussi à rendre cette forme stable par des cultures sur le même milieu. Si l'on inocule en même temps une première culture de filaments, une seconde de bacilles en virgule normaux, une troisième avec des bactéries ovales, sur la gélatine peptonifiée, on obtient trois cultures typiques à l'œil nu ; la première contient des filaments spiralés, la seconde des bacilles en virgule, la troisième des bactéries ovoïdes. En continuant ces cultures pendant quatre générations, on obtient des cultures identiques entre elles. Mais avec les spirilles comme avec les virgules ou les bactéries ovoïdes, on donne le choléra aux animaux. On voit qu'il existe un certain polymorphisme tenant non seulement au terrain, mais à la descendance ou hérédité de la forme des microbes.

Dans cette même série de recherches, le processus de la destruction des bactéries a été étudié dans la chambre humide quelques jours après l'ensemencement. Les bacilles présentent alors à leur extrémité de petits corps kystiques, que Virchow considérait comme une sorte de dégénérescence œdémateuse. Des formes analogues ont été décrites ultérieurement par Ferran (1) sous le nom de corps muriformes et par Ermengem (2). Ces cultures sont encore inoculables. Quelques jours après, on ne voit rien que les petits kystes. Ces cultures sont stériles, contrairement à ce que Ferran (3) a avancé. Quelques jours plus tard, on voit seulement un petit nombre de corps kystiques, mais seulement des granulations qui semblent avoir un mouvement propre. Mais il s'agit assurément d'un mouvement brownien. Elles se distinguent des bactéries par leur grandeur inégale. Plus tard, on ne voit rien autre que ces petits grains qui sont tout à fait stériles (4). On peut suivre le même mode de destruction des bactéries du choléra sur la gélatine et sur l'agar-agar. Mais, sur cette dernière substance, il se montre aussi des spirales très épaisses, et il arrive souvent qu'on ne trouve, dans une culture âgée de quelques mois sur l'agar-agar, rien que des bacilles déformés, difficiles à reconnaître, très peu nombreux et une masse de petits grains ronds; ces cultures ne sont pas stériles.

Les grains et les corps kystiques se colorent par l'aniline, mais d'une façon moins intense que les bactéries vivantes.

(1) Il paraît probable, d'après le rapport de Ermengem publié dans le nº du 8 août 1885 de l'*Union médicale*, que les corps muriformes de Ferran sont des corps étrangers inorganiques.

(2) *Recherches sur le microbe du choléra asiatique*. Paris et Bruxelles, 1885.

(3) Analysé dans le livre de Ermengem.

(4) Babes, *Virchow's Archiv*, *loc. cit.* et conférence berlinoise sur le choléra, 6 mai 1885.

Hueppe (*Fortschritte d. medicin*, 1885) a vu, dans des cultures sur la chambre humide, sur l'agaragar, des corpuscules ronds brillants situés à l'extrémité des bacilles virgules ou entre eux qu'il regarde comme des arthrospores. Ces corpuscules ronds s'allongent eux-mêmes et forment des bacilles virgules d'après le procédé que l'un de nous a décrit. Les longs filaments que Hueppe décrit comme quelque chose de nouveau avaient aussi été figurés par l'un de nous. La preuve physiologique que ces éléments soient en effet des spores n'est pas encore donnée.

Les bacilles virgules peuvent se cultiver sur d'autres substances nutritives. Koch a vu qu'ils se multiplient très facilement sur le linge humide et dans le lait, sans altérer sa couleur ni son aspect. Sur la pomme de terre cuite, les bacilles fructifient en constituant une couche de couleur brun grisâtre analogue à l'empois. L'un de nous les avait cultivés avec succès, à la température de 30° sur la viande, sur des œufs, dans le bouillon, sur des carottes, sur des choux, sur du pain mouillé. Les bacilles étaient vivants après 24 heures dans les selles, sur le fromage, sur des légumes et pommes de terre, dans le café et le chocolat, dans l'eau sucrée et dans le suc des fruits; ils étaient morts après 24 heures sur des fruits, sur des légumes acides, sur la moutarde, les oignons, dans le vin, la bière et l'eau distillée. La température qui leur convient le mieux est comprise entre 30 et 40°; mais ils se multiplient très bien sur la gélatine à 20°. Au-dessous de 16°, ils ne se développent plus, ou bien ils s'accroissent très lentement, mais ils ne meurent pas et conservent leur vitalité première. Le froid ne les détruit pas. A 10° au-dessous de zéro, ils restent vivants, bien qu'inactifs; mais si on les place ensuite dans de bonnes conditions de chaleur et de milieu nutritif, ils se multiplient à nouveau. Si, à la température ordinaire, mais surtout entre 18 et 25°, on place des liquides qui en contiennent sur la terre ou le linge humides, ils se développent très vite, de telle sorte qu'au bout de 24 heures ils sont prédominants sur les autres espèces. Mais, deux ou trois jours après, leur reproduction est entravée et cesse en raison des autres bactéries qui germent auprès d'eux. Cette expérience donne l'image de ce qui se passe pendant cette maladie dans les selles et à la surface de l'intestin, où les bacilles disparaissent complètement quelques jours après le début de l'attaque cholériforme. Lorsqu'en effet l'intestin grêle est dépouillé de son épithélium et très enflammé, les liquides sécrétés mêlés avec du sang provenant d'hémorrhagies capillaires ou de diapédèse entrent en putréfaction, et on observe des symptômes d'intoxication analogues à ceux d'une septicémie.

Koch croit avoir trouvé des poisons chimiques dans le choléra ; Buchner, qui nie leur existence, a vu se produire de l'acide lactique dans les fermentations produites par les bacilles du choléra.

G. Pouchet (1) a extrait par le chloroforme, dans les déjections cholériques, une substance huileuse liquide douée d'un pouvoir toxique extrêmement intense, s'oxydant très facilement à l'air et à la lumière, en même temps qu'elle se colore en rose puis en brun. Elle forme un chlorhydrate qui se dissocie facilement par l'élévation de la température ou dans le vide. Elle précipite par les réactifs généraux des alcaloïdes et réduit énergiquement le mélange de ferricyanure de potassium et de chlorure ferrique.

Villiers (2) a trouvé, dans les organes des cholériques, un alcaloïde dont le chlorhydrate donne des cristaux en aiguilles. Il en a trouvé 2 centigr. dans un cadavre. Cette ptomaïne injectée à un cobaye produisit un tremblement musculaire et des irrégularités de l'action du cœur. L'animal mourut au bout de quatre jours.

Les bacilles supportent pendant plusieurs jours la température de 45° ; mais ils sont tués à 50° au bout de quelques jours. Si l'on chauffe lentement jusqu'à 65° une culture de bacilles en virgule ou rapidement jusqu'à 75°, elle devient stérile.

L'un de nous a réussi à continuer des cultures sur l'agar-agar dans des tubes qui étaient restés exposés pendant un hiver tout entier à la température de l'air extérieur à Berlin. En renouvelant de temps en temps ces cultures et en choisissant pour cette opération les plus beaux jours, il a prouvé que les bacilles du choléra peuvent passer l'hiver à l'air libre pourvu qu'ils trouvent des conditions de nutrition suffisantes (*Conférence berlinoise sur le choléra*, mai 1885).

(1) *Comptes rendus Ac. des sc.*, 17 nov. 1884 et 26 janvier 1884.
(2) *Comptes rendus Ac. des sc.*, 1885.

Le bacille en virgule est aérobie ; sa culture se développe lentement sans air et se détruit au bout de quelques jours.

L'eau peut servir de véhicule aux bacilles en virgule qui y vivent bien un certain temps, mais elle ne renferme pas de substances capables de les nourrir, si bien qu'ils finissent par disparaître. Mais il n'en est pas de même dans les eaux stagnantes qui renferment des dépôts de matières organiques. Lorsque le niveau des eaux souterraines s'abaisse, les flaques d'eau se chargent davantage de débris de toute espèce, constituent des bouillons plus concentrés, et la pullulation des germes s'y opère avec plus de facilité. Les bacilles cultivés dans l'eau distillée meurent en 12 heures, tandis qu'ils peuvent vivre pendant sept jours et même davantage dans l'eau de boisson (Babes).

En fait de substances capables d'arrêter la formation des bacilles, Koch signale d'une façon générale les acides, mais cependant avec certaines exceptions, car ils fructifient par exemple sur les pommes de terre, et l'acide de ces aliments ne les gêne point. Mais l'acide gastrique est pour eux un poison. Il faudrait donc supposer, pour admettre que les bacilles arrivent dans l'intestin de l'homme, qu'ils sont déglutis dans une quantité assez considérable de liquide pour que ce dernier passe rapidement à travers l'estomac sans s'y arrêter et sans être modifié par le suc gastrique, ce qui arrive en effet communément, ou bien que des quantités d'aliments accumulés dans l'estomac déterminent les phénomènes de l'indigestion, c'est-à-dire un vice de formation du suc gastrique et ne soient pas imbibés par un suc gastrique normal. D'où la fréquence du début du choléra après une indigestion. Les mauvaises conditions de la digestion, le catarrhe de l'estomac, agiront de même.

La végétation du bacille en virgule est empêchée par l'alun à $\frac{1}{100}$, le camphre à $\frac{1}{300}$, l'acide phénique à $\frac{1}{400}$, l'essence de menthe poivrée à $\frac{1}{2000}$, le sulfate de cuivre à $\frac{1}{25000}$; ce dernier agent a donc une action assez puissante ; la quinine à $\frac{1}{5000}$, le sublimé à $\frac{1}{100\,000}$. Les bacilles, d'après les recherches de l'un de nous, ne se développent pas dans une gélatine qui contient $\frac{1}{20000}$ de sublimé, $\frac{1}{1000}$ d'acide phénique, $\frac{1}{3000}$ à $\frac{1}{5000}$ de sulfate de cuivre, $\frac{1}{800}$ à

$\frac{1}{900}$ d'acide salicylique, $\frac{1}{9000}$ à $\frac{1}{10000}$ de thymol, $\frac{1}{600}$ d'iode, $\frac{1}{600}$ de brome, $\frac{1}{15}$ d'alcool, $\frac{1}{800}$ de sulfate de quinine, $\frac{1}{2000}$ d'acide acétique (1). (L'action de cet acide dépend beaucoup du degré d'alcalinité de la gélatine, celle-ci empêchant le développement des bacilles si elle est un peu acide.) Si l'on dépose une goutte d'huile de moutarde au fond de la cloche sous laquelle se trouve la plaque couverte de gélatine ensemencée, la culture ne se développe pas et ne renferme plus de bacilles vivants après 24 heures. L'huile de moutarde et les autres principes volatils déjà cités sont donc d'excellents désinfectants. Les essais faits avec la gélatine ont l'avantage de montrer comment les désinfectants se comportent vis-à-vis des bacilles qui vivent sur des milieux nutritifs favorables.

Dans les bouillons, additionnés de substances désinfectantes, les bacilles se détruisent beaucoup plus vite. Il faut surtout tenir compte de la désinfection sur la gélatine, milieu nutritif comparable aux aliments.

La dessiccation tue très rapidement les bacilles. Koch a étalé sur de la toile humide, pour s'en assurer, des déjections cholériques et du liquide intestinal provenant d'autopsies de cholériques. Des fragments de cette toile ont été desséchés pendant un espace de temps variable de quelques heures à quelques jours. L'examen et la culture de ces morceaux de toile ont toujours fait voir que les bacilles étaient frappés de mort complète. Il a enfoui des déjections cholériques dans la terre et les a fait sécher ensuite à la surface du sol sec ou humecté ; les cultures en sont restées stériles sur la gélatine. Il en conclut que les bacilles du choléra ne possèdent pas de spores durables comparables, par exemple, à celles du charbon, qui résistent, comme on le sait, à la dessiccation et peuvent, pendant des années, posséder en elles une vie latente qui se réveille lorsqu'elles sont dans de bonnes conditions de milieu. Les éléments décrits sous le nom d'arthrospores par Hueppe supportent mieux la dessiccation que les bacilles. Sur l'agar-agar ils peuvent aussi supporter un certain degré de dessiccation (2). Ils

(1) Ces résultats sont différents de ceux de Koch et de Ermengem parce que la gélatine est par elle-même un bon terrain de culture pour les bactéries.

(2) Ceci (*loc. cit.*) a annoncé, il est vrai, qu'il avait découvert une forme de spo-

seraient par conséquent comparables, suivant Koch, aux spirilles qui ne possèdent pas non plus de spores durables. Le meilleur moyen de les détruire est donc de dessécher les objets sur lesquels on les suppose répandus.

Les recherches que nous venons d'exposer établissent l'existence constante des bacilles en virgule au début du choléra, et souvent, dans les cas foudroyants, à l'exclusion de toute autre bactérie. Koch les a cultivés et il a déterminé leur histoire naturelle. Il les a rencontrés aussi en dehors de l'organisme, par exemple dans des flaques d'eau, dans les Indes, et il pense qu'ils sont en rapport avec la production de la maladie. Ces étangs servent à la fois de bain, d'eau de boisson et de réceptacle aux détritus de tout genre. Dans une épidémie locale, il a remarqué que l'épidémie a atteint les habitants des huttes voisines d'un étang pendant qu'il y avait beaucoup de bacilles, et que la décroissance de l'épidémie a coïncidé avec la disparition des bacilles dans l'eau de cet étang.

Mais il fallait prouver aussi que les bacilles ne s'observent jamais dans l'intestin en dehors des attaques du choléra. Koch, qui a examiné en Égypte, dans l'Inde et en Europe beaucoup de sécrétions intestinales dans les diarrhées, dans la dysenterie, dans toutes les maladies de l'intestin, pour voir si son bacille se rencontre en dehors du choléra, dit n'avoir jamais observé rien d'analogue comme forme des cellules et comme aspect des cultures. Dans ces derniers temps, les médecins militaires venus à Berlin pour s'exercer à la recherche des bactéries dans le laboratoire de l'office de santé, ont fait beaucoup d'examens des liquides intestinaux sans découvrir quoi que ce soit qui ressemblât absolument au komma-bacillus.

Cependant Straus (1), dans une lecture faite le 5 août 1884 à l'Académie de médecine, a fait toutes ses réserves au point de vue de la spécificité du bacille en virgule de Koch. Il a cité le docteur Maddox, de Londres, qui a rencontré un microbe en virgule dans un réservoir d'eau, et Malassez, qui a trouvé également des microbes en virgule dans une préparation de

rulation des bacilles du choléra caractérisée par un renflement du bacille virgule à une de ses extrémités et par de petits corps ronds ; mais il convient de conserver le plus grand doute sur cette question.

(1) *Semaine médicale* du 7 août 1884.

dysenterie et dans le mucus vaginal de femmes atteintes de cancer de l'utérus et de leucorrhée.

Finkler (1) a observé à Bonn plusieurs faits de choléra nostras et il a trouvé des bacilles en virgule qui ont, d'après lui, la même grandeur que ceux de Koch. Il les a cultivés et a obtenu les mêmes cultures. Toutefois la forme en virgule de ces bactéries est passagère, et si on les observe un certain temps, ils deviennent réfringents et offrent des spores à leurs extrémités. Ce bacille devient droit ou se courbe en virgule ou en spirale. Il peut se développer des formes en S qui sont gonflées en leur milieu. Dans les selles qui n'avaient pas de bactéries en virgule, Finkler a trouvé des cocci qui, cultivés, donnaient lieu à des bacilles en virgule. Il lui semble que ces cocci aient été des spores résistantes capables de reproduire des bacilles virgules. Klaman (2) a appuyé la manière de voir de Finkler. Lewis (3) a montré que l'on rencontre, dans la salive, des bacilles courbés qui, au point de vue de la grosseur, ressemblent beaucoup aux bacilles du choléra.

Koch a répondu victorieusement (4) à ces différentes assertions. Pour caractériser une espèce de bactéries, il ne faut pas se baser uniquement sur ses caractères morphologiques et il faudrait bien se garder de considérer comme identiques deux bactéries qui auraient la même forme et les mêmes dimensions. On doit aussi tenir compte ds l'évolution, des modifications de forme qu'elle subit, et aussi de ses propriétés. Les plus importantes de ces dernières nous sont données par les cultures sur les différents milieux nutritifs. Par exemple les bactéries courbées de la salive ont une grande analogie de forme avec celles du choléra ; cependant elles sont plus grosses, moins obtuses à leurs extrémités. Mais si l'on compare les cultures sur la gélatine peptone neutre de l'une et de l'autre bactérie, on verra, comme l'a montré Koch, que les bactéries courbées de la bouche ne sont pas cultivables, contrairement aux bacilles du choléra. Cette différence suffit à elle seule pour écarter toute assimilation, car elle révèle des propriétés tout à fait distinctes, et il ne peut y avoir de similitude entre ces deux espèces de bactéries.

Pour ce qui est des bacilles dont Straus a parlé dans sa communication à l'Académie, nous ne pouvons rien dire, puisqu'on n'en a pas fait de cultures. Mais il faut bien savoir que la forme de bacilles courbés se rencontre dans la plupart des spirilles comme une phase de leur évolution ; lorsque ces spirilles se segmentent, les fragments conservent une forme incurvée, en sorte que les bacilles incurvés sont fréquents dans la nature, aussi bien

(1) Finkler, *Deutsche med. Wochensch.*, n° 36, 1884.
(2) Cf. *Tageblatt der Naturforscher.*, p. 223, 1884.
(3) *The Lancet*, 20 sept. 1884, p. 513.
(4) *Semaine médicale*, 13 novembre 1884 et *Deutsche med. Wochenschrift*, n° 45, 1884.

dans les eaux que dans les liquides de l'économie. Nous en avons décrit un grand nombre dans la classification des espèces. Mais cette forme est loin de suffire à elle seule pour caractériser un schizomycète. Il faut encore que les dimensions de l'élément soient déterminées, que les phases de son développement soient bien suivies, suffisamment connues, et il faut y joindre la façon dont il se conduit dans les diverses substances nutritives.

Klamann a envoyé à Koch quelques-unes de ses préparations du choléra nostras, et ce dernier déclare n'avoir pu y trouver rien qui ressemblât à des bacilles courbés ou à des spirilles.

Pour ce qui est des cultures de Finkler et Prior, Koch les critique à bon droit en montrant que, loin d'isoler les bactéries par le procédé qui a pour but de faire germer une colonie avec un seul micro-organisme, ainsi qu'on s'efforce de le faire en mêlant une parcelle extrêmement minime de la substance à étudier à de la gélatine qu'on étend ensuite sur une lamelle, Finkler et Prior ont tout simplement transporté les selles sur du linge mouillé ou des pommes de terre. Il en est résulté qu'ils ont cultivé successivement des bactéries mélangées et n'ont pu avoir de culture pure. Il critique aussi leur façon de comprendre et de déterminer les spores des bacilles. Il a eu à sa disposition une culture prétendue pure de Finkler et Prior, et en la soumettant à l'analyse par son procédé, Koch y a constaté quatre espèces de bacilles différents : 1° un bacille ne liquéfiant pas la gélatine, mais la colorant en vert; 2° un bacille court et droit ne liquéfiant pas la gélatine; 3° un bacille droit liquéfiant la gélatine; 4° un bacille de forme courbe liquéfiant la gélatine. Ce dernier, qui seul pourrait être confondu avec le bacille en virgule, en différait cependant par son inégalité et par ses diamètres plus considérables. Il faut en effet que ces bacilles soient desséchés, colorés et contractés par les opérations de déshydratation par l'alcool et de montage dans le baume, pour que quelques-uns d'entre eux aient la même apparence que les bacilles du choléra indien examinés vivants. De plus, cultivés sur la gélatine, ils la liquéfient beaucoup plus rapidement et en masse, si bien qu'en deux jours toute la gélatine du tube est devenue liquide. La forme de la culture, dans des tubes de gélatine, est aussi tout à fait différente de celle du choléra asiatique. Tandis que celle-ci donne un prolongement mince dans la gélatine du tube et une dépression artificielle, au lieu inoculé, la première s'étale à la surface de la gélatine et s'enfonce par une large dépression en forme d'outre (voy. fig. 26, planche IV).

Finkler a eu l'obligeance de nous envoyer, par l'intermédiaire de Mendelsohn, une préparation de ses cultures, et nous avons pu nous assurer, en la comparant avec celle du komma-bacille, que ses bacilles courbés étaient plus épais que ceux de Koch. Dans ces derniers temps, Antonio Ceci, professeur à l'université de Gênes, et Klebs (1) ont publié un travail dont le résumé a été traduit par Firket à la Société médico-chirurgicale de Liège le 6 novembre 1884. Ils n'ont pas toujours trouvé des bacilles dans l'intestin. A. Ceci affirmait l'identité des bacilles en virgule du choléra asiatique et de ceux cultivés par Finkler et Prior dans le choléra nostras, mais il a reconnu depuis son erreur. Nous sommes au contraire convaincus que ces bacilles sont très différents. Klebs a observé la même forme spirillaire dans les selles d'un malade atteint de pneumonie (2). D'un autre côté, les recherches de van Ermengem sont tout à fait confirmatives des travaux de Koch, et il conclut à l'impureté des cultures de Finkler et Prior. Finkler et Prior, dans une récente publication (3), reconnaissent que leur bacille en virgule est différent de celui de Koch, bien qu'il s'en rapproche beaucoup par sa forme et par ses propriétés. D'après eux, leur bacille en virgule résiste plus à la dessiccation, et il est plus stable, plus résistant que celui de Koch. Ils l'ont retrouvé dans le sang des animaux auxquels ils l'avaient inoculé; les formes de ces deux bacilles cultivés dans le sang sont presque identiques. L'action pathogénique du microbe de Finkler se rapproche aussi beaucoup de celle du bacille de Koch, mais elle est moins forte. Ces auteurs admettent que leur bacille est la cause du choléra nostras.

Les bactéries que nous avons représentées dans la figure 255 sont prises dans une première culture de diarrhée, dans un cas de choléra indien ; les cultures représentées dans les figures 2 et 26 de la planche IV proviennent d'un fait de choléra nostras de Budapest. L'un de nous a fait, en juillet 1884, l'autopsie d'un homme mort du choléra nostras dans son service de l'hôpital de la Pitié. Les bactéries très nombreuses qui existaient dans les selles et à la surface de l'intestin ne présentaient point la forme en virgule caractéristique. Il y avait une très grande quantité de bacilles, droits, longs ou petits, assez gros, et quelques longs bacilles un peu courbés. L'épithélium intestinal était desquamé et les bactéries avaient pénétré dans les glandes et dans les couches du tissu conjonctif de la muqueuse, qui en offraient une assez grande quantité.

Expérimentation. — Il est difficile d'expliquer les phénomènes généraux du choléra, soit par la théorie hydraulique de

(1) *Recherches anatomiques et expérimentales sur le bacille virgule du choléra asiatique*, par Antonio Ceci, Edwin Klebs et E. van Ermengem. Liège, imprimerie Vaillant, 1884. Voir aussi le mémoire de Klebs, *Correspondenz-Blatt für schweizer Ærzte*, 1884.

(2) Nous n'avons rien vu dans les préparations de Klebs qui ressemblât au komma-bacillus.

(3) *Forschungen über Cholerabakterien*, avec 7 planches et 8 gravures dans le texte. *Ergunzungshefte zum Centralbtatt fur allgemeine Gesundheitspflege*, Bonn, 1885.

Pacini, soit par l'urémie. Les phénomènes urémiques existent assurément; on doit penser aussi que l'absence de sécrétion de la bile accumule dans le sang des principes qui devraient être éliminés, comme à l'état normal, par l'intestin. Mais comment expliquer l'arrêt de la circulation du sang dans les vaisseaux, cette sorte de paralysie de leurs parois contractées, l'état poisseux de ce liquide qui est loin d'être en rapport avec l'abondance de la diarrhée? Koch, Klebs, etc., font intervenir les poisons qui se développent dans l'intestin sous l'influence des micro-organismes et de la putréfaction et comparent ces accidents à une saprémie. Une expérience du docteur Richard parle en faveur de cette interprétation. En nourrissant des porcs avec des déjections de cholériques, ces animaux succombèrent au bout d'un temps variable entre quinze minutes et deux heures et demie. La mort était évidemment le fait d'un empoisonnement septique et non du choléra. En effet, le contenu de l'intestin d'un porc qui avait succombé fut donné à manger à un autre porc bien portant qui n'en fut point incommodé. Les chiens et les autres animaux pouvaient manger les déjections des cholériques sans inconvénient. Cette susceptibilité variable chez des races différentes se retrouve pour d'autres intoxications. Ainsi le porc est empoisonné par certaines saumures avariées, qui sont sans effet sur les chiens.

Pour compléter l'étude du choléra considéré comme maladie bactérienne, il restait à reproduire la maladie ou une lésion analogue chez les animaux. Koch a longtemps cherché, en vain, à donner le choléra à des animaux, aux souris qu'il avait emportées avec lui en Égypte et dans l'Inde, aux chats, lapins, singes, poules, cobayes, etc., en leur faisant avaler les déjections de cholériques ou les cultures de bacilles, en ayant soin même de déterminer d'abord un catarrhe intestinal pour les mettre dans de meilleures conditions de réceptivité. Les animaux des contrées atteintes de choléra n'en présentent jamais les symptômes. Koch donnait bien de la diarrhée en injectant des substances cholériques dans le sang et dans le péritoine, mais ce n'était en réalité pas le choléra.

Nicati et Rietsch, de Marseille, ont réussi à produire le choléra en injectant directement le virus cholérique dans le duodénum, après avoir lié au préalable le canal cholédoque (1). A. Ceci (2) a obtenu le même résultat. Koch (3) et van Ermengem (*loc. cit.*) ont répété cette expérience sans lier le canal cholédoque, en injectant, dans le duodénum, une très faible quantité de la substance virulente, à peine la centième partie d'une goutte de liquide de culture. Presque tous les animaux de Ermengen ont succombé dans l'espace d'un jour et demi à trois jours. La muqueuse intestinale congestionnée contenait une grande quantité de bacilles en virgule qui s'y étaient multipliés. La petite quantité du liquide employé exclut l'idée d'une intoxication concomitante par des produits septiques. Nous avons aussi, de notre côté, fait au mois de novembre 1884 les mêmes injections dans l'intestin de cobayes et de chiens, avec du liquide de culture pure. Un lapin à qui nous avons injecté de ces bacilles dans l'intestin n'a rien éprouvé ; cinq cobayes inoculés de la même façon n'ont pas été malades, tandis que deux autres sont morts le second et le troisième jour avec une tuméfaction de la muqueuse intestinale, et un liquide riziforme contenant des bacilles comme dans une culture pure. Les souris à qui on injecte les bacilles en virgule deviennent malades et peuvent mourir douze heures après l'inoculation. Elles présentent alors des bacilles en virgule dans le sang. Doyen et Chantemesse ont continué ces recherches au laboratoire d'anatomie pathologique de la Faculté. Ils ont réussi d'abord sur le cobaye et le chien (Société de biologie, séance du 13 décembre 1884), mais leurs expériences ultérieures ont donné des résultats variables.

Bochefontaine (*Comptes rendus*, 1884, t. XCIX, n° 20) a avalé des pilules contenant des déjections cholériques. Il a éprouvé des vomissements et du malaise, mais sans gravité. Cet exemple a été suivi par Klein et Balfour, qui ont avalé des cultures pures du choléra. Le résultat négatif de l'expérience était à prévoir d'après ce que nous savons sur l'action destructive du suc gastrique vis-à-vis des bacilles du choléra, surtout lorsque ces derniers sont en contact intime et suffisamment prolongé avec la

(1) Communication à l'Académie de médecine, 1884. D'autres expériences des médecins de Marseille sont rapportées dans leur publication de la *Revue de médecine*, juin 1885 et de la *Revue d'hygiène*, 1885.

(2) *Sur l'étiologie du choléra asiatique*. Liège, traduction de Firket, 1885.

(3) *Semaine médicale*, n° 46.

muqueuse stomacale. Bochefontaine s'est aussi injecté, dans le tissu sous-cutané du bras, du virus cholérique, et il a vu survenir une rougeur œdémateuse de la peau sans réaction générale. L'inoculation n'a jamais réussi à donner le choléra. On n'a pu le reproduire qu'en faisant pénétrer les bacilles dans l'intestin.

Koch (1) a obtenu des résultats constants sur les animaux. On introduit d'abord avec une sonde œsophagienne une solution de soude à 5 pour 100 dans l'estomac. Vingt minutes plus tard on injecte dans l'estomac 10 centimètres cubes d'un bouillon qui contient des bacilles virgules. Immédiatement après on injecte à l'animal de la teinture d'opium dans la cavité abdominale à la dose de 1 centimètre cube par 200 grammes du poids de l'animal. Les animaux sont narcotisés par ce procédé pendant une demi-heure. Le lendemain les animaux sont malades, leur poil se hérisse, les extrémités inférieures s'affaiblissent et au bout de un à trois jours ils succombent. A l'autopsie, on trouve un ballonnement de l'intestin grêle, qui est rempli, comme le cæcum et l'estomac, d'un liquide alcalin incolore, floconneux, constituant une culture pure du bacille virgule. Cette expérience a réussi sur 85 cobayes. Du reste, il faut dire que le traitement par la solution de soude et par l'opium les rend aussi plus sensibles à l'action d'autres bactéries. Ainsi le bacille de Finkler et celui de Denecke produisirent également une action pathogène, mais à un moindre degré et on observa une série de symptômes qui ne se rencontrent pas dans le choléra expérimental. Les bacilles de Finkler, par exemple, produisent dans ces conditions une véritable putréfaction qui se caractérise par l'odeur nauséeuse du contenu de l'intestin; quant à la thérapeutique, on a reconnu que de fortes doses de calomel ou de naphtaline pouvaient seules prolonger un peu la vie des animaux.

Doyen (2) a répété ces expériences en montrant que l'opium n'était pas nécessaire pour donner le choléra et qu'il suffisait d'injecter, au lieu de teinture d'opium, de l'alcool sans opium pour obtenir le même résultat que Koch.

(1) Seconde conférence berlinoise sur le choléra, 4 mai 1885.
(2) Thèse de Paris, août 1885.

Étiologie. — Koch croit que c'est surtout l'eau qui sert à la propagation du choléra. Marey (Académie de méd.) et Brouardel (conférence de la Sorbonne, 14 mars 1885) ont aussi insisté sur le danger de l'eau de boisson contaminée. Ce sont les selles, le linge des cholériques qui infectent l'eau. L'eau de boisson ou celle employée dans la cuisson des mets ou dans le lavage des appartements finit par en contenir. Tout ce qui nous entoure est souvent souillé. Mais les choses desséchées, la poussière transportée par le vent, ne peuvent être la cause de l'infection. C'est l'homme qui propage toujours le choléra, bien que les bacilles puissent vivre en dehors de l'homme dans l'eau stagnante, à la surface des légumes, au pourtour des habitations. Il leur est beaucoup plus difficile de se développer dans les fleuves et les eaux à grand courant. C'est ainsi qu'on comprend le rapport de l'intensité du choléra avec les variations de la hauteur de la nappe d'eau souterraine. Pettenkofer s'est efforcé de montrer que si la nappe d'eau s'élève, le choléra diminue, et réciproquement. Cette influence, qui s'est produite à Munich, ne s'est pas montrée dans d'autres localités. Mais pour tenter l'explication des variations de la gravité, de la durée des épidémies, suivant la nature du sol, les lieux, etc., il est bon de faire intervenir les opinions de Pettenkofer. Suivant lui (1) les questions de localités et de durée de l'épidémie sont intimement liées : 1° aux propriétés physiques du sol (perméabilité); 2° à la quantité d'eau qu'il contient; 3° aux matières organiques en putréfaction qu'il renferme.

Certaines des observations de l'un de nous, comme par exemple la viabilité des bacilles dans l'eau, l'expérience que les bacilles peuvent être soumis en cultures successives en plein air à la température de tout un hiver, l'influence nocive des bactéries de la putréfaction sur les bacilles du choléra, ont bien été mises en relief par Virchow (2). Le développement des microbes du choléra est lié comme on le voit à une foule de conditions. Des recherches ultérieures concernant la nappe d'eau souterraine, l'eau potable, le linge donneront sur cette question, des éclaircissements définitifs.

(1) Seconde conférence berlinoise sur le choléra, mai 1885.

(2) Seconde conférence berlinoise sur le choléra, mai 1885.

Suivant Koch, les mesures pratiques à prendre contre le choléra sont les suivantes :

1° Les mesures qui détruisent directement les matières infectieuses : désinfection des selles, destruction ou désinfection à fond du linge, etc.

2° Les mesures sanitaires pour éloigner les substances infectieuses des habitations : canalisation, approvisionnement de bonne eau potable et ménagère, etc.

3° Faire exercer sur la population un contrôle par des personnes compétentes pour diagnostiquer les premiers cas le plus vite possible et pour étouffer l'épidémie au berceau. Il faut isoler les malades, ou au moins il faut agir de manière qu'une importation du principe contagieux d'un endroit à un autre soit impossible. Il faut abandonner les maisons envahies, c'est-à-dire en faire sortir et surveiller les habitants qui sont en bonne santé.

4° Instruire le public. Cette instruction doit contribuer à rassurer la population. Il faut appeler l'attention du public sur les dangers qui résultent d'une nourriture malsaine, par exemple des aliments crus, de l'eau de puits non bouillie, et il faut surtout prémunir le public contre l'usage du linge souillé.

Il n'est pas toujours possible de découvrir le point de départ du choléra, mais son introduction dans l'Europe a toujours coïncidé avec des pèlerinages, des mouvements de troupes, etc., et il est toujours venu du delta du Gange, et en particulier du sommet du delta qui est sa patrie. La partie inférieure du fleuve est en effet inhabitable en raison de sa configuration géographique, et de la gravité des fièvres intermittentes. Une autre partie de cette contrée possède une population très dense. Au-dessous de cette région, les eaux stagnantes des bords du Gange sont infectées de déjections de tout genre et présentent des conditions exceptionnellement favorables pour le développement du choléra. C'est précisément à cette limite de la partie habitée que le choléra est endémique, et c'est de là, c'est-à-dire du Bengale, qu'il nous vient toujours. Dans cette partie du delta du Gange, les eaux couvrent presque la terre. Quand on bâtit une maison, on prend de la terre pour élever le niveau du sol, et la maison se trouve entourée de flaques d'eau. Une température élevée est nécessaire pour que les bacilles vivent dans l'eau, et ils ne pourraient s'acclimater dans un climat froid. L'assainissement du sol tend à les faire disparaître, et le drainage pratiqué autour de Calcutta a diminué le choléra dans une grande proportion.

ANATOMIE PATHOLOGIQUE DU CHOLÉRA. — Nous ne nous arrêterons pas longtemps sur les lésions anatomiques déterminées par le choléra, parce qu'elles sont bien exposées dans les nombreuses descriptions qu'en ont faites Cruveilhier (Atlas, 14e liv.), Virchow, Renaut et Kelsch (1), Cornil et Ranvier (2), Straus (3), etc. Les cadavres d'individus morts pendant la période d'algidité conservent une chaleur très intense après la mort, et cette température peut même monter jusqu'à 40, 41 et 42° plusieurs heures après la mort. Les cadavres ne se putréfient pas rapidement. Comme on peut, par autorisation spéciale de la préfecture de police, pratiquer les autopsies très peu de temps ou immédiatement après la mort, on n'a pas à redouter une putréfaction *post mortem* dans l'analyse histologique des lésions. A l'ouverture du ventre, dans les 24 premières heures de la maladie, le péritoine présente un état poisseux et muqueux tout particulier de sa surface. L'intestin, très congestionné, offre une couleur rosée superficielle analogue à celle de l'hortensia. La muqueuse de l'intestin est remplie par un liquide séreux ou crémeux. La congestion de la surface muqueuse s'accompagne d'une psorentérie marquée par la saillie que forment les follicules clos et par une injection très prononcée des vaisseaux que contiennent les follicules isolés et la périphérie des plaques de Peyer. Ces lésions, visibles à l'œil nu, sont à peine appréciables dans les attaques du choléra foudroyant terminé par la mort en quelques heures, tandis qu'elles sont très évidentes pendant la période de réaction où l'on observe souvent une tuméfaction des follicules, des érosions et des ulcérations (Bouillaud, Cruveilhier).

Les villosités et la surface de la muqueuse sont dépouillées de leur épithélium dont les cellules désintégrées constituent le liquide laiteux et les grains riziformes qui nagent dans les selles caractéristiques du choléra. Cette desquamation très abondante des cellules a été vue par tous les observateurs qui ont examiné au microscope, depuis les premières épidémies de ce siècle.

(1) *Progrès médical*, 1873.
(2) *Manuel d'histol. path.*, t. II, 2e éd., p. 229.
(3) Mémoire en commun avec Roux, Nocard et Thuillier, *Archives de physiologie*, 1848 et *Progrès médical*, nos 48, 50 et suivants, 1884 et 1885.

Elle avait été contestée à tort par Cohnheim. Les selles rendues par les malades pendant la vie, de même que le liquide intestinal, quand il est en abondance dans l'intestin après la mort, présentent des caractères tout à fait spéciaux au choléra. Ces selles sont aqueuses, sans odeur, ou d'une odeur fade, et contiennent en suspension des flocons grisâtres ou blanchâtres. Elles se séparent, pendant le repos, en laissant tomber une partie opaque et blanchâtre au fond du vase, tandis que la partie supérieure du liquide est à peine louche. Neutres ou légèrement alcalines, elles contiennent une très faible proportion de sels (1 à 2 p. 100) qui sont du chlorure de calcium, du carbonate d'ammoniaque, des sels de potasse et un peu d'urée. Elles ne sont pas albumineuses. Les selles que l'on observe au début de l'invasion du choléra, pendant le premier et quelquefois le second jour, sont tout à fait privées de bile. La sécrétion biliaire paraît absolument suspendue, comme la sécrétion urinaire, pendant la période de l'algidité.

Lorsqu'on examine, au microscope, le liquide des selles ou de la surface de l'intestin pendant une autopsie faite peu de temps après la mort, on trouve une grande quantité de cellules épithéliales libres, cylindriques ou un peu tuméfiées, granuleuses ou hyalines, dont les noyaux ne se colorent pas toujours et qui sont mortifiées.

D'après l'observation de Koch, la partie de l'intestin grêle qui renferme le plus de bacilles virgules et qui est le plus altérée dans le choléra est la partie inférieure de l'iléon. Tel est aussi le résultat de nos recherches personnelles. Cependant Doyen a observé, dans une autopsie, une quantité relativement considérable de ces micro-organismes dans la partie supérieure du jéjunum.

S'ils pénètrent, comme cela est à peu près sûr, par l'estomac, c'est à la partie supérieure du jéjunum qu'ils devraient se multiplier tout d'abord, mais il est certain aussi que le mouvement des liquides les entraîne toujours à l'extrémité inférieure de l'iléon où ils doivent s'accumuler.

Les bacilles virgules pénètrent, à la faveur de la desquamation de l'épithélium des villosités, dans les couches profondes de la muqueuse, dans les glandes et dans le tissu conjonctif qui les entoure. On peut s'en assurer facilement sur les coupes colorées de la muqueuse.

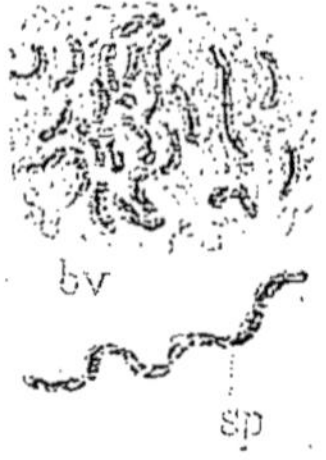

Fig. 256. — Bactéries du choléra en culture pure (1500 diamètres).

bv, bacilles en virgule; *sp*, filament ondulé.

L'un de nous (1) a fait des préparations de 8 cas de choléra

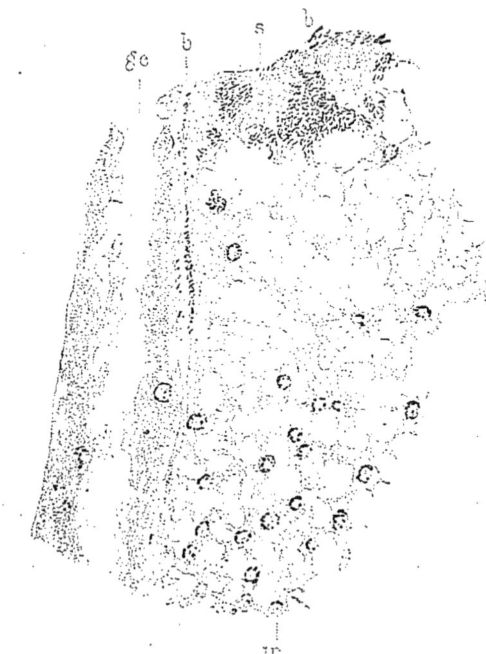

Fig. 257. — Coupe d'une partie de l'appendice cæcal dans un cas de choléra.

b, surface de l'intestin montrant diverses espèces de bactéries; *s*, tissu superficiel devenu hyalin avec des espaces contenant une quantité de petits bacilles; *ge*, glande en tube montrant un état hyalin de ses cellules épithéliales; les bactéries pénètrent dans une fente comprise entre les cellules épithéliales et la membrane basale de la glande; *tr*, tissu réticulé situé dans la profondeur de la muqueuse. Grossissement de 300 diamètres.

dont l'intestin avait été bien conservé dans l'alcool, depuis la

(1) Société royale des médecins de Budapest et *Orvosi hetilap*, n° du 31 août 1884.

dernière épidémie. Il s'est servi de petits fragments conservés pour l'examen histologique. Les coupes de l'iléon ont été faites près de la valvule iléo-cæcale, au niveau du processus vermiforme et dans les glandes lymphatiques. Le plus grand nombre des bacilles virgules siégeaient auprès de la valvule iléo-cæcale et au commencement du processus vermiforme. Dans les cas les plus récents, on les trouvait à la surface de l'intestin dépouillé de l'épithélium.

La surface de l'intestin est enflammée et se colore comme les tissus hyalins (*s*, fig. 257). Les fibres superficielles du tissu conjonctif et les cellules sont parfois devenues pâles, comme si elles avaient été traitées par la potasse. Dans les glandes, on trouve encore des cellules mais elles sont souvent détachées.

Dans des faits où la maladie remonte déjà à trois ou quatre jours, la lésion de la muqueuse est plus prononcée. Les cellules des glandes sont détachées, confluentes, vitreuses (*ge*, fig. 257); leurs noyaux ne se voient plus. Il y avait aussi une grande masse de fins bacilles rectilignes, non seulement à la surface de la muqueuse, mais dans les grandes vacuoles du tissu conjonctif, au-dessous de la surface, dans un tissu devenu vitreux. On trouve aussi parfois des bacilles en virgule, mais ils sont pâles et difficiles à colorer. Ils existent surtout dans les glandes. Les lésions de la surface sont très prononcées.

Ce qu'il y a de remarquable, c'est la lésion hyaline ou muqueuse des cellules glandulaires dont les noyaux ont disparu. On trouve en même temps beaucoup de cellules en voie de division indirecte. Il existe aussi une masse colossale de cellules de Ehrlich dans les villosités, et surtout au-dessous des glandes où elles forment une couche épaisse (*cr*, fig. 258). Dans cette figure, on voit de nombreux bacilles virgules à la base des cellules épithéliales hyalines des glandes (*cv*). Plus tard encore, on ne trouve plus de bactéries, mais il se développe une inflammation intense de la muqueuse pendant la réaction inflammatoire avec état typhoïde.

Tandis que les bacilles du choléra sont simplement disséminés, sans zooglœes, les bactéries qui se développent pendant l'état typhoïde et pénètrent dans la muqueuse sont grosses, courtes, avec des extrémités arrondies, et forment des îlots (1).

Dans l'intestin des cholériques, la muqueuse est plus ou moins nécrosée, et laisse pénétrer dans son tissu mortifié différentes espèces de micro-organismes. MM. Kelsch et Vaillard ont insisté dans un mémoire publié dans les *Archives de physiologie* (n° du 15 mars 1885), sur les lésions nécrosiques des

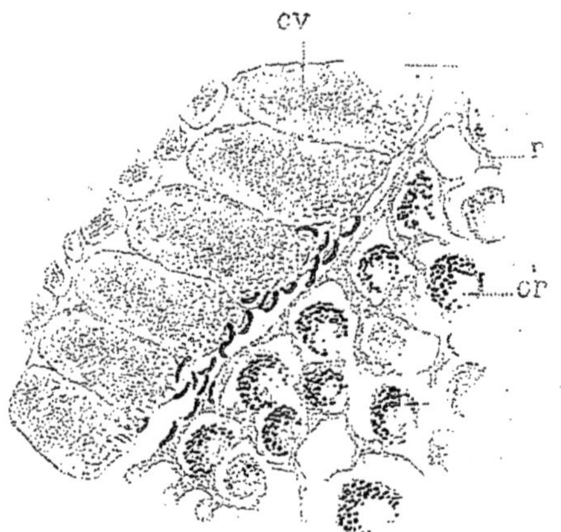

Fig. 258. — Coupe de la partie inférieure de l'intestin au niveau d'une glande de Lieberkuhn dans le choléra.

cv, cellules épithéliales tuméfiées et hyalines de la glande. Entre les cellules et le tissu réticulé de la muqueuse on voit une quantité de bacilles en virgule. La muqueuse renferme beaucoup de cellules granuleuses de Ehrlich, *cr*.

cellules et des faisceaux fibreux de la muqueuse intestinale dans les faits de choléra ayant duré une huitaine de jours. Ils ont vu, en même temps que ces nécroses, l'infiltration par des leucocytes et des hémorrhagies interstitielles par places, accompagnées de thromboses vasculaires, comme cela a lieu dans les inflammations intenses avec mortification des éléments des tissus.

(1) Les bactéries qui vivent en si grande abondance à la surface de la muqueuse intestinale normale s'introduisent très facilement dans le tissu conjonctif de la muqueuse pour peu que son épithélium soit partiellement desquammé. Il est possible même qu'elles pénètrent à l'état normal dans l'intérieur des glandes en tube et dans les follicules lymphatiques.

Ainsi Ribbert (*Deutsch med. Woch.*, 1885, n° 15) a souvent trouvé, dans les parois de l'appendice idéo-cœcal du lapin, à l'état normal, des bactéries semblables à celles des selles. Ces bactéries se trouvaient dans l'épithélium des glandes en tube et dans les follicules clos. Dans ces derniers, elles étaient plus nombreuses, mais plus pâles du côté de la tunique muqueuse que du côté de la surface de l'intestin.

Dans un cas, l'un de nous a vu, dans la partie mortifiée, de grandes bactéries rondes en zooglœes.

D'après les recherches de Koch et de tous les auteurs qui ont analysé récemment les lésions du choléra, les bacilles virgules ne franchissent pas les couches de la muqueuse intestinale et ne se retrouvent ni dans le rein, qui est l'organe le plus souvent altéré, ni dans les urines ni dans le sang.

Le rein présente presque toujours, en effet, à l'exception des cas foudroyants, d'après les travaux antérieurs à l'épidémie actuelle, une néphrite parenchymateuse aiguë caractérisée par les lésions des cellules et par les sécrétions intratubulaires qui aboutissent à la formation des cylindres hyalins. Straus et ses collaborateurs, qui ont très bien décrit ces altérations, les rapportent à la nécrose de coagulation.

L'un de nous a fait des inoculations sur des plaques et dans des tubes avec de petits morceaux d'organes de cholériques et il a obtenu diverses espèces de bactéries dont certaines liquéfient la gélatine et présentent la forme courbée ; mais on peut les distinguer des bacilles en virgule. L'un de ces microbes ressemble au *staphylococcus aureus* et il est pathogène pour les souris qu'il tue avec des symptomes de septicémie. Les autres ne produisent aucune maladie chez les animaux. Nicati et Rietsch (1) ont produit chez les animaux des symptômes d'intoxication rapide et la mort en injectant dans les veines du sang de cholérique. Peut-être s'agissait-il de micro-organismes analogues contenus dans le sang, mais il est probable que ce liquide contenait seulement un poison chimique.

Les bacilles en virgule se colorent bien à l'état frais, surtout si on emploie pour faire des préparations une culture de 24 heures dans la chambre humide. On étale la goutte du bouillon cultivé dans la chambre humide sur plusieurs lamelles et on la colore ensuite à l'état de semi-dessiccation, avec une solution faible aqueuse du violet de méthyle B. Après la dessiccation complète, les bacilles sont difficiles à colorer ; ils sont alors plus minces et on voit moins bien leur structure. On les colore alors dans un bain de solution aqueuse de fuchsine sous

(1) *Revue de médecine*, juin 1885.

une cloche humide pendant 24 heures, on les lave un peu à l'eau distillée, on les dessèche et on les monte dans le baume. Pour bien voir les bacilles dans les coupes de l'intestin, on procède de la même manière, seulement il est bon d'échauffer aussi le bain de fuchsine contenant les préparations : après la coloration, on lave les coupes dans l'eau distillée contenant une goutte d'acide acétique, on déshydrate dans l'alcool et on enferme dans le baume après avoir éclairci par l'huile de cèdre.

Emmerich (1) prétend avoir trouvé dans les organes internes d'individus morts du choléra de petites bactéries allongées et pathogènes qui se développent sur la gélatine sous forme d'une tache blanchâtre lisse ne liquéfiant pas la gélatine et qu'il regarde comme la cause de la maladie. Mais sa méthode de culture est défectueuse. Il inocule en effet, sur des milieux nutritifs, dans des tubes, des parties d'organes, et ensemence ensuite des plaques de gélatine avec les cultures développées dans ces tubes. Il est probable que par ce procédé il a introduit primitivement des germes étrangers, ou des bacilles de putréfaction qui se trouvaient dans les organes, ou qui sont tombés dans le tube au moment de l'opération, ou des bactéries ayant pénétré dans les couches de l'intestin dépouillé de son épithélium ou nécrosé, et par là dans les organes. Tel était peut-être le mode de pénétration du staphylococcus auréus signalé plus haut. Rien ne l'autorise à penser que les bactéries qu'il a cultivées ainsi soient la cause du choléra. Nous nous sommes convaincus au contraire que les parties d'organes tout à fait frais, ensemencées sur des substances nutritives, ne donnent habituellement lieu à aucune culture, et que si par hasard il se développe alors des bactéries, ce sont presque toujours des espèces diverses non pathogènes. Buchner et Emmerich, dans une publication récente, affirment, d'après les observations prises dans le choléra de Naples, que les bactéries qu'ils ont décrites sont réellement la cause du choléra. Ces bactéries sont en effet pathogènes et donnent aux animaux une gastro-entérite foudroyante. Mais ce dernier travail ne nous paraît pas concluant, car ils n'ont pas vu leurs bactéries dans les coupes des tissus altérés.

Doyen, en examinant de nombreuses coupes du rein et du foie très bien conservées, provenant d'autopsies faites très peu de temps après la mort, colorées au violet de méthyl, a reconnu diverses espèces de bactéries dans les vaisseaux sanguins. Il y avait des microcoques, des bâtonnets et quelques bacilles semblables aux bacilles virgules. Nous avons vu plusieurs de

(1) *Deutsches med. Wochenschrift*, 1884, nº 50.

ses préparations. On peut en inférer que, dans la période de réaction typhoïde, des micro-organismes contenus dans l'intestin peuvent passer dans le sang et s'arrêter dans certains organes. Nous savons d'ailleurs, par les travaux de Brieger et de Bienstock, que l'intestin contient à l'état normal des bactéries très nocives. Ces bactéries entrent pour une part dans l'intoxication générale septique et complexe qu'on observe dans le choléra.

Fodor (*Archiv f. hyg.*, II, p. 257-280) a donné une statistique qui démontre bien l'influence de l'encombrement sur la production de la maladie.

Dans les chambres habitées par une seule personne, il meurt du choléra 61 pour 10000. Dans les appartements qui logent de une à deux personnes par chambre, il meurt 131 pour 10000. Dans les logis où il y a de deux à quatre personnes par chambre la mortalité est de 219 pour 10000, et lorsqu'il y a plus de quatre personnes par chambre, la mortalité est de 327 p. 10000. La même proportion s'observe pour la variole.

La mortalité par maladies infectieuses est plus grande dans les maisons qui n'ont qu'un étage et pas de caves. La mortalité est plus petite dans les maisons qui ont plusieurs étages et des sous-sols ou caves non habitées.

De ces recherches, on peut conclure aussi que ce sont les personnes vivant dans l'aisance qui échappent le plus facilement au choléra.

Bien qu'il y ait encore nombre de points obscurs dans l'étiologie et la pathogénie du choléra, comme par exemple le début si brusque de l'épidémie, l'immunité de certaines villes, la durée et la fin des épidémies ; bien qu'il y ait nombre de constatations à vérifier de nouveau, et quoique le mode d'introduction du virus ne soit pas complètement élucidé, nous considérons comme exacte la conception de cette maladie donnée par Koch.

CHAPITRE XIII

CHARBON ET PUSTULE MALIGNE.

§ 1. — Charbon.

Historique. — Le charbon est une maladie générale qui sévit surtout sur nos animaux domestiques, le mouton, le bœuf, le cheval, et qui est caractérisée par un état poisseux du sang avec agglutination des globules rouges, avec tuméfaction et ramollissement de la rate. Ce dernier caractère lui a fait aussi donner le nom de sang de rate.

Telles étaient, résumées, les connaissances anatomo-pathologiques acquises à ce sujet avant 1850.

Aussi bien ne doit-on pas s'étonner si toutes les affections présentant quelque analogie avec le véritable charbon étaient confondues avec lui, par exemple le charbon à tumeurs ou charbon symptomatique que nous avons décrit à la page 219. Mais en 1850, au mois d'août, un savant français, le regretté Davaine, constatait, en commun avec Rayer, qu'avec les lésions signalées plus haut, « il y avait, en outre, dans le sang, de petits corps filiformes, ayant environ le double en longueur du globule sanguin. Ces petits corps n'offraient pas de mouvement spontané. » (Académie des sciences et Société de biologie.)

Quelques années après, un savant allemand, Pollender, décrivit très exactement le bacille du charbon, sa longueur, son épaisseur et sa constante existence dans cette maladie. Il le compara aux vibrions et le considéra comme appartenant au règne végétal; il constata sa résistance aux acides et aux bases et le colora par l'iode.

La découverte de Davaine constituait une simple constatation, tandis que le mémoire de Pollender (1) renfermait une description plus complète du bacille du charbon, considéré en tant qu'agent essentiel de la maladie charbonneuse. Peu de temps

(1) Pollender, *Casper's Viertaljaharsschrift für ger. Medicin*, 1855, t. VIII, p. 103.

après, Brauell décrivait ce bacille dans le charbon de l'homme (*Virchow's Archiv*, 1857).

Davaine entreprit plus tard un grand nombre d'expériences consignées dans les Comptes rendus de l'Académie des sciences de 1864 à 1873 (1).

Davaine a inoculé le sang des animaux charbonneux à des séries d'animaux d'espèces différentes et il a montré qu'avec une goutte de sang très diluée on pouvait reproduire le charbon.

Koch (2), puis Pasteur (3) ont cultivé les bactéridies du charbon en dehors de l'organisme; ils en ont trouvé les spores et ont obtenu des cultures épurées avec lesquelles ils ont reproduit la maladie dans toute son intégrité. On peut donc dire aujourd'hui que le charbon est une maladie entièrement bactéridienne et, comme telle, la mieux établie et la plus étudiée. Il ne saurait y avoir plus de doute au sujet de son étiologie et du rôle des bacilles comme cause du charbon, qu'il n'en reste au sujet de l'acare considéré comme la cause de la gale.

(1) Nous donnons ici la bibliographie des travaux de Davaine sur ce sujet :

Nouvelles recherches sur la maladie du sang de rate. Société de biologie et Gazette médicale, 1864.

— *Nouvelles recherches sur la nature de la maladie charbonneuse.* Acad. des sciences, 22 août 1864.

— *Recherches sur les vibrioniens.* Acad. des sciences, 10 oct. 1864.

— *Recherches sur la nature et la constitution anatomique de la pustule maligne.* Acad. des sciences, 19 juin 1865.

— *Sur la présence constante des bactéridies dans les animaux affectés de la maladie charbonneuse.* Acad. des sc., 21 et 28 août 1865.

— Note en réponse à une communication de MM. Leplat et Jaillard sur la maladie charbonneuse. Acad. des sc., 25 sept. 1865.

— *Recherches physiologiques et pathologiques sur les bactéries.* Acad. des sc., 9 mars 1868.

— *Études sur la genèse et la propagation du charbon.* Acad. de médec., 1870.

— *Recherches relatives à l'action de la chaleur sur le virus charbonneux.* Ac. des sc., 29 sept. 1873.

— *Recherches relatives à l'action des substances dites antiseptiques sur le virus charbonneux.* Acad. des sc., 13 août 1873.

— *De l'incubation des maladies charbonneuses et de son rapport avec la quantité de virus inoculé.* Acad. de méd., 1873.

— Article Bactérie du *Dict. des Sciences médicales.*

(2) *Cohn's beitrage z. biologie der Pflanzen*, 2e vol., 2e partie, Berlin, 1876.

(3) Pasteur, Première note sur le charbon et la septicémie. Acad. des sciences, 30 avril 1877.

— Deuxième note sur l'étiologie du charbon, 16 juillet 1877, par MM. Pasteur, Chamberland et Roux. Acad. des sciences, 12 juillet 1880.

— *Sur la longue durée des germes charbonneux et leur conservation dans les terres cultivées*, par MM. Pasteur, Chamberland et Roux. Acad. de méd., 1er février 1881. Rapport par M. Bouley.

Bacilles du charbon. — Lorsqu'on examine, à un grossissement de 1500 diamètres, du sang contenant des bâtonnets du sang de rate, on voit que ceux-ci, relativement volumineux, mesurent de 1 µ à 1 µ,5 en épaisseur, de 3 µ à 5 ou 10 µ en longueur, qu'ils sont souvent articulés par une extrémité élargie et plate, présentant une certaine analogie avec les surfaces articulaires des phalanges. Ces articulations laissent voir, sur leur partie médiane, une ligne claire transversale, tout à fait caractéristique, ainsi que des parties ombrées vers l'extrémité des bâtonnets. Ces derniers sont parfois recourbés en forme de crosse (voyez la planche I). Ils sont rigides, immobiles et se colorent d'une façon très intense par toutes les matières colorantes tirées de l'aniline (voy. en *a*, *b*, *c*, fig. 259).

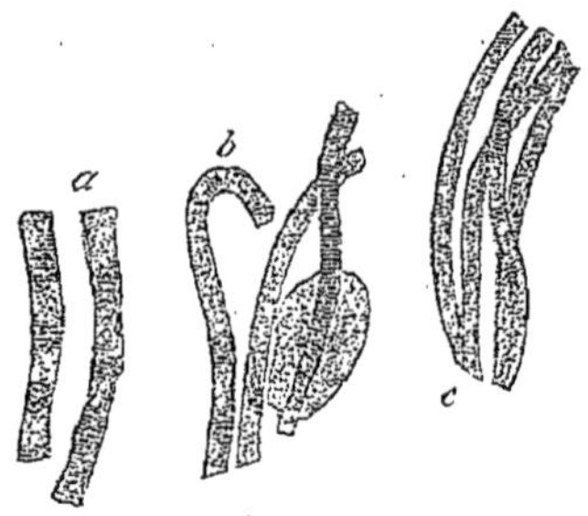

Fig. 259. — Bacilles du charbon examinés à un grossissement de 1500 diamètres.

a, bâtonnets articulés; *b*, bâtonnets articulés dont l'un est recourbé en crosse; *c*, longs bâtonnets incurvés.

Les globules rouges sont agglutinés, déformés et mélangés à une profusion de petits bâtonnets droits, articulés ou simples, mais ne se présentant nulle part sous l'aspect de longs filaments. Dans le sang des cobayes inoculés depuis vingt-quatre heures, par exemple, les bâtonnets sont en nombre bien plus considérable que les globules qu'ils étouffent, pour ainsi dire, en leur enlevant l'oxygène nécessaire à leur vie et à celle des éléments anatomiques des tissus qui reçoivent du sang les matériaux de leur nutrition.

Si, prenant une goutte de sang dans le cœur d'un animal qui vient de succomber au charbon, on la transporte avec toutes les précautions méthodiques dans un liquide de culture porté à la température du corps humain, voici ce qu'on observe au bout de vingt-quatre heures : les bacilles (fig. 260 et 261), n'étant plus gênés dans leur croissance par la rapidité du courant sanguin qui les brise, se développent en longs filaments, s'amassent sous

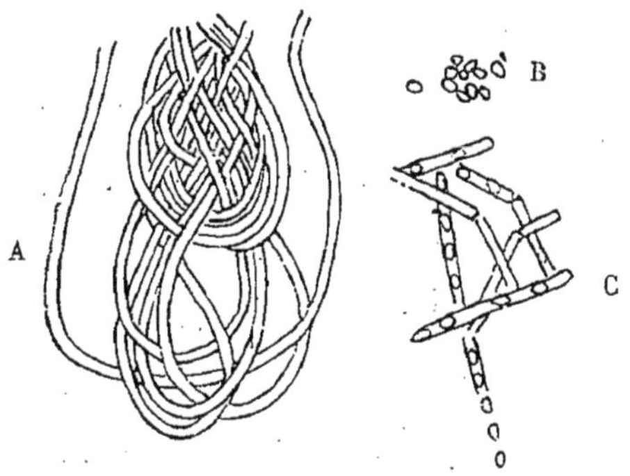

Fig. 260. — Bacilles de charbon obtenus par la culture.

A, longs filaments développés en forme d'écheveaux de fil ; B, spores libres ; C, bâtonnets présentant des spores dans leur intérieur.

forme d'écheveaux contournés en anses allongées. Ces filaments sont, les uns tout à fait transparents, les autres inégalement réfringents, par suite de la formation de *spores*.

Les spores, décrites pour la première fois par Koch (1), sont

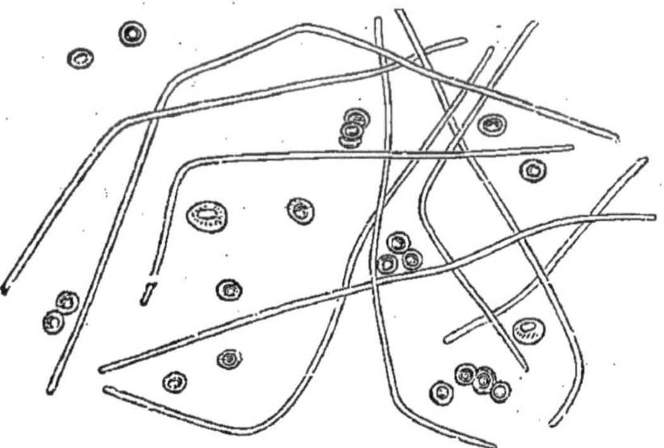

Fig. 261. — Bacilles de la rate d'une souris, cultivés depuis trois jours dans l'humeur aqueuse.

de petits grains réfringents, ovoïdes, dont le plus petit diamètre est un peu moindre que celui du bâtonnet. Koch a fait ses premières cultures du bacille charbonneux en 1876 dans l'hu-

(1) *Etiologie du charbon* in *Beiträge zur Biologie der Pflanzen* de Cohn, 2e vol., 2e livraison, 1876, dans *Wundinfectionskrankheiten* et dans le premier volume des *Mittheilungen des k. Gesundheitsamtes.*

meur aqueuse d'un ruminant, placée dans la cupule d'une lame porte-objet maintenue à la température de 37° ; il a vu les bacilles augmenter de longueur et présenter des spores. Celles-ci deviennent d'autant plus abondantes, que le liquide de culture est plus pauvre, et elles peuvent finir par remplacer complètement les filaments qui disparaissent.

Les cultures les plus caractéristiques de ce bacille sont obte-

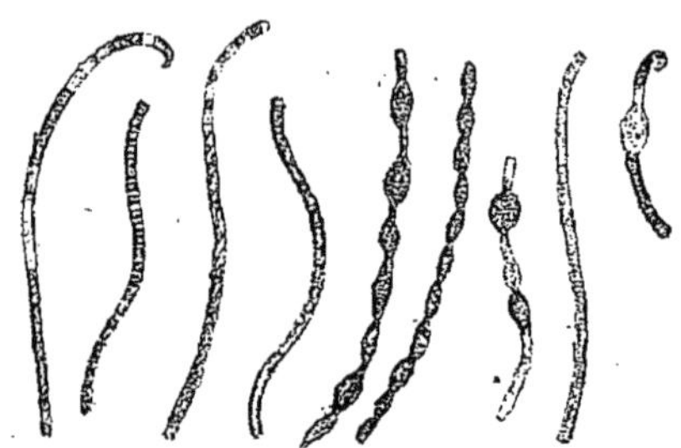

Fig. 262. — Formation de spores et modifications involutives des bacilles colorées avec le violet de méthyle et la coccinine après une semi-dessiccation.

nues par une piqûre dans la gélatine à 8 pour 100. On y constate au bout de 24 à 48 heures un prolongement blanchâtre semi-transparent, rectiligne, dirigé de la surface de la gélatine à sa partie profonde, et d'où partent de chaque côté des branches transversales très fines. La gélatine se liquéfie lentement. Au fond de la partie liquéfiée, on voit un précipité blanc qui ressemble à une couche de ouate (voy. pl. IV, fig. 23).

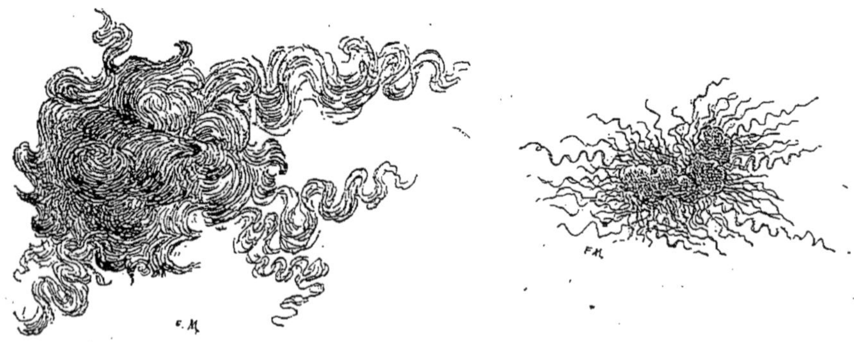

Fig. 263. — Culture du charbon datant de plusieurs jours sur une plaque de gélatine.

La culture sur plaque de gélatine ressemble à des touffes de cheveux frisés (fig. 263).

Le charbon ne se cultive pas dans l'urine stérilisée du mouton, des bêtes à cornes ni du cheval (Schrakamp).

La figure 262 représente les formes des spores du charbon en voie de développement et d'involution (1).

La figure 264 montre l'aspect des bactéries du charbon prises dans une vieille culture sur l'agar-agar et colorées d'après le procédé de Bienstock. On y voit colorés en bleu, en *b*, des bacilles comme ils se présentent habituellement dans les cultures. En *f* il existe des parties colorées et non

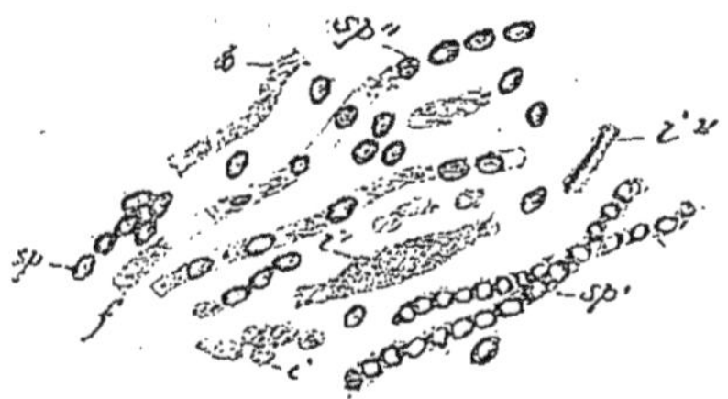

Fig. 264. — Spores et formes d'involution des bacilles observées dans une vieille culture du charbon, coloration double avec fuchsine et bleu de méthylène (Babes).

b, bacilles en voie de formation de filaments; *f*, filaments montrant des parties colorées à côté de parties incolores; *i*, formes d'involution des bacilles fusiformes; *i'*, formes d'involution ovoïdes; *i''*, forme spéciale d'involution des bacilles; *sp*, spores; *sp'*, spores en voie de formation; *sp''*, spores totalement colorées par le rouge d'Ehrlich.

colorées. Les spores se montrent d'abord comme de petits points colorés en rouge qui s'agrandissent, deviennent ovales, acquièrent l'épaisseur du filament et dont le protoplasma ou la capsule seulement est colorée. En *i'* et *i''*, on a représenté des formes involutives des bacilles. En *sp*, ces formes sont plus volumineuses et isolées, souvent elles se disposent en chapelets comme dans la figure 261. Ces chapelets sont bien colorés par l'aniline. Ces chapelets se dissocient et donnent souvent des masses rondes plus grosses que les spores, mais qui ne se colorent plus en rouge, mais bien en bleu. Ces corps ronds sont stériles. Une autre forme involutive qu'on voit quelquefois dans le sang chez l'homme et les animaux consiste dans un épaissis-

(1) Pour colorer les spores sur les lamelles desséchées, on emploie le liquide d'Ehrlich chauffé, on lave à l'alcool, on passe la lamelle pendant une seconde dans le bleu de méthylène, on lave à l'alcool et on monte dans le baume. Par cette méthode, les bacilles sont colorés en bleu; les spores, libres ou contenus dans les bacilles, sont rouges; les spores en voie de formation restent ordinairement incolores.

sement du bâtonnet. La partie périphérique est peu colorée et la strie centrale est seule bien colorée. Si l'on inocule le charbon atténué, on ne voit dans le sang que ces filaments centraux qui se colorent à l'aniline. Encore se colorent-ils difficilement et échappent-ils à l'examen. On pourrait croire que dans les cas atténués il n'y a pas de bacilles si l'on ne connaisssait pas ces filaments centraux (*i''*, fig. 264). Une forme bien étrange se rencontre parfois dans les cultures du charbon. Ce sont de longs filaments qui présentent des espaces ronds et clairs, incolores, bordés à leurs points de contact par des croissants qui se colorent en rouge d'après la méthode de coloration des spores (*sp'*, fig. 264).

Ces bacilles sont aérobies; ils empruntent au milieu où ils vivent l'oxygène et restituent une égale quantité d'acide carbonique.

Livrés à la putréfaction, ils disparaissent; si l'on ensemence à la fois un liquide de culture avec les bactéries du charbon et de la putréfaction, celles-ci détruisent les bactéries charbonneuses, et le liquide inoculé aux animaux ne leur donne pas le charbon. C'est là un fait expérimental dû à M. Pasteur, et dont nous ferons bientôt l'application à la pustule maligne.

La température la plus favorable au développement de la bactéridie charbonneuse paraît être celle des mammifères (38 à 39°). On peut soumettre le sang charbonneux à un froid de — 45° pendant plusieurs heures sans tuer les bactéries. La température du sang des oiseaux (41, 42°) empêche sa pullulation. Pour montrer que l'excès de température s'oppose au dévelop-

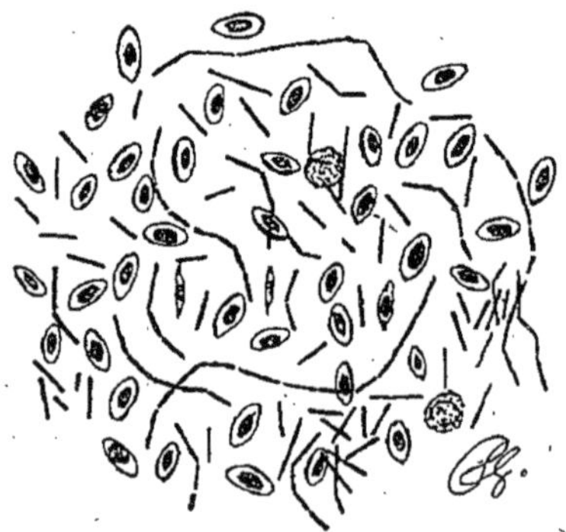

Fig. 265. — Bacilles du charbon développés chez la grenouille (Gibier). Grossissement faible.

pement du charbon chez la poule, Pasteur refroidit cet oiseau, en lui maintenant le ventre et les pattes dans l'eau, et lui fit contracter le charbon. Il faut cependant savoir que les poules peuvent prendre le charbon exceptionnellement, il est vrai, sans être refroidies, et que d'autres oiseaux, comme le moineau, dont la température est aussi élevée, sont très susceptibles à l'égard de ce virus (Koch). Par un procédé inverse, Gibier a donné le charbon à des grenouilles et à des poissons qu'il a fait vivre dans une eau portée à la température de 35°. Le sang de ces animaux contient une grande quantité de bacilles, comme le montre la figure 265.

Ainsi, en refroidissant les poules ou en réchauffant des animaux à sang froid, on obtient la démonstration du degré de température nécessaire au développement du charbon.

La vitalité de ces organismes est considérable, ainsi que leur résistance aux agents physiques. Davaine a constaté que le sang charbonneux conserve fort longtemps ses propriétés nocives, même quand il a été soumis à la dessiccation.

Il ne faudrait pas croire cependant que la présence de cadavres d'animaux morts du charbon et enterrés dans des champs soit une condition nécessaire à sa propagation. Les bacilles du charbon peuvent en effet former des spores à la surface des plantes fourragères dans les prairies. Schrakamp (1) a montré que le bacille du charbon peut parcourir toutes les phases de son développement dans le sol. Il n'est pas nécessaire non plus que les animaux se piquent ou présentent des excoriations de leur muqueuse buccale pour que les bacilles du charbon puissent s'introduire dans leur sang. Koch (2) a montré en effet que les spores absorbés par des moutons dont la muqueuse est saine donnent le charbon. La muqueuse de l'intestin normal sert de voie d'introduction aux spores. D'après Kitt (3) les spores des bacilles du charbon se développent bien dans les parties supérieures de l'intestin grêle du mouton, mais non dans ses parties inférieures. Les bacilles sans spores sont, par contre,

(1) *Archiv f. hygiene*, II, 1884, 3.

(2) *L'inoculation préventive du charbon*, réplique au discours de M. Pasteur au congrès de Genève, Cassel et Berlin, 1883.

(3) Koch's, *Revue f. T. h. K.*, 1885, 69.

inoffensifs, parce que le suc gastrique les détruit, tandis qu'il ne peut attaquer les spores. Pour démontrer ces faits, Koch a fait avaler à des moutons, dans une pomme de terre, des bacilles provenant de cultures et possédant des spores. Les animaux mouraient du charbon et présentaient un charbon intestinal avec développement des follicules et des plaques de Peyer; inversement il a donné au mouton des fragments de la rate de cobaye charbonneux où les bacilles ne contenaient pas de spores, et les animaux ont survécu. Nous verrons que ces expériences sont applicables à la transmission à l'homme du charbon par l'ingestion de viandes charbonneuses. Cependant l'acidité du suc gastrique, variable suivant les espèces aimales, rend certaines d'entre elles plus réfractaires au charbon introduit par les voies digestives. Ainsi, tandis qu'avec gros comme une lentille de substance contenant des spores on tue un mouton, on peut en faire absorber des masses relativement considérables au chien et au porc sans amener d'accidents (Kitt).

La spore charbonneuse qui se forme au contact de l'air possède une résistance remarquable. Lorsque le cadavre d'un animal charbonneux a été enfoui sous terre, les spores sont ramenées des profondeurs du sol à sa surface par les vers de terre; Pasteur a démontré leur existence dans les déjections des lombrics. Cette expérience donne la clef de certains faits mystérieux en apparence, et que l'on traduisait jadis par des termes montrant combien l'esprit en était frappé dans les campagnes : certains champs, où l'on ne pouvait mener paître un troupeau sans que le charbon le décimât, avaient reçu, dans la Beauce, le nom caractéristique de *Champs maudits*. Or, on a constaté que, dans ces champs, des cadavres charbonneux avaient été enfouis; il est facile de comprendre, par ce qui précède, la présence des spores infectieuses sur le sol, sur les herbes et l'inoculation buccale, démontrée chez les moutons par l'expérience : en faisant paître des moutons dans les enclos où l'on a enterré des animaux atteints par le sang de rate, on les rend charbonneux.

Anatomie pathologique. — Nous venons de voir combien les bacilles étaient nombreux dans le sang. Ce n'est pas seulement dans les gros vaisseaux qu'il en est ainsi. Si, par exemple, on empoisonne un cobaye par l'inoculation d'une goutte de liquide de culture, l'animal meurt au bout de vingt-quatre heures. Dans les capillaires des viscères, dans le foie, par exemple, on voit, sur des coupes colorées par le violet de gentiane ou par la fuchsine, les petits vaisseaux avec quelques globules sanguins et une grande quantité de bâtonnets. Sur des coupes du rein, on trouve également les petits vaisseaux des glomérules et ceux qui entourent les tubuli comblés par ces éléments.

On voit de même, à profusion, ces bacilles dans les vaisseaux capillaires qui séparent les glandes de la muqueuse stomacale.

Le poumon n'est pas épargné par l'invasion : à la surface et au bord des alvéoles on trouve, sur des coupes, dans les capillaires qui forment un si riche réseau, une quantité colossale de bactéries, témoignant de l'avidité pour l'oxygène qui caractérise ces microbes aérobies, comme les a nommés M. Pasteur.

Dans les capillaires qui forment des mailles rectangulaires, ou dont le trajet est rectiligne dans une certaine longueur, les bâtonnets sont toujours dirigés suivant le sens du courant sanguin et parallèles aux parois vasculaires. Telle est aussi leur direction dans les veines et les artères.

Ils se colorent très facilement, soit sur des lamelles où l'on a étalé et fait sécher du sang, soit sur les coupes. La plupart des couleurs d'aniline les teignent d'une façon intense. Telles sont la fuchsine, le violet de méthyle B, le violet 5B, le violet de gentiane, la safranine, etc. Les méthodes de coloration des liquides desséchés sur des lamelles, ou des coupes avec les diverses matières tirées de la fuchsine, et la coloration double de façon à voir les bacilles en bleu ou violet et le tissu en rouge, sont très faciles à appliquer à leur étude ; on doit surtout ces méthodes à Weigert et à Koch (voy. pages 72 et suivantes pour ces colorations).

Sur les préparations ainsi colorées d'organes provenant d'intoxication charbonneuse expérimentale aiguë, il est facile de voir que les bactéries siègent uniquement dans les vaisseaux qui en contiennent une quantité considérable, et que les cellules des tissus sont habituellement normales. Ainsi les cellules du foie, du rein, des glandes gastro-intestinales, etc., ne sont nullement modifiées, quoique les capillaires de ces organes charrient une quantité énorme de bacilles (1).

La mort par le charbon est-elle due à la soustraction de l'oxygène du sang comme le pensait Pasteur, ou à l'engorgement des vaisseaux et à des embolies comme le croyait Toussaint? Cette dernière hypothèse n'est point justifiée, car la circulation n'est arrêtée nulle part. Il est possible que le sang charrie, dans le charbon, des principes toxiques. Chauveau, en effet, en injectant cent grammes de sang d'un mouton charbonneux à un mouton algérien vacciné, a produit une mort assez rapide à la suite d'une diarrhée presque instantanée.

§ 2. — **Pustule maligne.**

La pustule maligne est une manifestation du charbon qui appartient en propre à l'espèce humaine.

L'animal atteint par le charbon s'affaiblit et meurt quelquefois très rapidement, et, dans certains cas, avant même qu'on l'ait soupçonné malade. Chez l'homme, il en est d'ordinaire tout autrement. Chez lui, le charbon débute le plus ordinairement par la pustule maligne. Cette affection a été bien étudiée depuis le concours que l'Académie de Dijon avait institué à son sujet (1780). Elle fut parfaitement décrite dans les mémoires de Thomassin et de Chambon, couronnés par l'académie de Dijon, et un peu plus tard, dans le Traité d'Enau et Chaussier.

On a divisé la description, l'évolution de la pustule maligne, en trois périodes à partir du stade d'incubation. Celle-ci, depuis

(1) Nous ne revenons pas ici sur les procédés d'atténuation du virus charbonneux donnés par Toussaint, Pasteur, Chauveau, etc., non plus que sur la pratique de l'inoculation que nous avons exposée dans le chapitre VI, pages 150 et suivantes, auquel nous renvoyons le lecteur. Cependant nous devons ajouter que Chauveau a obtenu l'atténuation du virus charbonneux par la culture des spores sous une pression de neuf atmosphères d'air, ce qui équivaut à deux atmosphères d'oxygène à la température de 38° à 39°. Cette première culture sert à ensemencer une nouvelle culture qui se développe sous une pression de huit atmosphères. La première était déjà atténuée, mais la seconde l'est davantage. Une troisième culture obtenue de la même façon l'est encore plus. La quatrième culture ne tue plus le cochon d'Inde. Elles ne tuent jamais le bœuf et presque jamais le mouton. Elles sont fixées et leur inoculation préserve les animaux du charbon (*Comptes rendus Ac. des sc.*, 19 mai 1884 et 6 et 13 juillet 1885).

le moment de l'inoculation dont le mode est variable, dure de un à trois jours et même plus.

Dans la première période, le malade éprouve du picotement, une démangeaison plus ou moins vive ne s'accompagnant pas de rougeur, au niveau du point contaminé.

Bientôt l'épiderme est soulevé dans un point limité, sous la forme d'une vésicule miliaire remplie de sérosité brunâtre. Cette période dure de vingt-quatre à trente heures.

En 1864 et 1865, Davaine a examiné des pustules malignes arrivées au deuxième et troisième jour et traitées par la méthode de l'ablation totale, méthode, soit dit en passant, éminemment propice aux études anatomo-pathologiques. Ces pustules, que Davaine tenait du Dr Mauvezin (de la Seine-Inférieure), durcies dans l'acide chromique, furent divisées en coupes minces traitées par la potasse. Les bactéridies situées au centre de la pustule occupaient le corps de Malpighi au-dessous de la couche épidermique, et étaient disposées en groupes, en îlots, séparés par des cellules épithéliales normales. Chaque groupe contenait des milliers de bactéridies formant un feutrage épais envoyant des prolongements dans tous les sens entre les cellules épithéliales.

Il n'y avait pas d'autre élément dans les parties malades.

Dans les pustules excisées, deux ou trois jours après le début, E. Wagner a trouvé les papilles du derme hypertrophiées, remplies de bactéries, qui existaient également dans l'intérieur des vaisseaux sanguins.

Virchow (1) a décrit des bacilles dans le corps muqueux et dans la gaine des poils, dans une pustule maligne dont le début remontait à douze jours.

Dans une pustule maligne récente enlevée cette année dans le service de Verneuil, on voyait, sur les coupes comprenant toute la pustule, des bacilles à la partie centrale, dans le corps muqueux et dans les papilles, tandis que dans la partie périphérique on trouvait des microcoques en chaînettes. Ceux-ci siégeaient dans les papilles hypertrophiées du derme.

Dans la deuxième période, on voit apparaître, sous la vési-

(1) E. Wagner et Virchow sont cités par Bollinger, in *Ziemmsen Handbuch, Zoonosen*, t. III, 2e édit. 1876.

cule, une induration lenticulaire, aplatie, irrégulière, reconnaissable au toucher et de couleur livide. Ce caractère possède une grande importance : il indique que la gangrène commence. Au pourtour de cette eschare, la peau se gonfle sous forme d'une tumeur circulaire, molle et superficielle, pâle ou rouge, livide ou teintée ; c'est l'*aréole de Chaussier*. Cette aréole s'entoure elle-même d'une couronne de petites phlyctènes isolées d'abord, puis réunies, et contenant une sérosité rousse.

Le tubercule central, devenu complètement noir, se convertit en eschare. Cette période dure de quelques heures à un ou deux jours.

La troisième période est signalée par l'agrandissement de l'eschare, précédée par une aréole plus ou moins nette et accompagnée d'un gonflement périphérique avec ramollissement des tissus.

Si l'on fait, à ce moment, une coupe de la pustule, on voit que l'eschare est formée par la peau noircie, dure, sèche, offrant une teinte rouge quand on l'examine par transparence.

A l'examen microscopique, la partie nécrosée de la peau comprend toute l'épaisseur du derme, dont les faisceaux sont encore reconnaissables et conservés. Il n'y a plus de cellules visibles ni de bacilles. Ceux-ci ont très probablement été détruits. On peut dire que les bactéries du charbon produisent la gangrène avec une remarquable intensité, en soustrayant l'oxygène à la partie superficielle de la peau, dans laquelle elles se sont logées tout d'abord.

La peau qui entoure l'eschare est enflammée ; le tissu souscutané est œdématié et contient une sérosité louche, des débris de cellules et de fibres du tissu conjonctif, et des bactéries de diverse nature. Il peut arriver que des bacilles du charbon existent encore pendant un certain temps, huit ou dix jours par exemple, à la base de la pustule maligne, dans le tissu conjonctif œdématié qui l'entoure. Mais il est loin d'en être toujours ainsi, et les bacilles caractéristiques peuvent avoir complètement disparu du lieu de leur inoculation et de leur développement primitif. A la base de la pustule maligne il se passe un fait analogue à celui que nous avons cité précédemment :

les bactéries de la putréfaction, les bactéries communes étouffent celles du charbon.

L'un de nous a examiné les pustules malignes remontant à douze et quinze jours, et la plupart des organes provenant de l'autopsie de deux ouvriers morts en 1883 à l'hôpital Saint-Louis dans le service du Dr Reynier. Nous en donnons ici le résumé (1).

Ces deux ouvriers travaillaient dans le même atelier à la fabrication des baleines de corsets, qui se font avec des cornes de buffle venues d'Amérique. Les pustules s'étaient développées sur la joue chez l'un, sur le cou chez l'autre. Elles n'avaient pas été cautérisées ni traitées dès le début, et les malades sont venus mourir à l'hôpital Saint-Louis, dans la période de l'infection charbonneuse, avec des symptômes assez inusités, une asphyxie telle, chez l'un, que l'on dut procéder immédiatement à la trachéotomie ; avec des phénomènes de convulsions toniques, de tétanos, de coma, de trismus, etc., chez l'autre.

Ces deux pustules malignes offraient à l'œil nu les caractères les plus nets, eschare noire, centrale, enchâssée dans un bourrelet œdémateux et tissu réduit en putrilage gris, infiltré de liquide, au-dessous de la mortification. Le liquide, obtenu en raclant le tissu sous-jacent et adjacent à l'eschare, examiné sur des lamelles où on l'avait fait sécher en couche mince, puis coloré par le violet de méthyle ou la fuchsine, montrait un assez grand nombre de bacilles minces ne mesurant pas plus de 0 μ, 5 à 0 μ. 6 en épaisseur, et terminées par des extrémités arrondies. Ces bacilles, beaucoup plus petits que ceux du charbon, ne sont pas articulés de la façon caractéristique qu'on observe dans le charbon. En même temps, on trouve une grande quantité de petits microbes ronds isolés ou accolés deux à deux (2). L'inoculation de ce liquide à des cobayes n'a pas donné de résultats positifs.

Sur les coupes comprenant à la fois l'eschare et les tissus voisins, colorées avec les diverses couleurs d'aniline, nous n'avons pas été plus heureux. Il n'y avait aucun bacille qu'on pût rapporter à la bactéridie charbonneuse (3).

(1) Le Mémoire de Reynier et Gellé (Remarques à propos de deux observations de pustule maligne) a paru dans le n° de mai 1884 des *Archiv. génér. de médecine.*

(2) C'est avec ces microbes en chaînettes que Charrin a pu produire chez les animaux une septicémie spéciale (voy. p. 182).

(3) A propos de ces résultats négatifs de l'examen de la pustule maligne arrivée à un stade avancé, nous devons rappeler qu'on a décrit des pseudo-pustules malignes. Rayer, Guérin (Ac. de médec., 1864), Vidal, etc., ont rapporté des exemples de guérison spontanée, en particulier celui du Dr Bonnet. Tuffier et Gallois (Soc. de biologie, 1882) ont publié deux observations de guérison de ces fausses pustules malignes. Ces derniers auteurs n'ont trouvé dans le liquide de la pustule et

Nous avons également examiné du sang du cœur et des vaisseaux cutanés, sans rencontrer de bacilles.

Les coupes pratiquées dans divers organes nous ont au contraire fourni des renseignements positifs dans les deux cas.

Dans le premier, dont le début remontait à une douzaine de jours, la plupart des organes que nous avons examinés contenaient des bactéries charbonneuses. Ainsi le poumon en offrait un grand nombre dans les travées fibreuses qui accompagnent les vaisseaux et les bronches, dans le tissu conjonctif sous-pleural, et çà et là, par petits groupes, dans quelques alvéoles pulmonaires. On avait injecté, peu de temps après la mort, de l'alcool dans l'arbre aérien, et nous avions eu soin de faire des préparations sur les points imbibés par l'alcool, en sorte que nous étions absolument sûrs du bon état de conservation des parties examinées. Ces bactéries avaient, du reste, tous les caractères du charbon. La rate, examinée sur des coupes après durcissement, en a montré une quantité considérable siégeant soit dans les espaces caverneux, soit le long des travées fibreuses qui limitent ces espaces.

L'estomac était tout particulièrement rempli de bactéries qui siégeaient en nombre colossal à sa surface, dans l'intérieur des glandes en tube, dans le tissu conjonctif sous-muqueux et dans la couche musculeuse. Elles sont volumineuses, du diamètre de 1^{mm} à $1^{mm},5$, plus ou moins longues, souvent articulées. Elles tapissaient la surface interne des glandes à pepsine et à mucus, dont le revêtement épithélial était tantôt normal, tantôt desquamé et granuleux (Voyez fig. 266). Il y en avait aussi dans le tissu

n'ont réussi à cultiver que des micrococci. Coulom (Thèse de Paris, 1882) donne, d'après Nicaise, le diagnostic différentiel de la vraie et de la fausse pustule maligne, qui nous paraissent se ressembler infiniment. Nous n'avons pas d'opinion personnelle basée sur des faits qui nous soient propres sur ce sujet, mais nous ferons remarquer que souvent, sur des pustules malignes indéniables, terminées par la mort, comme les deux observations de Reynier, on ne trouve pas de bacilles caractéristiques lorsqu'on les examine plusieurs jours après le début. On peut croire aussi, d'après des faits que nous citerons bientôt, que le charbon, développé dans la muqueuse gastro-intestinale à la suite de l'ingestion de viande charbonneuse, n'est pas toujours fatalement mortel. Il est donc prudent de faire des réserves sur l'existence des fausses pustules malignes.

Reclus (Critique et clinique chirurgicales, in-8°, Masson, p. 86, 1884) rapporte une observation de pustule maligne spontanément guérie, observée chez un cuisinier de Bicêtre qui portait habituellement la viande de l'établissement sur son épaule nue. L'éruption, observée à partir du sixième jour, était tout à fait caractéristique. La recherche des bactéridies dans la sérosité de la peau autour et au-dessous de la pustule avait été infructueuse, ainsi que l'inoculation chez plusieurs cobayes. Cependant un de ces animaux est mort du charbon, et avec son sang on a pu en inoculer une série, chez lesquels la maladie charbonneuse était tout à fait caractéristique. Reclus fait observer à ce propos qu'un certain nombre d'observations de charbon guéri sont signalées par Enau et Chaussier, Raphael (de Provins), Follin et Rochoux.

conjonctif interglandulaire, mais rarement dans les vaisseaux. Dans le tissu sous-muqueux, les bacilles étaient accompagnés de microbes ronds assez volumineux, très nombreux, qu'on pourrait regarder comme les spores des bacilles charbonneux; mais cette forme arrondie n'est pas, par elle-même, assez caractéristique pour que nous puissions affirmer sans

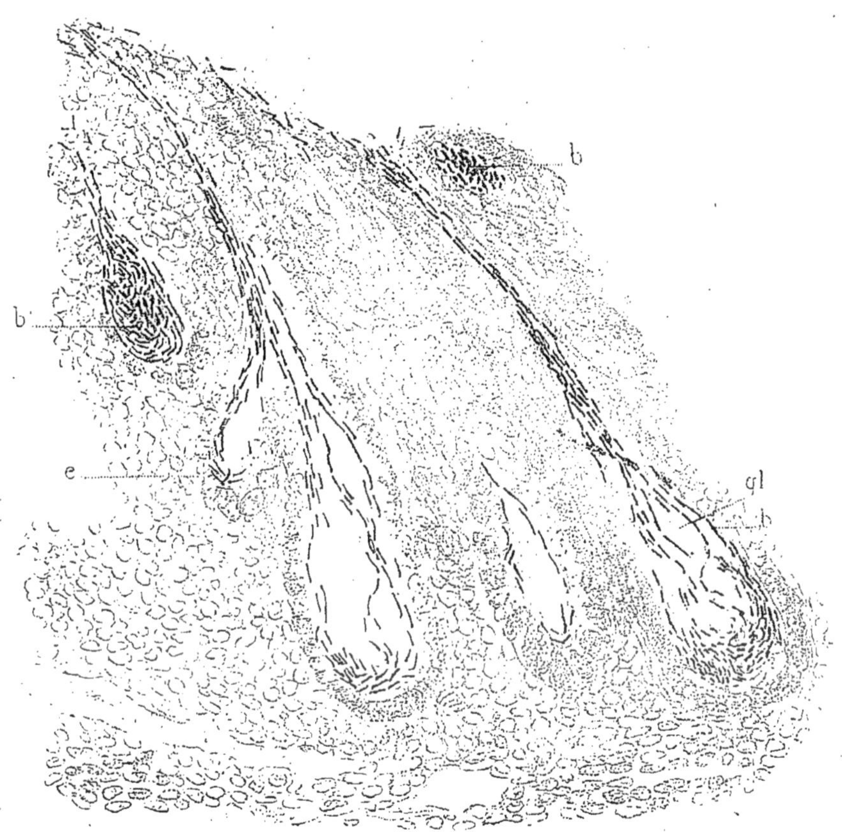

Fig. 266. — Coupe de la muqueuse de l'estomac dans un cas de charbon observé à Budapest en 1879. La surface de la muqueuse est dépouillée de son épithélium et couverte de mucus contenant des bacilles. Les glandes *gl* sont dilatées et on peut y suivre la pénétration des bacilles *b*. La muqueuse est mince, pâle, et ses cellules sont homogènes. Au-dessous de cette partie affectée, les vaisseaux lymphatiques sont dilatés et le tissu conjonctif est devenu embryonnaire.

réserve leur nature. Nous sommes sûrs toutefois qu'aucun de ces microorganismes n'est dû à la putréfaction, car l'estomac avait été rempli d'alcool peu de temps après la mort, et il était dans un état de conservation parfaite.

Ainsi, ni la pustule ni le sang n'offraient de bacilles, et cependant, il en existait des masses énormes dans la rate, dans le poumon et surtout dans l'estomac. Leur présence sur cette muqueuse constitue un fait très important, car nous pouvons en inférer qu'après avoir rempli, à un moment donné, la circulation générale, ils étaient peut-être en voie d'élimination. Ce n'est pas à dire pour cela que le malade pût guérir, car le sang n'en était pas moins altéré d'une façon irrémédiable, poisseux, impropre à l'hématose, Le malade n'en eût pas moins été intoxiqué et comdamné fatalement, même s'il eût éliminé complètement les micro-organismes.

Le second fait de Reynier montre que le départ des organismes générateurs du charbon ne suffit pas pour supprimer l'infection charbonneuse et que la mort est due à une modification spéciale du sang, incomplètement connue, il est vrai, qui se traduit par sa couleur, sa viscosité et son inaptitude à fixer l'oxygène.

Le début de la pustule maligne remontait à quinze jours chez ce second malade; les accidents convulsifs, le trismus, la contracture des muscles de la joue et des mâchoires s'étaient montrés pendant les derniers jours. A la suite de paresse vésicale on avait pratiqué le cathétérisme vésical; l'urine, rouge, contenait de l'albumine. L'examen de la pustule cutanée et du sang ne nous avait montré aucun bacille caractéristique. A l'autopsie, faite par Reynier et Gellé, le liquide céphalo-rachidien, la pie-mère, le cerveau, le bulbe, ne présentaient pas non plus de bacilles. Nous en avons vu quelques-uns dans le sang de la rate, mais aucun ni dans le poumon, ni dans le tube digestif, ni dans les reins. Cependant il y avait une ecchymose très marquée, assez large de l'intestin, et des lésions très accusées de l'estomac et des reins, mais sans bacilles. Le foie est le seul organe qui nous en ait offert en quantité. Sur les coupes du foie, beaucoup de capillaires un peu dilatés contenaient des micro-organismes tout à fait caractéristiques du charbon.

Une grande partie des cellules hépatiques était infiltrée de granulations de pigment biliaire. Si le foie était le seul organe qui eût conservé dans sa circulation capillaire des bacilles du charbon, il devait ce privilège surtout à sa circulation spéciale qui n'est pas assujettie autant que celle des autres tissus à l'action directe du cœur. Du côté de l'estomac, nous avons constaté les traces tout à fait manifestes d'une inflammation intense portant sur le tissu conjonctif interglandulaire et sous-muqueux. Ce tissu était infiltré de cellules migratrices, et les glandes elles-mêmes étaient malades, leur épithélium était desquamé, granuleux, irrégulier; ces lésions résultaient bien réellement d'un processus pathologique récent, car l'estomac avait été rempli d'alcool peu de temps après la mort.

On peut penser que cette inflammation de la muqueuse stomacale est due à une irritation provoquée par l'élimination des bactéries et qu'elle succède à leur passage à travers la muqueuse et les glandes de l'estomac.

Pour ce qui est du rein, nous avions affaire à une néphrite aiguë caractérisée par de la glomérulite et des exsudats intra-canaliculaires, des cylindres, etc. Cette néphrite avait peut-être été causée par le passage des bacilles dans les voies de l'urine ou bien par l'effet du poison résultant de l'action des bactéries.

Ce mode d'élimination des bactéries, après une infection générale du sang, leur passage à travers les muqueuses de l'estomac et de l'intestin, leur départ par le rein, les lésions matérielles de nature inflammatoire qu'elles laissent après elles, alors même qu'elles ont disparu depuis un certain temps, n'ont rien qui doive nous surprendre, car on rencontre souvent des désordres analogues causés par le passage des micro-organismes.

Le fait suivant, qui nous a été communiqué par Leroy des Barres, médecin de l'hôpital de Saint-Denis, montre aussi combien les cas de pustule maligne et de charbon sont variables dans l'espèce humaine, lorsqu'on les étudie attentivement.

Il s'agissait d'un individu ayant succombé, en février 1884, au quatrième jour d'une pustule maligne accompagnée d'un œdème étendu et considérable. La peau œdématiée, étudiée sur les coupes au voisinage de l'eschare, montrait dans toute l'étendue du derme et du tissu cellulo-adipeux sous-cutané une quantité colossale de bactéries caractéristiques. Celles-ci siégeaient surtout dans le tissu conjonctif, entre ses faisceaux, dans les vaisseaux lymphatiques, à la périphérie des cellules adipeuses, et elles étaient accompagnées presque partout de cellules migratrices. A côté des bâtonnets, on trouvait par places un assez grand nombre de corpuscules ronds, volumineux, de même diamètre que les bacilles, réfringents, très bien colorés, libres et en général isolés. Les capillaires du tissu malade ne montraient pas de bacilles. Cependant nous en avons trouvé quelques-uns, non sans les rechercher avec soin, dans les veines de la peau. Dans cette observation, la peau était la seule partie malade, et le sang n'était pas envahi par une quantité notable de micro-organismes. Ainsi nous avons étendu du sang du cœur sur plusieurs lamelles qui ont été examinées sans qu'on y rencontrât de bacilles. Il y en avait assurément quelques-uns et nous en aurions trouvé si nous avions cherché plus longtemps, puisque les veines de la peau en contenaient : nous avons vu quelques bactéridies dans le sang de la rate. Sur les coupes des organes colorées et étudiées avec soin, nous n'avons pu en découvrir.

Nous ferons remarquer que nous avons trouvé dans la peau des grains qui nous ont paru être les spores du charbon, mais nous ne pouvons l'affirmer, n'ayant pas pu les faire germer dans des cultures sous le microscope.

Charbon gastro-intestinal. — Nous revenons maintenant aux

lésions de l'estomac et de l'intestin dans le charbon. On les connaît depuis de longues années. Ainsi le musée Dupuytren possède un modèle en cire qui y a été déposé par Chaussier (1805, n° 107), et qui représente une gangrène charbonneuse de l'estomac; une autre pièce du même musée se rapporte aussi à des taches gangréneuses de l'estomac et à une inflammation de l'intestin observées par M. Verneuil en 1857 (n° 108 du musée), chez un individu mort de pustule maligne. Les observations relatées déjà en ont présenté.

Il existe un grand nombre de faits de ces coïncidences signalés depuis qu'on recherche les bacilles du charbon dans les altérations de la muqueuse gastro-intestinale.

Mais de plus, on a observé souvent et même à l'état de petites épidémies locales, déterminées par l'ingestion de viandes de bœuf charbonneux, des faits de charbon intestinal, sans qu'il y eût d'accident local, de pustule maligne à la peau. Telles sont les observations relatées par Recklinghausen (1), Waldeyer (2), E. Wagner (3); telle est l'épidémie observée par le Dr Butter et Karl Huber (4), où vingt-cinq personnes ont été malades pour avoir mangé de la viande de bœuf charbonneux; six d'entre elles ont succombé de quarante-huit heures à sept jours après l'empoisonnement. Il y avait alors une inflammation très manifeste de la muqueuse gastro-intestinale, des ecchymoses, et, dans les diverses couches de la muqueuse, de même que dans les ecchymoses et dans le sang, des bacilles caractéristiques du charbon. Cette mycose intestinale doit être identifiée au charbon. Telle est l'opinion de la majorité des auteurs, de Virchow, Buhl, Recklinghausen, Waldeyer, Munck, Bollinger, etc. Il en est de même des inflammations de la muqueuse gastro-intestinale observées chez des ouvriers employés à la préparation des peaux et qui meurent sans pustule maligne, sans qu'on puisse voir la porte d'entrée du virus.

Nous publions ici le résumé de quelques observations de charbon intestinal qui se distinguent par leur importance au point de vue du

(1) Recklinghausen, *Virchow's Archiv*, 1864, t. XXX, p. 366.
(2) Waldeyer, *Virchow's Archiv*, 1871, t. LII, p. 541.
(3) Wagner, *Arch. für Heilkunde*, 1874, t. XV, p. 1.
(4) Butter et Karl Huber, *Archiv für Heilkunde*, 1878, t. XIX, p. 1.

diagnostic; elles ont été recueillies à Budapesth par l'un de nous (1).

Michel Kuck, âgée de 36 ans, porteur de cuirs, est devenu malade subitement en se sentant très las; les extrémités étaient lourdes et douloureuses, avec des douleurs du côté gauche. L'abdomen est tendu, douloureux, les selles profuses, sanguinolentes. Température 40°, pouls fort, à 100 pulsations. Entré à l'hôpital Saint-Roch, dans le service du Dr Ketli, il présenta des accès de fièvre avec frisson initial. Il souffrait de douleurs à la tête et à l'estomac. Les pupilles étaient dilatées, la nuque rigide. Après une dose d'un gramme de sulfate de quinine, la température tomba le second jour à 36°, le pouls restait très rapide et mou. On constata une pleurésie à gauche. Le soir, la connaissance fut troublée, le malade délira, et enfin il tomba dans un spasme tonique. La température s'éleva à 41°; pulsations très fréquentes; la respiration devint difficile; la nuit suivante, cyanose, collapsus et mort le matin. L'autopsie, faite dix heures après la mort, montra une hémorrhagie récente d'une épaisseur de 1/2mm dans les méninges. La cavité pleurale contenait 3 litres d'un liquide trouble, rougeâtre, la partie inférieure du poumon était un peu affaissée et couverte d'une pseudo-membrane fibrino-purulente d'une couleur jaune rougeâtre sale. Dans le cœur, à paroi pâle, brunâtre, lâche, il y avait du sang liquide, un peu transparent, d'un rouge foncé comme une laque rouge. Le péritoine montrait par places des hémorrhagies récentes d'un diamètre de 1/2 cent., d'un rouge sale, brunâtre. Dans la cavité péritonéale, il y avait 3 litres d'un liquide sanguinolent trouble. La rate était tuméfiée (15 cent. de long, 9 cent. d'épaisseur), molle et hypérémique. Dans la partie supérieure du jéjunum, la muqueuse œdématiée, souvent ecchymosée, montrait des hémorrhagies étendues. On voyait aussi des plaques élevées, surtout le long des plis de la membrane muqueuse, d'une longueur de 1/3 cent., à base œdémateuse et hémorrhagique, couvertes d'une fine couche jaune réticulée, ou bien des plaques plus larges, sanguinolentes, à surface ulcérée, à base et à bords jaunes, brunâtres, secs, mortifiés, qui se continuaient, sans limite visible, avec le tissu œdémateux et hémorrhagique voisin. Les ganglions mésentériques étaient agrandis, injectés par le sang, grenus, d'un rouge foncé, ou bien rigides et un peu brunâtres. Reins volumineux, d'un brun pâle.

Le siège des bacilles, dans ce cas, était dans le sang, dans quelques ecchymoses, dans les ganglions lymphatiques tuméfiés et surtout dans les petites plaques de l'estomac (voy. fig. 267). L'inoculation des liquides contenant des bacilles dans le tissu sous-cutané de la souris et du cobaye a produit un charbon expérimental avec des masses énormes de bacilles dans le sang et dans les vaisseaux, surtout du foie et de la rate.

(1) Babes, *Journal de l'Anatomie*, n° du 1er janvier 1884.

Ce fait nous présente à peu près le type du charbon intestinal, maladie d'ailleurs très variée, comme le montrent les observations suivantes :

Dans l'année 1880, le 2 août, mourut, dans le même hôpital, le nommé *Jean Paolovico*, âgée de 35 ans, employé aux grandes étables à cochons de Kobanya. Il avait présenté les symptômes d'une méningite foudroyante; en même temps les frissons, les symptômes abdominaux et les selles

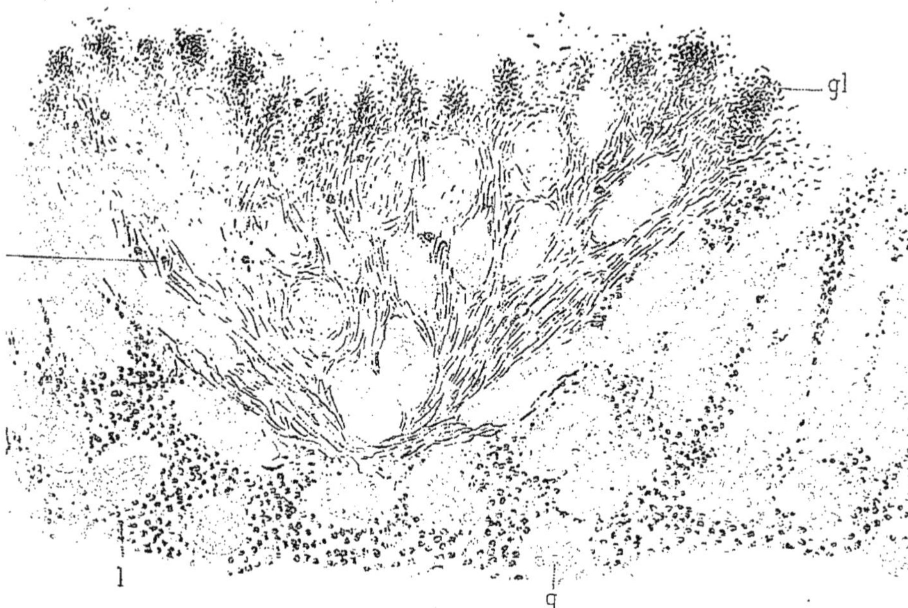

Fig. 267. — Petit ulcère observé dans le charbon de l'estomac. Coupe colorée au violet de méthyl 5 B et montée dans le baume. A la surface de la muqueuse on voit des bacilles libres dans le mucus.

gl, masses agglomérées de bacilles formant des zooglœes; *f*, filaments bactériens remplaçant le tissu conjonctif entre les glandes. La coupe de ces dernières montre les cavités dépouillées d'épithélium dans l'étendue de la muqueuse altérée; *d*, tissu embryonnaire autour du tissu altéré par la présence des bacilles; *g*, glandes de l'estomac autour de la partie altérée. Grossissement de 200 diamètres.

sanguinolentes, faisaient supposer une fièvre typhoïde ; seulement la température très basse, à 36°, parlait contre cette supposition. Le malade est mort trois jours après la première manifestation de la maladie. Le cadavre a de l'embonpoint, il montre des taches cadavériques étendues, rouges ; les muscles des extrémités sont encore rigides ; la musculature est forte. Les méninges sont très injectées, avec quelques ecchymoses autour des vaisseaux ; le cerveau est très hypérémique, mou. Les poumons sont congestionnés, la partie postéro-intérieure splénisée, rouge et ne contient plus d'air. La plèvre est couverte d'une pseudo-membrane réticulée d'un jaune brunâtre. Le muscle cardiaque est pâle, jaunâtre, fragile. La rate est un peu augmentée de volume. La muqueuse de l'estomac est grise, mamelonnée, injectée. Les intestins sont tuméfiés, leur péritoine est brillant, jaunâtre, avec des taches violacées, un peu élevées par places. Dans la première partie du jéjunum, la membrane muqueuse est gonflée, très injectée, œdémateuse, parsemée d'hémorrhagies atteignant 1 à 2 millimètres de diamètre. Par places il y a des tuméfactions peu élevées, circonscrites, de 1/2 millimètre de diamètre, hémorrhagiques, couvertes d'une couche jaune brunâtre, réticulée, très adhérente. Parfois, au milieu de ces élevures, on voit des pertes de substance comme érodées à leur base et aux bords, sèches, fragiles, pulpeuses, d'un brun jaunâtre.

Les ganglions mésentériques voisins sont gros, mous et parsemés d'hémorrhagies. Les reins sont volumineux, d'un jaune grisâtre à la surface, injectés, mous et parsemés de petits îlots jaunâtres ; le centre présente certaines régions ramollies, entourées d'une zone injectée. Dans le sang, les globules rouges sont diminués, très pâles, les globules blancs multipliés. Auprès d'eux, on trouve de grandes masses de grains incolores, des myélocites et une grande quantité de filaments bacillaires semblables à ceux du charbon. Des filaments identiques se trouvent dans l'urine et dans les ulcères de l'intestin.

Un troisième cas, intéressant au point de vue de la médecine légale, est le suivant :

Jean Gribeck, âgé de 30 ans, ouvrier, se sentit malade un jour après son dîner et mourut la nuit suivante. Il avait éprouvé des douleurs stomacales, des vomissements, de la dyspnée, si bien qu'on soupçonna un empoisonnement et que l'autopsie légale fut ordonnée. Le corps est couvert de sugillations étendues, foncées. Les pupilles sont rétrécies. Les méninges, la muqueuse du larynx et les poumons sont congestionnés. Le cœur est jaunâtre, friable ; le sang liquide, transparent. La rate mesure 16 centimètres de long ; son épaisseur est de 7 centimètres. La pulpe est d'un rouge foncé, très molle. La muqueuse de l'estomac et des intestins

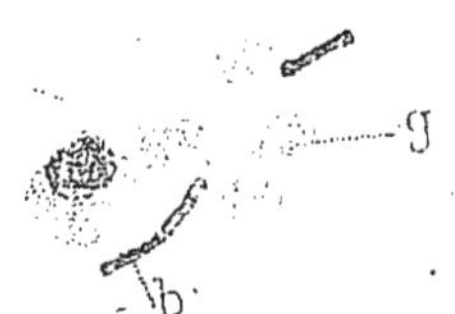

Fig. 268. — Sang desséché d'un individu atteint du charbon.

g, globules rouges ; *b*, bacilles.

est œdémateuse, tuméfiée, molle, injectée. La région pylorique de l'estomac est parsemée d'ecchymoses d'un rouge foncé, brunâtres, bien limitées, un peu proéminentes, couvertes d'une couche très fine, jaunâtre ;

les plus petites ecchymoses, d'un diamètre d'un millimètre, sont infiltrées d'un liquide sanguin rouge brunâtre; au milieu des plus grandes plaques atteignant le diamètre d'une lentille, on voit une petite dépression à base jaunâtre. Il existe aussi, entre ces plaques, beaucoup de petits points comme des pellicules jaunâtres, à peine visibles à l'œil nu; plus évidents après le durcissement de l'estomac dans la liqueur de Müller. Dans le tissu sous-muqueux du jéjunum, on voit des hémorrhagies récentes. La surface de la muqueuse du duodénum, surtout les plis œdémateux et très hypérémiques, sont couverts par places d'une couche jaunâtre, grenue, adhérente, semblable à une membrane diphthéritique. On trouve des bacilles caractéristiques du charbon dans le sang (voyez la fig. 268). Deux lapins inoculés avec du liquide provenant de la sous-muqueuse de l'estomac sont morts deux jours après, et le sang, les vaisseaux du foie et de la rate étaient totalement remplis de bacilles caractéristiques.

Le fait suivant ressemble à ce dernier. *Jean Sluka*, âgé de 37 ans, ouvrier en cuirs, tombait subitement et mourait quarante heures après avec les symptômes d'une apoplexie. L'autopsie légale montre une rigidité des muscles, des taches cadavériques rosées, étendues, les pupilles étroites, la conjonctive congestionnée. Dans la partie postérieure de la peau du crâne, on observe quelques taches hémorrhagiques récentes. A la convexité du cerveau, entre les lamelles des méninges, il existe une couche épaisse atteignant 2 millimètres et formée par du sang récemment épanché. On voit aussi à la base du cerveau des hémorrhagies récentes, d'un rouge foncé, surtout le long des vaisseaux. Le cerveau est anémique.

Entre les muscles du cou, on trouve un œdème sanguinolent diffus. Les poumons sont gonflés, hypérémiques; sous la plèvre viscérale et dans les médiastins, il y a de petites taches hémorrhagiques. Le sang contenu dans le cœur est liquide, foncé, un peu transparent. La rate est d'une longueur de 20 centimètres; la pulpe est très molle. La muqueuse de l'estomac est brillante, œdémateuse, avec plusieurs taches hémorrhagiques un peu élevées, d'un rouge brunâtre, couvertes d'une couche mince, brune, sèche, adhérente. Le tissu profond et la muqueuse autour de ces taches sont œdémateux et hémorrhagiques. La muqueuse du jéjunum est grise, épaisse, couverte d'un mucus rougeâtre. Dans sa partie supérieure, au-dessous d'un pli gonflé, presque gélatineux et hemorrhagique, d'une longueur de 25 millimètres et d'une largeur de 6 millimètres, la muqueuse est transformée en une couche grise, jaunâtre, réticulée, mortifiée et, dans le centre de cette partie de la muqueuse, il existe une perte de substance de 5 millimètres de diamètre, superficielle, couverte d'une couche semblable à bords irréguliers. Les ganglions mésentériques du voisinage de cette ulcération sont gonflés, mous, hypérémiques.

Il y avait des bacilles du charbon dans le sang et dans la muqueuse de l'estomac, mais non dans l'ulcère du jéjunum. Dans ces deux cas, comme dans certains faits de mort subite avec des hémorrhagies et des mortifications partielles de la muqueuse de l'estomac et de l'intestin, il faut penser à une mycose intestinale, et l'examen microscopique du sang, l'inoculation faite au lapin permettront d'asseoir le diagnostic.

Une observation tout à fait singulière de mycose intestinale est la suivante :

Fanny Prokopetz, femme publique, âgée de dix-neuf ans, entrait, le 8 juillet 1880, dans le service du Dr Barbas, hôpital Saint-Roch, et y mourait sept jours après, avec les symptômes d'une fièvre très élevée, des selles profuses, hémorrhagiques et des symptômes cérébraux.

A l'autopsie, on voit de nombreuses taches cadavériques. La musculature du corps est rigide. Les méninges sont très hypérémiques, les poumons tuméfiés, congestionnés, avec des îlots de splénisation dans les parties inférieures. Le muscle cardiaque est lâche, jaunâtre, friable; il contient du sang en grande partie liquide, transparent. Le foie est gros, jaunâtre, mou. La rate est longue de 17 centimètres, molle, hypérémique. La muqueuse de l'estomac est tuméfiée, injectée; toute la paroi de l'intestin grêle est épaissie, œdémateuse; la muqueuse est fortement injectée; la muqueuse de l'iléon présente plusieurs taches hémorrhagiques et quelques saillies rondes, mal limitées, de 1 millimètre de diamètre jusqu'à 15 millimètres, brunes, rougeâtres, œdémateuses, qui correspondent aux plis de l'intestin. Elle est couverte d'une couche mince, jaunâtre, mortifiée. Dans le milieu de quelques-unes de ces saillies, on trouve de petites pertes de substance, aux bords et à la base, jaunes, sèches ou pulpeuses, mortifiées. On rencontre aussi les mêmes lésions dans le voisinage de la vulve du cæcum. Le péritoine correspondant à ces tuméfactions est œdémateux, injecté. L'ovaire droit est gonflé, œdémateux; on y trouve un corps jaune de la menstruation et un abcès de la grandeur d'une noix contenant du pus liquide, jaune blanchâtre; la paroi de l'abcès est pulpeuse. L'ovaire gauche est d'une longueur de 55 millimètres, d'une épaisseur de 21 millimètres; sa surface congestionnée est couverte d'une fine pseudo-membrane fibrino-purulente. La substance de l'ovaire est presque gélatineuse, hypérémiée, et contient plusieurs abcès sinueux confluents. Les trompes sont dilatées, remplies d'un pus liquide. L'utérus est petit; sa membrane muqueuse apparaît rouge, couverte d'une couche muco-hémorrhagique. Dans le fond du vagin, siègent trois ulcères qui atteignent un diamètre de 4 centimètres; leur base est élevée jusque dans la profondeur, et leur tissu forme une masse pulpeuse, gangréneuse, brune ou noir sale. Les bords élevés, hémorrhagiques des ulcères se continuent sans limite tranchée avec la muqueuse gonflée, hémorrhagique, œdémateuse. Le tissu qui forme la base des ulcères est œdémateux et hémorrhagique.

Un ulcère analogue, à base proéminente et gangréneuse, avec une perte de substance sinueuse pénétrant dans la profondeur du tissu graisseux, siège à la surface inférieure de la grande lèvre droite. Les petites lèvres sont gonflées, hypérémiques, œdémateuses et rigides.

Dans le sang, douze heures après la mort, on trouve des bacilles qui ressemblent beaucoup à ceux du charbon. La partie superficielle des ulcères du vagin est remplie de bactéries allongées et rondes. Dans le liquide de l'œdème des ovaires, on trouve des bacilles très fins d'un diamètre de 0 μ,3 de diamètre. Dans la paroi des abcès, il y a de petits microbes en zooglœe. L'injection de ce liquide purulent sous la peau du lapin détermine un abcès sous-cutané contenant diverses espèces de bactéries en même temps que les bacilles qui ressemblent à ceux du charbon. Dans la paroi de l'abcès, surtout dans les vaisseaux, il existe des microbes d'un diamètre de 0,5 μ formant des zooglœes.

Ce dernier cas est intéressant à différents points de vue. Nous ne connaissons pas de description d'ulcération vaginale semblable. Sa forme ressemble beaucoup à celle de la pustule charbonneuse, mais il n'y avait pas de bacilles et la maladie, qui avait duré sept jours, avait évolué plus lentement que le charbon. D'autre part, il s'était développé une infection générale et localisée sous forme d'hémorrhagies et d'ulcères dans l'intestin grêle, qui ressemblent à ceux du charbon intestinal. Pour ce qui concerne la pénétration des agents infectieux, il est probable qu'il existait une perte de substance dans la grande lèvre, et que de là est partie l'infection. Peut-être s'agissait-il de l'œdème malin.

Dans d'autres cas de mycose intestinale dont les symptômes étaient tout à fait caractéristiques, on ne trouvait pas toujours des bacilles charbonneux, mais les lapins ou cobayes inoculés mouraient avec les symptômes du charbon, les vaisseaux de tous les organes étant remplis par les bacilles caractéristiques.

On ne trouve pas souvent les bacilles dans les ulcères de la peau et de l'intestin, tandis qu'ils sont ordinairement très nombreux dans la muqueuse de l'estomac. On y rencontre de grandes masses de filaments qui représentent évidemment le développement des bâtonnets du charbon.

Voici ce qu'on observe, au point de vue de la topographie des lésions, dans le charbon gastro-intestinal.

La figure 268 montre le sang d'un individu immédiatement avant la mort. On y voit, entre les globules rouges, les bâtonnets caractéristiques parfois groupés deux par deux.

Si l'on chauffe le sang sous le microscope, ils se développent, au bout d'une demi-heure, sous forme de filaments. Bientôt ils présentent des spores avec des capsules brillantes. La voie par laquelle les bacilles viennent dans le tissu de l'estomac est variable. Les petits vaisseaux de la muqueuse sont des lieux de prédilection dans le charbon expérimental, ce dont on peut s'assurer par la figure 269, qui montre la muqueuse de l'estomac d'un lapin inoculé avec le sang d'un cas de charbon intestinal. La partie superficielle de la muqueuse est devenue uniforme, pâle ; dans les vaisseaux dilatés de

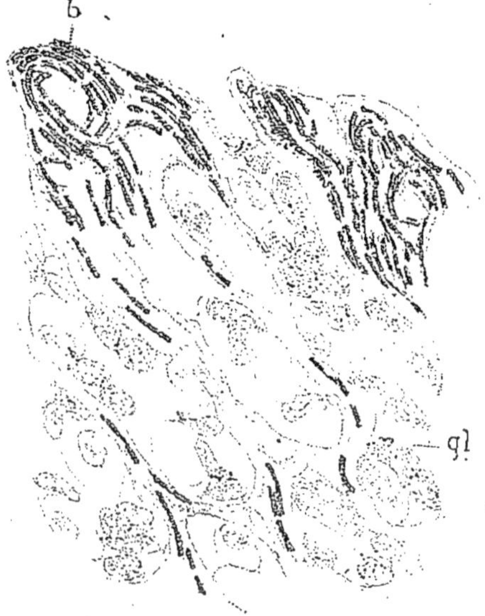

Fig. 269. — Muqueuse de l'estomac dans le charbon provoqué artificiellement chez le lapin.

b, bacilles ; *gl*, glandes.

la surface il existe un grand nombre de bacilles situés parallèlement à l'axe des vaisseaux. Dans la profondeur, on voit les glandes tubuleuses avec des cellules délomorphes et adélomorphes peu altérées. Les vaisseaux, entre les tubes glandulaires, contiennent aussi de nombreux bacilles.

La figure 266, page 590, montre le mode de pénétration des bacilles du charbon dans les glandes de l'estomac, dans un cas de charbon foudroyant observé chez l'homme avec des taches hémorrhagiques de l'estomac.

La surface de l'estomac, au niveau des taches hémorrhagiques, est dépouillée de l'épithélium et couverte d'une substance grenue et des bacilles caractéristiques du charbon. Le tissu superficiel est pâle, jaunâtre. Les glandes tubuleuses sont dilatées (*gl*, *e*), surtout dans leur fond ; on y voit de longs filaments composés de bacilles du charbon qui pénètrent par la surface et qui se réunissent en paquets composés de filaments courbés dans la profondeur de la glande, *b*.

En *b'*, ces bacilles se sont agglomérés dans le fond d'une glande. Parfois on voit des bacilles dans le tissu conjonctif superficiel et dans les vaisseaux, comme en b''. Le tissu situé entre les glandes est épaissi, pâli et contient une masse de cellules homogènes devenues plus grandes que les cellules migratrices. Cette infiltration cellulaire est très prononcée au niveau et au-dessous du fond des glandes. On y voit des cellules encore pâles, des espaces lymphatiques et des vaisseaux sanguins dilatés. Au-dessous, on observe un tissu embryonnaire à petites cellules migratrices.

La figure 267, page 595 présente un état pathologique plus avancé de la muqueuse de l'estomac. On distingue à l'œil nu une petite perte de substance à fond hémorrhagique et œdémateux couvert d'une fine couche réticulée jaune brunâtre. On peut y suivre plus profondément les bâtonnets dans le tissu interglandulaire. On y distingue encore les glandes revêtues d'épithélium ou vides, contenant parfois des bacilles. Les bacilles y sont souvent devenus de longs filaments. Entre eux, on trouve fréquemment les petites masses hyalines que nous avons décrites plus haut. Tout l'îlot conique (*f*) formé par les bacilles et par le tissu pâli de l'estomac, est bien limité. A sa limite, il s'est formé une inflammation (*e*) avec une accumulation remarquable de cellules embryonnaires. Plus tard, les bacilles pénètrent peu à peu dans ce tissu, le centre de la plaque se ramollit; mais autour des ulcères, il y a toujours une inflammation limitante, des hémorrhagies et un œdème inflammatoire.

Des érosions résultent de la destruction de la surface de la couche glandulaire. Là, le tissu conjonctif interglandulaire était le siège principal des bacilles *gl*.

On voyait aussi, dans l'ancienne lumière des glandes, des bacilles devenus libres. Les bacilles constituaient dans le tissu conjonctif une espèce de feutrage assez serré dans lequel on pouvait distinguer des masses hyalines fortement colorés par les couleurs d'aniline d'un diamètre de 5 à 10 μ. Sans coloration artificielle ces masses sont jaunâtres ou brunâtres.

Il faut néanmoins reconnaître qu'il existe des mycoses intestinales qui ne sont pas causées par les bacilles du charbon. Tels sont les faits de Klebs et Hlava dont nous avons parlé à propos de l'atrophie jaune aiguë du foie (voy. page 532).

Dans un cas d'infection générale foudroyante, il y avait des ulcérations de l'intestin grêle évidemment liées à la présence des microbes. La portion superficielle des glandes et le tissu voisin étaient détruits.

Ces ulcères à base élevée, œdémateuse, hémorrhagique, montrent une mortification de la muqueuse analogue à celle des ulcères du charbon. La profondeur du tissu conjonctif, entre les glandes de Lieberkühn, est gonflée et contient des masses énormes d'une zooglœe de microbes ronds de $0\mu,4$. Dans toutes les ulcérations, le même microbe existait en grande quantité.

Il est très probable que nous avions affaire dans ce cas à une bactérie qui agit sur l'organisme comme celles du charbon. Il est probable que plusieurs espèces de bactéries, pénétrant par les voies digestives, causent des maladies infectieuses foudroyantes avec des ulcères intestinaux. Mais la plupart des mycoses intestinales reconnaissent pour origine les bacilles du charbon.

Nous avons donné cette dernière observation de mycose intestinale mal définie parce que la pathologie de ces faits n'est pas encore complètement élucidée, afin d'en montrer les desiderata.

Par contre, le charbon des animaux, la pustule maligne de l'homme et le charbon intestinal sont des affections bactériennes parfaitement déterminées (1), dont l'étiologie et l'anatomie pathologique ne laissent pour ainsi dire rien à désirer depuis les travaux de Davaine, de Koch et de Pasteur.

(1) Nous devons cependant, parmi les travaux récents sur le charbon, citer ceux d'Osol (*Centralbl. f. d. med. Wissensch.*, 7 juin 1884) et d'Archangelski (*Centralblatt f. med. Wissench.*, 1883) qui ne sont pas confirmatifs de la doctrine généralement reçue. Le premier pense que les bacilles sécrètent un poison chimique qui prédispose les liquides de l'économie au développement de microcoques et de bacilles. Dans le but de prouver son opinion, il chauffe à 100° une grande quantité de sang charbonneux jusqu'à consistance assez épaisse. Il en injecte à des animaux qui meurent au bout de 3 à 6 jours et dont le quart seulement présentent des bacilles et les autres des microcoques. Ces derniers, cultivés, reproduisent des bacilles. La masse injectée ne contient pas de micro-organismes vivants, ce dont on s'assure par la culture ; le sang normal traité de la même façon ne donne pas de résultat. Jusqu'à plus ample informé, on ne doit pas tenir un grand compte de ces recherches exécutées à l'aide de méthodes qui laissent à désirer et qui vont à l'encontre des faits observés par les meilleurs observateurs. Archangelski avance que l'on ne trouve les bacilles du charbon qu'après la mort, ce qui est inexact.

Grohman (*Inaugural Diss.* Dorpat, 1884) a constaté que les bacilles du charbon contenues dans la fibrine coagulée du sang sont moins virulents que les bacilles libres. Pour le montrer, il lavait le plasma coagulé contenant des bacilles de façon à éliminer tous ceux qui étaient libres ; la fibrine coagulée renfermait encore des bacilles. Cependant cette fibrine inoculée à un animal ne donne pas le charbon ou le donne très tardivement. Nous croyons que cette expérience ne suffit pas pour formuler des conclusions.

CHAPITRE XIV

MORVE

Historique. — Pendant longtemps, depuis le commencement du siècle jusqu'en 1840, les vétérinaires ont refusé de voir le caractère contagieux de cette maladie nié contre toute évidence par Delafond, Renaut, etc., fidèles à la médecine physiologique de Broussais. Bouley (1) a contribué pour une grande part à démontrer sa contagion qui a été admise lorsque les observations de contagion à l'homme, observées en assez grand nombre par Schilling (2), Ellioston (3), Rayer (4), Vigla (5), Tardieu (6), l'eurent surabondamment prouvée. Ses symptômes et ses lésions sont très complètement exposés dans l'article du *Dictionnaire encyclopédique*, écrit par Bouley.

Hallier (7) a trouvé, sur la muqueuse des sinus frontaux et du larynx, des champignons particuliers, des micrococci isolés ou des amas qu'il n'a pas différenciés de ceux qu'il a également trouvés dans la syphilis.

Chauveau (8) a démontré que l'activité spécifique du virus de la morve siège dans des corpuscules élémentaires en suspension dans le liquide.

Chistot et Kiener (9) ont signalé aussi l'existence d'un microbe dans le virus morveux.

(1) Bouley a supérieurement exposé l'histoire de la morve dans le *Dictionnaire encyclopédique des sciences médicales*, 1876.

(2) *Rust's Mazarin*, t. XI, p. 480 ; 1831.

(3) *On the glanders on the human subject* (*Med. chir. Transactions*), t. XVI, 1830.

(4) *De la morve et du farcin chez l'homme* (*Mém. de l'Acad. de méd.*), t. IV, Paris, 1837.

(5) *De la morve aiguë*, thèse, 1839.

(6) *Observations et recherches nouvelles sur la morve chronique* (*Arch. génér. de médecine*, t. XII, 1841).

(7) *Zeitschr. f. parasit.*, vol. I, p. 298 ; II, p. 119 ; III, p. 13.

(8) Acad. des sciences, 24 fév. 1868 et *Revue des cours scientifiques*, 1871-72.

(9) *De la présence des bactéries et de la leucocythose concomitantes dans les affections farcino-morveuses*, note lue par Cl. Bernard à l'Acad. des sciences, 23 novembre 1868.

L'un de nous avait, le premier, décrit les bacilles de la morve dans une communication faite le 25 janvier 1881 à la Société royale de Budapest, en commun avec Havas, et les avait montrés dans la paroi des ulcérations, dans la moelle des os et dans les sécrétions morveuses.

L'étiologie de la morve a été élucidée, on peut dire en même temps, par Löffler et Schütz (1) et par Bouchard, Capitan et Charrin (2).

Définition et symptômes. — La morve est une maladie contagieuse, virulente, inoculable, qui ne se développe, surtout dans les conditions ordinaires de la contagion, c'est-à-dire par l'air et le séjour en commun dans les écuries, que chez les animaux monodactyles, le cheval, l'âne, le mulet; mais elle est aussi contagieuse et inoculable pour une série d'autres espèces animales, la chèvre, le mouton, le lapin, le cobaye, le mulot et l'homme. Le bœuf et le porc y sont réfractaires. Chez le chien, l'inoculation ne donne habituellement lieu qu'à des accidents locaux.

La morve est une maladie une, ayant toujours la même cause qui est le bacille morveux, mais très variable dans ses manifestations générales et locales et dans sa marche. Le même virus inoculé à une série d'individus différents (chevaux, ânes ou mulets) donnera soit un simple ulcère local, soit une infection à manifestations locales diverses, soit une infection généralisée. De même, plusieurs chevaux réunis dans une écurie infectée de la morve présenteront, soit une éruption farcineuse limitée, soit un jetage par les fosses nasales et un glandage, soit des ulcérations nasales avec jetage et ganglions hypertrophiés, soit des lésions locales du poumon, soit une maladie généralisée avec des nodules pulmonaires très nombreux et des abcès métastatiques de divers organes. Ainsi, les dénominations de farcin aigu et chronique s'appliquant aux symptômes extérieurs (ulcère, lymphangite, boutons), de morve aiguë ou chronique

(1) *Ueber den Rotzpilz* (*Med. Wochensch.*, décembre 1882).

(2) Note sur la culture du microbe de la morve et sur la transmission de la maladie à l'aide des liquides de culture (*Bulletin de l'Acad. de méd.*, séance du 27 décembre 1882).

désignant les lésions des organes internes, lésions qui aboutissent si rapidement à la mort dans la morve aiguë, n'ont plus aujourd'hui de valeur scientifique.

La maladie peut commencer chez l'homme par une plaie d'inoculation suivie de lymphangite avec ses traînées caractéristiques et des symptômes généraux concomitants (perte d'appétit, nausées, vomissements, fièvre, etc.). L'œdème ou le phlegmon qui atteignent le membre malade donnent lieu à des abcès plus ou moins nombreux et étendus. Si la maladie se termine par la mort, on voit souvent, à un moment donné, une éruption pustuleuse dont le pronostic est fatal. Cette infection généralisée peut se produire d'emblée sans qu'on puisse découvrir le lieu d'inoculation primitive et uniquement avec des phénomènes généraux, de la fièvre et des douleurs musculaires très vives, comparables à celles du rhumatisme aigu. A ces symptômes généraux succède l'érysipèle qui occupe généralement la face, des plaques gangréneuses, des vésico-pustules, un coryza aigu purulent, le jetage et les ulcérations des fosses nasales.

Étiologie. — Löffler et Schütz (1), dont le travail a été fait à l'Office de santé, ont trouvé, en examinant les produits spécifiques de la morve par la méthode de Koch, de très fins bâtonnets, à peu près aussi fins que ceux de la tuberculose et qui se coloraient par la solution aqueuse de bleu de méthylène.

Ils ont cultivé ces bacilles sur le sang du cheval et du mouton stérilisé. Ils ont pu suivre quatre et cinq générations successives de cultures qu'ils ont inoculées à différents animaux. Chez le lapin, ils ont produit des ulcérations et tuméfactions locales des ganglions correspondant aux inoculations. Chez d'autres lapins ils ont obtenu tous les symptômes caractéristiques de la morve. Les souris blanches sont réfractaires ; les mulots et les cochons d'Inde sont au contraire toujours atteints de la morve, qui se termine chez eux par la mort. A l'autopsie on trouve beaucoup de nodules miliaires de la rate et du poumon, qui ressemblent aux granulations tuberculeuses.

(1) *Loc. cit.*, et aussi dans les *Fortschritte der Medicin*, t. I, 1883.

La différence entre les bactéries de la morve et celles de la tuberculose réside en ce que les premières ne se colorent pas par le procédé d'Ehrlich, et qu'elles se décolorent dans l'acide nitrique.

Löffler et Schütz ont pratiqué des inoculations sur le cheval. Dans une expérience, le matériel d'inoculation provenait d'un cheval morveux, dans l'autre d'un cobaye. Ces deux chevaux ont gagné la morve typique; l'un est mort quinze jours après, l'autre était déjà très malade quand on l'a tué. L'autopsie n'a laissé aucun doute.

Bouchard, Capitan et Charrin ont cultivé le micro-organisme de la morve en partant de l'homme et du cheval, et reproduit la maladie en inoculant les liquides de culture chez le cobaye et chez le chat. Une cinquième culture provenant d'un chancre morveux du cheval a été inoculée dans le tissu cellulaire sous-cutané d'un cobaye; les produits morbides de ce cobaye ont donné la morve à un chat; cet animal l'a transmise par voie d'inoculation à deux petits chats, et l'un d'eux a servi à inoculer un cobaye. Ce dernier animal est mort morveux, et ses granulations ont transmis la morve à un âne. Ainsi le microbe de la morve, à sa cinquième culture, a pu reproduire la maladie typique dans sa forme aiguë chez le solipède. Ces résultats ont été confirmés devant une commission de l'Académie de médecine, dont Bouley a été le rapporteur. Une cinquième et une sixième culture de morve chevaline ont produit, chez deux ânes, la morve aiguë avec tous ses symptômes et toutes ses lésions.

Aussitôt après la publication du mémoire de Löffler et Schütz, le journal le *National Zeitung* annonça que le docteur Israel, assistant de Virchow, avait fait des recherches analogues et était arrivé au même résultat. Israel (1) a cultivé les nodules morveux du poumon du cheval sur le sérum du sang de cet animal. Il s'y développa deux espèces de microbes dont les uns, petits, étaient indifférents et les autres, plus grands, de forme bacillaire. Ces derniers, injectés sous la peau, ont produit chez le lapin des ulcères farcineux et des lésions du poumon carac-

(1) *Ueber d. Bacillen d. Rotzkrankheit* (*Berliner klin. Wochenschr.*), 1883, n° 11.

téristiques. Il ne put pas cultiver le liquide sécrété par les ulcères pendant la vie des animaux, et il pensa que les bacilles ne se multiplient plus si le nodule morveux est ulcéré. Israel a coloré les bacilles avec le bleu de méthylène ; il les a trouvés plus facilement dans le tissu caséeux que dans la zone enflammée encore vivante.

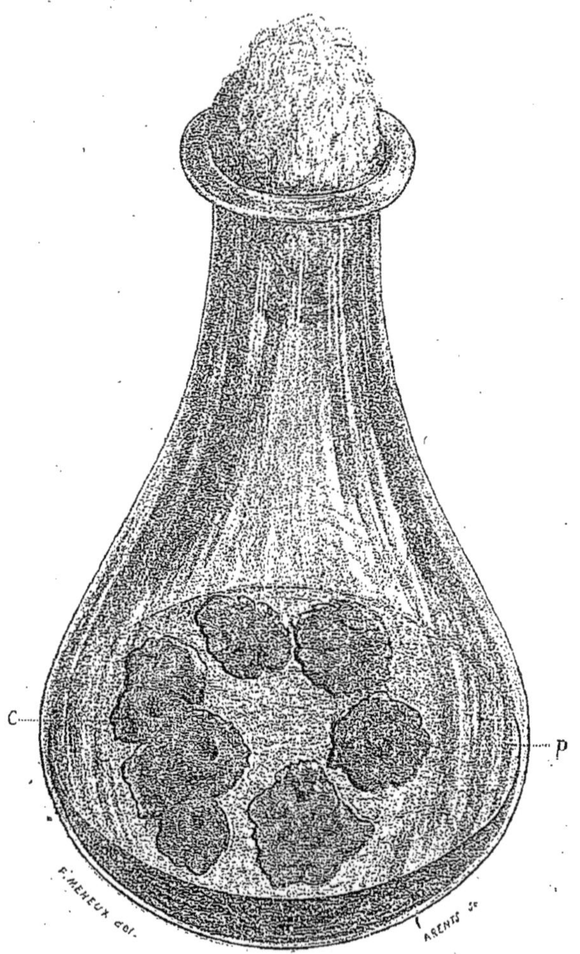

Fig. 270. — Flacon d'Erlenmeyer contenant de la purée de pommes de terre, ensemencée avec la morve.

c, culture des bacilles de la morve.

Si les bacilles peuvent se colorer assez facilement dans le liquide desséché à la surface des lamelles, il est beaucoup plus difficile d'obtenir une bonne coloration sur les coupes des tissus.

Dans les recherches qu'il a faites récemment à l'office de santé de Berlin, l'un de nous s'est convaincu que les bacilles qu'il a décrits à Budapest sont bien ceux de la morve et que le procédé qu'il avait employé alors pour voir les bactéries à l'état frais est en réalité le meilleur. Pour les coupes, on se sert avantageusement de la fuchsine d'Ehrlich ; on les y laisse 24 heures à la température de 40°, on décolore ensuite par l'acide acétique faible, par l'alcool et on monte dans le baume. Nous avons aussi cultivé les bacilles sur le sérum du bœuf, ce qui réussit presque toujours. Quelques jours après il se développe une couche brunâtre transparente. En même temps, on voit, à la partie inférieure du tube, un précipité jaunâtre. La culture se montre sur la surface des coupes de pommes de terre sous la forme d'une couche brune, brillante, transparente et muqueuse caractéristique. Cette couche se développe à 37° en huit jours. Si l'on inocule des cobayes avec ces cultures, ils contractent la morve, mais ils n'en meurent pas rapidement. Si on les tue, on constate des foyers muco-caséeux, surtout dans les testicules et les ganglions lymphatiques qui renferment des bacilles caractéristiques. En comparant ces microbes de la morve avec ceux qui ont été décrits par Bouchard, Capitan et Charrin, nous avons constaté que ces derniers sont plus courts et plus épais que ceux que nous avons vus à Budapest et à Berlin.

Anatomie pathologique. — A l'autopsie des individus atteints des formes aiguës de la maladie, on trouve des ulcérations profondes des fosses nasales accompagnées d'ostéite suppurative et nécrosique, des pustules cutanées à base suppurative, des abcès sous-cutanés contenant un pus bien lié, jaunâtre, coloré quelquefois par le sang ; des abcès multiples de même nature dans les muscles, la suppuration des articulations, des phlébites, des ulcérations de la base de la langue et du voile du palais, des pustules ou petits abcès ou des ulcérations gangréneuses du larynx et de l'épiglotte, des œdèmes du tissu cellulaire voisin, des ulcérations de la trachée, des nodules de suppuration dans le poumon ou de la pneumonie, une dégénérescence graisseuse du foie et des lésions parenchymateuses des reins, une tuméfaction de la rate, quelquefois de la parotide ou une suppuration des testicules et des ulcères du gland.

L'examen histologique de ces nombreuses lésions n'avait rien révélé de spécial. Les nodules du poumon et les lésions de la muqueuse de la cloison, chez les chevaux, présentaient beaucoup d'analogies de structure avec les granulations de la tuberculose ou avec les produits de la syphilis, de telle sorte que, suivant l'exemple de Virchow (1), on classait ces productions les unes près des autres comme des tumeurs ou inflammations chroniques ou granulomes. Les lésions de la morve humaine ne paraissaient pas différentes des abcès métatastiques de l'infection purulente (2). Mais la découverte des bacilles morveux dans le pus, leur culture et leur inoculation aux lapins, aux cobayes et aux chats établiront leur nature de la façon la plus positive.

La première observation où l'un de nous a constaté les bacilles de la morve est intéressante en ce qu'elle présente un type de cette maladie.

Il s'agissait d'un berger qui se présenta, le 14 janvier 1881, à l'hôpital de Saint-Roch, à Budapest, avec des douleurs à la tête et aux jointures, durant déjà depuis quinze jours. Le 15 janvier, on constatait un gonflement inflammatoire des jointures tibio-tarsiennes et de celle du coude gauche; température, 40°. Le 17 janvier, gonflement douloureux, circonscrit, de la grandeur d'un œuf de poule, dans la profondeur de la jambe droite. La peau, au niveau de ce gonflement, est rougie et tendue. Le 18, on observe de la fluctuation dans la tumeur. En même temps, il se développe un gonflement semblable à la région frontale droite. Le 20, l'abcès de la jambe était ouvert et drainé. Il s'écoulait un liquide purulent rougeâtre; température, 39°,5. Le 21, sacrification de l'abcès du front. Le 22, œdème inflammatoire de la paupière droite; le malade devient un peu ictérique et perd souvent connaissance; température, 40°. Le 23, il se développe, dans diverses régions du corps, des tumeurs du volume d'une noix, et, à la surface de la peau, des papulo-pustules semblables à celles de la petite vérole; fièvre élevée, état soporeux. Le 24, le malade est presque constam-

(1) Virchow, *Pathologie des tumeurs*. — Cornil et Ranvier, *Manuel d'histologie patholog.*, t. I. — Trasbot et Cornil, *Note sur la structure des granulations morveuses du cheval* (Mém. de la Soc. de Biologie, 1866).

(2) Hérard et Cornil (*Gazette des hôpitaux*, 1868). — Cornil et Carville, *Recueil de méd. vétérin.*, 1868. — Kelsch, Archives de physiologie 1re série, t. V, p. 734.

ment sans connaissance, la température est abaissée à 37°. Le 25 janvier, prostration et mort.

L'autopsie, faite par Havas, montra une gangrène étendue de la peau au niveau de l'abcès frontal, une diphthérie de la paupière droite et un petit nodule jaune en dégénération muco-caséeuse à la conjonctive bulbaire du même côté.

La muqueuse du nez est parsemée de petits îlots semblables à des ulcères miliaires, à bords jaunes assez durs et à base cireuse, couverts d'un pus muqueux, entourés d'une zone rouge. Les abcès de la peau sont remplis par un pus muqueux rougeâtre, mêlé avec des débris de tissu. L'épiglotte est œdémateuse et montre plusieurs petites ulcérations semblables à celles du nez.

La partie antérieure des poumons est gonflée, pâle. La partie postéro-inférieure est plus résistante, brune, rougeâtre, un peu granuleuse et ne contient plus d'air. Elle est parsemée d'un grand nombre de petits îlots d'un jaune brunâtre, de la dimension d'un grain de chènevis, entourés par un tissu hypérémique, et souvent ramollis, devenus muqueux à leur centre. La plèvre est couverte d'une mince pseudo-membrane fibrineuse récente.

La rate est tuméfiée; les reins, agrandis, sont flasques, d'un brun pâle. Dans la musculature du corps on trouve plusieurs abcès qui atteignent le volume d'une noix; il en existe aussi entre le périoste et les os. La moelle des os, surtout aux extrémités, est rouge, sèche et parsemée de petits abcès remplis d'un pus muqueux.

Les nodules encore durs de la peau sont formés par une accumulation de petites cellules rondes. Les fibres musculaires, autour des abcès, sont devenues homogènes, cireuses.

Dans les plus petits abcès, surtout dans ceux des muscles et de la moelle des os, on voit des bacilles extrêmement fins, d'une longueur de 2 μ, mon-

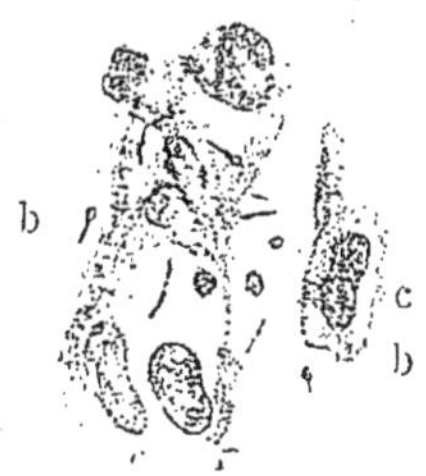

Fig. 271. — Une parcelle d'un abcès de la moelle des os desséchée, dans la morve de l'homme (grossissement de 800 diamètres).

c, cellules de la moelle; *b*, bacilles; *b'*, bacilles avec des spores terminaux.

trant parfois de légers renflements aux extrémités comme des spores. Avec l'objectif à immersion n° 11 de Hartnack, on en voit de 3 à 5 dans un champ visuel. L'un de nous a trouvé, dans un autre cas de morve, ces bacilles, d'après le procédé de Koch, en desséchant le liquide, en le colorant par le violet de méthyl ou par le bleu de méthylène, et en conservant la préparation dans le baume ou dans l'huile de cèdre.

La figure 271 montre ces bacilles dans des préparations desséchées du pus d'un abcès miliaire. Entre les cellules dont le noyau est devenu très pâle, on voit parfois des bacilles avec des nœuds (*b'*). La figure 272 représente un abcès microscopique de la rate du cheval avec des cellules devenues homogènes. Dans cet abcès, il y a de petits groupes de bacilles plus ou moins colorés par le violet.

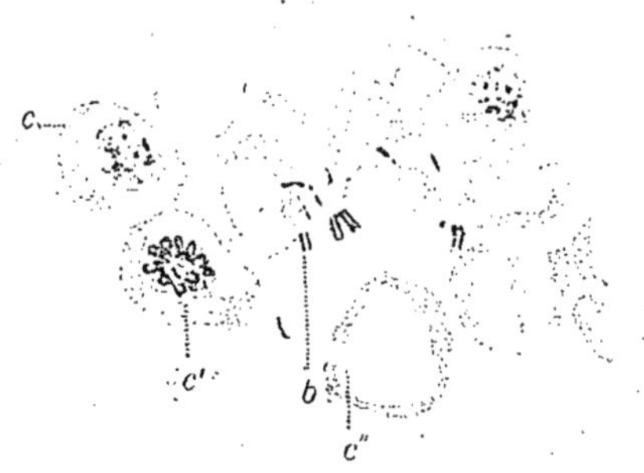

Fig. 272. — Coupe de la rate du cheval dans la morve.

c, cellules de la pulpe; *c'*, les mêmes en multiplication; *c"*, petit amas avec des cellules pâles sans noyaux; *b*, bacilles.

La note relative à ce fait a été publiée dans les Annales de la Société royale de Budapest et dans l'*Orvosi hetilap*, de mars 1882 (1). Havas avait communiqué cette observation à Klebs qui lui fit remarquer que lui aussi avait trouvé quelquefois les mêmes bacilles dans les produits morveux, mais sans leur attribuer une grande importance.

D'après les travaux que nous venons d'analyser, la morve est assurément une maladie bactérienne caractérisée par des bacilles bien définis. Il n'est pas douteux que les bacilles décrits par Babes, Schütz et Löffler ne soient ceux de la morve.

(1) Voir aussi le mémoire de Babes inséré dans le *Journal de l'anatomie* de janvier 1884 où cette observation a été publiée.

CHAPITRE XV

FIÈVRES ÉRUPTIVES.

Les fièvres éruptives qui, de toutes les maladies, semblent être au premier abord les plus nettement et les plus sûrement infectieuses, sont loin d'être complètement connues au point de vue de l'action des bactéries dans leur étiologie. Ce que nous en savons se réduit encore à peu de chose. C'est ainsi que les bactéries de la variole et de la rougeole n'ont pas encore été isolées à l'état de pureté.

Variole. — La variole est une affection fébrile, contagieuse, inoculable, caractérisée par une éruption pustuleuse plus ou moins généralisée de la peau et des muqueuses buccale, pharyngienne et respiratoire.

Dans son évolution régulière, la variole, après une phase d'incubation plus ou moins longue, passe par les quatre périodes d'invasion, d'éruption, de suppuration et de dessiccation des pustules.

La période d'invasion dure de deux à quatre jours. On voit parfois apparaître, dans son cours, des efflorescences cutanées, qui sont désignées sous le nom de rash. Le rash est constitué par des taches rouges, plus ou moins étendues, circonscrites ou généralisées, qui tantôt s'effacent à la pression (rash hypérémique), tantôt ne pâlissent pas à la pression (rash hémorrhagique).

La période d'éruption débute lorsqu'apparaissent, à la face d'abord, puis au tronc et aux membres, des taches qui se transforment rapidement en papules, puis en vésicules. Les papules, petites, acuminées, s'effacent par la pression pendant les deux premiers jours et sont quelquefois entourées par une aréole rouge due à une suffusion sanguines. Les papules sont tantôt séparées les unes des autres par des intervalles de peau saine (forme discrète), tantôt se touchent les unes les autres par leur circonférence (forme cohérente), tantôt enfin empiètent les unes sur les autres (forme confluente). C'est par l'éruption de la peau de la face qu'on juge si la variole est discrète, cohérente ou confluente. La suppuration commence du huitième au neuvième jour. Les vésicules se transforment en pustules qui sont pour la plupart déprimées à leur centre, ombiliquées. La suppuration s'accompagne d'un œdème sous-cutané. Dans la variole confluente, les lèvres sont épaissies, les paupières œdémateuses, les traits rendus absolument méconnaissables. Le pus des pustules cutanées se concrète à leur surface sous forme de croûtes.

Des pustules se développent souvent sur les muqueuses de la bouche, de la langue, du pharynx, du larynx et de la trachée.

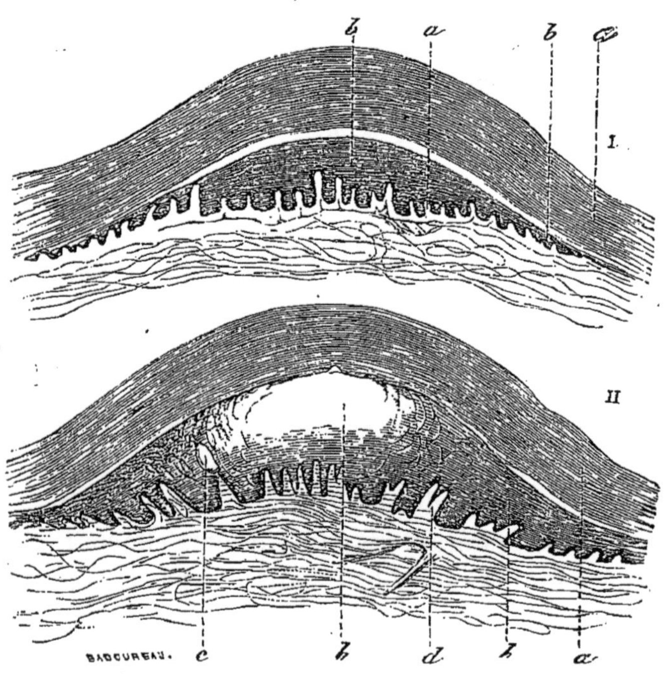

Fig. 273. — I, coupe de la vésicule variolique à son début. *a*, couche cornée; *b*, corps muqueux épaissi au niveau de la pustule; *d*, corps papillaire. — II, vésicule variolique plus ancienne. Même signification des lettres.

C'est là l'origine des laryngites et des trachéites que l'on voit apparaître souvent dans le cours de la variole.

Les papulo-vésicules débutent par une congestion des vaisseaux papillaires, un allongement des papilles et un œdème inflammatoire du corps muqueux.

Lorsqu'on examine une section d'une papulo-vésicule, on trouve, à la partie inférieure du corps muqueux, près du derme, à l'extrémité des papilles, des cellules mates, un peu granuleuses, dans lesquelles il est impossible de déceler la présence des noyaux par l'emploi des réactifs colorants. Ces cellules présentent des prolongements et offrent une certaine ressemblance avec les cellules que Wagner a décrites dans les fausses membranes diphthéritiques et qui ont subi une altération vi-

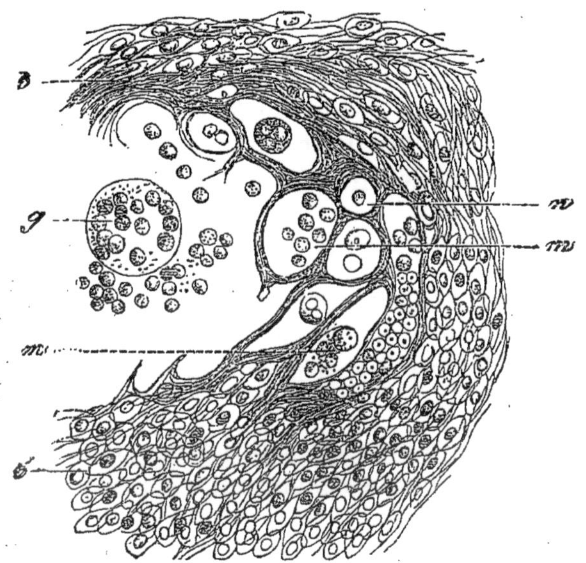

Fig. 274. — Cavités creusées dans le corps muqueux au niveau de la pustule variolique.

b, *b'*, cellules du corps muqueux; *m*, *m*, cavités limitées par des cloisons et contenant des leucocytes et des cellules vésiculeuses ; *n*, cellule vésiculeuse contenant un leucocyte ; *g*, grande cellule vésiculeuse libre dans la cavité centrale de la pustule, renfermant elle-même plusieurs leucocytes et entourée des mêmes éléments en liberté.

treuse. Ce sont là des cellules mortifiées, et ces altérations cellulaires dont la connaissance est due aux travaux de Weigert, constituent ce que cet auteur appelle la nécrose initiale des cellules du corps muqueux. Cette lésion serait due, d'après Weigert, à la présence des bactéries, qui sont d'abord contenues dans les vaisseaux et dans les papilles. Telle est, pour cet auteur, l'altération initiale de la variole ; toutes les autres modifications seraient secondaires et de nature inflammatoire.

L'opinion de Weigert ne fut d'abord acceptée qu'avec beaucoup de réserve par les anatomo-pathologistes, mais elle est aujourd'hui généralement admise. Cette couche de cellules mortifiées, constituant, au centre de la pustule, un disque dur interposé aux papilles et à la couche cornée de l'épiderme, empêcherait, d'après Weigert, le passage des liquides venus des papilles, et causerait la dépression centrale ou l'ombilication des pustules.

Rayer et G. Simon avaient autrefois décrit ce disque pseudomembraneux, qu'ils mettaient en évidence en raclant la surface des pustules.

Sur les coupes des vésicules, on n'observe d'abord aucun changement dans la couche épidermique. Le corps muqueux de Malpighi présente, au-dessus des papilles, une série de cavités anfractueuses, cloisonnées par des filaments anastomosés et contenant dans leur intérieur un liquide dans lequel il existe quelques cellules migratrices et des filaments de fibrine.

Dans la variole hémorrhagique, les globules rouges sont épanchés en très grande abondance dans les cavités du corps muqueux. Quant aux leucocytes, qui sont peu abondants dans la vésicule, ils deviennent très nombreux dans la pustule. Les travées qui constituent le réticulum des cavités du corps muqueux sont formées par des cellules épithéliales altérées, reconnaissables quelquefois cependant à leurs noyaux. On trouve aussi, dans le liquide de la pustule, de grandes cellules à plusieurs noyaux ayant subi parfois la dégénérescence colloïde. Dans les vésico-pustules en voie de formation, on peut voir le mode de développement de la cavité cloisonnée que nous venons de décrire. Tout d'abord il y a une multiplication des noyaux des cellules du corps muqueux situées entre les papilles. Nous avons constaté (1) dans ces cellules une division indirecte des noyaux par kariokinèse (voy. *cm*, pl. II). Les cellules du corps muqueux et leurs noyaux subissent la dégénérescence vésiculeuse. Elles sont alors comparables à des cellules végétales; leurs parois se touchent; elles se détruisent par places; les cavités cellulaires communiquent alors entre elles et se laissent

(1) Cornil et Babes, *Note sur le siège des bactéries dans la variole, la vaccine et l'érysipèle*, Société médicale des hôpitaux, 10 août 1883.

pénétrer par des leucocytes et des hématies qui viennent par diapédèse des vaisseaux papillaires. A ce moment le centre de la pustule est formé par des cellules pâles et vésiculeuses, entourées par une couche concentrique d'éléidine et par une zone périphérique de cellules en voie de mnltiplication. Il est très probable que les cavités du reticulum se forment en partie par la confluence des cellules vésiculeuses, en partie par la dilatation des fentes lymphatiques intercellulaires de l'épiderme. Celles-ci contiennent du liquide, des granulations, des leucocytes et des débris de noyaux. L'évolution épidermique ne se fait plus; le stratum granulosum est très altéré ou détruit, et l'éléidine a complètement disparu au niveau de la partie centrale de la pustule. Aussi les cellules épidermiques les plus superficielles, celles qui correspondent au stratum corneum, n'ont pas subi de kératinisation. Par contre, au pourtour des pustules, il se passe dans l'épiderme un phénomène inverse qui consiste en une exagération de la formation de l'éléidine; dans les cellules du stratum granulosum, il y a, tout autour des pustules, une sorte de rempart d'éléidine (Ranvier).

Les papilles du derme qui correspondent à la pustule sont beaucoup plus volumineuses qu'à l'état normal; leurs vaisseaux sont distendus, et les mailles formées par les faisceaux du tissu conjonctif sont remplies de cellules embryonnaires.

Les microbes qu'on suppose appartenir à la variole siègent dans les cavités du corps muqueux et le long des travées qui le cloisonnent.

Ils sont constitués par des grains arrondis ou légèrement ovoïdes, isolés ou associés. Il en existe aussi dans les parties périphériques de la pustule et à la surface des papilles; dans celles-ci les microbes se voient dans les interstices lymphatiques, mais ils y sont parfois en très petit nombre.

Dans la planche II, qui représente une vue d'ensemble d'une pustule variolique à un faible grossissement, les bactéries sont placées dans quelques-unes des vacuoles *b* dont le corps muqueux est creusé. Il en existe aussi dans les papilles suivant des traînées longitudinales et à leur limite dans le corps muqueux.

PLANCHE II

VARIOLE.

FIG. 1. — Vue d'ensemble d'une pustule. La figure représente une coupe de la peau perpendiculaire à sa surface. *a*, partie superficielle du corps muqueux de Malpighi qui est devenue homogène, hyaline, et qui s'est creusée de lacunes remplies en *a'* de cellules migratrices. *d*, cellules de la couche granuleuse ; *c*, *c*, l'épiderme corné dont la couche profonde représente le stratum lucidum. Les microbes *b*, *b*, siègent dans certaines lacunes du corps muqueux assez rapprochées de la couche granuleuse. Dans les cloisons interlacunaires du corps muqueux, on voit en *h* des cellules hyalines, globuleuses. A la périphérie de la pustule, on voit en *cm* des cellules du corps muqueux en voie de division par kariokinèse. Des cellules globuleuses très tuméfiées provenant du corps muqueux se trouvent parfois libres dans les alvéoles, comme en *ch*. Les cellules du corps muqueux situées à la périphérie de la pustule *ca* sont très riches en éléidine ; elles montrent aussi comme en *c'''* l'apparence des cellules végétales. Il en est de même des ilots de cellules au début de la pustulation comme en *e*. Les papilles *p*, *p* sont hypertrophiées et infiltrées de cellules migratrices dans toute l'étendue de la pustule, d'autant plus qu'on se rapproche de sa partie centrale ; ces cellules migratrices sont surtout abondantes autour des vaisseaux des papilles ou de leur base comme en *vo*. Entre les papilles hypertrophiées, le corps muqueux envoie des prolongements *g* qui pénètrent profondément. A la limite des papilles et des cellules du corps muqueux il existe des fentes dans lesquelles se trouvent des bactéries rondes. Grossissement de 200 diamètres.

PAGE 616

pénétrer par des leucocytes et des hématies qui [illegible] diapédèse des vaisseaux papillaires. A ce moment le [illegible] la pustule est formé par des cellules pâles et vésicule[illegible] tourées par une couche concentrique d'éléidine et [illegible] zone périphérique de cellules en voie de multiplic[illegible] très probable que les cavités du reticulum se forment [illegible] par la confluence des cellules vésiculeuses, ou par [illegible] dilatation des fentes lymphatiques intercellulaires [illegible] derme. Celles-ci contiennent du liquide [illegible]

[illegible]

Les papilles du derme [illegible] beaucoup plus volumineuses qu'à l'état normal [illegible] seaux sont distendus, et les mailles formées par [illegible] du tissu conjonctif sont remplies de cellules embryonn[illegible]

Les microbes qu'on suppose appartenir à la vario[illegible] [illegible] du corps muqueux et le long des [illegible]

[illegible] grains arrondis ou [illegible] [illegible] dans [illegible] périphériques [illegible] la surface des papill[illegible] celles-ci les microbes se voient dans les interstices [illegible] ques, mais ils y sont parfois en très petit nombre.

Dans la planche II, qui représente une vue [illegible] d'une pustule variolique à un faible grossissement, les [illegible] ries sont placées dans quelques-unes des vacuoles [illegible] corps muqueux est creusé. Il en existe aussi dans les [illegible] suivant des traînées longitudinales et à leur limite dans [illegible] [illegible]queux.

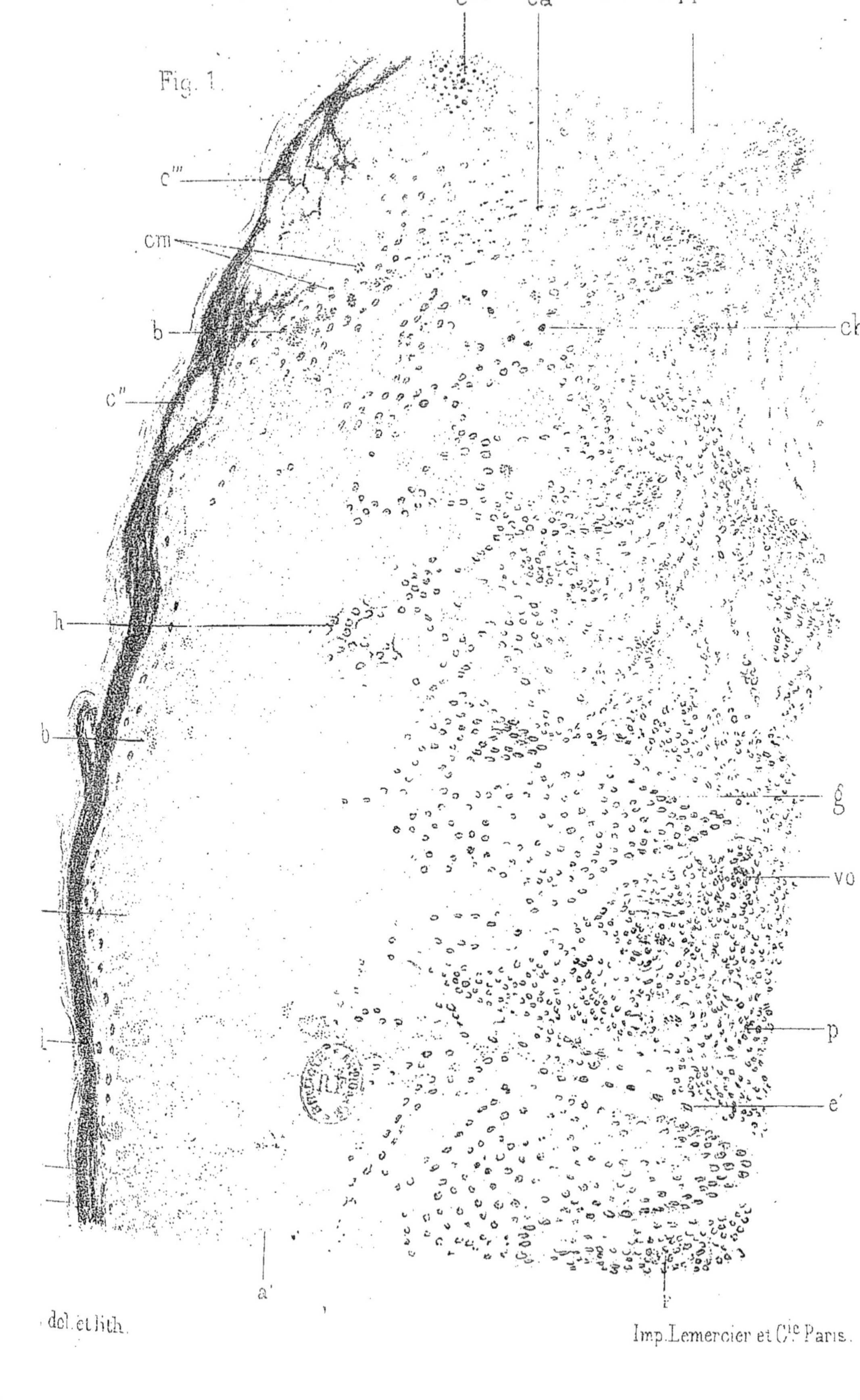
Fig. 1.
c'''
cm
b
c''
h
b
l
a'
ch
g
vo
p
e'
r
del. et lith.
Imp. Lemercier et Cie Paris.

La figure 275 représente ces microbes de la variole à un plus fort grossissement. Ils siègent ou dans les vacuoles *b* du corps muqueux ou sur la paroi de ces vacuoles.

Weigert, pour colorer ces microbes, a employé l'hématoxyline après avoir fait agir préalablement sur les coupes une lessive de potasse pendant quelques minutes. Le violet de méthyle est préférable à l'hématoxyline comme substance colorante ; les microbes en effet fixent très facilement cette couleur, tandis que les granulations albumineuses restent incolores ou colorées en violet très pâle. Les débris de noyaux et de cellules altérées, qui existent dans les aréoles de la vésico-pustule, sont, il est vrai, colorés aussi en violet ; mais leur volume inégal et leur diamètre supérieur à celui des microbes les en distinguent suffisamment.

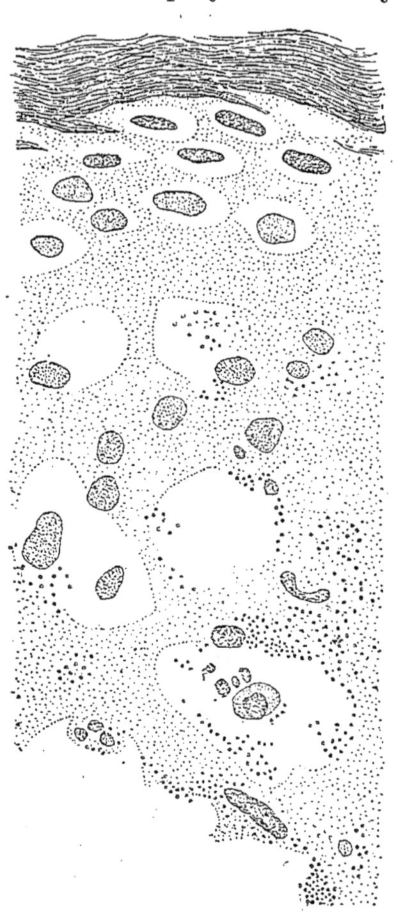

Fig. 275. — Coupe à travers le corps muqueux dans la variole.

a, épiderme cornée ; *d*, corps muqueux ; *b*, cavité creusée dans le corps muqueux ; *m*, *m*, micro-organismes de la variole colorés par le violet de méthyle B.—Grossissement de 850 diamètres.

Au niveau de la pustule, l'épiderme est profondément altéré dans toute sa hauteur, soit par la nécrose initiale de Weigert, soit par la dégénérescence vésiculeuse ; il est ensuite envahi et détruit par la suppuration. Les papilles elles-mêmes sont infiltrées de pus et disparaissent, dans les cas les plus graves, à la suite d'un travail ulcératif. Si la guérison se produit alors, il reste, à la place de chaque pustule, une cicatrice déprimée indélébile. Le corps papillaire ne s'y reproduit plus.

Les pustules des muqueuses et les inflammations superficielles parfois pseudo-membraneuses, qui les accompagnent, offrent à considérer des lésions analogues à celles de la peau et également accompagnées de la présence de bactéries. Klebs et Eppinger ont décrit ces lésions de la muqueuse du larynx et de la trachée (1). L'un de nous (2) les a analysées dans le *Manuel d'histologie pathologique* rédigé en commun avec Ranvier. On trouve des bactéries rondes qui siègent à la surface du larynx dans le mucus, dans les cellules épithéliales ou migratrices et dans des vacuoles qui remplacent les cellules. Weigert (3) a étudié les colonies de bactéries de la même nature qu'on trouve dans le foie et dans le rein et il en a vu dans les vaisseaux de la veine porte. Dans le rein, il se produit sous leur influence une néphrite aiguë avec mortification des cellules.

Nos connaissances relatives à l'étiologie de la variole se réduisent à la constatation des bactéries qui précèdent dans les divers organes affectés par la variole.

On n'a pas encore réussi à cultiver à l'état de pureté les bactéries de la variole ; les recherches poursuivies dans ce sens au laboratoire de Koch sont restées sans résultat, et il n'est pas impossible que l'on n'ait vu jusqu'ici, dans les pustules et inflammations varioliques, rien autre chose que des bactéries de la suppuration.

Vaccine. — Il est utile de rapprocher, au point de vue anatomique, la *vaccine* de la variole. La disposition histologique de la pustule vaccinale est tout à fait analogue à celle de la variole. La cavité anfractueuse de la pustule contient des hématies, des leucocytes, des débris de noyaux et des microbes réunis en amas sans aucun ordre apparent (voy. fig. 276, *b*). Il n'y a là, ni au point de vue de la structure de la pustule, ni au point de de vue de la forme des microbes, aucun élément qui puisse faire distinguer la variole de la vaccine. Chauveau, après avoir filtré le liquide vaccinal, obtint d'une part un liquide qui avait passé à travers le filtre, et d'autre part une portion trouble, solide, qui restait sur le filtre. Il observa que l'inoculation de la portion solide donnait seule le vaccin. Chauveau (4)

(1) Klebs, *Lehrbuch der path., Anatom.*, 7e fasc., 1880, et *Archiv f. exp. Path.*, t. X.

(2) *Manuel d'histologie pathologique*, t. II, p. 44.

(3) Weigert, *Med. Centralblatt*, 1871. *Anat. Beiträge zur Lehre von der Pocken* 1874 et 1875.

(4) *Nature du virus vaccin* (*Comptes rendus*), 10 fév. 1868, *Nature des virus*, 20 fév. 1868.

montra ainsi que l'élément virulent était constitué par des particules grenues solides, mais la véritable nature de cet élément lui était restée inconnue. C'est à Cohn (1) et à Weigert que revient le mérite d'avoir montré des microbes dans la variole et la vaccine.

Les efforts tentés pour obtenir des cultures pures de vaccin sont demeurés également infructueux. Dans les expériences de l'Office sanitaire de Berlin,

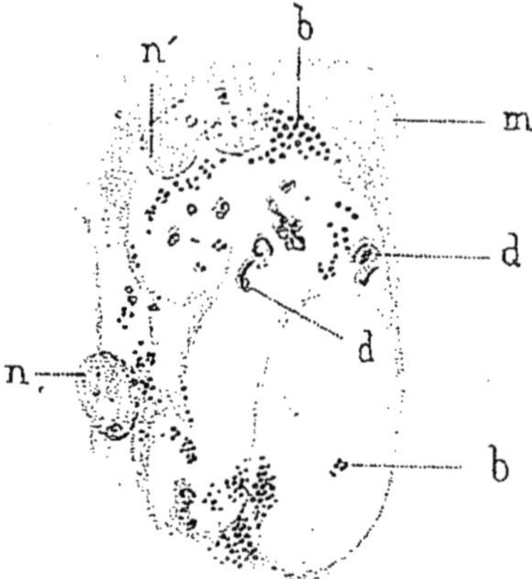

Fig. 276. — Bactéries de la vaccine dans les lacunes du corps muqueux.
b, *b*, bactéries ; *d*, cellules migratrices déformées ; *n*, *n*, noyaux des cellules du corps muqueux.

on a trouvé, dans la lymphe vaccinale, une série de micro-organismes d'espèces différentes, mais non ceux du vaccin. Hager (congrès des médecins allemands à Magdebourg, 1884), après avoir rappelé ces échecs des tentatives de culture du vaccin, propose comme le meilleur agent de vaccination le vaccin en poudre desséché.

Cependant Quist (2) a cultivé le liquide vaccinal dans une solution nutritive composée de sérum de bœuf avec deux parties égales de glycérine et d'eau distillée additionnée de carbonate de potasse ; il a employé aussi l'albumine de l'œuf, la glycérine, la gomme arabique et différents sels. Il a obtenu, avec ces liquides, une culture caractérisée par une pellicule superficielle formée de microcoques très fins, qui se développe au bout de huit à dix jours. L'inoculation reproduit une pustule vaccinale, et l'enfant ainsi vacciné est ensuite insensible à une nouvelle inoculation faite avec du vaccin. Malgré ces résultats en apparence satisfaisants nous devons dire qu'il est impossible de cultiver à l'état de pureté des microbes par la méthode de Quist.

Koch et Feiler (3) avaient trouvé dans la vaccine des bactéries pathogènes, mais qui n'agissaient pas comme vaccin.

(1) Cohn, *Virchow's Archiv*, t. LV, 1872.
(2) Quist, *Petersbourg. medicinische Wochenschrift*, n° 46, 1883.
(3) Deutsche med. W. 1883, 34.

Voigt (1) a isolé par la culture du vaccin sur des plaques de gélatine trois espèces de bactéries :

1° Des bactéries qui donnent des colonies grisâtres, circulaires, qui ne liquéfient pas la gélatine. Examinées à un grossissement de 80 diamètres, on voit qu'elles présentent un centre grenu et un bord clair. Leur culture par piqûre sur de la gélatine contenue dans un tube montre un voile superficiel et plus tard un léger trouble le long de la piqûre. L'examen avec un fort grossissement fait reconnaître de petits cocci réunis souvent deux à deux. Les vieilles cultures, celles qui datent de cinq mois par exemple, sont devenues gris-jaunâtres. Elles possèdent souvent des bâtonnets composés de cocci.

Ces bactéries, inoculées sous la peau du veau, donnent l'immunité pour le cow-pox. Cinq jours environ après l'inoculation, il se développe des nodules qui se couvrent ensuite de croûtes. Dans un cas, Voigt a réussi à inoculer avec succès la culture de ces bactéries, puis, avec le liquide de la pustule vaccinale ainsi produite, il a obtenu une culture pure et cette culture a donné un vaccin très puissant (*cow-pox* experimental). Malgré ce succès, Voigt ne peut pas recommander l'usage du vaccin ainsi cultivé, car la virulence des cultures artificielles successives se perd très rapidement. Ainsi une culture faite pendant cinq mois est ordinairement inoffensive. Dans un autre cas, l'inoculation du vaccin artificiel a produit une éruption de vaccine généralisée, ce qui est rare dans la vaccination ordinaire.

2° Des cultures grenues, de couleur verdâtre, liquéfiant la gélatine, consistant en grands cocci. Ces cultures ne se développent pas constamment à la suite de l'inoculation du vaccin sur la gélatine.

3° De petits cocci donnant une culture gris-jaunatre, ronde, qui liquéfie la gélatine. Ces microbes sont inoffensifs.

Un jour Voigt a isolé un autre microbe dont la culture ressemble d'abord à celle du microbe n° 1, mais qui liquéfia plus tard la gélatine. Ce microbe inoculé a produit des éruptions pustuleuses, et a conféré l'immunité.

Les recherches de Voigt, bien qu'elles aient fait avancer la question de la préparation artificielle du vaccin, ne sont pas encore directement applicables à la préservation de la variole.

SCARLATINE. — Le peu que nous savons au sujet des micro-organismes de la scarlatine se réduit à des communications contradictoires et sans grande valeur. Pohl (*Centralblatt f. med. Wiss.*, 1883, n° 36) a trouvé des microbes ronds de 0μ,5 à la surface de l'épiderme desquamé, sur les cellules épidermiques ; les mêmes microbes ronds existaient à la surface du voile du palais. Il ne les a nullement différenciés des micro-organismes ronds qui y sont en grand nombre à l'état normal.

(1) Deutsche med. W. n° 52, 24 décembre 1885.

Crooke (*The Lancet*, 3 mars 1883) a trouvé des bacilles de 25 μ de longueur sur 2 à 3 μ d'épaisseur dans le mucus nasal et dans le tissu enflammé du cou. Roth (*Munchen intellig. Bl.* 1, 1833) dit avoir donné à des poules, avec l'épiderme desquamé d'un scarlatineux, une maladie caractérisée par de l'oppression et une inflammation ulcérative des paupières. Stickler (*New York med.*, 24 mars 1884) croit avoir découvert le vaccin de la scarlatine en faisant passer le virus scarlatineux par le cheval et le veau à qui il aurait donné une espèce de scarlatine par l'inoculation du sang d'un homme atteint de cette maladie. Les animaux, cheval, lapin et chien, présentaient une éruption avec desquamation, trois jours après avoir été inoculés, et leur sang montrait des corpuscules brillants situés sur les globules blancs. Il a inoculé, avec cette desquamation, un homme chez qui il survint une tache rouge. Le même individu, inoculé avec la scarlatine humaine, ne gagna pas pas la scarlatine.

Nous avons examiné les coupes de la peau de personnes atteintes de scarlatine pendant l'éruption, sans y découvrir de bactéries.

On trouve cependant des bactéries, ainsi que nous l'avons déjà dit, dans l'urine des scarlatineux, pendant les premiers jours de la néphrite albumineuse dont ils sont si souvent atteints.

Dernièrement Babes a pu constater constamment, dans des produits inflammtoires consécutifs à la scarlatine, des streptococci qui ressemblent beaucoup à ceux du pus. Parfois on réussit à cultiver ce microbe en inoculant le liquide qui provient des taches rouges de la scarlatine. Dans une observation où les ganglions lymphatiques du cou étaient le siège d'une infiltration purulente, il y avait un petit bacille saprogène court, ne liquéfiant pas la gélatine, et qui tuait les souris en donnant lieu à la formation de nodules inflammatoires.

Bokai (*Orvosi hetilap*, 1882 et 1885) a étudié avec grand soin les diverses espèces d'arthrite scarlatineuse. Celle-ci est tantôt séreuse, tantôt purulente. Dans le liquide purulent de plusieurs de ces arthrites, l'un de nous a trouvé des masses de microbes ronds en chaînettes. Certaines de ces arthrites sont purulentes dès leur début et contiennent aussi des bactéries. Ces inflammations purulentes articulaires s'accompagnent généralement d'accidents graves tels que la diphthérie, le phlegmon du cou, et sont la marque d'une pyémie généralisée.

ROUGEOLE. — L'un de nous (1) a communiqué, en 1880, à la Société royale de médecine de Budapesth, les résultats de ses recherches sur la rougeole et surtout sur la pneumonie qui se développe souvent à la suite de cette

(1) Babes, *Adatok a kanyaro és a kangaros tüdolob koroktandhoz* (*Orvosi hetilap*), 1881. Voyez aussi Cornil et Babes, *Archives de physiologie*, 15 août 1883.

maladie. Dans un grand nombre des cas de rougeole, tout à fait au commencement de l'éruption, la sécrétion catarrhale du nez, de la conjonctive et des bronches, le sang pris dans la peau affectée d'érythème, avec toutes les précautions nécessaires pour les recueillir à l'état de pureté absolue, ont été étendus sur les lamelles minces et ensuite desséchés. Ces lamelles ont été traitées par le violet de méthyle 5B. En examinant le sang, on voit que les leucocytes sont un peu plus nombreux qu'à l'état normal ; mais de plus on y trouve presque toujours un assez grand nombre de microbes ronds, d'un diamètre de 0μ,6, très souvent liés deux par deux (en 8) ou en petites chaînettes et alors un peu aplatis, sans mouvements, très brillants et qui se colorent difficilement. Quelquefois, surtout dans les cultures avec une goutte de gélatine dans une chambre humide, dans lesquelles les bactéries se sont multipliées, on en observe deux unis en 8 (*diplococcus*), ou en petits chapelets. Dans un cas, le sang renfermait, auprès de ces bactéries, quelques bacilles très courts, de la même grosseur.

En examinant, d'après la même méthode, les sécrétions nasales et conjonctivales, on y trouve un nombre immense de bactéries d'une grandeur et d'une forme qui correspondent à celles du sang. Auprès de ces bactéries, il y a du mucus, quelques cellules muqueuses, des cellules épithéliales avec des cils vibratiles, et enfin quelques autres bactéries. En comparant cette sécrétion nasale avec celle d'un coryza ordinaire, on peut constater, dans ce dernier, beaucoup de formes différentes de bactéries, un peu allongées en général, plus grandes, une espèce de zooglœe formée par des grains très fins, et enfin beaucoup de bacilles de grandeurs différentes. Dans les crachats des enfants atteints d'une bronchite rubéolique, on observe la même forme de bactéries rondes, ou sous forme de 8.

Sur les coupes d'un fragment de la peau pris sur le vivant, au second jour de l'éruption, nous avons constaté une diapédèse de cellules lymphatiques dans les papilles et dans l'épiderme. Il y avait aussi quelques cellules du corps muqueux de Malpighi en voie de division indirecte par kariokinèse. Sur les coupes colorées par la safranine de la fabrique de Bâle, nous avons vu quelques microcoques dans les capillaires dilatés des papilles et autour d'eux. Mais nous n'avons pas réussi à les colorer par les violets d'aniline.

Pneumonie rubéolique. — C'est surtout dans la pneumonie, à la suite de la rougeole, qu'on trouve une masse étonnante de microbes semblables à ceux que nous venons de décrire.

C'est un type de pneumonie catarrhale. On suppose qu'elle est presque toujours secondaire, qu'elle se développe à la suite d'une inflammation des bronches et des bronchioles, et que cette origine est la cause de la disposition lobulaire de la pneumonie. Les parties du poumon affectées appartiennent surtout à la région postérieure et inférieure de ces organes. Au début, les îlots altérés présentent les caractères macroscopiques de la congestion avec atélectasie ; plus tard, ces îlots s'étendent et se réunissent, deviennent œdémateux, gris et saillants à la surface de la plèvre. Sur une coupe, ils présentent un liquide trouble, assez abondant ; leur surface de section est lisse ou un peu granuleuse. Ces petits lobules forment des saillies entre lesquelles les cloisons de tissu conjonctif interlobulaire sont élargies. Dans un état plus avancé, la partie affectée peut devenir d'un rouge violacé, résistante et élastique. Sa surface de section laisse alors suinter un peu de liquide trouble mêlé de sang. Les petites bronches, dont la paroi est épaissie, sont remplies d'un mucus purulent. Dans certains cas, la couleur rouge des parties enflammées est moins prononcée, le poumon reste gris et passe immédiatement à un état qui ressemble beaucoup à certaines formes de la pneumonie caséeuse. Des îlots hépatisés, de la grosseur d'une noix, ou plus petits, plus ou moins bien limités, qui siègent surtout autour des bronches, montrent alors, sur une section, une couleur d'un jaune pâle. On peut constater, dès lors, que le tissu conjonctif interlobulaire est épaissi et qu'il est le siège principal des lésions. Ce tissu pulmonaire est infiltré d'un liquide abondant, trouble, jaunâtre. Plus tard ces parties deviennent opaques, gris jaunâtre et très friables. Elles ont un aspect spongieux, presque pulpeux, et laissent sourdre par la pression, comme d'une éponge, une assez grande quantité d'un liquide épais, purulent, jaune brunâtre. Au milieu des îlots ainsi altérés, il se forme de petites cavités ou fentes à fond ulcéré, irrégulier, remplies d'un liquide analogue.

En examinant au microscope ces différentes lésions qui sont souvent mélangées, on trouve diverses altérations des tissus qui entrent dans la structure du poumon.

Au début, on peut constater qu'il ne s'agit pas simplement d'une atélectasie. Le tissu conjonctif péribronchique et le tissu interlobulaire sont infiltrés de petites cellules. Les vaisseaux sont remplis de sang dont les globules pénètrent souvent dans les alvéoles. Dans les lobules œdémateux, le siège de l'œdème est surtout le tissu conjonctif interlobulaire. En outre, on trouve souvent une hyperplasie des follicules lymphatiques du tissu interlobulaire et une dilatation des voies lymphatiques. On peut constater en même temps une tuméfaction des cellules qui tapissent les alvéoles.

Dans l'hépatisation rouge, les lésions interlobulaires sont moins prononcées que dans la pneumonie grise ou gris jaunâtre. Mais, là aussi, on a surtout affaire à une infiltration interstitielle. Les alvéoles, dont les cellules épithéliales sont gonflées, contiennent quelques grandes cellules rondes, des globules blancs, des globules rouges et de la fibrine.

La lésion du tissu conjonctif interlobulaire est la plus prononcée dans l'hépatisation gris jaunâtre et dans le ramollissement du tissu pulmonaire altéré.

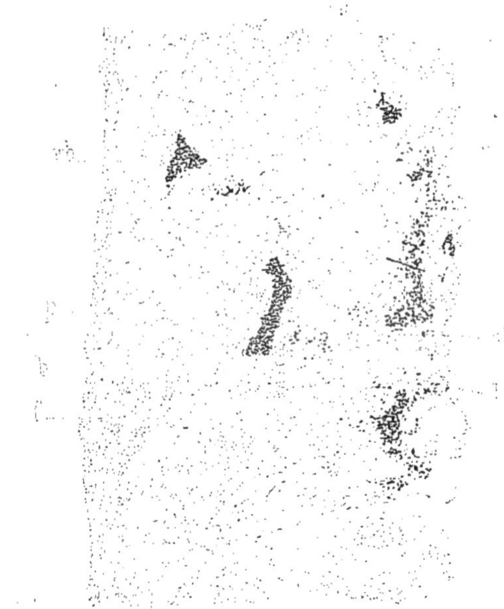

Fig. 277. — Coupe du poumon et de la plèvre dans une pneumonie rubéolique.

p, plèvre viscérale couverte d'un exsudat fibrineux contenant des bactéries *b*.

Ces lésions ont été dessinées dans les fig. 277 et 278. La figure 277 montre la plèvre et la partie contiguë d'un îlot d'hépatisation gris jaunâtre, de la grosseur d'une noix, situé à la surface du lobe inférieur. La plèvre est épaisse, couverte d'une couche granuleuse de fibrine (*p*). Le tissu sous-pleural, très épaissi et œdémateux, montre des cellules embryonnaires et étoilées. Les vaisseaux lymphatiques du tissu interlobulaire (*l*) sont dilatés, entourés de leucocytes. On voit des follicules lymphatiques (*f*) agrandis, tout à fait remplis de petites cellules lymphatiques. Autour des vaisseaux lymphatiques, le tissu interlobulaire est infiltré de faisceaux de fibrine coagulée sur place (*cb*). Le tissu conjonctif y contient peu de cellules, si ce n'est à la limite des lobules pulmonaires voisins (*a*). On trouve un grand nombre de cellules disposées en séries dans les cloisons interalvéolaires. Les alvéoles eux-mêmes (*a*) sont peu altérés. En colorant les coupes, on réussit à mettre en évidence un grand nombre de bactéries disposées d'une façon tout à fait caractéristique. On en trouve dans la fibrine qui couvre la plèvre (*b*) ; des vaisseaux sanguins sous-pleuraux (*bv*) sont souvent oblitérés par les zooglœes, mais c'est surtout dans les vaisseaux lymphatiques du tissu interlobulaire et autour des vaisseaux, qu'on les trouve en grand nombre. La lumière des vaisseaux lymphatiques (*l*) présente souvent une coagulation fibrineuse parsemée de microbes.

Enfin, dans le voisinage du tissu conjonctif périlobulaire, quelques alvéoles renferment des microbes (*a'*) en même temps que de la fibrine.

La figure 278 montre un état plus avancé de l'hépatisation. Avec un plus fort grossissement (100 diamètres environ), on y voit des bactéries dans la plèvre *pl*, dans les vaisseaux lymphatiques du tissu interlobulaire *l*, et dans le réticulum fibrineux de ce tissu *cb*. Un vaisseau sanguin *v'* qui appartient à ce dernier est rempli par un caillot fibrineux étoilé. Du côté des alvéoles, le tissu conjonctif est infiltré par des leucocytes ; la paroi des alvéoles est devenue moins nette ; elle est formée des mêmes petites cellules qui s'y réunissent parfois en petits amas *ti*. Les alvéoles sont mal limités, surtout au voisinage du tissu interlobulaire ; ils sont remplis de fibrine et de quelques grandes cellules rondes renfermant un grand nombre de bactéries. La figure 279 montre les éléments contenus dans les alvéoles recueillis immédiatement après la mort, traités par la dessiccation sur une lamelle et par la coloration suivant la méthode de Koch. Les cellules un peu aplaties *ea* (fig. 279), qui appartiennent à l'épithélium des alvéoles, les cellules plus petites qui sont vraisemblablement des leucocytes transformés, et les cellules cylindriques des bronches *cb*, sont à peine colorées, tandis que les bactéries qu'on y trouve en très grand nombre, isolées ou en 8, ou en forme de petits chape-

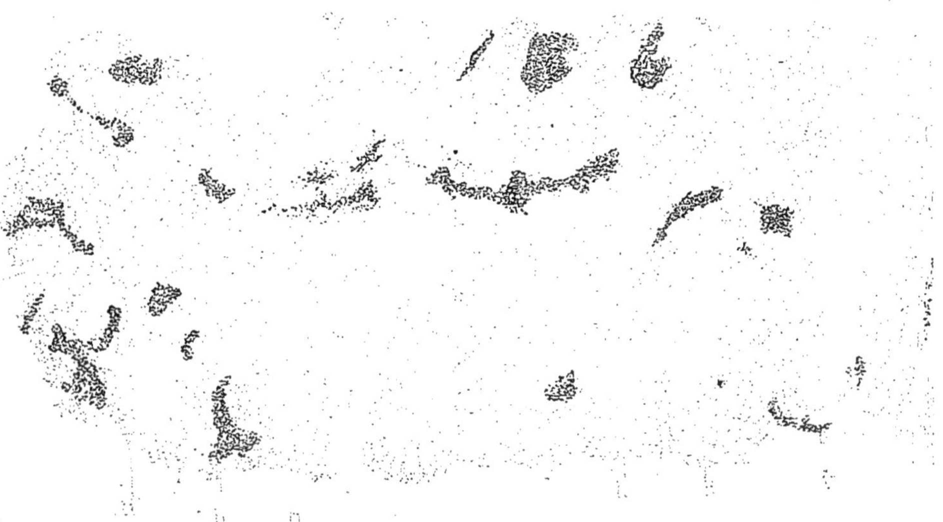

Fig. 278. — Hépatisation gris jaunâtre, en partie caséeuse, consécutive à la rougeole (Grossissement de 15 diamètres).

pl, plèvre couverte de bactéries *b*; *ti*, tissu interlobulaire œdémateux et embryonnaire contenant des vaisseaux sanguins *v* et des vaisseaux lymphatiques dilatés *l* souvent remplis de bactéries en zooglœes; *k*, masses hyalines dans le tissu interlobulaire; *cb*, bactéries infiltrées dans la partie centrale du tissu interlobulaire avec de la fibrine; *v'*, petite artère oblitérée par un caillot étoilé; *ti*, tissu inflammatoire pénétrant entre les alvéoles et produisant un épaississement considérable des cloisons interalvéolaires; *a*, alvéoles; *b'*, microbes dans la fibrine qui remplit la plupart des alvéoles.

lets *b*, sont très colorées. Ces bactéries se montrent quelquefois dans les cellules *ea'*, et même elles peuvent former une agglomération *cb* qui se substitue aux cellules.

La figure 280 représente une partie du tissu interlobulaire avec un plus fort grossissement (500 environ). On y rencontre un vaisseau lymphatique *l* avec des cellules endothéliales gonflées. Le tissu conjonctif est infiltré de fibrine *f*; il contient quelques globules rouges et de la graisse *g*. Ce tissu présente un grand nombre de bactéries souvent en 8 et en zooglœe, *z*.

On peut trouver aussi dans certains vaisseaux sanguins des bactéries disposées en zooglœe. Les préparations que nous avons faites provenaient de poumons atteints de la pneumonie

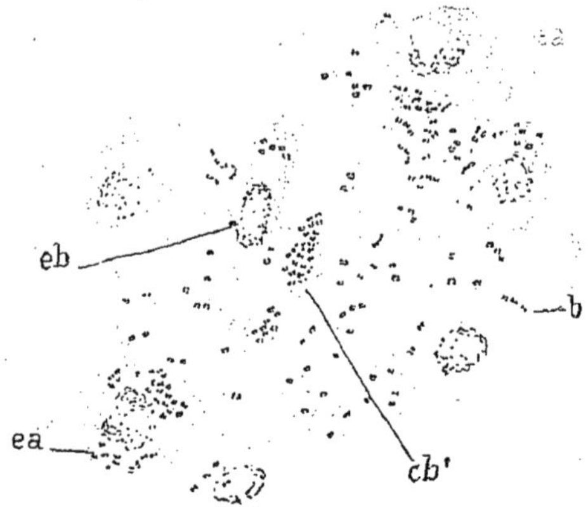

Fig. 279. — Contenu des alvéoles d'un ilot gris jaunâtre dans la pneumonie rubéolique.

ea, épithélium des alvéoles; *ea*, une cellule épithéliale en voie de destruction par l'invasion des bactéries; *eb*, cellules épithéliales des bronches; *b*, bactéries en 8; *b'*, les mêmes en chapelets.

consécutive à la rougeole, qui ont été pris presque immédiatement après la mort.

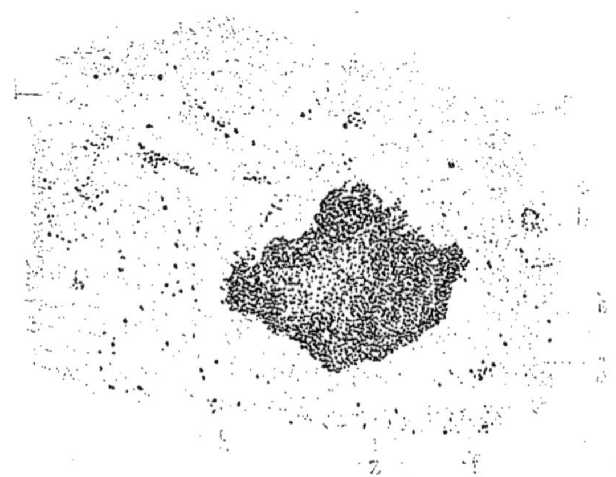

Fig. 280. — Tissu interlobulaire infiltré de fibrine et de bactéries (600 diamètres environ).

l, vaisseau lymphatique avec des cellules endothéliales gonflées; *f*, fibrine coagulée; *f'*, fibres de tissu conjonctif; *c*, cellules infiltrées dans ce tissu; *g*, gouttelettes de graisse; *g'*, globules rouges du sang; *b*, bactéries; *z*, zooglœe des mêmes bactéries.

On peut constater que, dans un grand nombre de cas, cette pneumonie commence par un œdème du tissu conjonctif sous-pleural et interlobulaire, et par l'apparition des bactéries dans les vaisseaux et dans le tissu conjontif. Bientôt la fibrine se coagule entre les fibres de ce tissu, l'inflammation qui entourait primitivement les lobules pulmonaires pénètre ensuite entre les alvéoles. Il s'effectue à la fois un gonflement de l'endothélium des alvéoles, une invasion des leucocytes et des globules rouges dans leur cavité, souvent une coagulation de fibrine. Dans les cellules et dans le réticulum fibrineux intra-alvéolaire, on trouve alors un grand nombre de bactéries.

Il existe, sans doute, d'autres faits dans lesquels la pneumonie débute par un catarrhe des bronches. On peut donc admettre qu'il survient de petites érosions de la muqueuse bronchique par lesquelles les bactéries pénètrent dans le tissu conjonctif du poumon, ou bien il se développe une inflammation péri-bronchiale, et par suite une pneumonie. Nous avons vu que ces deux modes de propagation se combinent même souvent, mais il nous semble que le premier mode est le plus général.

Nous supposons aussi, d'après ce qui précède, qu'il existe une relation de cause à effet entre la rougeole et ces bactéries.

La rougeole est, en effet, une des plus contagieuses parmi les fièvres exanthématiques, si bien que tout individu en est atteint. Elle commence par des affections catarrhales du nez et de la conjonctive ; il est, *à priori*, très probable que là se développe le contagium qui pénètre ensuite dans l'intérieur même du corps. Mejr a pu produire, il y a longtemps déjà, l'éruption de la rougeole par le transport du mucus nasal d'un individu atteint de la rougeole à un individu sain.

En trouvant dans cette sécrétion infectieuse des bactéries déterminées, on peut penser, par analogie avec les autres maladies infectieuses, que ces bactéries sont les vecteurs du virus rubéolique. Cette multiplication initiale des agents de la virulence dans les muqueuses est rendue d'autant plus probable que l'érythème cutané débute ordinairement dans le voisinage des muqueuses. On trouve, du reste, parfois les mêmes bactéries dans la peau.

Il n'y a pas de doute que l'affection catarrhale des bronches dans la rougeole n'appartienne à la rougeole, les mêmes bactéries se montrant presque sans mélange dans la sécrétion bronchiale.

La pneumonie de la rougeole est-elle aussi une manifestation du virus rubéolique? Cela nous semble probable d'après les faits que nous venons d'exposer.

La pneumonie catarrhale peut se développer par les irritations les plus variées. Otto Frey, par exemple, l'a produite par la résection du pneumogastrique, et Balogh a démontré qu'on trouve un grand nombre de bactéries dans les produits de ces pneumonies artificielles. Mais, d'autre part, on a montré que la pneumonie qui se développe dans la diphthérie est causée par la bactérie de la diphthérie (Buhl), que la pneumonie qui se développe dans la fièvre typhoïde est souvent causée par les bacilles appartenant à cette maladie, et enfin Koch a fait voir que la pneumonie, dans la pyohémie ou dans le charbon, est causée par les microbes de ces maladies. On trouve les mêmes bactéries dans la pneumonie à la suite de la rougeole que dans les produits de la rougeole même ; il est donc possible que cette pneumonie soit l'effet du virus de la rougeole. On peut admettre qu'elle n'est pas seulement la suite d'une bronchite capillaire, mais qu'il s'agit à la fois d'une inflammation du tissu conjonctif pleural et interlobulaire, et pour comprendre une telle invasion des bactéries qui sont les mêmes que celles qu'on trouve dans les produits de la rougeole, il est tout naturel de supposer que cette pneumonie est l'expression locale de la rougeole déjà généralisée.

Dans cette hypothèse, tous les faits décrits sont faciles à comprendre. Les bactéries, après avoir pénétré, par les médiastins, dans les voies lymphatiques et sanguines du tissu conjonctif du poumon, surtout dans le tissu interlobulaire, produisent une stase, un œdème, une inflammation. Les bactéries, sortant de ces vaisseaux avec de la fibrine, se répandent dans le tissu, et la fibrine s'y coagule. Elles pénètrent ensuite dans les alvéoles qui sont en connexion intime avec les voies lymphatiques. La présence d'une grande masse de bactéries qui causent une inflammation fibrineuse (nécrose de coagulation) dans les tissus explique la forme spéciale de cette pneumonie. Ces lésions rendent compte de l'œdème, de l'hépatisation grise plus ou moins infiltrée de sucs, qui passe à l'état jaune, opaque, caséeux et pulpeux, et qui se termine par une véritable destruction des parties atteintes. En même temps il peut se développer une pneumonie qui commence par l'inflammation de la paroi des bronches (péribronchite), ou par une propagation directe de l'inflammation aux plus petites bronches (bronchite capillaire).

Chez un enfant mort de broncho-pneumonie consécutive à la rougeole et à la coqueluche, l'un de nous (Cornil) a observé une quantité colossale de petits bacilles en même temps que des amas de microbes ronds. Sur les coupes du poumon colorées au violet de méthyle, puis décolorées après l'action soit de la solution iodée, soit de la solution de bichlorure, on voyait à la surface de la plèvre (*p*, fig. 281) et dans son tissu conjonctif épaissi et enflammé, une grande quantité de bacilles colorés, le plus souvent avec des grains suivant leur longueur, de 0μ,3 à 0μ,4 d'épaisseur, de longueur variable entre 2 et 3 μ, droits ou infléchis, souvent agglomérés en petits amas. A côté d'eux, dans la plèvre, il y avait des microcoques en 8 assez gros, de 0μ,8 de diamètre et de petits microcoques en zooglœe. Dans les bronches les plus fines, à leur surface, dans leur intérieur et dans la cavité des alvéoles (*a*, fig. 281), on voyait souvent, par places, les mêmes bacilles. Ainsi ils formaient une couche plus ou moins dense à la surface des bronches et sur la paroi des alvéoles. Dans les cavités des bronches et de certains groupes d'alvéoles, les amas de fins microcoques prédominaient. Ils constituaient des masses ressemblant à une fine poussière de grains colorés, et ils remplissaient souvent les alvéoles et par places la cavité des bronchioles. Les bacilles ressemblaient beaucoup à ceux de la diphthérie, mais l'enfant dont il s'agit n'en avait présenté aucun symptôme (1).

Cependant on doit reconnaître qu'on ne trouve pas dans toutes les pneumonies rubéoliques une aussi grande quantité de bactéries. Il en est dans lesquelles, à la suite de la rougeole, il se développe une pneumonie lobulaire caséeuse qui est causée par l'invasion d'une masse énorme de bacilles de la tuberculose,

(1) Thaon (*Soc. de biologie*, 17 oct. 1885) a aussi trouvé des bacilles dans la pneumonie rubéolique.

qui sont disposés de la même façon que dans la pneumonie caséeuse tuberculeuse primitive. Nous avons relaté aussi précédemment à propos de la broncho-pneumonie, qu'il y a parfois, dans la pneumonie rubéolique, des diplococci de la pneumonie aiguë infectieuse.

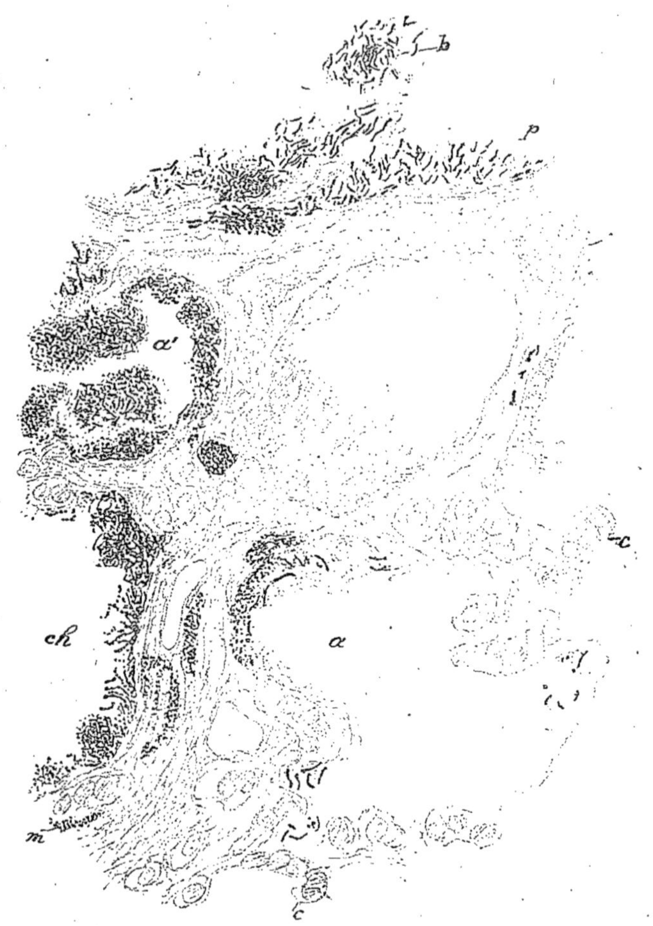

Fig. 281. — Coupe du poumon dans une pneumonie consécutive à la rougeole et à la coqueluche.

p, plèvre remplie de bactéries situées à sa surface et dans le tissu conjonctif; *a*, *a*, alvéoles pulmonaires remplis d'un exsudat cellulaire contenant des bactéries; *c*, cellules des alvéoles; *ch*, cloisons des alvéoles.

Par l'examen des urines pendant les premiers jours de la rougeole, Lebel (1) a trouvé des bâtonnets un peu courbés mo-

(1) *Comptes rendus de l'Ac. des sc.*, t. LCVI, nº 1.

biles. Dans un cas, au second jour après l'éruption, il a observé des vibrions pourvus de spores. Ces bâtonnets disparaissaient après la cessation de la maladie.

L'un de nous (Babes) a essayé de cultiver le sang recueilli au niveau des taches de l'exanthème rubéolique ainsi que les produits inflammatoires des ganglions lymphatiques, du poumon et de la plèvre. Il est parvenu souvent à trouver et à cultiver à l'état de pureté un streptococcus formant sur le sérum de l'homme ou du bœuf une mince couche superficielle à peine visible. Les articles des chapelets de ce streptococcus se rapprochent des microcoques en huit que nous avons décrits. Ce streptococcus cultivé ressemble beaucoup à celui du pus. Inoculé sous la peau du nez d'un jeune cobaye, il produit une rougeur de la peau, de la fièvre et une conjonctivite mucopurulente. Il a obtenu le même effet par l'inoculation au cobaye du sang d'un enfant atteint de rougeole. La culture du sang de ce cobaye a donné sur le sérum de bœuf une culture formée uniquement de longs bâtonnets homogènes, extrêmement fins, qui, inoculés sur l'agaragar, se développent sous la forme d'une mince tache grisâtre.

Dans d'autres cas, la culture de l'exsudat pleural et pulmonaire a reproduit le microbe capsulé qui tue le lapin.

Il paraît probable, en résumé, que les microbes ronds précédemment décrits sont en relation de cause à effet avec la rougeole et il nous semble probable qu'ils occasionnent la pneumonie rubéolique ; mais l'étude de ces micro-organismes est loin d'être complète.

CHAPITRE XVI

§ 1. — Concrétions du canal nasal formées par le streptothrix Forsteri.

Hirschler et Gruby avaient indiqué l'existence de concrétions des canalicules lacrymaux constituées par des champignons. Græfe a décrit les symptômes constants consécutifs à la présence de ces petits calculs formés par le streptothrix. C'est d'ailleurs une maladie aussi rare que facile à diagnostiquer.

La conjonctive oculaire est congestionnée, rouge ; les larmes s'écoulent à l'angle interne de l'œil. Le long des branches du canal lacrymal, il existe une tumeur de la grosseur d'un petit pois semblable à un chalazion. Au niveau de cette tumeur, la peau est mobile, la conjonctive est tendue et de couleur jaunâtre ; le point lacrymal dilaté laisse échapper un peu de mucus. Ces tumeurs se développent sans douleur ; elles peuvent se montrer aussi dans la partie inférieure du canal lacrymal.

La tumeur elle-même, de la grosseur d'une lentille, mamelonnée, est constituée par une concrétion friable qu'on enlève en ouvrant le canal lacrymal.

Pour l'examiner, on en étale une particule avec un peu d'eau sur une lamelle et on colore avec du violet de méthyle B. Les bactéries qu'on y trouve en quantité ont d'abord été rapportées au leptothrix. Cohn (1) a montré qu'il ne s'agissait point du leptothrix, mais bien du *streptothrix*.

Ce sont des filaments très fins, serrés et étroitement entrelacés, ondulés comme les spiruli ou les spirochætes, dont ils ne diffèrent que parce qu'ils sont moins réguliers. Quelquefois ils sont segmentés en petits tronçons ou même on trouve à côté d'eux des microcoques.

Goldzieher (2) a trouvé des cils au milieu de ces masses de streptothrix, et il croit que les parasites se sont développés autour d'un cil tombé dans les voies lacrymales. En ce qui concerne le parasite lui-même, dans le même cas l'un de nous a examiné (3) l'épaisseur des filaments étant constamment de 0μ,2 à 0μ,3 suivant toute leur longueur. Les plus fins paraissaient amincis à leurs extrémités.

(1) *Beiträge z. Biol d. Pflanzen*, 3e livraison, p. 186.
(2) *Centralblatt für praktische Augenheilkunde*, fév. 1884.
(3) Babes, même communication.

Leur substance est tantôt homogène, tantôt formée de bâtonnets qui se colorent fortement et qui sont unis par une substance moins colorée. La longueur des filaments, très variable, peut atteindre 40 μ. Les plus petits semblent résulter de la cassure des plus longs.

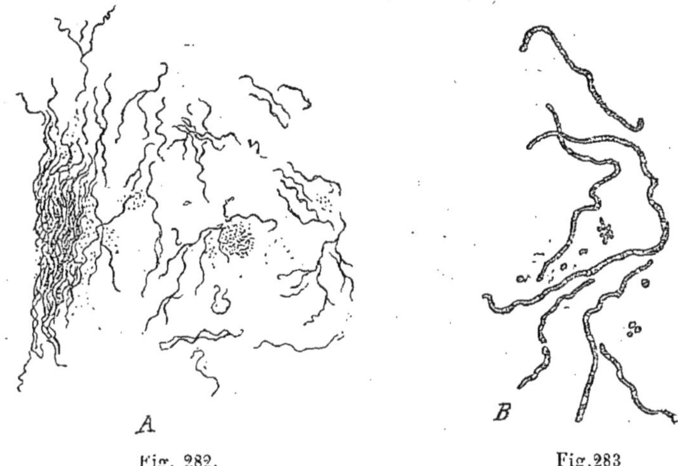

Fig. 282. Fig. 283

A, Streptothrix Forsteri examiné à un grossissement de 450 diamètres. Les filaments forment souvent des masses inextricables. En les séparant, on voit leur forme ondulée ou en spirale avec de fausses ramifications. Il existe des bactéries peu colorées, isolées ou en zooglœes.

B. Les mêmes parasites vus à un grossissement de 1600 diamètres environ. Le long des filaments, on constate des parties colorées qui alternent avec des points incolores. A côté d'eux on voit des bactéries rondes ou allongées.

Ils sont flexueux comme les spirochætes de la bouche. On observe de fausses ramifications dans les faisceaux de ces filaments. Les fausses ramifications résultent de la superposition de deux filaments.

Ces filaments se disposent parallèlement entre eux et en masse comme des mèches de cheveux. Il existe entre eux quelques amas irréguliers et un petit nombre de microcoques. Les filaments isolés ressemblent parfois tellement aux spirochætes de la bouche qu'il est impossible de les en distinguer. On peut penser que de pareils filaments sont dus à une accumulation de spirochætes.

§ 2. — **Trachome de la conjonctive.**

Dans cette maladie, Sattler a trouvé des microbes ronds, non seulement dans la sécrétion de la muqueuse, mais aussi dans les petites granulations inflammatoires. Ils se trouvent en assez grand nombre à la surface des cellules rondes qui entrent dans la structure de la néoformation. Sattler les a cultivés, isolés, et en les inoculant il a reproduit au bout de huit jours la même altération (Sattler, *Zehenders Klin. Monats-blatter*, 1881 et 1882).

§ 3. — Xérosis.

Le xérosis épithélial consiste dans un état trouble et une opacité de la surface de la conjonctive bulbaire qui aboutit souvent à un ramollissement de la cornée. Cette maladie peut survenir à la suite d'une maladie générale, ou consécutivement à une inflammation chronique de la conjonctive. Elle détermine la perte complète de la vision. Les paupières sont fermées et agglutinées au globe oculaire par une sécrétion peu abondante ; les culs-de sac conjonctivaux s'effacent progressivement.

La cornée est couverte d'une couche opaque jaunâtre, qui est presque uniquement composée de petits bacilles courts. L'un de nous a vérifié ce fait sur un malade de la clinique du professeur Panas, à l'Hôtel-Dieu. On peut cultiver ces microbes et produire leur développement par inoculation sur la cornée des animaux. Ils ont été étudiés par Reymond et Colomiati (1), Kuschbert et Neisser (2), Leber (3) et Schleich (4).

(1) Reymond et Colomiati, *Congrès ophtalmolog. Milan* (*Compt. rend.*), 1881.
(2) Kuschbert et Neisser, *Breslauer ärztl. Zeitschrift*, 1883, n° 4.
(3) Leber, *Græfe's Arch.*, t. XIX, p. 225.
(4) Schleich, *Ophthalm. Congress*, Heidelberg, 1883.

CHAPITRE XVII

MICROBES DE LA BOUCHE. — CARIE DENTAIRE.

Les schizomycètes sont très nombreux dans la salive et dans le tartre dentaire. Leuwenhœck est le premier qui les ait vus (voyez page 17); depuis, tous les auteurs qui ont étudié l'histoire générale des infusoires, Ehrenberg, Dujardin, Robin, etc., ont mentionné ces micro-organismes. Nous citerons plus particulièrement les monographies de R. Arndt (1), Van Lair (2), Rappin (3), qui ont trait uniquement aux bactéries de la bouche. Rasmüssen en a décrit onze espèces différentes; on pourrait encore en multiplier le nombre. Les bactéries accidentelles de la bouche viennent, les unes de l'air, et elles sont très nombreuses comme espèces, les autres proviennent accidentellement des voies aériennes, comme par exemple les bacilles de la phthisie ou les diplocoques de la pneumonie, ou des voies digestives comme les sarcines de l'estomac. Il est vraisemblable que la bouche est l'une des portes d'entrée les plus importantes des bactéries pathogènes de la phthisie, de la pneumonie, du choléra, etc. Il existe en outre des bactéries qui y vivent constamment à l'état normal, comme le leptothrix buccalis, le spirochæte denticola, un bacille en virgule qui ressemble un peu à celui du choléra, le bacterium termo, le bacterium lineola, des micrococques et des bactéries avec lesquelles Pasteur a produit la maladie de la salive. Leur rôle physiologique paraît être en rapport avec la digestion.

Nous avons déjà donné, à propos de la description des espèces, les caractères du bacterium termo et du bacterium lineola (pages 135 et 140); aussi jugeons-nous inutile d'y revenir. Les microcoques de la bouche sont très nombreux, de grosseur différente, tantôt isolés, tantôt associés deux par deux ou en zooglœe. Ils siègent souvent en grande quantité dans les cellules épithéliales de la bouche et ils s'accompagnent assez souvent d'une mauvaise odeur, comme cela a lieu dans les cryptes amygdaliennes. Rosenbach a pu cultiver un microbe saprogène avec le contenu caséeux de ces cryptes (voyez page 154).

Les spirochætes existent surtout au collet des dents, dans le tartre den-

(1) Arndt, *Beobacht. an Spirochäte* (*Virchow's Archiv*), 1850.
(2) Van Lair, *Du lichénoïde lingual*, Paris, 1880.
(3) Rappin, *Les bactéries de la bouche*, thèse de doctorat, Paris, 1881.

laire. Ils sont ondulés ; leurs extrémités sont rarement pointues, si ce n'est sur les plus minces d'entre eux. Ils mesurent 0μ,2 à 0μ,3, et leur longueur dépasse rarement 15 à 20 μ. Ils présentent souvent de fausses ramifications.

Les leptothrix se présentent tantôt comme de longs filaments *l*, parfois droits ou à peine ondulés, d'autres fois ondulés *l'* ; tantôt sous forme de bâtonnets longs ou courts. Ils offrent souvent des spores dans leur intérieur et ils existent aussi à l'état de microcoques. Leur épaisseur, qui est variable, est généralement assez grande, 1 μ à 1μ,5 (voyez page 172).

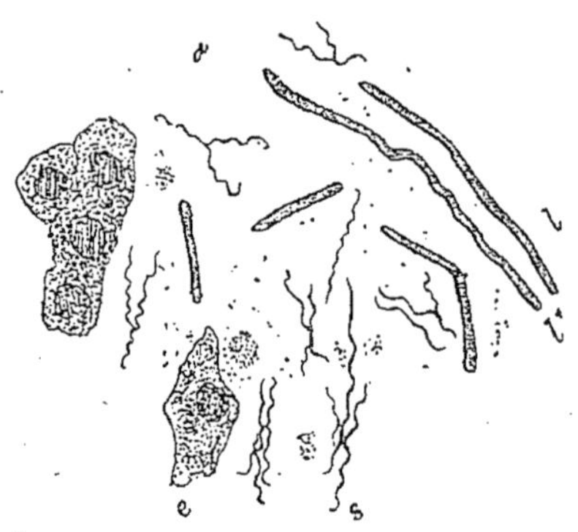

Fig. 284. — Bactéries de la bouche (grossissement de 450 diamètres).

l, filaments allongés, très colorés du leptothrix buccalis ; *l'*, un de ces filaments un peu ondulé ; *s*, spirochætes présentant une longueur inégale et quelquefois de fausses ramifications ; *a*, microbes ronds, isolés ou en amas ; *e*, cellules épithéliales de la bouche.

On n'a pas réussi jusqu'à présent à faire des cultures pures du leptothrix ni de plusieurs autres bactéries de la bouche. Si l'on ensemence la salive sur une plaque de gélatine, bien que la salive contienne une masse de bactéries, il se développe à peine quelques colonies. La gélatine ne constitue pas un milieu nutritif qui leur convienne. Sur l'agar-agar, nous avons obtenu, à la température de 36°, un plus grand nombre de colonies.

Les leptothrix se trouvent parfois dans les abcès qui sont en rapport avec une dent cariée. Weigert (1) a rencontré, dans un abcès clos de la bouche, des masses compactes de la grosseur d'une tête d'épingle jusqu'à celle d'un petit pois consistant en filaments du leptothrix. Nous avons déjà vu que les foyers gangréneux du poumon en présentaient aussi (Traube, Leyden et Jaffé) (2).

(1) *Bacterien Untersuchungen* (*Virchow's Archiv*, t. LXXXIV, 1881).
(2) Traube, *Deutsche Klinik*, 1853. Leyden et Jaffé, *Arch. f. kl. Med.*, 1866, p. 489.

Galippe (1) a isolé et cultivé un champignon de la salive formé de mycelium et de grandes spores de 3μ à 7μ,5.

Carie dentaire. — Leber et Rottenstein (2) ont publié en 1867 un travail étendu sur la carie des dents. Ils croient que les cellules du leptothrix pénètrent dans les canalicules dentaires, les dilatent, et qu'avec eux les acides entrant dans la dentine ramollissent et détruisent cette substance. Miller pense au contraire que l'action des acides commence par ramollir en un point superficiel la dentine dépouillée préalablement de la couche de l'émail et que les bactéries pénètrent ensuite. Weil supposait que les bactéries peuvent entrer à travers la couche de l'email. Miller a prouvé au contraire que les micro-organismes ne passent jamais dans les dents saines, si ce n'est après la dissolution par les acides de la couche calcaire qui les recouvre.

Underwood et Milles (3) ont constaté que les bactéries pénètrent dans le tissu carié. Klebs a décrit le leptothrix pusilla, qui formerait, d'après lui, le tartre calcaire qui se dépose sur les dents. Mais cette interprétation n'est pas exacte, car le leptothrix ne se développe pas dans le même endroit que le tartre. Les concrétions calcaires se forment aux points d'ouverture des glandes salivaires sur la muqueuse, tandis que la plus grande masse de leptothrix se trouve du côté labial des incisives.

Au début, les dents commencent par se décalcifier sous l'influence des acides qui se forment dans la bouche par les fermentations. La partie décalcifiée est ensuite envahie par les bactéries. On peut expérimentalement rendre la salive acide en la mélangeant pendant quatre heures à la température de 20° avec du sucre et de l'amidon. Si, au contraire, on chauffe le mélange à 100 degrés ou si on y ajoute de l'acide phénique, il ne se produit pas d'acidité.

Miller (4) a isolé, par la culture, différentes bactéries de la salive prises dans les dents cariées. Après avoir nettoyé une dent cariée, il l'a recouverte avec de l'acide phénique à 90 p. 100. Puis il a essuyé avec du papier buvard et il a enlevé la couche superficielle. Il a ensuite pris avec des instruments stérilisés la couche profonde de la partie cariée et l'a mêlée dans du bouillon stérilisé. Quelques minutes après, il prend des particules de ce bouillon et les étale sur une couche de gélatine. Sur ces lames de gélatine,

(1) *Journal des connaissances médicales*, 7 et 14 janvier 1886.

(2) Leber, *Berl. klin. Woch.*, 1867, n° 16. Leber et Rottenstein, *Untersuch. über die Caries der Zähne*, Berlin 1867.

(3) Underwood et Milles, *An investigation into the effects of organisms upon the theeth.* Transactions du congrès international de Londres, 1881, t. III, p. 523.

(4) Nous avons surtout mis à contribution, pour la rédaction de cet article, le travail de Miller inséré dans la *Deutsche medicinische Wochenschrift*, 1884.

il se développe toujours suivant lui cinq espèces différentes de bactéries, auxquelles il a donné le nom des lettres grecques α, β, γ, δ, ε.

La bactérie α se présente sous la forme de cocci et de diplococci, isolés ou en chaînettes. On l'isole très facilement, parce qu'elle se développe la

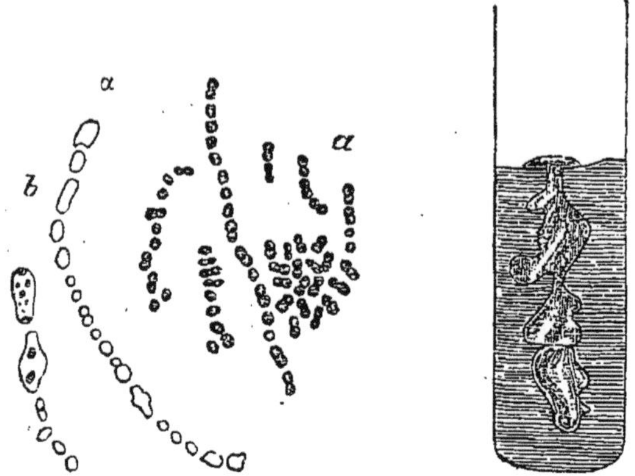

Fig 285. — Le microbe cultivé α qui est, d'après Miller, la cause de la fermentation de l'acide lactique, est aussi d'après lui l'agent le plus essentiel de la carie dentaire.

a, différentes formes de ce microbe ; *b*, formes d'involution ; *c*, apparence de la culture sur la gélatine.

première et très rapidement sur la gélatine, qu'elle transforme en une sorte de bouillie semi-liquide et encore peu transparente. Sur la lamelle de

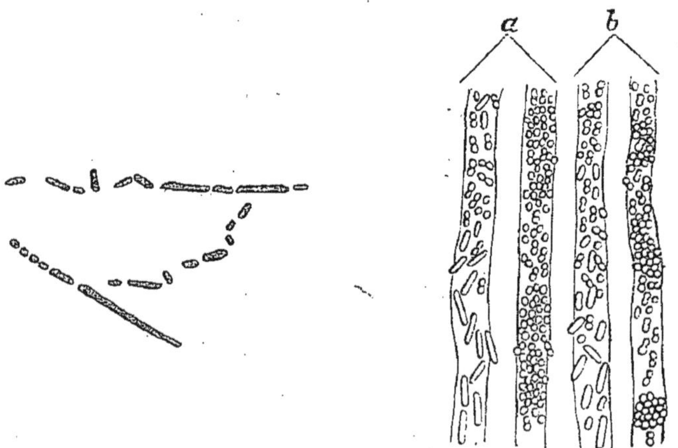

Fig. 286. — Bactérie β.

Fig. 287. — Section des canaux de la dentine dans la carie dentaire. *a*, carie artificielle ; *b*, carie dentaire spontanée.

gélatine, les cultures de la bactérie α se montrent comme de petits boutons. Dans les étuves, ces cultures ont de la tendance à constituer des globes.

C'est elle qui est l'agent de la fermentation acide de la bouche dans la formation de l'acide lactique.

La bactérie β offre des filaments, des bâtonnets, des bactérium, des cocci dont on peut suivre le développement sur le même individu. Ce champignon se développe très lentement et il est difficile de l'obtenir sur la gélatine.

C'est surtout cette bactérie qu'on observe dans la carie dentaire, à l'intérieur des canalicules de la dentine ou ivoire et l'on peut voir, dans ces canalicules, tous les intermédiaires entre les cocci et les filaments, ainsi que le représente la figure 287.

La bactérie γ est représentée par des cocci très petits, rarement associés en chaînettes (voyez la fig. 288). Ses cultures liquéfient très rapidement la gélatine. Au bout de 4 à 6 heures, cette substance est devenue liquide jusqu'au fond du tube de verre. Au fond de ce liquide il se dépose de petits grumeaux.

Les cocci de la bactérie δ sont de grandeur très variable.

Cette bactérie diffère aussi de la précédente en ce que sa culture sur la gélatine se prolonge en forme de pointe à la partie inférieure du tube, et que son développement est beaucoup plus lent (voyez la fig. 289). Elle liquéfie aussi la gélatine.

La bactérie ε ressemble à de petits bacilles en virgule (voyez fig. 290). Lorsque deux d'entre eux sont au contact par leurs extrémités, ils donnent la figure d'un S. Ils se disposent en filaments spirulés dans lesquels on voit

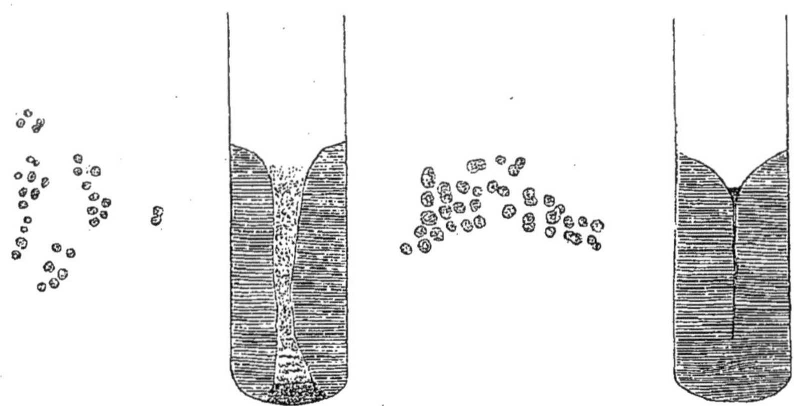

Fig. 288. — Bactérie ronde γ qui liquéfie rapidement la gélatine.

Fig. 289. — Bactéries du microbe plus grand δ qui liquéfie plus lentement la gélatine.

la limite des articles dont les filaments sont composés, comme cela a lieu pour le choléra. On n'a pas pu en obtenir de cultures pures sur la gélatine, ce qui les différencie très nettement des bacilles du choléra.

Il paraît cependant qu'il existe exceptionnellement, il est vrai, dans la bouche, un microbe en virgule qui liquéfie la gélatine, mais qui diffère du bacille de Koch par la rapidité de son développement et par la forme de ses cultures sur la gélatine; peut-être ce microbe se trouve-t-il accidentellement dans la bouche. Nous avons pu constater une fois, dans la bouche, un bacille très voisin comme forme du bacille de Koch mais qui ne liquéfie pas la gélatine. Il forme sur elle une plaque grisâtre mince.

Nous citons enfin, comme micro-organismes se rencontrant souvent dans la bouche, les diplococci capsulés qui sont pathogènes pour les lapins et qui sont décrits dans notre classification à propos de la pneumonie aiguë (page 144).

Miller a démontré que les bactéries qu'il a décrites dans la carie ont la propriété de faire fermenter les hydrates carbonés et de mettre en liberté de l'acide lactique. Il a obtenu cette fermentation avec une culture pure des bactéries α. Il a employé à cet effet une solution de salive, de bouillon et de sucre à laquelle il a ajouté des bactéries α en culture pure, et il s'est produit 75 p. 100 d'acide lactique. Cette fermentation n'est pas liée à la présence de l'oxygène, et elle réussit sans ce corps. Il y a souvent, sinon toujours, de l'amidon dans la bouche, et souvent du sucre; mais il est douteux que ces bactéries puissent déterminer une fermentation lactique avec l'amidon seul. Elles peuvent donner naissance à un ferment qui intervertit le sucre. Miller a observé qu'il

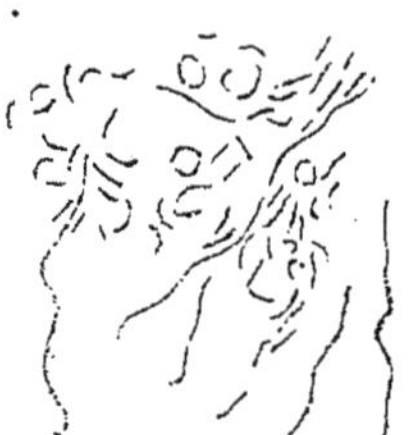

Fig. 290. — Bactérie ε.

ne se produit pas d'acide carbonique par cette fermentation. Il est certain que la fermentation lactique est sous la dépendance d'organismes vivants.

Miller a essayé de faire des caries artificielles, et il a toujours réussi en déposant les bactéries précédentes sur une section de dents. Celle-ci se ramollit si bien qu'on peut courber et plier son tissu. Sur les coupes de dents artificiellement cariées, de même que sur la carie dentaire spontanée, on voit les canalicules dilatés remplis de bactéries. Au bout de trois semaines, la dilatation des cavités est accrue au point que les canaux se perforent et qu'on observe des trous et cavernes comme dans une dent complètement cariée (voyez la fig. 287).

L'action des antiseptiques sur les bactéries de la carie dentaire est résumée dans le tableau suivant :

	L'action des micro-organismes est arrêtée par	abolie par
Sublimé	1 pour 500000	1 pour 100000
Nitrate d'argent	1 — 100000	1 — 50000
Iode (solution alcoolique)	1 — 15000	1 — 6000
Iodoforme	1 — 10000	1 — 5000
Naphtaline	1 — 9000	1 — 4000
Essence de moutarde	1 — 5000	1 — 200
Permanganate de potasse	1 — 2000	1 — 1000
Acide phénique	1 — 1000	1 — 500
Acide hydrochlorique	1 — 1000	1 — 500
Acide phénilique	1 — 500	1 — 200
Acide lactique	1 — 250	1 — 125
Carbonate de soude	1 — 200	1 — 100
Acide salicylique en solution alcoolique concentrée	1 — 125	1 — 75
Alcool absolu	1 — 25	1 — 10

Il résulte des chiffres précédents que la solution de sublimé à 1 p. 1000 ou à 1 p. 5000 constitue la meilleure eau dentifrice.

Lorsque les bactéries forment des accumulations de la grosseur d'une tête d'épingle, elles résistent aux antiseptiques.

Si l'on ajoute 2 pour 1000 d'acide chlorhydrique, on arrête la fermentation produite par les bactéries. Le suc gastrique qui contient seulement 2 pour 10000 d'acide chlorhydrique n'arrêterait donc pas complètement la fermentation déterminée par les bactéries de la bouche avalées avec les aliments.

Tels sont les phénomènes initiaux et essentiels de la carie dentaire, d'après Miller. Mais on trouve aussi dans la bouche les bactéries des fermentations acétique et butyrique. Leurs acides ramollissent aussi les dents, et leurs bactéries les pénètrent. Plus tard il entre aussi des leptothrix buccalis et, lorsque, dans un stade plus avancé, la pulpe dentaire est décomposée, putréfiée, il en sort un liquide ichoreux qui contient de grandes quantités de vibrions de la putréfaction répandant une odeur putride.

La carie des dents a si souvent pour conséquence des abcès fétides, des névralgies, des otites, des dyspepsies, quelquefois même des abcès étendus du cou (J. Israël) et de la pyémie, qu'elle constitue en réalité une véritable maladie chronique. Les recherches bactériologiques auxquelles elle a donné lieu mettent sur la voie de sa prophylaxie et de son traitement.

L'*ostéo-périostite alvéolo-dentaire* paraît être aussi sous la dépendance des micro-organismes de la salive qui ont pénétré entre le cément et la paroi alvéolaire (Malassez et Galippe, *Journal des connaissances*, 7 août 1884). Les ligaments alvéolo-dentaires et le cément auquel ils s'attachent sont détruits la dentine est érodée et mise à nu ; elle est recouverte par places de cément de nouvelle formation ; les micro-organismes pénètrent dans les canalicules et, à la longue, la dent peut être infectée dans toutes ses parties. La pulpe est envahie et disparaît.

CHAPITRE XVIII

MALADIES DIVERSES RÉPUTÉES D'ORIGINE BACTÉRIENNE.

Nous réunissons dans ce chapitre une série de maladies qu'on suppose causées par des bactéries, mais dont l'histoire, au point de vue de cette origine, n'est encore qu'à peine ébauchée.

Grippe ou influenza. — Coqueluche. — Letzerich (*Archiv f. exp. Pathologie*, 1880) considère l'influenza ou grippe comme une affection mycosique du sang causée par des micrococques. Les cultures du sang qu'il a tentées ont donné des cocci ne se développant pas en chaînettes, mais bien en colonies irrégulières. Il faut observer que ces cultures ont été faites par le procédé de Letzerich, qui était loin d'offrir la rigueur des méthodes que nous connaissons aujourd'hui.

Le même auteur a recherché et essayé de cultiver des microbes dans les crachats de la coqueluche (*Virchow's Archiv*, 1874, t. LX, p. 409). Il a décrit et figuré des micrococques énormes qui se disposent en chaînettes irrégulières et en zooglœes. Il les a même inoculés par trachéotomie à des lapins qui ont gagné à la suite de cette opération une toux convulsive.

Ce travail de Letzerich est absolument contredit par la communication de Burger (*Berliner klinische Wochenschrift*, n° 1, 1883), qui a rencontré, dans les crachats de la coqueluche, de petits bâtonnets ellipsoïdes avec un étranglement en leur milieu. Ces crachats présentent à l'œil nu de petits flocons blanchâtres, puis jaunâtres. Ce sont surtout ces flocons qui, étalés sur une lamelle de verre, desséchés et colorés au violet de méthyle, puis décolorés à l'alcool, présentent ces petits bâtonnets. Ils sont situés entre les cellules ou dans les cellules, il n'y a pas de chaînettes. Burger croit que les dessins de Letzerich ne se rapportent pas à des parasites. D'après Burger, les bâtonnets existent en grand nombre dans la coqueluche et sont en rapport avec cette maladie et avec ses rechutes. Il ne les a pas cultivés. Mais il faut toujours se défier des organismes qui peuvent se trouver accidentellement dans la bouche et dans le pharynx.

Goitre endémique. — Le goître a depuis longtemps été considéré comme causé par un vice de composition de l'eau potable des vallées situées dans les montagnes où il est endémique. C'est ainsi qu'on l'a attribué à l'absence d'iode ou de principes salins dans les eaux provenant directement de la fonte des neiges (1). Klebs (*Studien uber Kretinismus*, Prague, 1877) a décrit dans l'eau potable des régions du goître, des monades, des navicules et infusoires sous la forme de tétraèdres irréguliers, et il les regarde comme ayant une certaine influence sur la production de cette maladie.

Bircher (*Der endemische Kropf*, Basel, 1883), dans une étude très intéressante, basée sur beaucoup de faits relatifs au goître de la Suisse, croit que cette maladie est causée par un micro-organisme qui pénètre dans l'économie avec l'eau de boisson.

Bien que ces deux auteurs n'aient pas réussi à prouver leur opinion en isolant un micro-organisme spécial et en reproduisant expérimentalement une maladie voisine du goître, ils n'en ont pas moins rendu plausible cette étiologie bactérienne de la maladie. Il est possible en effet que les micro-organismes d'une eau potable donnent une maladie infectieuse chronique qui s'accuse par l'hyperémie du corps thyroïde. Il faudrait aussi supposer que la maladie, observée à l'état d'épidémie, résulte d'une viciation plus grande de l'eau, en même temps que de la prédisposition due à l'habitation de vallées profondes bordées de hautes montagnes. Comme le crétinisme et la surdi-mutité accompagnent souvent le goître, Bircher suppose qu'il s'agit là de la même maladie infectieuse déterminant les lésions osseuses congénitales que l'on observe chez les crétins. Ces derniers naissent souvent de parents goîtreux, et il est d'observation que leur nombre augmente lorsque le goître devient épidémique.

Anémie pernicieuse. — Aufrecht (*Mittheilungen*, Magdeburg, 1883) a trouvé dans le sang de trois malades atteints d'anémie pernicieuse terminée par la mort, des vibrions ressemblant aux spirochætes de la fièvre récurrente. Il croit que ces vibrions étaient la cause de la maladie. Nous n'avons pas vu de micro-organismes dans une observation d'anémie pernicieuse du service de clinique du professeur Sée.

Diabète. — Weigert cite une autopsie de diabétique (*Virchow's Archiv*, t. LXXXIV, p. 309, 1881), mort avec de la tuberculose et des cavernes pulmonaires, de la péricardite et de la myocardite, une thrombose des veines cardiaques et des infarctus rénaux. Dans les infarctus du rein et dans les exsudats inflammatoires des séreuses, il y avait de grands cocci de 1μ,2 de diamètre, entourés d'une substance muqueuse. Ils formaient des masses diffuses ou des amas bien limités siégeant dans les amas interstitiels ou lymphatiques. Ces microcoques s'étaient développés accidentellement et

(1) Saint-Lager, *Études sur les causes du crétinisme et du goître endémique*, Paris, 1867. Nivet, *Sur le goître endémique*, Paris, 1873. Baillarger, *Goître et crétinisme*, Paris, 1873. Baillarger et Krishaber, art. Crétinisme du *Dict. des sc. méd.*, 1879. Hirsch, *Handbuch d. geogr. Pathol.*

n'ont évidemment aucune part à la production du diabète ; mais il est possible que la présence du sucre dans le sang et les humeurs de l'économie soit une condition favorable au développement d'une série de bactéries variées, comme cela paraît probable pour les bactéries du furoncle.

PARASITES DE LA PEAU. — Eberth a décrit le premier les zooglœes qui existent à la surface de la peau, dans la sueur et dans les poils des aisselles. Ce sont les microphytes les plus ordinaires de la peau. Ils existent surtout dans les parties humides. Dans le sebum de l'oreille il y a de gros micrococci et des diplococci en petit nombre ; mais il existe des bactéries sur le bout du nez, le pénis et le scrotum. On trouve aussi un grand nombre de bactéries sur la peau du crâne, dans la barbe et sur les lèvres. Il suffit de toucher ces parties avec une lamelle, puis de laisser sécher, d'enlever la graisse avec du chloroforme et de colorer pour voir une grande quantité de micrococci et de diplococci de 0µ,3 à 0µ,5. Mais on trouve aussi d'autres espèces qui exigent l'intervention d'autres méthodes ; on commence par retirer la graisse en mettant l'épiderme dans l'alcool absolu et dans l'éther. On les replace ensuite dans l'alcool. On traite les écailles d'épiderme avec de l'acide acétique à 1 pour 2 ou de la potasse à 1 pour 10 et on examine dans ces liquides ; ou bien on les colore au bleu de méthylène.

Enfin, on peut traiter par l'acide acétique qu'on laisse évaporer, on passe les lamelles à la flamme et on colore par les couleurs d'aniline appropriées.

Ajoutons toutefois que la méthode de Gram est celle qui nous paraît la meilleure.

Les pellicules du cuir chevelu présentent à considérer trois formes différentes de parasites, des champignons ou saccaromycètes, des microcoques et des bactéries.

Von Sehlen a décrit dans la teigne pelade, des microcoques qui pénètrent dans la gaine des poils et dans les poils eux-mêmes ; mais Bizzozero (1) a vu souvent des microcoques dans les poils normaux.

Entre les orteils, il existe de très nombreux microcoques et des bacilles. Ces derniers ont une épaisseur de 0µ,4 à 0µ,7 et une longueur de 2µ,5 jusqu'à 4µ,5. Ils contiennent des grains brillants ; ils sont droits ou courbés, à extrémités arrondies isolés ou en amas. Ils se colorent mal avec la fuchsine, mais les grains qu'ils renferment sont bien colorés.

Dans les couches plus profondes de l'épiderme, on rencontre des filaments qui sont plus longs, parfois réunis en groupes, qui mesurent de 10 à 15 µ. Souvent on y voit des séries de grains non colorés. On observe tous les intermédiaires entre les filaments et les bacilles. Ce micro-organisme est rangé par Bizzozero dans les leptothrix. Bizzozero croit que ces organismes

(1) *Virchow's Archiv*, t. XCIX, 1884, p. 441.

normaux sont les mêmes que ceux que Balzer a décrits dans l'érythrasma. Nous renvoyons à l'article *Syphilis* ce qui concerne les bactéries du smegma preputialis.

Dermatoses. — Dans plusieurs variétés d'éruptions cutanées, divers auteurs ont signalé la présence de bactéries. Ainsi Vidal a observé des micro-organismes dans les pustules d'*ecthyma*. Vidal et Gibier (*Annales de dermatologie*, 1882) ont vu des microbes en chaînettes dans les bulles du *pemphigus* (1), et Gibier les a retrouvés dans les urines. Peut-être s'agissait-il simplement du streptococcus de la suppuration.

Eklund et Lang croient que le *psoriasis* est une maladie parasitaire. Eklund est persuadé qu'il a trouvé le microbe du psoriasis sous la forme de filaments composés de grands microbes. Nous n'avons pas trouvé de parasites dans le psoriasis.

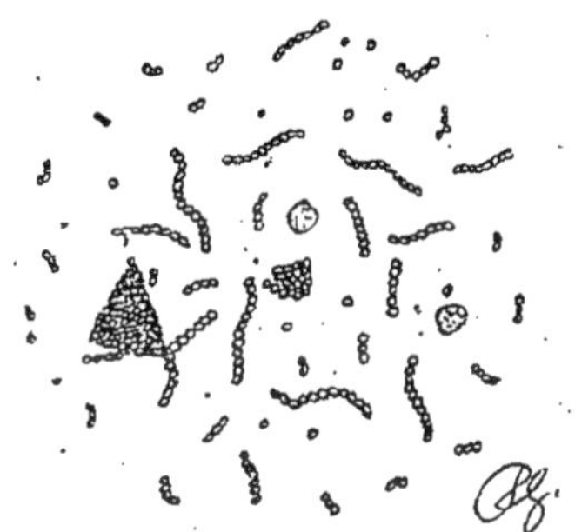

Fig. 291. — Bactéries du pemphigus (d'après Gibier).

Les poils, ceux des aisselles surtout, sont souvent couverts de microbes, ovoïdes et adhérents, réunis en zooglœe, qu'on a confondus avec des grégarines.

Dans les *sueurs rouges* abondantes et de mauvaise odeur des aisselles (2), les poils sont minces, d'un rouge pâle, rigides, fragiles, entourés d'une gaine rouge adhérente. Celle-ci est formée par des masses ressemblant aux druses d'amadou; elles présentent une structure radiée et siègent sur la surface du poil ou sur ses fibres dissociées (Voyez fig. 292). Les microbes qui les composent ont 1 μ de longueur sur 0μ,6 à 0μ,8 d'épaisseur; ils sont unis par une masse gélatineuse homogène rouge ne contenant pas de fer, plus colorée à la profondeur qu'à la surface de la zooglœe. Les mêmes zooglœes existent dans la sueur.

(1) Il est probable que le pemphigus reconnaît pour cause des lésions du système nerveux, si l'on prend en considération les altérations qui ont été notées dans les nerfs périphériques et dans la moelle par Leloir, Déjerine, Babes (Schwimmer, *Dermatosen*, 1882), Meyer (*Virchow's Archiv*, 1883), etc.

(2) Babes, *Centralb, f. med. Wiss.*, 1883 et *Journal de l'anat.*, janv. 1884.

Les bactéries de la sueur rouge peuvent se cultiver à la température de 37° sur l'albumine de l'œuf. Leur couleur rouge se comporte, au point

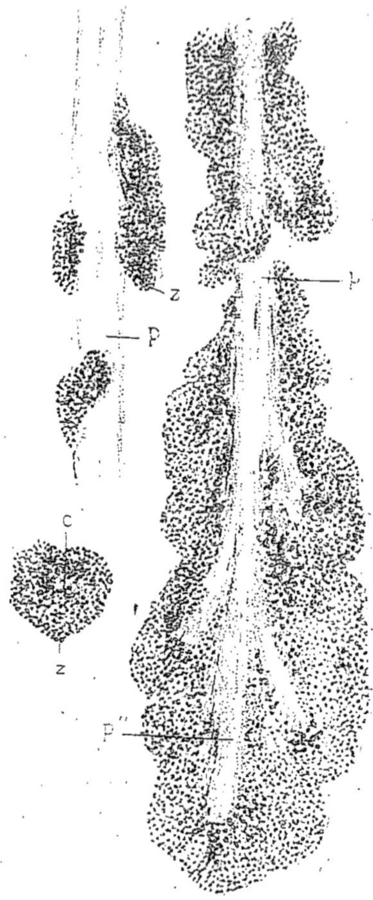

Fig. 292. — Microbes de la sueur rouge.

z, zooglœe adhérente au poil; p, poil entouré de masses zooglœiques; p', dissociation du poil sous l'influence des microbes.

de vue des réactions chimiques et à l'examen spectroscopique, comme celle du micrococcus prodigiosus.

Verrues.

Il semble que les verrues possèdent en elles un principe contagieux, si bien qu'elles se sèment les unes auprès des autres. Majocci, cité par Tomasi Crudeli (*Anatomia pathologica*, t. I, 1882), a découvert dans leur tissu un petit bacille qu'il a nommé *bacterium porri*. L'un de nous (1) a vu dans un

(1) Babes, *Journal de l'anatomie*, janvier 1884.

fait un grand nombre de microcoques de 0μ,4 à 0μ,5 accolés deux à deux ou en petits amas carrés ou arrondis.

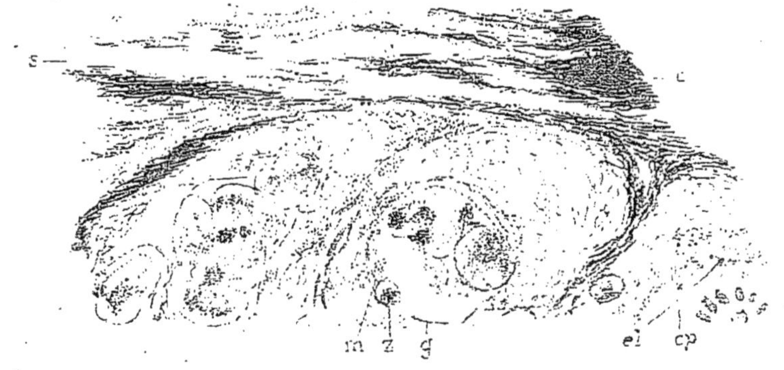

Fig. 293. — Verrue.

s, substance cornée à la surface de la verrue peu colorée ou fortement colorée par les couleurs d'aniline en *c*; *g*, papille; on peut distinguer les cellules cylindriques à la surface du réseau de Malpighi, en *c*.

VERRUGA DU PÉROU. — La verruga du Pérou est caractérisée par des tumeurs nodulaires ou verruqueuses de la peau formées de tissu conjonctif vascularisé et par des cellules qui les font ressembler au sarcome. Dans le tissu de ces tumeurs et surtout dans leurs vaisseaux, Izquierdo (1) a trouvé des bacilles plus gros que ceux de la tuberculose, parfois en longs filaments composés de grains elliptiques. On les colore bien par le même procédé que ceux de la tuberculose. Il a rencontré les mêmes bacilles dans la peau saine au niveau des nodules ulcérés. Auprès des bacilles, il existe parfois des amas denses de grains ronds qui lui ont paru être des produits des bacilles. Comme son observation n'a porté que sur un seul cas, et que l'auteur n'a fait ni cultures, ni expériences au sujet de ces bacilles, il est difficile de leur attribuer une grande valeur.

MYCOSIS FONGOIDE. — Rindfleisch (*D. med. Woch.*, 1885, p. 233) a vu, dans les tumeurs cutanées de cette maladie (lymphadénome cutané de Ranvier), des capillaires remplis de streptococci qui se coloraient bien par la méthode de Gram. Les mêmes microbes existaient en grandes masses dans les capillaires du poumon et du foie. Auspitz (*Vierteljahrschr. f., Derm u. Syph.* 1885, p. 123) a décrit une infiltration diffuse du tissu avec des microbes libres ou dans les cellules. Ces microbes ont été observés, dans le cas d'Auspitz, par Hochsinger et ils ont été cultivés par Schiff sur la gélatine. Celle-ci s'est troublée le dixième jour après l'inoculation. Cette culture a été reproduite sur de la gélatine et sur les pommes de terre (2).

(1) *Virchow's Archiv*, XCIX, mars 1885.

(2) Ces travaux sont analysés par Hallopeau dans la *Revue des sciences médicales* de Hayem, 1885.

TROISIÈME SECTION

Maladies chroniques bactériennes.

Nous décrivons, dans cette dernière partie, les maladies chroniques bactériennes caractérisées par la formation d'un tissu nouveau spécial pour chacune d'elles, qui se montre sous la forme de petits nodules ou de plaques, ou de tumeurs envahissant la peau, les muqueuses et les organes internes. Tels sont le rhinosclérome, la lèpre, la tuberculose qui comprend la scrofule et le lupus, et en dernier lieu la syphilis.

Les néoplasmes déterminés par ces maladies, ont été rangés pendant longtemps dans les tumeurs (*Tumeurs de granulations*, Virchow). Ils sont constitués en effet par des nodules limités ou par une infiltration diffuse du tissu où ils se développent, et se comportent, dans leur extension, dans leur propagation aux ganglions lympathiques, comme les tumeurs malignes, le carcinome, par exemple. Peut-être trouvera-t-on aussi, dans un avenir prochain, des micro-organismes dans les tumeurs cancéreuses ou sarcomateuses comme on l'a fait pour les tumeurs dues à l'actinomykose (1). Mais, en attendant, on doit séparer absolument des tumeurs les néoformations dues aux microbes bien connus de la lèpre, de la tuberculose, du rhinosclérome et à celui moins bien étudié encore de la syphilis.

(1) Nous ne consacrons pas ici de chapitre à l'actinomykose décrite autrefois par Lebert et étudiée avec tous ses détails dans ces dernières années par Bollinger, Israël, Ponfick, Chiari, Firket, etc., parce que les parasites de cette maladie n'appartiennent vraisemblablement pas aux bactéries proprement dites que nous avons seules en vue dans ce volume.

CHAPITRE PREMIER

RHINOSCLÉROME.

Historique. — Cette affection, qui a été anciennement confondue avec la syphilis et le lupus, en diffère absolument par ses caractères anatomiques et par le résultat de l'examen histologique ; elle n'est d'ailleurs nullement influencée par la médication antisyphilitique. Ses caractères histologiques lui assignent une place à part dans la classification des tissus morbides.

On l'a observée à Vienne, en Autriche-Hongrie et en Italie ; elle est aussi assez commune dans l'Amérique centrale. Hébra et Kaposi (1) l'ont décrite en 1870, et depuis cette époque elle a été le sujet d'un nombre considérable de monographies, en particulier de Mikulicz (2), Frisch (3), Chiari (4), Klebs et Eppinger, Celso Pellizari (5), etc.

Elle n'a jamais été observée à l'hôpital Saint-Louis. Nous avons eu l'occasion d'en examiner au microscope un certain nombre de faits (6), l'un provenant d'un jeune Américain soigné par Verneuil, et plusieurs autres qui nous ont été donnés par le Dr Alvarez, de San Salvador, ville où cette maladie est assez commune (7).

Définition et symptômes. — Le rhinosclérome est caractérisé par un épaississement et une induration de la cloison nasale, de la peau de la lèvre, des narines, de la muqueuse des fosses nasales et de la muqueuse pharyngo-laryngienne, qui paraissent être causés par la présence de bacilles spéciaux dans les cellules des parties atteintes. La tumeur débute par le nez, la cloi-

(1) *Leçons sur les maladies de la peau*, trad. fr. t. II, p. 231.
(2) *Ueber das Rhinosclerom. Langenbeck Archiv*, t. XX, 1876.
(3) *Ætiologie des Rhinosclerom* (*Wiener medicinische Wochenschrift*, 12 août 1882.
(4) *Stenose des Kehlkopf und der Luftröhre bei Rhinosclerom. Medicin. Jahrbuscher von der K. K. Gesellschaft der Ærtze*, 1882, Heft 2. Wien.
(5) *Il Rhinoscleroma*, avec 5 planches lithogr. Florence, 1883, in-8.
(6) Cornil, *Société anatomique*, 1883, p. 319.
(7) Guevara, *Sur le lupus scrofuleux des fosses nasales*. Thèse. San Salvador, 1883.

son, les narines, d'où elle envahit les parties voisines, la lèvre supérieure en particulier. Elle se présente sous la forme de plaques, de nodosités planes saillantes, lisses ou granuleuses, nettement limitées, dures, élastiques, luisantes, de couleur rouge clair ou grises, douloureuses à la pression. Ces tumeurs font corps avec le derme, qui est infiltré profondément. Elles ressemblent un peu à des chéloïdes et ne montrent à leur surface ni poils ni relief glandulaires. Les parties voisines sont tuméfiées, le nez s'aplatit et s'élargit à son extrémité inférieure; les ailes du nez sont raides et immobiles, les orifices des narines sont obstrués; la lèvre supérieure est indurée à son tour et envahie par la néoformation qui peut gagner les gencives et la muqueuse buccale, en même temps que la propagation se fait par les fosses nasales à la muqueuse du voile du palais, du pharynx et même du larynx. Il peut en résulter une sténose glottique en rapport avec une lésion localisée, et qui nécessite la trachéotomie.

La marche du rhinosclérome est très lente; le nodule ou la plaque primitive mettra, par exemple, quatre ou cinq ans à atteindre un diamètre de 4 à 5 centimètres en étendue superficielle, en même temps qu'elle s'étend en épaisseur. Il n'est pas rare de voir des lésions qui remontent à quinze ou vingt ans. La tumeur ne se généralise pas en dehors du lieu primitivement affecté.

Anatomie pathologique. — Lorsqu'on enlève un fragment de rhinosclérome, le bistouri entre très facilement dans son tissu lardacé, bien qu'il paraisse très dur. Les coupes que nous avons examinées dans tous les faits précédents, sur des pièces qui avaient été durcies simplement par l'alcool, ont montré les particularités suivantes :

Sur les coupes de la peau altérée, pratiquées perpendiculairement à sa surface, les couches épidermiques sont bien conservées. La couche cornée et la couche granuleuse sont épaisses et présentent la disposition normale de l'éléidine. Le corps muqueux de Malpighi montre ses cellules à protoplasma fibrillaire aussi caractérisé que possible. Par places, il existe un nombre plus ou moins considérable de cellules migratrices interposées aux cellules du corps muqueux.

Les papilles dermiques sont développées et vascularisées; leur tissu conjonctif est infiltré de petites cellules migratrices. Les glandes sébacées et sudoripares ne présentent pas, au début du moins, de lésion évidente. Plus tard ces glandes offrent une rétention de leur sécrétion; les glandes sudoripares présentent parfois un trajet rectiligne et leurs glomérules existent dans la profondeur de la tumeur. C'est le derme qui offre à considérer les altérations caractéristiques de la tumeur. Là, les vaisseaux, les veines surtout, présentent des parois épaissies, infiltrées et entourées de petites cellules arrondies disséminées entre les fibrilles du tissu conjonctif. On voit une zone de ces cellules pressées les unes contre les autres et bordant, comme une couronne, toutes les sections des petits vaisseaux et des capillaires.

Les artères sont sclérosées et souvent entourées d'un feutrage de fibres élastiques. Entre les vaisseaux, le tissu conjonctif est formé, soit de fibrilles disposées en réseau, soit de faisceaux épais. Au milieu de ce tissu, entre les petites cellules rondes qui y sont disséminées, on trouve de grandes cellules sphéroïdales, d'un diamètre de 20 μ ou même plus. Elles présentent un ou plusieurs noyaux. Ces grosses cellules, disséminées sans ordre au milieu du tissu fibreux du derme et entourées de petites cellules rondes, sont précisément les éléments caractéristiques du rhinosclérome. Le protoplasma de ces cellules est réticulé, ce qu'on voit très nettement sur les pièces traitées par l'acide osmique. Leurs noyaux sont de volume variable, souvent assez petits, lorsqu'il y en a deux ou trois dans une même cellule.

Les bactéries du rhinosclérome siègent dans le protoplasma de ces grandes cellules, dans les interstices des fibres, autour des grandes cellules et dans les vaisseaux lymphatiques. Elles ont été décrites par Frisch et observées ensuite par C. Pellizari et par Chiari. Dans les deux premières pièces que nous avons examinées en 1883, nous ne les avions pas trouvées, car elles sont difficiles à colorer. Mais nous les avons vues depuis, dans de nouveaux examens que nous avons faits avec le Dr Alvarez de ces deux premières pièces et dans trois nouvelles tumeurs enlevées par lui à San Salvador (1).

Ces bactéries, que nous avons mentionnées à la page 162, sont formées de petits bâtonnets courts de 1 μ, 5 à 3 μ de longueur sur 0 μ, 5 à 0 μ, 6 ou même 0 μ, 8 Elles sont au nombre de 10 à 30 dans une grande cellule ou beaucoup plus nombreuses, de telle sorte qu'elles forment quelquefois une masse ovoïde remplissant complètement une cellule.

Pour étudier ces bactéries, il convient de colorer les coupes avec du violet de méthyle B ou du violet 6 B surfin pendant 24 ou 48 heures soit avec, soit sans addition d'eau d'aniline, et de décolorer après avoir fait séjourner les préparations dans l'eau iodée. Les bâtonnets sont alors bien colorés ; ils présentent dans leur intérieur des points plus colorés à leurs deux extrémités, et lorsqu'ils atteignent une longueur de 3 μ ou davantage, ce qui est rare, ils offrent trois ou un plus grand nombre de grains colorés exactement arrondis et qui nous paraissent être des spores. Ils sont terminés par une extrémité arrondie, si bien que les plus petits paraissent ovoïdes. Ils sont parfois étranglés en leur milieu. On les aperçoit quelquefois

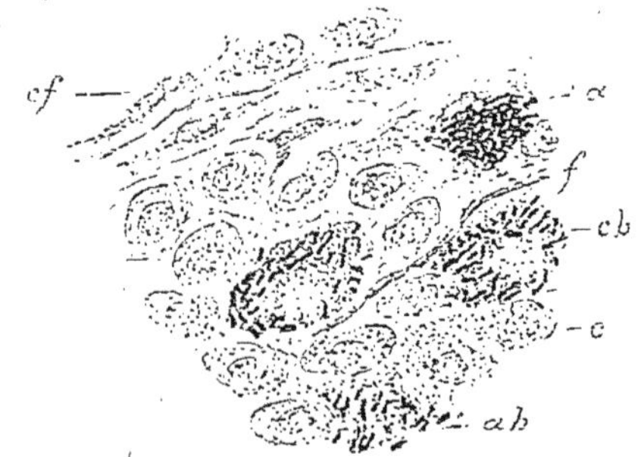

Fig. 294. — Rhinosclérome (Grossissement de 800).

c, petites cellules rondes ou ovoïdes ; *f*, fibres élastiques ; *cf*, cellules allongées et plates ; *cb*, grandes cellules renfermant des bacilles ; *a*, amas de bactéries peu serrées.

comme des cellules rondes, parce qu'alors le bâtonnet se présente par son extrémité.

On les rencontre aussi dans le tissu conjonctif entre les cel-

(1) Cornil, *Société anatomique*, séance du 13 février 1885 et communication faite par Cornil et Alvarez à l'Académie de médecine, 2 avril 1885. Voyez aussi le mémoire de Cornil et Alvarez dans les *Archives de physiologie*, 3e série, t. VI, p. 11, 1885 et le mémoire de Alvarez, même recueil, 1886.

lules de la tumeur. Ils sont extrêmement nombreux, par places, dans l'intérieur des grandes cellules qui sont souvent réunies les unes près des autres. Nous les avons vus très rarement dans les vaisseaux sanguins de la tumeur, et en particulier dans des vaisseaux où la circulation sanguine était lente ou arrêtée par suite de thrombose et de coagulation de la fibrine dans certains capillaires ou petites veines.

Mais ils sont beaucoup plus nombreux dans les vaisseaux lymphatiques dilatés du derme. On trouve souvent en effet, dans la couche superficielle du derme altéré, des canaux lymphatiques remplis de bacilles siégeant à côté de cellules lymphatiques, ou accolés en grand nombre à la surface interne de ces canaux dont l'endothélium est tuméfié et en partie desquamé.

Après la coloration des coupes pendant 48 heures dans une solution à 2 1/2 pour 100 de violet 6 B, suivie de la décoloration pendant 48 heures dans l'alcool absolu, nous avons obtenu avec Alvarez (1) des préparations montées dans le baume, dans lesquelles les bactéries se présentent sous une nouvelle forme. Examinées avec un fort grossissement (obj. 12 à imm. hom. de Vérick, oc. 3) elles montrent une capsule ovoïde très nette, très régulière, légèrement colorée en bleu violet, au centre de laquelle se trouve le bâtonnet (voyez fig. 3, 4 et 5, pl. III). Ce dernier est tantôt homogène et lisse, tantôt formé de deux, trois ou quatre grains ronds ou ovoïdes. Le bâtonnet est entouré d'une ligne plus claire. Sur les préparations ainsi obtenues, on peut s'assurer que ces bâtonnets encapsulés, lorsqu'ils sont libres dans les espaces du tissu réticulé ou dans les vaisseaux lymphatiques, se déplacent avec leur capsule ; on les fait mouvoir en effet en imprimant une légère pression sur le verre à recouvrir. Leur capsule est formée par une substance anhyste, colloïde, dure et résistante, car elle ne change nullement de forme quand on presse la lamelle. Ces bactéries capsulées s'unissent souvent par fusion de leur capsule pour former soit deux capsules unies bout à bout, soit un amas ovoïde

(1) Les détails de cette structure du rhinosclérome ont été communiqués par Cornil et Avarez à l'Académie de médecine, dans la séance du 2 avril 1885. Voyez aussi les *Archives de physiologie*, 1885.

PLANCHE III

RHINOSCLÉROME.

Fig. 1. — Bactéries du rhinosclérome siégeant en grandes masses dans les vaisseaux lymphatiques de la partie superficielle de la tumeur (grossissement de 1,200 diamètres environ. Obj. 12 de Vérick).

b', b, coupe des vaisseaux lymphatiques.

Les bactéries m, m, colorées en bleu, présentent presque toutes une capsule très visible et elles sont libres dans les vaisseaux lymphatiques.

c, cellules endothéliales des vaisseaux lymphatiques.

d, branche qui unit le vaisseau lymphatique b avec la section du vaisseau lymphatique b'.

e, cellules du tissu conjonctif périphérique.

Fig. 2. — Bactéries du rhinosclérome isolées, dessinées à un grossissement de 1,800 diamètres environ.

a, bâtonnet dans sa capsule.

b, trois bactéries encapsulées montrant soit un bâtonnet, soit deux ou trois grains colorés.

c, deux bâtonnets bout à bout dans une même capsule.

e, un bâtonnet capsulé avec trois grains colorés.

d, long bâtonnet avec quatre grains.

f, bâtonnet encapsulé avec trois grains colorés.

Fig. 3. — 1. Bactéries situées dans un espace lymphatique du derme (grossissement de 1,500 diamètres).

a, grande cellule endothéliale tuméfiée dans laquelle on voit en 1 trois bactéries. Les capsules de ces trois bactéries sont peu décolorées, mais on n'y voit pas moins les bâtonnets, qui sont plus foncés que la capsule.

b, cellules lymphatiques.

2, bâtonnets libres situés autour de la grande cellule endothéliale et des cellules lymphatiques.

3, grand bâtonnet ou plutôt deux bâtonnets entourés d'une capsule commune un peu étranglée en son milieu.

4, 4, deux bâtonnets vus de face et ressemblant à des microcoques capsulés.

Fig. 4. — Bactéries et cellules situées dans le tissu fibrillaire réticulé de la tumeur (grossissement de 1,200 diamètres).

a, cellule plasmatique contenant un groupe de bactéries ex, dont la capsule s'est fondue en une substance homogène, hyaline, faiblement teintée.

b, cellules lymphatiques.

1. bactérie capsulée.

2, deux bacilles unis par une capsule commune.

3, quatre bacilles libres dont les capsules se sont fondues.

4. cinq bacilles dont les capsules se sont fusionnées.

5, une agglomération de bacilles dont la substance homogène périphérique est restée colorée.

Fig. 5. — Une grande cellule montrant trois agglomérations de bacilles entourés de leur substance colloïde.

Fig. 6. — Grande cellule présentant une agglomération de bacilles entourés de leur substance colloïde, qui est restée colorée. Autour de la grande cellule il existe des cellules lymphatiques et des bacilles (grossissement de 800 diamètres).

Fig. 7. — Deux grandes cellules : l'une contenant une agglomération de bacilles et des bacilles libres, l'autre une masse hyaline homogène.

Fig. 8. — Une grande cellule avec six globes hyalins assez volumineux.

Fig. 9. — Une grande cellule avec un grand nombre de petits grains hyalins.

Fig. 10. — Une grande cellule avec des bactéries.

Fig. 11. — Une grande cellule avec des bactéries, les unes isolées dans le protoplasma, les autres agglomérées en masse au milieu d'une substance hyaline fortement teintée.

Ces quatre dernières figures sont dessinées à 800 diamètres.

Fig. 12. — Cellules contenant des blocs hyalins situés, les uns dans le tissu du rhinosclérome, les autres dans un vaisseau v (grossissement de 100 diamètres).

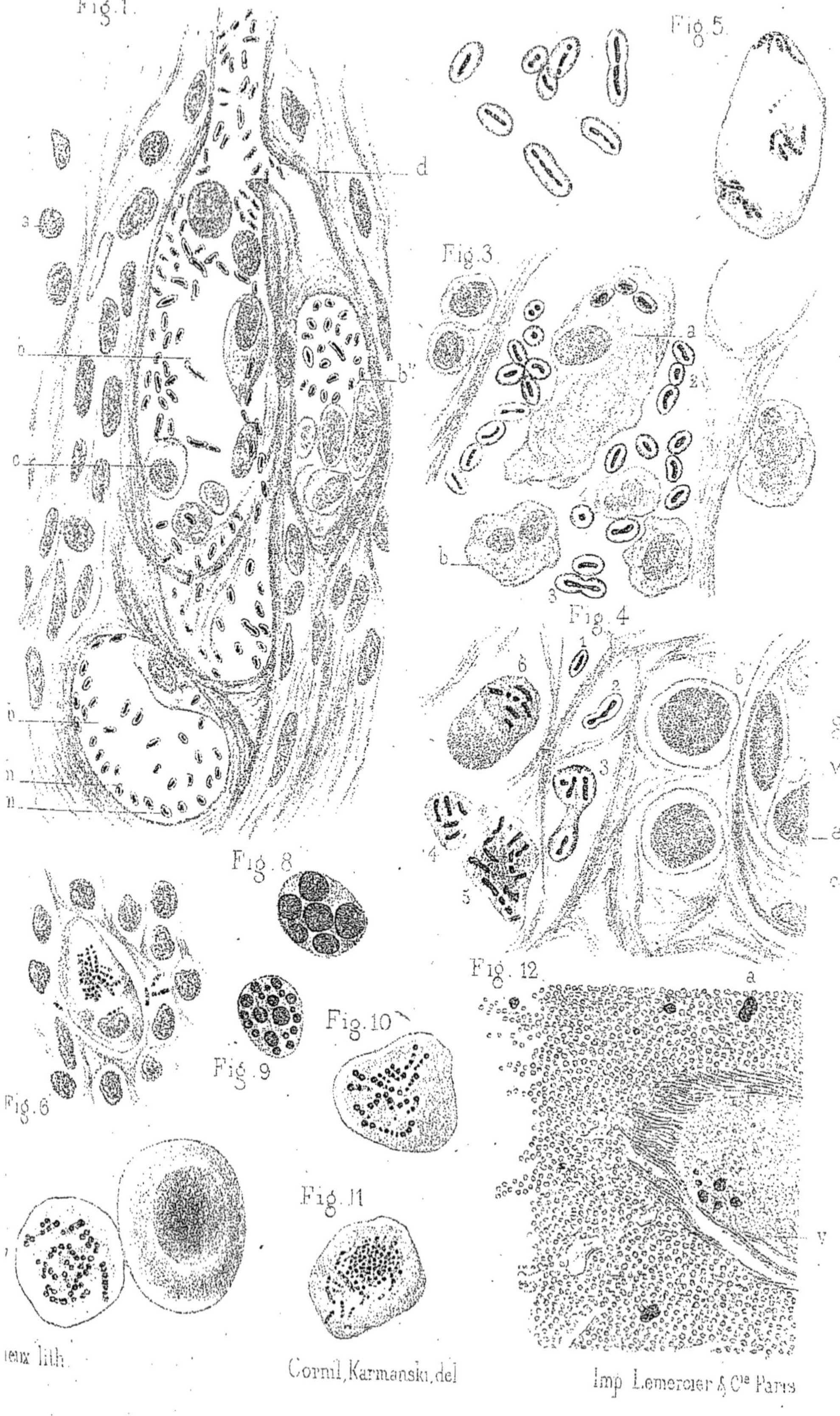

Rhinosclérome

ou irrégulier dans lequel la substance colloïde des capsules entoure quatre, cinq, ou un plus grand nombre de bâtonnets (voyez fig. 4, pl. III). Dans ces amas, qu'ils soient libres ou situés dans des cellules, la substance colloïde reste assez fortement colorée, de telle sorte qu'on distingue moins bien les bâtonnets situés au centre qu'à la périphérie.

Les bactéries capsulées du rhinosclérome sont visibles sans coloration sur les coupes des pièces durcies dans l'acide osmique (1). Sur les préparations doublement colorées avec le violet SB et la méthode de Gram pour les bactéries, avec la safranine pour colorer le tissu, Alvarez a vu que la capsule des bactéries revêt une couleur rouge, tandis que le bâtonnet est coloré en bleu. Les bactéries s'accumulent souvent dans les vaisseaux lymphatiques dilatés du derme (fig. 1, pl. III) surtout au niveau de la base des papilles. Les bactéries contenues dans ces vaisseaux lymphatiques sont loin de montrer toujours une capsule.

Lorsqu'on a affaire à des amas de substance colloïde qui contiennent dans leur intérieur des bactéries, on peut être sûr qu'il s'agit simplement de la fusion des capsules des bâtonnets, car la substance se colore en rouge par la safranine.

Les grandes cellules du rhinosclérome ne contiennent pas seulement des microbes (voyez fig. 7, 10, 11, pl. III). Il en est qui renferment, avec des micro-organismes, une substance hyaline ou colloïde qui se colore très fortement par les couleurs d'aniline employées à teindre les bactéries (voyez fig. 8 et 9). Cette substance résiste aussi à la décoloration par l'alcool et l'essence de girofle, même après que les coupes ont séjourné dans l'eau iodurée et iodée ou dans la solution de sublimé. Dans certaines cellules, on voit, au pourtour du protoplasma, une couronne de bâtonnets encapsulés du rhinosclérome et au milieu une tache hyaline très fortement colorée en violet bleu ; dans d'autres la substance hyaline colorée est formée de grains arrondis bien limités, de volume variable, ou par une seule sphère de même nature : on y trouve encore quelquefois des microbes du rhinosclérome, mais le plus sou-

(1) Alvarez, *Anatomie pathologique du rhinosclérome* (*Archives de physiologie*, 3e série, t. VIII, 1886, p. 207).

vent les grandes cellules pourvues de blocs arrondis colloïdes n'en contiennent pas.

Lorsque ces globes hyalins sont volumineux, il en existe un seul dans chaque cellule et il la remplit complètement. Le noyau se trouve alors rejeté à la périphérie, comme cela se voit dans les cellules adipeuses complètement envahies par la graisse. Dans d'autres cellules, les grains réfringents sont plus petits et ils siègent au milieu du réticulum cellulaire dont les travées les entourent.

Quelle est la nature de ces masses réfringentes? Remarquons tout d'abord qu'elles peuvent sortir des cellules qui leur ont donné naissance, ce qui rend leur étude plus facile. Elles sont colorées par tous les réactifs : en jaune clair par l'acide osmique, en jaune orangé par le picrocarminate ; en violet bleu par le violet de méthyle; en jaune par la safranine. Cette dernière coloration les différencie des masses hyalines qui sont dues à la fusion des capsules des bactéries (Alvarez). Elles sont colorées en jaune par la solution iodée et ne montrent, ni par l'iode, ni par la safranine, ni par le violet de Paris, les réactions spéciales de la matière amyloïde. Il s'agit donc tout simplement d'une substance hyaline.

Les cellules à protoplasma colloïde du rhinosclérome se rencontrent aussi parfois à l'intérieur des vaisseaux lymphatiques.

Existe-t-il une relation de cause à effet entre les microbes du rhinosclérome et les masses hyalines des grandes cellules? cela nous paraît vraisemblable. Les microbes siègent dans les grandes cellules dont le protoplasma est tantôt normal, tantôt transformé en substance hyaline. Souvent on peut voir dans une grande cellule un ou plusieurs îlots isolés de substance hyaline colorée au violet, qui existent autour de petits groupes de bacilles; aussi nous semble-t-il permis de supposer que cette dégénérescence hyaline du protoplasma s'effectue sous leur influence, en vertu de modifications causées par la nutrition même des micro-organismes qui y sont contenus. Cependant nous devons ajouter qu'il existe souvent des cellules avec des boules hyalines sans bactéries.

Les microbes du rhinosclérome ont été cultivés et isolés à

l'état de pureté par Frisch qui les a inoculés sans succès aux animaux.

Cette néoplasie, caractérisée par une infiltration du derme épaissi par de petites cellules, par une sclérose des petits vaisseaux entourés d'une couronne de cellules rondes, par de grandes cellules à protoplasma réticulé contenant des bâtonnets pourvus de capsules hyalines tout à fait spéciales et des boules hyalines, appartient en propre au rhinosclérome et ne se rencontre dans aucune autre tumeur. C'est un tissu pathologique bien déterminé qui paraît en rapport avec une invasion de bactéries d'une forme caractéristique.

Dans son développement, le tissu morbide s'enfonce profondément et transforme les muscles des lèvres, dont les faisceaux sont atrophiés, les cartilages et les os ; les glandes cutanées sont atrophiées. Il se produit très rarement des pertes de substance, et le néoplasme envahit, en suivant les fosses nasales, le voile du palais, ses piliers, le pharynx et même le larynx.

CHAPITRE II

TUBERCULOSE.

§ 1. — Tuberculose de l'espèce humaine.

HISTORIQUE ET PATHOLOGIE GÉNÉRALE DE LA TUBERCULOSE. — Nous ne rappellerons ici que les travaux qui se rapportent à la compréhension actuelle de la tuberculose, et en particulier ceux des dernières années.

Laënnec (1), à qui l'on doit faire remonter les premières connaissances anatomiques exactes que nous possédions sur cette maladie, regardait les tubercules comme une production accidentelle sans analogue dans l'organisme et s'y développant comme un tissu parasitaire. Broussais, au contraire, considérait toutes leurs lésions comme dues à l'inflammation (2). Louis (3) et la plupart des auteurs de la première moitié de ce siècle ont adopté les idées théoriques de Laënnec sur la phtisie pulmonaire dont ils ont confirmé la gravité et l'incurabilité. Plus tard, Reinhardt (4) Virchow et (5), en étudiant au microscope les diverses lésions qu'on observe dans les poumons, ont nettement séparé ce qui appartient aux granulations tuberculeuses et aux diverses formes de la pneumonie. Ils ont défini la pneumonie caséeuse ou scrofuleuse (infiltration grise et jaune de Laënnec) qui doit être soigneusement distinguée, au point de vue de l'anatomie pathologique pure, des granulations, qui, pour eux, étaient seules caractéristiques de la tuberculose. Cette affection était considérée par eux comme une néoformation de

(1) Laënnec, *Traité de l'auscultation médiate*, 2e édit., 1826.

(2) Broussais, *Examen des doctrines médicales*, 3e édit. *Histoire des phlegmasies chroniques*, 4e édit.

(3) Louis, *Recherches sur la phthisie pulmonaire*, 2e édit. 1843.

(4) *Uebereinstimmung der Tuberkelablagerung mit den Entzündungsproducten* (*Annalen d. Charité*), Berlin 1850.

(5) Virchow, *Die Tuberculose in ihrer Beziehung zur Entzündung, Scrofulose und Typhus* (*Verhandl. d. phys. med. Gesellsch.* 1855).

petites cellules, une néoplasie pauvre dès son début et caractérisée par la formation d'un grand nombre de petites tumeurs formées par un tissu de granulations. En vertu de cette conception anatomo-pathologique, on sépara aussi, au point de vue des symptômes et de la nature des lésions, la phtisie en deux espèces, la phtisie granuleuse, avec ses granulations nées dans le tissu fibreux du poumon, autour des bronches ou dans les cloisons lobulaires et alvéolaires, et la phtisie épithéliale, dans laquelle les cavités alvéolaires du poumon sont remplies par des exsudats comparables à ceux des diverses pneumonies. Cette dualité de la phtisie a eu cours pendant un certain nombre d'années en Allemagne (1). En France, elle n'a jamais été acceptée sans restriction ; ainsi, tout en admettant les différences anatomiques et souvent aussi symptomatiques entre la pneumonie tuberculeuse et la phtisie granuleuse, nous avons toujours soutenu l'unité causale de la phtisie (2).

L'inoculabilité de la tuberculose avait été entrevue déjà par Laënnec (3). A la suite d'un coup de scie reçu sur l'index de la main gauche en sciant des vertèbres tuberculeuses, il vit se développer une nodosité contenant une substance caséeuse qu'il cautérisa au beurre d'antimoine. On sait que cet illustre médecin est mort de phtisie.

Mais c'est à Villemin (4) que revient l'honneur d'avoir démontré l'inoculabilité de la phtisie humaine aux animaux. Dans une série d'expériences, il a montré que les granulations et toutes les lésions inflammatoires caséeuses de la tuberculose donnaient, aussi bien les unes que les autres, une généralisation de tubercules aux lapins, cobayes, etc. Il démontrait ainsi accessoirement l'identité de ces lésions au point de vue de leur nature et l'unité de la phtisie. Comme toute nouvelle acquisition scientifique de premier ordre, la découverte de Villemin a été acceptée d'abord par des dénégations. On obtient (5) en effet des îlots

(1) Niemeyer, *Leçons cliniques sur la phthisie pulmonaire* (traduction Cullmann, 1867).

(2) Hérard et Cornil, *De la phthisie pulmonaire*, Paris, 1867, in-8°.

(3) Laënnec, *Auscult. médiate*, 2e édition, 1826, t. I, p. 649.

(4) Villemin, communication à l'Ac. de méd., 5 déc. 1865. *Étude sur la tuberculose*, 1868, Paris, in-8°, Acad. de méd., 8 août 1868.

(5) Lebert et Wyss (*Virchow's Archiv*, t. XL, 1867), en opérant avec les produits pathologiques les plus variés, ont obtenu des lésions qu'ils ont regardées comme

puriformes ou de petits îlots caséeux, ou même des nodosités semblables aux tubercules, en injectant, dans le tissu cellulaire sous-cutané et dans les séreuses, du pus, des fragments de corps étrangers, des liquides ou produits pathologiques, comme le suc cancéreux, le raclage des tumeurs sarcomateuses, etc. Il suffit même de faire une plaie à l'oreille d'un lapin pour constater le même résultat (Cohnheim) (1). Mais on remarqua toutefois que l'inoculation de la matière tuberculeuse elle-même donnait constamment des tubercules. Cohnheim, qui avait d'abord été l'un des adversaires de l'inoculabilité du tubercule, en devint bientôt le partisan convaincu à la suite de ses expériences d'inoculation dans la chambre antérieure de l'œil (2), procédé élégant qui permet de suivre, comme derrière une glace, les phases du développement des granulations.

Hippolyte Martin (3) a montré que si l'on peut produire des granulations semblables par leur apparence à l'œil nu et par leur structure histologique à celles de la tuberculose en inoculant des corps étrangers quelconques, on n'en a pas moins un critérium des véritables granulations tuberculeuses. Si l'on inocule, en effet, à un autre animal, les granulations obtenues avec des corps étrangers, on n'obtient plus de résultat positif, tandis qu'en inoculant des granulations causées par la matière tuberculeuse, à une série d'animaux, on détermine des granulations qui sont elles-mêmes le point de départ de nouvelles inoculations positives à d'autres animaux et qui ne perdent nullement leur virulence. Ainsi, bien que les îlots inflammatoires, résultant de l'inoculation de corps étrangers, soient constitués par des accumulations de petites cellules et de cellules géantes tout à fait semblables à celles des tubercules vrais,

tuberculeuses. Simon et Sanderson, Wilson Fox, sont arrivés au même résultat avec de simples sétons (*British. med. Journal*, 1868).

(1) Cohnheim et Fränkel (*Virchow's Archiv*), t. XLV, 1869, Waldenbourg (*Die Tuberculose*, Berlin, 1869), ont employé les substances les plus diverses et obtenu des granulations semblables aux tubercules.

(2) Cohnheim et Salomonsen, *Studien über experimentelle Tuberculose* (*Deutsch. Zeitsch. f. prack. Med.*, 1877, n° 32), et Cohnheim, *Uebertragbarkeit der Tuberculose*, Berlin, 1877; — la tuberculose considérée au point de vue de la doctrine de l'infection, trad. fr. par Musgrave Claye, Paris, 1882.

(3) *Recherches anatom., pathol. et expérimentales sur le tubercule*, thèse de Paris, 1879. *Pseudo-tuberculose expérimentale* (*Arch. de phys.* 1880) et Archives de physiologie, 1881.

ils ne possèdent pas les élements virulents nécessaires pour déterminer des inoculations en séries.

L'étude expérimentale de la tuberculose, qu'on trouvera résumée dans les thèses de Spielman (1) et de Schmitt (2), montre que l'invasion et la marche du tubercule sont tout à fait différentes suivant la voie par laquelle il est absorbé dans l'économie. Ainsi la tuberculose envahira primitivement le poumon si les particules virulentes pénètrent par l'air inspiré. Tel est le résultat des expériences de Tappeiner (3), qui renfermait les animaux en expérience, les lapins, cobayes et chiens, dans une atmosphère où ils respiraient, avec l'air, des crachats de phtisiques pulvérisés. Au contraire, la tuberculose débute par la muqueuse intestinale, s'y localise d'abord sous forme de granulations et d'ulcérations, puis elle envahit les ganglions mésentériques, si l'on nourrit des veaux, des chats ou toute autre espèce animale avec de la viande tuberculeuse, des crachats, des morceaux de poumons tuberculeux, ainsi que l'ont fait Chauveau (4), Parrot (5), etc. Gerlach (6) concluait dans le même sens et rendait de plus des animaux tuberculeux (veaux, porcs, moutons, lapins) en les nourrissant avec le lait de vaches tuberculeuses (7).

Klebs (8) réussit aussi à rendre tuberculeux des cobayes nourris avec du lait de vache phtisique. Semmer (9) arriva au même résultat chez des porcs et des moutons, tandis que le chien et le cheval lui semblèrent plus réfractaires.

Bouley, dans son enseignement du Muséum et dans les académies, se déclarait le partisan convaincu et éloquent de la contagiosité de la phtisie par l'alimentation (10).

(1) *De la tuberculisation du tube digestif*, thèse d'agrégation, Paris, 1878.

(2) *De la tuberculose expérimentale*, thèse d'agrég., 1883.

(3) *Ueber eine neue Methode Tuberculose zu erzeugen* (*Virchow's Archiv*, t. LXXII, 1878. *Neue exp. Beit. zur Inhalations Tuberculose* (*Virchow's Archiv*, t. LXXXII, 1880).

(4) *Bulletin de l'Acad. méd.*, 1868, *Transmission de la tuberculose par les voies digestives* (*Lyon médical*), juin 1873. Acad. de méd. 1874, n° 37, *Revue scientifique*, 1874. Congrès de Lille, 24 août 1874.

(5) *Mém. de la Soc. de biologie*, 1870.

(6) *Ist das Fleisch von tuberkelkranken Thiere als Nährungsmittel für Menschen zu verwenden?* Berlin, 1874.

(7) *Virchow's Archiv*, t. XLI, 1870.

(8) *Arch. f. exp. Path. u. Pharm.*, 1873.

(9) *Tuberculose u. Perlsucht.* (*Virchow's Archiv*), t. LXXXII, 1880.

(10) Bouley, *La nature vivante de la contagion, contagiosité de la tuberculose*, Paris, 1884, in-8°.

Si l'on inocule les crachats ou toute autre matière tuberculeuse dans le péritoine, on donne une péritonite tuberculeuse qui s'accompagne d'une quantité de granulations siégeant dans le foie et dans la rate, avec une hypertrophie considérable de ces deux organes. Le péritoine qui recouvre l'intestin est farci de granulations plus ou moins volumineuses sans que la muqueuse intestinale soit notablement altérée. Plus tard les plèvres et les poumons sont envahis à leur tour. Si l'inoculation a lieu dans le tissu conjonctif sous-cutané, on note des nodules, une inflammation caséeuse au lieu inoculé (Villemin), puis une généralisation de proche en proche dans les séreuses et dans les poumons. D'une façon générale, la marche de la tuberculose expérimentale est en rapport avec le point par où le virus a pénétré ; elle se localise dans les lieux que touche primitivement le virus, puis dans les ganglions lymphatiques les plus voisins ou dans les membranes et organes qui reçoivent leur sang ou leur lymphe des parties envahies. Mais, à un moment donné, la tuberculose franchit ces premières limites et elle se généralise alors toujours aux poumons, qui paraissent être son lieu d'élection, probablement parce que ses bacilles sont aérobies.

En même temps que paraissaient ces travaux expérimentaux, les anatomo-pathologistes, Langhans (1), Thaon (2), Grancher (3), Lépine (4), Rindfleisch (5), Charcot (6), Friedländer (7), Schüppel (8), Köster (9), Ziegler (10), l'un de nous (11), Kie-

(1) *Ueber Ries enzellen* (*Virchow's Archiv.*, 1878, t. XLII).

(2) Société anat., 1872. *Recherches sur l'anatomie pathol. de la tuberculose*, thèse de doct., 1873, *Union méd.*, 1881.

(3) Thèse de Paris, 1873, *Archives de physiologie*, 1881.

(4) Thèse d'agrégation, 1872.

(5) *Traité d'anatomie path.*, trad. fr., 1873, *Deutsche Archiv f. klin. Med.*, 1874 et *Ziemssen Handbuch der sp. Path. u. therapie*, *Lungenkrankheiten*, t. V.

(6) Cours de la Faculté de médecine en 1877 et 1878 (*Revue mensuelle*, 1879).

(7) *Ueber locale Tuberculosen* (*Samml. Klin. Vorträge*, n° 64, 1874). *Versuche über die Frage der Impftuberculose* (*Berlin. klin. Woch.*, 1874).

(8) *Untersuchungen über Lymphdrüsen-Tuberkulose*, Tubingue, 1871.

(9) *Virchow's Archiv*, 1869. *Ueber fongöse Gelenkenzündung* (*Virchow's Archiv*, 1879, t. XLVIII).

(10) Ziegler, *Ueber Tuberculose und Schwindsucht* (*Volkmann's Sammlung klin. Vort.*, n° 151, 1878.

(11) Cornil, *Tuberculose des ganglions lymphatiques*, *Journal de l'anatomie*, 1878. *Contribution à l'étude de la tuberculose*, *Journal de l'anatomie*, 1879. *Tuberculose du voile du palais, de la luette, du pharynx et des amygdales*, Société de Biologie, nov. 1880 et thèse de Chassagnette, Paris, 1880.

ner (1), Brodowsky (2), Malassez (3), Weigert (4), Hanot (5), Orth (6), Barth (7), J. Renaut (8), Bard (9), Julius Arnold (10), etc., ajoutaient beaucoup de détails histologiques à la structure des tubercules. Les cellules géantes, leur mode de formation, leurs rapports avec les vaisseaux, leur siège, le mode de développement des tubercules, leur transformation fibreuse, les dégénérescences que subissent leurs cellules, ont été étudiés simultanément par les meilleurs observateurs. La topographie des lésions a été élucidée avec soin. Nous ne pouvons pas insister sur ces travaux autant qu'ils le méritent, ni rapporter dans cet historique la part qui revient à chacun de leurs auteurs, parce que cela nous entraînerait hors des limites étroites de ce chapitre et trop loin de notre sujet spécial, qui embrasse surtout la tuberculose dans ses rapports avec les bactéries.

La découverte de Villemin, les inoculations positives obtenues avec les produits tuberculeux, rapprochées des données récemment introduites par Pasteur sur les virus en général, devaient faire penser que le virus tuberculeux est caractérisé par des micro-organismes. Bouchard (11) et Cohnheim avaient supposé l'existence de bactéries dans la tuberculose; Toussaint (12) et Klebs (13) cherchaient des microbes dans les tubercules. Le premier trouva des microcoques immobiles, le second des monadines extrêmement ténues et animées de mouvements très vifs. On voit qu'ils étaient loin de s'entendre, et cependant tous les deux, avec les cultures évidemment im-

(1) *De la tuberculose dans les séreuses* (*Archives de physiologie*), 1880 et thèse d'agrégation de Mairet.

(2) *Ueber den Ursprung sog. Riesenzellen* (*Virchow's Archiv*), 1875.

(3) *Sur les granulations tuberculeuses élémentaires et sur les cellules géantes*, Soc. de Biologie, 28 fév. 1880.

(4) *Zur Lehre von Tuberkulose* (*Virchow's Archiv*), t. LXIII, 1879.

(5) Article PHTHISIE PULMONAIRE, du *Nouveau dict. de médecine*.

(6) *Zur Frage nach d. Beziehung der sog. Miliärtuberkulose* (*Berlin. Klin. Wochensch.*, n° 42, 1881).

(7) *La tuberculose des amygdales*, thèse de doctorat, 1880.

(8) *Note sur la tuberculose en général et ses formes fibreuses en particulier*.

(9) *De la phthisie fibreuse*, thèse de Lyon, 1879.

(10) *Tuberculose miliaire* (*Virchow's Archiv*, 1880). — *Beiträge zur Anat. d. Miliärtuberkulose der Lungen* (*Vichow's Archiv*, t. LXXXVIII, 1882.

(11) Bouchard, Leçons analysées par Landouzy (*Revue de médecine*, 1881, p. 48).

(12) Toussaint, Acad. des sciences, août 1881.

(13) Klebs, *Prag. med. Wochenschr.*, 1877, n° 42 et 43.

pures qu'ils obtinrent, déterminèrent la tuberculose chez les animaux.

La découverte des bactéries de la tuberculose appartient sans conteste à Robert Koch (1). Il avait vu dans les crachats des tuberculeux, sur les coupes des tubercules miliaires et des productions tuberculeuses des divers organes, à la surface des cavernes surtout, des bacilles allongés et minces, qu'il avait réussi à colorer et qui, par leur mode de coloration même, présentaient des caractères spéciaux. Il les colorait d'abord par un séjour de vingt-quatre heures dans un mélange de bleu de méthylène et d'une solution de potasse caustique au dix-millième. Le fond des préparations était teint par la vésuvine. Il éclaircissait les pièces par l'alcool et l'essence de girofle. Il constata ainsi que les bacilles siègent de préférence dans les cellules géantes. Le procédé d'Ehrlich (2), que ce dernier publia bientôt et que Koch adopta aussitôt, permit d'obtenir de meilleures préparations et donna un moyen de reconnaître les bactéries de la tuberculose par leur résistance à l'acide nitrique au tiers employé après qu'ils sont colorés. Koch réussit à isoler les bacilles à l'état de pureté dans le sérum gélatinisé. Avec ces cultures. dont la forme, l'époque et le mode de développement sont aussi tout spéciaux, il inocula des séries d'animaux de diverses espèces et il obtint des résultats positifs et constants. En même temps Koch avait constaté les même bactéries dans les tubercules des vaches atteintes spontanément de la pommelière et dans les tubercules spontanés du coq. La publication de ce travail presque complet sur les parasites de la tuberculose apportait à la fois toutes les preuves de l'origine bacillaire de cette maladie.

Baumgarten annonçait, dans le n° du 3 avril du *Centralblatt f. d. med. Wissenschaft*, qu'il avait vu, par une autre méthode, en traitant les crachats par une solution de potasse, les microbes du tubercule et il les décrivait aussi comme des bâtonnets.

(1) R. Koch, communication faite le 24 mars à la Société phys. de Berlin, publiée dans la *Berlin. klinische Wochensch.*, n° du 10 avril 1882. Analyse dans le n° du 4 mai 1882 du *Journal des connaissances médicales*.

(2) Ehrlich, *Mittheil. im Vereine für innere Medicin*, p. 56, Wiesbaden, 1882. *Deusche med. Wochenschr.*, n° 19, 1882.

A la suite du travail de Koch, beaucoup de cliniciens cherchèrent, par le procédé d'Ehrlich, les bacilles des crachats et en firent un élément de diagnostic. Hiller (1), Balmer et Fränzel (2), Lichtheim (3), ont trouvé les bacilles dans les crachats des phtisiques. Ce dernier a décrit aussi les bacilles de la tuberculose des organes urinaires.

En Angleterre, Gibbes (4) a proposé des modifications aux procédés de coloration des bacilles de crachats ; Charnley Smith (5) et A. Ransome (6) annonçaient la découverte des bacilles caractéristiques dans l'air expiré par les phtisiques. Héron (7), médecin assistant à l'hôpital des phtisiques de Londres, avait constaté la présence des bacilles chez soixante-deux malades, bien qu'il ait dû examiner pendant plusieurs semaines les crachats de certains d'entre eux avant de les découvrir. Il pensait que le nombre des bacilles est, d'une façon générale, en rapport direct avec la gravité de la maladie. Watson Cheyne (8), à la suite de visites faites successivement à Toussaint et à Koch pour étudier leurs méthodes, inocula comparativement les cultures que lui avaient données ces deux savants, et il obtint des résultats positifs seulement avec les cultures de Koch. Il examina aussi des fragments d'organes d'animaux rendus tuberculeux par Toussaint, et il y trouva les bacilles de Koch. Nous avions, de notre côté, trouvé les mêmes bacilles sur des fragments de tissus d'animaux tuberculeux que Toussaint avait envoyés au professeur Bouley. Ce sont là les preuves que les cultures de Toussaient n'étaient pas pures et qu'elles contenaient, avec d'autres organismes ronds, des bacilles de la tuberculose qu'on retrouvait dans les produits d'inoculation. Dreschfeld (9), William (10), Whipham (11),

(1) *Fortschritte der Medicin*, nos 2, 1, 1883.
(2) *Berliner klin. Wochenschr.*, n° 45, 1882.
(3) Lichtheim, *Fortschritte der Medicin*, n° 1.
(4) H. Gibbes, *British. med. Jour.*, 1882, t. II, p. 736 et 786. *The Lancet*, 5 mai 1883.
(5) Ch. Smith, *British. med. Journal*, janvier 1883.
(6) A. Ransome, *Proceedings of royal Society*, 8 nov. 1882. *Manchester med. Society*, mars 1883.
(7) Héron, *The Lancet*, 3 fév. 1883 et *British. med. Journ.* 28 avril 1883.
(8) Watson Cheyne, *The Practitioner*, avril 1883.
(9) Dreschfed, *British med. Journal*, fév. 1883.
(10) Williams, *The Lancet*, 28 juillet 1883.
(11) *Medical Society*, 28 janvier 1883.

H. Gibbes (1), S. West (2) ont constaté la présence de bacilles dans les crachats de phtisiques, mais non sans difficulté parfois, car ils peuvent être extrêmement rares.

Aux États-Unis, Mitchell Prudden (3) a cherché, dans un grand nombre de faits, les bacilles des crachats, et il en a trouvé dans la plupart, mais il lui a été impossible d'en voir dans certaines observations de tuberculose avérée, constatée par l'autopsie, et dans lesquelles il n'y avait pas de cavernes. Les noyaux caséeux du poumon contenaient, par contre, beaucoup de bacilles. Formad (4) s'éleva cependant contre les idées de Koch, au nom de l'anatomie pathologique et en raison de ses conceptions particulières sur la pathologie de la scrofule et de la tuberculose, qu'il regarde comme liées à une disposition anormale des espaces lymphatiques du tissu conjonctif. Les opinions de Formad ont du reste été combattues par Belfield (5) et par E.-O. Shakespeare (6). Ernst (7), Graham (8), Fergusson ont aussi produit des statistiques très étendues relatives à la constatation des bacilles dans les crachats.

La doctrine de Koch était attaquée en Autriche-Hongrie par Spina (9) alors assistant du professeur Stricker à Vienne. Spina concluait à une grande diversité de formes des bactéries de la tuberculose et à l'analogie de leurs réactions avec celles des bactéries de la putréfaction ; il avançait que les produits tuberculeux qui ne sont pas en contact avec l'air ne contiennent pas de bactéries, etc. La réponse de Koch (10) aux diverses publications dans lesquelles il était attaqué ne se fit pas attendre, et, bien qu'elle revêtit les allures d'une critique assez vive, elle fut péremptoire : Koch démontra que ses adversaires ne con-

(1) *Med. Society*, 12 fév. 1883.

(2) *The Lancet*, 21 avril 1883.

(3) M. Prudden, *The medical Record*, 14 avril 1883 et 16 juin 1883.

(4) *Philadelphia medical Times*, novembre et décembre 1882.

(5) *The med. Record*, 10 et 17 mars 1883.

(6) *Meeting of Philadelphia county med. Society*, mai 1884 et *New York med. Journal*, 9 et 16 août 1884.

(7) *New York med. Journal*, 16 juin 1883.

(8) *Med. Record.*, 21 juillet 1884.

(9) Spina, *Studien über Tuberkulose. Wien, Braumüller*, 1883, analysé avec la réponse de Koch, dans le n° du 22 mars 1883 du *Journal des connaissances médicales*.

(10) Koch, *Deutsche med. Wochenschrift*, n° 10, 1883.

naissaient pas suffisamment sa méthode pour le combattre avec toute connaissance de cause.

En France, la recherche des bactéries dans les crachats fut faite par les cliniciens pour le diagnostic de la phtisie, et devint d'un usage journalier dans certains services hospitaliers comme ceux de Debove (1), et des professeurs Sée (2) et Jaccoud. Cochez (3) a publié, de son côté, le résultat de nombreux examens de crachats fait dans le service du professeur Sée. Raymond et Artaud (4) ont cultivé d'abord les bacilles de la phtisie dans des bouillons, bouillon de lapin et bouillon de Liebig, puis sur du sérum gélatinisé ; mais il est douteux qu'ils aient obtenu des cultures pures.

L'un de nous (5) a étudié le mode de propagation des bacilles à la suite de l'inoculation péritonéale et trouvé des bacilles de la tuberculose dans l'urine, dans plusieurs faits de tuberculose génitale et en particulier chez un malade du professeur Verneuil et dans d'autres faits où le diagnostic fut vérifié par l'autopsie. Dans un autre travail, il a décrit le passage des bacilles contenus dans des cellules migratrices, entre les cellules épithéliales (6) de la muqueuse pharyngienne et il a donné les différences entre les bacilles de la lèpre et ceux de la tuberculose (7). Nous avons communiqué en commun, à l'Académie de médecine (8), nos recherches sur la topographie des bacilles dans les tissus tuberculeux. Nous avons constaté que, dans les vaisseaux oblitérés des méninges, au centre des granulations tuberculeuses, on trouvait des bacilles au milieu de la fibrine, de même qu'il y en avait dans la paroi même des vaisseaux. Nous les avons vus aussi dans les capillaires et les petites veines

(1) Debove, *Leçons cliniques sur la tuberculose parasitaire* faites à la clinique de la Pitié, recueillies par Faisans, 1884.

(2) Sée, *De la phthisie bacillaire des poumons*, Paris, 1884.

(3) Cochez, *De la recherche des bacilles de la tuberculose dans les crachats* (Soc. de Biologie, mai 1883 et thèse de Paris, même année).

(4) Raymond et Artaud, *Archives générales de médecine*, janvier et avril 1883.

(5) Babes, Société anat., janvier 1883. Rosenstein a fait, à la même époque, une constatation analogue.

(6) Société de Biologie, 1883.

(7) Babes (Comptes rendus, 23 et 30 avril 1883).

(8) Cornil et Babes, Académie de médecine, séances du 24 avril et du 1er mai 1883. Ces communications, écourtées, dans le Bulletin de l'Académie, sont plus étendues dans les nos du 26 avril et du 3 mai 1883 du *Journal des connaissances médicales*.

des tubercules, ainsi que dans les coagulations fibrineuses intravasculaires du pharynx. Nous avons suivi, dans la tuberculose de la muqueuse pharyngienne, le passage des bacilles entre les cellules épithéliales du revêtement de la muqueuse conservé intact. Nous avons donné la topographie complète des bacilles dans les diverses lésions du poumon, du rein, de la plèvre, du péritoine, de l'intestin, de la rate, du foie et des ganglions lymphatiques, aussi bien que dans la tuberculose humaine que dans la tuberculose expérimentale. Nous avons recherché, souvent sans succès, les bacilles dans les ganglions scrofuleux, les tumeurs blanches, etc. Ce travail, fondé sur l'analyse histologique de quarante observations nécroscopiques, nous amenait à conclure à l'origine parasitaire de la tuberculose, bien que le nombre de bacilles fût très variable suivant les cas observés, bien qu'ils fussent en très petit nombre ou qu'ils manquassent même dans les lésions tuberculeuses anciennes terminées par la dégénérescence fibreuse. Nous avions rencontré souvent, dans nos examens soit de crachats, soit de coupes, des grains qui se coloraient de la même façon que les bacilles (1).

Klebs (2), dans l'article Tuberculose de l'*Encyclopédie* d'Eulenburg, hésite à admettre les bacilles de Koch comme les seuls facteurs de la tuberculose, et il pense que des granulations semblables à celles qu'on trouve dans le tubercule frais sont également actives. Ces deux éléments sont pour lui les organismes de la tuberculose.

Malassez et Vignal (3) ont vu, dans certaines lésions tuberculeuses où ils n'avaient pas constaté de bacilles, des zooglœes de microcoques difficiles à colorer (voyez pour la technique de la coloration à la page 70) qui, inoculés à des lapins, produisent une tuberculose généralisée. Ils ont obtenu quatre générations successives de cette tuberculose zoogléique inoculée, dans lesquelles ils n'ont rencontré que des microcoques. Ils ont pensé en conséquence qu'ils avaient affaire à des micro-organismes différents de ceux de Koch et n'ayant pas la même réaction

(1) Notre mémoire a été publié *in extenso* dans le *Journal de l'anatomie* de Robin, n° de décembre 1883, avec quatre planches en chromolithographie.

(2) Article Tuberculose de la *Real Encyclopädie der gesammten Heilkunde*, rédacteur : A. Eulenburg. Berlin.

(3) Société de Biologie, séance du 12 mai et du 9 juin 1783.

vis-à-vis des substances colorantes. Toutefois les inoculations leur ont donné en dernier lieu des bacilles, de telle sorte qu'on doit supposer que leurs zooglœes constituent une forme du développement des bacilles, ou qu'il y a eu une contagion tuberculeuse accidentelle de leurs animaux, ou qu'ils ont eu affaire à une maladie infectieuse mixte avec des chaînettes et très peu de bacilles. Les derniers travaux de Malassez et Vignal sur ce sujet ont été publiés dans les Archives de physiologie (1) et ils ont inspiré la thèse de Castro-Soffia (2).

Si les bacilles de la tuberculose sont presque toujours présents dans la phtisie pulmonaire et dans la plupart des faits de tuberculose du foie, du rein, de la rate, etc., il n'en est pas de même dans les tuberculoses locales rapportées jusque dans ces derniers temps à la scrofule et que l'on doit aujourd'hui attribuer à la tuberculose, comme les tumeurs blanches, les abcès ossifluents ou abcès froids, les ganglions strumeux du cou, le lupus. Ces tuberculoses locales ont été étudiées par Volkmann (3), Lannelongue (4), Schuchardt et Krause (5), Schlegtendal (6); pour les os et les abcès froids, par Demme (7), Pfeiffer (8), Ziegler (9), etc., par Doutrelepont (10), Schuchardt et Krause, H. Martin (11), Leloir et l'un de nous (12) pour le lupus. Dans nos recherches sur le lupus, nous n'avons trouvé qu'une fois un bacille sur les coupes de douze lupus examinés, et malgré cela nous avions obtenu des inoculations positives en séries avec

(1) *Sur le micro-organisme de la tuberculose zooglœique* (*Archives de physiologie*, 15 août 1884.

(2) *Recherches expérimentales sur la tuberculose des os*, thèse de Paris, 1884.

(3) Volkmann, *Ueber Carakter und die Bedeutung der fongösen Gelenkentzündungen. Volkmann's klin. Vertrüge*, nos 168, 169, 1879.

(4) *La tuberculose osseuse*, Paris, 1881. — *Caractères de la nature de l'arthrite fongueuse; tuberculose osseuse et articulaire*. Soc. de chirurgie, 1884.

(5) *Fortschritte der Medicin*, 1883, n° 9.

(6) *Fortschritte der Medicin*, 1er septembre 1883.

(7) *Berliner klin. Wochensch.*, n° 15, 1883.

(8) *Berliner klin. Wochenschrift*, 1883.

(9) Lehrbuch d. allgm. u. sp. path. Anatomie, ve liv. 1885.

(10) *Monatschrift f. prakt. Dermatologie*, 1883 et *Deutsche med. Wochenschr.* 1883, p. 433.

(11) Hippolyte Martin, *Étude critique sur les opinions qui ont cours sur l'étiologie du lupus* (*Annales de dermatologie*), 1883.

(12) Leloir, *Recherches sur l'inoculation du lupus*, Société de Biologie, 30 décembre 1882. Cornil et Leloir, *Recherches expérimentales et histologiques sur la nature du lupus* (*Archives de physiologie*), 1er avril 1884.

plusieurs spécimens de lupus où l'on ne rencontrait point de bacilles. Demme et Doutrelepont en avaient observé un plus grand nombre.

Le travail de beaucoup le plus important qui ait paru récemment est celui de Koch qui est inséré dans le second volume des communications de l'Office de santé (1). Nous l'analyserons plus loin en détail. Là, Koch a donné la technique et le résultat de ses cultures des bacilles de la tuberculose, et l'anatomie pathologique des lésions de la tuberculose humaine et expérimentale.

Définition. — La tuberculose, maladie infectieuse causée par les bacilles spéciaux découverts par Koch, se traduit par des manifestations très variées au double point de vue de l'anatomie pathologique et des symptômes. Elle se traduit au point de vue anatomo-pathologique par des néoplasies inflammatoires nodulaires appelées granulations, qui sont isolées ou confluentes et qui s'accompagnent de l'inflammation aiguë ou chronique des tissus qui en sont le siège. Ces lésions subissent par places une mortification ou dégénérescence caséeuse suivie d'abcès, de cavernes, d'ulcérations; elles s'isolent parfois plus tard des parties saines avoisinantes par une formation nouvelle de tissu fibreux, et se terminent par une dégénérescence fibreuse ou une infiltration calcaire.

La tuberculose est trop bien connue de tous les lecteurs pour que nous en donnions ici une description symptomatologique, même résumée. Mais il n'est pas inutile de montrer quelles sont les formes de la maladie qui résultent de la localisation, de la distribution et de l'intensité des lésions tuberculeuses.

Symptômes et formes de la maladie. — Le développement simultané de granulations tuberculeuses très nombreuses, presque confluentes dans les séreuses, se manifeste par les signes de la tuberculose aiguë généralisée, fébrile, qui conduit rapidement à la terminaison funeste, souvent avec une méningite tuberculeuse (*tuberculose granuleuse généralisée, granulie*

(1) *Mittheilungen d. k. Gesundheitsamte*, Berlin, 1884.

d'Empis). Limitée aux poumons et aux plèvres, mais donnant lieu à une grande quantité de granulations tuberculeuses des deux poumons et des plèvres, souvent aussi du péricarde, elle se traduit aussi par les signes de la *phtisie aiguë* (*phtisie pulmonaire granuleuse généralisée*). Quelquefois cette phtisie rapide a les allures d'une pneumonie ou d'une broncho-pneumonie, et l'on trouve en effet à l'autopsie, avec les granulations tuberculeuses isolées ou confluentes par places, des lobules ou des lobes pulmonaires atteints des formes diverses de la pneumonie ou de la broncho-pneumonie, en même temps que de la pleurésie (*phtisie aiguë pneumonique*). Ces deux dernières formes de la phtisie aiguë diffèrent entre elles, la première étant marquée surtout par les symptômes généraux d'une maladie infectieuse fébrile, la seconde par les signes locaux d'une bronchite capillaire, d'une broncho-pneumonie ou d'une pleuro-pneumonie.

Mais, le plus souvent, la tuberculose limitée aux poumons affecte une marche subaiguë ou chronique. Des nodules tuberculeux, des cavernes plus ou moins anciennes, existent au sommet de l'un des poumons ou des deux poumons simultanément et, à un moment donné, à la suite de fatigues ou d'un refroidissement, on observe une recrudescence aiguë des symptômes, une extension rapide des lésions aux lobes moyen ou inférieur. Les malades meurent alors après avoir présenté, pendant un, deux ou trois mois, les signes de la *phtisie subaiguë* ou *galopante*. On trouve, à l'autopsie, des cavernes anciennes des sommets, et dans le reste des deux poumons des îlots tuberculeux, des noyaux de broncho-pneumonie et des cavernules. Dans ces phtisies subaiguës, lorsqu'on a affaire à des ouvriers qui travaillent au milieu de poussières, et spécialement de poussières de charbon, les granulations tuberculeuses siègent au milieu et au pourtour de noyaux de pneumonie interstitielle de couleur ardoisée.

La phtisie chronique, lorsqu'elle reste limitée au sommet d'un poumon ou des deux poumons, est compatible avec la vie presque normale pendant dix, quinze ou vingt ans ou davantage, lorsque les malades se trouvent dans de bonnes conditions hygiéniques; mais sous l'influence de causes dépressives, de refroidissements, de surmenage intellectuel ou physique, la maladie peut s'étendre et revêtir les allures de la phtisie subaiguë. On trouve alors à l'autopsie des cavernes plus ou moins étendues du sommet des poumons, entourées d'un tissu calleux, un épaississement fibreux des plèvres et des nodules tuberculeux ou des cavernules récemment formés dans les parties inférieures des poumons.

En outre de ces tuberculoses pulmonaires qui peuvent s'étendre rapidement ou au contraire rester localisées pendant un temps indéfini, lorsqu'elles sont très peu étendues et limitées par du tissu conjonctif fibreux qui leur forme comme une capsule isolante, les lésions tuberculeuses s'observent souvent sur les muqueuses, à la bouche, au pharynx, au larynx, à l'intestin, sur la muqueuse de la vessie, des organes génitaux, dans les glandes, le foie, les reins, les capsules surrénales, les testicules, la rate, etc., dans le cerveau, les os, les articulations et le tissu conjonctif. Partout, sur les muqueuses, aussi bien que dans les organes ou dans le tissu osseux, les lésions peuvent être limitées ou plus ou moins étendues. Dans le premier cas, si la tuberculose est peu étendue, comme cela a souvent lieu, par exemple, pour la tuberculose du testicule, elle est généralement peu grave, et elle peut pendant dix, vingt ou trente ans, ne donner lieu qu'à des symptômes locaux sans retentissement général sur l'économie. D'autres fois au contraire elle s'étend et peut en dernier lieu se généraliser.

A ces tuberculoses *locales* on doit rattacher aujourd'hui une série de lésions qui ont été envisagées jusqu'à ces derniers temps comme appartenant à la scrofule, le lupus, la tuberculose cutanée, les abcès froids, les ganglions strumeux du cou et du mésentère, les ostéites chroniques, les périostites, la carie, la nécrose et les tumeurs blanches. D'après les plus récents travaux relatifs à la distinction de la tuberculose et de la scrofule, cette dernière a perdu toutes les maladies profondes qui la caractérisaient en propre, les lésions des ganglions, des os, des articulations et le lupus, et ne conserve plus que les dermatoses superficielles comme l'eczéma impétigineux ou les inflammations subaiguës et chroniques des muqueuses ne s'accompagnant pas d'adénite chronique.

Étiologie de la tuberculose. — Koch a isolé et cultivé les bacilles de la tuberculose dans le sérum sanguin gélatinisé. On y place un fragment de tubercule pris avec toutes les précautions voulues et en étalant et frottant ce fragment à la surface du sérum.

Les cultures ne présentent, pendant les premiers jours, aucun changement, à moins qu'il ne s'y soit introduit des bactéries étrangères. Koch pense que les cultures de Toussaint, dans lesquelles le liquide était déjà troublé après quatre ou cinq jours,

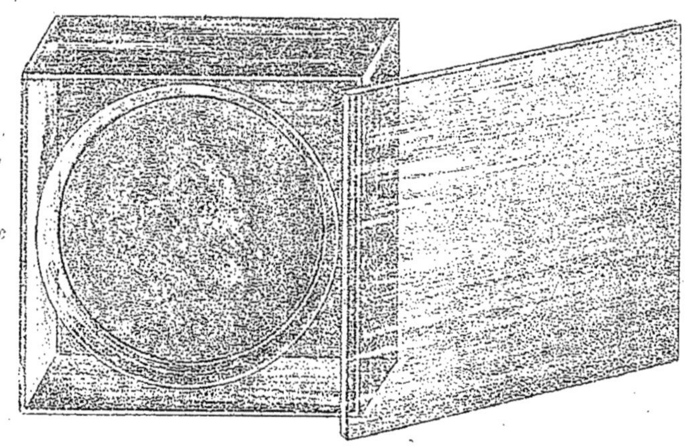

Fig. 295. — Godet de verre ensemencé avec de la substance tuberculeuse.

c, culture pure des bacilles de la tuberculose.

n'avaient aucun rapport avec la tuberculose. Au bout de dix à quinze jours on voit apparaître de petites taches blanchâtres ou jaunâtres, non brillantes, bien distinctes du tissu ambiant, sous forme de petites pellicules ou de grains minces. Ces cultures restent peu développées, séparées les unes des autres. On sépare alors ces petites pellicules et on les cultive dans de nouveaux tubes de sérum gélatinisé, en les étalant aussi sur une grande surface. La pullulation se fait alors plus régulièrement et on obtient ainsi, au bout de huit à quinze jours, une culture bien nette, formée de petits grains blanchâtres disséminés, et, un mois après l'inoculation, des membranes plus denses formées par des colonies de bacilles à l'état de pureté.

Ces membranes ne liquéfient jamais le sérum gélatinisé, tandis que certains micro-organismes de la putréfaction le liquéfient. Elles ne pénètrent même pas dans le sérum, ne lui adhèrent que faiblement, et elles restent à sa surface. Elles ne pénètrent pas dans le liquide qui baigne sa partie inférieure (Voy. fig. 296).

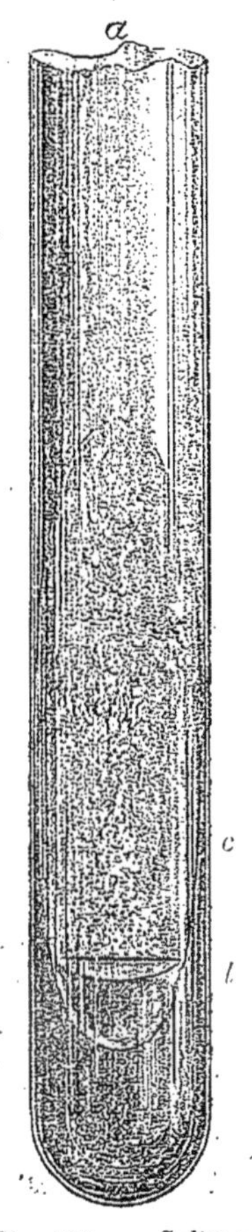

Fig. 296. — Culture du bacille de la tuberculose datant de quinze jours sur du sérum de bœuf gélatinisé.

c, culture en petits grains et pellicules jaunâtres ; l, liquide clair au fond du tube.

Ces cultures sont assez denses; elles se rompent et se fragmentent quand on les secoue.

A l'œil nu, ces colonies de bacilles, développées sous forme de taches opaques sur du sérum gélatinisé solide, offrent donc un aspect tout particulier (1) (Voyez aussi le godet représenté dans la figure 295, qui montre une culture de bacilles sur une plaque de sérum).

A un grossissement de 80 diamètres, les colo-

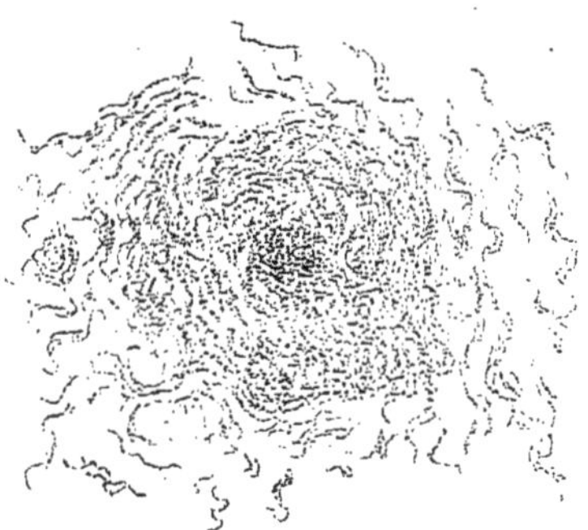

Fig. 297. — Colonie de la tuberculose vue à un faible grossissement.

nies de bacilles qui constituent ces membranes présentent des caractères tout à fait spéciaux. Elles se montrent sous la forme de lignes fines plusieurs fois coudées ; les plus petites présentent l'apparence d'une S (Voy. fig. 297). Lorsqu'elles sont plus longues, elles sont ondulées comme un serpent. Elles sont renflées à leur centre et amincies à leurs extrémités. Elles ressemblent à des paraphes d'écriture. Les jeunes colonies sont minces, les plus anciennes sont plus épaisses; elles s'élargissent et tendent à se rapprocher et à se confondre par leurs bords. Pour

(1) La plus grande partie de ces détails est tirée du beau mémoire de Koch inséré dans les *Mittheilungen der Kaiserlichen Gesundheitsamte*, Berlin, 1884.

en faire une préparation convenable, il suffit d'appliquer une lamelle sur la surface du sérum où sont développées les taches, et de les colorer par les procédés ordinaires. On voit alors que chacune de ces colonies est constituée par une quantité de bacilles de la tuberculose tout à fait caractéristiques, dont le grand axe est parallèle au grand axe de la colonie (Voy. fig. 298). Les bacilles ne sont pas accolés, mais séparés les uns des autres par un petit espace, probablement par une substance unissante qui les agglutine les uns contre les autres. Quand ils sont en grand nombre, la plupart contiennent des grains ou spores.

En général, les cultures ont leur maximum de développement au bout de quatre semaines et ne changent plus; elles peuvent servir encore pour les inoculations après trois ou quatre mois. Koch a obtenu des cultures pures en employant les granulations tuberculeuses ou les autres produits tuberculeux du

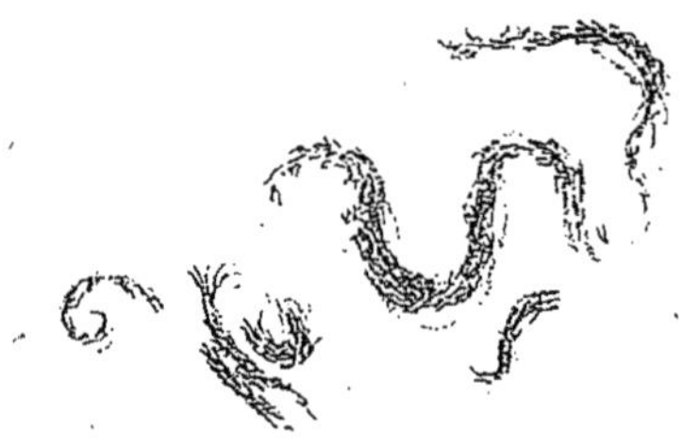

Fig. 298. — Une partie de la même culture, dans laquelle les bacilles sont disposés en arabesques, vue avec un grossissement de 500 diamètres environ.

poumon humain, du poumon de la vache, les tubercules des autres organes, les ganglions scrofuleux, le lupus, etc.

L'injection dans les cavités séreuses ou dans le tissu cellulaire sous-cutané, ou la simple inoculation des cultures de bacilles suffisent toujours à déterminer, chez la plupart des espèces animales, la tuberculose généralisée avec toutes ses conséquences.

Il a essayé la culture sur des tranches de pommes de terre stérilisées, mais sans réussir, tandis que ce milieu nutritif convient à la culture du charbon, des micro-organismes de la fièvre typhoïde, etc.

L'activité du développement des bacilles dans les tubes à

culture diminue à 38° et cesse à 40°. Il s'affaiblit aussi quand la température descend à 30°, et il devient impossible à une température plus basse.

Par conséquent, deux qualités sont à mettre en relief dans l'histoire naturelle de ce parasite; c'est d'une part la persistance de sa virulence, puisque celle-ci se conserve quarante jours dans un crachat pourri et cent quatre-vingt-six jours à l'abri de l'air (Cornil et Babes, Malassez et Vignal, Fischer et Schüller), et d'autre part la puissance de son activité qui est comprise entre quelques degrés centigrades.

Mieux que la bactéridie charbonneuse, mieux que la plupart des microbes, celui-ci est bien véritablement un parasite qui ne peut se développer en dehors d'un organisme animal. L'homme lui constitue un terrain de culture éminemment favorable.

L'hiver doit être une saison défavorable au développement du bacille, et c'est pendant l'été que les conditions atmosphériques nécessaires à sa conservation se trouvent le mieux réunies.

Les germes répandus sur le sol par les produits d'expectoration ont à ce moment toute leur puissance; ils sont desséchés, facilement soulevés dans l'atmosphère et sont la source d'inoculations par les voies respiratoires. Les inhalations seront d'autant plus dangereuses que le revêtement épithélial aura perdu de son intégrité, à la suite d'une bronchite, par exemple.

Schüller et Fischer (1) ont essayé l'action de diverses substances sur les bacilles de la tuberculose. On les rend inactifs en les laissant pendant quelques heures dans l'alcool absolu, dans l'ammoniaque caustique, ou dans une solution concentrée d'acide salicylique.

Par l'ébullition, on stérilise les crachats en quelques minutes.

Les crachats desséchés sont stérilisés par la vapeur d'eau chaude.

Le sublimé corrosif est impropre à désinfecter les crachats

(1) *Mittheilungen aus dem K. Gesundheitsamte*, 1884.

frais; au contraire, l'action de l'acide phénique en solution forte, employé pendant vingt-quatre heures au contact des crachats frais, les rend stériles.

Culture des bacilles par l'expérimentation. — Toute expérience, par laquelle on inocule la tuberculose, est en réalité une culture des bacilles dans les tissus animaux. Le procédé employé par Baumgarten (1), qui injecte la substance tuberculeuse dans la chambre antérieure de l'œil du lapin, permet d'en avoir ainsi des cultures pures. Si l'opération est faite en prenant toutes les précautions antiseptiques, on observe à peine d'inflammation. Avec le produit tuberculeux développé derrière la cornée on fait, vers le dixième jour, une nouvelle inoculation à un autre lapin, et ainsi de suite. A la troisième et quatrième inoculation, on arrive à obtenir des bacilles purs mélangés à un petit nombre de leucocytes et à un peu de fibrine.

Tuberculose expérimentale. — Nous avons vu, à propos de l'historique, que Villemin (1865) avait le premier inoculé la tuberculose par insertion de fragments de tubercules ou par injection dans le tissu cellulaire sous-cutané ; Chauveau (1869) par l'ingestion d'aliments contenant des tubercules ; Cohnheim et Salomonsen par l'inoculation dans la chambre antérieure de l'œil ; que l'inoculation ou l'injection, dans les cavités séreuses ou dans le poumon, de fragments de tubercules broyés dans de l'eau stérilisée, produit toujours aussi une généralisation de la tuberculose ; il en est de même de l'injection dans la trachée et de l'inhalation (Tappeiner).

L'alimentation avec le lait de vache pommelière (Gerlach) ; l'inoculation du lupus (Leloir et Cornil), du pus d'abcès froids de tubercules provenant des os ou de tumeurs blanches (Lannelongue), de ganglions strumeux, de toute espèce de tuberculose locale en un mot, produit le même résultat.

Enfin les inoculations faites avec les bacilles cultivés à l'état de pureté par Koch et provenant des diverses manifestations

(1) *Centralblatt f. d. med. Wissenschaft*, 31 mai 1884.

générales ou locales de la tuberculose de l'homme ou des animaux donnent naissance à la tuberculose.

Les bacilles propres à cette maladie se rencontrent en quantité variable, il est vrai, et parfois en quantité infinitésimale dans ses diverses manifestations. Ils peuvent même manquer dans des parties affectées de tuberculose chronique ou fibreuse à marche très lente; mais l'expérimentation constitue un mode d'examen plus sensible que la recherche histologique des bacilles, et lorsque ces derniers apparaissent à la suite d'inoculations, on doit conclure qu'ils existaient dans les parties inoculées, bien qu'on ne les y ait pas rencontrés, ou qu'il y avait tout au moins des spores susceptibles d'engendrer des bacilles.

Les résultats positifs de l'inoculation du tubercule complètent donc la série des preuves qui établissent sa nature parasitaire et qui sont : l'existence d'une bactérie spéciale, l'isolement de cette bactérie, la reproduction de la maladie par ces bactéries obtenues à l'état de pureté. Les expériences montrent que toute porte d'entrée du virus tuberculeux est suffisante pour infecter l'économie. Elles sont utiles à consulter aussi pour établir la marche de la maladie en rapport avec le lieu primitivement affecté (Babes, Watson Cheyne, Baumgarten).

La tuberculose expérimentale d'inhalation donne une phthisie laryngo-trachéo-broncho-pulmonaire qui se propage aux ganglions bronchiques. C'est la tuberculose la plus commune de l'homme qui est vraisemblablement due à l'air inspiré. Elle peut se généraliser ensuite, soit par les veines pulmonaires et par le sang (Weigert), soit par la plèvre et les plasmas lymphatiques. Les recherches récentes de Tappeiner, de Klebs, de Weichselbaum, de Veragut, ont montré que le premier effet de ces inhalations est de produire une pneumonie des extrémités des conduits aériens, et que les tubercules apparaissent très rapidement après le début de l'expérience.

La tuberculose expérimentale par ingestion de tubercules, de lait ou de viande de vache tuberculeuse, se manifeste par des tubercules de la muqueuse intestinale, par des ulcérations suivies de lymphangite et d'adénite de même nature portant sur les ganglions mésentériques. Les lésions intestinales ne se propagent que plus tard au péritoine par les tubercules qui naissent à la surface de l'intestin au niveau des ulcérations.

Au contraire, la tuberculose consécutive à l'injection dans la cavité péritonéale se caractérise primitivement par une éruption miliaire du péritoine, du foie et de la rate. La muqueuse intestinale et les ganglions mésentériques sont généralement indemnes au moment de la mort des animaux.

L'injection sous-cutanée d'une région commence par causer des tubercules ou abcès tuberculeux du tissu conjonctif, puis des lésions des ganglions les plus voisins. La maladie se généralise ensuite.

Il en est de même de la tuberculose oculaire.

Quelle que soit la porte d'entrée des bacilles, les poumons sont presque toujours atteints lorsque les animaux meurent spontanément. Si la lésion pulmonaire est ancienne, elle aboutit à la formation de cavernes.

Toutes ces données sont applicables à la pathologie humaine.

Les tubercules expérimentaux contiennent toujours des bacilles. Koch a décrit avec beaucoup de détails très exacts les lésions de ces tubercules expérimentaux constatées à l'œil nu et au microscope, dans son mémoire des mélanges de l'Office de santé (1884). Il a décrit l'hypertrophie considérable du foie et de la rate, par exemple, que présentent les lapins inoculés dans le péritoine, etc.

Hérédité et contagion. — L'hérédité de la tuberculose est un fait indéniable, bien que très heureusement elle soit loin d'être aussi fréquente qu'on l'a cru autrefois.

La transmission des parents se fait-elle sous forme de produits matériels, de bacilles ou de véritables tubercules, ou seulement par suite d'une prédisposition dont la nature nous échappe? Il est très difficile de répondre aujourd'hui à une pareille question. La tuberculose des enfants nouveau-nés est, on peut le dire, d'une extrême rareté. Il existe cependant des autopsies d'enfants tuberculeux âgés de 1 à 2 mois et Hiller a rapporté (Congrès de Copenhague, 1884) un fait de tuberculose congénitale. De même Schleuss et Grothaus (*Mitth. a. d. Thierärztl. Pr.* VII) ont trouvé des tubercules de la plèvre et du péritoine chez des fœtus de vaches tuberculeuses. Johne (1) a trouvé, dans l'utérus d'une vache atteinte de tuberculose très avancée, un fœtus dont le poumon présentait un nodule tuberculeux. Les ganglions bronchiques étaient tuberculeux et il y avait aussi une tuberculose disséminée du foie. Dans ces tubercules il a constaté des cellules géantes et des bacilles de la tuberculose. Il s'agit ici d'une propagation très évidente de la maladie par l'intermédiaire du sang au foie d'abord qui était l'organe le plus atteint. Mais ces faits très rares ne peuvent être invoqués d'une façon générale.

Landouzy et Martin (2) ont inoculé à des cobayes des parties d'un enfant nouveau-né d'une mère phthisique. Les organes de l'enfant étaient absolument sains en apparence. Le cobaye inoculé dans le péritoine mourut quatre mois après d'une tuberculose généralisée. Il servit à inoculer des séries d'animaux qui moururent de la même façon. Ils ont inoculé aussi des parties de fœtus en apparence normaux, nés de cobayes tuberculeux, du sperme d'individus tuberculeux, et ils ont constamment déterminé la tuberculose; ils ont obtenu un pareil résultat avec le sang du placenta d'une mère tuberculeuse. D'où ils concluent à l'hérédité de la tuberculose par la graine tuberculisante. Ils n'ont pas cherché les bacilles dans les parties inoculées ni dans les produits tuberculeux des animaux expérimentés. Ces expériences très intéressantes n'ont pas été répétées. Il serait d'autant plus nécessaire de les contrôler que les cobayes meurent souvent de tuberculose spontanée s'ils sont placés dans de mauvaises conditions hygiéniques et surtout s'ils vivent dans le voisinage d'animaux tuberculeux.

Il faut aussi tenir compte, pour apprécier le rôle de l'hérédité, du mode d'alimentation des enfants, par une nourrice tuberculeuse quand la mère nourrit, par du lait non bouilli, et il faut penser aussi à la possibilité de la contagion des enfants par les parents. De même, les affections dites scrofuleuses du jeune

(1) Tuberculose congénitale. *Forstchritte d. med.*, 1885, n° 7.

(2) Faits cliniques et expérimentaux pour servir à l'histoire de l'hérédité de la tuberculose. *Revue de médecine*, décembre 1883.

âge peuvent être le point de départ ou la première manifestation de la tuberculose (abcès scrofuleux, amygdalites caséeuses, ganglions, etc.). Grancher (1) a étudié, au point de vue de l'expérimentation, les diverses manifestations de la scrofule. Il conclut que les éruptions cutanées superficielles ne donnent pas de tuberculose expérimentale, tandis qu'il en est tout autrement des abcès froids et des manifestations plus profondes de la scrofule.

On s'est demandé aussi si la vaccination avec un virus vaccin provenant d'un enfant ou d'un adulte atteint de phthisie était dangereuse pour les enfants vaccinés. Les expériences de Toussaint, Lothar Meyer, Chauveau (2) et Strauss (3) ont permis de constater sur une vingtaine de phthisiques revaccinés et porteurs de pustules, que le liquide des pustules ne contenait pas de bacilles et que son inoculation aux animaux ne produisait pas la tuberculose. Mais il convient néanmoins de se défier des vaccinations avec le liquide des pustules développées chez des phthisiques.

La contagion de la tuberculose d'homme à homme, de mari à femme ou inversement, paraît indéniable d'après les faits qui ont été cités par beaucoup d'auteurs et en particulier par Musgrave Clay (4), Villemin, Leudet (5), Vialettes (6), Laveran (7), Debove (8), Bouley (9), etc., et d'après un certain nombre d'autres que nous avons observés nous-mêmes. Cependant ces faits de contagion sont infirmés, ou contestés par beaucoup de médecins: quelques-uns ont cependant la même rigueur que des expériences. Tel est le fait rapporté par Tscherning (10) dans lequel une domestique se blessa au doigt médius en nettoyant le crachoir de son maître, qui rendait chaque jour une quantité de crachats remplis de bacilles. Il se forma au point blessé

(1) *Communication au congrès de Copenhague*, 1884.
(2) *Congrès de Copenhague*, 1884.
(3) *Communication à la Société de biologie*, 14 février 1885.
(4) Thèse inaugurale, Paris, 1879.
(5) Congrès de Genève et Acad. de méd., 14 avril 1855.
(6) Thèse de Montpellier, 1866.
(7) *Traité des maladies et des épidémies des armées*, Paris, 1875.
(8) *Loc. cit.*
(9) *La nature vivante de la contagion*, 1884.
(10) *Fortschritte der Medicin*, 1er février 1885.

un petit ulcère cutané, une tourniole, suivi d'un nodule. Ce nodule s'élimina. Quelques mois après, tout le doigt était tuméfié et il se développa une induration le long des tendons de la paume de la main. Le ganglion cubital et les ganglions axillaires étaient volumineux. On enleva complètement les ganglions et on désarticula le doigt. La gaine des tendons présentait une masse de cellules géantes avec des bacilles de la tuberculose; il en était de même des ganglions. Deux mois après l'opération, cette femme était bien portante. Tel est aussi le cas analogue rapporté par Merklen (Société méd. des hôpitaux, séance du 26 juin 1885). Il nous semble aussi très probable que dans les cas comme ceux que nous avons cités (1), où le vagin ulcéré et l'urèthre étaient couverts de bacilles de la tuberculose, l'infection peut avoir lieu par le coït. Les faits de tuberculose initiale ou isolée des organes génito-urinaires s'expliqueraient ainsi.

La contagion paraît se faire le plus souvent par l'intermédiaire de l'air. Toutes les expériences sur les crachats, sur leur danger, même lorsqu'ils ont été desséchés et réduits en poussière, font comprendre la facilité de cette contagion par l'air et doivent rendre très circonspectes les personnes qui vivent dans l'atmosphère des phthisiques.

Le meilleur procédé pour désinfecter les crachats des phthisiques consiste à les faire bouillir un certain temps en ajoutant une quantité d'eau suffisante. D'après les expériences de Frerichs (2), l'inoculation sur les animaux faite avec des crachats cuits est toujours négative. Parrot et H. Martin étaient arrivés antérieurement au même résultat.

Aussi recommandons-nous aux personnes qui soignent les malades de les faire cracher dans un vase de porcelaine et de mettre ces vases et leur contenu dans de l'eau bouillante pour stériliser les crachats. C'est ce que nous faisons faire dans notre service d'hôpital. Telle est aussi la recommandation du Conseil d'hygiène.

Nous avons insisté surtout, dans ce court chapitre relatif à l'étiologie, sur le rôle initial et essentiel des bacilles; mais la

(1) Société anatomique, juin 1883.

(2) *Beiträge zur Lehre v. d. Tuberkulose*, Marburg, 1882.

nature du terrain où ils vont germer, les causes prédisposantes, qui consistent surtout dans les vices de l'hygiène, le surmenage, les conditions morales, etc., n'en sont pas moins importantes à connaître et à étudier. Il est vrai qu'on ne peut pas non plus donner le pas à ces causes banales et rééditer la phrase prétentieuse de Eidenmann, que « les tubercules sont les larmes de la pauvreté versées à l'intérieur du corps ».

Recherche des bacilles de la tuberculose dans les sécrétions pathologiques, crachats, urines, écoulement vaginal, leur morphologie. — *Crachats.* — Les micro-organismes de la tuberculose, dont nous avons déjà donné la description à la page 164, sont des bâtonnets de 3 à 4 μ de longueur en moyenne, sur 0μ,3 à 0μ,5 de largeur. Leur longueur, plus variable que leur largeur, oscille de 2 à 6 μ. Leur diamètre transversal est habituellement uniforme suivant toute leur longueur; ils ne sont généralement pas renflés à leurs extrémités. Ils sont constitués, tantôt par un bâtonnet homogène, tantôt par de petits grains ovoïdes ou arrondis, placés bout à bout. Ils sont difficiles à voir sans réactif colorant. Cependant, dans les crachats qui en contiennent un grand nombre, traités par une solution faible de potasse, on peut les reconnaître comme des bâtonnets hyalins et incolores, immobiles, dans lesquels on ne voit pas de grains distincts. Ces bâtonnets sont alors plus gros que sur les préparations où ils ont été colorés et déshydratés. Après leur coloration par le procédé d'Ehrlich, ou suivant les procédés que nous avons indiqués aux pages 76 et 78, on apprécie incomparablement mieux les variations de leur forme et de leur structure, que sur les préparations non colorées (1). Ils sont souvent infléchis sur eux-mêmes en S ou recourbés en crochet à l'une de leurs extrémités; ils n'ont pas la même rigidité que les

(1) Futterer (*Virchow's Archiv*, t. C, p. 236) a proposé une modification aux procédés de coloration des bacilles qui est la suivante. Il colore d'abord avec la fuchsine suivant le procédé d'Ehrlich, puis il décolore par l'alcool acidulé (3 gouttes d'acide nitrique dans un verre de montre rempli d'alcool absolu), jusqu'à ce que la préparation devienne rose pâle. On continue la décoloration, dans une solution aqueuse de chloride de palladium à 1 pour 500, pendant une minute. Enfin on lave à l'eau distillée, on déshydrate pendant quelques minutes dans l'alcool acidulé, on passe à l'huile de cèdre et on monte dans le baume. La coloration est très bien fixée sur les bacilles.

bacilles de la lèpre qui, cependant, s'en rapprochent beaucoup par leurs dimensions et par la facilité avec laquelle ils se colorent suivant la méthode d'Ehrlich. Lorsqu'on examine, avec les nos 10 et 12 à immersion homogène de Vérick et le concentrateur de Abbé, une préparation de crachats de phtisique colorée, on voit un nombre plus ou moins grand de bâtonnets, de longueur et de forme variables, d'épaisseur souvent inégale, les uns homogènes, colorés en rouge d'aniline ou un peu violacés, les autres formés, dans toute leur longueur, par de petits grains colorés.

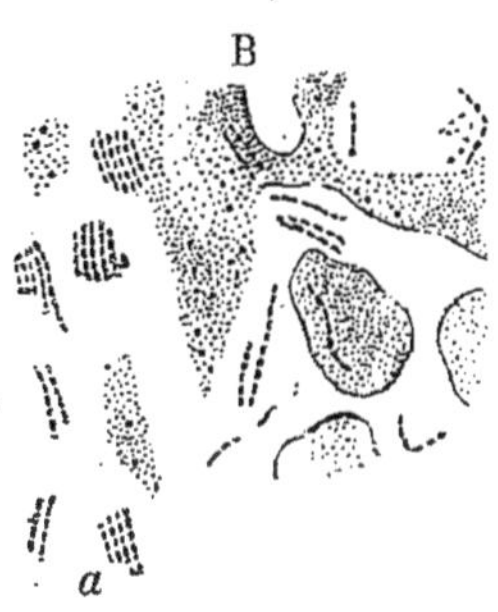

Fig. 299. — Bacilles obtenus dans des crachats conservés pendant plusieurs semaines.

A. *a*, bacilles isolés; *b*, bacilles situés dans une cellule épithéliale; *c*, bacilles siégeant dans une cellule pigmentée. — B. *a*, bacilles très nombreux et accolés dans les crachats.

Dans les crachats de l'une de nos malades, dont les poumons étaient creusés de grandes cavernes, il y avait une quantité considérable de bacilles, une centaine environ par champ de microscope à un grossissement de 500 diamètres. La plupart de ces bâtonnets contenaient de petits grains placés bout à bout. Nous avons laissé ces crachats dans un tube fermé par un bouchon de liège pendant trois semaines. Ces crachats, sous l'influence de la putréfaction, avaient perdu leur consistance muqueuse. Les préparations colorées nous ont montré alors que presque tous les bacilles étaient composés uniquement de petits grains colorés, et ils nous ont paru plus nombreux que dans les crachats examinés de suite après l'expectoration (1). Nous avons dessiné (voyez fig. 299) ces bactéries dans les crachats abandonnés pendant plusieurs semaines à eux-mêmes. On peut voir

(1) Cornil et Babes, Ac. de méd., 24 avril et *Journal des connaissances*, 26 avril 1883.

que la plupart d'entre elles sont constituées par des grains un peu allongés ou sphériques, disposés bout à bout. Si l'on examine avec attention un de ces bacilles à l'aide de l'objectif 12 de Vérick à immersion homogène et avec un oculaire fort, on détermine bien nettement les bords du bâtonnet, qui sont rectilignes et parallèles, et on voit que les grains colorés siègent dans l'intérieur du bâtonnet. On trouve cependant quelquefois des renflements arrondis du bâtonnet, siégeant soit à son extrémité, soit en un autre point de sa longueur, renflements ou nœuds qui sont déterminés par un grain coloré, plus gros que le diamètre moyen du bâtonnet. Il y avait aussi dans ces crachats des amas de grains colorés appartenant à des bâtonnets parallèles, très rapprochés les uns des autres et accolés paral-

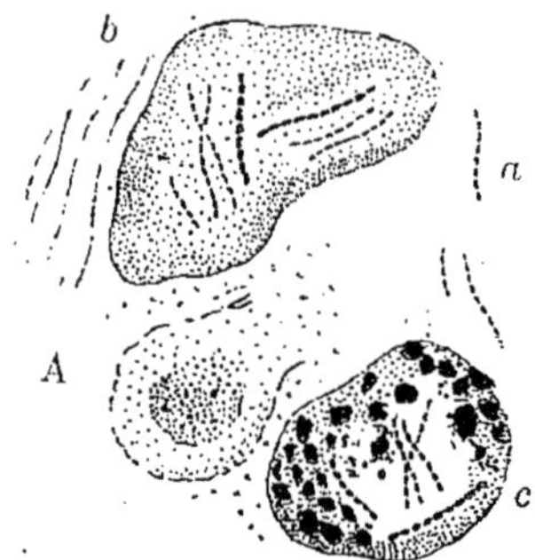

Fig. 300. — Bacilles de la tuberculose observés dans les crachats.

Le plus grand nombre d'entre eux est libre dans le liquide, mais quelques-uns sont contenus dans les cellules lymphatiques ou même dans les grandes cellules. La cellule *c* contient du pigment noir.

lèlement. Dans ces amas de micro-organismes, on ne reconnaissait plus les bâtonnets, mais seulement des grains ronds disposés en séries, et formant des groupes analogues à des sarcines (voyez *a*, fig. 299). Les parties colorées sont tantôt arrondies, tantôt cylindriques ou biconcaves; cette apparence nous permet de supposer qu'on a quelquefois affaire à des spores, tandis que le plus souvent les parties colorées appartiennent au protoplasme des bâtonnets situé entre les spores et non à ceux-ci.

L'un de nous (Babes) a récemment étudié les bacilles de la tuberculose, en colorant des cultures pures par un séjour de plusieurs jours dans la solution d'Ehrlich, après quoi il les a décolorées fortement et colorées de nouveau d'une façon intense par le bleu de méthylène. Par ce procédé certains grains restent rouges tandis que les bâtonnets sont bleus ou d'un rouge pâle. Ces grains (spores?) sont ronds et ordinairement terminaux. Un bacille n'en possède habituellement qu'un (fig. 301).

Les mêmes grains ont été constatés par Ehrlich en laissant les préparations colorées pendant trois jours par sa méthode dans du sulfure de sodium. Après avoir lavé et desséché les préparations, il a vu les mêmes corps ovoïdes. Ehrlich considérait les grains comme des spores, mais Koch croit qu'il s'agit de grains artificiels. Pour résoudre cette question, on a examiné

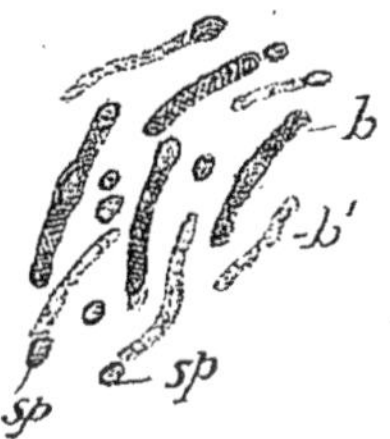

Fig. 301. — Bacilles de la tuberculose dans une vieille culture.

b, bacilles pourvus de spores *sp*; *b'*, bacille sans spores.

toutes les variétés de bacilles de n'importe quelle maladie contenant des grains avec cette méthode, en les soumettant à l'action du sulfure de sodium, après quoi on lave et on traite par le bleu de méthylène. Dans ces préparations comme dans celles de la tuberculose, les spores étaient colorés le plus souvent en rouge et les bacilles en bleu.

D'après ces recherches, on doit admettre que ces grains sont des spores de la tuberculose ou bien que la réaction des spores indiquée par Bienstock, Neisser, Hueppe, n'est pas concluante, et ne permet pas de les diagnostiquer. En ce qui concerne les grains que Koch a décrits comme des spores, il se peut que ce soient des spores à un certain degré de développement, mais qui ne se colorent pas, tandis que des spores arrivés à leur complet développement se colorent. Les spores du charbon présentent des formes analogues qui se colorent ou ne se colorent pas par la méthode générale de coloration des spores.

Les bacilles de la tuberculose se retrouvent pendant un

temps indéfini dans les crachats qu'on laisse putréfier dans un flacon ; ainsi, au bout de trois mois, ils étaient aussi nombreux et aussi caractéristiques. Ce liquide s'était finalement desséché ; pour savoir s'il avait conservé ses propriétés virulentes, nous l'avons inoculé à deux lapins. Le premier de ces lapins, sacrifié au bout d'un mois, n'avait pas de tubercules. Le second fut sacrifié deux mois après l'inoculation dans la chambre antérieure de l'œil. Chez cet animal, on avait coupé le nerf sciatique pour une autre expérience. A son autopsie, l'œil ni les organes internes ne présentaient rien d'anormal, mais on trouva, du côté où le nerf sciatique avait été sectionné, une périarthrite fongueuse et purulente du genou, avec ostéite caséeuse du tibia. L'articulation du genou contenait un liquide louche. La paroi fongueuse de cet abcès a montré quelques bacilles de la tuberculose, et ce tissu caséeux, cultivé dans du sérum de bœuf gélatinisé, a donné lieu, au bout de trois semaines, à des touffes de colonies de la tuberculose (1).

Malassez et Vignal avaient constaté de leur côté la résistance des bacilles de la tuberculose à la putréfaction (Société de biologie, 18 avril 1883). Ils ont conservé des crachats pendant plusieurs mois en les mouillant alternativement, et les laissant dessécher, sans que les bacilles fussent moins nombreux.

Gaffky, Schüller et Fischer (2) ont produit aussi la tuberculose expérimentale chez les lapins en leur injectant des crachats desséchés. La tuberculose survenait alors assez tardivement, vers le centième jour.

Dans les crachats provenant d'un malade atteint de phthisie aiguë, nous avons vu de grandes cellules épithéliales tuméfiées provenant de l'intérieur des alvéoles pulmonaires et des cellules pigmentées (fig. 300). Ces cellules contenaient des bacilles de grandeur variable, mais en général un peu plus longs que dans la majorité des crachats.

Le nombre des bacilles trouvés dans les crachats est très variable suivant les cas. Il est toujours assez grand lorsqu'il s'agit de cavernes en voie de formation ou complètement for-

(1) Babes et Cornil, *Journal de l'anatomie*, décembre 1883.
(2) *Mittheilungen d. k. Gesundheitsamte*, t. II, 1884.

mées, et il est, d'une façon générale, en rapport avec les foyers de désintégration du poumon. Mais lorsqu'il s'agit de tuberculose miliaire aiguë ou de cavernes dont la surface est sèche ou cicatrisée, si les malades ne crachent pas ou crachent très rarement, les signes cliniques tirés de la recherche des bacilles seront presque nuls. Il en sera de même si, dans une phtisie granuleuse du poumon, les malades expectorent seulement une petite quantité de mucus provenant des bronches. Aussi l'absence de bacilles en pareil cas ne pourra pas faire rejeter le diagnostic de phtisie (Grancher, Société méd. des hôpitaux, 1884). Cependant, même dans la phtisie à son début et dans la première hémoptisie observée, on peut trouver des bacilles (Hiller, *loc. cit.*), mais cela ne paraît pas constant (1).

Les bacilles se rencontrent dans toutes les variétés étiologiques de la tuberculose, par exemple dans celle qui survient pendant le cours du diabète. Ainsi Immermann et Rutimeyer les ont trouvés dans une caverne d'un tuberculeux diabétique; Leyden, dans les crachats de trois diabétiques devenus phtisiques (2); Merkel dans les crachats et le poumon d'un diabétique (3); Riegel dans un seul cas sur deux diabétiques (4).

Urines. — Nous avons figuré (voyez fig. 302) la disposition des bactéries dans le dépôt de l'urine, à la suite de la tuberculose des organes génito-urinaires (5). On voit, en *e*, une cellule épithéliale de la vessie, des leucocytes *m*, contenant parfois un bacille et des cellules sphéroïdes, qui sont un peu plus grosses et qui contiennent un grand nombre de longs bacilles disposés

(1) Lorsque les bacilles sont peu nombreux, il est nécessaire, pour les découvrir, de se servir d'une bonne fuchsine. Les divers échantillons de cette substance sont parfois variables. La meilleure est celle qui est vendue sous le nom de *rubine jaunâtre*. On se la procure en particulier chez König, Dorotheen-Strasse, 46, à Berlin. Avec cette substance, on voit très bien les bacilles des follicules tuberculeux du lupus dans les cellules géantes. Après que les coupes ont été colorées pendant quatre ou cinq heures en chauffant ou pendant douze heures à la température ordinaire dans la solution d'Ehrlich avec la rubine, on décolore dans l'alcool absolu additionné d'un peu d'acide azotique, on déshydrate à l'essence de girofle et on monte dans le baume.

(2) *Centralblat f. klin. Medicin*, n° 8, 1883.

(3) *Centralblatt f. klin. Medicin*, n° 12, 1883.

(4) *Centralblat f. klin. Med.*, n° 13, 1883.

(5) Babes, Société anatomique, 27 janvier 1883.

en faisceaux ou en broussailles (fig. 302). On rencontre des bacilles libres dans le liquide.

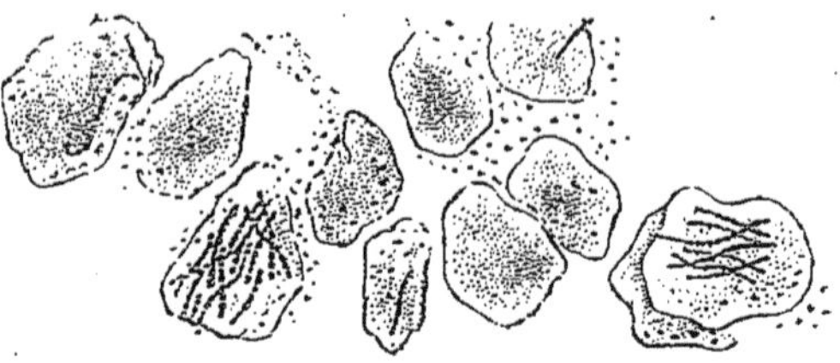

Fig. 302. — Bacilles de la tuberculose dans l'urine.

Nous avons observé en 1883 un enfant de seize ans, qui avait été atteint, cinq ans auparavant, d'hémoptysie, de pleurésie

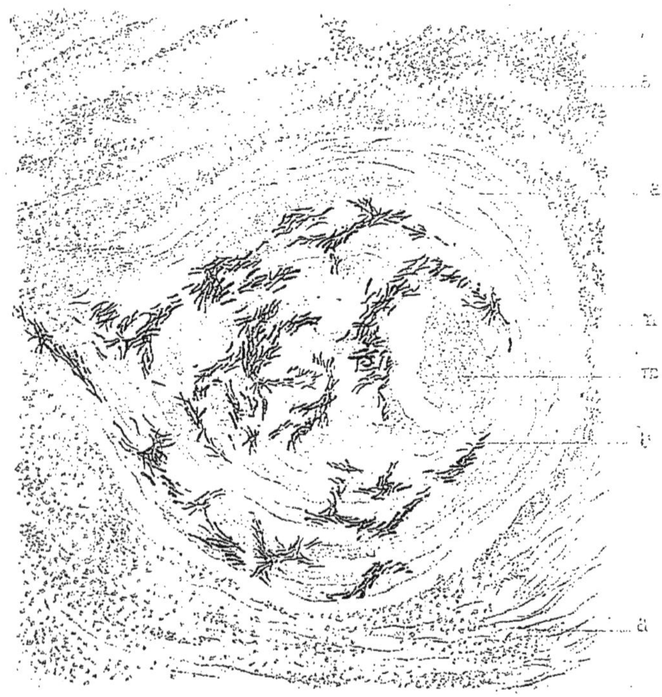

Fig. 303. — Bacilles en broussaille dans un tubercule fibreux du poumon.

a, tissu pulmonaire atteint de pneumonie interstitielle et infiltré de charbon; *b*, bacilles en touffes situés entre les faisceaux du tissu fibreux; *m*, petit séquestre situé au milieu d'une perte de substance dont les bords sont couverts de bacilles; *n*, fente située entre le tubercule et le tissu voisin (500 diamètres).

chronique et de broncho-pneumonies répétées et qui, depuis un mois, avait des urines purulentes. La vessie était en partie paralysée, si bien que l'urine purulente s'écoulait spontanément, goutte à goutte. Dans cette urine, recueillie au moment de l'émission, et examinée suivant le procédé d'Ehrlich, nous avons trouvé de longs bacilles, formés de petits grains colorés, libres entre les globules de pus, les uns isolés, les autres disposés en touffes analogues à celles que nous avons figurées dans un tubercule fibreux du poumon (voyez fig. 303). Chez cet enfant, la présence des bacilles de l'urine était le seul signe tout à fait démonstratif de la tuberculose urinaire, car il n'y avait aucun signe rationnel ni physique de tuberculose pulmonaire. Il a succombé six mois après à une méningite tuberculeuse.

Chez une malade présentant des cavernes tuberculeuses, observée dans le service de Fournier, à Saint-Louis, nous avons examiné les sécrétions vaginales au niveau d'ulcérations de la paroi postérieure du vagin, à bords végétants, à surface couverte d'une couche un peu adhérente de pus épais, jaunâtre et caséeux. Nous y avons trouvé un assez grand nombre de bacilles libres dans le liquide. Nous avons fait la même constatation au niveau d'une ulcération tuberculeuse de la lèvre inférieure et à la surface d'une ulcération cutanée périrectale chez deux malades du même service. Dans ce dernier fait les bacilles présentaient des grains colorés (*Société anatomique*, 1883, p. 341).

L'examen direct des produits liquides plus ou moins puriformes ou caséeux qui existent à la surface des muqueuses ulcérées donnera aussi d'excellents renseignements diagnostiques lorsqu'on mettra en doute une affection tuberculeuse. C'est ainsi que Fränkel insiste sur ce point pour ce qui touche les ulcérations laryngées, et Guttmann (1) pour celles de la gorge. Demme (2) a trouvé une fois des bacilles de la tuberculose dans la sécrétion nasale chez un enfant qui mourut de méningite tuberculeuse. La muqueuse nasale présentait à l'autopsie des tubercules et des ulcérations avec des bacilles. L'ozène est loin d'être habituellement une maladie tuberculeuse. Nous avons vu au contraire (page 124) que la sécrétion de l'ozène renferme des microbes ronds, caractéristiques et pathogènes.

(1) *Deutsche med. Wochenschr.*, 1883, n° 21.
(2) *Berlin. kl. Wochenschr.*, 1883, n° 15.

On ne peut contester l'utilité, la nécessité parfois, de la recherche des bacilles dans les exsudations et sécrétions pathologiques pour asseoir le diagnostic. Si la phtisie est le plus souvent reconnue par la seule constatation des signes physiques de percussion et d'auscultation, il n'en est pas moins vrai qu'on hésite souvent au début de la maladie, dans sa forme aiguë granuleuse, et qu'on peut confondre la phtisie confirmée avec une dilatation bronchique et avec la syphilis pulmonaire. Dans les cas douteux, on aura recours à l'examen des crachats. Nous avons vu que les crachats sanglants de l'hémoptysie du début de la phtisie contiennent parfois des bacilles.

Chez une de nos malades affectée d'une gomme du voile du palais, et qui expectorait des crachats nummulaires et puriformes, nous avons diagnostiqué une syphilis pulmonaire, par ce seul fait que les crachats, examinés à diverses reprises pendant des mois, ne contenaient pas de bacilles de la tuberculose. Nous relatons plus loin une autopsie de syphilis du poumon, du service de Balzer, dans laquelle l'examen des masses caséeuses et du contenu d'une caverne ont donné un résultat négatif.

L'auscultation donne aussi parfois des renseignements tout à fait insuffisants chez certains malades affectés de pleurésie unilatérale avec une compression du poumon qui empêche l'entrée de l'air. Si l'autre poumon est normal, on ne peut faire le diagnostic de la phtisie que par la recherche des bacilles dans les crachats. C'est ce qui nous est arrivé une fois chez un de nos malades.

La présence des bacilles caractéristiques dans les sécrétions pathologiques, à la surface des ulcérations douteuses de la bouche, de la langue, des lèvres, de la vulve, du vagin, du pourtour de l'anus, donnera aussi des renseignements absolument certains. Il en est de même de l'examen des urines dans la tuberculose du rein, de la vessie, de la prostate et de l'urèthre Or, on sait que souvent ces dernières lésions sont primitives, qu'elles ne sont pas toujours accompagnées de tuberculose pulmonaire, et que leur diagnostic est alors entouré d'une grande obscurité. Il est le plus souvent impossible de diagnostiquer sûrement la tuberculose primitive du rein et de la vessie. La découverte des bacilles dans l'urine lèvera d'emblée tous les doutes. Dans l'examen des sécrétions qui proviennent des organes génitaux, il est essentiel de tenir compte des caractères de coloration des bacilles du smegma qui peuvent être confondus avec ceux de la tuberculose.

Pour éviter cette erreur il faut recueillir l'urine avec les plus grandes précautions, sans qu'il y ait de smegma, et, après la coloration avec le liquide d'Ehrlich, et l'action de l'acide nitrique, les bien laver avec l'alcool absolu. On se servira plus avantageusement du violet de méthyle que de la fuchsine.

Anatomie pathologique de la tuberculose. — Dans cette étude de l'anatomie pathologique, nous nous occuperons surtout du siège des bacilles et de leur relation avec les lésions observées. Nous examinerons successivement la tuberculose des séreuses, des ganglions, de la rate, du poumon, du foie, des organes génito-urinaires et les tuberculoses locales.

Les tubercules *miliaires* sont caractérisés, comme on le sait depuis les travaux de Schüppel, Friedlander, etc., par une agglomération de petites cellules au centre desquelles se trouvent une ou plusieurs cellules géantes.

Les *cellules géantes*, sans être aussi caractéristiques de la tuberculose que les bacilles, sont plus constantes, plus nombreuses parfois et plus faciles à constater; cependant elles se rencontrent dans d'autres productions pathologiques. Il existe beaucoup de faits où les bacilles sont très rares et les cellules géantes très nombreuses. Le mode de formation des cellules géantes est variable. La majorité des anatomistes attribue leur genèse à la confluence des cellules lymphatiques (Cohnheim); d'autres cellules géantes correspondent à des cellules vasoformatives et à des bourgeonnements vasculaires (Brodowsky, Malassez et Monod). Certaines de ces grandes cellules résultent de l'hypertrophie et de la confluence des cellules épithéliales de certaines glandes, des glandes en grappes (Cornil), des conduits biliaires (J. Arnold), etc. (1). Souvent elles naissent aux dépens des cellules endothéliales des séreuses et des petits vaisseaux. Les cellules géantes se développent autour des corps étrangers de

(1) Babes (*Orvosi Hetilap*, 1883) a décrit une partie des faits suivants concernant les cellules géantes.

toute espèce ainsi que cela résulte des expériences de Ziegler, de H. Martin, Laulanié (1), et des observations de l'un de nous sur le séquestre du choléra des poules. Dans les vaisseaux qui charrient des bacilles libres dans le sang ou englobés dans des cellules lymphatiques, les cellules géantes résultent tantôt de la confluence de cellules lymphatiques contenant des bacilles de la tuberculose, tantôt de l'union de ces cellules avec les cellules endothéliales de la paroi vasculaire. Weigert, de son côté, ne croit pas que la confluence des cellules engendre des cellules géantes et il pense qu'il y a toujours au début une irritation cellulaire avec formation nouvelle de noyaux. Une cellule fixe, par exemple se tuméfie, présente en son milieu des bacilles ; la partie centrale de la cellule se nécrose en même temps qu'il se forme de nouveaux noyaux à sa périphérie et les bacilles se logent à la périphérie entre les noyaux (2).

Les bacilles de la tuberculose agissent aussi comme des corps étrangers dans la production des cellules géantes ; lorsqu'ils ont été englobés par une cellule, la cellule s'hypertrophie, ou bien lorsqu'un petit amas de bacilles se trouve en contact avec des globules blancs, ceux-ci se fusionnent et constituent une cellule géante. Lorsqu'on étudie ces cellules géantes pendant leur accroissement, on remarque parfois dans leur intérieur des figures de multiplication indirecte des noyaux. Leurs noyaux siègent tantôt au milieu, tantôt à la périphérie. Si, par exemple, la cellule provient d'un vaisseau contenant des leucocytes et des bacilles, on peut supposer que les leucocytes se sont détruits les premiers sous l'influence des bacilles et se sont transformés en une masse granuleuse, tandis qu'une partie des bacilles pénétrait dans les cellules endothéliales du vaisseau. Celles-ci se gonflent, leur protoplasma s'unit, pendant que leurs noyaux prennent une disposition radiée caractéristique de la cellule géante. Les bacilles siègent alors ordinairement entre les noyaux.

Souvent on peut suivre un vaisseau jusqu'à la cellule géante qui en forme comme un renflement (voyez la figure 310). Une

(1) Sur quelques affections parasitaires du poumon et leur rapport avec la tuberculose, *Archives de physiologie*, 15 nov. 1884.

(2) *Deutsch. med. Wochens.*, 1885, n. 35.

des formes de cellules géantes de la tuberculose des plus intéressantes est celle qui résulte de la présence de corps étrangers dans leur intérieur. Ainsi elles contiennent parfois à leur centre des grains ronds ayant de 0 μ, 2 à 0 μ, 3, accumulés en amas de la grandeur d'un globule blanc ou davantage, tandis que leur périphérie montre des noyaux provenant des cellules endothéliales. Ces granulations centrales, jaunâtres, brillantes, se colorent si elles sont jeunes, comme des zooglœes de bactéries ; les amas qu'elles forment se colorent mieux à leur périphérie qu'à leur centre. Elles ne résistent pas aux acides ni aux bases, ce qui les différencie des bactéries connues. Il est possible que ces granulations jouent un certain rôle dans la production des tubercules, mais leur signification est encore douteuse. Il importe de ne pas les confondre avec les grains qu'on y rencontre parfois et qui sont analogues à ceux des cellules d'Ehrlich colorés par l'aniline. Les cellules géantes se trouvent ordinairement au centre des foyers tuberculeux ; ce sont aussi les parties des tubercules qui s'altèrent les premières en subissant une mortification avec pâleur et effacement de leurs contours, ou une dégénérescence granuleuse, pigmentaire, calcaire, fibreuse ou hyaline.

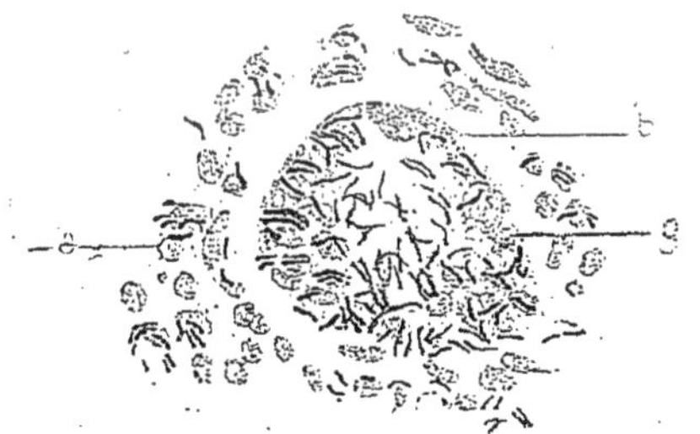

Fig. 304. — Cellule géante avec ses bacilles.

Lorsqu'on examine avec une lentille à immersion homogène, à la lumière Abbé, des granulations tuberculeuses colorées par le procédé d'Ehrlich, on trouve dans la plupart, sinon dans chacune d'elles, des bacilles caractéristiques. Ceux-ci sont plus ou moins nombreux ; ils siègent constamment dans les cellules géantes, et s'ils sont très peu nombreux, on trouvera un ou deux bacilles dans chacune de ces cellules. S'ils sont très nombreux, la cellule géante en sera remplie (voyez fig. 304, *g*), et il y en aura aussi dans le tissu de la granulation formé de petites cellules autour de la cellule géante.

Tuberculose miliaire aiguë. — Les granulations siègent dans les séreuses, dans le poumon et dans d'autres organes, le rein, le foie, la rate, les ganglions, etc., ou seulement dans le poumon. La disposition périvasculaire des tubercules, disposition si remarquable en particulier dans les séreuses et leurs rapports constants avec des troubles de la circulation, ont fait depuis longtemps penser que les tubercules miliaires étaient en rapport avec une altération de la circulation. On a constaté en outre (Virchow, Rindfleisch, Cornil, etc.) que les granulations tuberculeuses des méninges étaient le plus souvent à cheval sur une artériole dont les branches et le tronc étaient remplis par de la fibrine coagulée. L'un de nous a vu plus tard, dans la tunique interne des vaisseaux, des méninges tuberculeuses (1), une formation nouvelle de petites cellules et de cellules géantes, lésions indiquant très manifestement le rôle actif des vaisseaux dans la production des lésions histologiques des granulations. Les cellules géantes peuvent aussi se rencontrer au milieu de la fibrine qui oblitère certains vaisseaux, et, comme nous l'avons montré les premiers, les bacilles de la tuberculose existent dans les vaisseaux thrombosés au milieu des tubercules. On les observe aussi quelquefois dans les végétations de l'endocardite.

D'un autre côté Ponfick avait vu des tubercules de la paroi du conduit thoracique; Mügge (2) les avait reconnus dans la membrane interne des veines pulmonaires; J. Arnold (3) avait noté également les lésions de la tunique interne des vaisseaux dans la tuberculose miliaire. Enfin Weigert (4) a fait remar-

(1) Cornil, *Contribution à l'étude de la tuberculose* (*Journal de l'anatomie*, 1880).

(2) *Virchow's Archiv*, 1879.

(3) *Beitrage z. Anat. d. miliar. Tuberk.* (*Virchow's Archiv*, 1882).

(4) *Zur Lehre von der Tuberkulose* (*Virchow's Archiv*, 1882), *Wege des Tuberkelgiftes*, *Wiener med.*, t. XXIV, n° 44. Dans ce travail, Weigert cite Frisch, comme le premier qui ait vu les bacilles de la tuberculose dans l'intérieur des vaisseaux. Cela n'est pas exact; Frisch a suivi les bacilles jusqu'à la tunique interne des vaisseaux, mais il ne les a pas observés, comme nous, dans les caillots intravasculaires récents. L'importance de cette constatation ne peut être niée.

quer l'importance du rôle des tubercules de la tunique interne des veines et de l'endocarde du cœur droit dans la généralisation de la tuberculose. Si des tubercules se développent en effet dans la paroi d'un vaisseau lymphatique ou d'une veine, ils arrivent jusqu'à la surface interne du vaisseau. Ils peuvent alors déverser dans le plasma lymphatique ou sanguin des bacilles qui pénètrent dans la circulation générale ou dans la circulation locale d'un organe. Des micro-organismes iront se loger dans les tissus le long des vaisseaux capillaires et y deviendront l'origine de granulations tuberculeuses. D'après Weigert, on trouve généralement des granulations tuberculeuses de la membrane interne des veines pulmonaires ou de l'endocarde du ventricule droit ou de la veine cave inférieure dans les tuberculoses miliaires généralisées. Nous avons dit déjà, dans l'article *Endocardite* (voy. page 354), qu'on avait vu des bactéries de la tuberculose dans les valvules cardiaques atteintes d'endocardite. Plus récemment, Weichselbaum (1) a trouvé, à l'autopsie d'individus morts de tuberculose miliaire, des bacilles en petit nombre dans les coagulations sanguines des gros vaisseaux, en sorte que la tuberculose miliaire résulte, suivant toute vraisemblance, de l'entrée des bactéries dans la circulation générale des plasmas sanguins ou lymphatiques.

Séreuses. — Les méninges présentent à étudier, dans la tuberculose de ces membranes, des types variables de granulations correspondant à des états divers de leur développement. — On fait durcir dans l'alcool la méninge altérée et la circonvolution sous-jacente. Les coupes perpendiculaires à la surface de ces circonvolutions et comprenant à la fois l'arachnoïde, la pie-mère et la surface des circonvolutions, colorées par le procédé de Ehrlich, montrent un épaississement de la pie-mère qui s'enfonce souvent en forme de coin épais dans la substance cérébrale. Les artérioles et quelquefois aussi les veinules de la pie-mère sont oblitérées plus ou moins complètement par des coagulations fibrineuses. Ces vaisseaux oblitérés, dont la paroi est épaisse, souvent hyaline, sont entourés par un tissu conjonc-

(1) *Wiener med. Wochenschr.*, 1884, n° 12.

tif plus ou moins caséeux, infiltré de petites cellules rondes atrophiées, à noyaux peu distincts.

A côté de ces nodules qui entourent les vaisseaux oblitérés, on trouve des îlots d'un tissu réticulé formé de fibres hyalines assez épaisses et contenant très peu de cellules rondes dans ses mailles. A la limite de la pie-mère avec la substance cérébrale (fig. 305, *v*), ou même dans cette dernière (*t*, fig. 305), on voit quelquefois de petits îlots tuberculeux.

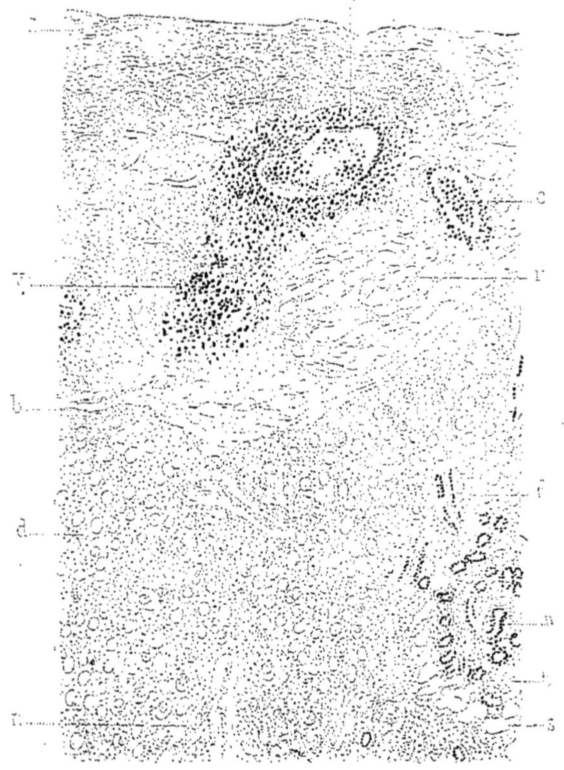

Fig. 305. — Tuberculose des méninges.

s, surface de l'arachnoïde; *a*, coupe d'une petite veine de la pie-mère contenant un coagulum fibrineux. Dans ce coagulum et dans la paroi vasculaire, il existe un très grand nombre de bacilles. *v*, artériole dont la paroi et le caillot contiennent aussi des bacilles; *c*, veinule également remplie; *r*, tissu réticulé de la pie-mère; *b*, limite de la substance corticale; *d*, tissu de la substance grise; *t*, tubercule cérébral dans lequel les granulations siègent surtout autour des capillaires *m*; *s*, lacunes du tissu nerveux autour du tubercule; *n*, vaisseau capillaire normal du cerveau (Grossissement de 100 diamètres).

La figure 305 représente à un faible grossissement l'ensemble de ces lésions. Des bacilles et des granulations colorées en rouge existent en grand nombre, ainsi que cela se voit dans notre dessin, autour des vaisseaux *a*, *c*, *v*, dans leur paroi et dans leur contenu. Les mêmes grains colorés s'observent autour des capillaires *m* qui se trouvent dans l'îlot tuberculeux *t*, situé dans la substance cérébrale. On voit, en *r*, le tissu réticulé de la pie-mère.

Dans un fait de méningite tuberculeuse un peu ancienne, rapporté en 1880 (*Journal de l'Anatomie*) par l'un de nous, les vaisseaux plus ou moins oblitérés de la pie-mère montraient des cellules géantes développées dans la tunique interne. Des bacilles de la tuberculose existaient dans les diverses tu-

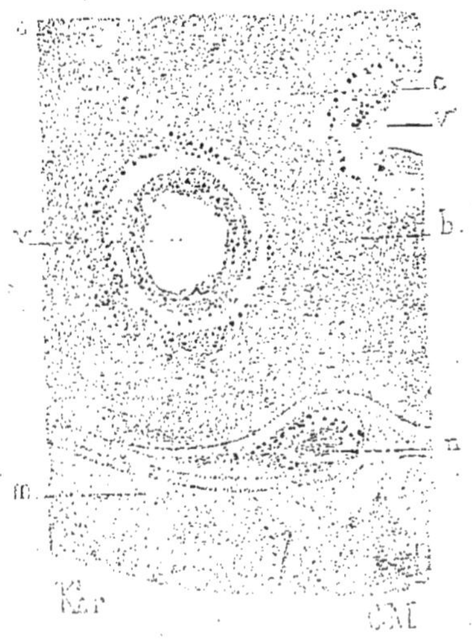

Fig. 306. — Tubercules des méninges.

a, petit vaisseau oblitéré; *v*, *v*, vaisseau plus volumineux dont la tunique interne épaissie montre des cellules géantes et des bacilles de la tuberculose. Le vaisseau central de la figure présente deux cellules géantes; *m*, vaisseau oblitéré près de la substance cérébrale (Grossissement faible).

niques vasculaires et dans le tissu nouveau des méninges (voy. fig. 306). Avec de plus forts grossissements, il était facile de reconnaître le siège des cellules épithéloïdes et géantes dans la tunique épaissie des vaisseaux, ainsi que le montre la figure 307.

La figure 308 offre une section de l'arachnoïde *b* et de la pie-mère *e* avec un grossissement de 500 diamètres. La paroi épaissie et hyaline de l'artériole *a* est remplie d'un assez grand nombre de bacilles tout à fait caractéristiques ; on y trouve aussi des grains *d* assez nombreux, disposés en séries ou isolés, qui

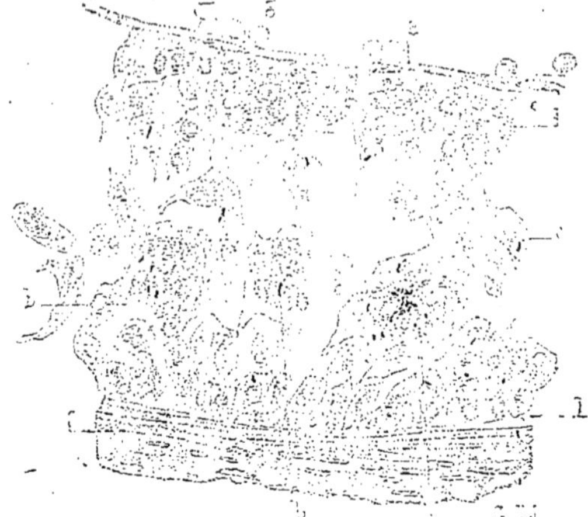

Fig. 307. — Coupe de la membrane interne enflammée et tuberculeuse d'une artère.

a, couche de cellules plates endothéliales indiquant la limite interne de l'endartère; *g*, *g*, globules rouges du sang en circulation; *d*, couche de cellules rondes ou polyédriques par compression réciproque; *b*, *b*, *b*, cellules géantes contenant des bacilles; *l*, couche de cellules prismatiques ou rondes à la base de l'endartère, près de la tunique moyenne *f* (Grossissement de 300 diamètres).

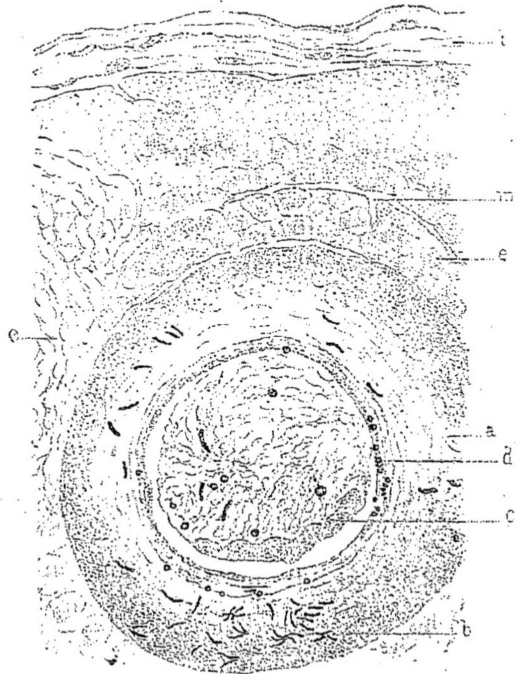

Fig. 308. — Section de la pie-mère dans la méningite tuberculeuse.

b, arachnoïde; *e*, tissu fibreux; *a*, paroi d'une artériole contenant des bacilles *b*, et des grains ronds *d*, qui se colorent par le même procédé que les bâtonnets; *c*, caillot fibrineux intra-artériel, hyalin à son bord inférieur, renfermant aussi des bacilles et des grains ronds; *m*, fente située dans le tissu de la pie-mère; *e*, *e*, faisceaux hyalins (Grossissement de 500 diamètres).

se colorent de la même façon que les bâtonnets, par le procédé d'Ehrlich. La membrane interne du vaisseau, qui est relativement normale, possède encore ses cellules endothéliales. Sa lumière est remplie de fibrine à fibres gonflées dans toute la partie centrale du thrombus, hyalines à sa circonférence, en *c*. Au milieu de cette fibrine on rencontre quelques bâtonnets caractéristiques et de petits grains colorés. Sur la coupe du tissu de la pie-mère qui entoure l'artériole, on peut distinguer des fentes *m* dans la masse caséeuse formée par les cellules. On voit, en *e*, des faisceaux de tissu conjonctif hyalins, à bords festonnés.

Dans un de nos faits de méningite tuberculeuse, il y avait une assez grande quantité de cellules géantes situées dans les îlots tuberculeux périvasculaires. La présence de ces cellules géantes est assez rare dans les tubercules des méninges pour que nous les signalions ici. Les bacilles, très nombreux, siégeaient indistinctement dans le tissu des nodules tuberculeux et dans les cellules géantes. A la limite des méninges et du cerveau, on trouve une couche mince appartenant à la pie-mère, et dans laquelle les cellules sont rares. Le tissu réticulé dont nous avons déjà parlé (*r*, fig. 305) est distribué irrégulièrement, sur les coupes de la pie-mère, en îlots limités, arrondis ou diffus, surtout dans la partie profonde de la pie-mère.

Les vaisseaux sanguins qui, de la pie-mère, pénètrent dans la couche centrale du cerveau, sont entourés de leur gaîne péri-vasculaire dilatée dans laquelle on trouve des cellules lymphatiques libres. Les cellules endothéliales de cette gaîne sont tuméfiées. Les vaisseaux eux-mêmes sont souvent oblitérés ; leur paroi présente quelquefois de petits grains ronds colorés. Autour de ces vaisseaux, la substance cérébrale est sclérosée. La granulation tuberculeuse cérébrale très petite et à son début dessinée en *t* dans la figure 305 montre une grande quantité de vaisseaux capillaires, qui tous sont bordés par des grains ronds colorés en rouge, et qui sont entourés par des cellules rondes au milieu d'une substance grenue, dense. On voit aussi, sur ce dessin, les vaisseaux qui de la pie-mère arrivent à la granulation du cerveau et qui sont entourés par ces mêmes grains colorés. La périphérie de la granulation présente des vacuoles *s*, qui la séparent du tissu cérébral. Les tubercules plus considérables du cerveau sont formés par la confluence de pareilles granulations. Nous avons trouvé aussi un grand nombre de bacilles dans une méningite tuberculeuse à son début.

Ainsi d'une façon générale, dans la tuberculose des méninges, il est assez facile de voir les parois des vaisseaux et même la fibrine qui les oblitère parsemées de bacilles plus ou moins nombreux de la tuberculose.

Le Dr G. Guarnieri (1) a publié, sous l'inspiration de Marchiafava, un travail sur la méningite tuberculeuse où il a constaté après nous l'infiltration, par des bacilles, des tuniques plus ou moins modifiées des petites artérioles de la pie-mère. Quelques-uns des faits reproduits dans la thèse de Chantemesse (2), et qui s'accompagnaient de plaques tuberculeuses de la surface des circonvolutions cérébrales, confirmaient absolument la description qui précède touchant la répartition des bacilles autour des vaisseaux, dans les tubercules cérébraux et méningés.

Ce que nous venons de dire des tubercules des méninges s'applique aux grandes séreuses, à la plèvre, au péricarde

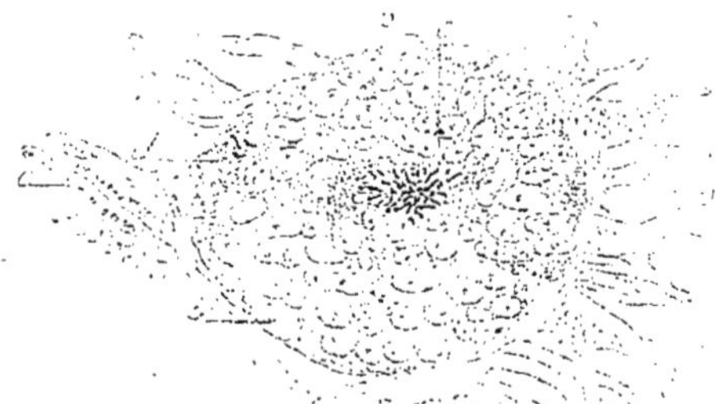

Fig. 309. — Cellule géante isolée par dissociation dans un cas de tuberculose de la plèvre.

b, noyaux; *e*, granulation de la partie centrale de la cellule géante; *d*, prolongements multiples. On voit au centre de la cellule des bacilles de la tuberculose.

et au péritoine, et en particulier à la tuberculose aiguë généralisée. On trouve, dans la tuberculose miliaire de la plèvre, une grande quantité de cellules géantes qu'on peut isoler par la dis-

(1) Guarnieri, *Note sur l'histologie de la méningite tuberculeuse* (*Archivio per le scienze mediche*, vol. VIII, nº 6, 1883).

(2) *Étude sur la méningite tuberculeuse de l'adulte*, Paris, 1884.

sociation. La figure 309 représente une de ces cellules avec ses bacilles.

Sur les coupes, on peut observer la formation des cellules géantes aux dépens des vaisseaux de nouvelle formation dans la

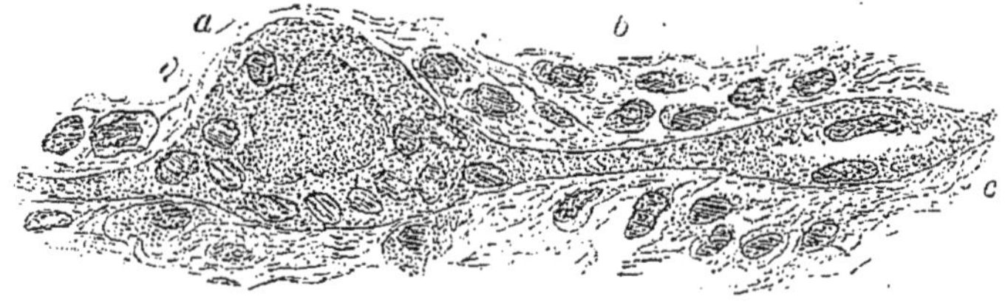

Fig. 310. — Développement d'une cellule géante dans un vaisseau capillaire de la plèvre.

c, capillaire montrant des cellules endothéliales et se continuant par un filament *b* avec une cellule géante *a* qui contient une masse granuleuse bien limitée (Grossissement de 350 diamètres).

couche superficielle en prolifération de la séreuse (fig. 310). On voit dans cette figure une cellule géante développée comme une cellule vaso-formatrice et se continuant avec un filament vasculaire. La coupe a été colorée avec le violet de méthyle. Après le lavage elle a été passée pendant quelques secondes

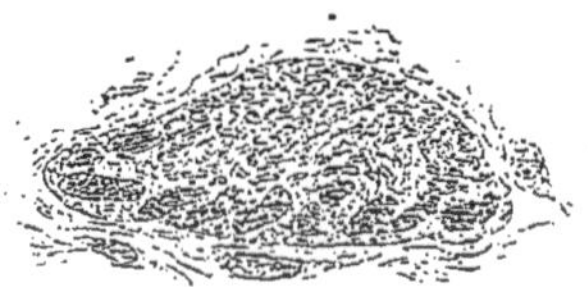

Fig. 311. — Cellule géante développée dans un vaisseau capillaire (Grossissement de 350 diamètres).

dans l'éosine. Par ce procédé, la masse grenue-centrale se colore en rouge tandis que le reste de la cellule est coloré en bleu. La figure 311 montre une cellule géante dans un vaisseau qu'elle remplit. Dans l'intérieur de la cellule, on voit des granulations en chaînettes, qui ne se colorent ni par les couleurs d'aniline ni par le procédé d'Ehrlich.

Nous avons examiné au microscope des coupes colorées de la plèvre provenant de plusieurs faits de pleurésie tuberculeuse subaiguë ou chronique. La figure 312, représente une coupe de la plèvre pariétale dans un cas de pleurésie tuberculeuse subaiguë consécutive à des tubercules du foie survenus dans le cours d'une cirrhose hypertrophique. Le poumon était comprimé, revenu sur lui-même ; la cavité pleurale était recouverte d'une fausse membrane fibrineuse adhérente, semi-transparente *a*, composée de lamelles homogènes de fibrine séparées par des rangées ou des amas de cellules rondes. Ces couches superficielles ne contenaient pas de bacilles. Plus profondément on trouve des espaces remplis de cellules lympha-

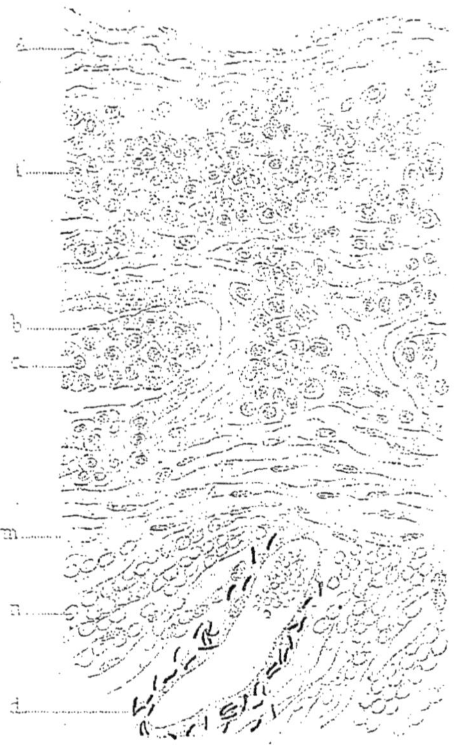

Fig. 312. — Tuberculose primitive aiguë de la plèvre.

a, couche de fibrine à la surface de la plèvre ; *f*, cellules rondes infiltrées dans le tissu conjonctif de cette séreuse ; *b*, bacille contenu dans une cellule géante *c* ; *d*, nombreux bacilles situés dans la paroi d'un petit vaisseau de la plèvre (500 diamètres).

tiques ou de cellules géantes dont les noyaux *b*, *c*, sont situés dans une masse protoplasmique légèrement granuleuse. Dans ces masses cellulaires, il existe un ou deux bacilles. Plus profondément, on voyait des lamelles plates de tissu conjonctif *m* séparées par des cellules de tissu conjonctif. Dans la plèvre elle-même, des vaisseaux *d*, perpendiculaires ou obliques à la surface, entourés de tissu conjonctif, montraient un grand nombre de bacilles dans leur paroi.

Nous avons représenté dans la figure 313 un autre type de pleurésie chronique. Là, la plèvre viscérale épaissie était unie à la plèvre pariétale par des membranes denses scléreuses ; les espaces compris entre ces adhérences étaient remplis de pus ancien, caséeux. A la gauche du dessin, on voit, en *p*, du pigment noir appartenant au poumon : des granulations

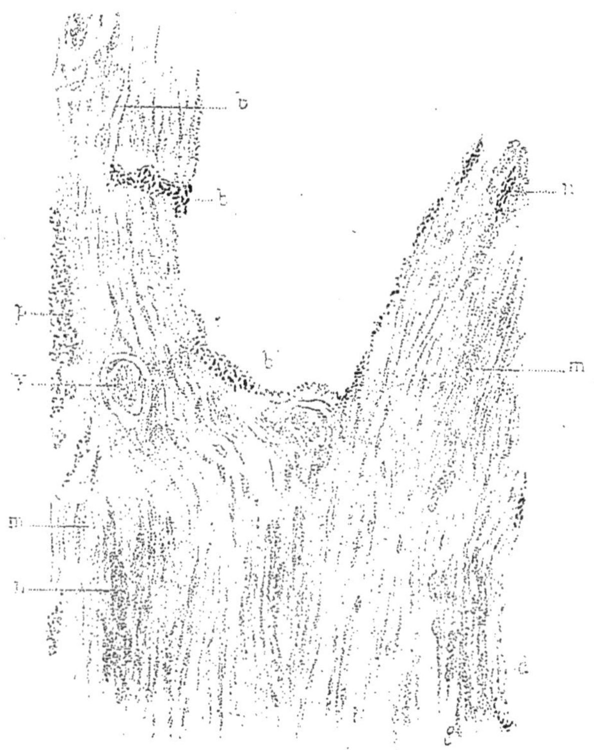

Fig. 313. — Pleurésie tuberculeuse chronique.

m, *m*, pseudo-membranes fibreuses entre lesquelles il existe du pus caséeux ; *b*, fente lymphatique qui s'ouvre en *b'* et qui présente là beaucoup de bacilles. La surface des membranes est tapissée de bacilles *b''*. On en trouve aussi des amas en *n*. *v*, vaisseaux ; *p*, pigment noir situé à la limite du poumon ; *d*, surface de la fausse membrane *m* (Grossissement de 150 diamètres).

tuberculeuses entourées de pigment noir et contenant beaucoup de bacilles, se trouvaient là, à la surface du poumon, sous la plèvre. Dans le tissu fibreux qui remplaçait la plèvre viscérale, il y avait des fentes lymphatiques, *n*, remplies de cellules rondes, et quelques vaisseaux sanguins *v*. En *b*, on voit un canal lymphatique qui s'ouvre en *b'* dans un espace situé entre les fausses membranes. Une grande quantité de bacilles existe en b' à l'ouverture de ce canal. La surface b'' des cavités limitées par les fausses membranes est tapissée de bacilles et de cellules granuleuses. Une fente lymphatique *n*, située entre les faisceaux de la pseudo-membrane, est remplie de bacilles et tapissée de cellules lymphatiques. Dans ce même dessin, on voit, en *d*, la limite d'une autre cavité comprise entre des fausses membranes et dont le bord est aussi couvert de bacilles. Dans le pus caséeux contenu dans la plèvre, il existe aussi des parasites. Les granulations fibreuses, dures, saillantes à la surface de la plèvre, constituées par du tissu conjonctif scléreux, entourées de granulations noires contenant elles-mêmes une grande quantité de charbon et qui vraisemblablement siègent dans les follicules lymphatiques sous-séreux, ne renferment pas de bacilles.

Le liquide épanché dans la plèvre, dans les pleurésies tuberculeuses avérées, ne contient pas toujours de micro-organismes de la tuberculose, ou du moins ils y sont très difficiles à démontrer par l'examen microscopique. Nous en avons vu plusieurs fois dans le liquide obtenu par la thoracentèse, et en particulier un assez grand nombre dans un fait de pleurésie provenant du service de Vulpian. L'expérimentation, l'injection chez les cobayes d'un liquide pleural recueilli pendant la vie des malades par une ponction avec la seringue de Pravaz, permet beaucoup mieux que la recherche des bacilles, d'apprécier la nature du liquide recueilli. Gombault et Chauffard ont déterminé ainsi la tuberculose chez les animaux avec des liquides pleuraux qui paraissaient se rapporter à de la pleurésie simple. On sait en effet que beaucoup de malades atteints d'abord d'une pleurésie dont on ne peut diagnostiquer la nature par la clinique seule deviennent tuberculeux plus tard, quelquefois après de longues années. L'expérimentation permet de reconnaître dès le début les pleurésies tuberculeuses. Le résultat de ces inoculations est long à attendre, et on l'obtiendrait plus rapidement par la culture de ces mêmes liquides sur le sérum gélatinisé ou par injection dans la chambre antérieure.

Dans la *péricardite* tuberculeuse récente il existe des bacilles dans les granulations et dans les cellules géantes ; mais ils peuvent manquer dans la péricardite ancienne. Ainsi, dans un fait de tuberculose chronique initiale du péricarde avec oblitération complète de sa cavité et union des deux feuillets de la séreuse par des adhérences fibreuses anciennes, nous avons étudié des coupes comprenant à la fois le feuillet pariétal et le feuillet viscéral. La couche externe de chacun des deux feuillets présentait un tissu fibreux doublé à sa face interne par une couche granuleuse et caséeuse contenant de nombreuses cellules géantes disposées en îlots. Ces deux couches étaient unies par des fibres de tissu fibreux. Dans les granulations, nous n'avons pas vu de bacilles, mais seulement des grains ronds, colorés, siégeant uniquement dans les cellules géantes.

Kast (1) a observé la péricardite purulente consécutive à la tuberculose des ganglions lymphatiques du médiastin. Les ganglions renfermaient beaucoup de bacilles, tandis qu'il y en avait très peu dans le pus contenu dans le péricarde.

A la surface du *péritoine* intestinal, au niveau des ulcérations tuberculeuses de l'intestin, les granulations contiennent de nombreux bacilles que nous avons pu suivre le long des vaisseaux lymphatiques, dans le tissu embryonnaire qui les entoure et dans le mésentère jusqu'aux ganglions mésentériques. Dans plusieurs cas de tuberculose des ganglions, du poumon, du péritoine et des méninges, avec méningite purulente étendue, l'un de nous (Babes) a trouvé et cultivé, avec les bacilles de la tuberculose, dans le pus du péritoine, des méninges et dans l'exsudat inflammatoire du poumon, un streptococcus analogue de celui du pus.

Dans les tumeurs blanches des grandes articulations, la recherche des micro-organismes par le procédé d'Ehrlich est loin de donner toujours un résultat positif. Sur cinq cas de tumeurs blanches du genou et de la hanche, nous ne les avons vus que deux fois. Dans une tumeur blanche du genou ayant donné lieu à des fistules cutanées et opérée par Polaillon, il y avait beaucoup de cellules géantes dans les fongosités synoviales ; quelques-unes de ces cellules géantes seulement contenaient

(1) *Pericarditis und Tuberkulose der Mediastinaldrusen.*

un ou deux bacilles dans leur intérieur. Dans un autre fait de coxalgie chez un très jeune enfant du service de Lannelongue, nous avons vu, dans les débris du tissu fongueux assez ramolli et dans les parois des abcès, un grand nombre de cellules géantes; de rares bacilles siégeaient dans quelques cellules géantes. Nous avons examiné en outre plusieurs spécimens de fongosités provenant de trajets fistuleux en rapport avec des caries scrofuleuses des os ou avec des fongosités de synoviales tendineuses sans y rencontrer de bacilles (1). Comme nous l'avons déjà dit, on colore mieux les bacilles avec la rubine qu'on ne le faisait avec la fuchsine lorsque nous avons fait ces examens.

Schlegtendal (2), en examinant des articulations et des os atteints de lésions scrofuleuses, est arrivé à une proportion analogue. Ainsi, sur vingt-trois faits, il a trouvé huit fois seulement des bacilles. L'examen des fistules en communication avec les os et les articulations malades a été positif au point de vue des bacilles dans sept cas et négatif dans trenteneuf.

Schuchard et Krause (3) ont été plus heureux, probablement parce qu'ils ont eu plus de persévérance à examiner un très grand nombre de coupes. Comme les bacilles sont parfois très rares, il faut examiner vingt ou trente coupes consécutives d'une même pièce pour trouver un ou deux bacilles. Bouilly a fait des constatations analogues.

Nicaise, Poulet et Vaillard ont communiqué à l'Académie de médecine (30 juin 1885, et *Revue de chirurgie*, août 1885) un fait d'hygroma énorme de la cuisse à grains riziformes, dont la paroi formée d'un tissu de granulations analogue à celle d'un abcès tuberculeux, montrait des cellules géantes et des bacilles. Dans une série d'autres observations, ils ont constaté par la méthode d'Ehrlich des bacilles dans les follicules tuberculeux et les cellules géantes de la paroi de synovites tendineuses à grains riziformes et ils ont établi la nature tuberculeuse d'un certain nombre de faits du même genre.

(1) Ces pièces provenaient du service des professeurs Lannelongue et Ollier.
(2) *Fortschritte der Medicin*, 1er sept. 1883.
(3) *Fortschritte der Medicin*, 1883, n° 1.

Le petit nombre des micro-organismes qu'on trouve dans ces tuberculoses locales des synoviales articulaires et tendineuses est évidemment en rapport avec la lenteur de ces lésions et avec leur chronicité. D'une façon générale, la recherche des bacilles constitue, pour s'assurer de la nature de ces lésions, un procédé beaucoup moins sûr que l'expérimentation sur les animaux ou que les cultures, ainsi que nous le verrons bientôt.

Tuberculose des ganglions lymphatiques et de la rate. — On doit distinguer, d'une part, la dégénérescence tuberculeuse des ganglions qui sont en rapport avec des organes affectés de tuberculose, comme par exemple ceux de la racine du poumon et du mésentère dans la tuberculose pulmonaire et les ulcérations tuberculeuses de l'intestin, et, d'autre part, les hypertrophies ganglionnaires qui surviennent soit spontanément soit à la suite d'un eczéma cutané ou d'un catarrhe des muqueuses, au cou par exemple, chez des individus qui jouissent en apparence d'une bonne santé. Les bacilles sont en général très rares et même ils ne peuvent pas être toujours mis en évidence dans les ganglions scrofuleux du cou. Ainsi, dans plusieurs faits d'hypertrophie et de sclérose des ganglions du cou, nous avons recherché vainement et avec grand soin des bacilles sans en rencontrer, bien qu'il y eût des follicules tuberculeux typiques avec beaucoup de cellules géantes. Dans deux autres faits de scrofule ganglionnaire, avec dégénérescence caséeuse, nous avons trouvé des bacilles seulement dans quelques cellules géantes. Il y en avait aussi dans un troisième ganglion abcédé. La paroi de cet abcès montrait des follicules tuberculeux avec des cellules géantes; quelques-unes de ces cellules géantes contenaient chacune un bacille. Les bacilles sont d'autant plus rares dans ces ganglions qu'ils sont lésés depuis plus longtemps.

Les ganglions tuberculeux du hile du poumon et du mésentère présentent aussi un nombre très variable de bacilles. Un ganglion du cou très hypertrophié, gris, voisin du larynx, atteint de laryngite tuberculeuse, dont la coupe se recouvrait d'un liquide louche et présentait au microscope des tubercules miliaires avec des cellules géantes, ne nous a pas montré de bacilles, bien que la muqueuse laryngienne présentât une infiltration considérable de ces micro-organismes. Cependant il est de règle que les ganglions où aboutissent les vaisseaux lymphatiques venant d'organes affectés de tuberculose présentent des bacilles. Tels sont les ganglions bronchiques et médiastinaux dans la tuberculose pulmonaire, les ganglions mésentériques en rapport avec des ulcérations tuberculeuses de l'intestin. A la racine des bronches, les ganglions hypertrophiés, généralement pigmentés, qui présentent des îlots gris, opaques, jaunâtres, visibles à l'œil nu, contiennent habituellement des bacilles. Ces derniers sont surtout manifestes dans les follicules tuberculeux récents de la substance corticale; ils rayonnent de là dans la substance médullaire, le long des vaisseaux et dans des fentes qui représentent vraisemblablement les sinus périfolliculaires. Les bacilles ne sont pas ordinairement limités aux ganglions; ils se montrent dans la capsule épaissie, au niveau des follicules devenus tuberculeux; ils existent aussi dans le tissu conjonctif périphérique, autour de la capsule; ce tissu est lui-même épaissi, infiltré de petites cellules et de granulations tuberculeuses assez loin des ganglions; on rencontre, dans le tissu conjonctif œdémateux du médiastin, des vaisseaux sanguins et lymphatiques entourés de tissu embryonnaire dont les cellules contiennent des micro-organismes. Il y a là aussi de petits îlots de tissu réticulé avec des bacilles. Les ganglions mésentériques offrent des lésions analogues. Les bactéries caractéristiques existent dans les îlots tuberculeux de la substance corticale, autour des vaisseaux sanguins et en petit nombre dans les voies lymphatiques des ganglions.

Nous n'avons examiné que deux faits de tuberculose de la rate chez l'homme. Dans l'un, il s'agissait de tubercules tout à fait miliaires et récents. Les petits îlots tuberculeux siégeaient dans la pulpe splénique et étaient formés par des groupes de grandes cellules dont quelques-unes atteignaient les dimensions de cellules géantes et contenaient peu de noyaux. Dans les plus grandes et les mieux caractérisées de ces cellules géantes, il y avait ordinairement un ou deux bacilles. Nous rapprochons de ces faits de tuberculose de la rate humaine un cas de tuberculose de la rate du lapin (1).

La figure 314 représente une coupe de la rate de ce lapin. Les septa *c* sont épaissis ; dans les parties caséeuses de la pulpe, on voit des cellules hypertrophiées *t*, homogènes, hyalines, contenant des bacilles lisses ou granuleux ; dans la pulpe figurée

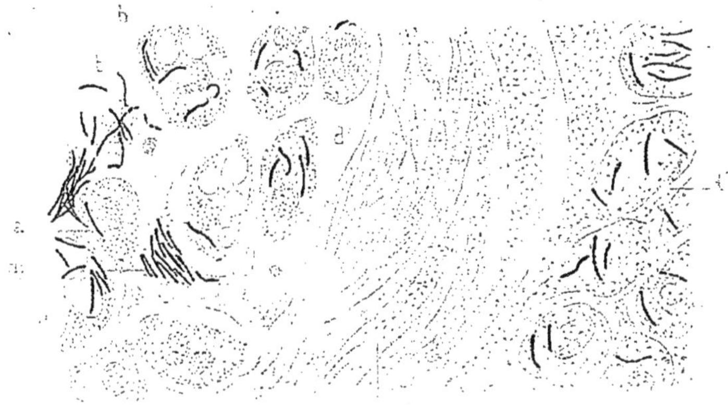

Fig. 314. — Tuberculose de la rate obtenue chez un cobaye à la suite de l'inoculation dans le péritoine.

t, tubercule avec de grandes cellules épithélioïdes *b* à noyaux multiples et remplies de bacilles; *a*, grandes cellules mononucléées contenant des bacilles ; *d'*, une de ces cellules dont le noyau est en voie de division indirecte ; *c*, tissu conjonctif ; *t'*, tubercule présentant des cellules mortifiées et des bacilles (Grossissement de 800 diamètres).

à gauche du dessin, les cellules sont granuleuses ; leur protoplasma montre des vacuoles *b* ; elles contiennent des bacilles en *a*, par exemple. La cellule *d'*, dont le noyau présente l'apparence caractéristique de la multiplication indirecte, contient un bacille. La plupart des cellules libres renferment un grand nombre de bactéries. On voit aussi en *m* des bacilles qui appartiennent à une cellule du réticulum.

Tuberculose des muqueuses. — Nous avons tout particulièrement étudié, avec la méthode de coloration d'Ehrlich, des coupes provenant d'un fait que l'un de nous avait déjà décrit il y a six ans (2) et dans lequel la luette, les amygdales, le

(1) L'inoculation de ce lapin avait été faite avec un liquide de culture de tubercules envoyé par Toussaint au professeur Bouley.

(2) Voyez une communication faite à la Société de biologie par Cornil et la thèse de Chassagnette sur l'angine tuberculeuse, Paris, 1880, avec une planche lithogra-

pharynx, le larynx étaient le siège d'une tuberculose très étendue, ulcérée par places et de lésions très prononcées des vaisseaux. Si l'on examine une coupe perpendiculaire à la

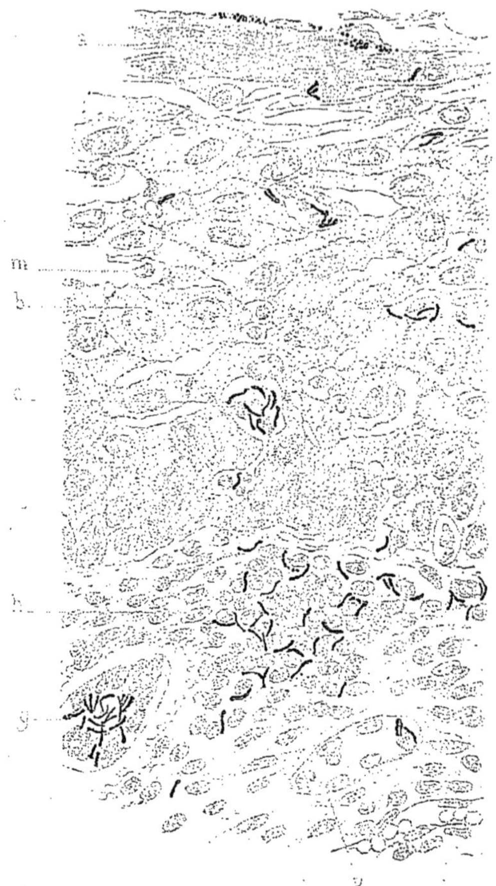

Fig. 315. — Muqueuse pharyngienne envahie par la tuberculose.

a, couche épithéliale superficielle; les cellules de la couche muqueuse sont séparées, par places, par des cellules migratrices *m* qui entraînent avec elles des bacilles *c*. *h*, amas tuberculeux formé par des cellules rondes situé dans la couche la plus superficielle du chorion; *g*, cellule géante remplie de bacilles; *v*, petit vaisseau qui présente des bacilles dans son endothélium (Grossissement de 500 diamètres).

surface de la muqueuse bucco-pharyngienne infiltrée de tubercules dans un point où l'épithélium est conservé, on trouve, dans les couches de l'épithélium stratifié, une certaine quantité de bacilles situés dans des cellules migratrices (voy.

phiée. Voir aussi les dessins relatifs à ce fait dans le *Manuel d'histologie pathologique* de Cornil et Ranvier, 2ᵉ édit., t. II, p. 224, 1882.

c, fig. 315). Ces cellules siègent dans les voies lymphatiques décrites par Ranvier et situées entre les cellules épithéliales; ces voies lymphatiques sont dilatées et transformées en vacuoles. Certaines cellules migratrices possèdent plusieurs noyaux et sont assez volumineuses. D'autres bacilles sont libres et situés également entre les cellules épithéliales. Les bacilles peuvent arriver ainsi de la couche papillaire du chorion jusqu'à la surface de la muqueuse par les interstices situés entre les cellules d'épithélium stratifié. Dans la couche papillaire du chorion muqueux, on trouve des amas de cellules rondes *h*, des cellules géantes *g* dans lesquelles et entre lesquelles il y a beaucoup de bacilles. Les cellules géantes

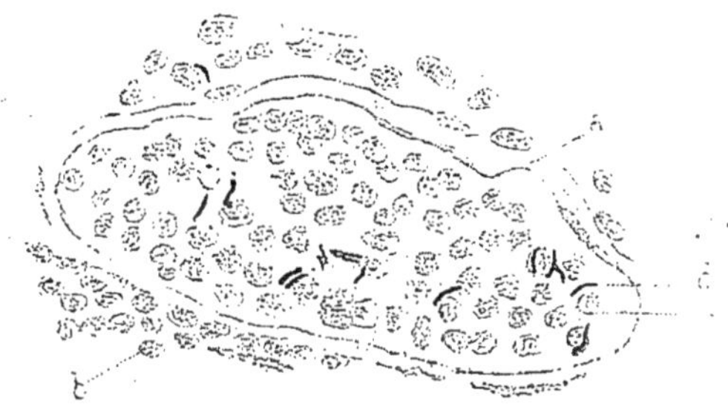

Fig. 316. — Section d'une petite veine dans la tuberculose du pharynx.

a, paroi du vaisseau; *c*, corpuscules blancs du sang contenus dans ce vaisseau avec des bacilles; *b*, tissu périphérique infiltré de leucocytes (Grossissement de 250 diamètres).

en sont remplies. Dans d'autres parties de la couche papillaire, il existe des îlots d'un tissu réticulé ne présentant pas de bacilles. Autour des îlots de tissu embryonnaire et auprès des cellules géantes, il y a toujours des vaisseaux plus ou moins perméables au sang. On voit dans cette figure 314 une section d'un vaisseau *v* qui présente des bacilles dans une cellule endothéliale. Dans ce même fait, la muqueuse de la luette était très épaissie et infiltrée de cellules lymphatiques; ses vaisseaux capillaires très dilatés, volumineux, étaient remplis par un thrombus dont les mailles de fibrine contenaient des globules blancs et quelques globules rouges. Il y avait aussi des bacilles dans les vaisseaux thrombosés. Ainsi, la figure 316 montre une section d'un vaisseau compris au milieu d'un tissu infiltré de cellules et qui est rempli de globules blancs du sang et de fibrine. La paroi *a* de ce vaisseau est très distincte et sa membrane interne présente des cellules endothéliales. De nombreux bacilles, *d*, existent au milieu du thrombus intravasculaire, dans les globules blancs ou entre eux. La muqueuse épaissie de la luette et du voile du palais présentait des nodosités et des ulcérations tuberculeuses. Là, à côté ou au milieu des follicules tuberculeux, il y avait non seulement des vaisseaux capillaires très dilatés et

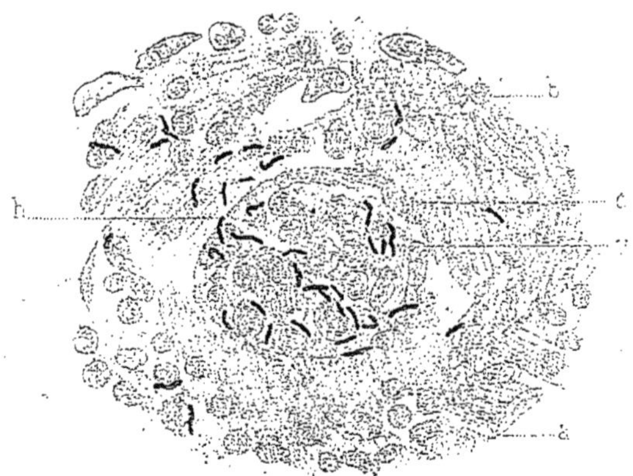

Fig. 317. — Vaisseau capillaire oblitéré et agrandi dans la tuberculose du pharynx.

v, cavité vasculaire remplie de cellules rondes ou globules blancs, de cellules endothéliales et de bacilles *h* ; *c*, paroi du vaisseau devenue hyaline ; *b*, tissu conjonctif périphérique (Grossissement de 800 diamètres).

thrombosés comme celui qui est représenté dans la figure 315, mais aussi des vaisseaux dans lesquels on pouvait suivre la transformation de leur contenu en cellules géantes. La figure 317, par exemple, représente une coupe de l'un de ces vaisseaux dans lequel la paroi *c* est devenue hyaline et peu dis-

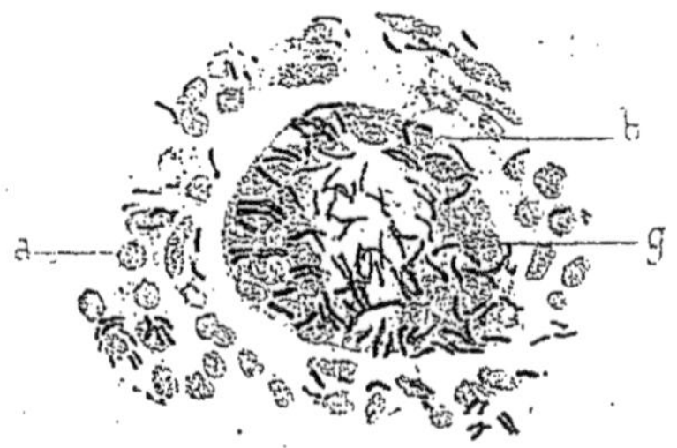

Fig. 318. — Cellule géante *g* toute remplie de bacilles dans un cas de tuberculose de l'amygdale. Le tissu tuberculeux périphérique *a* en contient également (Grossissement de 400 diamètres).

tincte. La lumière du vaisseau montre des cellules endothéliales disposées les unes contre la membrane interne, les autres irrégulièrement dans le thrombus qui contient en outre des globules blancs et de nombreux bacilles de la tuberculose pour la plupart lisses, avec leur forme caractéristique. A la périphérie de la paroi hyaline du vaisseau, on trouve un tissu réticulé et de nombreuses cellules, les unes fixes, les autres migratrices, avec des bacilles lisses ou granuleux situés dans les cellules migratrices ou libres. Si l'on compare la figure 317 avec la figure 318

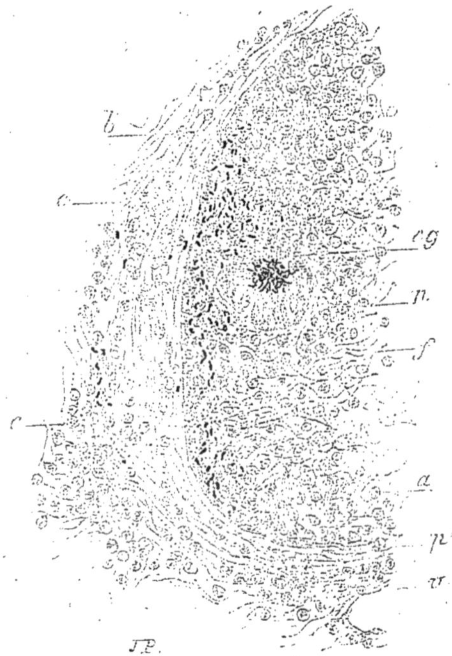

Fig. 319. — Cellule géante et bacilles contenus dans un vaisseau dont la lumière est remplie de fibrilles de fibrine et de cellules lymphatiques (Grossissement de 250 diamètres).

cg, cellule géante; *f*, fibrine; *a*, cellules lymphatiques; *p*, paroi du vaisseau dont une partie seulement est figurée; *b*, tissu conjonctif périphérique montrant des cellules migratrices *c*.

qui offre un type de cellule géante voisine des vaisseaux oblitérés, il est difficile de ne pas être persuadé que cette dernière s'est développée dans le thrombus d'un vaisseau qu'elle remplit. Elle est entourée en effet par une bordure claire qui répond à la transformation hyaline de la paroi d'un vaisseau. Cette cellule géante *g* est, comme toutes celles que nous avons vues dans cette observation, remplie d'un nombre considérable de bacilles *b*, ainsi que le tissu infiltré de cellules migratrices au milieu duquel elle siège. Dans les vaisseaux thrombosés de la luette, nous avons vu et figuré (1) des cellules géantes dans le thrombus qui remplit des veines passant au milieu de masses caséeuses (voy. fig. 319). Nous avons examiné de nouveau des coupes colorées par le procédé d'Ehrlich et provenant des mêmes pièces anatomiques. Nous avons retrouvé des cellules géantes contenues dans le thrombus intravasculaire et

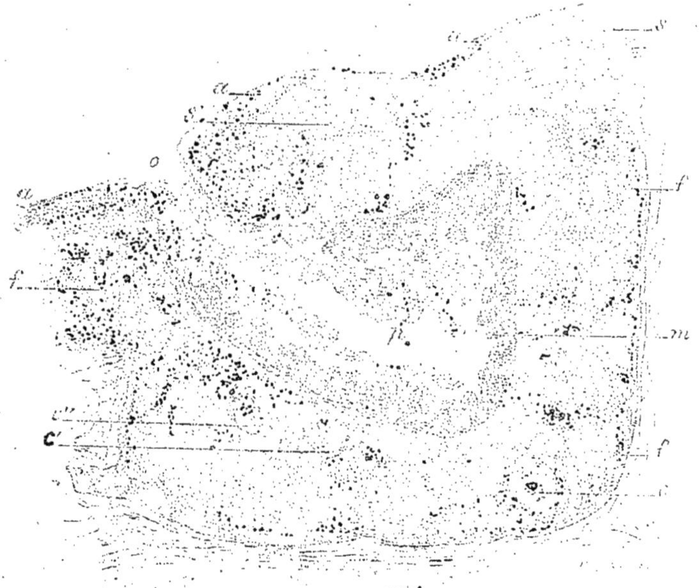

Fig. 320. — Tuberculose de l'amygdale.

o, orifice d'une crypte de l'amygdale dont la cavité *p* est papillaire, pleine de pus caséeux ; *a*, surface de la muqueuse buccale qui recouvre l'amygdale ; *f*, *f*, follicules lymphatiques ; *c*, *c'*, *c''*, tubercules avec des cellules géantes et des bacilles (Grossissement faible).

qui, examinées de nouveau, renfermaient aussi des bacilles. Dans ce même fait, les amygdales tuberculeuses, l'une ulcérée et réduite à un moignon tuberculeux, l'autre volumineuse, hypertrophiée, en partie ulcérée et parsemée d'îlots tuberculeux, montraient, sur les coupes des nodules tuberculeux et du tissu infiltré, une quantité vraiment extraordinaire de bacilles (voy. fig. 320) dans les cellules géantes, dans les petites cellules rondes et entre ces éléments.

(1) Voyez *Thèse* de Chassagnette, fig. 6, 7 et 8, et *Manuel d'histologie pathol.* de Cornil et Ranvier, p. 225, fig. 86, 87 et 88, t. II, 2e édit., in-8°.

Par contre, dans une autre observation d'amygdalite tuberculeuse, la glande hypertrophiée, offrant sur une coupe la même apparence caséeuse qu'un ganglion scrofuleux, avec des fentes au milieu de ce tissu, il n'y avait pas de bacilles, mais seulement des grains ronds qui se coloraient par la méthode d'Ehrlich. Les ulcérations tuberculeuses du voile du palais ne montraient aussi que des grains ronds. Cependant, dans cette même autopsie, la muqueuse laryngienne tuberculeuse était

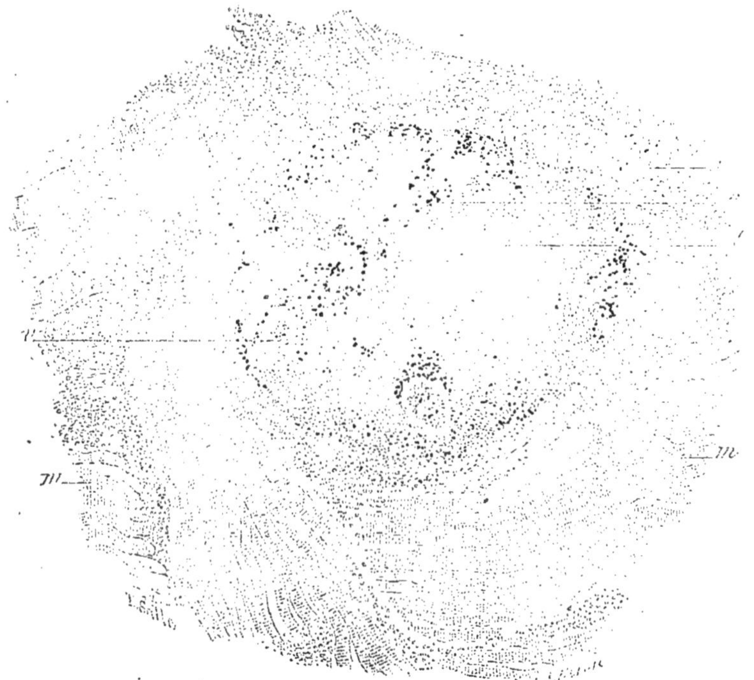

Fig. 321. — Coupe d'une granulation tuberculeuse de la langue située profondément entre les faisceaux musculaires.

m, faisceaux musculaires; *t*, granulation tuberculeuse; *v*, cellules géantes; *n*, tissu conjonctif.

infiltrée de bâtonnets caractéristiques. La muqueuse du vestibule du larynx présentait une surface rugueuse, plissée et chagrinée. Elle était très épaissie, comme transformée en une fausse membrane qui aurait fait corps avec elle. A la surface de la membrane ainsi altérée, il y avait des amas de microcoques disposés en zooglœe. Dans la profondeur de la muqueuse, qui offrait les lésions de la tuberculose, on trouvait des bacilles caractéristiques.

Dans la tuberculose de la langue, qui, après avoir débuté par

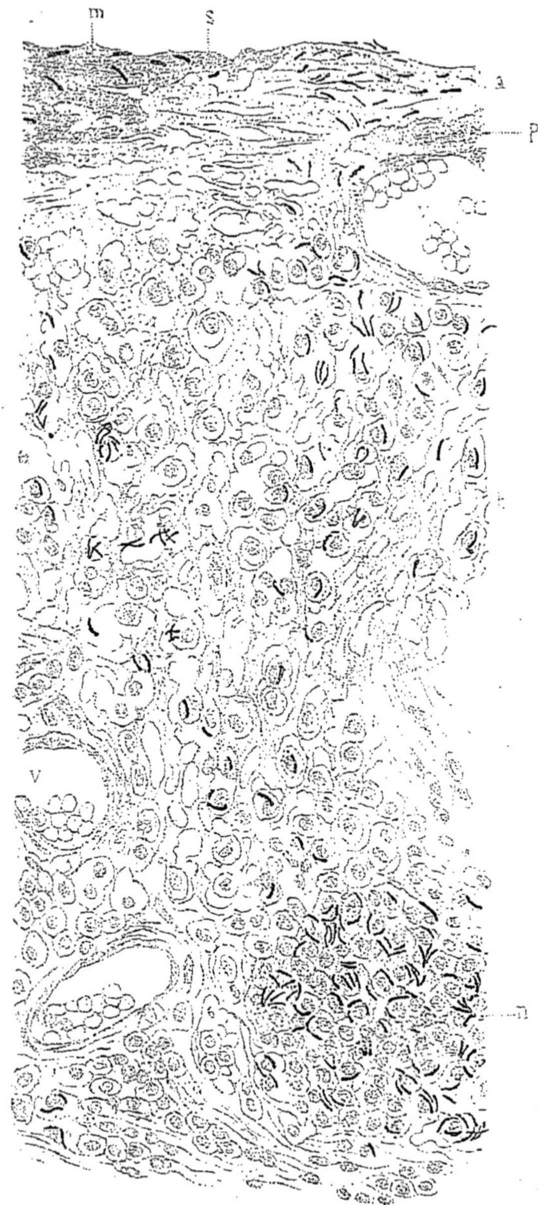

Fig. 322. — Tuberculose de la muqueuse intestinale.

s, surface de la muqueuse ulcérée. En *m*, cette surface présente une dégénérescence hyaline et des bacilles. Le vaisseau *v* montre en *p* une dégénérescence semblable. *t*, tissu réticulé dont les mailles contiennent des cellules rondes et des bacilles ; *n*, granulation tuberculeuse avec des bacilles.

la muqueuse, envahit ordinairement les couches musculaires de cet organe, on trouve les mêmes bacilles dans les cellules et dans le tissu des granulations (fig. 321).

Nous avons examiné plusieurs faits d'ulcérations chroniques de la muqueuse de l'intestin grêle et du gros intestin. La figure 322 est relative à un cas de tuberculose primitive du gros intestin, suivie d'une tuberculose miliaire généralisée. La surface de la muqueuse, dépouillée de son épithélium, était inégale et mamelonnée. On y trouvait, en *m*, une substance hyaline qui se colorait très fortement par les couleurs d'aniline et qui ne se décolorait pas complètement sous l'influence de l'acide nitrique au tiers. Il y avait, en *p*, une substance hyaline à la place de la paroi du vaisseau *v*. Des bacilles de la tuberculose se montraient dans le tissu de granulation de la surface et dans la masse hyaline *m*. La muqueuse, très épaissie, transformée en un tissu réticulé, présentait des espaces arrondis ou allongés perpendiculaires à sa surface. Dans ces espaces, il existait une grande quantité de cellules migratrices contenant des bacilles ou des bacilles libres. La couche profonde de la muqueuse montre des vaisseaux *v* contenant du sang. Autour d'eux existent de nombreuses cellules rondes disséminées ou agglomérées en îlots dans un tissu réticulé, ou pressées les unes contre les autres comme en *n*. Dans ces îlots tuberculeux, il y a quelquefois des cellules géantes. C'est là que les bacilles se trouvent accumulés en nombre considérable. Plus profondément, entre les muscles, on trouve aussi des amas de cellules avec des bacilles. Il y en avait aussi dans la paroi des vaisseaux.

Tuberculose du poumon. — Nous avons étudié plusieurs spécimens de *tuberculose miliaire* du poumon, en particulier un poumon d'enfant, où l'artère pulmonaire avait été injectée au bleu de Prusse. Les granulations qui suivaient les branches de l'artère contenaient des bacilles. Ces granulations étaient formées surtout aux dépens des alvéoles qui étaient remplis de fibrine et de cellules rondes. Le tissu conjonctif péri-vasculaire, autour des branches de l'artère pulmonaire, était épaissi, infiltré de cellules, et se continuait avec les parois épaissies des alvéoles voisins dont la lumière était remplie de fibrine. Dans ces petites masses péri-vasculaires, invisibles à l'œil nu, les bacilles siégeaient dans la paroi épaissie du vaisseau, quelquefois dans les cellules géantes assez rares qui s'y trouvaient et dans l'intérieur de certains alvéoles remplis d'une masse homogène granuleuse et de bacilles. En outre de ces petits noyaux qui siégeaient autour des branches de l'artère pulmonaire, il existait des granulations visibles à l'œil nu formées à la fois par un groupe d'alvéoles et par du tissu conjonctif chroniquement enflammé provenant de la paroi des bronches et des vaisseaux. A la surface du poumon, les tubercules siégeaient en partie dans le tissu conjonctif sous-pleural et dans les alvéoles voisins. L'injection vasculaire qui remplissait les artères et capillaires s'arrêtait à la limite des tubercules ; là, la paroi des vaisseaux devenait embryonnaire ; ils étaient oblitérés ou réduits à une lumière très étroite. D'une façon générale on trouvait des bacilles en grande quantité dans tous ces tubercules, à l'exception de ceux qui siégeaient dans la plèvre. Les bacilles se rencontraient entre les fibrilles de la fibrine coagulée à l'intérieur des alvéoles et dans le tissu conjonctif épaissi des cloisons, entre les cellules rondes situées dans l'épaisseur de ces cloisons. Les bacilles étaient surtout nombreux dans les points où les cellules devenaient caséeuses, granuleuses, et où il était difficile de distinguer la limite des alvéoles, c'est-à-dire dans les parties centrales des tubercules.

La figure 323 se rapporte à un autre cas de tuberculose miliaire du poumon, accompagné de tuberculose caséeuse des ganglions du médiastin et observé chez un jeune sujet. Cette figure représente un tubercule miliaire siégeant autour d'une petite veine *v*, formé en partie par la paroi de ce vaisseau et par un groupe d'alvéoles. La paroi de la veine est normale en *p*, entourée seulement là d'un tissu embryonnaire. Au niveau de la granulation, la paroi *p'* du vaisseau est épaissie, constituée par un tissu réticulé, pâle, à fines cloisons limitant des espaces arrondis; ce tissu se prolonge dans les cloisons des alvéoles altérés. Ces derniers *b*, *b*, sont remplis d'une masse granuleuse de petites cellules atrophiées et cohérentes. La lumière du vaisseau qui confine au tubercule est remplie de fibrine granuleuse. Le plus grand nombre des bacilles se trouve dans ce caillot intra-vasculaire. Là, les bacilles sont isolés ou réunis en faisceaux et en touffes; beaucoup d'entre eux siègent dans la paroi épaissie et transformée du vaisseau. Un petit nombre de ces micro-organismes existent dans les alvéoles

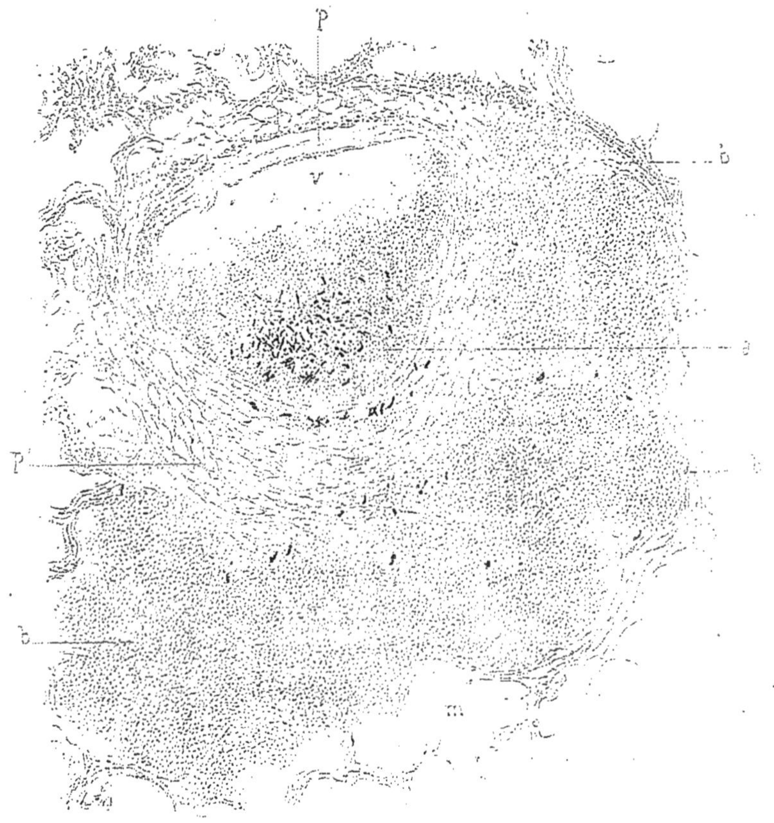

Fig. 323. — Tuberculose miliaire du poumon chez l'homme.

v, coupe d'une veine dont la lumière est remplie de fibrine et de bacilles; *p*, partie de la paroi veineuse qui est normale tandis que la partie *p'* est dissociée, réticulée et infiltrée de petites cellules; *b*, *b*, *b*, alvéoles pulmonaires remplis de fibrine et de cellules en dégénérescence caséeuse appartenant au nodule tuberculeux; *m*, alvéoles normaux (Grossissement de 150 diamètres).

remplis et dans le tissu conjonctif inter-alvéolaire. Le tissu pulmonaire périphérique est normal.

Dans un autre cas de tuberculose avec des cavernes et de la pneumonie interstitielle ardoisée et des granulations miliaires, nous n'avons trouvé de bacilles ni dans le sommet du poumon sclérosé, ni dans les tubercules miliaires.

Le premier examen que nous ayons fait des lésions connues sous le nom de *pneumonie caséeuse lobaire* (infiltration grise de Laennec) ne nous a pas montré de bacilles ; mais dans un second fait où nous avions affaire à des îlots étendus d'hépatisation grise, sèche, semi-transparente, sans granulations ni noyaux opaques visibles à l'œil nu, nous avons trouvé des bacilles en

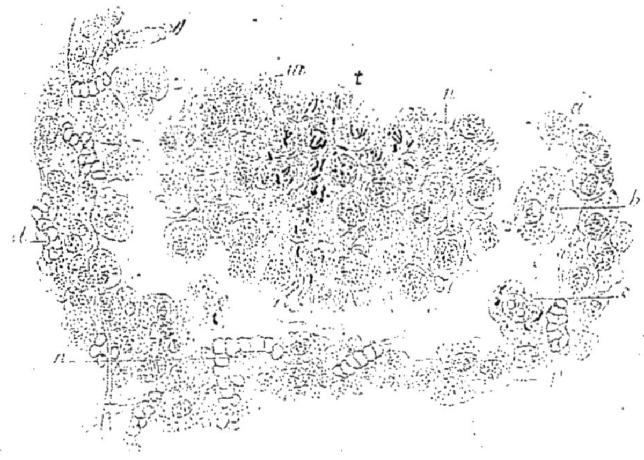

Fig. 324. — Coupe de poumon atteint de pneumonie fibrineuse ou caséeuse dans la tuberculose.

p, paroi d'un alvéole ; *d*, capillaire contenant des globules sanguins ; *a*, cellules lymphatiques ; *b*, *c*, cellules épithéliales tuméfiées adhérentes à la paroi ; *m*, cellules lymphatiques comprises dans un réticulum fibrineux intra-alvéolaire (Grossissement de 300 diamètres).

quantité. Les coupes de ces parties montraient, après la coloration au carmin, des alvéoles remplis de filaments plus ou moins épais et très serrés de fibrine séparés par quelques cellules rondes ; de distance en distance on voyait des alvéoles contenant des cellules granuleuses ; la paroi des vaisseaux, dont la lumière était oblitérée, montrait aussi un épaississement et une infiltration par des éléments serrés les uns contre les autres. Sur les coupes colorées par le procédé d'Ehrlich, des amas considérables de bacilles existaient dans le tissu conjonctif périvasculaire, dans la paroi vasculaire épaissie et infiltrée et dans les alvéoles périphériques. Loin de ces îlots caséeux, et dans quelques-uns des alvéoles remplis de fibrine, nous avons trouvé un nombre variable de bacilles. Le siège principal des bacilles, dans la pneumonie caséeuse lobaire, est surtout au centre des infundibula qui sont remplis de cellules embryonnaires. Lorsque la coupe passe au centre même de l'infundibulum ainsi altéré, on y observe une lumière vide correspondant à l'ouverture de la bronchiole ; c'est surtout autour de cette lumière qu'on rencontre une grande quantité de bacilles. Ces micro-organismes existent aussi au milieu des cellules embryonnaires qui remplissent les alvéoles appartenant à l'infundibulum. Le centre de pareils infundibula nous paraît être le point de départ des cavernes qui se forment au milieu de la pneumonie caséeuse.

Chez un enfant mort à la suite de la rougeole, Bouchut avait diagnostiqué, pendant la vie et après l'inspection des pièces cadavériques, une broncho-pneumonie. Le poumon présentait en effet des îlots de pneumonie à divers degrés et de la bronchite, sans que l'examen à l'œil nu pût faire penser à des tubercules. Il y avait cependant, dans les parties hépatisées, de petites masses grises, jaunâtres et opaques, caséeuses, à surface lisse et planiforme, fondues dans l'hépatisation, n'ayant nullement l'apparence de tubercules miliaires. Les coupes de ces îlots jaunâtres nous ont montré les alvéoles pulmonaires remplis de fibrine granuleuse et de débris de cellules ; les parois alvéolaires étaient peu distinctes. Il y avait là une quantité considérable de bacilles dans l'intérieur des alvéoles et dans leurs parois, surtout dans les points où le tissu était devenu granuleux, homogène, et où les limites des alvéoles étaient difficiles à apprécier. C'est dans ce fait de broncho-pneumonie, suite de rougeole, que nous avons vu le plus grand nombre de bacilles. Il n'y avait pas de cellules géantes. Dans les îlots et lobules de broncho-pneumonie de ce même poumon, il n'y avait pas de bacilles.

Depuis la publication de notre premier mémoire sur la tuberculose, mémoire dont nous avons reproduit ici les observations et les planches, nous avons pu vérifier, par de nombreux examens, que la pneumonie caséeuse récente, et que la forme pneumonique de la phthisie s'accompagnent le plus souvent d'une grande quantité de bacilles.

Dans toutes les pneumonies aiguës et subaiguës, soit lobulaires, soit limitées à un îlot autour des tubercules, dans les diverses formes de la pneumonie caséeuse, on trouve toujours une grande quantité de microcoques et bactéries appartenant à la pneumonie et semblables à ceux que nous avons décrits à propos de cette maladie. Ils sont très faciles à voir sur les coupes du poumon traitées par la méthode de Gram.

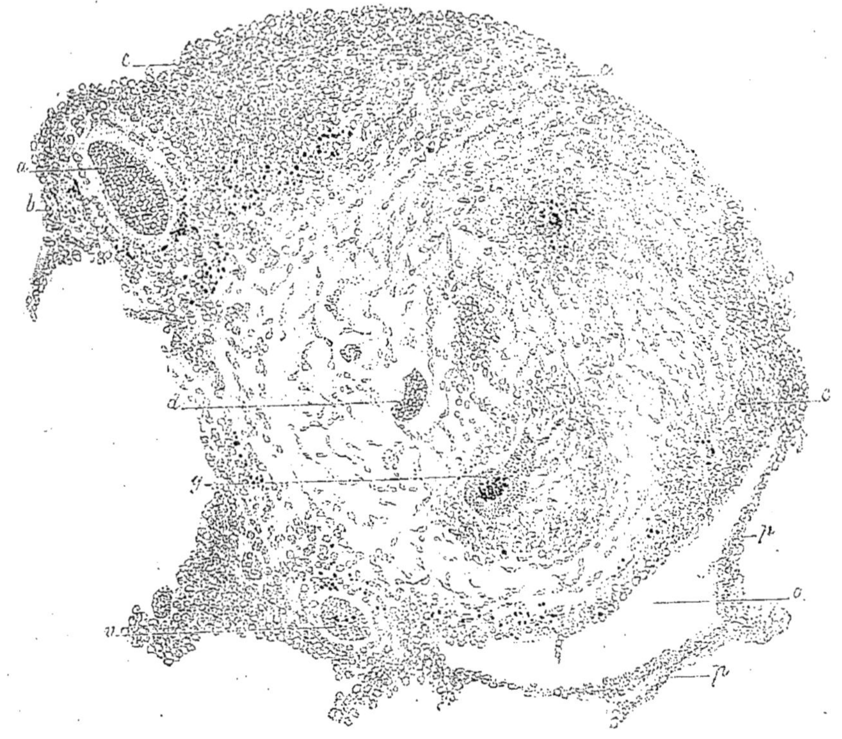

Fig. 325. — Tubercule fibreux du poumon.

b, *p*, *p*, paroi des alvéoles ; *o*, lumière d'un alvéole à la limite du tubercule ; *a*, vaisseau sanguin ; *d*, petit vaisseau perméable au milieu du tubercule ; *g*, cellule géante ; *c*, tissu fibreux dans lequel il y avait beaucoup de cellules rondes (Grossissement de 150 diamètres).

Lorsque le poumon est parsemé de nobules tuberculeux plus volumineux, devenus caséeux, ou de granulations fibreuses, ou de masses formées par des tubercules caséeux au milieu d'un tissu induré, sclérosé et infiltré de charbon, dans la tuberculose subaiguë, en un mot, le siège des bacilles est variable.

Par exemple, sur les coupes de certains tubercules confluents et caséeux, on trouvera les sections des masses arrondies, granuleuses, qui forment la partie centrale de chaque tubercule, entourées de tissu embryonnaire au milieu duquel existent quelques cellules géantes. Chacun de ces tubercules est entouré lui-même de tissu fibreux, scléreux, infiltré de pigment.

Les granulations tuberculeuses miliaires sont souvent composées d'un tissu fibreux et beaucoup plus anciennes qu'on ne

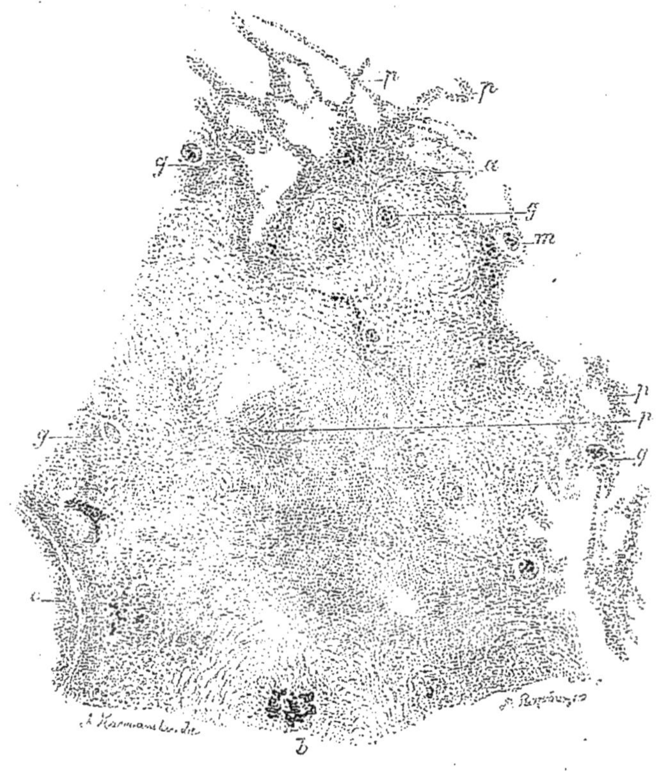

Fig. 326. — Tubercule fibreux très ancien du poumon.

c, bronche; *g*, *g*, cellules géantes; *p*, centre fibreux scéreux du tubercule; *p*, paroi des alvéoles.

pourrait le supposer au premier abord. Ces granulations tuberculeuses sont constituées par des cellules rondes situées au milieu de fibres hyalines de tissu conjonctif (fig. 325), et montrant une ou plusieurs cellules géantes. Les bacilles siègent en plus ou moins grand nombre dans les cellules géantes ou autour d'elles. Parfois on n'en rencontre point. D'autres tubercules sont formés d'un tissu scléreux ancien contenant très peu de cellules qui sont elles-mêmes atrophiées (fig. 326); dans ces granulations on rencontre quelquefois des bacilles qui sont figurés dans les figures 325 et 326 malgré leur faible grossissement. Si ces bacilles sont très rares au milieu des tubercules fibreux, on en trouve au contraire un certain nombre à la limite du tissu fibreux pigmenté qui circonscrit chaque tubercule, dans le tissu embryonnaire et dans les cellules géantes qu'il

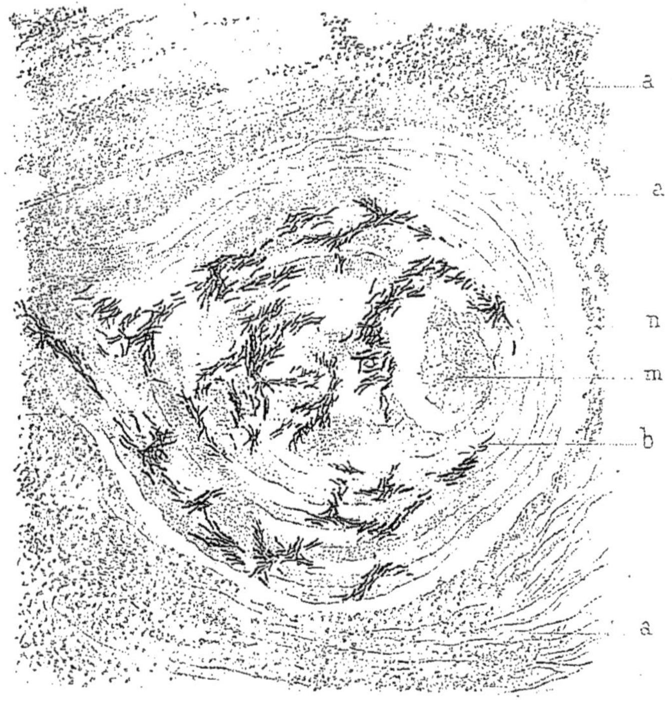

Fig. 327. — Tubercule fibreux du poumon.

a, tissu pulmonaire atteint de pneumonie interstitielle et infiltré de charbon; *b*, bacilles en forme de touffes, situés entre les faisceaux fibreux; *m*, petit séquestre situé au milieu d'une perte de substance dont les bords sont couverts de bacilles; *n*, fente située entre le tubercule et le tissu voisin (Grossissement de 500 diamètres).

renferme. A la périphérie de ces îlots de tubercules confluents, on trouve généralement des bronches et des vaisseaux dont les parois épaissies présentent un grand nombre de bacilles (*c*, fig. 326). D'autres fois les tubercules caséeux siègent autour des bronches et des vaisseaux sanguins. La paroi altérée, épaissie de ces canaux se confond avec le tissu des tubercules, et c'est dans ses parois que se trouve le plus grand nombre de bacilles.

D'une façon générale, les tubercules fibreux ou calcifiés contiennent très peu de bacilles ou n'en contiennent point.

Cependant Déjerine (1) en a trouvé parfois dans les tubercules calcifiés (2). Nous verrons que dans les tubercules crétacés des poules il y a au contraire une quantité surprenante de bacilles.

Dans la *phtisie chronique*, lorsque les poumons sclérosés à leur sommet sont parsemés de tubercules fibreux, durs, siégeant au milieu d'une pneumonie interstitielle ardoisée, il existe souvent des bacilles soit dans les tubercules fibreux, soit dans les tubercules caséeux. La figure 327 représente un tubercule fibreux au milieu d'un tissu scléreux infiltré de charbon. Ce tubercule est formé de lamelles fibreuses, scléreuses, concentriques. Dans l'intérieur de ce nodule on voit une perte de substance dans laquelle se trouve un petit sequestre granuleux *m*. Ce tubercule fibreux est séparé par une fente du tissu pigmenté *a* qui l'entoure; il contient une grande quantité de bacilles disposées en touffes ou arabesques qui existent autour de la lumière centrale dont nous venons de parler et entre les lamelles fibreuses.

Cavernes tuberculeuses. — De toutes les lésions de la tuberculose pulmonaire, ce sont d'une façon générale les cavernes qui renferment le plus de bacilles. On peut observer le début de la formation des cavernes dans la pneumonie caséeuse ainsi que nous l'avons indiqué plus haut. La plus grande masse de bacilles s'observe au centre des infundibula, dans la lumière ou perte de substance qu'on y observe et qui communique avec une bronchiole. C'est là que se produira le ramollissement, la destruction initiale de la pneumonie caséeuse. Lorsqu'on étudie une caverne consécutive à cette lésion, on rencontre souvent, dans toute l'épaisseur du tissu caséeux qui en forme la paroi, une grande quantité de bacilles répandus partout, mais cependant plus nombreux à la surface que dans la profondeur. Il y a toutefois des exceptions : la surface d'une caverne pourra

(1) Société de biologie, 1884.

(2) Nous conseillons, pour bien étudier les dégénérescences calcaires de la tuberculose, l'emploi simultané de la coloration au violet d'Ehrlich et de la safranine. Cette substance colore en violet brun les parties calcifiées, tandis que les autres parties sont d'une belle couleur rouge et les bacilles en violet bleu.

ne pas présenter de bacilles. Dans les cavernes anciennes du sommet qui, couvertes d'une sorte de membrane pulpeuse en voie de suppuration éliminatrice, contenant des débris et gru-

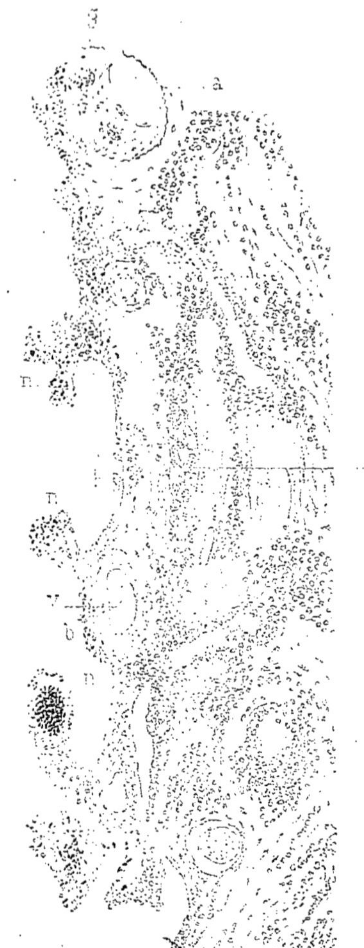

Fig. 328. — Surface interne d'une caverne pulmonaire.

b, bacilles siégeant sur les parties saillantes *n*, *n*, qui représentent les parois alvéolaires ulcérées et libres sous la forme de petits bourgeons. Le tissu conjonctif de ces parois alvéolaires montre aussi des bacilles ; *p*, bronche en partie détruite à la surface de la caverne ; *c*, cartilage de la bronche ; *a*, artériole dans la paroi de laquelle il y a des bacilles et deux cellules géantes *g* ; *t*, granulation tuberculeuse (Grossissement de 100 diamètres).

meaux jaunâtres, communiquent avec des bronches dilatées, il y a presque toujours un assez grand nombre de bacilles dans la fausse membrane et dans les grumeaux opaques.

La partie la plus superficielle des cavernes est formée habituellement de tissu embryonnaire bourgeonnant. On y voit le relief de parties qui sont des débris de parois alvéolaires épaissies *n*, *n* (fig. 328). Dans l'intérieur de ces bourgeons, on trouve souvent des amas de bacilles qui sont quelquefois renfermés dans une sorte de petit kyste à paroi épaisse. Il est possible que ces bacilles soient contenus là dans des capillaires oblitérés au sommet des bourgeons. En *p* on voit une bronche en partie détruite, mais qui est encore tapissée de quelques cellules cylindriques. Entre la surface de la bronche *p* et le cartilage *c*, il existe des bacilles situés dans le tissu conjonctif et les voies lymphatiques de la muqueuse. Dans la couche superficielle de la caverne, on voit des vaisseaux sanguins, *v*. En *a*, on trouve une petite artère dont la lame élastique interne est très manifeste ; la paroi de cette artériole est très épaissie au niveau de la surface de la caverne. Une granulation tuberculeuse avec deux cellules géantes *g* et des bacilles s'est développée dans la paroi de l'artériole à ce niveau. Dans la profondeur de la paroi de la caverne, on observe un tissu sclérosé, souvent pigmenté, infiltré de cellules migratrices situées entre les faisceaux fibreux et souvent réunies en îlots, Là aussi se trouvent des fentes plus ou moins régulières qui sont soit des vaisseaux, soit des alvéoles déformés. Les vaisseaux offrent quelquefois une paroi très épaissie avec des couches concentriques de cellules embryonnaires et leur lumière est alors oblitérée.

Dans ce tissu sclérosé, les bacilles sont peu nombreux ou même ils n'existent pas. La paroi des cavernes ne se limite pas brusquement avec le tissu pulmonaire voisin ; on voit quelquefois, entre la paroi de la caverne et le tissu pulmonaire, une zone dans laquelle les vaisseaux sanguins sont dilatés et très nombreux. Il n'y a pas toujours de bacilles dans ce tissu vascularisé.

Lorsque, ce qui est très rare, on ne rencontre pas de bacilles dans la paroi des cavernes, la surface de leur cavité est devenue lisse ou mamelonnée, presque aussi dure que du cartilage, et elle ne sécrète plus de pus, ou bien il s'agit d'une caverne oblitérée presque complètement et contenant une matière crétacée.

Dans un fait de syphilis du poumon provenant du service de Balzer, on constata de grandes masses caséeuses rondes bien limitées, de la grosseur d'une noisette à une noix, constituant des îlots susceptibles d'être énucléés, ayant une forme pyramidale à base dirigée vers la surface du poumon, et une grande caverne irrégulière à paroi caséeuse. Il n'y avait de bacilles ni dans les masses caséeuses ni dans la paroi de la caverne.

Il est vraisemblable que la localisation des tubercules dans les poumons est en rapport avec l'inhalation de poussières et de corps étrangers extrêmement ténus qui sont accompagnés des bacilles de la tuberculose, et que leur fixation et leur développement dans ces organes déterminent une irritation de la paroi des alvéoles qui donne lieu à une formation nouvelle de cellules. En d'autres termes l'inhalation des poussières donne naissance à un certain degré de pneumonie, et cette inflammation broncho-pulmonaire prépare au mieux le poumon à devenir un milieu de culture favorable pour les bactéries.

Ainsi, les expériences de Weichselbaum (1) sur la production des tubercules par l'inhalation de crachats mêlés à de l'eau et pulvérisés de façon à ce que des animaux puissent respirer de l'air chargé de bactéries, ont montré que le premier effet de ces inhalations consistait dans le gonflement et la desquamation de l'épithélium, puis dans l'exsudation de cellules lymphoïdes. Ces lésions se montrent très vite après le début de l'expérience. De même Verragut (2) a vu, chez des lapins soumis à une inhalation de crachats, que les lésions initiales consistaient dans la présence de bacilles dans l'épithélium proliféré. Klebs (3) invoque aussi les accumulations de cellules dans les espaces périvasculaires au début des granulations. Biedert et Siegel (4) croient également que les bacilles sont toujours précédés de lésions préparatoires consistant dans une

(1) *Medicinische Jahrbücher*, 2 Heft, p. 179.
(2) *Archiv f. exp. Pathol. u. Pharm.*, 1883, n° 17.
(3) *Weitere Beiträge z. Geschichte der Tuberkulose* (*Archiv f. Path.*, t. XVII, p. 52).
(4) *Virchow's Archiv*, oct. 1884.

infiltration cellulaire. La concomitance des lésions de la pneumonie et de l'invasion des bacilles ne saurait être niée. Une des meilleures preuves du rôle des irritations pulmonaires, comme préparation à la tuberculose, nous est donnée par le fait constaté par A. Johne (1). Les vaches soumises à la fumée des fonderies de fer et qui respirent beaucoup de poussières meurent dans une proportion considérable par une affection pulmonaire que l'on supposait uniquement produite par elles, par l'acide sulfurique et l'arsenic. Mais en réalité ces vaches meurent de tuberculose bacillaire favorisée par l'inflammation pulmonaire.

C'est là aussi ce que nous voyons journellement chez les ouvriers soumis à l'action de diverses poussières et qui sont, plus que tous les autres, prédisposés à la phthisie; celle-ci revêt, il est vrai, chez eux une forme spéciale, car elle est compliquée de pneumonie interstitielle ardoisée.

Enfin les nodules, îlots ou masses plus considérables de pneumonie catarrhale ou fibrineuse aiguë ou subaiguë qui accompagnent si souvent l'évolution des tubercules présentent, comme nous l'avons déjà dit, des cocci de la pneumonie (Samter, Biedert et Siegel).

Tuberculose du foie. — Les bacilles se trouvent dans les granulations tuberculeuses miliaires de cet organe; mais on n'en rencontre pas toujours dans les nodules caséeux volumineux. Nous donnons ici, comme type, un dessin provenant d'une coupe du foie d'un cobaye tuberculeux (fig. 329). Nous avons représenté en *t* une nodosité tuberculeuse superficielle siégeant sous le péritoine. Cette membrane présentait là un épaississement hyalin et elle était pénétrée par des bacilles (2). Le tubercule lui-même *t* est formé par une accumulation de cellules embryonnaires situées autour des capillaires, entre

(1) *Fortschritte d. Med.*, 1883, n° 21.

(2) Voir une note de Babes sur la pénétration des bacilles à la surface des séreuses, lue à la Société anatomique, le 27 janvier 1883. Dans cette note, Babes décrit, d'après l'étude de la tuberculose expérimentale consécutive à l'injection intra-péritonéale de matière tuberculeuse, la pénétration des bacilles dans l'endothélium des séreuses et dans leurs vaisseaux lymphatiques. Watson Cheyne (*Fortschritte der Medicin*, 15 avril 1883) a indiqué des lésions analogues sans avoir eu connaissance du travail de Babes.

les travées de cellules hépatiques qui sont alors isolées ou comprimées dans le nodule tuberculeux. Beaucoup de bacilles existent dans tout ce tubercule, dans les cellules embryonnaires et plasmatiques. Autour de lui, les capillaires sont dilatés et remplis de sang. L'infiltration tuberculeuse se poursuit dans le foie, au milieu même des lobules, en *n* où elle constitue un petit nodule formé de cellules rondes situées dans les capillaires et autour d'eux. Mais la plus grande quantité

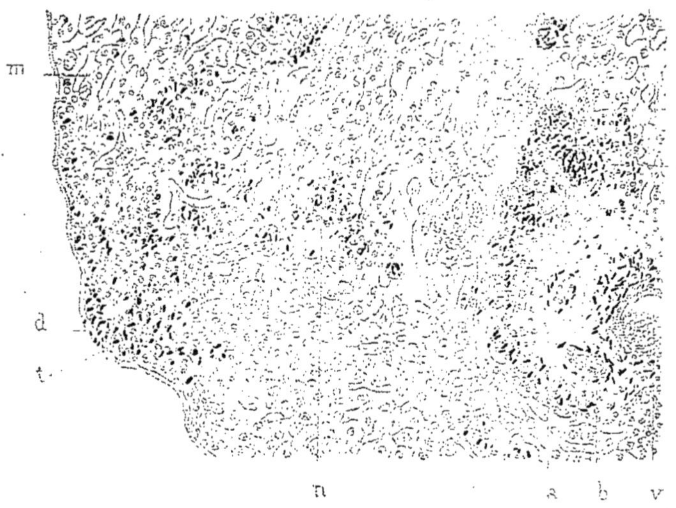

Fig. 320. — Tubercules du foie développés à la suite d'une inoculation dans le péritoine d'un cobaye.

t, granulation tuberculeuse de la surface du foie, composée de petites cellules rondes et parsemée de bacilles; *n*, infiltration tuberculeuse dans l'îlot hépatique; *a*, granulation tuberculeuse siégeant autour d'une branche de la veine porte *v*; *b*, canalicule biliaire; *c*, cellule géante. Cette granulation présente aussi beaucoup de bacilles. *m*, travée de cellules hépatiques (Grossissement de 150 diamètres).

des tubercules se trouve dans le tissu conjonctif qui accompagne les branches de la veine porte interlobulaire.

Souvent la veine porte dilatée est simplement entourée de cellules embryonnaires avec de très nombreux bacilles, sans qu'il y ait d'infiltration tuberculeuse dans le tissu conjonctif voisin. D'autres fois tout le tissu conjonctif qui entoure la veine porte, les artérioles et les vaisseaux biliaires, est atteint par la tuberculose; les canaux biliaires sont remplis de cellules épithéliales proliférées. Dans ce tissu conjonctif périlobulaire, il peut même se développer des îlots avec des cellules géantes sans relation avec les vaisseaux sanguins ni biliaires. Quelquefois les tubercules se développent autour des canaux biliaires, si bien que l'épithélium de ces derniers ressemble à une cellule géante. Il existe aussi des bacilles dans les canalicules biliaires ainsi transformés.

L'un de nous a vu, avec le Dr Hutyra, une grande quantité d'îlots microscopiques contenant des bacilles dans plusieurs faits où le foie présentait à l'œil nu l'apparence de la cirrhose graisseuse hypertrophique ou atrophique. Dans certaines observations, le foie était le seul organe tuberculeux ; dans d'autres il y avait en même temps une tuberculose disséminée du péritoine ou une phtisie pulmonaire.

Tuberculose des organes génito-urinaires. — Dans les plus petits tubercules opaques et jaunâtres du rein, on observe presque toujours un grand nombre de bacilles. Ces petits nodules se trouvent très souvent autour des vaisseaux. La figure 330 est un type de ces nodules opaques de la grandeur d'un grain de millet. Il est situé à la limite de la substance médullaire et de la substance corticale. Le vaisseau *a* en est le centre. Sa lumière rétrécie *l* est remplie de globules blancs ; la tunique interne est épaissie et hyaline, avec des fentes sinueuses dans lesquelles se trouvent de nombreux bacilles. Entre la partie hyaline bien limitée et les autres tuniques, on voit des espaces libres *m* remplis de bacilles. La masse caséeuse est uniforme autour du vaisseau, lobulée à la périphérie, au voisinage du tissu normal. En *c*, elle montre une perte de substance. Entre les îlots caséeux lobulés *m*, *m*, on voit des cellules rondes, souvent accumulées en amas. Autour du tubercule, il existe du tissu embryonnaire dans lequel on peut distinguer, en *d*, du côté de la substance des pyramides de Malpighi, des tubes urinifères comprimés ou contenant des cylindres hyalins, et, du côté de la substance corticale, des glomérules enflammés ou sclérosés *g*. Les bacilles, qui sont très nombreux, se trouvent surtout autour du vaisseau (1) ; la lumière n'en contient pas ; il y en a seulement et en grande quantité dans

(1) Fütterer (*Virchow's Archiv*, t. C, liv. II, 1885) a vu aussi dans un cas de tuberculose rénale les bacilles dans les vaisseaux et dans leur paroi.

les fentes de la tunique interne hyaline et entre celle-ci et le reste de la paroi. Les bacilles sont surtout accumulés en *o* auprès de la perte de substance *c*. Ils sont assez nombreux aussi au pourtour des masses caséeuses. Celles-ci en contiennent très peu, et seulement dans les petites agglomérations du tissu embryonnaire qui les séparent. En *r*, à la périphérie du tubercule, on voit des bacilles en quantité qui siègent dans la

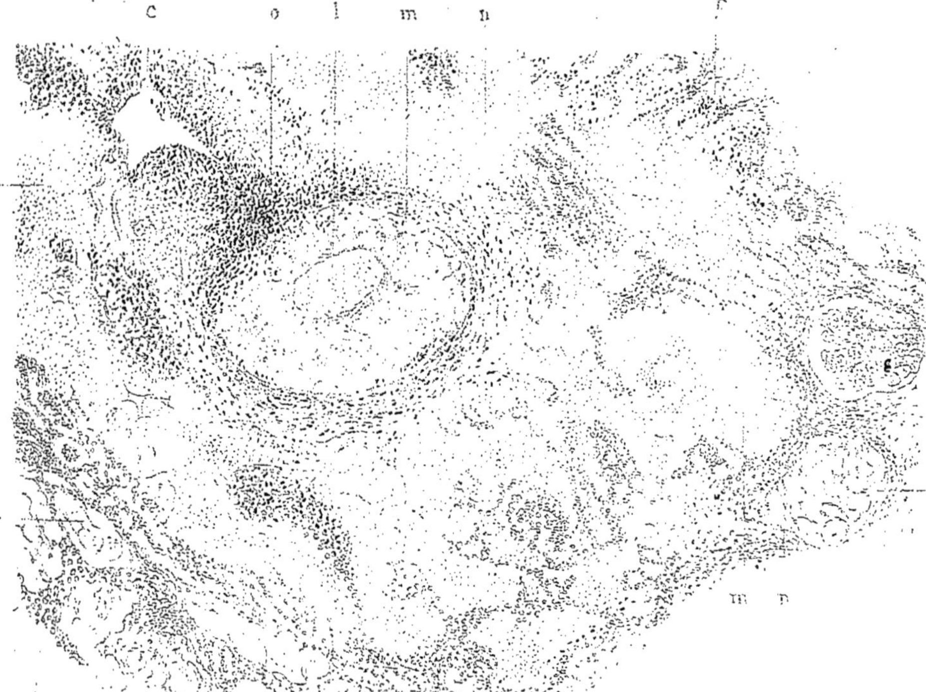

Fig. 330. — Tubercules du rein, chez l'homme, développés autour d'un vaisseau.

l, lumière de ce vaisseau ; *m*, espace libre rempli de bacilles situé entre la tunique interne devenue hyaline et la tunique moyenne ; *o*, tissu périphérique à l'artère rempli de bacilles ; *c*, lacune causée par la désintégration du tissu tuberculeux et dont le pourtour contient des bacilles ; *m*, *m*, tissu caséeux dont les cellules sont atrophiées ; *n*, tissu conjonctif contenant des cellules vivantes à la périphérie du tissu caséeux ; *g*, *g*, glomérules du rein ; *d*, tubes urinifères de la substance des pyramides ; *r*, lacunes de la substance corticale remplies de bacilles et qui sont vraisemblablement des tubes contournés (Grossissement de 150 diamètres).

partie parenchymateuse du rein, peut-être dans la cavité des tubuli altérés.

Durand Fardel (thèse de doctorat, 1886) a vu des bacilles dans les vaisseaux et dans les glomérules du rein, non seulement dans les granulations tuberculeuses, mais aussi dans des parties de cet organe qui ne présentaient ni à l'œil nu, ni au microscope, la trace de granulations tuberculeuses.

Les bacilles sont plus rares dans la tuberculose rénale et ancienne avec des masses caséeuses considérables. Là, on les cherche quelquefois en vain. On en trouve cependant d'habitude à la limite des pertes de substance causées par l'ulcération du bassinet et des calices, et à la périphérie des îlots caséeux, dans le tissu embryonnaire qui les entoure, tissu qui contient des cellules géantes. Koch a observé une quantité considérable de bacilles dans la lumière des tubes urinifères chez un lapin inoculé.

Nous avons constaté aussi la présence des bacilles dans les tubercules de la vessie et de l'urèthre. L'un de nous a vu des bacilles dans les capsules surrénales tuberculeuses coïncidant avec une maladie bronzée d'Addison (1).

Dans la tuberculose de la mamelle, Dubar (2) a constaté le développement des nodules autour des acini glandulaires et la formation des cellules géantes de la tuberculose dans l'intérieur des conduits galactophores et des culs-de-sac. Nepveu paraît avoir vu, dans un fait de tuberculose du sein opéré par Verneuil et rapporté par Verchère (3) des microbes semblables aux bacilles de la tuberculose et contenus dans les conduits galactophores. Orthmann (4) a eu l'occasion d'examiner, sous la direction du professeur Marchand, deux faits de tuberculose mammaire où il a constaté aussi le siège des cellules géantes dans des conduits glandulaires, et il a vu des bacilles de la tuberculose dans ces cellules géantes. Récemment l'un de nous, en commun avec M. Haberern, a examiné un cas pareil chez une malade qui ne montrait aucun symptôme de phtisie, mais chez laquelle peu de temps après l'opération de l'abcès il se développa une tuberculose pulmonaire aiguë. En même temps que le bacille de la tuberculose, l'abcès contenait un bacille court de 0,7 d'épaisseur dont la culture pure produisit des abcès chez le cobaye.

(1) Voyez une publication de Babes sur ce sujet dans l'*Orvosi hetilap*, 3 février 1883.

(2) Des tubercules de la mamelle, *Thèse d'agrégation*, Paris, 1881.

(3) Des portes d'entrée de la tuberculose, *Thèse*, Paris, 1884.

(4) *Ueber Tuberculose der weiblichen Brustdrüse mit besonderer Berucksichtigung der riesenzellenbildung* (*Virchow's Archiv*, t, 100, p. 365).

Dans la tuberculose des organes génitaux de l'homme, les bacilles sont rares. Dans des tubercules caséeux du testicule, de la prostate et de l'épididyme, il peut arriver qu'on n'en trouve point. Dans un fait de tuberculose caséeuse du testicule enlevé par Richet, il n'y avait pas de bacilles dans le testicule mais seulement dans une petite cavité qui correspondait à une coupe du canal de l'épidydime; il y avait là deux bacilles seulement dans les nombreuses préparations que nous avons examinées.

Dans un fait de tuberculose du vagin compliquée de fistule recto-vaginale, on observait, du côté du vagin, des ulcérations assez larges à bords saillants. Un fragment de cet ulcère ayant été enlevé, les coupes examinées au microscope ont montré, à la surface de l'ulcération, des leucocytes granuleux contenant un petit nombre de bacilles. Plus profondément, la muqueuse offrait un tissu fibreux infiltré de cellules rondes et de cellules géantes. Celles-ci contenaient chacune un ou deux bacilles. Auprès de ces cellules géantes, il y avait des vaisseaux à parois embryonnaires, quelquefois oblitérés par de la fibrine et des globules blancs.

Tuberculoses locales. — Les tuberculoses locales doivent être assimilées à la tuberculose pulmonaire en raison des bacilles qu'on y trouve, en petit nombre il est vrai; les cultures de fragments de ces parties tuberculeuses ont donné à Koch les bacilles caractéristiques, et l'expérimentation chez les animaux reproduit la tuberculose en série, avec des bacilles dans les produits inoculés.

Nous avons eu l'occasion d'examiner plusieurs spécimens de tubercules du pourtour de l'anus et de tubercules de la lèvre inférieure avec des bacilles. Une tumeur tuberculeuse de la lèvre inférieure, enlevée par Verneuil, remontant à six ou sept ans, et possédant des cellules géantes très caractérisées, ne présentait pas de bacilles. L'un de nous (Babes) a examiné avec soin toutes les hypertrophies des ganglions lymphatiques qu'on trouve presque constamment à l'autopsie des enfants morts de n'importe quelle maladie, et il y a trouvé presque constamment des tubercules et des bacilles isolés enfermés dans des cellules géantes. Dans un exemple instructif de ce genre, il s'agissait d'un enfant mort de la rage, chez qui il existait un ganglion de la grandeur d'un petit pois dans les aisselles du côté de la morsure. Cet unique ganglion hypertrophié montrait aussi une tuberculose typique avec quelques bacilles dans les cellules géantes. Il n'y avait aucune trace de tuberculose dans les organes.

Parmi les tuberculoses locales, celle qui a donné lieu au plus grand nombre de discussions avant d'être définitivement classée dans la tuberculose locale est assurément le lupus.

Le Lupus (dartre rongeante, esthiomène, Alibert) est une affection tuberculeuse de la peau. Il est caractérisé par des nodosités miliaires profondes, qui évoluent plus ou moins lentement et qui se terminent par une cicatrice avec amincissement de la peau, par une ulcération, ou par une destruction des parties profondes.

Nous n'examinerons ici que les variétés du lupus dans lesquelles on trouve des bacilles de la tuberculose; c'est-à-dire le lupus vulgaire ou tuberculeux, ulcéré ou non ulcéré (exedens ou non exedens), et le lupus scléreux.

1° *Lupus tuberculeux.* — Le lupus débute par de petites nodosités profondes, dures au toucher, dues à une infiltration du derme, de couleur rose, rouge ou brunâtre, confluentes ou isolées en petits groupes qui mettent un ou plusieurs mois à se développer, puis qui s'affaissent en même temps que l'épidermy s'exfolie et se ride à leur niveau (lupus exfoliatif); on constate à leur place une petite cicatrice blanche déprimée, sans qu'il y ait eu d'ulcération. D'autres tubercules s'ulcèrent à leur centre, et plusieurs de ces productions, subissant la même érosion, donnent lieu à des ulcérations plus ou moins étendues (lupus ulcéreux). L'évolution continue de ces tubercules et leurs poussées successives s'observent pendant toute la durée de la maladie avec des temps d'arrêt ou de recrudescence. Dans certaines formes, le lupus s'étend en profondeur et produit des dégâts considérables, des perforations de la cloison du nez, la destruction des ailes du nez, la perforation du palais, des ostéites, etc.

(lupus térébrant). Le plus souvent le siège du lupus est à la face, aux joues, aux ailes du nez, au nez ; mais il peut siéger aussi sur toute l'étendue des membres et du tronc. Parti du tronc, il

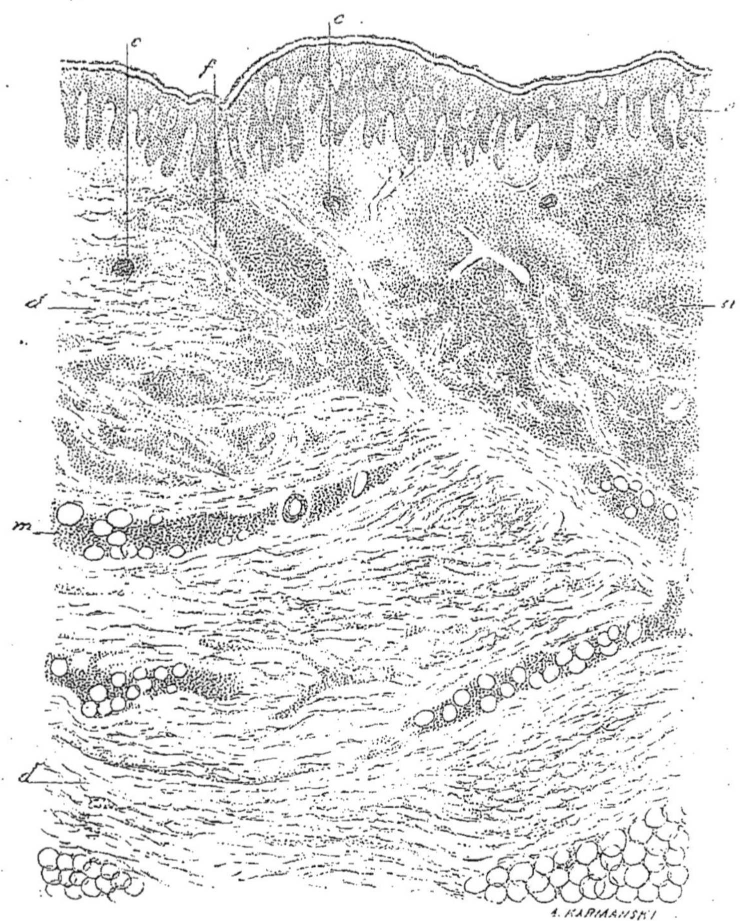

Fig. 331. — Lupus tuberculeux (figure tirée du *Traité de pathologie cutanée*, de Vidal et de Leloir).

c, corps muqueux de Malpighi très épais coiffant des papilles hypertrophiées ; *f*, faisceaux musculaires lisses ; *d*, tissu conjonctif ; *n*, derme infiltré de petites cellules ; *c*, cellules géantes ; *m*, traînées inflammatoires autour des cellules adipeuses à la base du derme (Grossissement de 30 diamètres).

peut gagner la muqueuse palatine ou pharyngienne. Le lupus atteint souvent les orifices des muqueuses, par exemple les paupières et la conjonctive, les grandes lèvres et la vulve (esthiomène de la vulve).

L'anatomie pathologique de cette maladie a été bien étudiée

par Virchow, Wedel, Auspitz, Kaposi, Neumann, en Allemagne ; et par Malassez, Grancher, J. Renaut, Chandelux, Vidal et Leloir, etc., en France.

Sur les coupes examinées au microscope et colorées, soit au picro-carminate, soit à la safranine, on peut s'assurer d'abord que les couches épidermiques sont plus épaissies qu'à l'état normal. Le réseau papillaire est généralement très développé, de telle sorte que les papilles, saillantes, plus ou moins allongées et irrégulières, sont séparées les unes des autres par des prolongements ou colonnes interpapillaires du corps muqueux qui pénètrent profondément. Le derme est infiltré de petites cellules ainsi que les papilles. Mais, dans le derme, au-dessous des papilles, on voit de petits îlots arrondis, plus ou moins étendus, irréguliers, confluents par places, formés par des agglomérations de petites cellules, et au milieu ou à la périphérie de ces îlots, on aperçoit, même à un grossissement de 40 à 50 diamètres, des cellules géantes très caractérisées. Ces îlots de petites et de grosses cellules siègent parfois au niveau et au pourtour des follicules pileux et des glandes sébacées. Ils ont été assimilés à juste titre aux follicules tuberculeux. Il est même difficile de trouver des tubercules plus typiques et contenant autant de cellules géantes. Les îlots de petites cellules rondes avec des cellules géantes ne manquent jamais dans le lupus tuberculeux. Cette infiltration pathologique s'étend parfois au tissu cellulo-adipeux, quand le lupus devient térébrant, et détermine la nécrose du périoste et des os, qui sont détruits, comme le derme, dans les ulcérations envahissantes.

Lorsqu'on examine le détail des coupes du lupus avec de forts grossissements, en passant successivement de la superficie à la profondeur, on voit d'abord que l'épiderme est le plus souvent épais ; dans la couche cornée, on constate des stries colorées en rouge par le carmin. Le stratum lucidum, la couche granuleuse, le corps muqueux sont épaissis. Ce dernier présente souvent un grand nombre de cellules migratrices interposées aux cellules épithéliales. Dans les prolongements interpapillaires du corps muqueux, il existe quelquefois des globes de cellules cornées. Les papilles, irrégulières. quelquefois très allongées et pointues, le plus souvent hypertrophiées dans tous les sens, présentent beaucoup de cellules migratrices et des cellules fixes tuméfiées.

Ni les papilles ni la surface du derme ne présentent de cellules géantes. Dans les follicules tuberculeux du derme, les cellules géantes sont de volume très variable ; quelquefois elles sont tellement agglomérées et rapprochées les unes des autres, qu'elles forment de véritables foyers. Les grosses cellules géantes sont entourées de cellules épithélioïdes. D'autres fois elles sont isolées et entourées seulement de petites cellules rondes. Les cellules géantes possèdent un protoplasma grenu teinté en jaune par le picro-carmin et une couronne de noyaux plus ou moins nombreux, ovoïdes, globuleux ou minces : d'après Thin, les cellules géantes du lupus auraient toujours une origine vasculaire. Dans les follicules, le tissu conjonctif est formé de petits faisceaux ayant une apparence réticulée ; autour d'eux on trouve des faisceaux de tissu fibreux épais.

Nous avons recherché avec Leloir les bacilles de la tuberculose dans douze cas de lupus enlevés sur le vivant, et, bien que nous ayons examiné plusieurs coupes de chaque fragment enlevé, nous n'avons trouvé qu'une seule fois un bacille. Malassez, de son côté, a cherché inutilement les bacilles de la tuberculose dans plusieurs cas de lupus. Pfeiffer, Doutrelepont et Demme ont été plus heureux et en ont trouvé constamment. La rubine est aujourd'hui la meilleure matière colorante employée à leur recherche.

Le lupus tuberculeux *ulcéré*, lupus exedens, résulte d'une inflammation plus intense des couches superficielles des papilles et du derme. Ces parties sont infiltrées d'une quantité considérable de cellules migratrices qui, par leur passage à travers les couches épidermiques, déterminent un ramollissement, une destruction des filaments qui unissent les cellules du corps muqueux, empêchent la formation de l'éléidine dans le stratum granulosum et par suite la kératinisation des cellules. L'épiderme tombe et les papilles suppurent ainsi que les follicules lupeux.

2° Le lupus *scléreux*, d'après la description de Vidal et

Leloir (1), a l'apparence de papillomes ou de verrues. Il est primitif ou consécutif au lupus tuberculeux. La sclérose débute à la périphérie de l'îlot, qui est envahi progressivement, de telle sorte qu'il ne reste plus de tissu embryonnaire qu'à son centre. Dans cette forme, les vaisseaux sont sclérosés. Dans certaines parties de la tumeur, surtout dans sa profondeur, on retrouve la texture du lupus tuberculeux avec ses cellules géantes.

Lorsque Friedlander, Köster, etc., eurent décrit le follicule tuberculeux avec ses cellules géantes et qu'il fut bien démontré que le lupus en offrait le type le plus parfait, on proclama l'identité du lupus et de la tuberculose; le lupus fut considéré par quelques médecins comme étant une tuberculose locale de la peau. Telle est l'opinion depuis longtemps formulée par Besnier. Leloir avait, en 1882 (2), commencé des inoculations de lupus. Dans des expériences faites avec l'un de nous, Leloir a obtenu (3), dans la moitié des expériences, des résultats positifs, c'est-à-dire une tuberculose généralisée dans laquelle les tubercules contenaient des bacilles et déterminaient eux-mêmes des inoculations en séries.

Nous avons remarqué toutefois que le résultat était plus lent à se produire que lorsqu'on emploie les tubercules pulmonaires comme matériel d'inoculation.

Les recherches plus récentes de Koch (4) sont tout à fait démonstratives au point de vue de l'assimilation du tubercule et du lupus. Koch y a trouvé quatre fois des bacilles de la tuberculose, en très petit nombre, il est vrai. Dans un fait, par exemple, il a dû examiner vingt-sept coupes, et dans un autre quarante-trois coupes avant d'en trouver un seul. Mais, sur des séries de coupes successives, il en trouvait à un moment donné de un à trois dans chaque coupe. Il n'a jamais vu plus d'un seul bacille dans une cellule géante. De plus, Koch a obtenu, à l'état de pureté, des cultures de bacilles sur

(1) *Société de Biologie*, 1882, p. 705.

(2) *Société de Biologie*, déc. 1882.

(3) Cornil et Leloir, *Société de Biologie*, juin 1883.

(4) *Mittheilungen aus dem Kaiserlichen Gesundheitsamte von Dr Struck*, 2e vol. Berlin, 1884.

le sérum de bœuf à la suite de l'inoculation d'un lupus hypertrophique.

On peut donc dire aujourd'hui que le lupus vulgaire, ou tuberculeux, et le lupus scléreux appartiennent à la tuberculose.

Tuberculose cutanée. — Le lupus n'est pas la seule lésion tuberculeuse de la peau. On a décrit aussi des nodules tuberculeux recouverts par l'épiderme et des ulcérations tuberculeuses. Le siège de prédilection de ces ulcérations est à la limite des orifices muqueux. On trouve ordinairement dans le pus sécrété à leur surface, et sur les coupes, de grandes masses de bacilles, tandis que, dans les ulcérations de la peau des extrémités, les bacilles sont très rares (1). Cependant Hanot a publié (*Société médicale des hôpitaux*, séance du 22 février 1884) une observation d'ulcérations tuberculeuses de l'avant-bras, serpigineuses, taillées à l'emporte-pièce ou creusées en gouge, limitant des espaces de peau saine, et ressemblant à une lymphangite ulcéreuse et progressive. Le pus de cette ulcération contenait un grand nombre de bacilles. Le malade étant mort de tuberculose pulmonaire, les préparations des bords et du fond des ulcérations cutanées ont montré une quantité considérable de bacilles dans le tissu ulcéré. Nous avons relaté plus haut les deux observations de tuberculose cutanée bacillaire due à des inoculations du doigt publiées plus récemment par Tscherning et Merklen.

On s'est demandé si les tubercules cutanés des anatomistes étaient dus à une tuberculose bacillaire. Nous avons examiné deux de ces productions sans y découvrir de bacilles. Cependant Karp, Riehl et Palsauf ont vu des bacilles dans les tubercules anatomiques chroniques. Riehl a décrit en outre (*Société des médecins de Vienne*, 1885) une forme verruqueuse diffuse de la peau qui débute par de la rougeur, des pustules, une sorte d'ichtyose papillaire cornée en plaques. On y trouve des granulations tuberculeuses des cellules géantes et des bacilles en assez grande quantité. Cette affection essentiellement chronique sur-

(1) Babes, *Soc. anat.*, juin 1883.

vient chez les individus qui touchent la viande ou les tissus des animaux.

Tuberculose osseuse. — La tuberculose osseuse, caractérisée par les ostéites raréfiantes et fongueuses des os courts tels que les phalanges, les métatarsiens ou métacarpiens et les os du carpe et du cou-de-pied (spina ventosa, carie, etc.), par le mal vertébral de Pott, par les ostéites tuberculeuses péri-articulaires qui accompagnent les tumeurs blanches, par les abcès ossifluents et par les fistules, est bien décrite depuis plusieurs années au point de vue des lésions histologiques. Les follicules tuberculeux avec leurs cellules géantes, l'infiltration embryonnaire des tissus, souvent dans une assez grande étendue autour des parties voisines de l'os malade, comme le périoste, la dure-mère, le tissu conjonctif, les travées conjonctives inter-musculaires ou sous-cutanées, etc., ont fait assimiler ces lésions aux tubercules (Volkmann, Lannelongue, etc.). L'examen des os malades fait trouver habituellement des bacilles de Koch dans les tubercules qui siègent dans l'os, et en particulier dans les vertèbres atteintes de mal de Pott. Mais, dans les lésions très anciennes des os, dans les trajets fistuleux, dans le pus des abcès ossifluents et dans la paroi de ces abcès, les bacilles sont très difficiles à mettre en évidence. L'expérimentation sur les animaux donne au contraire des résultats constamment positifs, et il existe des bacilles dans les tubercules obtenus à la suite de ces inoculations.

Abcès froids sous-cutanés. — Les abcès froids sous-cutanés sont aussi rattachés à la tuberculose en vertu de leur structure. Les parois de ces abcès contiennent en effet de très nombreuses cellules géantes dans lesquelles on trouve parfois des bacilles de la tuberculose. Le pus de ces abcès ne contient presque jamais de bactéries de la suppuration. On peut y déceler, en examinant un grand nombre de préparations, de rares bacilles de la tuberculose, mais non dans tous les cas; des observateurs très consciencieux n'en ont trouvé que dans un petit nombre de faits (Malassez, Schlegtendal, Castro-Soffia, etc.).

Les inoculations pratiquées sur les animaux donnent constamment de la tuberculose expérimentale avec des bacilles. L'un de nous a examiné récemment à Budapest des abcès froids, développés autour de la colonne vertébrale, renfermant du pus épais. Leur paroi présentait des îlots dans lesquels les vaisseaux étaient oblitérés par des masses de streptococus pyogènes. Le pus contenait une quantité de ces microbes et il n'y avait pas de bacilles de la tuberculose.

TUBERCULOSE ZOOGLŒIQUE DE MALASSEZ ET VIGNAL. — C'est à la suite de l'inoculation d'un tubercule de la peau que Malassez et Vignal ont donné, à plusieurs séries de cobayes, des granulations tuberculeuses dans lesquelles ils ont constaté l'existence des masses zooglœiques très difficiles à colorer (Voy. la Technique de la coloration de ces microcoques à la page 80). Ces microbes (1) se présentent tantôt comme des cellules un peu allongées, de 0μ,6 à 1 μ de longueur sur 0μ,3 d'épaisseur, tantôt isolés, tantôt réunis par deux ou en courts chapelets de 4 à 5 qui ressemblent un peu à des bacilles. Ces chapelets sont tantôt isolés, tantôt en groupes, et ils sont parfois tellement longs qu'ils forment des anses, des sinuosités, des boucles, entre les éléments. Ils se disposent en petites zooglœes formées d'un ou de plusieurs chapelets semblables aux précédents, mais lâchement contournés sur eux-mêmes, à la façon d'un écheveau mêlé ou d'un peleton peu serré. Enfin ils se réunissent en zooglœes d'un volume considérable dans lesquelles les chapelets forment un pelotonnement plus serré et constituent une masse plus homogène. Dans les faits de Malassez et Vignal, ces zooglœes existaient au milieu de la plupart des tubercules d'inoculation, par masses rayonnant d'un point central et s'étendant excentriquement. Dans la quatrième série de leurs inoculations successives, ils ont obtenu des bacilles de la tuberculose.

Castro-Soffia (2), dans sa thèse sur la tuberculose des os, rapporte une observation d'abcès ossifluent (obs. II, p. 75) du cou-de-pied opéré par Lannelongue, dans la paroi duquel il a trouvé quelques microcoques et pas de bacilles. L'inoculation successive à trois séries de cobayes a toujours donné la tuberculose généralisée. Chez ces animaux, il a trouvé tantôt des zooglœes, tantôt des bacilles.

Sur le nombre assez grand d'abcès ossifluents dont il a examiné le contenu et la paroi, Castro-Soffia a rencontré très rarement des bacilles dans le pus et la membrane de l'abcès, mais il a toujours vu se développer des

(1) *Archives de physiologie*, 15 août 1884.
(2) Thèse de Paris, 1884.

tuberculoses généralisées avec des bacilles dans les inoculations en séries faites chez les animaux. L'observation que nous venons de citer est la seule dans laquelle il y eut une tuberculose zooglœique.

Les faits de Malassez et Vignal et celui de Castro-Soffia sont des observations d'attente qui ne permettent pas de rattacher les microcoques de Malassez et Vignal aux bacilles de Koch.

Il est possible que Malassez et Vignal aient eu affaire à une pseudo-tuberculose.

Ainsi Eberth (1) a observé chez les cobayes un processus pathologique spontané qui ressemble à la tuberculose et qui se caractérise par des granulations du foie, de la rate, des ganglions, du poumon et des reins. Ces nodosités miliaires présentent à leur centre une dégénérescence caséeuse ou puriforme. Comme c'est surtout dans la cavité abdominale, et en particulier dans les ganglions, que les lésions sont le plus prononcées, il est probable que l'infection se produit par absorption dans le tube digestif.

Les coupes des nodules du foie montrent qu'il s'agit d'une nécrose de coagulation; leur centre présente des amas de microbes en partie mortifiés entourés de leucocytes. Il semble que ces microbes siègent primitivement dans les vaisseaux. Dans les plus grands nodules, les micro-organismes existent aussi çà et là à la périphérie. Ces microcoques en amas se colorent en général assez mal par les couleurs d'aniline, même avec le procédé de Gram. On les colore mieux au bleu de méthylène par le procédé de Gaffky. Les nodules hépatiques suppurés présentent des dilatations des conduits biliaires. Le pus contient de petits microcoques qui se colorent par le violet de méthyl. Dans les petits nodules devenus fibreux, on trouve des cellules géantes qui résultent, dans le foie, d'après Eberth, de la confluence de cellules des voies biliaires. Les lésions du poumon sont analogues.

La description des microbes en amas dans des granulations caséeuses et fibreuses donnée par Eberth ressemble à celle de la tuberculose zooglœique de Malassez et Vignal. Il nous paraît très vraisemblable que les microbes qui ont déterminé des granulations dans les expériences de Malassez et Vignal sont analogues ou identiques à ceux d'Eberth. Dans le cas de Castro-Soffia il s'agit d'un streptococus pathogène. Il est probable que ces microbes ont été inoculés soit isolément, soit avec des bacilles de la tuberculose.

Cette hypothèse est d'autant plus justifiée que d'après nos recherches nous nous sommes convaincus que, dans un grand nombre de cas, le bacille de la tuberculose est accompagné d'autres microbes pathogènes; nous avons relaté des cas ou il s'agit du bacterium tetragenus, du streptococus du pus, d'un bacille pathogène, des bactéries de la pneumonie, etc.

(1) *Fortschritte der Medicin*, 1er mars 1885.

§ 2. — Tuberculose spontanée des animaux.

La tuberculose spontanée est très commune dans certaines espèces animales domestiques comme les bêtes bovines ; elle survient aussi assez fréquemment chez les singes, moins communément toutefois qu'on ne le croit, suivant l'observation Krishaber et Dieulafoy, car elle est rare si l'on a soin de veiller à l'hygiène de ces animaux. Elle est assez rare chez le lapin et très rare chez le cobaye. Elle n'existe pour ainsi dire jamais chez le chien. Koch a observé la tuberculose avec des bacilles chez le cheval, et Nocard en a rapporté dernièrement un fait. On l'observe souvent chez les gallinacés.

Tuberculose des bovidés. — La tuberculose des vaches est très importante à étudier au point de vue de l'alimentation et de la contagion possible à l'espèce humaine par les viandes et par le lait.

La phtisie tuberculeuse des vaches (phtisie calcaire de Delafond, pommelière, Perlsucht) est très commune. Elle se manifeste le plus souvent, sinon toujours, par l'amaigrissement et par la toux, mais les qualités lactifères de la vache peuvent n'avoir subi aucune atteinte et des vaches peuvent rester en bon état pendant six mois ou davantage malgré la présence de tubercules en quantité dans les poumons. La marche de cette phtisie est généralement lente, de telle sorte que des vaches peuvent rester bonnes laitières pendant un an malgré la phtisie. Les lésions anatomiques consistent dans des îlots tuberculeux du poumon de volume variable, des masses de pneumonie caséeuse, des dilatations bronchiques, un catarrhe purulent des bronches, parfois des cavernes, comme chez l'homme. Les plèvres présentent aussi des granulations tuberculeuses parfois très volumineuses, ressemblant à des tumeurs sarcomateuses, souvent infiltrées de sels calcaires ; la totalité de ces tumeurs pleurales tuberculeuses, beaucoup plus développées que ne le sont jamais les lésions du même ordre chez l'homme, peut atteindre le poids de 5 à 6 kilogrammes (1). L'infiltration

(1) Voyez pour la pathologie de cette affection, la *Police sanitaire* de Reynal

calcaire de ces tubercules leur a fait donner le nom de tumeurs perlées (Perlsucht). Les ganglions lymphatiques sont toujours infiltrés de tubercules et extrêmement hypertrophiés à la racine des bronches, si bien que leur masse arrive au poids de 3kg,500. Le foie et la rate sont souvent farcis de granulations tuberculeuses.

Les lésions histologiques, les granulations tuberculeuses de la vache, qui ont été bien étudiées par Virchow, sont les mêmes que celles de l'homme. Koch a démontré la présence des bacilles tuberculeux dans ces productions pathologiques et leur identité avec les bacilles de la phtisie humaine (1). D'après ses recherches, les bacilles sont souvent très rares dans les lésions de la pommelière.

L'importance alimentaire du lait a naturellement incité les expérimentateurs à savoir si le lait de vache atteinte de la pommelière pouvait donner la tuberculose. Gerlach (2) a nourri des veaux, des porcs, des lapins et un mouton avec du lait pris dans de semblables conditions et il a produit la tuberculose. Klebs (3) a également obtenu un certain nombre de résultats positifs; mais comme il y avait aussi des expériences négatives, en particulier celles de Schreiber (4), on pouvait encore conserver un certain doute au sujet de cette infection.

Le danger qu'offre le lait a attiré l'attention sur les lésions tuberculeuses de la mamelle de la vache. Böllinger (5) a trouvé, dans les tubercules de la mamelle et dans la sécrétion lactée, de nombreux bacilles de la tuberculose. Par l'inoculation du lait chez les animaux, il a obtenu, au bout de onze jours, une tuberculose miliaire généralisée.

La mamelle de la vache paraît être assez souvent affectée de tuberculose. Ainsi, pendant sept mois, le docteur Bang (6), professeur à l'école vétérinaire de Copenhague, en a vu, dans cette institution, sept cas, et divers vétérinaires danois lui ont

p. 710. — Gurlt, *Handbuch*, t. I. — Virchow, *Wurtzburger Verhandlungen*, t. VII, p. 143 et *Pathologie des tumeurs*, traduction fr. de Aronssohn, t. II, p. 253.

(1) *Berl. Klin. Wochenschr.*, 10 avril 1882.

(2) *Virchow's Archiv*, t. XLI, 1878.

(3) *Archiv für exp. Path.*, 1871.

(4) Dissertation inaugurale, Kœnigsberg, 1875.

(5) *Tuberkelbacillen im Euter tuberc. Kuhe. Baier. ärztl. Int. Bl.*, 1883, 16.

(6) *Nordiskt med. Archiv*, t. XVI et *Congrès med. int. d. Copenhague*, août 1884.

communiqué vingt-sept autres faits de mammite tuberculeuse. Sans que les vaches paraissent malades, il se développe une tuméfaction et une induration d'une portion de la glande dont le lait semble tout à fait normal. Malgré cette excellente apparence, le lait contient parfois alors des quantités colossales de bacilles. Ainsi, sur des préparations de lait recueilli dans ces conditions, Bang a montré aux membres du congrès de Copenhague des points où il y avait plus de 200 bacilles dans un champ du microscope. Au bout d'un mois environ, le lait prend l'aspect d'un sérum jaunâtre contenant de petits flocons fibrineux. Il n'est jamais purulent. La mammite tuberculeuse peut s'associer à une phtisie déjà existante ou être la première manifestation d'une phtisie aiguë ou subaiguë qui dure de deux à quatre mois. L'inoculation de ce lait lui a donné des résultats positifs; l'ingestion du lait provenant des parties saines de glandes partiellement tuberculeuses a produit aussi la tuberculose intestinale chez le lapin et le porc. Dans une ferme où l'on se servait du lait d'une vache atteinte de cette mammite, le veau devint tuberculeux ainsi qu'une femme enceinte et un enfant de six mois qui avait été nourri avec ce lait.

Koch (1) a émis l'opinion que le lait de la vache tuberculeuse ne devient virulent que lorsque la mamelle est elle-même atteinte. Bang pense au contraire que le lait des vaches tuberculeuses contient parfois, sinon toujours, des bacilles, même quand la mamelle est saine. Il a chauffé à 72° le lait contenant des bacilles et il a injecté un centimètre cube de ce liquide à deux lapins qui n'ont eu aucune apparence de tuberculose. Pour chercher les bacilles du lait, il le place dans un appareil à force centrifuge usité pour la séparation du beurre. La partie périphérique du vase présente un sédiment sale qui contient diverses espèces de bactéries parmi lesquelles se trouvent celles de la tuberculose.

H. Martin (2) a inoculé, dans le péritoine de cobayes et de lapins, du lait pris au hasard aux laitières qui s'installent de

(1) *Mittheil. a. d. Kais. Gesundheitsamte*, t. II, 1884.

(2) H. Martin, *Recherches ayant pour but de démontrer la fréquence de la tuberculose consécutive à l'inoculation du lait vendu à Paris, sous les portes cochères*, Revue de médecine, 10 fév. 1884.

grand matin à Paris pour le vendre sous les portes cochères, et il a obtenu un bon nombre d'inoculations positives ; encore faut-il remarquer que ce lait provient de fermes éloignées où les animaux sont dans de meilleures conditions que ceux des vacheries situées à Paris ou dans la banlieue. Stein (1), en injectant du lait de vaches atteintes de la pommelière dans le péritoine, a produit la tuberculose miliaire au bout de trente-cinq jours ; sur les quatre faits qu'il a examinés au microscope, il n'a trouvé que deux fois des bacilles.

De toutes ces expériences découle la conclusion qu'il faut toujours faire bouillir le lait dont on se sert comme aliment, si l'on n'est pas sûr de sa provenance.

Une autre question est celle de savoir si les viandes provenant de vaches phtisiques peuvent donner la phtisie. Il est très rare qu'il y ait des tubercules dans les muscles et dans le tissu cellulaire du dos et des membres qui constituent les parties les plus essentielles de la viande consommée ; aussi l'inoculation aux animaux de la viande de boucherie a-t-elle donné des résultats inconstants, rarement positifs ; mais il n'en est pas de même de la consommation des organes tels que le foie, le rein ou des parties des membres qui renferment des ganglions lymphatiques. D'où le précepte de manger bouillie la viande des bovidés suspects.

Tuberculose des gallinacés. — La tuberculose spontanée des gallinacés a été longtemps confondue en France avec la diphtérie ; on regardait comme des lésions diphtéritiques les îlots superficiels ou profonds, semi-transparents ou caséeux qu'on trouve chez les poules, dans le foie, la rate, le péritoine, etc. Arloing et Tripier, Larcher avaient vu, il est vrai, des lésions qui ressemblaient à des tubercules, mais leur nature n'avait pas été définie rigoureusement. Koch a découvert les bacilles de la tuberculose des poules ; Ribbert (2) a constaté que les nodules tuberculeux de la poule, dans le foie et dans la rate, renferment un nombre considérable de bacilles, surtout dans leur partie périphérique. Ils pénètrent aussi dans les ar-

(1) *Dissertation inaugurale*, Berlin, 1884.
(2) *Tuberkelbacillen bei Hühnern; deutsche med. Wochenschrift*, p. 413, 1883.

tères et dans les veines. Ces bacilles existent dans de grandes cellules, sans qu'il y ait de véritables cellules géantes. Ribbert a reproduit des tubercules du péritoine par inoculation d'une poule saine. L'un de nous a fait des examens qui lui ont donné des résultats analogues, où il a constaté que ces bacilles se coloraient plus facilement que ceux de l'homme (1). Plus récemment, nous avons examiné avec Mégnin (2) une série de poules et de faisans atteints de tubercules du foie, de la rate et du péritoine à divers degrés d'évolution. Lorsqu'ils sont récents, ces tubercules ont tout à fait l'apparence, à l'œil nu, de granulations semi-transparentes miliaires pouvant atteindre la grosseur d'un grain de chènevis; ils sont transparents dans toute leur masse ou présentent une zone opaque à leur centre. Le foie

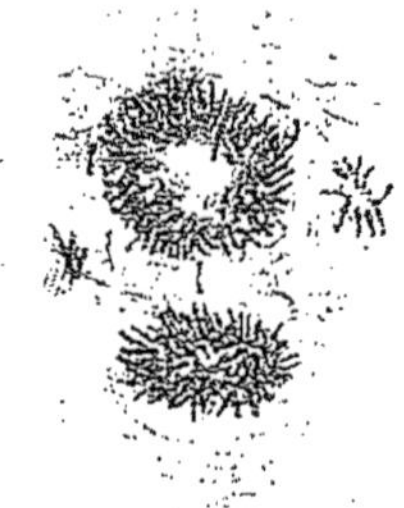

Fig. 332. — Trois cellules d'un tubercule du foie. Ces cellules ne présentent qu'un noyau ; elles sont remplies complètement de touffes de bactéries (600 diamètres).

en était criblé ainsi que la rate. Sur les préparations faites en étalant un très petit fragment d'un tubercule sur la lamelle où il se desséchait, puis était coloré pendant dix minutes avec le violet 6 B, on voyait une grande quantité de bacilles après la décoloration par la solution de sublimé, l'alcool et l'essence de girofle. La couleur des bacilles résistait aussi à l'action de l'acide azotique au tiers et de l'acide acétique. Sur les coupes colorées au violet d'Ehrlich, décolorées avec l'acide azotique au tiers, les îlots tuberculeux montrent une très grande quantité de bacilles très bien colorés, libres ou siégeant dans de grosses cellules. Celles-ci, mesurant 12 à 20 μ, ne possèdent généralement qu'un noyau, et se distinguent ainsi des cellules géantes de la

(1) Babes, *Journal des connaissances médicales*, 1883.
(2) Cornil et Mégnin, *Société de Biologie* (octobre 1884). *Journal de Robin*, 1885.

tuberculose humaine. Elles s'en distinguent aussi par le nombre incroyable de bacilles qui existent dans certaines de ces cellules (Voy. fig. 332). Les micro-organismes forment en effet

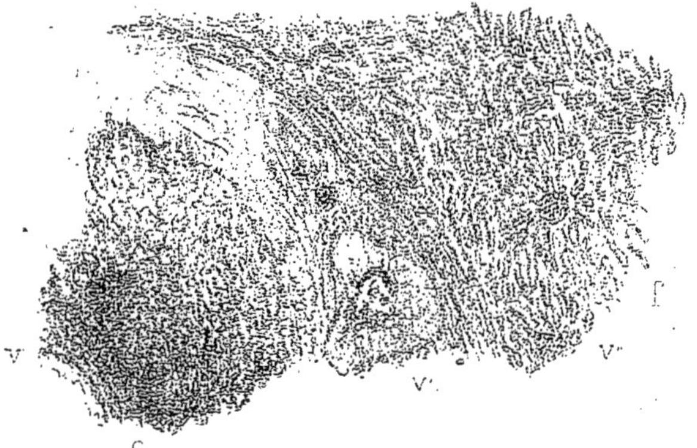

Fig. 333. — Coupe du foie tuberculeux d'une poule.

v, veine centrale autour de laquelle il s'est développé un tubercule ; *c*, dégénérescence calcaire autour de la veine ; *v'* vaisseau dont la paroi est caséuse et qui est remplie de bactéries de la tuberculose ; *f*, tissu du foie dont les vaisseaux sont remplis de sang.

des touffes et sont au contact; ils ont souvent une forme rayonnée et partent du centre de la cellule pour se diriger vers sa surface. Ils sont infléchis, contournés, souvent formés de petits grains colorés les uns au bout des autres. Leur extrémité excentrique paraît souvent libre. Il est très facile de voir, sur les coupes du foie, les bacilles siégeant dans les vaisseaux de

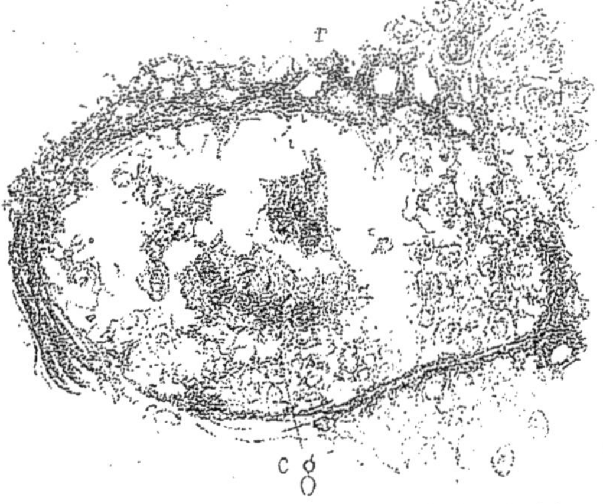

Fig. 334. — Coupe d'un petit tubercule du foie du faisan.

cg, cellule géante avec des bacilles ; *r*, réseau hyalin du tissu tuberculeux ; *f*, cellules du foie.

tout ordre de cet organe. Dans les veines portes et sus-hépatiques, par exemple, on voit que les bacilles siègent généralement dans des cellules rondes qui ne sont autres que des globules blancs du sang. Les bacilles de la tuberculose ne se rencontrent pas seulement dans les vaisseaux compris dans les granulations et dont la circulation est arrêtée par suite d'une coagulation de la fibrine, mais on les trouve aussi dans quelques capillaires du foie, par exemple, où les globules rouges sont normaux et où le sang circule. On rencontre aussi quelquefois les bacilles dans des cellules géantes (Voy. fig. 332).

Dans les ganglions lymphatiques on observe aussi des îlots

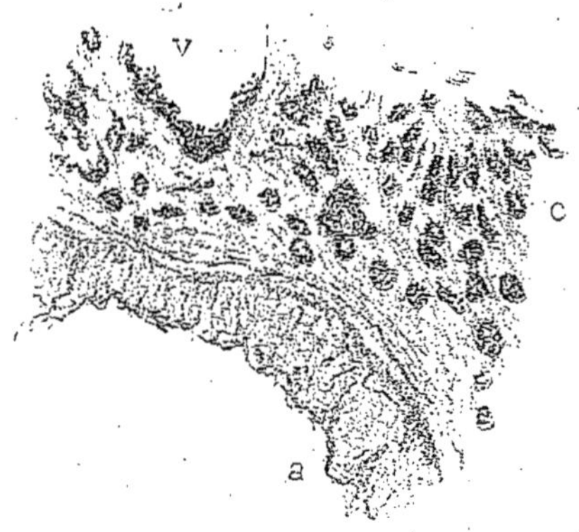

Fig. 335. — Ganglion lymphatique d'une poule tuberculeuse.

v, vaisseau contenant des bacilles ; *c*, grandes cellules contenant une masse de bacilles (Grossissement de 150 diamètres).

caséeux avec une quantité considérable de bactéries qui siègent parfois dans les vaisseaux (Voyez fig. 335).

La tuberculose chronique est caractérisée par des granulations jaunâtres opaques, souvent de consistance calcaire, qui siègent dans le foie, la rate, le péritoine, les ganglions, les sacs aériens, et à la surface des intestins. Ces petites tumeurs du péritoine intestinal, de la grosseur d'un petit pois ou même plus, sont saillantes, bosselées, sèches sur une surface de section, avec des grains ou des stries tout à fait calcifiés. Les coupes des gros tubercules caséeux et calcifiés, colorées au violet d'Ehrlich, puis décolorées par l'action de l'acide azotique au tiers, de l'alcool absolu et de l'essence de girofle, de façon à ce que les bacilles seuls restent colorés, montrent des îlots qu'on peut déjà reconnaître à l'œil nu et qui restent de couleur violet-bleu. Avec un faible grossissement, de 10 à 100 diamètres, on voit que des taches violettes arrondies siègent, soit à la partie centrale du tubercule, soit à la fois au centre et dans la périphérie des tubercules, en même temps que des stries sinueuses de la même couleur (Voy. fig. 336). On constate à un fort grossissement que ces îlots ou stries sont formés par une accumulation de bacilles pressés les uns contre les autres, siégeant soit dans l'intérieur de vaisseaux dont les parois sont altérées (fig. 336), soit dans

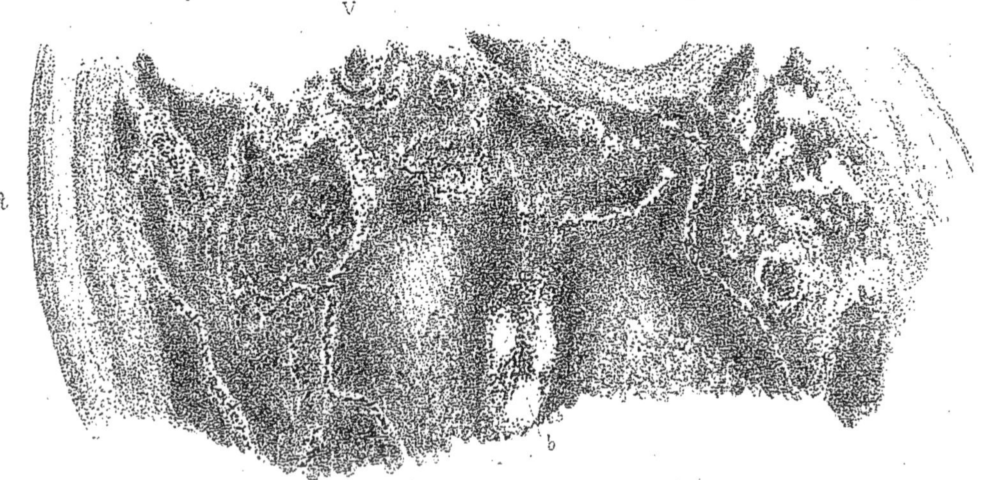

Fig. 336. — Gros tubercule caséeux et calcaire situé à la surface du péritoine intestinal et dessiné à un faible grossissement (20 diamètres). Toutes les parties qui offrent une couleur bleue, *b*, sont des amas de bactéries de la tuberculose. Elles siègent dans des fentes dont quelques-unes représentent probablement des vaisseaux *v*, et elles sont entourées de parties qui ont une couleur acajou par le mode de préparation employé ici (violet d'Ehrlich, décoloration à l'acide nitrique et safranine pour colorer le fond de la préparation).

des interstices du tissu caséeux et calcifié. Lorsqu'on a coloré doublement ces coupes par le violet d'Ehrlich pour montrer les bacilles, puis par la safranine, cette dernière substance donne à toutes les parties calcifiées une couleur brun foncé tirant sur le violet ou l'acajou bruni. On reconnaît alors que les îlots de bacilles sont souvent entourés par une zone de tissu calcifié, coloré en brun violacé. Cette zone calcifiée est constituée par des travées anhistes, sans structure, entre-croisées et anastomosées, limitant des aréoles comme un tissu réticulé. Il n'y a pas de cellules vivantes ni de noyaux dans ce réticulum; des îlots de bacilles existent souvent dans ses mailles; on y trouve aussi des boules hyalines. Parfois la masse centrale du tubercule, ayant la grosseur d'un grain de chènevis ou davantage, est mortifiée, ne se colore plus par le carmin ni par la safranine et tient à peine au tissu périphérique. Ce dernier montre des îlots ou des stries de couleur bleu violet dus à des bacilles. Tout autour des portions calcifiées, on trouve un tissu inflammatoire, formé de petites cellules vivantes et bien colorées en rouge par la safranine.

Les grosses masses tuberculeuses sont entourées elles-mêmes de tubercules plus petits, tantôt récents, tantôt bordés eux-mêmes d'une zone calcifiée. Ces petits tubercules sont très réguliers; leur centre, composé de bacilles, nous a souvent paru occuper la cavité d'un vaisseau dont les parois auraient été modifiées.

Étudiés avec de forts grossissements, les bacilles sont accumulés en amas réguliers au milieu des tubercules calcaires comme dans une culture pure, au contact les uns des autres, en si grand nombre que, sur les coupes, ils se sont échappés en partie des fentes ou scissures qui les contenaient, sous l'influence de la section et des manipulations, de façon à devenir libres sur les bords de la coupe, dans le liquide où elle est montée. Ils existent dans ce liquide, isolés ou accolés en touffes, sans qu'il y ait de cellules à côté d'eux. Leurs amas affectent des figures ovoïdes, ou circulaires, ou irrégulières, ou la forme de bandes, rarement celle d'une S, comme cela a lieu dans les cultures où ils se développent en liberté sur le sérum sanguin gélatinisé d'après le procédé de Koch. Les bacilles des tubercules calcaires ne sont pas compris dans les cellules. Il est probable qu'ils se sont primitivement développés dans des cellules, mais que celles-ci ont été détruites ultérieurement sans qu'il en soit resté trace. Ils sont agglomérés en nombre tellement considérable qu'il est difficile de les voir isolément au milieu des masses colorées qu'ils forment. Le violet d'Ehrlich, le violet 6 B en solution aqueuse ou en solution dans l'eau d'aniline, les colorent bien. Ils sont plus longs d'habitude que les bacilles qu'on trouve ordinairement dans les crachats de l'homme, de telle sorte qu'ils ressemblent parfois à des filaments. Ils présentent souvent des grains colorés.

Nous avons reproduit très facilement, avec Mégnin, la tuberculose de la poule en l'inoculant à des poules. Nous avons inoculé deux cobayes qui ont présenté, lorsque nous les avons tués, deux mois après l'inoculation, de gros abcès caséeux de la paroi abdominale et du grand épiploon. Dans ces abcès ayant le volume d'une cerise et remplis de pus caséeux, nous avons trouvé une très grande quantité de bacilles de la tuberculose. Les animaux avaient été tués avant la généralisation miliaire de la maladie, mais il est probable qu'ils en auraient été atteints plus tard.

Nocard a constaté dernièrement (Société de médecine vétérinaire, janvier 1885) la contagion de la tuberculose de l'homme à la poule parmi tous les animaux d'une basse-cour. Le valet chargé de cette basse-cour était phtisique, et les poules picoraient avec voracité ses crachats ; la plupart d'entre elles ont succombé avec de la tuberculose des organes abdominaux. Nocard a depuis cité d'autres faits de contagion non moins démonstratifs (Soc. de biologie, 17 août 1885) ; il a cultivé les bacilles sur du sérum de cheval additionné de 1 p. 100 de peptone, 0,25 p. 100 de sucre de canne et 0,25 p. 100 de sel marin et il a donné, avec ces cultures, la tuberculose au lapin, au cobaye et au chevreau.

Applications a la thérapeutique de la doctrine bactériologique de la phtisie. — Les agents qui ont une influence marquée sur l'arrêt du développement des bacilles de la tuberculose et qui en stérilisent les cultures ne peuvent généralement pas être inhalés parce que ce sont des poisons. Fräntzel (1) a choisi, parmi ces substances, celles qui sont les plus inoffensives, mais qui en même temps sont actives, l'essence de menthe, de camphre, la naphtaline, la créosote, l'acide phénique et l'aniline, et il n'a pas obtenu de résultats thérapeutiques manifestes par les inhalations auxquelles il a soumis ses malades. Albrecht (2) a obtenu quelques bons résultats des inhalations d'oxygène chez les phtisiques et chez les lapins inoculés. Hiller (3) a essayé les antiparasiticides, le sublimé, l'iodoforme, le brome, l'alcool, l'hydrogène sulfuré, l'acide arsénieux, l'acide borique, le salicylate de soude, à l'intérieur, en inhalations, en in-

(1) *Verhandlungen des IIe Congresses zu Wiesbaden*, 1883.
(2) *Deutsche med. Wochensch.*, 1883, n° 29.
(3) *Verhandlungen des IIe Congresses zu Wiesbaden*, 1883.

jections dans le poumon ou en injections sous-cutanées, sans résultats bien nets. Le sublimé employé en injections sous-cutanées a paru diminuer le nombre des bacilles de l'expectoration, mais les malades le supportaient mal. R. Lépine (1) a employé l'iodure de potassium à la dose de 2 à 6 grammes par jour et il a obtenu des effets utiles. Sormani (2) recommande, pour détruire les bacilles, les vapeurs d'acide sulfureux et nitreux, et de l'iodoforme; mais il faut prendre garde de faire plus de mal aux malades qu'aux microbes. En somme, la meilleure indication est de soutenir les forces des malades et de les mettre dans les meilleures conditions de résistance à la maladie bactérienne. Il paraît résulter, par exemple, des expériences d'inhalations de crachats faites par Wargunin (3) sur des chiens, que ces animaux peuvent guérir s'ils sont bien nourris et placés dans de très bonnes conditions d'hygiène. Tel a été le but de Debove lorsqu'il soumettait ses malades à une alimentation forcée par le gavage à l'aide de la sonde œsophagienne.

(1) *Revue de médecine*, 10 nov. 1884 et *Thèse de Vesons*, Lyon, 1883.
(2) *Etiologia della tuberculosi polm.*, *Ann. univ. di medicina*, 1883.
(3) *Virchow's Archiv*, t. XCVI, p. 366.

CHAPITRE III

LÈPRE OU ÉLÉPHANTIASIS DES GRECS.

Définition et symptômes. — La lèpre est une maladie infectieuse chronique qui se manifeste surtout à la peau et sur les muqueuses de la bouche et du larynx et qui est causée par un bacille spécial.

C'est là une des maladies qui ont été autrefois le plus répandues sur la surface du globe et qui ont causé le plus de ravages. Grâce aux mesures rigoureuses prises dès le moyen âge et à la séquestration des lépreux, on a pu s'en débarrasser presque partout en Europe, si ce n'est dans les contrées du littoral de l'Espagne, de la Grèce et de la Norwège.

On en distingue trois variétés : la lèpre tuberculeuse, la lèpre anesthésique et une forme mixte (1).

La lèpre *tuberculeuse* est caractérisée, à son début, par des taches arrondies, irrégulières, brunes ou de couleur sépia, ou ecchymotiques, au niveau desquelles la peau s'épaissit progressivement, de façon à former des tubercules étalés, bien limités, séparés les uns des autres ou étendus en plaques plus ou moins larges, occupant parfois même la presque totalité de la surface des membres. La face est tout particulièrement atteinte : le front est sillonné de rides ou de dépressions séparées par des bourrelets irréguliers, dus à l'épaississement de la peau entre les plis transversaux ; les paupières sont bouffies, les lèvres épaisses ; la lèvre inférieure est pendante (*leontasis*, tête de lion). La face est colorée ou terne, terreuse ; elle revêt une expression de stupeur. Au niveau des tubérosités lépreuses, la sensibilité est tantôt conservée, tantôt diminuée, tantôt abolie d'une façon absolue. Les muqueuses de la bouche, de la langue, du voile du palais et de la paroi postérieure du pharynx, ne tardent pas à

(1) Nous renvoyons pour l'étude clinique de ces formes au rapport de M. Leloir sur la lèpre en Norwège. — *Mémoires de la Soc. de biologie*, 1885, p. 101.

montrer des plaques ou tubercules saillants; la muqueuse de la conjonctive est aussi le siège de petites nodosités aplaties.

Plus tard des fissures, des érosions sanguinolentes, de véritables ulcérations plus ou moins profondes, se montrent au niveau de quelques-unes de ces tubérosités ou entre elles; la muqueuse laryngienne se prend à son tour, ainsi que l'épiglotte, et les malades ont la voix éteinte comme dans une laryngite tuberculeuse. La trachéotomie est parfois nécessaire.

Des ulcérations de la face, des pertes de substance des narines et l'affaissement des os du nez s'observent quelquefois.

Les doigts sont aussi altérés; il s'y produit un épaississement de la peau, des tubérosités, des fissures profondes et qui donnent lieu à un écoulement sanguin. A un moment donné, il se fait des sillons inflammatoires autour d'une extrémité digitale; une ou plusieurs phalanges sont séparées des parties vivantes et tombent après s'être mortifiées ou momifiées.

Les tubercules peuvent disparaître dans certains cas exceptionnels, mais l'aspect des malades n'en est pas moins horrible et la lèpre tuberculeuse passe alors à l'état de la lèpre anesthésique à sa seconde ou troisième période. La mort est la règle au bout d'un temps parfois assez long. Le testicule, le foie et la rate sont le plus souvent altérés.

La lèpre *anesthésique* débute par des taches ou macules érythémateuses de coloration rouge ou brune, luisantes ou pigmentées. La pigmentation de la peau lui donne une apparence ponctiforme, tachetée, plus ou moins foncée. Ces taches ressemblent à celles du vitiligo; quelquefois leur centre pâlit. Ces macules sont le plus souvent anesthésiques. Érythémateuses d'abord, elles blanchissent et peuvent s'infiltrer ou présenter une atrophie de la peau avec chute des poils et alors elles sont insensibles. On voit aussi apparaître des plaques d'anesthésie plus ou moins étendues.

La lèpre anesthésique doit son nom à ce qu'elle débute par des plaques au niveau desquelles la peau n'offre pas de modification appréciable de sa structure. Quelquefois cependant on observe, sur les parties anesthésiées, des bulles de pemphigus ou diverses éruptions. Plus tard la peau, au niveau des plaques insensibles, s'atrophie et se ride. La face prend un aspect tout particulier de décrépitude précoce et de stupeur. On observe des accidents du côté des doigts et des extrémités, dus à des troubles trophiques et qui lui ont fait donner le nom de lèpre *mutilante*. Telles sont les ulcérations profondes qui surviennent, par exemple, au niveau des plis digito-articulaires et qui déterminent la chute, précédée de l'atrophie fibreuse, d'une phalangette ou d'un segment très étendu du doigt. Les extrémités, les mains, les pieds, sont souvent déformés au plus haut point; plusieurs doigts ou orteils sont remplacés, par exemple, par des moignons.

La lèpre anesthésique peut s'observer à l'état isolé et se terminer par des mutilations des extrémités, sans qu'il y ait de tubercules lépreux.

La forme *mixte* est tantôt une transformation de la lèpre tuberculeuse en lèpre anesthésique, tantôt une transformation de celle-ci en lèpre tuberculeuse. Dans le premier cas, les tubercules s'affaissent et disparaissent; il se produit une anesthésie des extrémités, des mains en griffes, des déformations et des mutilations. Dans le second cas, la lèpre anesthésique se complique, à un moment donné, de tubercules; elle se transforme ainsi en lèpre tuberculeuse.

Étiologie. — Toutes les productions lépreuses renferment une quantité colossale de bacilles qui ont été découverts par Armauer Hansen.

Les bacilles de la lèpre ressemblent beaucoup à ceux de la tuberculose (voy. pl. I), ils possèdent une capsule qui est bien visible en colorant les bacilles desséchés sur une lamelle par des couleurs simples d'aniline. Ils semblent être mobiles et ils paraissent posséder des spores. Leur grandeur est plus uniforme et ils sont plus rectilignes que ceux de la tuberculose. Ils se colorent aussi plus facilement; ils se colorent, par exemple, avec la fuchsine de Poirier qui, en simple solution, ne teint pas les bacilles de la tuberculose. Ils résistent plus longtemps, pendant une heure, à la décoloration par l'acide azotique (Babes, *Ac. des sc.*, 30 avril 1883) (1).

(1) Hueppe, qui dit le contraire, n'avait probablement pas pris connaissance de cette communication.

Pour distinguer, par exemple, les bacilles de la lèpre de ceux de la tuberculose, s'ils siègent ensemble dans un poumon, on colorera les coupes par la fuchsine simple pendant une demi-heure, puis on les décolorera à l'aide d'un acide. Les bacilles de la lèpre restent seuls colorés par ce procédé.

Baumgarten a obtenu à peu près les mêmes résultats, mais comme il employait une autre fuchsine que celle que nous avons indiquée, il a réussi à colorer les bacilles de la tuberculose. Il a vraisemblablement opéré sur des préparations desséchées, tandis que nous avons en vue la coloration des coupes (1). Il ne s'est pas non plus préoccupé de la différence de forme de ces deux variétés de bacilles (2).

La distinction la plus nette entre le tissu tuberculeux et le tissu lépreux nous est donnée, sur les coupes colorées, par ce fait que les nodules lépreux contiennent toujours, presque dans chaque cellule, une grande quantité de bacilles, tandis que les productions tuberculeuses n'en renferment souvent qu'un tout petit nombre. Ils peuvent même manquer dans les tubercules fibreux et dans les scléroses anciennes d'origine tuberculeuse, tandis qu'il y en a toujours des myriades dans toute altération lépreuse. Il semble que tous les bacilles de la lèpre restent indéfiniment dans les tissus où ils se sont développés, et n'aient aucune tendance à être éliminés ni détruits ultérieurement. Leur résistance est des plus remarquables. Ainsi on a trouvé des milliers de bacilles dans un petit fragment de nodule lépreux qui s'était desséché dans une enveloppe de papier où il avait été oublié depuis une dizaine d'années. On a coloré les bacilles dans des préparations histologiques teintes déjà au picrocarminate et conservées pendant des années entre deux lames de verre dans la glycérine. On retrouve les bacilles dans

(1) Les différences d'action des fuchsines de diverse provenance expliquent les résultats contradictoires obtenus par les histologistes. Ainsi les caractères différentiels donnés par Baumgarten ne réussissent qu'avec certains spécimens de fuchsine. Nous avons vu plus haut que certaines fuchsines, même dans une solution d'Ehrlich, ne colorent pas les bacilles de la tuberculose.

(2) On peut remarquer ici que les différences de forme des bacilles, même lorsqu'elles sont difficiles à voir et lorsqu'elles exigent l'emploi de forts grossissements, n'en constituent pas moins des données positives et doivent être soigneusement notées.

les fragments insérés sous la peau des animaux en vue de les inoculer, ainsi que nous le verrons bientôt.

Par l'extrême abondance des bacilles infiltrés partout également dans les productions pathologiques de la lèpre, par leur persistance à toutes ses périodes, cette maladie nous donne la démonstration histologique la plus caractéristique du rôle des bacilles.

Lorsque les tubercules lépreux s'ulcèrent, le sang, le liquide transparent ou un peu opaque qui est sécrété à la surface des fissures et ulcérations, contient une grande quantité de bacilles.

Les tubercules, les infiltrations, les érosions et ulcérations des muqueuses buccale, linguale, pharyngienne, présentent exactement les mêmes lésions que la peau : infiltration du chorion des muqueuses par de petites et de grandes cellules, quantité colossale de bacilles dans les cellules et en dehors d'elles.

La lèpre étant essentiellement causée par des parasites, il est naturel de penser qu'elle est contagieuse et inoculable dans l'espèce humaine. Armauer Hansen en a tenté la preuve en inoculant la lèpre tuberculeuse dans la conjonctive d'un homme atteint de la lèpre anesthésique. Cette démonstration n'est pas absolue, car la lèpre anesthésique peut se terminer par la lèpre tuberculeuse.

Un médecin très distingué de la Norwège, après s'être inoculé plusieurs fois lui-même de la lèpre tuberculeuse, a inoculé une vingtaine d'individus sains. Ces expériences qui sont déjà très anciennes n'ont donné aucun résultat (Leloir, *loc. cit.*).

On a essayé d'inoculer la lèpre à des animaux, mais sans trouver jusqu'ici d'espèce animale qui soit propre à ces expériences. Hillairet et Gaucher (1) avaient inoculé un porc, mais le résultat n'a pas été concluant; Neisser a inoculé des chiens; Köbner (2) s'est servi de grenouilles, de poissons, d'anguilles; il a retrouvé chez ces animaux, aussi bien que chez le chien, les fragments de tubercules lépreux qu'il y avait insérés, et qui contenaient toujours beaucoup de bacilles ; mais sa conclusion

(1) *Société de biologie*, 1881.
(2) *Virchow's Archiv*, 1882.

est que les bacilles ne se sont pas reproduits et que ces inoculations n'ont rien démontré. Otto Damsch (1) n'a pas été plus heureux. Vidal nous a donné à examiner la peau d'un porc au point où il avait inséré un fragment de tubercule lépreux. La greffe remontait à plus d'une année. Dans les coupes qui comprenaient à la fois le morceau du tissu greffé et le tissu souscutané périphérique, nous avons vu une quantité de bacilles caractéristiques dans le premier, mais rien dans le second. Vossius (2) a inoculé une particule de tissu lépreux dans la chambre antérieure de l'œil du lapin, a vu, longtemps après, des bacilles de la lèpre dans la cornée et l'iris, sans qu'il y eut de lésions. Aussi pouvons-nous dire que jusqu'ici les inoculations de cette maladie tentées chez les animaux n'ont donné aucun résultat positif.

Neisser croit avoir obtenu des cultures sur le sérum à 37-38° ; il a constaté au bout de plusieurs semaines de petites pellicules développées autour des fragments des tissus introduits.

Anatomie pathologique de la lèpre. — L'anatomie pathologique de la lèpre a été très bien exposée par Daniellsen et Boeck (3), Simon, Virchow (4), Bergmann (5), A. Hansen (6), Neisser (7), etc. Nous étudierons successivement les lésions des tubercules de la peau et des muqueuses, des organes, des nerfs, des os, etc. Dans toutes les infiltrations du derme et des muqueuses, dans les ganglions lymphatiques, dans les testicules, etc., des sujets atteints de lèpre tuberculeuse, on trouve toujours une quantité considérable des bacilles spéciaux qui ont été découverts par Armauer Hansen. On rencontre même les bacilles de la lèpre, en plus ou moins grande quantité, dans le derme, dans le poumon, et d'autres organes qui paraissent sains à l'œil nu (Babes). Les nerfs sont altérés dans tous les faits de lèpre tuberculeuse, maculeuse et anesthésique, dans lesquels

(1) *Virchow's Archiv*, t. XCII, 1re livraison.
(2) Congrès des ophthalmologistes à Heidelberg, 1884.
(3) *Traité de la spedalsked*, avec un atlas de 24 pl. color., Paris, 1848.
(4) *Pathologie des tumeurs*, trad. franç., t. II.
(5) *Die Lepra in Livland*, Petersbourg, 1870.
(6) *Archives de physiologie belges*, 1877.
(7) *Breslauer ztärl. Zeitschr.*, 1879. *Virchow's Archiv*, t. LXXXIV.

la peau est anesthésiée. On ne trouve pas toujours des bacilles dans la lèpre anesthésique pure, et ils y sont rares, tandis qu'au contraire tous les produits de la lèpre tuberculeuse en sont farcis dans une proportion qui dépasse tout ce que l'imagination peut inventer. Ainsi nous n'avons vu de bacilles de la lèpre anesthésique que dans un seul fait sur trois examens (1). Ces bacilles existaient dans le tendon d'un doigt mortifié, dans le tissu épaissi du névrilemme du nerf malade examiné sur des coupes et dans son voisinage. F. Müller (2) a décrit depuis, dans un fait de lèpre anesthésique qui est devenue tubéreuse, des bacilles dans la sérosité des bulles du pemphigus observé sur les plaques anesthésiques. Arning (3) a trouvé aussi des bacilles dans le tissu des nerfs de la lèpre anesthésique.

Les coupes de la peau, au niveau des tubercules lépreux récents, offrent les couches de l'épiderme parfaitement conservées et normales; les papilles sont un peu hypertrophiées et remplies de petites cellules rondes. Lorsque les tubercules sont anciens, le relief des papilles n'est plus visible et les saillies papillaires sont remplacées par une couche uniforme remplie de petites cellules. Tout le tissu du derme est infiltré de cellules rondes ou ovoïdes qui sont souvent disposées en forme d'îlots mal limités et qui existent dans toute l'épaisseur du derme, depuis la base des papilles jusqu'à sa limite inférieure et jusque dans le tissu cellulo-adipeux. Les vaisseaux sanguins présentent un épaississement de leur tunique adventice, et généralement aussi un certain degré d'épaississement de leur tunique interne qui rétrécit leur calibre. Les glandes sudoripares et sébacées, les follicules pileux, sont compromis presque dès le début des tubercules lépreux et étouffés par la production de petites cellules qui se fait à leur périphérie. Les glandes et les follicules pileux finissent par s'atrophier et par disparaître complètement. Cependant, on trouve quelquefois une accumulation de cellules volumineuses à plusieurs noyaux et de véritables cellules géantes dans des tubercules an-

(1) Babes, *Observations sur les bacilles de la lèpre*, *Archives de physiologie*, nº du 1er juillet 1883, p. 42.

(2) *Arch. f. klin. Med.*, XXXIV.

(3) *Virchow's Archiv*, t. XCVII.

ciens ; ces cellules nous ont paru résulter de la multiplication des noyaux et de l'hypertrophie des cellules des glandes sudoripares.

Lorsqu'on colore, avec les couleurs d'aniline, avec le violet 5 B, les coupes de tubercules récemment développés, et qu'on les décolore à l'alcool après avoir fait agir sur elles une solution de carbonate de soude, on obtient des préparations dans lesquelles les bactéries sont colorées en bleu violet, tandis que les cellules sont à peine teintées (Cornil et Suchard, Soc. méd. des hôpitaux, séance du 10 juin 1881). Sur ces coupes, presque

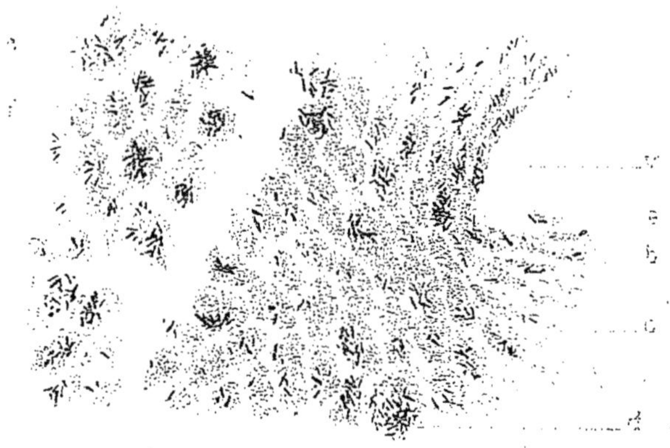

Fig. 337. — Coupe du derme coloré au violet 5 B (300 diamètres, oc. 2, obj. 8 de Verick).

v, lumière d'un vaisseau ; *a*, cellule endothéliale vasculaire avec des bacilles ; *b*, cellule de la paroi du vaisseau contenant aussi des bacilles ; *e*, *f*, *d*, cellules de nouvelle formation avec des bacilles dans leur intérieur.

toutes les cellules rondes ou fusiformes qui infiltrent le derme sont remplies d'un nombre variable de bâtonnets droits ou à peine incurvés, rigides, fortement colorés en violet bleu, tantôt isolés, se croisant en broussaille dans la même cellule, tantôt accolés les uns aux autres en un petit faisceau allongé, aux bouts duquel on voit les extrémités isolées de chacun d'eux. La figure 337 représente ces bacilles situés dans les cellules, tels que nous les avons dessinés à cette époque. Ces bacilles siègent aussi quelquefois en dehors des cellules, dans les espaces lymphatiques du derme. On les observe dans les cellules aplaties et concentriques de la tunique adventice des vaisseaux aussi bien que dans les cellules de leur tunique interne, et il est probable que c'est là qu'ils se déposent en premier lieu (Voyez *a*, fig. 337).

Unna, dans une monographie récente sur la lèpre (Leprastudien, *Mon. f. p. Dermat.*, 1885), prétend que les bacilles ne siègent pas dans les cellules, mais seulement dans les espaces lymphatiques, ce qui n'est pas exact. Son erreur s'explique

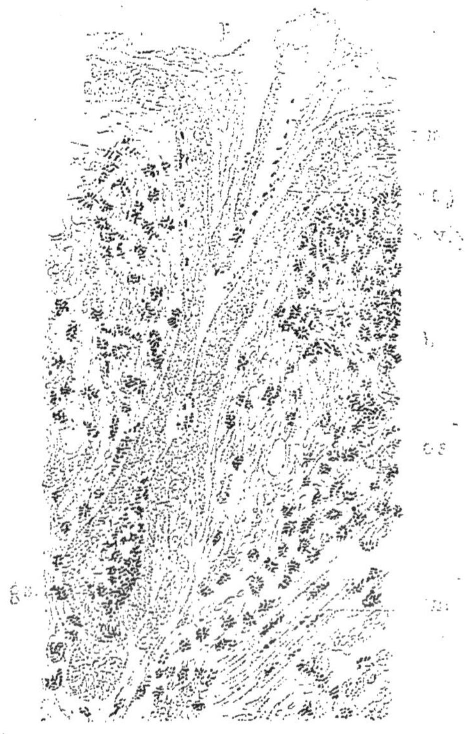

Fig. 338. — Bacilles de la lèpre dans une glande sébacée.

p, poil; *cj*, couche granuleuse de la gaine interne; *rm*, réseau de Malpighi; *gs*, glande sébacée; *vlg*, voies lymphatiques superficielles dilatées avec des cellules endothéliales tuméfiées renfermant des bacilles *b*; *os*, vaisseaux oblitérés et à parois épaissies; *m*, muscle lisse du derme (Grossissement de 150 diamètres).

par son procédé de coloration. Il colore d'abord par le liquide d'Ehrlich, il décolore par l'huile d'aniline, il lave par l'eau et ensuite, au lieu de traiter par l'alcool et par l'éther, il dessèche la coupe et il la renferme dans le baume. Il est vrai que par ce procédé les bacilles sont bien conservés, mais les tissus sont altérés.

On obtient de très bonnes préparations en les colorant par le liquide d'Ehrlich, en décolorant par l'acide nitrique, et en colorant le fond par le bleu de méthylène, procédé employé pour les bacilles de la tuberculose.

Sur les coupes ainsi obtenues, on peut étudier très facilement la disposition des bacilles dans les couches épithéliales et dans les follicules pileux. Monastirsky et Neisser avaient remarqué que les couches épidermiques ne renferment pas de bacilles. Dans la première communication faite par l'un de nous avec Suchard, nous n'en avions pas rencontré non plus. Il y a peu de bacilles dans la couche superficielle du derme; mais nous en avons vu depuis (1) dans les follicules pileux et les glandes sébacées. On trouve quelquefois, par exemple, un canalicule étroit rempli de bacilles qui traverse la couche superficielle du derme et qui pénètre entre les cellules profondes du corps muqueux de Malpighi; c'est là le conduit d'une glande sébacée. Les bacilles se rencontrent aussi dans la papille du poil. Ils existent ordinairement dans la gaine interne des racines des poils, dans l'espace qui sépare le poil de cette gaine et entre les cellules voisines de la gaine interne. La figure 338 représente cette disposition. On voit des bacilles autour du poil *p* au niveau de son émergence, dans la glande sébacée *gs*, et dans l'étroit conduit qui fait communiquer cette glande avec le follicule pileux. Il résulte de cette disposition que les bacilles venus de la papille du poil, siégeant dans la gaine interne du poil et au pourtour de cette gaine, peuvent pénétrer dans l'épiderme et arriver ainsi à la surface de la peau. Bien qu'il y en ait un grand nombre dans le tissu conjonctif qui entoure le follicule pileux, ils ne paraissent pas traverser les couches épithéliales latérales du follicule. Ajoutons que les bacilles ne sont pas constants dans les follicules pileux ni dans les glandes sébacées; on ne les y rencontre que rarement. Les glandes sudoripares n'ont jamais de bacilles dans leur intérieur.

Dans le derme, les productions lépreuses affectent souvent la forme d'amas de cellules contenant des bacilles plus ou moins bien limités autour d'un follicule pilo-sébacé, par exemple, ou autour d'un groupe de vaisseaux ; d'autres fois l'in-

(1) Babes, *Soc. de biologie*, mars 1883, et *Arch. d. physiol.*, juillet 1883.

filtration est diffuse, sans qu'on remarque de disposition nodulaire.

Lorsqu'on a affaire à des tubercules plus anciens, on trouve, dans les îlots lépreux du derme, des cellules volumineuses possédant plusieurs noyaux, qui ont été désignées par Virchow sous le nom de cellules lépreuses. Ces grandes cellules ovoïdes, sphériques ou irrégulières, possédant des noyaux ovoïdes, sont quelquefois aussi grandes que les cellules géantes de la tuberculose, et elles pourraient être confondues avec elles; mais leurs noyaux ne sont jamais aussi nombreux. Elles ne renferment habituellement en effet qu'un seul ou deux noyaux (voyez *a*,

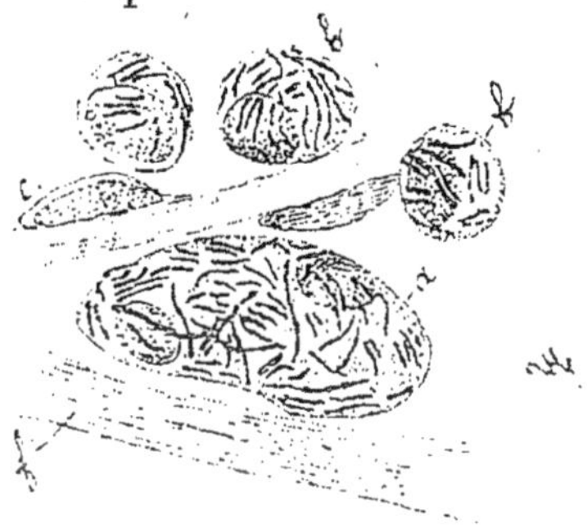

Fig. 339. — Cellules et bacilles de la lèpre.

a, grande cellule ovoïde contenant un nombre considérable de bacilles; *b*, *b*, cellules rondes plus petites, du diamètre des cellules lymphatiques, contenant un noyau ovoïde; *f*, fibres du tissu conjonctif (Grossissement de 800 diamètres).

fig. 337 et 339 et planche I). Elles offrent aussi une quantité colossale de bâtonnets.

Il résulte de la présence des bactéries de la lèpre dans l'appareil pilo-sébacé et dans l'épiderme de la peau, que les parasites de la lèpre peuvent être éliminés à la surface du derme ; peut-être peuvent-ils aussi pénétrer dans la peau par cette même voie.

Dans les tubercules anciens, on ne rencontre plus aucune trace des glandes ni des follicules pileux. L'épiderme est aminci, et le réseau papillaire effacé.

Dans le sang que l'on obtient en piquant avec une épingle un tubercule lépreux, on constate l'existence de bâtonnets libres ou contenus dans des cellules lymphatiques. Ces bacilles nous ont paru posséder des mouvements propres.

Dans des fragments de peau de cinq lépreux, pris sur le vivant et bien conservés, que Zambaco a envoyés l'an dernier de Constantinople au laboratoire d'anatomie pathologique de la faculté de Paris, l'un de nous a constaté la présence des bacilles en nombre colossal dans les plaques et tubercules pigmentés de la lèpre. Le pigment siégeait uniquement dans la couche de cellules cylindriques du corps muqueux de Malpighi. Dans une autre de ces pièces, l'épiderme était très aminci et formé seulement de cellules aplaties séparées par des cellules migratrices. Il y avait par places des amas de bactéries dans les cellules qui remplaçaient l'épiderme et entre elles.

Dans les lésions de la langue qu'a examinées Leloir, il a vu

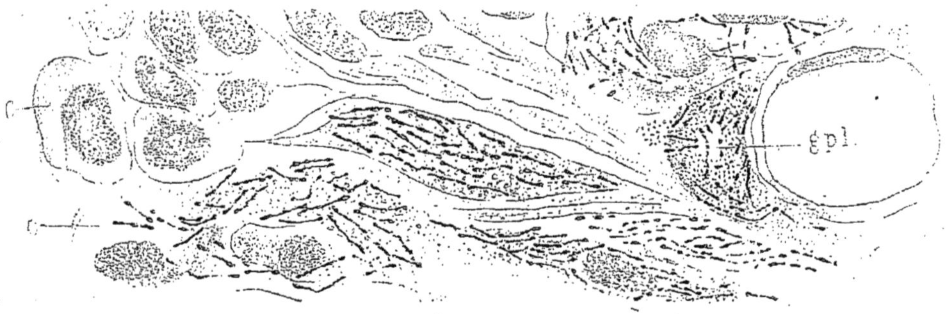

Fig. 340. — Coupe de la peau de la lèpre prise sur le vivant et montrant de grandes cellules fixes du tissu conjonctif, remplies de bacilles. Le noyau de l'une d'elles est en voie de division indirecte.

gpl, cellule plasmatique granuleuse située à côté d'un vaisseau (Grossissement de 1000 diamètres).

des glossites scléreuses contenant peu de bacilles, tandis qu'il y en avait, surtout du côté des papilles, dans des tubercules superficiels rappelant les plaques muqueuses végétantes de la langue.

Les ganglions lymphatiques du cou et des régions voisines des parties malades sont hypertrophiés et infiltrés par des micro-organismes. Nous avons examiné un ganglion envoyé de Grenade par Hernando qui présentait une sclérose très accusée, avec formation nouvelle du tissu fibreux, et en même temps des points caséeux. Sur les coupes de ce ganglion, le tissu adénoïde avait disparu et était remplacé par des faisceaux épais de tissu conjonctif. La lumière des vaisseaux était souvent oblitérée par des masses rondes *l*, *v*, qui se coloraient par les couleurs d'aniline (voyez la figure 341). Avec un fort grossissement, on y trouvait des groupes de bacilles très courts, de 1 μ environ de longueur, agglomérés au milieu d'une substance homogène faiblement colorée. La paroi vasculaire présentait encore des cellules endothéliales reconnaissables, mais il est probable que tous les îlots de bacilles observés sur les coupes n'avaient pas une origine vasculaire et constituaient simplement de petits kystes contenant des cellules en voie de des-

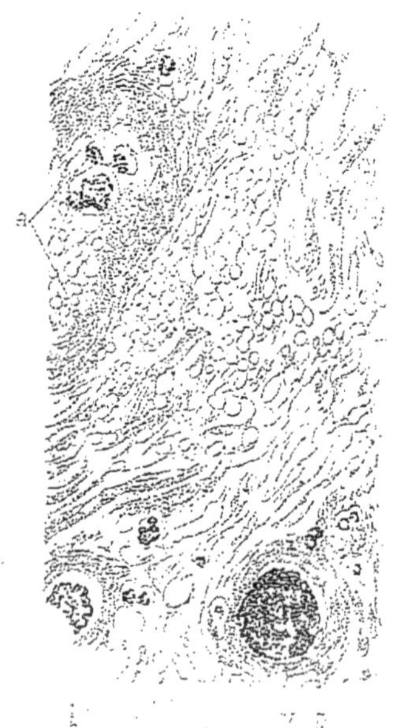

Fig. 341. — Ganglion lymphatique lépreux sclérosé.

v, vaisseau oblitéré par une masse hyaline et par des bacilles. La paroi du vaisseau est sclérosée et montre un revêtement endothélial; *a*, amas scléreux avec de petites vacuoles renfermant des bacilles.

truction pleines de bacilles. Des lésions analogues peuvent se rencontrer dans les tubercules cutanés très anciens.

La fonction des testicules est quelquefois déjà compromise dès la première ou la seconde année de l'éruption des tubercules cutanés. Les lésions des testicules portent sur le tissu conjonctif de la glande, qui est épaissi, et sur le contenu des tubes séminifères. Le tissu conjonctif est rempli, comme dans les tubercules de la peau et des muqueuses, de cellules plasmatiques ou de cellules rondes qui contiennent un grand nombre de bacilles. Les tubes séminifères renferment aussi des cellules tuméfiées avec des bacilles dans leur intérieur; dans les lésions anciennes, on observe des masses formées par des cellules confluentes, fragmentées, mortifiées, remplies des mêmes micro-organismes.

Les organes parenchymateux sont eux-mêmes dégénérés lorsque la maladie a duré longtemps, surtout à la suite des ulcérations de la peau et des muqueuses; ils présentent une dégénérescence graisseuse et amyloïde et de la pyémie chronique,

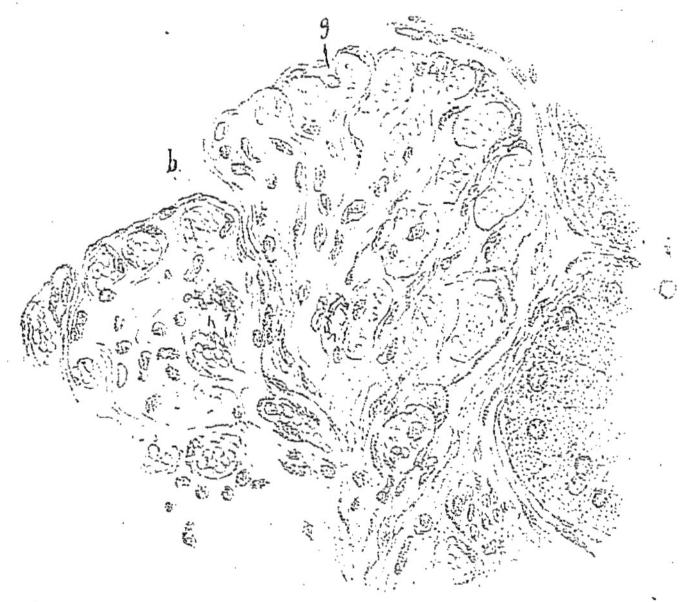

Fig. 342. — Coupe du rein dans la lèpre.

b, bacilles siégeant dans un glomérule; *i*, tubes urinifères.

qui est la conséquence de la suppuration cutanée. C'est ainsi que nous avons vu le foie amyloïde et qu'on peut observer une néphrite albumineuse.

Dans un fait de lèpre tuberculeuse survenue chez un enfant et examiné par l'un de nous dans le laboratoire de Virchow, il y avait des bacilles caractéristiques dans tous les tissus, même dans ceux qui paraissaient tout à fait sains. Ainsi, il existait des bacilles dans quelques cellules endothéliales des vaisseaux du poumon, dans l'endothélium tuméfié des vaisseaux du rein, surtout dans les glomérules (fig. 342), dans les follicules tuméfiés de la rate, etc.

Dans ce fait, comme dans un autre cas examiné dans le laboratoire de l'office sanitaire de Berlin, l'un de nous a trouvé des amas de bacilles dans toute la peau, même au niveau des parties qui semblaient être normales.

Nous pouvons donc ajouter aux signes distinctifs qui existent entre la lèpre et la tuberculose, que les bacilles de la lèpre ne déterminent pas toujours des lésions anatomiques visibles à

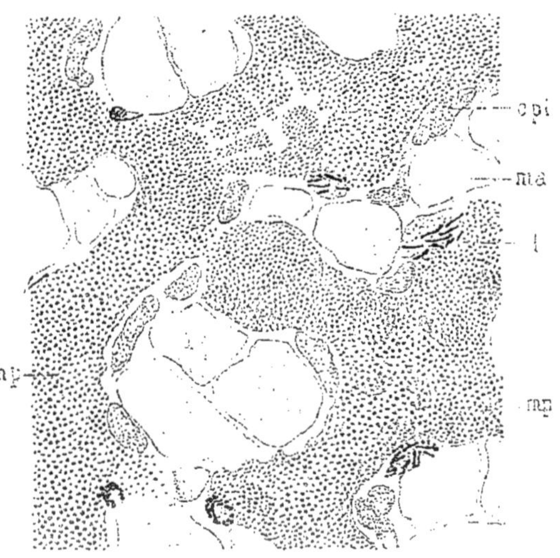

Fig. 343. — Foie d'un lépreux, mort de pyémie.

ma, masses amyloïdes correspondant aux cellules hépatiques ; *cpl*, cellules plasmatiques limitant les vaisseaux intralobulaires. Plusieurs d'entre elles renferment des bacilles de la lèpre ; *lmp*, microbes de la pyémie oblitérant et dilatant les vaisseaux intralobulaires. (Grossissement de 600 diamètres.)

l'œil nu, et qu'à un moment donné ils envahissent tous les tissus du corps.

La figure 343 représente une coupe du foie d'un lépreux. Ce foie hypertrophié, atteint en même temps d'un certain degré de cirrhose, présentait toutes les réactions de la dégénérescence amyloïde. De plus, beaucoup de vaisseaux capillaires contenaient des microcoques ronds de la pyémie, qui sont représentés par de petits grains *mp*. Les bacilles de la lèpre, qui sont colorés en rouge dans ce dessin, siégeaient dans les cellules migratrices *cpl* voisines des vaisseaux; nous avons obtenu des préparations doublement colorées de ce foie, les bacilles de la lèpre en rouge par la fuchsine d'Ehrlich, les micrococques de la pyémie en bleu. Il y avait aussi beaucoup de ces bacilles dans le tissu conjonctif épaissi des travées périlobulaires du foie.

La plupart des tissus peuvent être atteints par la lèpre. Telles sont les lésions des os, que le Dr Hernando a bien étudiées. Les plus importantes sont celles qui atteignent les nerfs, et que Virchow a découvertes. Les nerfs qui se rendent aux parties malades sont transformés en cordons fibreux. Cette transformation est accompagnée ou précédée d'une dégénérescence des tubes nerveux qui a été analysée par Tschiryew, Leloir, Georges et Frances-Elisabeth Hoggan (1), etc.

D'après la répartition des lésions de la lèpre, on peut voir qu'elles diffèrent absolument de celles de la tuberculose, bien que les bacilles qui causent l'une et l'autre de ces maladies soient très voisins au point de vue de leur forme et de leurs réactions à l'égard des matières colorantes. La lèpre, en effet, affecte avant tout la peau et les nerfs, tandis qu'elle épargne ordinairement le poumon et les grandes séreuses. La tuberculose, au contraire, siège dans le poumon et dans les séreuses, et elle ne se manifeste que très rarement à la peau.

Bien que le contrôle de l'expérimentation nous fasse défaut, les bacilles sont tellement nombreux dans toutes les cellules lépreuses et dans toutes les lésions de la lèpre, depuis le début des tubercules et pendant toute leur durée, les lésions sont tellement inséparables des bacilles, qu'il est évident que la lèpre est le type le plus net des maladies bactériennes.

(1) *Archives de physiologie*, 1882.

CHAPITRE IV

SYPHILIS.

Historique. — Nous n'avons nullement l'intention de faire l'histoire complète de la syphilis, ni au point de vue de ses symptômes et de ses causes, ni au point de vue de son anatomie pathologique. On la trouvera exposée dans les publications de Ricord (1), Virchow (2), Fournier (3), Jullien (4), Lancereaux (5), de l'un de nous (6), de Neisser (7), de Rollet (8), Mauriac (9), Diday (10), etc. Il est peu de maladies qui aient donné lieu à un aussi grand nombre de monographies. Nous n'avons ici pour but que d'exposer brièvement ce qui concerne le virus de la syphilis dans ses rapports avec les bactéries.

Donné (11), en 1837, a trouvé le vibrion lineola dans la sécrétion du chancre sans lui attribuer de valeur. Hallier avait cru voir beaucoup de microcoques, dans les globules du sang des syphilitiques qui deviennent irréguliers. En 1872, Lostorfor (12) a vu se développer, dans le sang des syphilitiques enfermés dans une chambre humide, au troisième jour, de petits corpuscules brillants munis de petits prolongements. Plus tard ils devenaient plus grands et muriformes. Il les avait nommés corpuscules syphilitiques. On a montré depuis que le dévelop-

(1) Ricord, *Leçons sur le chancre* recueillies par Fournier, 2e édit. 1860.
(2) Virchow, *La syphilis constitutionnelle*, trad. fr., 1860.
(3) *Leçons sur la syphilis*, 1873. — *Leçons sur la syphilis tertiaire*, 1875.
(4) Jullien, *Traité pratique des maladies vénériennes*, 1879.
(5) Lancereaux, *Traité historique et pratique sur la syphilis*, 1873.
(6) Cornil, *Leçons sur la syphilis*, 1879.
(7) Neisser, *Ziemssen's Handbuch*, 1883.
(8) Rollet, *Recherches cliniques et expérimentales sur la syphilis*, 1861. Article SYPHILIS du *Dict. encycl. des sc. méd.* 1884.
(9) *Traité des maladies vénériennes*, Paris, 188?, in-8.
(10) Diday, *Exposition critique et pratique des nouvelles doctrines sur la syphilis*, 1858 et *Histoire naturelle de la syphilis*, 1863.
(11) *Cours de microscopie*, 1844.
(12) *Archiv f. Dermat. u. Syphilis*, 1872.

pement de ces corpuscules a lieu dans le sang normal, surtout chez les personnes atteintes d'une maladie cachectisante.

Klebs (*De l'inoculation de la syphilis aux animaux* [*Prag. med. Wochenschr.*, II, p. 41, 1878]) a trouvé, dans le liquide qui s'écoule d'une portion de chancre excisé, des bâtonnets animés de mouvements très lents. Il a cultivé ce liquide sur de la gélatine dans un vase d'Erlenmeyer fermé par de la ouate, et il a vu se développer des bâtonnets serrés les uns contre les autres et des éléments particuliers ayant la forme de grandes masses spirales formées par des agglomérations de petits bâtonnets et qu'il appelle hélicomonades. Il a inoculé le liquide de culture à des singes et il s'est développé des ulcérations buccales circonscrites comparables aux érosions syphilitiques des plaques muqueuses. A l'autopsie de l'un de ces singes, on trouva des dépôts caséeux, étendus entre la dure-mère et la voûte crânienne et ressemblant à des gommes, Il y avait en même temps des foyers caséeux dans les poumons, sur les plèvres, dans les reins, etc.

D'autres singes furent inoculés par Klebs avec des fragments de chancre infectant placés sous la peau. On trouva à leur autopsie des foyers caséeux analogues, et leur sang cultivé donna aussi des bâtonnets et des hélicomonades. On peut néanmoins se demander si les nodules caséeux observés chez ces singes n'appartiennent pas à la tuberculose, maladie que contractent si facilement les singes transplantés dans nos climats.

Dans un autre travail (*Sur l'agent contagieux de la syphilis, Archiv der experimentelle Pathologie*, t. X, 1879, p. 161), accompagné de planches, Klebs a développé et multiplié ses premières expériences. Il décrit dans le liquide du chancre de petits grains et des bâtonnets. Les grains ont de 0μ,5 à 1 μ. Les bâtonnets ont en longueur jusqu'à 2 μ et en épaisseur jusqu'à 1 μ. Ils sont animés de mouvements. Il n'avait pas réussi à colorer ces bactéries.

Des divers animaux qu'il a inoculés, le singe est le seul chez qui il ait obtenu des résultats positifs.

Aufrecht (*Centralblat für die wissenschaftl. Medicin*, 1881, p. 28) a trouvé des microbes dans le suc des condylomes; mais il est possible que ces éléments n'eussent rien de spécifique et qu'ils se fussent introduits de l'extérieur à la surface des plaques muqueuses.

Birsch-Hirschfeld (*Centralblatt für die wissenchaftl. Medicin*, 19 août 1882, n° 33) a donné toute une description des bâtonnets qu'il a observés dans le chancre, dans les condylomes et dans les gommes des viscères. Ce sont, d'après lui, des éléments en bâtonnets très courts ayant 1 μ de longueur et relativement gros. Ils siègent dans les cellules où ils se disposent en amas. Il existe aussi des bâtonnets plus longs ayant de 3 à 5 millièmes de millimètre en longueur, siégeant également dans les cellules ou dans le tissu intercellulaire. Pour les voir, il faut examiner les coupes très minces, faites avec le microtome de Thoma, sur des pièces durcies dans l'alcool ou sur des pièces congelées, après les avoir traitées par l'acide acétique et la glycérine. Birsch-Hirschfeld a réussi à colorer ces bactéries avec de la fuchsine. On doit se demander s'il ne s'agissait pas de cellules granuleuses d'Ehrlich.

A la fin de l'année 1882 (Acad. de méd., p. 1007), Martineau et Hamonic ont placé dans des liquides de culture des fragments de chancres et ils ont constaté une multiplication de bâtonnets. Ils ont obtenu, avec ces liquides, des inoculations positives chez le singe et des éruptions semblables à celles de la syphilis. L'inoculation ayant eu lieu par trois piqûres sur le prépuce, il s'est développé, 28 jours après, deux boutons semblables à des chancres indurés, suivis ensuite d'accidents secondaires (Soc. des hôpitaux, 12 et 26 janvier 1883). Letnick (*Wien. med. Wochenschrift*, 1883, n° 35) n'a obtenu que des résultats négatifs par l'inoculation au porc et au lapin, bien qu'il croie avoir cultivé des microcoques provenant du chancre et des plaques muqueuses. Köbner, Neumann, Bayer, Horand et Cornevin (1) ont expérimenté sans succès sur une série d'animaux. Ces deux derniers expérimentateurs pensent qu'on n'a pas encore trouvé l'animal propre à recevoir le virus syphilitique. Cognard (*Lyon médical*, juin 1884) croit avoir inoculé la syphilis au singe à l'aide de la sécrétion cultivée d'une plaque mu-

(1) Cette bibliographie est exposée complètement dans une *Revue critique* de Bricon, dans le *Progrès médical*, nos 37, 38 et 41, 1884.

queuse. Il a obtenu, comme Martineau, une induration au lieu d'inoculation et une éruption générale. Mais il est probable qu'il s'agissait d'une espèce de septicémie, d'après la discussion à laquelle ont pris part Dron et Horand.

Morison (*Prager med. Wochenschr.*, n° 13, 1883) a trouvé des bactéries dans les sécrétions du chancre et des plaques muqueuses. Tornery et Marcus (Soc. de biologie, 12 juillet 1884) ont cultivé des microcoques. Königer (*Deutsche med. Wochenschrift*, 1884, p. 816) a rencontré des bacilles plus minces et plus longs que ceux de la tuberculose, dans un cas de syphilis du poumon. Ils ne se coloraient pas par la méthode d'Ehrlich. Mais on peut dire en somme que ces recherches n'ont donné de résultats probants, ni en ce qui concerne la forme et le siège de micro-organismes, dans les tissus syphilitiques, ni en ce qui concerne leurs cultures et leurs inoculations. C'est à peine si l'on pourrait, à la rigueur, n'en excepter que l'expérience de Martineau.

Cette question des parasites de la syphilis a été étudiée avec persévérance, pendant longtemps, au laboratoire de l'office sanitaire à Berlin; Schutz a observé parfois, dans les produits syphilitiques, des bacilles qui ressemblent à ceux de la tuberculose, mais qui se colorent encore plus difficilement. Il a réussi à les colorer avec le violet de méthyle. Mais les résultats ne lui ont pas paru suffisamment probants pour les publier.

Définition et symptômes. — La syphilis est une maladie virulente, contagieuse, inoculable, à évolution lente, se manifestant toujours, à son début, lorsqu'elle est acquise, par un chancre induré ou infectant, puis par des adénopathies, des éruptions de la peau et des muqueuses, plus tard par des inflammations chroniques du tissu cellulo-vasculaire et des os, et enfin par des productions spéciales qui ont reçu le nom de gommes syphilitiques (syphilomes). Dans la syphilis héréditaire, l'accident initial, le chancre, fait défaut.

On divise la maladie en plusieurs phases qui sont : 1° la période d'incubation ; 2° la période des accidents primitifs (chancre et adénites) ; 3° la période des accidents secondaires (syphilides, plaques muqueuses, roséoles, papules, pustules, etc.); 4° la période des accidents tertiaires (syphilides viscérales, lésions des os, etc.). La durée de cette dernière periode est illimitée.

Il n'est pas d'affection plus virulente que la syphilis, car il suffit, pour la communiquer, d'un simple contact, de l'imprégnation d'un épithélium stratifié à couches épaisses comme celui des grandes et des petites lèvres, du gland et du prépuce, ou de la muqueuse buccale. A plus forte raison est-il facile de la transmettre par vaccination ou par inoculation. La virulence des lésions se conserve pendant toute la période des accidents secondaires, si bien que les plaques muqueuses peuvent être les agents de la contagion.

Qui dit virus fait supposer un parasitisme, des bactéries pathogènes. Aussi a-t-on cherché avec persévérance, comme nous l'avons vu dans l'historique, dans tous les points du monde scientifique, les microbes de la syphilis.

La syphilis se conduit comme une maladie bactérienne et rien ne serait plus simple que d'en expliquer la marche et les effets si l'on connaissait son micro-organisme. En se plaçant dans l'hypothèse d'un micro-organisme comme cause de la maladie, la période d'incubation serait consacrée à sa multiplication dans le sang et dans la lymphe; il se fixerait spécialement dans les ganglions lymphatiques les plus voisins de sa porte d'entrée. La culture en grande quantité des microbes, dans le lieu primitivement affecté, se traduirait à un moment donné par le chancre induré. Leur généralisation en masse dans le sang et les plasmas déterminerait plus tard les éruptions généralisées de la période secondaire. Les récidives auraient pour cause une recrudescence de la formation des microbes, et enfin les accidents tardifs révéleraient la culture isolée d'un certain nombre de colonies en quelque sorte oubliées dans les tissus ou respectées par le traitement. Neisser a développé cette évolution du microbe supposé de la syphilis. Tout en effet s'expliquerait au mieux, et le mercure agirait comme antiparasiticide.

Mais la première condition consiste à connaître d'abord ce micro-organisme, à le voir avec une certaine constance dans les productions syphilitiques, à l'isoler et à l'inoculer ensuite à des espèces animales susceptibles de l'acclimater dans leurs tissus.

Étiologie. — Lustgarten (voyez page 165) a rencontré, dans le chancre induré et dans les gommes, des bacilles isolés ou groupés qui ressemblent à ceux de la tuberculose (Société impériale de méd. de Vienne, 12 novembre 1884). Ils sont quelquefois un peu recourbés, isolés ou en groupes, renfermés dans des cellules lymphoïdes tuméfiées. Lustgarten a montré ses préparations à Koch et à Weigert.

Babes a réussi à colorer de petits bacilles, plus courts et plus minces que ceux de la tuberculose, possédant une partie claire au milieu du bâtonnet. Ils se rencontrent dans les chancres indurés qui commencent à dégénérer. On voit sur les coupes, entre les cellules, de petits îlots atteints de nécrose de coagulation, formés d'un réseau de fibres pâles et de débris de noyaux. A la périphérie de ces îlots microscopiques, il existe des cellules pâles. Dans ces cellules et entre elles, on observe quelques bacilles isolés. Ils se disposent quelquefois en petits groupes dans certaines de ces grandes cellules pâles. Il les avait obtenus par le séjour pendant vingt-quatre heures dans un bain de violet de méthyl alcalin et par décoloration complète après l'action d'une solution concentrée de brome dans l'eau.

Plus récemment, Lustgarten (*Wiener med. Jahrbücher*, I, 1885; *Wiener Ges. d. Aerzte*, 27 mars 1885) a communiqué les détails relatifs à sa découverte. D'après lui, ces bâtonnets se

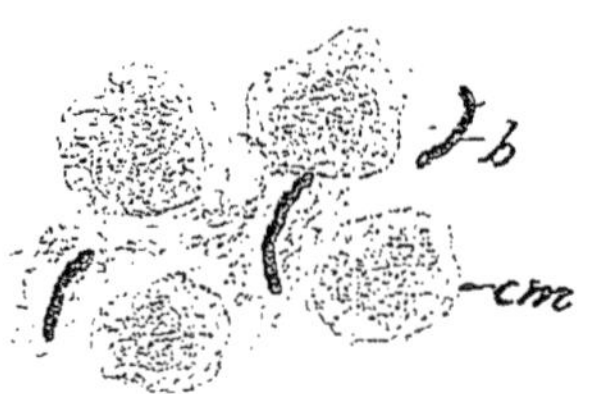

Fig. 344. — Bacilles de Lustgarten dans la sécrétion d'un ulcère syphilitique.

rapprochent beaucoup des bacilles de la lèpre et de la tuberculose. Leur longueur est de 3 à 4 μ, leur épaisseur de $0\mu,8$ environ. Ils paraissent lisses avec un faible grossissement, tandis qu'avec une forte lentille, leurs bords sont irréguliers, parfois avec un renflement à leur extrémité. On distingue dans leur intérieur de 2 à 4 points ovoïdes, incolores, qui sont vraisemblablement des spores. Les bacilles sont toujours placés dans des cellules dont le diamètre est double de celui des leucocytes et qui sont pourvues de noyaux ovoïdes. Ces cellules existent le plus souvent au bord de l'infiltration cellulaire ou dans le

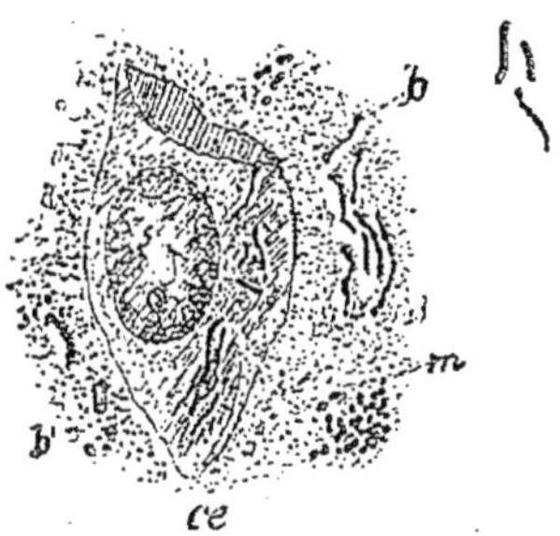

Fig. 345. — Bacilles de la syphilis dans le liquide de sécrétion du chancre induré de la verge.

Les bacilles de Lustgarten sont colorés en bleu de même qu'une cellule épithéliale renfermant aussi des bacilles. Il existe aussi des microbes ronds colorés en rouge par la safranine, dans le liquide qui entoure la cellule épithéliale.

tissu voisin qui paraît normal. On trouve aussi ces bacilles entre les cellules épithéliales du corps muqueux au niveau des papules syphilitiques. Dans le chancre induré, ils se rencontrent dans la lumière des voies lymphatiques et dans les cellules migratrices et parfois dans les vaisseaux sanguins.

Lustgarten donne des détails sur dix cas où il a examiné des coupes. Dans un chancre non ulcéré du prépuce, il y avait des groupes de bacilles surtout au voisinage de la partie saine, et ils siégeaient aussi dans les vaisseaux lymphatiques. Dans un autre cas où il s'agissait d'un ganglion lymphatique inguinal enlevé pendant la vie, il y avait peu de bacilles, mais cependant, sur trois coupes on en trouvait quelques-uns dans deux coupes. Ils siégeaient aussi dans de grandes cellules de la peau de l'épaule qui montraient des bacilles dans chaque coupe. Une induration syphilitique gommeuse sans suppuration siégeant au niveau du deltoïde présentait des bacilles dans chaque coupe. Une gomme périostale du crâne examinée avec Weigert lui offrit des masses de bacilles dans chaque coupe. Il en fut de même dans une infiltration gommeuse de la dure-mère et dans un cas de gomme du foie.

Pour colorer les bacilles de la syphilis, Lustgarten emploie la méthode suivante : il colore d'abord les coupes pendant douze à vingt-quatre heures dans un bain formé de 11 parties de solution de violet de gentiane alcoolique concentrée dans 100 parties d'une solution d'huile d'aniline à la température ordinaire, puis dans le même bain coloré pendant 2 heures à la température de 60° environ. Les coupes sont placées pendant quelques minutes dans l'alcool absolu; puis, pendant dix secondes, dans une solution d'hypermanganate de potasse à 1 ½ pour 100; après quoi on les plonge un instant dans une solution concentrée et pure d'acide sulfureux. Si la coupe n'est pas entièrement décolorée, on répète trois ou quatre fois cette double décoloration, après quoi on déshydrate par l'alcool et l'essence de girofle, et on monte dans le baume.

On peut colorer par le même procédé les bacilles de la lèpre et ceux de la tuberculose, tandis que toutes les autres bactéries restent incolores. On peut facilement distinguer les bacilles de Lustgarten de ceux de la tuberculose parce qu'ils ne se colorent pas d'après la méthode d'Ehrlich.

Lustgarten a examiné par ce procédé seize cas de chancre induré, de plaques muqueuses et de sécrétions de productions syphilitiques tertiaires, et même des gommes de la syphilis héréditaire chez un nouveau-né. Il a trouvé les mêmes bacilles en plus ou moins grande quantité dans tous les faits examinés. Babes a réussi à colorer, par ce procédé, des bacilles dans trois cas de chancre induré et de gommes.

Ces bacilles se rencontrent assez fréquemment dans la sécrétion des chancres indurés et des plaques muqueuses. Mais cependant on ne les rencontre pas toujours. Il est très essentiel d'employer une solution fraîche d'acide sulfureux pour chaque examen.

Sur une centaine de coupes examinés, Babes les a trouvés deux fois seulement dans des cellules plus grandes que des cellules migratrices qui se trouvaient près de l'épithélium, mais qui ne dépendaient pas des vaisseaux.

Doutrelepont (*Sitzungsberichten der niederrheinischen Gesellschaft fur Natur und Heilkunde in Bonn*, 20 juillet 1885) a vu le bacille de Lustgarten dans huit chancres du prépuce, dans un condylome des grandes lèvres et dans cinq papules, parmi lesquelles une à la tête, une au menton et une à la mamelle, dans la sécrétion du voile du palais et dans un chancre de la lèvre supérieure. Il a réussi surtout à observer le plus grand nombre de bacilles dans les cas non traités. Un chancre induré du prépuce qui était sec, sans sécrétion, ne lui a pas montré de ba-

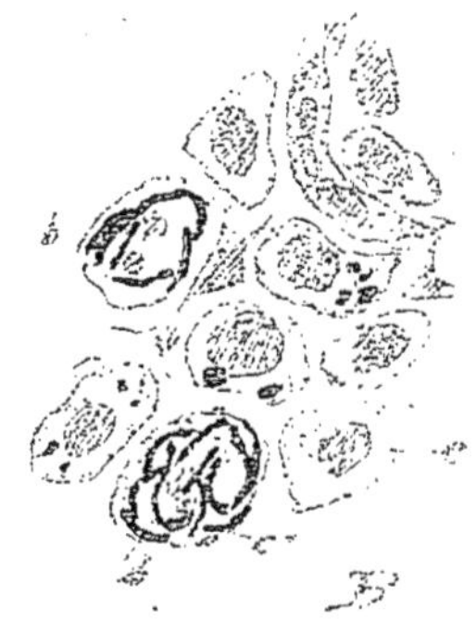

Fig. 346. — Bacilles de la syphilis dans une gomme du scrotum.

c, cellules rondes lymphatiques; *c'*, cellule contenant des bacilles *b* (1000 diamètres).

cilles. Il les a trouvés aussi dans les coupes, mais certaines coupes n'en présentaient point ou n'en offraient qu'un petit nombre, tandis qu'ils étaient nombreux dans d'autres coupes. Il y en avait aussi parfois entre les cellules épithéliales.

Alvarez et Tavel, dans un travail publié dans les *Archives de physiologie* (3e série, t. IV, 1885, p. 303), ont vu dans le smegma et la desquamation de la partie humide de la région génitale un bacille qui se comporte comme celui de Lustgarten au point de vue des réactions colorantes. Ils ont vu ces bacilles à la surface des ulcérations syphilitiques et autres des organes génitaux, de même que dans le smegma normal.

Alvarez et Tavel ont vu que ces bacilles se colorent par la fuchsine et que la coloration résiste à l'action de l'acide chlorhydrique comme celle des bacilles de la tuberculose, mais qu'ils se décolorent ensuite par l'alcool. Leur coloration est moins résistante que celle de ces derniers (voyez page 166 et fig. 347).

Le procédé employé par Alvarez et Tavel pour les bacilles du smegma, que nous avons examinés aussi en constatant l'exactitude de leur description, ne correspond pas absolument à ce que dit Lustgarten de son bacille. Le bacille décrit par Lustgarten ne se colore pas par des couleurs simples ni par le procédé d'Ehrlich, tandis que le bacille d'Alvarez et Tavel se colore, comme nous l'avons aussi vérifié, par le procédé d'Ehrlich. Ces derniers n'ont pas non plus trouvé leur bacille dans les coupes, tandis que Lustgarten a rencontré le sien sur les coupes et dans les sécrétions de lésions qui ne peuvent présenter de smegma comme la bouche, les lèvres, etc.

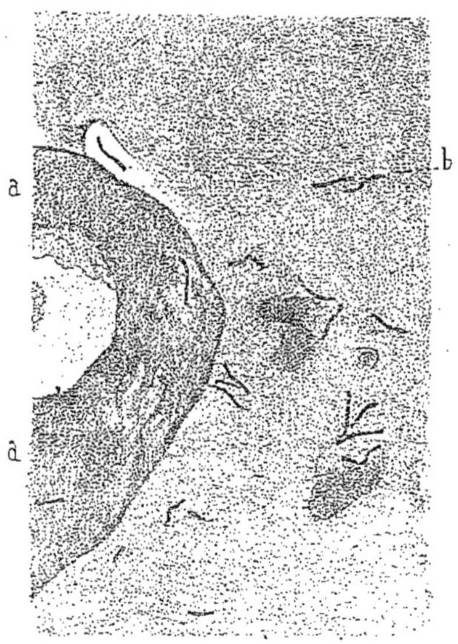

Fig. 347. — Bacilles du smegma preputialis.

a, grande cellule épithéliale; *b*, bacilles.

Il est certain qu'il existe dans le smegma un bacille qui se colore par la méthode de Lustgarten et que ce bacille se trouve à la surface des syphilides siégeant dans les parties où il y a du smegma. Le travail de Alvarez et Tavel (1) dont nous avons vérifié l'exactitude, car il a été fait dans le laboratoire de la Faculté, a été controlé depuis par Klemperer, assistant de Leyden et par Matterstoch (2). Ces deux auteurs ont constaté l'existence du bacille d'Alvarez et Tavel dans le smegma et

(1) Communication faite à l'Académie par M. Cornil, séance du 4 août 1885 et *Archives de physiologie*, 30 septembre 1885.

(2) *Société de médecine interne* de Berlin, séance du 2 novembre 1885.

dans les syphilides des organes génitaux, et ils n'ont pas trouvé le bacille de Lustgarten dans les syphilides des autres régions non plus que sur les coupes des tissus syphilitiques.

Alvarez (1) en conclut que le bacille décrit par Lustgarten n'est autre que le bacille du smegma. Nous ne serons pas encore aussi affirmatifs, car il reste encore acquis au bacille de Lustgarten qu'il a été rencontré sur la coupe de gommes syphilitiques situées dans des organes internes. Il faudrait sup-

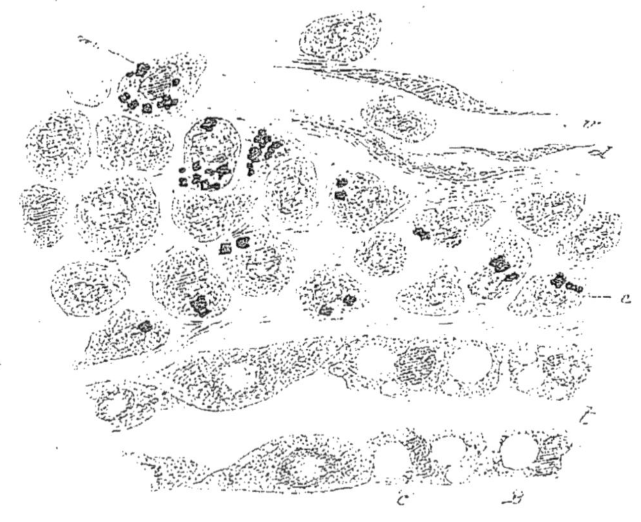

Fig. 348. — Coupe du rein dans un cas de syphilis terminé par septicémie.

c, grandes cellules remplies de microcoques groupés quatre par quatre et situées dans le tissu conjonctif intertubulaire; v, petit vaisseau dont les cellules endothéliales d sont détachées; t, tube collecteur dont les cellules épithéliales sont en voie de dégénérescence granulo-graisseuse.

poser, pour expliquer cette constatation, qu'on a pris des tubercules caséeux pour des gommes. Lustgarten n'a pas réussi à cultiver son bacille; Alvarez et Tavel n'ont pas réussi davantage à cultiver le leur.

Quoi qu'il en soit, la découverte de Lustgarten nous paraît aujourd'hui assez ébranlée. Celle d'Alvarez et Tavel doit inspirer la plus grande précaution aux histologistes dans l'analyse des sécrétions des organes génitaux, car on peut aussi confondre les bacilles du smegma avec ceux de la tuberculose.

(1) *Journal des connaissances médicales*, 31 décembre 1885.

Les premiers toutefois, nous le répétons, ne résistent pas à la décoloration par l'alcool.

Dans la syphilis, aussi bien que dans la lèpre et la tuberculose, il existe quelquefois des complications septiques et pyémiques qui ont pour origine les ulcérations sinueuses profondes, parfois gangréneuses des téguments.

Dans un de ces faits de syphilis compliquée de septicémie observé à Budapest, il y avait des foyers ramollis, pulpeux dans les reins, en même temps qu'une néphrite parenchymateuse qui avait déterminé la mort.

Le fond des ulcères syphilitiques de la peau présentait un grand nombre de gros microcoques de 0μ,8 environ réunis en groupes de quatre entourés de capsules et situés dans de grandes cellules. Les mêmes microbes se rencontraient dans les parties ramollies du rein, au milieu de grandes cellules rondes accumulées dans le tissu conjonctif interstitiel (voyez fig. 348).

Ces micro-organismes ressemblent au micrococcus tetragenus (voyez page 188). Les vaisseaux sanguins présentaient une multiplication des cellules endothéliales *d*, et les tubes collecteurs un état trouble avec dégénérescence graisseuse de leurs cellules *c*.

Des inoculations faites avec des parties de ce rein ont donné aux souris une pyémie qui les tuait en huit jours. Dans les abcès du rein et de la rate consécutifs à cette pyémie expérimentale de la souris, on trouva les mêmes microcoques disposés de la même façon.

CHAPITRE V

RAGE

Nous n'avons point l'intention de donner ici une histoire de la rage, mais seulement de rapporter ce qu'on connaît sur la nature du virus de cette terrible maladie et les résultats merveilleux obtenus par M. Pasteur dans son traitement après morsure.

Définition. — La rage est une maladie virulente qui ne naît pas spontanément chez l'homme ; elle lui est inoculée par la morsure d'animaux enragés (loup, chien, chat, rarement par les herbivores). On a cru longtemps qu'elle pouvait se développer spontanément chez le loup et le chien, mais en réalité on ne connaît pas toujours le mode de transmission de la maladie à ces animaux et tout porte à croire qu'elle n'est jamais spontanée, mais bien le résultat d'une morsure.

Après une incubation dont la durée est très variable, car elle peut se prolonger de vingt jours à plusieurs mois et même, dit-on, à une ou plusieurs années chez l'homme dans des cas tout à fait exceptionnels, les symptômes propres à la rage éclatent. Ils consistent chez l'homme en des troubles du système nerveux, hypéresthésie des sens, hallucinations, spasmes toniques et cloniques occupant surtout les muscles de la déglutition et de la respiration, délire bruyant avec sécrétion très abondante de salive mousseuse, impossibilité de la déglutition des liquides, etc. Ces phénomènes se terminent fatalement par la mort en un, deux, trois ou quatre jours.

A l'autopsie des individus enragés on ne trouve rien de caractéristique à l'œil nu. Chez le chien, on conclut souvent à l'existence de la rage lorsqu'on a trouvé dans l'estomac des corps étrangers comme de la paille, des morceaux de bois, etc., que les chiens ont mordus et avalés. Mais cela n'est pas absolument démonstratif, car les chiens peuvent avaler des corps étrangers de petit volume avec leurs aliments, et d'ailleurs la présence de ces corps est un effet de la rage et non une lésion anatomique liée à la cause de la maladie. Ce sont les organes nerveux qui ont été examinés avec le plus de soin, puisque les symptômes répondent à des troubles fonctionnels de ces parties. Chez l'homme, on n'observe généralement pas de congestion très marquée du cerveau ni des méninges. Dans une autopsie faite cette année, nous avons vu cependant une large ecchymose de la pie-mère au niveau de l'un des lobes frontaux. A l'examen histologique de la protubérance et du bulbe, Meynert et Gombault ont trouvé une infiltration de la paroi externe des vaisseaux par des cellules migratrices. A l'hypersécrétion des glandes salivaires correspond aussi une lésion qui est la même que celle qu'on observe après une galvanisation prolongée de la corde du tympan dans la glande sous-maxillaire du chien, c'est-à-dire une migration de cellules lymphatiques autour des vaisseaux, un œdème du tissu conjonctif des glandes et un état trouble, granuleux, des cellules épithéliales des culs-de-sac glandulaires. Mais ces lésions appartiennent moins à la rage elle-même qu'à l'excitation fonctionnelle des centres nerveux et des glandes, de telle sorte que l'anatomie pathologique réduite à ses renseignements propres nous apprend peu de chose sur cette maladie.

Nous nous bornons ici à l'étiologie de la rage humaine et à son histoire au point de vue de la préservation par inoculation préventive. Nous renvoyons le lecteur, pour tout ce qui concerne la rage des animaux à l'excellent article Rage publié par Bouley dans le *Dictionnaire encyclopédique des sciences médicales* (t. II de la 3e série, 1874).

Étiologie. — La rage de l'homme se développe toujours après une inoculation de la rage du chien ou du loup, très rarement d'un herbivore, par une morsure de ces animaux; mais on comprend qu'une inoculation puisse se faire sans morsure si la salive ou tout autre liquide ou tissu virulent est mis en contact avec une plaie, une excoriation, une surface absorbante. Les diverses parties du corps ne sont pas toutes également propres à cette inoculation. Lorsqu'un chien, par exemple, mord une partie couverte par les vêtements, le pied, la jambe ou la cuisse qui sont protégés par la chaussure, le pantalon, les bas, etc., les dents de l'animal sont essuyées par ces vêtements ; elles ont plus de peine à entamer la peau, et comme, dans la morsure, c'est la salive qui est virulente, il en résulte que la morsure peut ne présenter aucun danger.

Lorsque la dent de l'animal enragé pénètre, au contraire, dans des parties découvertes, comme les mains, la tête, la face et le cou, qu'elle les déchire, qu'elle détermine des plaies irrégulières, anfractueuses, contuses, les parties virulentes contenues dans la salive pénètrent très facilement dans le tissu conjonctif. Si l'on ajoute que les parties découvertes, comme les mains, les lèvres, les joues, etc., sont très riches en vaisseaux lymphatiques, on aura l'explication de la gravité beaucoup plus considérable des morsures dont elles sont le siège. Aussi, d'après l'enquête du Comité d'hygiène de 1850 à 1872 et les documents statistiques publiés par les médecins (1), la rage se développe-t-elle très souvent après une morsure du visage, et elle donne la mort 88 fois sur 100 ; après la morsure des mains, 67, 25 p. 100 ; après la morsure des membres supérieurs, 30 fois sur 100 ; après la morsure des membres inférieurs, 21, 21 p. 100 ; après la morsure du corps, 31, 81 sur 100. Sur un total de 270 morsures, 152 ont été mortelles, dont 120 consécutives à la morsure du visage et des mains.

On comprend la difficulté qu'on éprouve à établir une statistique exacte, car il est des séries d'individus mordus par un même chien enragé qui meurent tous, tandis qu'au contraire, dans telle autre série, toutes les personnes mordues guérissent. Il faut aussi faire intervenir comme un facteur important les cautérisations pratiquées par une main exercée et suivant à bref délai la morsure.

Pasteur a donné, dans sa communication du 1er mars 1886 à l'Académie des sciences, la statistique de Leblanc qui doit à tous les points de vue inspirer toute confiance. Leblanc, qui a longtemps dirigé le service sanitaire de la préfecture de police, a

(1) Brouardel, article RAGE du *Dict. encyclop. des sc. med.* 1871.

recueilli le relevé officiel des cas de rage observés dans le département de la Seine d'après les rapports des commissaires de police et des vétérinaires directeurs d'hôpitaux de chiens. De 1878 à 1883, en six années, il y eut 515 personnes mordues sur lesquelles 81 ont succombé, soit un mort sur six mordus environ.

Il est certain que les morsures les plus dangereuses sont celles de la face et de la tête et celles qui en sont le plus rapprochées. Chez les enfants, la rage se développe généralement plus vite que chez les adultes.

S'il en est ainsi pour les accidents rabiques qui suivent la morsure du chien, la statistique donne des chiffres beaucoup plus élevés pour ceux qui succèdent à la morsure du loup.

Les plaies faites par cet animal siègent en effet plus souvent à la face, au cou, aux parties découvertes ; elles sont plus profondes, plus dilacérées, de beaucoup plus étendues que les morsures du chien. Ces blessures arrivent souvent jusqu'aux os, qui peuvent être brisés ou broyés comme les petits os de la main et des phalanges. Les articulations peuvent même être ouvertes. Bien que le virus du loup enragé paraisse être exactement le même que celui du chien, la mortalité qui en résulte est beaucoup plus considérable. Ainsi Brouardel (art. Rage) cite l'histoire de la morsure de 58 personnes par le même loup dans un village de Russie, sur lesquelles 39 succombèrent.

La statistique donne, dans certaines séries d'individus mordus, 100 p. 100 de cas de rage. Dans sa communication du 12 avril 1886 à l'Académie des sciences, M. Pasteur a fourni des documents nouveaux très précis sur la statistique de la mortalité après la blessure du loup. Il en résulte que la mort arrive 82 fois sur 100. Mais il entre assurément, dans le nombre total, des individus qui ont été mordus à travers les vêtements, car, dans six de ces séries, il y a eu autant de morts que de mordus. En Russie, dit M. Pasteur, on s'accorde généralement à dire que toute personne mordue par un loup enragé est vouée à la mort par rage. La durée d'incubation est souvent très courte. Mais le virus des individus qui succombent à la rage du loup est sensiblement le même que celui de la rage canine, ce dont on s'assure en l'inoculant aux cobayes et aux lapins. La condition où se trouvent ces plaies est telle qu'il peut se continuer une culture du virus rabique dans certaines parties de leur profondeur, surtout lorsqu'elles sont voisines de ganglions lymphatiques et de glandes salivaires ou acineuses dans lesquelles le virus peut se multiplier et exister aussi bien que cela se passe dans le système nerveux (Pasteur). De toute façon, les morsures du loup laissent en général après elles une quantité de virus plus grande que les morsures du chien, et il est constant que cette quantité même est un élément de gravité.

La durée de l'incubation de la rage, c'est-à-dire la période qui s'écoule entre la morsure et l'apparition des accidents est très variable. Il est très rare que la rage éclate avant le quinzième jour, très rare aussi du quinzième au vingtième jour. Le plus communément elle débute après le vingtième jour, et le plus ordinairement dans le cours du second mois. Elle est rare après le troisième mois et tout à fait exceptionnelle après six mois.

Pendant cette période d'incubation, le virus se répand sourdement sans aucun symptôme appréciable dans toute l'économie, et lorsqu'il a acquis sa maturité ou plutôt qu'il s'est multiplié et qu'il a envahi le système nerveux central, le cerveau, la protubérance, le bulbe et la moelle, les glandes, etc., il détermine les symptômes terribles du délire, des spasmes, des hallucinations propres à la rage.

Cette période assez longue et variable de l'incubation, la transmission de la maladie par inoculation et par morsure, ont fait penser à l'existence d'un micro-organisme propre à la rage. Les accidents, qui ne sont autres que des troubles fonctionnels du système nerveux central, les lésions du tissu nerveux, sclérose vasculaire (Meynert), diapédèse de globules blancs autour des vaisseaux (Gombault), cette localisation ultime de la maladie dans le système nerveux, ont conduit les expérimentateurs à chercher les microbes de la rage dans les centres nerveux. Duboué (de Pau) pense même que la virulence siège uniquement dans les nerfs et le système nerveux et que le virus se transmet au système nerveux central par l'intermédiaire des nerfs. Cette hypothèse n'est pas justifiée, car les glandes salivaires, la glande lacrymale, les ganglions lymphatiques et même le pancréas contiennent le virus (Pasteur). MM. Pasteur, Chamberland et Roux ont montré aussi que le virus introduit dans les veines détermine rapidement chez les animaux la rage mue ou la rage furieuse. De plus, lorsqu'on a injecté le virus à un lapin dans une veine de l'oreille, puis coupé l'oreille au thermo-cautère, l'animal n'en devient pas moins enragé, ce qui démontre la fausseté du transport du virus par les nerfs. Toutefois, les nerfs d'un animal enragé peuvent être virulents, car Pasteur a produit la rage en inoculant des fragments du nerf pneumogastrique.

Pasteur, dans une série de remarquables expériences faites en commun avec Chamberland et Roux, a montré que le principe virulent de la rage siégeait en réalité dans le cerveau et la moelle, et que le moyen infaillible de transmettre cette maladie consistait à insérer un fragment de substance cérébrale virulente diluée dans un bouillon stérilisé à la surface du cerveau des animaux, après la trépanation du crâne. Le procédé de trépanation employé par Pasteur consiste, pour le chien, à faire une incision médiane au niveau du lobe frontal, à enlever une couronne de l'os au trépan, puis à injecter, à l'aide d'une seringue de Pravaz à aiguille courbée introduite sous la dure-mère, un fragment de substance cérébrale broyée dans de l'eau ou du bouillon stérilisés. Les chiens doivent être attachés et chloroformisés. Gibier (1) a employé pour la même opération sur le chien, un petit foret à l'aide duquel il pratique sur la ligne médiane du crâne un petit orifice pouvant admettre une aiguille mousse qui s'ajoute avec la seringue de Pravaz. On a soin de ne pas blesser le sinus longitudinal supérieur ; l'aiguille doit s'arrêter aussitôt après avoir traversé les os ; on endort le chien muselé en lui faisant une piqûre de morphine. H. Fol, au lieu de trépaner le crâne, inocule avec un trocart introduit dans l'orbite et qu'il fait pénétrer dans le crâne par la lamelle osseuse très mince qui sépare la cavité crânienne de l'orbite.

Pour inoculer les lapins, Pasteur les anesthésie en mettant un peu de chloroforme sur du papier joseph, sous leur

(1) Thèse de doctorat, 26 juillet 1884.

nez ; la section de la peau est faite au milieu du crâne ; les deux lambeaux de la peau sont écartés avec des écarteurs d'oculiste ; la plaie cutanée a 2 centimètres de longueur environ ; la rondelle de trépan, qu'on enlève ensuite, a 1 demi-centimètre de diamètre. L'os étant enlevé, on pénètre avec une canule courbée au-dessous de la dure-mère et on injecte la substance cérébrale ou médullaire broyée dans de l'eau stérilisée ou dans un bouillon. C'est presque toujours par trépanation et inoculation à la surface du cerveau que Pasteur a procédé dans l'inoculation des chiens, singes, lapins, cobayes sur lesquels il a expérimenté ; c'est par cette méthode de la trépanation pratiquée pendant plusieurs années de lapin à lapin, qu'il est arrivé à fixer le virus rabique à son maximum d'intensité et à obtenir sur les animaux une période d'incubation constante pour les mêmes espèces, ainsi que nous le verrons bientôt.

Recherche des bactéries de la rage. — Pasteur et ses collaborateurs, Chamberland et Roux, ont cherché longtemps à voir et à isoler les microbes de la rage, sans y parvenir d'une façon certaine. Pasteur a cru d'abord reconnaître, dans la substance cérébrale, de petits grains ronds qui ne se coloraient pas par les substances colorantes tirées de l'aniline ; mais il a ensuite trouvé que cette constatation était douteuse, et finalement il a abandonné la recherche des bactéries pour se consacrer avec une persévérance admirable et avec un succès encore plus étonnant, à la recherche d'un mode de vaccination.

Gibier a publié, dans sa thèse citée plus haut, des figures qui se rapportent à ce micro-organisme observé dans le bulbe des animaux rendus enragés. Il broie un fragment de substance cérébrale dans l'eau distillée stérilisée ; il ajoute un volume d'eau supérieur de deux ou trois fois à la bouillie cérébrale obtenue d'abord, et il trouve des granulations réfringentes, arrondies, ressemblant à des microcoques, réunies en petits amas, immobiles lorsqu'elles sont emprisonnées dans la substance nerveuse, mobiles quand elles sont libres dans le liquide. Ces granulations n'existent pas dans les préparations obtenues de la même façon sur des animaux sains ; elles ne se colorent complètement par aucune des couleurs tirées de l'aniline, et Gibier n'a pas réussi à les cultiver sur un milieu nutritif.

Hermann Fol (Académie des sciences, 14 décembre 1885) a examiné des coupes de moelles rabiques préparées par le procédé de Weigert. Ces moelles sont durcies dans le bichromate de potasse et le sulfate de cuivre, colorées avec une solution d'hématoxyline à 1 pour 90 d'eau et addition de 10 parties d'alcool, puis décolorées par une solution de 2,5 de ferrocyanure de potassium dans 100 gr. d'eau avec addition de 2 gr. de borax. Sur ces coupes montées dans le baume, il a trouvé des groupes de petites granulations qui ont tout l'aspect de microcoques logés soit dans les lacunes de la névroglie, soit entre les cylindres d'axe et leur gaine.

D'autres fois il les a rencontrées dans des cavités qui ont à peu près le diamètre d'une fibre à myéline. Ces grains, très nets, sont colorés en violet foncé. Ils sont disposés sans ordre défini et ne forment pas de chapelets, bien qu'on les voie assez fréquemment sous la forme d'un 8. Ils ont en moyenne 0μ,2.

L'ensemencement, fait avec la moelle rabique sur un milieu de culture approprié, donne à l'étuve un léger nuage qui tombe au fond le quatrième jour. Ce dépôt inoculé à des animaux sains, leur transmet quelquefois une rage bien caractérisée ; seulement la durée de l'incubation a été plus longue que celle du virus initial. Le dépôt de culture, desséché sur une lamelle, traité avec la solution de bichromate, puis coloré au violet de méthyl et décoloré, donne les mêmes groupes de microcoques colorés en violet que sur les coupes.

Nous n'avons pas réussi à voir les microcoques par le procédé de Fol, car dans ces préparations du système nerveux faites suivant la méthode de Weigert, il y a un grand nombre de grains colorés qui ressemblent à des microbes et gênent l'observation.

L'un de nous (Babes) s'est convaincu qu'il existe dans le cerveau et dans la moelle rabiques un microbe rond de 0r,5 à 0r,8 qu'on peut cultiver sur le sérum sanguin à 37° et sur la gélatine additionnée de bouillon du cerveau de lapin. Les cultures se développent lentement. Elles se présentent sous la forme d'une tache mince, grise au bout de quelques jours. La culture pure, en deuxième et même en troisième génération, inoculée aux animaux, leur donne la rage. Ce microbe se colore très mal par n'importe quel procédé, excepté par la méthode de Gram, à condition de laisser les lamelles plus longtemps que d'ordinaire dans le bain colorant. Les microbes siègent surtout à la surface du cerveau, dans les cellules qui renferment souvent aussi des granulations graisseuses et protéiques. Il est probable que Gibier a vu ces glanulations parmi celles qu'il a dessinées; mais les microbes qui se colorent par le procédé de Gram sont beaucoup moins nombreux que ceux dessinés par Gibier. Ce microbe est très brillant et forme ordinairement des colonies denses et plates. Il résiste aux acides et aux bases. Il se présente sous la forme de diplococci ou de corps ovoïdes, souvent avec une strie transversale en leur milieu.

Résultats obtenus par Pasteur dans la vaccination contre la rage. — Pasteur a entrepris depuis plus de quatre ans la recherche du vaccin propre à combattre cette maladie. Les premiers résultats de sa méthode, communiqués à l'Académie des sciences en 1883 et 84, ont été magistralement exposés au Congrès international de Copenhague dans la séance du 11 août 1884. L'inoculation par trépanation d'une partie de moelle rabique à différentes espèces animales, avait mis dans ses mains un instrument précis et sûr pour déterminer le degré de virulence comparative de la rage dans les diverses espèces animales. La période d'incubation, plus ou moins longue suivant les espèces animales, lui servait à apprécier l'intensité plus ou moins grande du virus.

La durée de l'incubation varie aussi suivant la quantité du virus efficace, c'est-à-dire de celle qui arrive au système nerveux sans diminution ni modification. Les expériences suivantes le démontrent : le 10 mai 1882, Pasteur inocule dans la veine du jarret d'un chien dix gouttes d'un liquide obtenu en broyant un fragment du bulbe d'un chien enragé par virus de la rage des rues, dans trois ou quatre fois son volume de bouillon stérilisé. A un second chien on inocule 1/100 de cette quantité, et à un troisième 1/200. Le premier chien a été pris de rage après dix-huit jours d'incubation, le second après trente-cinq jours et le troisième a survécu. Ce dernier n'était pas vacciné.

car il a succombé à la rage après une nouvelle inoculation faite avec une quantité suffisante de virus. Si l'on se sert de la trépanation comme porte d'entrée du virus, le résultat est le même.

Ainsi on inocule par trépanation à un premier lapin 2 gouttes de bouillon stérilisé dans lequel on a broyé le bulbe d'un lapin mort de la rage, à un autre lapin un quart de cette quantité, puis successivement à d'autres lapins 1/16, 1/64, 1/128, 1/152 de cette même quantité. Tous ces lapins sont morts de rage successivement après huit jours, neuf jours, dix jours, douze jours et seize jours. Ces changements dans la durée de l'incubation n'étaient pas amenés par un affaiblissement de la virulence intrinsèque du virus, car on retomba sur les périodes d'incubation de huit jours en inoculant les rages de tous ces lapins, après leur mort, à d'autres lapins.

La rage du chien est sensiblement la même au point de vue de sa virulence. Ainsi, si l'on délaye une partie du bulbe du chien rabique dans deux ou trois fois son volume d'un liquide stérilisé et qu'on l'inocule par trépanation à un lapin, on aura, avec une série de bulbes de chiens enragés inoculés à une série de lapins, une durée d'incubation de la rage à peu près la même. Les lapins mourront toujours du douzième au quinzième jour.

Mais il n'en est pas de même lorsqu'on inocule la rage du lapin à un second lapin, puis la rage de celui-ci à un troisième et ainsi de suite. La durée de l'incubation de la rage dans ce passage à travers plusieurs lapins tendra à diminuer jusqu'à une période minimale.

Ainsi, dans les derniers mois de l'année 1882, Pasteur a inoculé à deux lapins la substance nerveuse d'une vache enragée provenant des environs de Melun. Le premier de ces lapins était pris de la rage le quinzième jour, l'autre le vingt-troisième jour. La moelle de ces deux animaux servit à en inoculer deux autres qui furent pris de rage, l'un après dix jours, l'autre après quatorze jours; on continua la série et, au bout de cinq passages par le lapin, la rage se développait en onze jours. Cette série d'expériences fut continuée si bien, que, commencée le 15 novembre 1882, elle durait encore le jour où Pasteur faisait sa communication à Copenhague en août 1884, et la rage du lapin se développait alors constamment en huit jours. Aujourd'hui (avril 1886) le virus fort ou *fixé* du lapin obtenu par la continuation de la même série, détermine la rage du sixième au septième jour après l'inoculation.

Les cochons d'Inde conduisent plus vite au maximum de la virulence qui leur est propre. On arrive assez rapidement à une durée minimum d'incubation de cinq jours.

Si l'on reporte ces rages de virulence maximum, offertes par des lapins et des cobayes aux chiens, on obtient un virus rabique qui dépasse de beaucoup la virulence connue de la rage des chiens.

Si l'on augmente ainsi l'intensité du virus rabique en le faisant passer par une série de lapins, l'effet inverse se produira en l'inoculant successivement à plusieurs singes. Chez ces animaux, la période d'incubation, qui débute par onze jours, augmente bientôt du double et du triple. Les lapins à qui on inocule cette rage de singe à longue incubation, présentent aussi une longue durée de cette période, de telle sorte que la rage du lapin provenant du singe est moins virulente que dans le passage du lapin au lapin.

La moindre virulence de la rage développée chez le singe a servi d'abord à Pasteur pour faire des inoculations préventives aux chiens. Il prenait pour cela le bulbe d'un lapin inoculé avec un singe de passage assez élevé pour que l'inoculation hypodermique ou intraveineuse du bulbe du lapin n'entraînât pas la mort du chien. Il faisait successivement des inoculations préventives à ce même chien avec des bulbes de lapin provenant, par passages successifs aux lapins, du bulbe qui avait servi à la première inoculation du chien. Par cette méthode, Pasteur put rendre un grand nombre de chiens réfractaires à la rage. Une commission nommée par le ministre de l'instruction publique et composée de Béclard, P. Bert, Bouley, Vulpian, Villemin, examina en premier lieu les expériences comparatives faites avec dix-neuf chiens réfractaires par inoculation et avec dix-neuf chiens témoins et bien portants. Aucun des chiens inoculés ne succomba aux morsures par chien enragé ni par les autres voies d'inoculation de la rage, tandis que les chiens témoins furent atteints de la maladie. Vingt-trois autres chiens réfractaires échappèrent tous également à la rage par morsures, tandis que les témoins mordus en même temps étaient devenus enragés, dans la proportion de 66 0/0, deux mois après la morsure, à la date de la communication faite par Pasteur au Congrès de Copenhague.

Il était donc démontré, en août 1884, que notre illustre compatriote pouvait vacciner les chiens de façon à les rendre inaptes à contracter la maladie par n'importe quel mode d'inoculation.

Méthode de Pasteur pour prévenir la rage après morsure. — Depuis sa communication de Copenhague, Pasteur, en collaboration avec Chamberland et Roux, a perfectionné sa méthode et il a pu l'appliquer à la prévention de la rage canine après la morsure.

Il a continué sans interruption aucune la série des inoculations successives aux lapins qui lui donne un virus rabique très intense dont la durée d'incubation est de six à sept jours. Ce virus contenu dans la moelle épinière est toujours identique à lui-même ou à très peu près. C'est là le matériel des inoculations vaccinales qu'il a faites d'abord sur le chien après morsure ou après l'inoculation de la rage par trépanation.

« Si l'on détache de ces moelles de lapins des longueurs de quelques centimètres avec des précautions de pureté aussi grandes qu'il est possible de les réaliser, et qu'on les suspende dans un air sec, la virulence disparaît lentement dans ces moelles jusqu'à s'éteindre tout à fait. La durée de l'extinction de la virulence varie quelque peu avec l'épaisseur des bouts de moelle, mais surtout avec la température extérieure. Plus la température est basse et plus durable est la conservation de la virulence.

« Ces faits étant établis, voici le moyen de rendre un chien réfractaire à la rage en un temps relativement très court.

« Dans une série de flacons, dont l'air est entretenu à l'état sec par des fragments de potasse déposés sur le fond du vase, on suspend, chaque jour, un bout de moelle rabique fraîche de lapin mort de rage, rage développée après sept jours d'incubation. Chaque jour également, on inocule dans la peau du chien une pleine seringue de Pravaz de bouillon stérilisé dans lequel on a délayé un petit fragment d'une de ces moelles en dessiccation, en commençant par une moelle d'un numéro d'ordre assez éloigné du jour où l'on opère pour être bien sûr que cette moelle n'est pas du tout virulente. Des expériences préalables ont éclairé à cet égard. Les jours suivants, on opère de même avec des moelles plus récentes, séparées par un intervalle de deux jours, jusqu'à ce qu'on arrive à une moelle très virulente, placée depuis un jour ou deux seulement en flacon (Communication de M. Pasteur à l'Académie des sciences le 26 octobre 1885). »

Par cette méthode beaucoup plus simple que celle qu'il avait employée jusque-là, Pasteur avait rendu réfractaires à la rage cinquante chiens. Il put leur inoculer la rage sous la peau et même par trépanation sans que la rage se déclarât.

C'est là l'expérience fondamentale, absolue pour ce qui est de la préservation de la rage canine chez le chien, soit avant, soit après la morsure.

En se basant sur cette expérience, Pasteur put un jour inoculer un homme mordu par un chien enragé. Il le fit d'abord sur le jeune Joseph Meister, âgé de neuf ans, mordu le 4 juillet 1885, à 8 heures du matin, par un chien enragé. « Cet enfant, terrassé par le chien, portait de nombreuses morsures à la main et aux cuisses, quelques-unes profondes qui rendaient sa marche difficile. Les principales de ces morsures avaient été cautérisées douze heures seulement après l'accident, à l'acide phénique, le 4 juillet à 8 heures du soir par le Dr Weber, de Villé. »

Après avoir pris l'avis des professeurs Vulpian et Grancher qui partageaient sa responsabilité, après avoir constaté que le nombre et la profondeur des blessures du jeune Meister le vouaient presque fatalement à prendre la rage, Pasteur se décida à tenter sur Joseph Meister le traitement qui lui avait constamment réussi chez les chiens. En conséquence, il fit pratiquer aux hypochondres, pendant dix jours, treize injections; les deux premières furent faites le premier jour avec de la moelle de lapin ayant séjourné quatorze et douze jours à l'air dans un flacon, le second jour avec de la moelle de onze et de neuf jours, le troisième jour avec de la moelle de huit jours, le quatrième jour avec de la moelle de sept jours, et ainsi de suite jusqu'au dixième jour, où il inocula la moelle d'un lapin mort de rage le jour même. Ce jour-là le patient avait reçu la moelle d'un lapin mort de la rage fixée, c'est-à-dire la plus virulente. Cette inoculation finale de moelle très virulente est sans danger après la série des inoculations avec des moelles dont les premières ne donnent pas la rage aux lapins et qui sont faites successivement avec des virus de plus en plus forts. Il est même nécessaire d'employer le virus le plus intense à la fin pour consolider l'état réfractaire à la rage.

Pasteur a démontré ainsi qu'on peut inoculer sans danger à l'homme comme au chien le virus rabique le plus virulent, lorsqu'on a commencé par des inoculations de virus inoffensif et affaibli. Le jeune Meister qui est inoculé aujourd'hui (20 avril 1886), depuis près de neuf mois a été préservé de la rage et n'a éprouvé aucun inconvénient de ses inoculations préventives.

Notre illustre maître M. Pasteur était en possession de la méthode de préservation de la rage après morsure. Depuis sa communication du mois d'octobre 1885, les individus mordus en tous pays par des chiens et des loups enragés ont afflué au laboratoire de la rue d'Ulm et ont été vaccinés par lui. Leur nombre dépasse aujourd'hui sept cents.

Il a donné à l'Académie des sciences et à l'Académie de médecine le 1er et le 2 mars 1886 les résultats des inoculations pratiquées sur les trois cent cinquante personnes qu'il avait traitées jusqu'à ce jour. Il a expliqué le grand nombre de personnes mordues et inoculées par ce fait qu'on cachait autrefois aux individus atteints la gravité de leur morsure, qu'on s'efforçait d'éloigner de leur esprit le nom même de la rage, tandis qu'aujourd'hui ces mêmes gens viennent avec confiance au laboratoire de la rue d'Ulm. Cependant il n'a jamais voulu traiter que les personnes mordues dont les vêtements avaient été visiblement déchirés, troués ou lacérés par les crocs de l'animal. Il a recueilli, pour le plus grand nombre d'entre eux, les certificats de vétérinaires et de docteurs affirmant que les animaux étaient bien réellement enragés, et il a pu constater plusieurs fois l'état rabique de ces animaux dans son laboratoire. Pour donner une idée exacte de la nature des morsures et de la physionomie du traitement, il a cité dans leur ordre chronologique des séries d'observations prises parmi les cent premières personnes mordues et traitées, du 1er novembre au 15 décembre.

Des trois cent cinquante premières cures, une seule a été marquée par un insuccès; la jeune Louise Lepelletier a succombé à la rage après avoir subi le traitement. Voici son observation que nous empruntons à la communication de Pasteur :

Cette enfant, âgée de dix ans, mordue le 3 octobre 1885, à la Varenne-Saint-Hilaire, par un gros chien de montagne, m'a été amenée le 9 novembre suivant, le trente-septième jour seulement après ses blessures, blessures profondes au creux de l'aiselle et à la tête. La morsure à la tête avait été si grave et d'une si grande étendue, que, malgré des soins médicaux continus, elle était très purulente et sanguinolente le 9 novembre. Elle avait une étendue de 12 à 15 centimètres, et le cuir chevelu se soulevait encore en un endroit. Cette plaie m'inspira de cruelles inquiétudes. Je priai le docteur Vulpian de venir en constater l'état. J'aurais dû, dans l'intérêt scientifique de la méthode, refuser cette enfant arrivée si tard, dans des conditions exceptionnellement graves ; mais, par un sentiment d'humanité et en face des angoisses des parents, je me serais reproché de ne pas tout tenter.

Des symptômes avant-coureurs de l'hydrophobie se manifestèrent le 27 novembre, onze jours seulement après la fin du traitement. Ils devinrent plus manifestes le 1er décembre au matin. La mort survint avec les symptômes rabiques les plus accusés dans la soirée du 3 décembre.

Une grave question se présentait. Quel virus rabique avait amené la mort? celui de la morsure du chien ou celui des inoculations préventives? Il me fut facile de le déterminer. Vingt-quatre heures après la mort de Louise Lepelletier, avec l'autorisation de ses parents et du préfet de police, le crâne fut trépané dans la région de la blessure, et une petite quantité de la matière cérébrale fut aspirée, puis inoculée par la méthode de la trépanation à deux lapins. Ces deux lapins furent pris de rage paralytique dix-huit jours après, et tous deux au même moment. Après la mort de ces lapins, leur moelle allongée fut inoculée à de nouveaux lapins, qui prirent la rage après une durée d'incubation de quinze jours. Ces résultats expérimentaux suffisent pour démontrer que le virus qui a fait mourir la jeune Lepelletier était le virus du chien par lequel elle avait été mordue. Si la mort avait été due aux effets du virus des inoculations préventives, la durée de l'inoculation de la rage à la suite de cette inoculation à des lapins aurait été de sept jours au plus. Cela résulte des explications de ma précédente note à l'Académie.

Il faut bien remarquer que sur les trois cent cinquante inoculations, une seule a été inefficace, et cela dans un cas presque désespéré, faite trop tardivement, chez une enfant mordue à la face. On sait que les morsures sont plus graves à la face et que la rage se développe plus vite chez les enfants que chez les adultes. La valeur de ces trois cent cinquante inoculations préservatrices s'est accrue naturellement depuis le 1er mars, où M. Pasteur les publiait, car il n'y a pas eu d'accidents depuis cette époque parmi ses inoculés. Les deux premières centaines remontent déjà aux mois de novembre, de décembre 1885 et de janvier 1886, c'est-à-dire à cinq, quatre et trois mois, alors que d'après la statistique de la durée de la période d'incubation, le maximum de fréquence du début de la rage est dans le second mois, et qu'elle survient exceptionnellement après le troisième mois.

De plus, le traitement n'a jamais amené de résultats fâcheux ; pas de phlegmon, pas d'abcès, un peu de rougeur seulement à la suite des dernières inoculations.

Depuis le premier mars jusqu'au 12 avril, il est venu au laboratoire de M. Pasteur trois cent soixante-seize personnes pour se faire inoculer. Parmi elles il y avait une première série de dix-neuf Russes mordus à Smolensk par un loup dans des conditions tout particulièrement dangereuses. Plusieurs présentaient des morsures profondes, déchiquetées, anfractueuses, qui avaient été incomplètement visitées, qui siégeaient à la tête, à la face, aux lèvres, au cou, aux mains. Dix-neuf autres personnes mordues par des loups ont été également vaccinées.

Parmi ces malheureux Russes, trois ont succombé avec les symptômes de la rage. Le premier, mordu le 1er mars, a succombé le 22 mars à l'Hôtel-Dieu, dans le service de M. le professeur Richet. Les symptômes de la rage se sont développés une vingtaine de jours après la morsure, avant la fin du traitement préventif. Les morsures de la face étaient très étendues. Deux d'entre elles avaient emporté la plus grande partie de la lèvre supérieure. Les deux commissures laissaient à nu les gencives et la plus grande partie des incisives, les deux canines et les premières molaires. Ces pertes de substance remontaient jusqu'à l'aile du nez. Une autre plaie siégeait en dehors de l'arcade sourcilière, au-dessus de l'apophyse zygomatique. En incisant la peau à ce niveau, on découvrit un fragment de dent canine du loup qui s'était cassée sur l'arcade zygomatique et qui présentait une longueur de près d'un centimètre. Cette partie de la dent était restée incluse sous les téguments comme pour attester la férocité de l'attaque et la force de l'animal enragé, aussi bien que la longue durée de l'inoculation; car la dent avait certainement apporté avec elle de la bave, et le tout était resté inclus sous la peau jusqu'à la mort. Cet homme était mort de la rage canine et non de la rage fixée du lapin, car les lapins inoculés avec son bulbe ont présenté une durée d'incubation supérieure à celle de la rage fixée du lapin.

Le second de ces Russes, qui recevait aussi à l'Hôtel-Dieu les soins chirurgicaux de M. le professeur Richet, a succombé le 2 avril avec tous les symptômes de la rage. L'autopsie a montré que la plaie qu'il portait au cou et qui était étendue depuis l'angle du maxillaire inférieur à droite jusqu'à l'apophyse mastoïde à gauche, était complètement cicatrisée; la surface du derme était cependant recouverte encore de croûtes par places. La partie profonde du derme et le tissu cellulaire sous-cutané n'avaient pas été intéressés. Cependant les ganglions lymphatiques sous-maxillaires, les ganglions parotidiens et ceux de la chaîne carotidienne étaient très tuméfiés, rouges ou rosés sur une surface de section. Les glandes salivaires étaient tuméfiées. Les amygdales étaient grosses, la gauche était de la grosseur d'une amande recouverte de sa coque, et son tissu était pulpeux, riche en suc, gris rosé, friable, comme le tissu enflammé d'un ganglion lymphatique; la droite montrait ses cryptes distendues par du pus blanchâtre, opaque et bien lié. Les centres nerveux étaient congestionnés, la pie-mère présentait quelques ecchymoses ainsi que le péricrâne, et les os du crâne offraient un remplissage très évident des vaisseaux du diploé. Un lobule de l'amygdale d'un côté du cervelet était anormalement développé, saillant, presque comme s'il s'agissait d'une tumeur (névrome central vrai).

Le troisième Russe mort à l'Hôtel-Dieu était un jeune homme dont les morsures présentaient aussi un degré tout à fait exceptionnel de gravité. Il n'en avait pas moins d'une vingtaine sur tout le corps. Deux plaies, l'une à la jambe, l'autre à la cuisse étaient encore à vif, couvertes de bourgeons charnus ; l'une d'elles n'avait pas moins de 12 centimètres de longueur. Une plaie de tête, siégeant au niveau de la partie moyenne du frontal, n'était pas encore cicatrisée. A l'autopsie, faite avec M. Richet, nous avons vu que la table externe du frontal manquait dans une étendue circulaire de deux centimètres environ, et cette érosion était comblée par du tissu de bourgeons charnus. Il n'y avait pas eu de fracture de la table interne à ce niveau, mais à partir de cette perte de substance, on observait, se dirigeant obliquement en avant et à droite, une rainure creusée à la surface du frontal, rainure qui se terminait par un enfoncement arrondi de 2 millimètres de profondeur. Cette dernière perte de substance, comblée aussi par le tissu médullaire enflammé, était bordée par une petite exostose circulaire. Il y avait, en outre, deux cicatrices profondes au niveau de l'arcade orbitaire supérieure du côté droit. D'après l'aspect de cette blessure, M. le professeur Richet a conclu que le loup avait mordu en implantant les dents du maxillaire inférieur sur l'arcade orbitaire, et celles du maxillaire supérieur sur le frontal. Là, l'un de ses crocs avait glissé suivant la rainure signalée plus haut et s'était enfoncé dans l'os dans la perte de substance qui terminait cette rainure.

Ces conditions de gravité de la rage du loup, plus grandes que celles de la rage canine, surtout lorsqu'il s'agit de morsures profondes et très étendues, nécessitent des modifications dans le mode de traitement préventif. M. Pasteur essaye de pratiquer des inoculations en plus grande quantité et dans un temps plus court. Il conseille de commencer les inoculations aussitôt que cela est possible. Si l'on n'observe, dans cette première série des dix-neuf Russes, que trois insuccès, on pourra dire aussi que l'inoculation par le procédé de Pasteur a sauvé de la mort un grand nombre d'entre eux. Ces insuccès n'infirment nullement les résultats obtenus et réellement admirables dans la vaccination contre la rage après morsure.

Voici maintenant quelques détails relatifs aux procédés d'inoculation de l'homme après morsure, employés par Pasteur.

Les fragments de moelles de lapin inoculés avec le virus fixé et qui servent à préparer les vaccins, sont suspendus par un fil aux bouchons de bocaux remplis d'air stérilisé et communiquant avec l'air ambiant par une tubulure latérale bouchée à l'ouate. Le fond de ces flacons est rempli de fragments de potasse pour que l'air y reste sec. La moelle ainsi conservée se dessèche mais ne se putréfie pas. Les fragments de ces moelles sont broyés avec deux fois leur volume de bouillon stérilisé pour servir aux inoculations. Les liquides sont préparés chaque jour avec une moelle de deux semaines (14 jours) pour la première inoculation, de deux ou trois jours (1) pour la dernière, et de moelles intercalaires pour les dix jours que dure l'inoculation. Ces liquides sont placés dans de petits verres à expérience couverts simplement avec du papier. Pour pratiquer l'injection, on remplit une seringue de Pravaz avec l'un de ces liquides, on rejette la première seringue ainsi remplie dans le liquide pour bien mêler les particules en suspension. On remplit de nouveau la seringue et on injecte les 2/3 ou la totalité de la seringue dans le tissu sous-cutané de la région des hypochondres. On injecte ainsi successivement les personnes mordues en observant toutes les conditions de propreté. Sur les six cents personnes qui ont été traitées de la sorte, il n'y a eu qu'une fois un petit phlegmon. Pendant les deux derniers jours ou le dernier jour, la piqûre est le siège d'une plaque rouge erythémateuse, pointillée, et de démangeaisons. Le traitement dure dix jours. Chaque jour le patient reçoit une seringue de Pravaz contenant un liquide de plus en plus virulent, et, le dernier jour, le liquide dans lequel on a broyé la moelle d'un lapin mort la veille ou l'avant-veille de la rage fixée à son maximum.

(1) Nous avons vu, page 796, que M. Pasteur avait inoculé la moelle d'un lapin mort le jour même à Meister. D'après ce temps, M. Pasteur inocule en dernier lieu la moelle de deux ou trois jours dont la virulence est sensiblement la même.

PLANCHE IV

CULTURES DE DIVERSES BACTÉRIES.

Fig. 1-18. — Colonies de diverses espèces de bactéries développées dans la gélatine neutre à 10 p. 100 étalée sur des plaques de verre à la température de 18°, et examinées avec un grossissement de 60 diamètres environ.

Fig. 1. — Culture jaune provenant de l'eau et liquéfiant la gélatine : elle se développe dans les 24 heures, et elle est formée de petits bacilles un peu courbés.

Fig. 2. — Culture du bacille courbé de Finkler trouvé dans le choléra nostras, développé dans les 24 heures.

Fig. 3. — Culture d'un bacille courbé, trouvé par Flugge dans le fromage putréfié, développé dans le même laps de temps.

Fig. 4. — Culture du bacille en virgule de Koch développée en 24 heures.

Fig. 5. — Culture d'un bacille liquéfiant la gélatine, développée en 48 heures.

Fig. 6 et 7. — Culture du bacille en virgule du choléra développée en 48 heures.

Fig. 8-11. — Colonies du bacille en virgule du choléra après trois jours.

Fig. 12. — Une colonie brune compacte de bactéries provenant de l'air et développée en 48 heures.

Fig. 13. — Bacille formant des racines, provenant de l'air.

Fig. 14. — Colonie du bacille de la septicémie de la souris, développée en 3 jours.

Fig. 15. — Colonies du bacille du charbon après 24 heures.

Fig. 16. — Colonies du bacille du choléra des poules.

Fig. 17. — Colonie des microbes de la pneumonie développée en trois jours.

Fig. 18. — Colonie du bacille de la tuberculose développée sur le sérum du bœuf au bout de quinze jours.

Fig. 19-27. — Cultures par piqûre dans la gélatine peptonisée neutre à 10 pour 100.

Fig. 19. — Culture du *micrococcus prodigiosus* développée 48 heures après l'ensemencement.

Fig. 20. — Culture de la septicémie des souris après 3 jours.

Fig. 21. — Culture du choléra des poules après trois jours.

Fig. 22. — *Micrococcus tetragenus* après 8 jours.

Fig. 23. — Charbon développé au bout de 3 jours dans la gélatine à 8 p. 100 : la partie superficielle de la gélatine est liquéfiée et claire ; au-dessous de cette première zone elle est liquéfiée et troublée comme par des filaments d'ouate ; dans sa partie médiane elle présente de fins rayons blancs.

Fig. 24. — Choléra au bout de 48 heures ; on voit à la surface de la gélatine une dépression sous la forme d'une petite bulle d'air. La culture s'enfonce dans la gélatine en présentant la forme d'un filament blanc.

Fig. 25. — Choléra après 3 jours : la culture montre une zone liquéfiée, une bulle, et elle se continue avec un filament blanc.

Fig. 26. — Culture du bacille de Finkler prétendu analogue à celui de Koch, après 24 heures. La gélatine est liquéfiée sous la forme d'un sac tout le long de la piqûre.

Fig. 27. — Pneumonie après 3 jours.

PAGE 805

PLANCHE IV

CULTURES DE DIVERSES BACTÉRIES

Fig. 1-18. — Colonies de diverses espèces de bactéries développées dans la gélatine neutre à 10 p. 100 étalée sur des plaques de verre à la température de 18° et examinées avec un grossissement de 60 diamètres environ.

Fig. 1. — Culture jaune provenant de l'eau et liquéfiant la gélatine ; elle se développe dans les 24 heures, et elle est formée de petits bacilles un peu courbes.

Fig. 2. — Culture du bacille courbé de Finkler trouvé dans le choléra nostras, développé dans les 24 heures.

Fig. 3. — Culture d'un bacille courbé, trouvé par Flugge dans le fromage putréfié, développé dans le même laps de temps.

Fig. 4. — Culture du bacille en virgule de Koch développée en 24 heures.

Fig. 5. — Culture d'un bacille liquéfiant la gélatine, développée en 48 heures.

Fig. 6 et 7. — Culture du bacille en virgule du choléra développée en 48 heures.

Fig. 8-11. — Colonies du bacille en virgule du choléra après trois jours.

Fig. 12. — Une colonie brune compacte de bactéries provenant de l'air et développée en 48 heures.

Fig. 13. — Bacille formant des racines, provenant de l'air.

Fig. 14. — Colonie du bacille de la septicémie de la souris, développée en 3 jours.

Fig. 15. — Colonies du bacille du charbon après 24 heures.

Fig. 16. — Colonies du bacille du choléra des poules.

Fig. 17. — Colonie des microbes de la pneumonie développée en trois jours.

Fig. 18. — Colonie du bacille de la tuberculose développée sur le sérum du bœuf au bout de quinze jours.

Fig. 19-27. — Cultures par piqûre dans la gélatine peptonisée neutre à 10 pour 100.

Fig. 19. — Culture du *micrococcus prodigiosus* développée 48 heures après l'ensemencement.

Fig. 20. — Culture de la septicémie des souris après 3 jours.

Fig. 21. — Culture du choléra des poules après trois jours.

Fig. 22. — *Micrococcus tetragenus* après 8 jours.

Fig. 23. — Charbon développé au bout de 5 jours dans la gélatine à 8 p. 100 ; la partie superficielle de la gélatine est liquéfiée et claire ; au-dessous de cette première zone elle est liquéfiée et troublée comme par des filaments d'ouate ; dans sa partie médiane elle présente de fins rayons blancs.

Fig. 24. — Choléra au bout de 48 heures ; on voit, à la surface de la gélatine, une dépression sous la forme d'une petite bulle d'air. La culture s'enfonce dans la gélatine en présentant la forme d'un filament blanc.

Fig. 25. — Choléra après 3 jours : la culture montre une zone liquéfiée, une bulle, et elle se continue avec un filament blanc.

Fig. 26. — Culture du bacille de Finkler prétendu analogue à celui de Koch, après 24 heures. La gélatine est liquéfiée sous la forme d'un sac tout le long de la piqûre.

Fig. 27. — Pneumonie après 3 jours.

PAGE 805

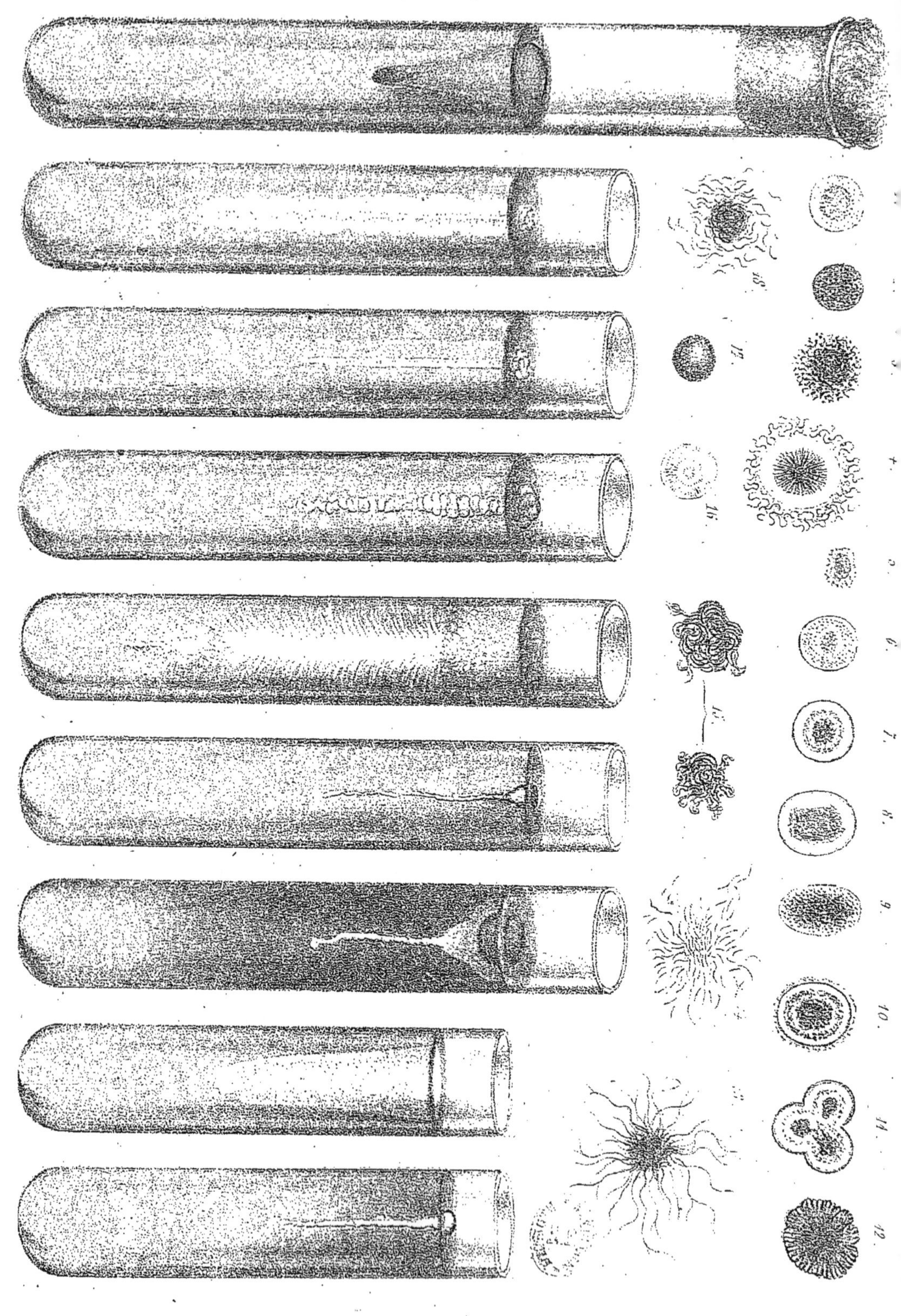

d. nat. del. — Imp. Lemercier et Cie Paris. — A. Karmanski l

BIBLIOGRAPHIE GÉNÉRALE DES SCHIZOMYCÈTES

Nous donnons ici une bibliographie qui se rapporte surtout aux généralités exposées dans la première partie de ce volume et aux principaux travaux de la bactériologie spéciale.

ALMQUIST C. *Tiphoïd feberns-bactérien.* Stockolm, 1882.

ALVAREZ. *Recherches sur l'anatomie pathologique du rhinosclérome.* Archives de physiologie, 3e série, t. VII, 1886, p. 196. — TAVEL. *Recherches sur le bacille de Lustgarten.* Archives de physiologie, 3e série, t. VI, 1885, p. 303.

ARCHANGELSKI. *Ueber Milzbrand. Centralblatt, f. d. med. Wissensch.*, 1882, n° 15.

ARLOING, CORNEVIN ET THOMAS. *Bactéries du charbon symptomatique.* Bullet. de l'Acad. de méd., 1881. — Revue de médecine, janvier 1881, septembre 1883 et janvier 1884.

ARLOING ET CHAUVEAU. *Recherches sur les septicémies.* Lyon, 1884.

ARNDT. *Beobacht. an Spirochæte denticola.* Arch. f. path. Anat. u. Phys. u. d. klin. Med. 1880, t. LXXIX.

ARTIGALAS. *Les microbes pathogènes*, 1er fascicule. Bordeaux, 1885.

ARTAUD. *Étiologie de la fièvre typhoïde* (*bacille de la fièvre typhoïde*), thèse, 1885.

BABES. *Abetegsegokozo bacteriumok Term. t. közl.* 1881, mars.

— *Étude comparative des bactéries de la lèpre et de la tuberculose.* Compt. rend. 1883, t. XCXI.

— *Vom rothen Schweiss. Biol. Centralblatt*, t. II, 1882, n° 8.

— *Contribution à l'étude des lésions aiguës des reins liées à la présence des microbes; le rein et le foie dans la fièvre jaune.* Arch. de phys. norm. et path. 15 novembre 1883.

— *Observations sur la topographie des bacilles de la lèpre dans les tissus.* Arch. de physiol. norm. et path. Juillet. 1883.

— *Observations sur quelques lésions infectieuses des muqueuses et de la peau.* Journal de l'anat. et de la physiol. Janvier 1884.

— *Untersuchungen über Koch's Komma-Bacillus. Virch. Arch.* 1885.

BANTI (GUIDO). *Manuale di tecnica batteriologica.* Firenze, 1885.

BARY (DE). *Vergleich. Morph. d. Biol. der Pilze*, etc. Leipzig, 1884.

— *Vorlesungen über bacterien.* Leipzig. W. Engelmann, 1885, trad. fr. Masson, 1886.

BARTHÉLEMY. *Incubation des œufs d'une poule atteinte du choléra des poules,* Comptes rendus, 1883, t. XCVI, n° 18, p. 1322-1323.

BAUME. *Odotonlogische Forschungen*, II.

BAUMGARTEN. *P. Ueber pathogene Pflanzl. Org. II*, Berlin, 1884.

— *Beiträge zur Darstellungs Methode der Tuberkelbacillen.* Zeischrift f. Wissensch. Mikroskopie. Bd. 1, 1884.

BÉCHAMP. *Micrococ. bombycis.* Comptes rendus, t. LXIV, 1867. — *Les microzymas et les zymases.* Archives de physiologie, 2e série, t. X, p. 28, 1882.

BÉCHAMP. *La salive, la sialozymase et les organismes buccaux chez l'homme.* Archives de physiologie, 3e série, t. I, 1883, p. 47.

BECKER. *Infectiöse Osteomyelitis. D. med. Wochenschr.* Novembre 1883.

BERT (Paul). *Contribution à l'étude de la rage.* Comptes rendus, 1882, n° 25.

BIEDERT. *Über den Tuberkelbacillen.* Virchow's Archiv. t. XCVIII.

— *Beiträge zur Frage nach der Constanz der Spaltpilze (Kocco-Bacillus zymogenus und Bacterium Termo).* Virchow's Archiv. t. C, Hft. 3, 1885.

BIENSTOCK. *Über die bactérien des fæces.* Zeitschr. f. Klin. med. Jahrang 8, heft 1 Fortschritte der Medecin, I, n° 19.

BIRSCH-HIRCHFELD. *Ueber die Recurrens Spirochæten. Med. Jahrb.*, t. CLXVI, Heft 2, p. 211. — *Lehrbuch. d. Path. Anatomie*, 2e éd. 1884.

— *Unterscuhungen über Pyæmie.* Centrablatt, f. d. med. Wissenschaft, 1873, n° 36.

— *Bacterien in syphilitischer Neubildungen.* Centralblatt, f. d. med. Wissenschaft, 1882, n° 33 et 34.

— ET GERBER. *Ueber ein Fall von Endocarditis ulcerosa.* Archiv. de Heilkunde, 1872, p. 208.

BILLROTH. *Untersuch. über die Vegetationsformen der Coccobacteria septica,* Berlin, 1874.

BOCHEFONTAINE. *Expériences pour servir à l'étude des propriétés physiologiques des déjections alvines de la dysenterie et du choléra.* Archives de physiologie, 3e série, t. VII, 1886, p. 1.

BOCKHART. *Beiträge zur Ætiol. u. Pathol. d. Harnröhren Trippers.* Würzb. phys. med. Ges. 1882.

BOENS. *La fièvre typhoïde, ses causes, son traitement et sa prophylaxie,* Ac. roy. de Belgique. Bulletin, 1883, 3e série, t. XVII, p. 176-221.

BOKAI ET FINKELSTEIN. *Ueber den Gonorrhœpilz.* — Prager med. Presse, 1880.

BÖLLINGER. *Ueber Milzbrand. Centralblatt. f. d. med. Wiss.* 1872. — *Z. Ætiol. d. Infectionskrt.* Munich, 1881.

— *Uber Tüberkelbacillen in Euter einer tuberkulosen Kuh und über die Virulenz, einer derartig erkrankten Milchdrüse.* Munch. aerztl. Intelligenzbl. 1883, n° 6.

BRAUEL. *Ueber Milzbrand. Virchow's Archiv.* XI, XIV, XXXVI.

BREFELD. *Untersuch. über die Spaltpilze.* Bacillus subtilis. Gesell. nat. Freunde in Berlin, 1878. — Schimmelpilze, Heft IV.

BRIEGER. *Zur kenntniss der Faulnissalcaloïde.* Zeitschr. f. physiol. Chemie. Bd, VII, 1883.

— *Uber Spaltungsproducte der Bacterien.* Zeitsch. f. physiol. Chemie 1884, Bd. VIII, heft 4, 1884.

— *Uber giftige Producte der Faulnissbacterien.* Berl. klin. Wochensch. 1884, n° 16.

— *Ueber Ptomaine.* Berlin, Hirschwald, 1885. — *Weitere Untersuchungen über Ptomaine.* Berlin, 1885.

BROUARDEL. *Rapport sur les essais de vaccination cholérique du Dr Ferran,* 1885.

BOUCHARD. *Des néphrites infectieuses.* Congrès de Londres, 1881, t. I. — Revue de médecine, août 1881.

— *De l'origine intestinale de certains alcaloïdes normaux ou pathologiques.* Soc. de biologie, 5 août 1882. — Revue de médecine, 10 oct. 1882.

— *Sur les maladies infectieuses.* Revue de médecine, 1881.

BOUCHARD, CAPITAN ET CHARRIN. *Note sur le microbe de la morve et sa transmission par les liquides de culture.* Séance du 24 déc. 1882. Bullet. Acad. de médecine, n° 44, p. 1239, 1883. Rapport de Bouley. *Recueil de méd. vétér.*, p. 624, 1883.

BUCHNER. *Ueber d. Bedingungen d. Uebergangs von Pilzen in die Luft und über d. Einathmung desselben.* Zur Ætiol. der Infectionskrank. München, 1881.

— *Ueber d. experiment. Erzeugung d. Milzbrand Contagiums aus d. Heupilzen.* In Nageli's Untersuch. über nied. Pilze.

BUCHNER. *Eine neue Theorie über Erziel. d. Immunität gegen Infectionskrankheiten.* München, 1883.

BUMM (Ernest). *Der Mikro-Organismus der Gonorrhoischen Schleimhaut Erkrankungen*, avec cinq planches. Wiesbaden, 1885.

CARMONA Y VALLE. Leçons sur l'étiologie et la prophylaxie de la fièvre jaune. Mexico, 1885.

CECI. *Ueber die in den malarischen u. gewönhlichen Bodenarten enthalt. Keime u. nied. Organism.* Arch. f. Experim. Path., t. XV, n° 16.

CHABERT ET FROMAGE. *D'une altération du lait de vache désignée sous le nom de lait bleu.* Paris, 1850.

CHAMBERLAND ET ROUX. *Sur l'atténuation de la virulence de la bactéridie charbonneuse sous l'influence des subst. antisept.* Compt. rend. 1883.

CHIARI. *Stenose der Kehlkopf bei Rhinosclerom.* med. Jahrb. Von d. K.K. Gesellchaft der Aertze, heft. 2, Wien.

CHIARI ET RIEHL. *Das Rhinosclerom der Schleimhaut.* Zeitsch. f. heilkunde, t. VI, Prag. 1886.

CHAUVEAU. *Nature du virus vaccin.* Comptes rendus, 10 fév. 1868. — *Nature des virus*, 24 fév. 1868.

— *De la prédisposition et de l'immunité pathologique.* Revue mensuelle, nov. 1879.

— *Des causes qui font varier les résultats de l'inoculation charbonneuse sur les moutons algériens. Influence de la quantité des agents infectants.* Comptes rendus, 28 juin 1880 et 5 juillet 1880.

— *Du renfoncement de l'immunité des moutons algériens à l'égard du sang de rate par les inoculations préventives. Influence de l'inoculation de la mère sur la réceptivité du fœtus.* Comptes rendus, 19 juillet 1880.

— *Sur la résistance des animaux de l'espèce bovine au sang de rate et sur la préservation de ces animaux par les inoculations préventives.* Comptes rendus, 18 oct. 1880.

— *Étude expérimentale de l'action exercée sur l'agent infectieux par l'organisme des moutons plus ou moins réfractaires au sang de rate*, etc. Comptes rendus, 26 oct. 1880.

— *De l'atténuation des effets des inoculations virulentes par l'emploi de très petites quantités de virus.* Comptes rendus, 4 avril 1881.

— *Étude expérimentale des conditions qui permettent de rendre usuel l'emploi de la méthode de Toussaint pour atténuer le virus du Charbon.* Comptes rendus; 26 juin 1882.

— *De l'atténuation directe et rapide des cultures virulentes par l'action de la chaleur.* Compt. rend., 5 et 12 mars.

— *Du rôle respectif de l'oxygène et de la chaleur dans l'atténuation du virus charbonneux par la méthode de Pasteur.* Comptes rendus, 21 mai 1883.

— *De l'inoculation préventive avec les cultures charbonneuses atténuées par la méthode des chauffages rapides.* Comptes rendus, 3 décembre 1883.

— *Préparation et mode d'emploi des cultures atténuées par le chauffage.* Comptes rendus, 17 décembre 1883, 14 janvier et 21 janvier 1884.

— *Atténuation des cultures virulentes par l'oxygène comprimé.* Comptes rendus, 19 mai 1884, 6 juillet et 13 juillet 1885.

CHEYNE (WATSON). *Antisept. surgery*, etc. London, 1882. — *Beziehungen d. Microorg. z. Tuberculose Fortschr. d. Med.* 1883.

CHEYNE (WATSON). *Report on the cholera-bacillen.* British med., avril et mai 1885. Report on micrococci in the relation to wounds, British. med. sept. oct. 1884.

CHEYNE ET CHESHIRE. *Pathologie, pathogénie et culture d'un nouveau bacille (bacillus alvei) dans la maladie des abeilles connue sous le nom de foul-brood.* Journ. royal microscopical, Society, 1885, p. 582-601.

CIENKOWSKI. *Zur Morphologie d. Bacterien.* Petersburg, 1876.

CLEMENTI ET THIN. *Untersuchungen üb. putr. Infection. Wien. med. Jahrb.* 1873.

COHN. *Unters. üb. d. Entwickelungsgesch. d. microscop. Algen u. Pilze* (Nov. Act. Leop.), 1853, vol. XXIV.

Cohn. *Ueber die Entstehung d. Travertins in d. Wasserfällen v. Tivoli.* Leonhard's Jarhb. f. Miner, 1864.
— *Zur Physiol. d. Phycochromaceen.* Max Schultze's Arch. Bd 3.
— *Untersuchungen über Bacterien* (Beiträge zur Biologie der Pflanzen. Bd I, Helft 2 et Bd. I, Helft 3, Bd 2, Helft 2-5).
— *Zur weiteren Kenntniss d. Febris recurrens u. d. Spirochæten.* Deutsch. med. Wochenschrift., 1879.
— *Ueber beggiatoa mirabilis in Hedwigia,* 1865.
— *Micro. vaccinæ.* Virchow's Arch. 1872.
— et plusieurs autres articles parus dans ses *Beiträge zur Biologie der Pflanzen.*
Cohn et Mendelsohn. *Ueber Einwirk. d. electr. Stromes auf d. Vermehrung d. Bacterien.* Beitr. zur biol. Bd. III, Helf. I.
Cornevin. *Première étude sur le rouget du porc.* Paris, Asselin et Houzeau, 1885.
Cornil. *Observations histologiques sur les lésions des muscles déterminées par l'injection du microbe du choléra des poules, sur le séquestre et sur la poche qui le contient.* Archives de physiologie, 2e série, t. X, 1882, p. 615.
— *Note sur les microbes du phlegmon cutané et sur leur siège.* Soc. de biologie, Arch. de phys. norm. et path. 3e série, t. III, 1884, p. 317.
— *Observations histologiques sur l'inflammation diphthéritique des amygdales.* Arch. de physiol. norm. et path., 2e série, t. VIII, p. 372, 1881.
Cornil et Alvarez. *Mémoire pour servir à l'histoire du rhinosclérome.* Archives de physiologie, n° du 30 juin 1885.
Cornil et Babes. *Sur la topographie et le rôle des bacilles dans l'anatomie pathologique de la tuberculose.* Acad. de méd. 1er mai 1883. Journal de l'anatomie, 1884.
— *Note sur le siège des bactéries dans la variole, la vaccine et l'érysipèle.* Société méd. des hôpitaux, 18 août 1883.
— *Contribution à l'étude des inflammations liées à la présence des microbes. Péripneumonie contagieuse, pneumonie rubéolique; érythème cutané du rouget des porcs.* Arch. de physiologie norm. et path., 15 août 1883.
Cornil et Berlioz. *Sur l'empoisonnement par le jéquirity.* Acad. des sciences, 17 septembre et 8 octobre 1883.
Cornil et Leloir. *Recherches expérimentales et histologiques sur la nature du lupus.* Ibid., 1884.
Cornil et Mégnin. *Tuberculose et diphthérie des gallinacées.* Soc. de biologie, nov. 1884. Journal de l'anatomie, t. XXI, p. 268, 1885.
Croix (Jean de la). *Das Verhalten d. Bacterien d. Fleischwasser gegen einige Antiseptica. Arch. f. exp. Path.*, t. XIII, 1881.
Crookshank. *An introduction to practical bactériology based upon the methode of Koch.* London, Lewis, 1886.
Cuboni et Marchiafava. *Neue Studien über d. Natur d. Malaria.* Arch. f. exper. Pathol. Bd 13.
Davaine. *Observations sur la maladie charbonneuse.* Compt. rend. 1850, 1863, 1864, 1877. — *Recherches sur les vibrioniens.* Compt. rend., 1863. t. LXXXIV, p. 1322, t. LVII et LIX.
Dallinger et Drysdale. *On the existence of flagella in bacterium termo.* The montly microsc. Journal, 1875.
Davaine et Laboulbène. *Article parasites* du dict. encyclop. des sc. med.
Damsch. *Uebertragungsversuche von Lepra auf Thiere.* Virchow Arch. Bd 92.
Doléris. *La fièvre puerpérale et les organismes inférieurs.* Paris, J.-B. Baillière, 1880.
Doyen. *Recherches anatomiques et expérimentales sur le choléra épidémique.* Archives de physiologie, 1885. — Thèse de Paris, 1885.
Duclaux. *Ferments et maladies.* Paris, 1882. — *Chimie biologique,* dans l'*Encyclopédie chimique* de Frémy, 1883. — *Mémoire sur le lait.* Annal. de l'Institut agronom., 1882. — *Le microbe et la maladie,* in-8°, 1886.
Dujardin. *Histoire naturelle des zoophytes.* Paris, 1841.

DUPRÉ ET BENCE-JONES. *Zeitschr. f. Ch. u. Pharm.*, 1866.

EBERTH. *Untersuchung. über Bacterien*, *Virchow's Archiv*, t. LXII. — *Zur Kenntniss d. bacteritischen Mykos.* Leipzig, 1872. *Die Organismen in d. Organen bei Typhus abdom.* Virchow's Archiv, t. LXXXI, 1880, et t. LXXXIII, 1881. — *Ueber Sarcina Ventr.* in Virchow's Arch. 1858, t. XIII.

EHRENBERG. *Die Infusionsthierchen als vollkommene Organismen.* Leipzig, 1838, — *Ueber Micrococcus prodigiosus.* Verhandlungen d. Berl. Acad. 1839. — *Ueber d. Pilz. d. gelben Milch.* Dasselbst, 1840.

EHRLICH. *Ueber Erysipelas.* Langenbeck, Arch. Bd 20. — *Technik d. Bakterien-untersuchung.* Zeitschr. f. kl. M. I, 3, II, 3. *Verhandl d. phys. Ges. z.* Berlin, 1879.

EIDAM. *Einwirk. verschiedener Temperaturen auf d. Entwickel. von Bacterium Termo in Cohn's Beitr. z. Biologie*, t. I, Helf. 3. — *Ueber d. Entw. v. Sphærotilus natans. Schles. Ges. f. vat. Cultur.* 1876.

EISENBERG (JAMES). *Bacteriologische Diagnostik.* Hambourg et Leipsig, 1886.

EMMERICH. *Ueber Urs. d. Diphth. D. med. Wochenschr.*, 1880, p. 614.

ENGEL. *Ueber recurrens Spirillen.* Berl. klin. Wochenschrift. 1873, p. 409.

ENGELMANN. *Zur Biolog. d. Schizomyc.* Bot. Zeit., 1882. —*Ueber Sauerstoffausscheidung v. Pflanzenzellen im Microspectrum.* Bot. Zeit. 1882.

EPPINGER. *Beiträge zur lehre von den mycotischen Bedentung des Abdominaltyphus.* Beitrâge z. path. Anat. aus d. patholog. Institut zu Prag. Heft II, 1880.

EWART, J. COSSAR. *The life-history of bacterium termo and micrococcus with fur ther observation ou bacillus.* (Procedings of. the Royal Society of London) 1878, p. 474).

— Quaterly Journ. of. microsc. science, april 1878 (*upon the bacillus anthracis*).

ERDMANN. *Bildung v. Anilinfarben aus Proteinkörpern.* Journal f. pr. Chem. Leipzig, 1866.

ERMENGEN (VAN). *Recherches sur le micro'e du choléra asiatique*, rapport présenté à M. le ministre de l'intérieur, in-8° avec 12 planches phototypiques, Bruxelles.

— *Rapport sur le système d'inoculation anti cholérique du docteur Ferran.* Moniteur belge, 25 juillet 1885.

FALK. *Verhalten von Infectionsstoffen im Verdaungskanale.* Virchow's Archiv, t. XCIII, 1883.

FEHLEISEN. *Die Ætiologie d. Erysipels.* Mit. 1 lith. Tafel. Berlin. Fischer.

FELTZ. *Sur le rôle des vers de terre dans la propagation du charbon et sur l'atténuation du virus charbonneux.* Compt. rend. 1882, t. XCV.

FINKLER ET PRIOR. *Uber den bacillus der cholera nostras und seine Cultur* Naturforscherversammlung, 1884. *Forschungen über Cholerabakterien*, avec 7 pl. et 8 grav. Bonn, 1885.

FIRKET ET BIZZOZERO. *Manuel de microscopie clinique*, 2e édit. française, 1885.

FITZ. *Ueber Schizomyceten-Gährungen.* Bdg 1876, III Ber. deutsch. Chem. Gesell., t. IX, 1878.

FLÜGGE. *Fermente und Mikroparasiten.* Mit 65 Abbildungen, in Handbuch der Hygiene von Pettenkofer und Ziemssen. Leipzig, 1883.

FOL (HERMANN). *Les microbes.* Résumé de deux conférences données à l'*aula* de l'Université de Genève en 1885, avec 5 pl. Genève, 1885.

— *Sur le microbe dont la présence parait liée à la virulence rabique.* Acad. des sc., 14 décembre 1885.

FÖRSTER. *Pilzm. i munt. Thränenkanälchen.* Arch. f. Ophth. XV, 1.

FREIRE (DOMINGOS). *Doctrine microbienne de la fièvre jaune.* Rio de Janeiro, 1885, in-8°. *Le vaccin de la fièvre jaune*, Rio de Janeiro, 1886.

FREUDENREICH. *De l'emploi des milieux nutritifs solides pour le dosage des bactéries de l'air.* Archives des sc. phys. et nat., février 1886. Genève.

FRIEDLÆNDER. *Mikrosc. Technik.* 1882, 2e édit. 1884, avec une planche.

— *Die Identität v. Bacillus subtilis u. B. Anthracis.* Centr. f. med. Wiss. 1880,

— *Die Mikrokokken der Pneumonie.* Forstchritte der Medicin, 1883.

— *Weitere Bemerkungen über Pneumonie Coccen*, ibid., 1885.

FRISCH. *Ueber d. Einfluss nied. Temperat. auf d. Lebensfähigkeit d. Bacterien.* Sitzungsber d. Wiener Akad. t. LXV, u. 80. Med. Jahrb, 1879. — *Die Milzbrandbact. u. ihre Veget. in der Hornhaut.* Acad. de Vienne, 1876. — *Aetiol. d. Rhinoscleroms*, Wien, med. W. 12 août 1882.

FUCHS. *Beiträge zur Kenntniss der ges. und fehlerhaften Milch d. Hausthiere* in Gurlt's u. Hertwig's Mag. f. d. Ges. Thierheilkunde, t. VII, 2.

GAFFKY. *Beiträg. z. Verhalten d. Tuberkelbacillen im Sputum.* Mitth. d. k. Gesundheitsamte, 1884.

GAFFKY ET LÖFFLER. *Exper. Studien u. d. künstliche Abschwächung des Milzbrandbacillen u. Milzbrandinfection bei Fütterung.* Même recueil, 1884.

— *Zur Ætiologie des Abdominaltyphus.* Même recueil, 1884.

GAUTIER ET ETARD. Comptes rend., 94, p. 1601.

GAUTIER. *Ptomaïnes et leucomaïnes.* Bulletin de l'Académie de médecine, 12 et 19 janvier 1886.

GEDDES, PATR. AND EWART. *On the life-history of Spirillum* (Procedins of the Royal Society of London, 1878, p. 481).

GESSARD. *De la pyocyanine et de son microbe.* Th. Paris, 1882.

GIARD. *Etude sur une bactérie chromogène des eaux de rouissage de lin.* Rec. des sc. nat., t. V, 1880.

GIRARD. *Untersuch. über sogen. blauen Eiter.* Chir. Centralbl. II, 50, 1875.

GRÆFE. *Ueber Leptothrix in d. Tränenröhrchen.* Arch. f. Ophth., t. XVI.

GRAM (C.). *Färbung d. Schizomyceten. Fortsch. d. Med.* 1884.

GRAWITZ. *Theorie d. Schutzimpfung, Virch. Arch.*, t. XXCIV, 1881.

GUARESCHI ET MOSSO. *Arch. ital. de biol.*, 1883.

HALLOPEAU. *Traité élémentaire de pathologie générale*, 1884.

— *Sur le mycosis fongoïde.* Revue d'Hayem, 1885.

HANSEN (E.). *Contribution à la connaissance des organismes qui peuvent se trouver dans la bière et le moût de bière et y vivre.* Meddelser fra Carslberg Laboratoriet. Heft. 2, 1879.

HANSEN (ARMAUER). *Archives de physiologie belges*, 1877. — *Bacillus Lepræ*, Virchow Arch., t. LXXIX.

HAUSER (GUSTAVE). *Ueber Fäulnissbacterien und deren Beziehung zur Septicemie*, avec 15 pl. Leipzig, 1885.

HENLE. *Pathologische Untersuchungen*, 1840. — *Handbuch der rationnellen Pathologie*, 2ᵉ vol., 2ᵉ partie, 1853.

HESSE. *Ueber quantitative Bestimmung d. in d. Luftenthaltenen Microorganismen.* Mittheil. d. k. Gesundheitsamte, 1884.

HERMBSTADT. *Ueber d. blaue u. rothe Milch.* Leipzig, 1833.

HEYDENREICH. *Klinisch u. mickr. Untersuch. über d. Parasiten des Rückfallstyphus.*

— *Sur la stérilisation des liquides au moyen de la marmite de Papin.* Comptes rendus 1884, t. XCVIII, p. 998-1000.

HOPPE-SEYLER. *Einen Sauerstoff auf d. Lebenthät. d. n. Org.* 1884. *Zt. f. Ph. Chemie, Methoden d. Bacterienforsch.*, 1884.

HÜPPE. *Zersettungen d. Milch. Mitth. a. d. k. Gesundheitsamt*, II, 1884.

HÜTER. *Ætiol. u. Ther. d. Pyaemie. d. Ztschrf. Chir.* 1872. — *Ueber Diphtheritis.* Abl. d. med. W. 1868, 12, 34, 35. — *Erysipel.* Abl. 1868.

ISRAEL. *Ueber d. Bacill. d. Roztkrankheit.* Berl. klin. Wochenschrift. 1883, n° 11.

JACKSCH. *Studien über d. Harnstoffpilze. Zeitschr. f. Phys. Chemie.* Bd V, Heft 6, 1881.

JOHNE. *Ætiol. d. Hühnertuberculose. d. Zeitschr. f. Th. med.* X, et *Bericht üb. d. Vet. Wesen in Sachsen, über die Koch'schen Reinkult. u. Komma-Bacillen*, Leipzig, 1885.

JOLY. *Nature de la glairine ou barégine.* Comptes rendus, 1882, t. XCV, n° 24.

KELSCH ET VAILLARD. *Contribution à l'anatomie path. du choléra.* Archives de physiologie, 15 mai 1885.

KERN. *Dispora caucasica. Biolog. Centralblatt*, t. II, p. 137.

KLEBS. *Ueber fractionirte Cultur* in Arch. f. experim. Pathol. t. I.

KLEBS. *Der micrococ. d. Variola u. Vaccine.* Arch. f. exper. Pathol., t. X.
— *Tuberculose. Prager med. Wochenschr.* 1877, n°s 29, 42, 43.
— *Der Bacillus d. Abdominal Typhus und der typhöse Prozess.* Arch. f. exp. path., t. XIII, 1881, p. 381.

KLEBS ET TOMMASI CRUDELI. *Studen über die Ursachen des Wechselfiebers und über d. Natur d. Malaria.* Arch. f. exper. Pathol., t. XI, 1879.
— et plusieurs autres articles dans les *Archiv f. exp. Pathologie und Pharmacologie* de Klebs et Schmiederberg. — *Path. anat. d. Schusswunden.* Leipzig, 1872.

KLEIN. *Report on infectious pneumoenteritis of the pig.* Rep. of the med. Office of the Privy Council, 1877-1878.
— *Pathologie der Abdominaltyphus.* Med. Centralblatt, t. XII, n° 44, 45, 1874.
— *Micro-organisms and disease; an introduction into the study of specific micro-organisms.* With 108 engravings. London, in-12, 1884.
— *Microbes et maladies.* Traduct. fr. de Fabre-Domergue, 1885.

KNAPP. *Einwirkung von Bacterien auf Augenoperationswunden.* Archiv. f. Augenheilkunde, t. XVI.

KOCH (R.). *Die Ætiologie d. Milzbrandkrank.* Beiträge zur Biol. der Pflanzen, t. II.
— *Verfahren zur Untersuch. z. Conserviren und Photogr.* (Id.).
— *Ueber Ætiol. d. Wundinfectionskrankheiten.* Leipzig, 1878.
— *Zur Œtiolog. d. Milzbrandes.* Mittheil. der k. Gesundehitsamte, t. I.
— *L'inoculation préventive du charbon.* Réplique au discours prononcé à Genève par M. Pasteur.
— *Bacillus d. malignen Œdems.* — *Bacillus d. Sept. bei Mausen. Mittheilungen der k. Gesundheitsamte,* t. I et II.
— *Die Ætiol. d. Tuberkulose.* Berl. Klinik Wochenschrift, 1882, et *Mittheil. d. k. Gesundheitsamte,* t. II.
Sur l'étiologie du choléra. D. med. Wochenschrift, 1883, et *Gazette méd. de Paris,* août 1884.
— *Conferenz zur Erörterung der Cholerafrage.* Berliner kl. Woch. n° 37, 1885.

KURTH. *Bacterium Zopfii.* Botanische Zeitung, 1883.

KUSCHBERT ET NEISSER. *Path. u. Ætiol. d. Xerosis, epith. Conjunct.* Bresl. ärztl. Zeitschr. 1883, 4.

KUTZING. *Sphærotilus natans, Linnæa,* VIII, 1833.

LANKASTER. *On a peach coloured bacterium. Quart. Journ. of micr. sc.,* t. XIII, 1873.
— *Further observations on a peach or red coloured bacterium.* Même recueil, t. XVI, 1876.

LAVERAN. *Des parasites du sang dans l'impaludisme.* Compt. rendus, 1882.
— *Traité des fièvres palustres.* Paris, 1884.

LEBEDEFF (A). *Action de la chaleur, de la dessiccation, sur la virulence et sur les organismes inf.* Arch. de phys., 1882, 6.

LEBER ET ROTTENSTEIN. *Untersuch. über Caries der Zähne.* Berlin, 1867.

LETZERICH. *Experiment. Untersuch. über die Ætiol. des Typhus abdominalis.* Leipzig, 1883. — *Ueber Diphtheritis, Virch. Arch.,* 47, 52, 55, 61.

LEUBE. *Bactéries de l'urine.* Virchow's Archiv, t. C, 3e liv., 1855.

LEUDET. *La tuberculose dans les familles.* Acad. de méd. 14 avril 1885.

LEWIS. *Les microphytes du sang.* Trad. fr. Paris, Doin, 1880.

LICHTHEIM. *Diagn. Verwerth. d. Tuberkelbacillen, Fortschr. d. Med.* I, 1883.

LITTEN. *Mycolische Nierenerkrankung, Ztschr. f. klin. Med.,* IV. Uber renitis septica. Berliner, klin Wochenschr., 1878, p. 93.

LOSDORFER. *Ueber Sarcina Ventr.* Med. Jahrb. 1871. Heft 3. — *Ueber die specif. Untersuch. d. Blutes. Syphilit. Arch. f. Derm. u. Syphil.,* 1872.

LÖFFLER. *Unters. u. d. Bedentung d. Micro-Organismen f. d. Enstehung der Diphtheritis b. Menschen, b. d. Taube u. b. Kalbe.* Mitth. d. k. Gesundheitsamte, 1884.

LÖFFLER ET SCHUTZ. *Ueber den Rotzpilz.* Med. Wochenschrift, déc. 1882.
LOEFFLER. *Experimentelle Untersuchungen uber Schweine-Rothlauf.* Arbeiten aus den k. Gesundheitsamte, 1885.
LÖWENBERG. *Le furoncle de l'oreille et la furonculose.* Paris, 1881.
— *Sur l'ozène.* Congrès des otologistes, 1884, et Union médicale, 1884.
LUBIMOFF. *Uber die path. anat. Veränderungen bei Typhus biliosus.* Virchow's Archiv., t. XCVIII.
MAGNIN. *Les bactéries.* Thèse d'agrégation. Paris, 1878. — Traduction anglaise, voyez Sternberg.
MALASSEZ ET VIGNAL. *Sur le micro-organisme de la tuberculose zooglœique.* Arch. de physiol. norm. et pathol. 3e série, t. IV, 1884.
MARCHAND. *Ueber Malaria-Pilz.* Virchow's Archiv, t. XCVIII.
MARCHAND (LÉON). *Botanique cryptogamique pharmaco-médicale.* In-8°, Doin, 1883.
MARCHIAFAFA ET CELLI. *Atti della regia Academia dei lincei.*, vol. XVIII, 1884. Annali di agricoltura, n° 96.
— *Studi ulteriori della infezione malarica.* Anali di agricoltura, n° 105, 1886.
MARPMANN. *Die Spalt-Pilze. Halle*, 1884.
MASSEI ET MELLE. *Contribuzione allo studio del rhinoscleroma.* Arch. it. di laryngologia, 1884.
MAYER. *Die Lehre v. d. chem. Fermenten.* Heidelb. 1882.
MÉGNIN. Voyez CORNIL.
MELLE. *Sul valore diagnostico dei bacilli tubercolari di Koch.* Giornale internazionale delle scienze mediche, 1884.
MIFLET. *Untersuch. ü. die in der Luft suspend. Bacterien.* Beit. z. Biol. Bd III.
MILLER. *Der Einfluss der Microorganismen auf die Caries der menschlichen Zähne. Archiv. f. exp. Pathologie*, XVI, 1882. — *Ueber einen Zahnspaltpilz Leptotrix gigantea.* Ber. d. deut. bot. Gesellsch., 1883. Heft 5.
MIQUEL. *Études générales des bactéries de l'atmosphère.* Annuaire de l'observatoire de Montsouris pour 1882 et thèse de doctorat. Paris, 1883.
MORREN. *Recherches sur la rubéfaction des eaux.* Nouv. mém. de l'Acad. roy. de Bruxelles, t. XV, 1881.
MOSLER. *Ueber blaue Mich.* Virchow's Archiv, t. XLIII, 1868.
NÆGELI. *Ueber Nosema Bombycis.* Bot. Zeit. 1857.
— *Die Niederen Pilze in ihren Beziehungen z. den Infectionskrankeiten.* München, 1876. — *Untersuchungen über Nied. Pilze.* München, 1877.
— *Theorie der Gährung.* München, 1879.
— *Beiträge z. wissenschaftlich. Botanik.* Heft. II, 1860.
NEELSEN. *Studien über die blaue Milch.* Cohn's Beitr. z. Biolog., t. III, Heft II.
NEISSER. *Ueber den Pilz der Gonorrhœa.* Med. Centralbl. 1879.
— *Étiologie de la lèpre*, Virchow's Archiv, t. LXXXIV, 1881.
NENCKI. *Beitr. z. Biol. d. Spaltpilze.* Journ. f. pract. Chem. Neue Folge, t. XIX, n° 20. — *Beitr. z. Biol. d. Bact.*, Virch. Arch., 1879. — *Zur Gesch. d. bas. Fäulnissprodukte. Journ. f. pr. Chemie*, 26, 1882.
NICAISE, POULET ET VAILLARD. *Nature tuberculeuse des hygromas et des synovites tendineuses.* Revue de chirurgie, août 1885.
NICATI ET RIETSCH (de Marseille). *Expériences sur la vitalité du bacille virgule*, Revue d'hygiène, 1885. — *Recherches sur le choléra*, Revue de médecine, juin 1885, et Archives de physiologie, juin 1885.
NICATI ET RIETSCH. *Recherches sur le choléra, expériences d'inoculation.* Revue de médecine, 15 juin 1885, et Revue d'hygiène, 1885. — *Recherches sur le choléra.* Archives de physiologie, 30 juin 1885.
OBERMEIER. *Vorkommen feinster, eigene Bewegung zeigender Fäden im Blut v. Recurrenskranken.* Med. Centralb., t. XI, 10, 1873.
ŒRSTED. *De regionibus marinis*, 1844.
ŒRTEL. *Experim. Untersuch. über Diphterie.* Deut. Arch. f. Klinik med. VII, 1871.
OGSTON. *Micrococcus poisoning.* Journal of anatomy u. physiol. normal and path., t. XVI and XVII, 1882.

ORTH. *Path. Anatomie*, I. Berlin, 1883.

OTTO. *Anleit. zur Ermittl. v. Giften*, 5e édit. Braunschweig, 1875.

PAMPOUKIS. *Les bacilles du rouget*. Archives de physiologie, 1er janvier 1886.

PASSET. *Microorganismen d. eitr. Zellgewebsentz. Fortschr. d. med.* 1885, 2.

PASTEUR ET JOUBERT. *Étude sur la maladie charbonneuse*. Compt. rend. 1877, t. LXXXIV, page 900.

PASTEUR. *Sur la vaccination charbonneuse*. Compt. rend. 1883, t. XCXVI.

— *La vaccination charbonneuse*. Réponse au Dr Koch. Revue scientifique. 20 janvier 1883.

— *Études sur la bière*, 1876.

— *Études sur le vin*, 1866, 2e édit. 1875.

— *Études sur la maladie des vers à soie*. 2 vol. in-8o, 1870 (*Vibrion septique*).

— Bull. de l'Acad. de méd. 1877.

— *Sur le choléra des poules*. Compt. rend., t. XC, 1880, p. 239, 952, 1030.

— *Sur le rouget du porc*. Compt. rend., 1882, p. 1120.

— *Sur le microbe du furoncle*. Bull. de l'Acad. de méd., II, 9, 1880.

PASTEUR, CHAMBERLAND, ROUX ET THUILLIER. *Nouveaux faits pour servir à la connaissance de la rage*. Compt. rend. 1882, t. XCV, no 24.

PASTEUR. *Maladies virulentes et vaccins. Rage*. Congrès de Copenhague, 11 août, 1884.

PASTEUR CHAMBERLAND ET ROUX. *Méthode pour prévenir la rage après morsure*. Académie des sciences, séance du 26 octobre 1885.

— *Résultats de l'application de la méthode pour prévenir la rage après morsure*. Ac. des sc. 1er mars 1886 et avril 1886.

PETTENKOFER. *Verbreitungsart d. Chol. in Indien*, 1871.

PERRONCITO. *Ueber das epizoot. Typhoid. d. Hühner*. Arch. f. Wissensch. u. pract. Thierheilkunde, 1879, p. 22.

POLLENDER. *Microscopische u. chem. Untersuch. d. Milzbrandblutes. Casper Vierteljahrschrift f. ger. Medicin*, t. XIII.

PRAZMOWSKI. *Untersuchungen über die Entwickelungsgeschichte u. Fermentwirkung einiger Bacteriumarten*. Leipzig, 1880.

PUCKI. *Vers. üb. sept. Infect.* Virch. Arch. B. 69, 1877.

PUTZ. *Ueber d. Beziehungen d. Tuberkulose d. Menschen z. Tuberk. d. Thiere*. Stuttgart, 1883.

RAPPIN. *Les bactéries de la bouche à l'état normal et dans la fièvre typhoïde*. Paris, 1881.

RASMUSSEN. *Ueber die Cultur. v. Microorg. v. Speichel gesunder Menschen*. Om. Dryckning af Microorganismen fra spyt of sunde mennesker. Copenhagen, 1883.

RASPAIL. *Nouveau système de physiologie générale et de botanique*. 1836, 2 vol. avec atlas.

— *Histoire naturelle de la santé et de la maladie chez les végétaux et les animaux et en particulier chez l'homme*. 1843, 3 vol. avec fig. et planches, 3e édit., 1860.

RECKLINGHAUSEN. — *Micrococcencolorien in metast. Hærden, phys. med. Ges.* Würzburg, t. II. — LUKOMSKI. *Ueber Erysipelas*. Virch., t. LX.

RIBBERT. *Tuberkelbacillen bei Hühnern. D. med. Wochenschr.*, 1883, no 28. — *Schicksale d. Osteomyelitiscoccen. D. med. Wochenschr.*, 1884.

RICHARD. *Sur les micro-organismes de la fièvre palustre*. Comptes rendus, 1882, no 8.

RINDFLEISCH. *Die Elemente der Pathologie*, 1883.

ROBIN. *Histoire des végétaux parasites*.

— *Sur la nature des fermentations en tant que phénomènes nutritifs désassimilateurs des plantes*. Journal de l'anat., 1875, p. 379.

ROLL. *Die Thierseuchen*. Wien, 1881.

ROSENBACH. *Mikro-Organismen bei d. Wundinfectionskrankheiten des Menschen*. Wiesbaden, 1884.

ROSENBERGER. *Ueber Septicæmie*. Phys. med. Gesellsch. z. Würzb., 1882.

SALOMONSEN. *Fäulniss. d. Blutes*. Kopenhague, 1877.

SANDERSON (BURDON). *Report on recent researches on the pathology of the Infective processes*. Rep. of the med. officer of the Privy Council u. local govern. Board. Ser. II, n° 3.

SCHÖTER. *Ueber einige von Bacterien gebildete Pigmente* in Cohn Beitr. z. Biol. Bd I, Heft 2.

SCHUTZ. *Rouget du porc*. Arbeiten aus d. kaiserl. Gesundheitsamte, 1885.

SELMI. *Sulle ptomaine*, etc. Bologna, 1878.

SEMMER. *Hühnerpest*. Deutsch. Zeitschr. f. Thier. u. verg. Path. 1878.

— et ARCHANGELSKY. *Rinderpest Contagium*. Centralbl. f. med. W. 1883.

SOUBBOTINE. *Méthode pour apprécier la qualité infectieuse des microbes et leur propagation dans l'organisme*. Archives de phys. 2e série, t. VIII, 1881, p. 447.

STEINHOFF. *Ueber das Blauwerden der Milch*. Neue Annal. d. Mecklenburg Landw. Ges. 1838.

STERNBERG. *Bacteria, including one hundred and filtz-two pages from the work of*. Dr A. Magnin, *translated from the french* in 1880, 2° édition avec planches photographiques. et 89 gravures intercalées. New-York, William Wood and C°, 1885.

STRAUS ET CHAMBERLAND. *Passage de la bactéridie charbonneuse de la mère au fœtus*. Compt. rend., 1882, t. XCV.

SURINGAR. *Die Sarcina Ventriculi*. Bot. Zeit. 1866.

STRUCK. *Mittheilungen aus dem Kais. Gesundheitsamte*, t. I, 1881 et t. II, 1884.

TAXIN. *Recherches sur l'origine des microorganismes*. Marseille, 1885.

TIEGHEM (VAN). *Développement du Spirillum amyliferum* in Bull. de la Soc. bot. de France, 1879.

—. *Sur la gomme de sucrerie*. Annal. sc. nat., sér. 6, 4, 7.

— *Sur les prétendus cils des bactéries*. Bullet. de la Soc. bot. de France, 1880.

— *Sur le ferment butyrique à l'époque de la houille*. C. rend. 1879, 29 déc.

— *Leuconostoc mesenterioïdes*. Annales des sc. nat., t. VII.

— *Sur le bacille amylobacter et son rôle dans la putréfaction de la cellulose*. Comptes rendus, 1879, t. LXXXVIII.

— *Identité du bacille amylobacter avec le vibrion butyrique de Pasteur*. Compt. rend., t. XCIX.

THOMA (P. DE). *Alcune ricerche sperimentali sub bacillo delle tubercolosi*. Milano, 1886.

TOUSSAINT. *Sur les bactéridies charbonneuses*. Compt. rend. 1877, t. LXXXIV.

TROUESSART. *Les microbes et les ferments*. Paris, Alcan, 1886

TRÉCUL. Comptes rendus, 1865, t. LXI et 1867.

TYNDALL. *De la fermentation et sur ses rapports avec les maladies*. Disc. Glascow, octobre 1876.

UFFREDUZZI (GUIDO BORDONI). *Microparassiti nelle malattie da infezione*, con prefazione del prof. Bizzozero. Torino, 1885.

VANDEVELDE. *Les ptomaïnes*. Arch. de biol. 1884.

VIRCHOW ET COHNHEIM. *Ueber sarcina vent*. Virchow's Archiv., t. X et XXXIII.

WAKKER. *Ueber die Gelbe Kt. d. Hyacinten bot. Centralbl.*, n° 14.

WALDEYER. *Path. Anat. d. Wundinfectionkrankheiten*. Virch. Arch., 40.

— *Ueber das Vorkommen von Bacterien bei der diphtherihschen Form des puerperalfiebers*. Arch. f. Gynocologie, 1872, III, p. 293.

WARMING. *Om nogle ved Danmarks Kyster levende Bacteries*, 1876.

WASSILIEFF. *Die bacillen des Rotzes und ihre Bedeutung für die Diagnose*. Deutsche med. Wochenschrift, 1883, n° 11. — *Beitr. z. Frage über die Bed. f. Entwicke. v. Micrococcencol. in d. Blutgef.* Abl. f. med. W. 1881, n° 52.

WEIGERT. *Z. Tecknick d. mikrosc. bacter. Unters.* Virch. Arch. Bd. 84.

WEIGERT. *Bemerkungen über die Obermeierschen Recurrensfaden.* Deutsche med. Wochenschrift, 1876. — *Unters. üb. d. Pocken.*
— *Zur theorie der tuberculosen Riesenzellen.* Deutschen med. wochen, n° 35, 1885.
WERNICH. *Micrococcus prodigiosus*, in Cohn Beitr., III Heft I.
— *Studien über den Typhus abdominalis.* Zeitschr. f. Klin. Med. t. IV, helft 1.
— *Die aromatischen Faulnissproducte in ihrer Einwirkung auf Spalt und Sprosspilze.* Virchow's Archiv, t. LXXVIII, 1879.
WILLIAMS. *On the relations of the tubercul. bacillus to Phthisis.* Lancet, 1883, n° 3127.
WINTER. *Die Pilze.* Rabenborst's Kryptogamenflora.
WOODHEAD (G. SIMS) ET HARE (ARTHUR W.). *Pathological mycology, an enquiry into the etiology of infective diseases.* Section 1. Methods. Edinburg, 1885.
WOLF (M.) *Eine weitverbreitete thier. Myc. Virch. Arch.* t. XCII. — *Bacterienlehre bei accid. Wundkrankheiten.* t. LXXXI.
ZAHN. *Entzundung u. Eiterung. Heidelb.* 1872.
ZIEGLER. *Lehrbuch der allg. path. Anatomie*, 4e édition, 1885.
ZIEHL. *Einige Beobachtungen über den Bacillus Malariæ.* Deut. medic. Wochenschrift, n° 48.
ZOPF. *Zur Morphologie d. Spaltpflanzen.* Leipzig, 1882.
— *Ueber Bacterium merismopedioides, Sitzungsber. d. Bot. V. d. Prov. Brandenb.* Juin, 1882.
— *Die Spaltpilze.* 3e édit., 1885, Breslau.
— *Entwickelungs geschichtl. Unter suchgen über. Crenothrix Polyspora, die Ursache d. Berliner Wasser-Calamität.* Berlin, 1879.
ZURN. *Die Krankheiten des Hausgeflügels.* Weimar, 1882.
— *Parasiten in u. auf dem Körper der Haussäugethiere*, 1874.

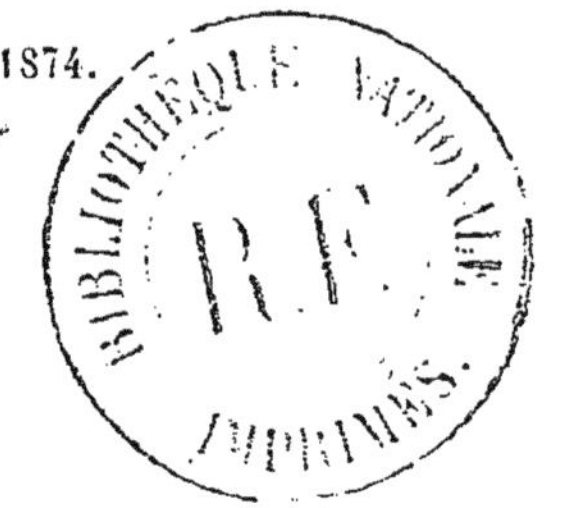

TABLE DES MATIÈRES

DEUXIÈME PARTIE

MALADIES INFECTIEUSES PRISES EN PARTICULIER.

PREMIÈRE SECTION. — MALADIES SPONTANÉES, D'ORIGINE BACTÉRIENNE APPARTENANT AUX ANIMAUX.

DEUXIÈME SECTION. — MALADIES SPONTANÉES, D'ORIGINE BACTÉRIENNE, APPARTENANT A L'HOMME. — MALADIES SIMILAIRES DES ANIMAUX.

FIN DE LA TABLE DES MATIÈRES.

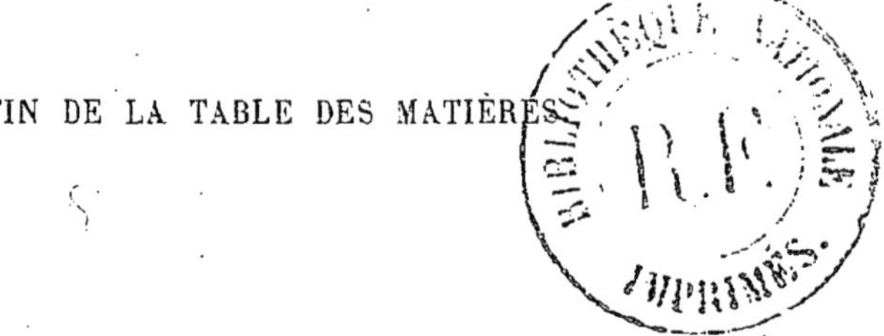

TABLE DES PLANCHES HORS TEXTE

TABLE ALPHABÉTIQUE

B

D

E

F

N

T

FIN DE LA TABLE ALPHABÉTIQUE.

4311-85. — CORBEIL. Typ. et stér. CRÉTÉ.

www.ingramcontent.com/pod-product-compliance
Ingram Content Group UK Ltd.
Pitfield, Milton Keynes, MK11 3LW, UK
UKHW011958240726
13965UKWH00001B/17

9 782012 984318